Functional Anatomy for Physical Therapists
肌骨关节功能解剖图解
——推拿、按摩、扳机点与运动治疗

著　者　[德] **Jutta Hochschild**

Physical Therapist
Former Head, Physical Therapy School
Department of Orthopaedics
Academic Teaching Hospital
University of Frankfurt
Frankfurt, Germany

主　译　刘　楠　佟　帅　周谋望

山东科学技术出版社

图书在版编目（CIP）数据

肌骨关节功能解剖图解：推拿、按摩、扳机点与运动治疗 /（德）尤塔·霍克希尔德（Jutta Hochschild）著；刘楠，佟帅，周谋望主译. —济南：山东科学技术出版社，2019.7
ISBN 978-7-5331-9825-1

Ⅰ. ①肌… Ⅱ. ①尤… ②刘… ③佟… ④周… Ⅲ. ①肌肉骨骼系统－人体解剖－图谱 Ⅳ. ① R322.7-64

中国版本图书馆 CIP 数据核字 (2019) 第 110433 号

Copyright © of the original English language edition 2016 by Georg Thieme Verlag KG, Stuttgart, Germany.
Original title:
Functional Anatomy for Physical Therapists by Jutta Hochschild
Simplified Chinese translation edition 2019 © by Shandong Science and Technology Press Co., Ltd.
版权登记号：图字 15-2017-55

Illustrator: Malgorzata & Piotr Gusta, Champigny sur Marne, France

肌骨关节功能解剖图解
——推拿、按摩、扳机点与运动治疗
JIGU GUANJIE GONGNENG JIEPOU TUJIE
——TUINA, ANMO, BANJIDIAN YU YUNDONG ZHILIAO

责任编辑：李志坚
装帧设计：侯　宇

主管单位：山东出版传媒股份有限公司
出 版 者：山东科学技术出版社
　　　　　地址：济南市市中区英雄山路 189 号
　　　　　邮编：250002　电话：（0531）82098088
　　　　　网址：www.lkj.com.cn
　　　　　电子邮件：sdkj@sdpress.com.cn
发 行 者：山东科学技术出版社
　　　　　地址：济南市市中区英雄山路 189 号
　　　　　邮编：250002　电话：（0531）82098071
印 刷 者：山东彩峰印刷股份有限公司
　　　　　地址：潍坊市福寿西街 99 号
　　　　　邮编：261031　电话：（0536）8216157

规格：大 16 开（210mm×285mm）
印张：33　字数：660 千　印数：1~2000
版次：2019 年 7 月第 1 版　2019 年 7 月第 1 次印刷
定价：360.00 元

主　译　刘　楠　佟　帅　周谋望
副主译　佟　昕　王文婷
译　者（以姓氏笔画为序）

马　明（北京市海淀医院）
王子龙（北京市海淀医院）
王文婷（北京市海淀医院）
王杰石（北京市海淀医院）
王　燕（北京市海淀医院）
叶　晶（北京市海淀医院）
刘　波（北京市海淀医院）
刘　楠（北京大学第三医院）
刘　璐（北京市海淀医院）
孙亚斌（北京市海淀医院）
佟　帅（北京市海淀医院）
佟　昕（黑龙江中医药大学附属第一医院）
张　蕾（北京市海淀医院）
金　波（北京市海淀医院）
周谋望（北京大学第三医院）
祝东升（北京市海淀医院）
栾星仪（北京市海淀医院）

前　言

解剖学，令人着迷，各个方面都值得深入研究和学习，也一直是我所追求的；同时，我一直试图更深入地探究各种解剖结构之间的关系，期望以此来解决患者众多的功能性问题。

健康相关专业的学生需要学习很多课程。对解剖学来说，理解远比单纯记忆更重要。基于25年和大约7 000小时功能解剖学的教学——本书即是经由多年工作经验，从一本教学手册发展而来的——我把这本书献给我的学生们。

这本书不应该也不能取代传统的解剖学教材。相反，它应当成为相关教材的补充。因此，我着重挖掘关节面和关节的形成，对于骨骼，则只进行简单描述。有鉴于在描述肌肉功能方面的重要作用，书中还提供了关于肌肉起止点的背景知识。

在物理治疗中，身体各部分的触诊仍是检查和治疗的重要组成部分，故而在本书中仍占据相当篇幅。

我也希望书中提及的"病理改变"和"实践要点"对健康相关从业人员的日常工作都能有所裨益。

在此，我特别要感谢插画家Piotr Gusta夫妇，他们将所有精力都倾注于此，书中精湛、详细的插图可资证明。

同时，我要感谢Alan Wiser博士的出色翻译，还要感谢Angelika-Marie Findgott和Gabriele Kuhn-Giovannini，以及所有参与本书出版的Thieme Publishers的其他同事们的鼎力支持。

法兰克福大学医院物理治疗学院的同事们一直协助我收集重要数据，在此一并致谢。

Jutta Hochschild

目 录

1 脊柱的基本原理 ·········· 1
1.1 脊柱的发育和结构 ·········· 2
1.1.1 理想的脊柱曲度 ·········· 2
1.1.2 松质骨（小梁骨）结构 ·········· 3
1.2 运动节段 ·········· 4
1.2.1 椎骨结构 ·········· 4
1.2.2 关节突关节（椎间小关节） ·········· 6
1.2.3 运动节段的神经支配 ·········· 10
1.2.4 脊柱的韧带 ·········· 12
1.2.5 椎间盘 ·········· 12

2 颅骨和颈椎 ·········· 21
2.1 颅骨和颈椎体表标志触诊 ·········· 22
2.2 颅骨功能解剖学 ·········· 26
2.2.1 骨组成 ·········· 26
2.2.2 脑膜 ·········· 28
2.2.3 脑脊液 ·········· 28
2.2.4 颅骨的运动 ·········· 29
2.2.5 颞下颌关节 ·········· 29
2.2.6 下颌—颈椎功能复合体 ·········· 32
2.2.7 咀嚼肌 ·········· 33
2.2.8 舌骨上肌群 ·········· 34
2.2.9 舌骨下肌群 ·········· 35
2.2.10 咀嚼肌、舌骨上肌群和舌骨下肌群的相互作用 ·········· 35
2.2.11 颅盖骨肌（颅顶肌） ·········· 36
2.2.12 小肌肉 ·········· 36
2.3 颈椎功能解剖学 ·········· 37
2.3.1 颈椎 X 线影像 ·········· 37
2.3.2 上颈椎 ·········· 39
2.3.3 下颈椎 ·········· 46
2.3.4 椎体间肌肉 ·········· 52
2.3.5 颈后肌 ·········· 55
2.3.6 臂丛神经 ·········· 58

3 胸椎和胸廓 ·········· 61
3.1 胸椎和胸廓体表标志触诊 ·········· 62
3.2 胸椎功能解剖学 ·········· 65
3.2.1 胸椎 X 线影像 ·········· 65
3.2.2 胸椎 ·········· 66
3.2.3 胸椎的韧带 ·········· 67
3.2.4 胸椎的运动 ·········· 67
3.3 胸廓功能解剖学 ·········· 69
3.3.1 肋骨的运动 ·········· 72
3.3.2 胸椎肌肉：外侧束 ·········· 74
3.3.3 胸椎肌肉：内侧束 ·········· 74
3.3.4 呼吸肌 ·········· 76
3.3.5 呼气肌 ·········· 77
3.3.6 辅助呼吸肌 ·········· 78
3.3.7 胸部神经走行 ·········· 79

4 肩 ·········· 81
4.1 肩部体表标志触诊 ·········· 82
4.2 肩关节功能解剖学 ·········· 87
4.2.1 肩关节 X 线影像 ·········· 87
4.2.2 上肢运动范围：参与关节 ·········· 88
4.2.3 盂肱关节 ·········· 89
4.2.4 肩峰下间隙 ·········· 93

4.2.5 肩胛胸壁关节的滑动平面 …… 94	6.1.5 指骨 …… 158
4.2.6 附着于肩胛骨的肌肉 …… 96	6.2 手和腕功能解剖学 …… 159
4.2.7 肩锁关节 …… 99	6.2.1 手和腕的 X 线影像 …… 159
4.2.8 胸锁关节 …… 100	6.2.2 腕关节 …… 160
4.3 肩的运动 …… 103	6.2.3 手、腕和指的关节囊 …… 163
4.3.1 外展 …… 103	6.2.4 血液供应 …… 164
4.3.2 内收 …… 113	6.2.5 神经支配 …… 165
4.3.3 后伸 …… 116	6.2.6 韧带 …… 165
4.3.4 前屈 …… 116	6.2.7 腕管 …… 171
4.3.5 旋转 …… 118	6.2.8 尺侧腕管 …… 171
4.4 肩部神经的走行 …… 120	6.2.9 运动轴和运动 …… 172
	6.2.10 腕关节肌肉：伸肌群 …… 174
5 肘 …… **125**	6.2.11 腕关节肌肉：屈肌群 …… 176
5.1 肘部体表标志的触诊 …… 126	6.2.12 腕关节肌肉：桡偏肌群 …… 177
5.2 肘关节功能解剖学 …… 132	6.2.13 腕关节肌肉：尺偏肌群 …… 178
5.2.1 肘关节 X 线影像 …… 132	6.2.14 手中部关节 …… 178
5.2.2 肘关节 …… 133	6.2.15 手指关节 …… 182
5.2.3 韧带 …… 140	6.2.16 手指肌肉：伸肌 …… 187
5.2.4 运动轴和运动 …… 142	6.2.17 手指肌肉：屈肌 …… 191
5.2.5 肌肉：屈肌群 …… 145	6.2.18 拇长肌 …… 193
5.2.6 肌肉：伸肌群 …… 147	6.2.19 拇短肌（大鱼际肌） …… 194
5.2.7 肌肉：旋前肌群 …… 147	6.2.20 小鱼际肌 …… 195
5.2.8 肌肉：旋后肌群 …… 148	6.2.21 掌短肌 …… 195
5.3 肘部神经的走行 …… 149	6.3 手和腕部神经走行 …… 196
6 手和腕 …… **151**	**7 腰椎** …… **199**
6.1 手和腕的触诊 …… 152	7.1 腰椎和腹部体表标志触诊 …… 200
6.1.1 手和腕的桡侧 …… 152	7.2 腰椎、骨盆和髋部 X 线影像 …… 206
6.1.2 手和腕的背侧 …… 153	7.3 腰椎 …… 209
6.1.3 手和腕的尺侧 …… 155	7.4 腰椎的韧带 …… 214
6.1.4 手和腕的掌侧 …… 155	7.5 动脉血供和神经支配 …… 216

7.6 腰椎的运动 …………………… 219	8.4.9 颅骶连接 …………………… 286
7.7 腰部肌肉 …………………… 222	8.5 耻骨联合 …………………… 286
7.8 躯干的筋膜 …………………… 232	8.5.1 关节面 …………………… 286
7.9 马尾 …………………… 232	8.5.2 运动轴和运动 …………………… 286
7.10 腰丛 …………………… 235	8.5.3 韧带 …………………… 287
	8.5.4 维持稳定性的肌肉 …………………… 288
8 骨盆和髋关节 …………………… **241**	8.6 骶尾关节 …………………… 288
8.1 骨盆和髋关节体表标志触诊 …… 242	8.6.1 关节面 …………………… 288
8.1.1 骨盆后方的触诊 …………………… 242	8.6.2 韧带 …………………… 288
8.1.2 骨盆外侧触诊 …………………… 246	8.6.3 运动轴和运动 …………………… 288
8.1.3 骨盆前方触诊 …………………… 248	8.6.4 维持稳定的肌肉 …………………… 289
8.2 X线影像和CT …………………… 254	8.7 髋关节 …………………… 289
8.2.1 骨盆下肢整体观（站立位前后位影像） …………………… 254	8.7.1 关节面 …………………… 289
	8.7.2 关节囊 …………………… 292
8.2.2 骨盆下肢整体观（站立位侧位影像） …………………… 257	8.7.3 韧带 …………………… 293
	8.7.4 血液供应 …………………… 297
8.2.3 髋关节发育不良和脱位的诊断 …… 258	8.7.5 神经支配 …………………… 298
8.2.4 Rippstein II 位观 …………………… 260	8.7.6 股骨区域的成角 …………………… 298
8.2.5 CT …………………… 260	8.7.7 运动和运动轴 …………………… 300
8.3 骨盆环 …………………… 261	8.7.8 生物力学 …………………… 303
8.3.1 骨盆的骨性结构 …………………… 261	8.7.9 髋关节的稳定性 …………………… 308
8.3.2 骨盆的性别差异 …………………… 267	8.8 骨盆和髋关节周围的肌肉 …………………… 310
8.3.3 力的分布 …………………… 268	8.8.1 盆膈 …………………… 310
8.4 骶髂关节 …………………… 272	8.8.2 尿生殖膈 …………………… 310
8.4.1 关节面 …………………… 272	8.8.3 髋关节屈曲肌群 …………………… 314
8.4.2 关节囊 …………………… 274	8.8.4 髋关节伸展肌群 …………………… 320
8.4.3 韧带 …………………… 274	8.8.5 髋关节外展肌群 …………………… 323
8.4.4 血液供应 …………………… 277	8.8.6 髋关节内收肌群 …………………… 325
8.4.5 神经支配 …………………… 278	8.8.7 髋关节外旋肌群 …………………… 327
8.4.6 运动轴 …………………… 278	8.8.8 髋关节内旋肌群 …………………… 330
8.4.7 运动 …………………… 279	8.9 骨盆—髋部的神经支配 …………………… 330
8.4.8 稳定结构 …………………… 284	8.9.1 骶丛 …………………… 330

9 膝 ... 335

9.1 膝关节触诊 ... 336
9.1.1 膝关节前方触诊 ... 336
9.1.2 膝关节内侧触诊 ... 340
9.1.3 膝关节外侧触诊 ... 342
9.1.4 膝关节后方触诊 ... 346

9.2 膝关节 X 线影像 ... 348
9.2.1 前后位观 ... 348
9.2.2 侧位观 ... 350
9.2.3 水平位观 ... 351

9.3 膝关节 ... 352
9.3.1 骨性结构与关节面 ... 352
9.3.2 关节囊 ... 357
9.3.3 中央功能复合体 ... 362
9.3.4 前方功能复合体 ... 372
9.3.5 内侧功能复合体 ... 378
9.3.6 外侧功能复合体 ... 380
9.3.7 后方功能复合体 ... 384
9.3.8 血液供应 ... 387
9.3.9 神经支配 ... 389
9.3.10 运动轴和运动 ... 390
9.3.11 生物力学 ... 396

9.4 神经 ... 402
9.4.1 坐骨神经终末支 ... 402

10 足踝 ... 407

10.1 足踝触诊 ... 408
10.1.1 足踝内侧 ... 408
10.1.2 足背 ... 413
10.1.3 足踝外侧 ... 415
10.1.4 足跟 ... 418
10.1.5 跖面 ... 419

10.2 X 线影像 ... 421
10.2.1 前后位观 ... 421
10.2.2 侧位观 ... 422
10.2.3 跖背观 ... 422
10.2.4 应力位观 ... 422
10.2.5 磁共振成像（MRI） ... 425

10.3 踝关节（胫距关节） ... 426
10.3.1 骨性结构和关节 ... 426
10.3.2 松质骨（骨小梁）的结构 ... 429
10.3.3 关节囊 ... 430
10.3.4 韧带 ... 432
10.3.5 运动轴和运动 ... 438

10.4 胫腓关节 ... 441
10.4.1 下胫腓联合的骨性结构和关节面 ... 441
10.4.2 下胫腓联合的韧带 ... 441
10.4.3 骨间膜 ... 442
10.4.4 上胫腓联合的骨性结构和关节面 ... 443
10.4.5 上胫腓联合的关节囊 ... 443
10.4.6 上胫腓联合的韧带 ... 443
10.4.7 上胫腓联合的运动轴 ... 444
10.4.8 下胫腓联合的力学分析 ... 444

10.5 距跟关节 ... 445
10.5.1 距下关节的骨性结构和关节面 ... 445
10.5.2 距跟舟关节的骨性结构和关节面 ... 446
10.5.3 关节囊 ... 448
10.5.4 韧带 ... 449
10.5.5 运动轴 ... 451

10.6 踝关节的稳定性 ... 455

10.6.1 静态稳定 ………………… 455	10.10.3 跗骨和跗跖关节的运动轴和运动
10.6.2 动态稳定 ………………… 456	………………………………… 482
10.7 步行过程中的踝关节 …………… 469	10.11 跖趾和趾间关节 ……………… 484
10.7.1 步行过程中的肌电活动 …… 469	10.11.1 跖趾和趾间关节的骨性结构和关节面
10.7.2 关节活动度 ………………… 470	………………………………… 484
10.8 跟骰关节 ………………………… 471	10.11.2 跖趾和趾间关节的关节囊和韧带
10.8.1 骨性结构和关节面 ………… 471	………………………………… 487
10.8.2 关节囊 ……………………… 472	10.11.3 运动轴和运动 ……………… 488
10.8.3 韧带 ………………………… 472	10.12 肌肉 …………………………… 489
10.8.4 运动轴和运动 ……………… 474	10.12.1 背屈肌群 …………………… 489
10.9 跗骨关节 ………………………… 475	10.12.2 跖屈肌群 …………………… 489
10.9.1 舟楔和舟骰关节的骨性结构和关节面	10.12.3 旋前／外展肌群 …………… 490
………………………………… 475	10.12.4 旋后／内收肌群 …………… 490
10.9.2 舟楔和舟骰关节的关节囊和韧带	10.12.5 足背肌群 …………………… 491
………………………………… 476	10.12.6 足底肌群 …………………… 491
10.9.3 舟楔和舟骰关节的运动轴和运动	10.12.7 踇趾肌群 …………………… 493
………………………………… 476	10.12.8 小趾肌群 …………………… 494
10.9.4 楔骰和楔骨间关节的骨性结构和关节面	10.13 生物力学 ……………………… 495
………………………………… 476	10.13.1 足弓 ………………………… 495
10.9.5 楔骰和楔骨间关节的关节面和韧带	10.13.2 足的静力学 ………………… 502
………………………………… 478	10.14 血液供应 ……………………… 505
10.9.6 楔骰和楔骨间关节的运动轴和运动	10.15 足踝的神经 …………………… 507
………………………………… 478	10.15.1 足踝的神经支配 …………… 507
10.10 跗跖和跖骨间关节 …………… 479	10.15.2 足踝的神经走行 …………… 508
10.10.1 骨性结构和关节面 ………… 479	
10.10.2 关节囊和韧带 ……………… 480	**参考文献** …………………………… **512**

第1章
脊柱的基本原理

1 脊柱的基本原理

1.1 脊柱的发育和结构（图1.1）

从侧面来看，脊柱从胚胎形成早期的完全后凸到7岁以内发育为存在两个后凸区域和两个前凸区域的具有正常曲度的脊柱。

在生长发育过程中，脊柱将发生下列变化：在婴儿试图用其四肢移动过程中，尝试从俯卧位抬头时，形成颈椎前凸；在直立站立的过程中，形成腰椎前凸。由于髋屈肌缺乏柔韧性，髋关节伸展引起骨盆倾斜，进一步增加腰椎前凸。在7岁以前不会完成这一过程。

1.1.1 理想的脊柱曲度（图1.2）

在计算机分析技术的帮助下，已经确定了理想的脊柱曲度。在站立位，铅垂线穿过寰椎前结节（图1.2a）、第6颈椎（b）、第9胸椎（c）、第3骶椎（d）和尾骨尖（e）。

> **实践要点**
>
> 脊柱的静力学评估是物理治疗记录的重要组成部分。其中，应记录矢状面曲度的特征。与正常曲度的差异包括腰椎前凸、胸椎后凸增加所致的弓形圆背和生理曲度减小所致的平背。

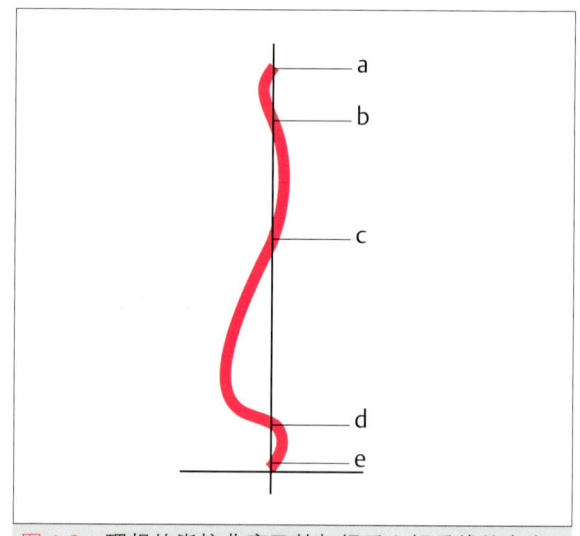

图1.2 理想的脊柱曲度及其与经重心铅垂线的交点

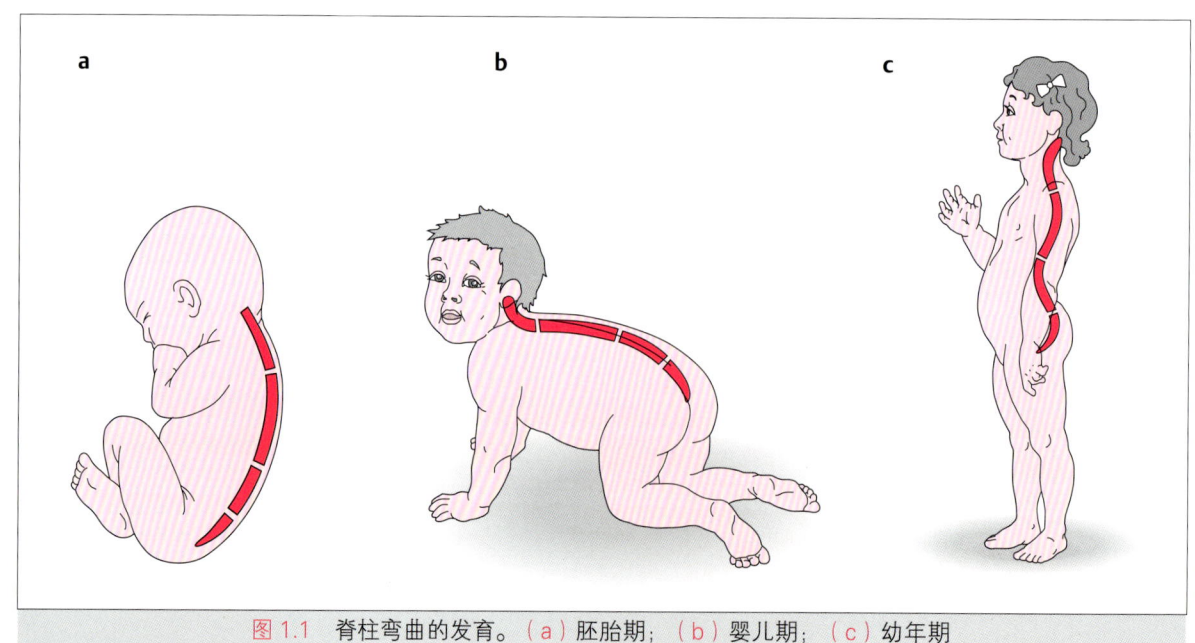

图1.1 脊柱弯曲的发育。（a）胚胎期；（b）婴儿期；（c）幼年期

1.1.2 松质骨（小梁骨）结构（图 1.3）

机械应力影响小梁骨结构的排列。由于这种应力分布，形成密度不同的区域。

在矢状面，椎体前部为密度较低的区域。这是应力线按照从椎体上缘至上关节突和棘突，以及从椎体下缘至下关节突和棘突的扇形曲线走行所致。

在额状面，也可发现垂直和水平走行的扇形应力线。

小梁骨结构的排列取决于拉伸和压缩负荷，并且可适应不断变化的应力。

如果长时间负荷过高或过低，将会发生多种变化。

例如：

- 姿势欠佳或骨折后未能正确对线愈合所致的骨结构改变。
- 如果长时间负荷过高或过低，骨结构脆性将会增加。
- 结构无序导致特征性的椎体形状，如骨质疏松患者的鱼骨状椎体和脊柱炎患者的楔形椎体。

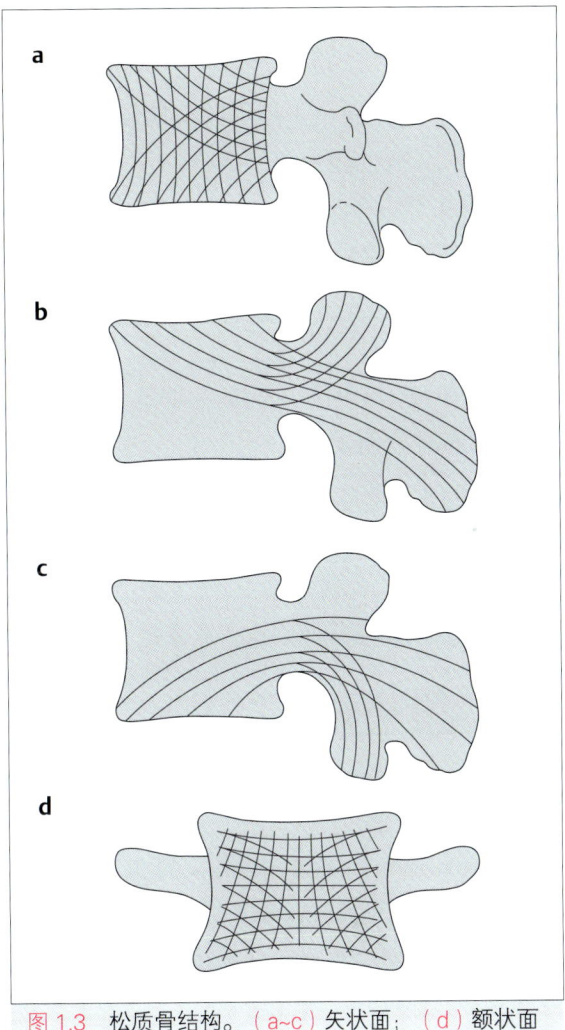

图 1.3 松质骨结构。（a~c）矢状面；（d）额状面

> **实践要点**
>
> 消除肌肉不平衡、减轻过重的体重和提高对身体姿势的认识，会促使作用于骨骼的拉伸和压缩应力达到平衡。为了适应长期负重和负重情况的改变，小梁骨的强度和构型确实可以被改变和保持。

1.2 运动节段(图1.4)

运动节段是对应于相邻两个椎骨间运动空间的功能单位,包括下列结构(图1.4):

- 关节突关节:
    1 = 关节囊
    2 = 黄韧带
- 椎管和椎间孔:
    3 = 脊神经
    4 = 脊神经脊膜支
    5 = 血管
- 椎间隙:
    6 = 软骨板
    7 = 椎体边缘嵴
    8 = 髓核
    9 = 纤维环
    10 = 前纵韧带
    11 = 后纵韧带

此外,还包括重叠的椎弓、棘突、横突之间的间隙以及所有韧带和肌肉。

这一运动复合体在解剖和功能上相互协调,可将其分为前部和后部(图1.5)。前部由椎体和椎间隙构成,为支持性结构,吸收并传递直接的轴向压缩应力。后部(关节突关节和两侧椎弓之间的所有结构)决定运动的方向,即:允许某些方向的活动,阻止其他方向的活动。韧带结构和关节突关节(椎间小关节)的位置以及纤维环,共同限定了运动的范围。

运动节段作为整体发挥作用。对运动节段任何部分的刺激,都会对其他结构产生影响。

1.2.1 椎骨结构

椎体(图1.6)

椎体包括位于中心的松质骨及其周围边缘的密质骨。皮质骨在椎体后外侧椎弓发出的部位最为坚固。

椎体和椎间盘之间的移行部位为上、下终板,由软骨构成,并为骨性边缘嵴包绕。

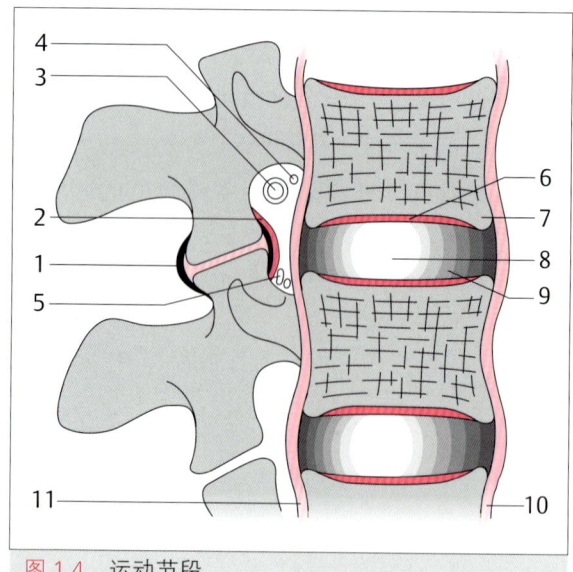

图1.4 运动节段

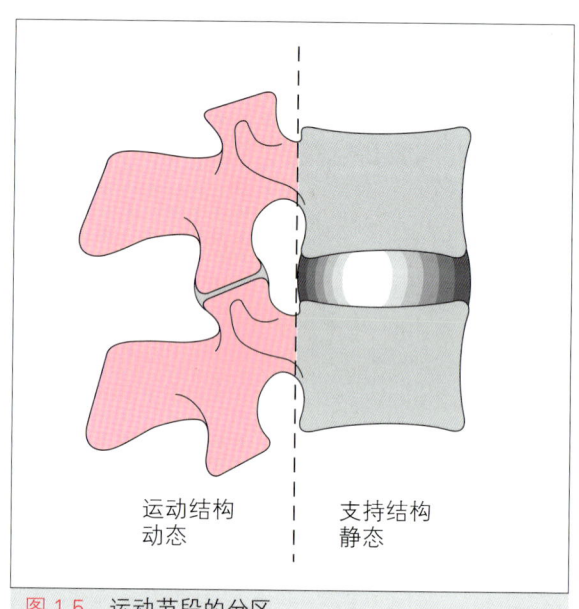

图1.5 运动节段的分区

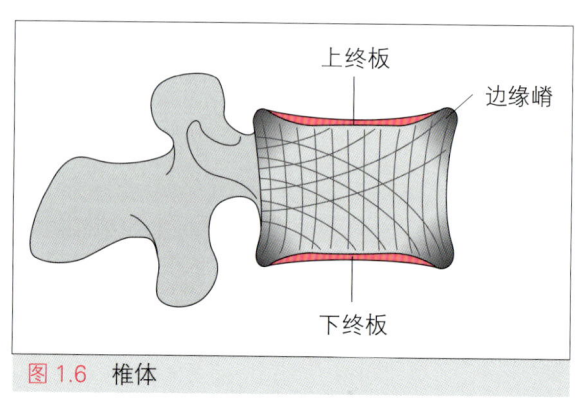

图1.6 椎体

椎弓（图1.7）

椎弓包括两个融合在一起的对称部分，并按此种方式构成椎孔。

椎弓前部（椎弓根）与椎弓后部（椎板）存在区别。

每个椎弓根均具有上关节突和下关节突。

横突（图1.7）

横突在不同的脊柱节段构型不同。

在颈椎，横突与雏肋共同构成有椎动脉走行的横突孔。

在胸椎，横突非常明显并与肋骨构成关节。

在腰椎，横突仅表现为退化的结构，即副突。

棘突（图1.7）

两侧椎弓向后合并形成棘突。棘突是重要的肌肉起止部位，形状各异。例如，颈椎棘突呈分叉状，胸椎棘突较长并向斜下方伸出，腰椎棘突非常强壮。

椎孔（图1.8）

椎孔在不同脊柱节段的大小和形状各异。在横断面上，腰椎椎孔为明显的三角形；颈椎椎孔为圆形；胸椎椎孔为圆形，但比腰椎或颈椎小。

椎骨相互堆叠构成椎管，脊髓走行于椎管内。

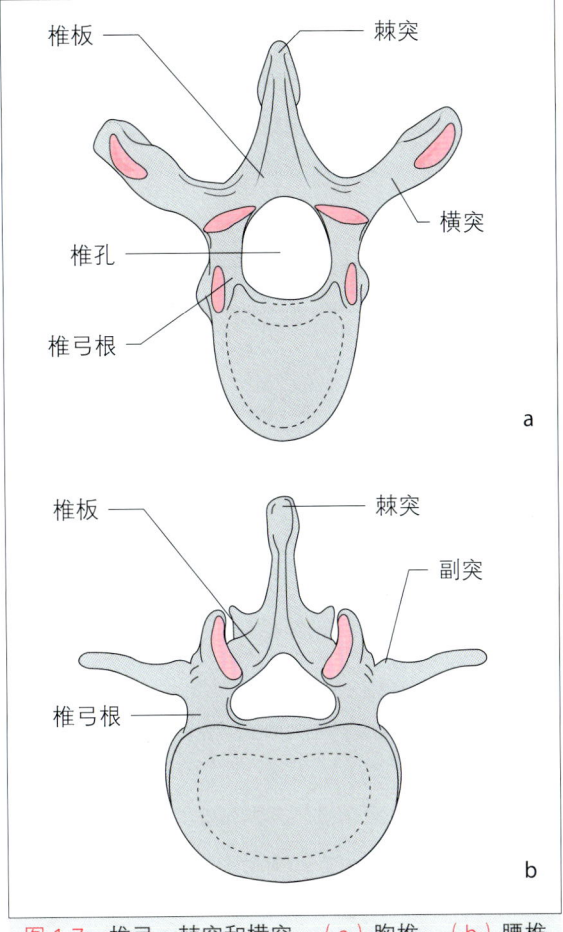

图1.7 椎弓、棘突和横突。（a）胸椎；（b）腰椎

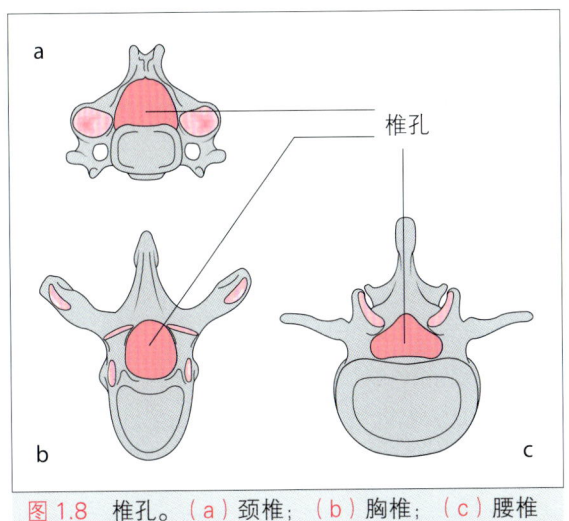

图1.8 椎孔。（a）颈椎；（b）胸椎；（c）腰椎

椎间孔（图 1.9）

椎间孔位于两个相邻的椎骨间，上、下缘分别由上、下两个椎体的椎弓根构成，前缘为椎体后方和椎间盘的背侧面，关节突构成椎间孔的后缘。

神经根鞘的硬膜在椎管内与骨膜结合，并由此固定神经根。脊神经脊膜支向后延伸，穿过椎间孔进入椎管。

在侧屈过程中，同侧椎间孔变窄，对侧椎间孔扩大 1/3。屈曲使椎间孔扩大，而伸展使椎间孔变窄。

关节突（图 1.9）

相邻椎骨的椎弓发出 4 个关节突（上方 2 个，下方 2 个）：2 个上关节突和 2 个下关节突。因此，上位椎骨的下关节突与下位椎骨的上关节突构成关节突关节。

1.2.2 关节突关节（椎间小关节）（图 1.10）

关节面

关节突关节的作用是吸收并传递压缩应力。根据关节面和关节囊韧带的结构特点，关节突关节还可对运动发挥导引作用。

颈椎（图 1.10a）：因为关节面向下倾斜，关节突关节的角度与水平面约成 45°角，上关节面朝向后上方。

胸椎（图 1.10b）：关节面与水平面成 80°角，并且在额状面向外旋转 20°，因而上关节面朝向后侧并略向上方。

腰椎（图 1.10c）：关节面与水平面成 90°角。从矢状位看，关节面朝向前方并成 15°角。因此，上关节面朝向内侧并略向后方。该角度随腰椎节段的下移而增加，因此第 5 腰椎下关节面与矢状面的夹角约为 75°。

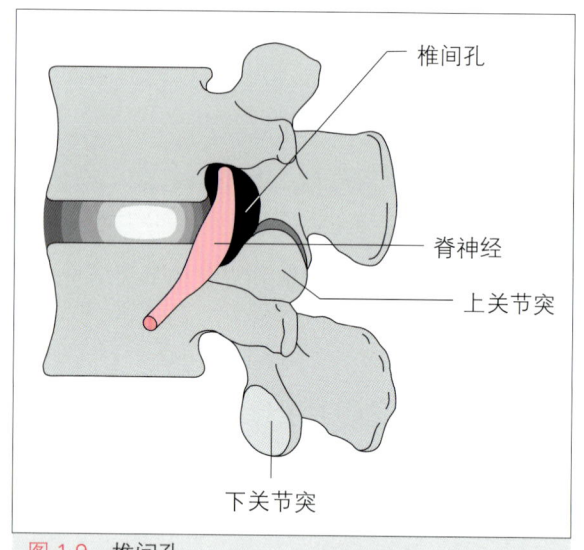

图 1.9 椎间孔

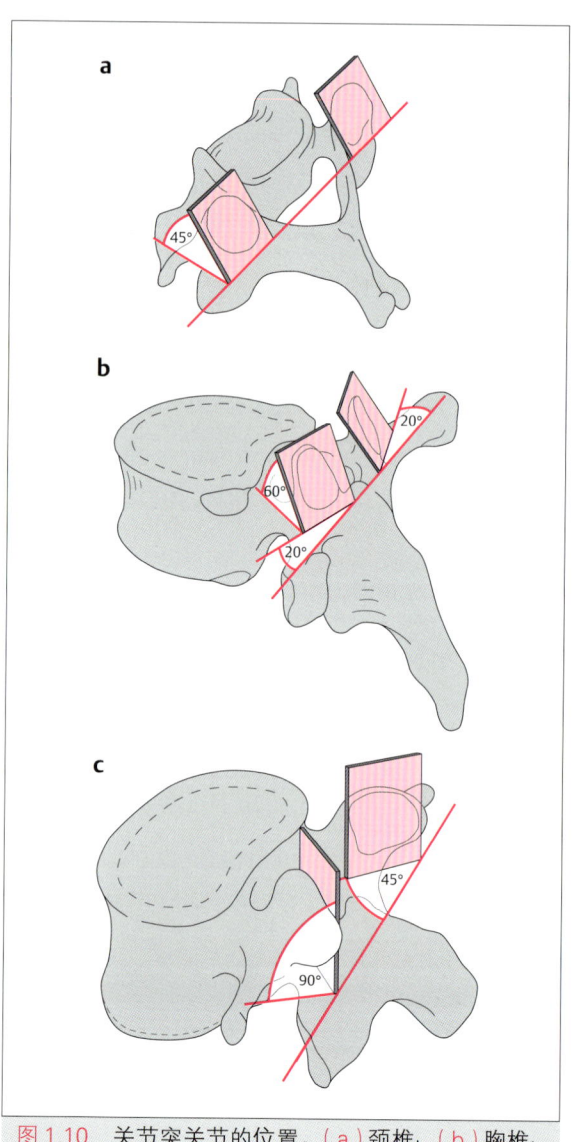

图 1.10 关节突关节的位置。（a）颈椎；（b）胸椎；（c）腰椎

关节面的空间位置决定了关节活动度和与不同运动的组合。

例如，由于腰椎关节面的位置关系，只有在屈曲时关节面相互远离的情况下才能允许进行旋转运动。那么在进行侧屈运动的同一方向，只能有很小的空间与旋转运动进行组合。因此，在与其他方向的运动相比较时，可以观察到旋转的程度非常有限。

关节囊（图 1.11）

滑膜

滑膜在关节突的骨软骨交界处延伸进入骨膜。滑膜形成朝向纤维层的凹陷或凸起，作为极限动作的储备空间。

此外，滑膜形成多个凸向关节的皱襞，被认为在所谓的脊柱关节交锁中发挥作用。这些凸起的滑膜皱襞和绒毛在脊柱的前凸部分更常见。在腰椎区域，其可凸向关节间隙达 6 mm。有时因其形状而将其称为盘状或半月状皱襞。滑膜皱襞由非常薄的结缔组织组成，其中仅包含极少量的脂肪组织。滑膜皱襞可出现磨损，导致位于关节内的小片状滑膜皱襞撕裂。

纤维层（图 1.11，图 1.12）

部分关节囊起自相对应的骨膜。因为在纤维层和滑膜之间有结缔组织和脂肪组织，关节囊止于远离关节面边缘的关节突基底部。

纤维层具有加强带结构，在腰椎横向走行于下关节突至乳状突和下方上关节突的外侧缘，后者位于下方。多裂肌走行于加强带结构上，可使关节囊紧张。

胸椎和颈椎区域的加强带结构为垂直方向。在所有的脊椎区域中，黄韧带外缘靠近关节囊，并有部分纤维延伸进入关节囊。这一情况同样见于横突间韧带的内侧纤维束。

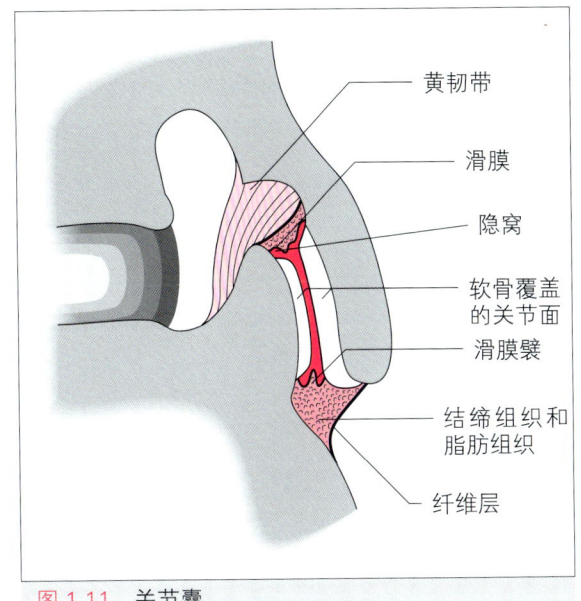

图 1.11　关节囊

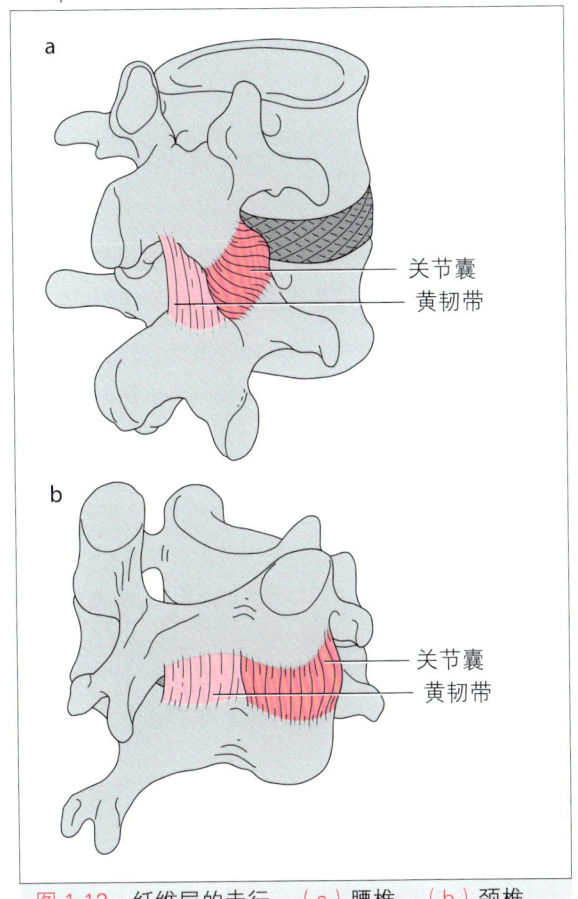

图 1.12　纤维层的走行。（a）腰椎；（b）颈椎

血液供应（图 1.13）

脊柱不同区域的关节突关节的动脉血液供应各异。在胸椎和腰椎，节段动脉是主要的供血血管，包括：
- 肋间后动脉
- 腰动脉
- 髂腰动脉

于关节处形成的血管网，也为骨膜交界处提供血供。

颈椎的主要血供来自椎动脉。

实践要点

大的供血通路多位于椎体的前方或侧方，表明运动节段的血液灌注可为整个脊椎区域的非提举性运动方式所激发。

病理改变

每个关节突关节由 2 条相邻的节段动脉供血。因此，如果其中一条血管因组织水肿或其他原因造成阻塞或狭窄，另一条动脉可以代偿。

在颈椎，椎动脉狭窄可导致单侧数个节段的关节囊韧带结构的血流灌注减少。

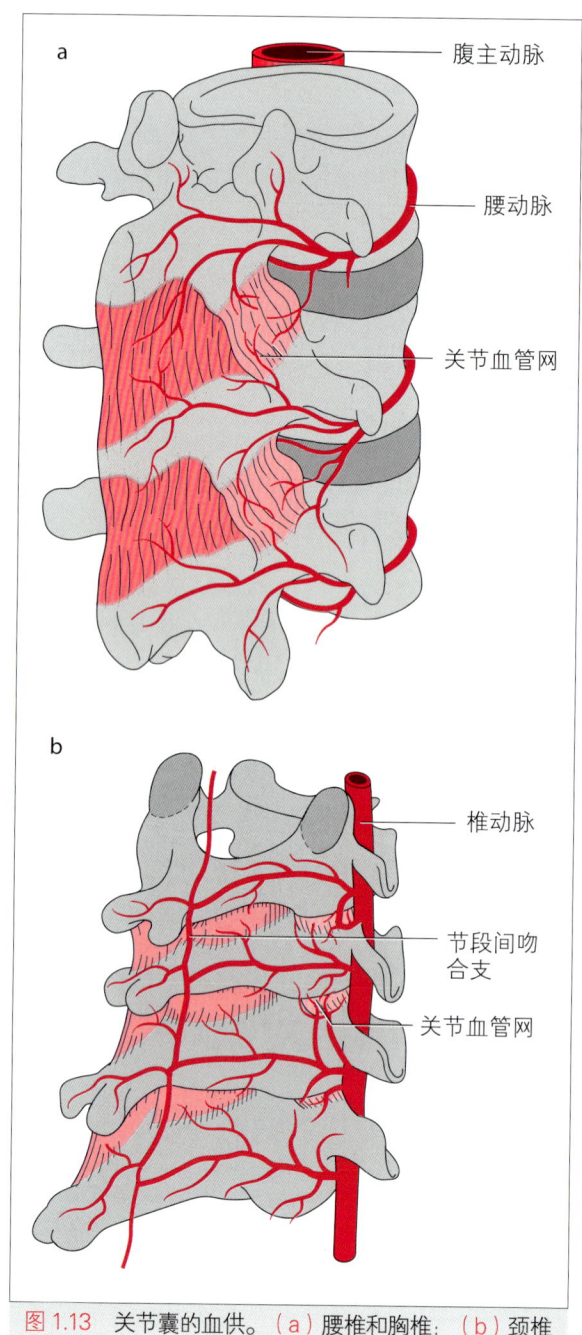

图 1.13 关节囊的血供。（a）腰椎和胸椎；（b）颈椎

关节作为感觉器官

关节囊及其周围的韧带和肌腱富含各类感受器。在关节囊区域可发现下列感受器。

本体感受器（图 11.4）

Golgi 型感受器位于关节囊—韧带结构移行区。该感受器位于关节囊的结缔组织中，并且具有髓鞘，传导速度较快。

Ruffini 感受器被发现主要位于关节囊的纤维层，为丛状结构，传导速度较慢。

这些感受器参与关节囊张力的调节，并且通过运动神经元的传递，对肌肉具有反射性紧张和期相性作用。

疼痛感受器（图 1.15）

疼痛感受器也被称为痛觉感受器。这些游离神经末梢多无髓鞘，呈丛状向外扩展，传导速度非常慢。疼痛感受器位于关节囊的纤维层，对机械和化学刺激敏感，如炎症物质（包括多肽、血清素、组胺等）。这些炎症物质在体内形成，在水肿、其他急性或慢性压力效应下释放。这些化学物质可触发疼痛感觉，并通过运动神经元导致关节附近的肌肉紧张。

关节突关节内本体感受器和疼痛感受器组成了致密网络，是造成运动障碍的主要原因。

例如，伤害感受阻断效应是一种保护性机制，避免有害的运动造成关节损伤，从而产生炎症。

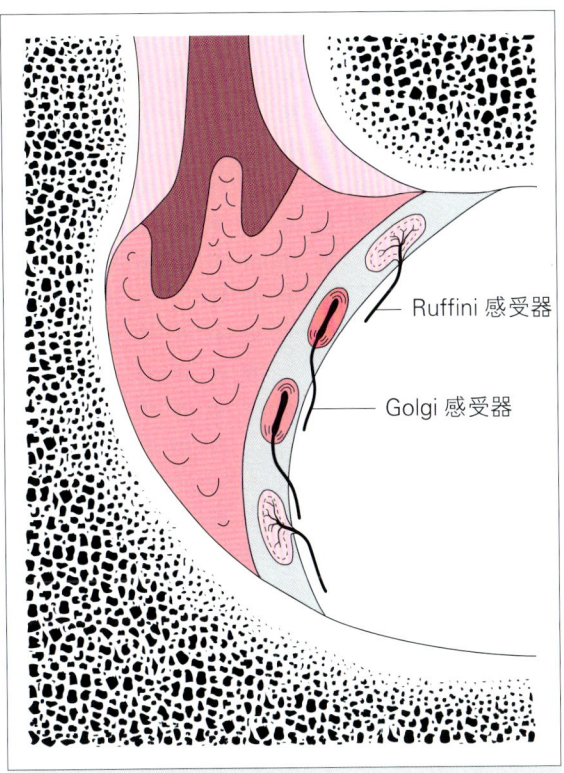

图 1.14 关节囊本体感受器

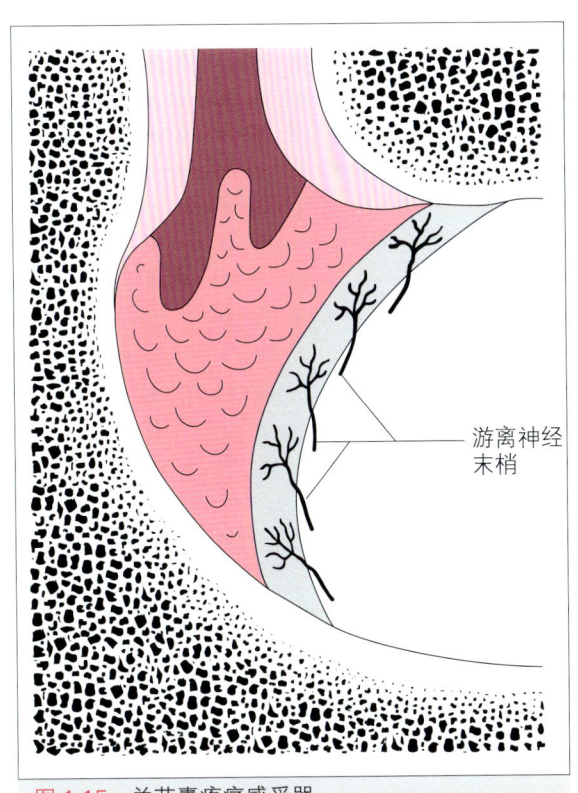

图 1.15 关节囊疼痛感受器

关节肌肉恶性循环（图 1.16）

感受器与运动神经元、大脑运动中枢一起，通过脊髓的传递来改变肌张力。正常情况下肌张力处于平衡状态，关节囊可以正常展开，关节可以自由活动。

在关节负荷异常的情况下，可出现关节囊的扩张，导致感受器兴奋。这一信息通过传入通路传递至脑干和大脑皮质，并通过突触直接连接至脊髓前角运动中枢；运动中枢的 α 和 γ 运动神经元发出信号经传出神经至效应器。例如，这可能会导致肌梭内纤维的短缩，反过来引起静息肌张力的增高。

一旦关节出现障碍，相关的肌肉将出现肌张力的慢性增高。只有关节源性障碍得以纠正时，增高的肌张力才会恢复正常。

> **实践要点**
>
> 物理技术可通过刺激感受器来改变运动及其协调性和姿势。
>
> 使用特殊技术，如收缩放松和节奏性稳定、本体感觉神经肌肉促进技术，通过放松和牵伸肌群兴奋本体感觉，改变肌张力。因为肌张力的存在是一种保护性机制，必须仔细规划进行这些操作的时机。
>
> 从某种程度上来说，手法治疗通过牵拉和活动技术纠正对线不良，从而对关节囊韧带中的感受器发挥作用。
>
> 因此，可以在不同的阶段打破这一恶性循环。但是为了永久性地消除功能障碍，必须找到病因并予以治疗。

1.2.3 运动节段的神经支配

脊神经前根和后根（感觉神经根）汇成脊神经。在椎间孔及其附近，脊膜支从脊神经发出后再返回，与脊神经平行反向走行，返回椎管内。因此，脊膜支也被称为返支。

脊神经脊膜支（图 1.17）

脊神经脊膜支仅传递感觉交感神经纤维，其前支和后支支配下列结构：
- 椎管内：骨膜、脊膜和硬膜外血管
- 后纵韧带
- 纤维环最外层

邻近节段脊膜支的终末纤维形成神经网络，因此不同节段之间存在重叠。

脊神经发出脊膜支后，分为前支和后支。

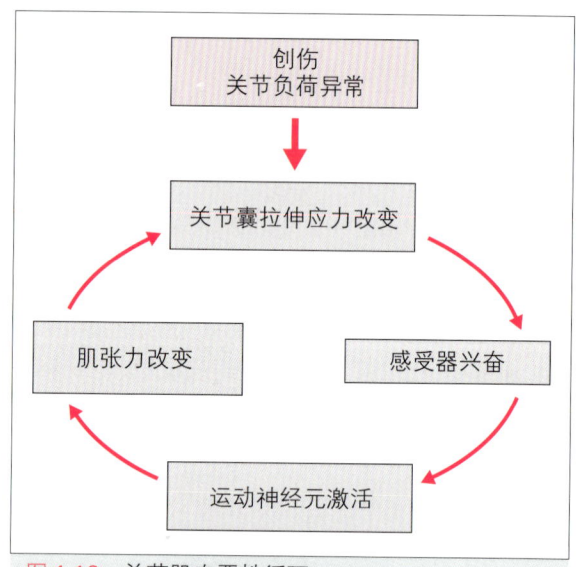

图 1.16　关节肌肉恶性循环

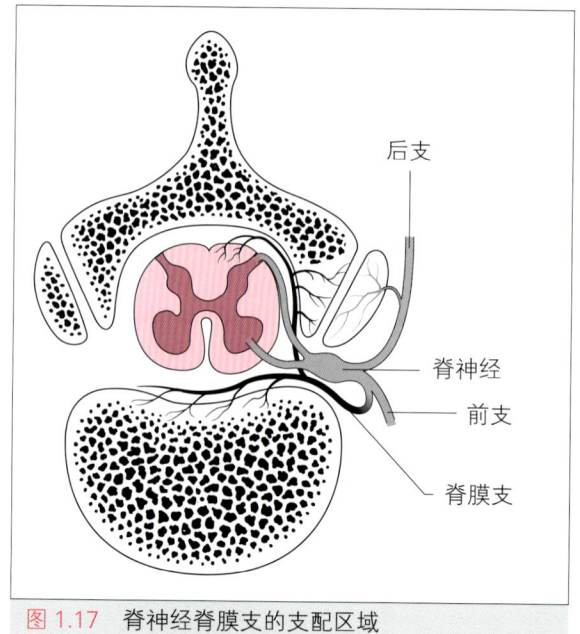

图 1.17　脊神经脊膜支的支配区域

后支（图1.18）

后支同样发出分支。内侧支通过关节支支配同一节段的关节囊，并发出侧副支支配该节段上、下1~2个节段的关节突关节。这意味着每条后支至少支配2~3个运动节段。关节支还支配邻近的韧带和骨膜。内侧支的一部分分支进入关节附近的肌肉。

外侧支支配背部肌肉和皮肤。

前支（图1.18）

腰丛、骶丛、臂丛和颈丛发出的前支支配相应的肌肉和其他结构。

交通支（图1.18）

交通支紧邻椎间孔与交感干相连，同时具有传入纤维和传出纤维。

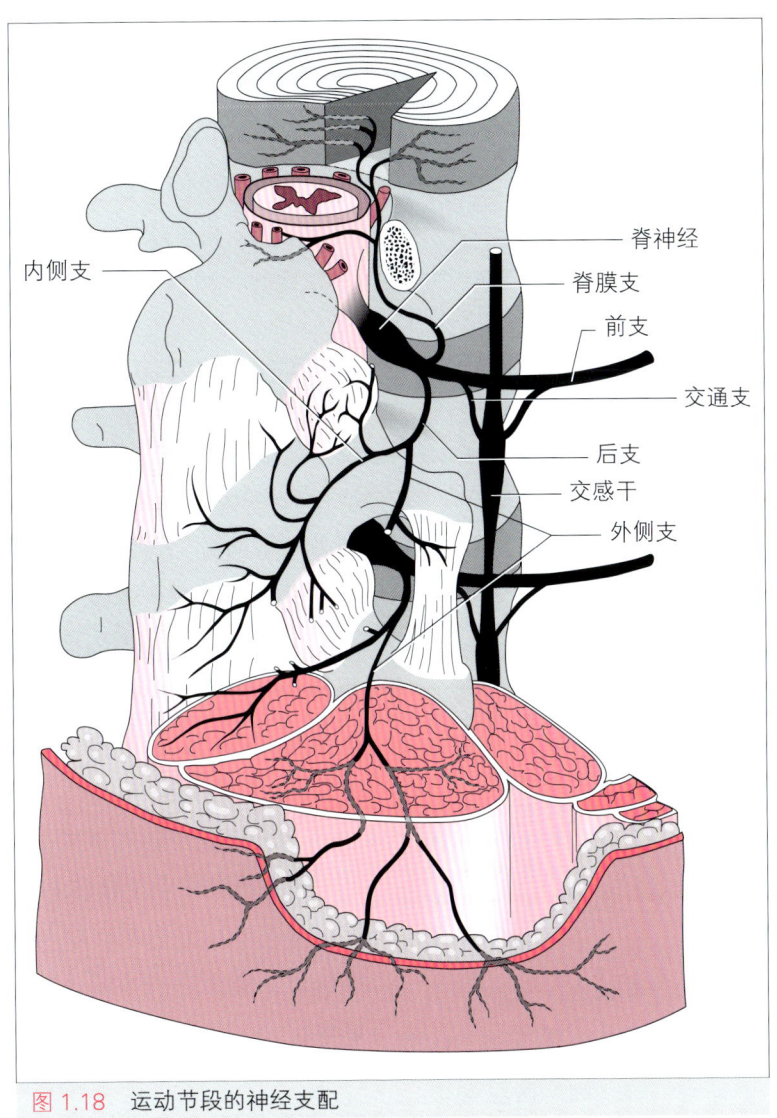

图1.18 运动节段的神经支配

1.2.4 脊柱的韧带

棘间韧带（图1.19）

棘间韧带位于两个相邻的棘突之间，其拉伸方向为从后上方至前下方。棘间韧带与关节突关节囊的纤维层融合。

棘上韧带（图1.19）

棘上韧带连接相邻棘突的尖端，含有非常强壮的垂直走行的韧带束。棘上韧带从第7颈椎延伸至骶骨。颈椎的棘上韧带由项韧带所取代。

黄韧带（图1.19）

黄韧带在椎板间的椎管后缘节段性发出，在侧后方封闭椎管。在胸椎和腰椎，其与外侧的关节突关节的关节囊相融合。

黄韧带致密且强壮，含有超过75%的弹性纤维，这也是其呈现淡黄色的原因。弹性纤维比例高，可确保韧带在任何可能的位置处于紧张状态，因此没有可以形成皱襞，导致椎管压缩的空间。黄韧带的长度具有很大的变异性。例如，其长度在最大屈曲位可增加50%。

黄韧带由于靠近关节囊，在屈曲过程中会产生向后的压力，从而稳定该部分关节突关节。

横突间韧带（图1.19）

横突间韧带走行于横突之间。

后纵韧带（图1.20）

后纵韧带位于椎体后方，其在椎体部位很窄，但在椎间盘水平变宽，呈菱形分布。后纵韧带附着于椎间盘，部分纤维斜行向下延伸至双侧椎弓根，椎间盘上部未被覆盖。静脉丛（椎骨内静脉丛）位于骨骼和韧带之间。后纵韧带从枕骨延伸至骶管，上部较下部更宽。

前纵韧带（图1.21）

前纵韧带位于椎体前方，从寰椎前结节延伸至第一骶椎，其下部更宽、更强壮。前纵韧带与椎体融合，但会跨越椎间隙部位。

前纵韧带包含延伸4~5个椎骨的长的浅层纤维束和连接2个相邻椎骨的短的深层纤维束。

各条韧带对运动节段在各个方向提供保护。例如，向左侧屈在横突间韧带和关节囊韧带结构，以及黄韧带和后纵韧带的右侧部分产生向右的拉伸应力。因此，这些结构变得易受损。因为这些结构位于组织的深层，使用触诊方法记录这些受损的结构不可行。

1.2.5 椎间盘

人体总共有23个椎间盘，仅寰枕关节和寰枢关节没有椎间盘。椎间盘高度从颈椎向腰椎逐渐增加。椎间盘包括髓核、纤维环和软骨板（终板）。

纤维环（图1.22）

纤维环外层含有Ⅰ型胶原纤维，用于对抗拉伸负荷。其中可见厚的小纤维束，小纤维束结合为纤维束并且互相平行排列。还存在少量的弹性纤维束。板层呈环状排列，但并不是总能形成完整的环状，因为其不是必须包绕整个椎间盘，而是与相邻的板层相融合。纤维环前部和外侧的板层较厚，后部的板层较薄弱。因此，纤维环后部比前部更窄，髓核不位于正中心的位置。

纤维环最外层的板层通过称为Sharpey纤维的穿通纤维固定于椎体的骨性边缘嵴。

纤维环后部的最外层与后纵韧带相融合。小血管分布于这一区域，但仅位于浅层，并且数量较少。

后部板层的神经支配为同一节段或邻近节段的脊神经脊膜支。椎间盘其余部位没有神经支配。

第 1 章 脊柱的基本原理

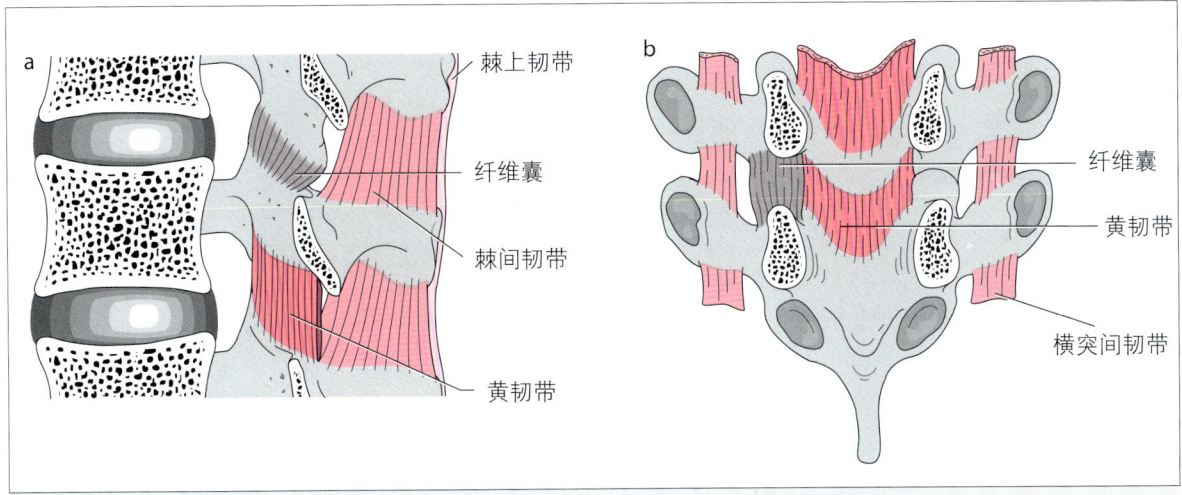

图 1.19 脊柱韧带。（a）侧面观（移除左侧椎弓）；（b）后面观（移除双侧椎弓）

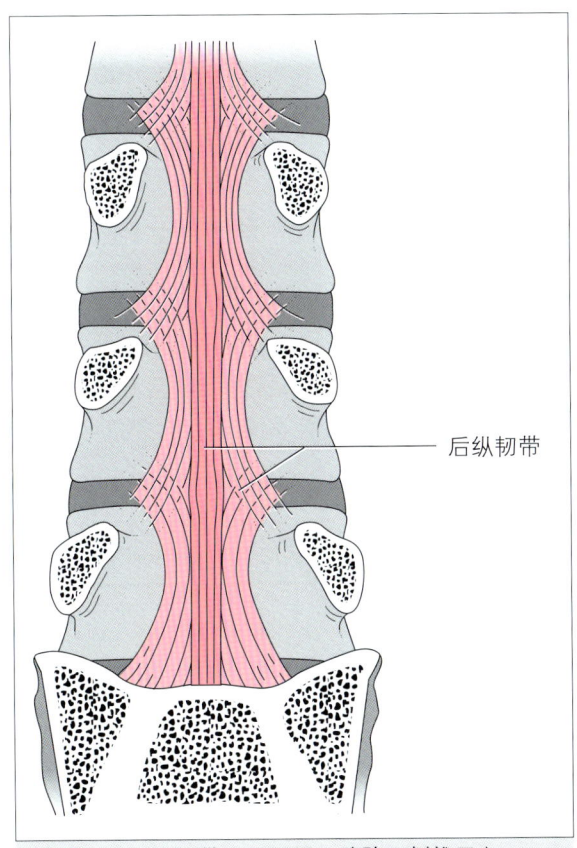

图 1.20 后纵韧带（后面观，移除双侧椎弓）

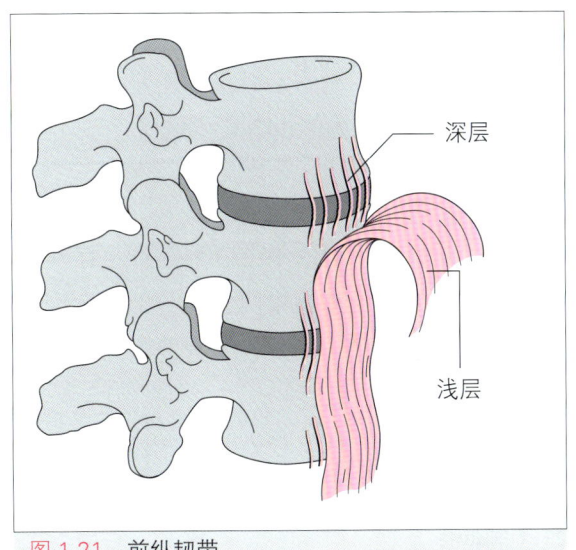

图 1.21 前纵韧带

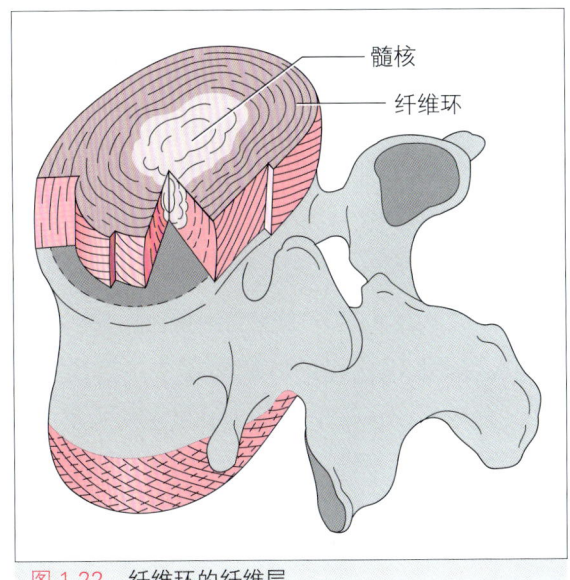

图 1.22 纤维环的纤维层

13

髓核（图 1.23，图 1.24）

髓核被称为椎间盘的中心，是位于椎间盘内的凝胶样物质。因为髓核的外层部分与纤维环内层弹性板层相融合，髓核与纤维环之间没有明确的边界。腰椎髓核位于椎间盘中点和后1/3之间。髓核不含血管或神经，含有薄层弹性纤维，在显微镜下呈三维网状结构。

髓核主要由黏多糖成分的大分子构成，具有水合能力，可作为含水的弹性缓冲器。在年轻人群，髓核含水量可达88%。然而，随着个体年龄的增大，髓核含水量逐渐减少，其内部弹性也逐渐降低。髓核将其内部压力作为应力向外施加于各个方向，可使两个椎体间的椎间隙保持平整。但由于来自纤维环内垂直走行的板层的压力，两个椎体也会互相聚拢。

软骨板（图 1.25）

上、下终板在解剖学上分别是各自椎体的一部分，但功能上则是椎间盘的一部分。纤维环板层水平走行进入软骨板，这就是为什么这部分软骨板含有纤维软骨。

终板由椎体发出，含有透明软骨。终板厚约1 mm，止于椎体边缘嵴内缘。在胎儿和幼儿期终板富含血管，但在生长发育停止时血管退化。

软骨板在矿物质从富含血管的松质骨弥散至椎间盘中心，以及排出代谢废物的过程中发挥重要作用。软骨板的中心略薄，这是大部分物质交换发生的部位。

> **病理改变**
>
> 在生长发育过程中，上终板可发生多种变化。在Scheuermann病患者中，在上终板血管沟部位存在小的骨化裂隙，椎间盘可通过裂隙突出，进入椎体的松质骨。在影像学上，这些突出呈结节状，被称为Schmorl结节。

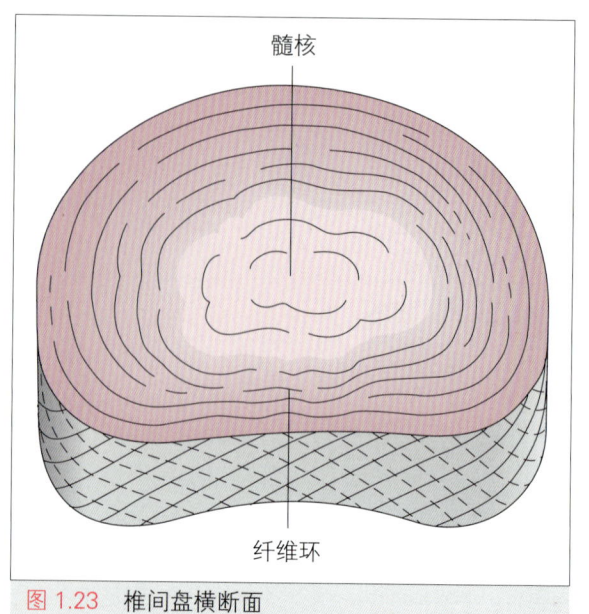

图 1.23　椎间盘横断面

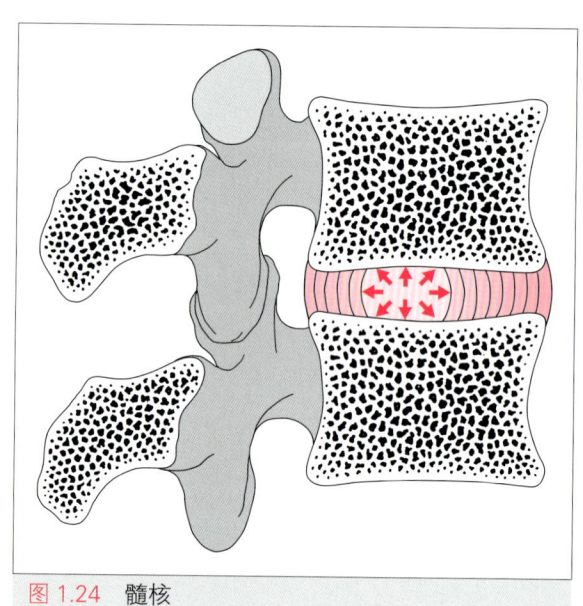

图 1.24　髓核

椎间盘的营养（图 1.26，图 1.27）

椎间盘与其周围组织的液体和营养交换，大部分通过骨性和软骨终板进行，仅极少部分通过最外层板层的血管进行。这些结构具有半透膜的特征，提示其仅对特定物质具有通透性。

髓核基质的基本成分为大分子蛋白、碳水化合物、钠和钙的混合物。由于其对水具有很强的亲和性，因此对髓核的弹性和膨润度具有很大的影响。这一混合物影响椎间盘内的渗透压，而渗透压可抵抗外界对椎间隙施加的压力。如果外界压力明显增高，椎间盘将释放液体和代谢废物。当压力减小时，椎间盘将吸收液体和重要的营养成分。

由于吸收液体会稀释大分子混合物，椎间盘的吸收能力降低，从而达到平衡状态。这构成了防止椎间盘过度膨胀的保护机制。另一方面，混合物浓度的增加，可以为其免受过度挤压提供保护。此时椎间盘的吸收能力增加，可抵抗负荷压力。

实践要点

椎间盘承受负荷至负荷解除的一系列变化，促进了代谢产物的交换，并通过移动将其分布至负荷较小的一侧。此过程对椎间盘的营养极为重要。在处理椎间盘疾病时，必须选择适当的治疗措施以满足这些要求。

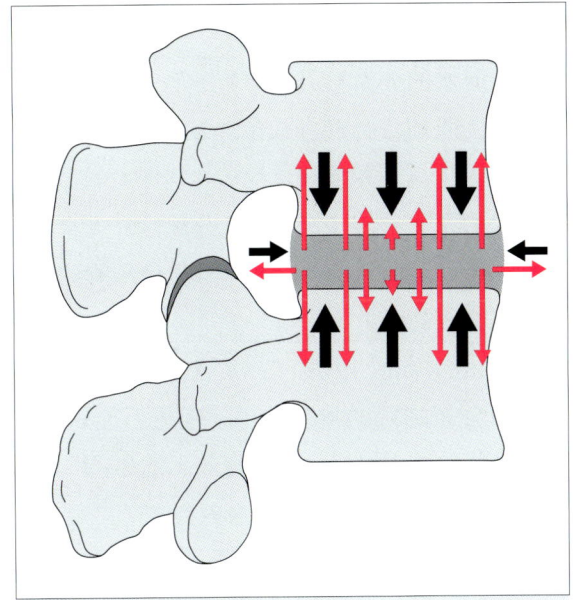

图 1.26 当负荷压力（黑色箭头）高时，椎间盘释放液体（红色箭头）

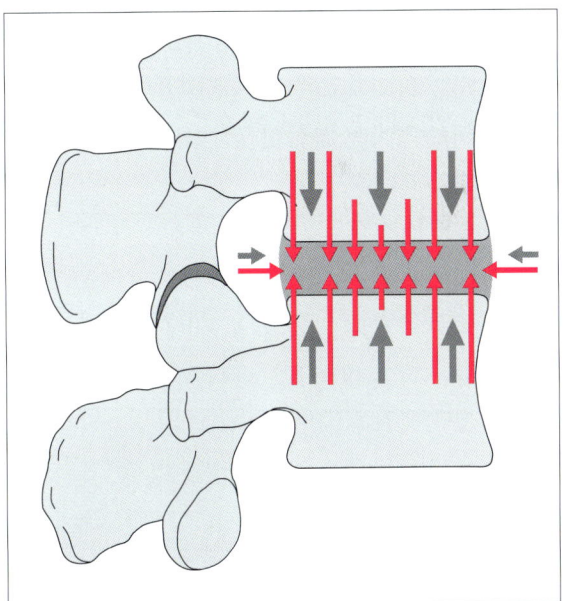

图 1.27 当负荷压力（灰色箭头）低时，椎间盘吸收液体（红色箭头）

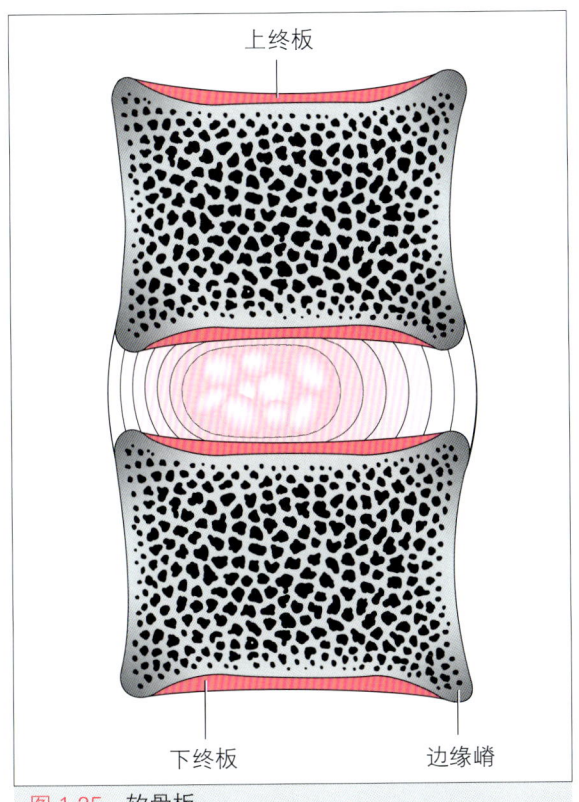

图 1.25 软骨板

椎间盘内压

水化和脱水的分界（图 1.28）

作为吸收液体和释放液体的分界的椎间盘负荷压力（也就是椎间盘内压）为 800 N（400 kPa）。释放液体称为脱水，吸收液体称为水化。特定体位和运动对椎间盘内压有显著影响。

不同体位下的压力（图 1.29）

Nachemson（1996）首次对体位与椎间盘内压力分布之间的关系进行了阐述。他对第 3 腰椎进行的体内测定目前仍有效。例如：

仰卧位 = 250 N（125 kPa）

站位 = 1 000 N（500 kPa）

坐位 = 1 400 N（700 kPa）

不同负荷情况下的压力（图 1.30）

例如，在打喷嚏、咳嗽或大笑时，肌肉突然紧绷，压力显著增加，意味着液体的加速释放。这同样适用于一些背部和腹部肌肉练习。

椎间盘对机械压力具有很高的适应性，因此短时间的压力增加对健康的椎间盘不会造成显著影响。

椎间盘高度的变化

椎间盘高度会因液体转移而发生变化，可通过测量早晨和晚间的身高予以证实。一天中进行站立、行走和坐下，可引起液体的转移，实践中观察到身高的增高与降低可达 2 cm。椎间盘高度变化的程度与负荷情况相关，并且年轻人比老年人更显著。夜间由于平卧后解除负荷，椎间盘重新吸收液体，椎间盘的高度增加。

提举和搬运物体过程中的负荷（图 1.31，图 1.32）

提举和搬运物体过程中，椎间盘的负荷可能会非常高。背部直立的情况下前倾 20°，可使椎间盘内压增加 1 400 N。如果在这一体位搬运重物，椎间盘所承受的压力将会增至体重的 3~4 倍。

如果在弯腰的情况下提举重物，椎间盘所承受的压力将增加 7~8 倍，表明姿势在提举过程中起重要的作用。为了避免椎间盘所承受的

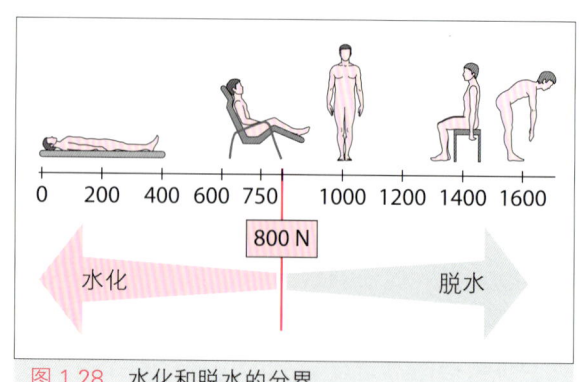

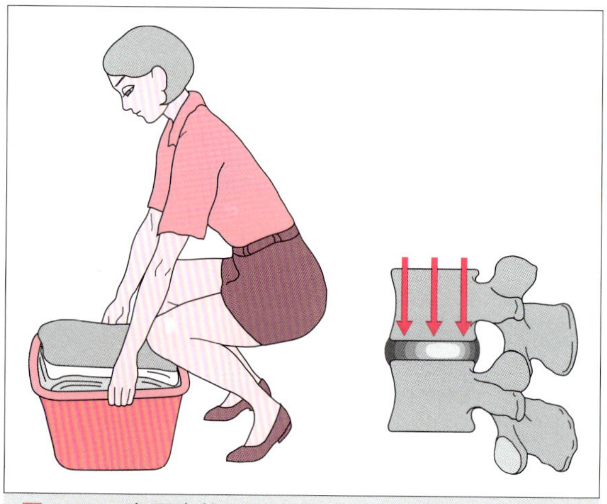

图 1.28　水化和脱水的分界

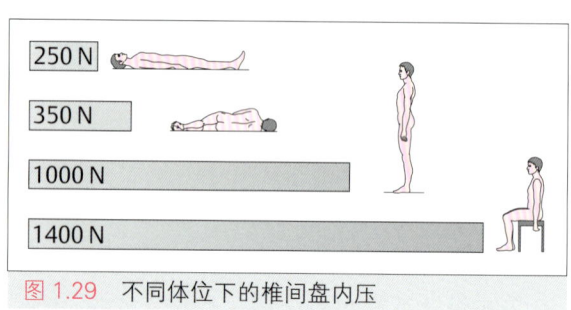

图 1.29　不同体位下的椎间盘内压

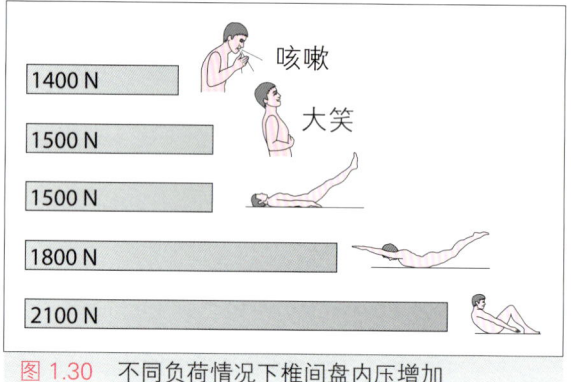

图 1.30　不同负荷情况下椎间盘内压增加

图 1.31　生理姿势下提举物体时的负荷

压力超过可耐受的限制，脊柱必须处于最佳的体位，即在正常生理弯曲下。

实践要点（图1.33）

为了避免增加压缩负荷，在选择治疗方法时必须考虑上述因素。例如，在消除肌肉不平衡时，如肌肉无力，应该考虑使用手法治疗技术、PNF（本体感觉神经肌肉易化法）中的稳定和恢复技术，或与Klein-Vogelbach一致的功能性腹肌和背肌训练以达到节段稳定。

进一步的重要目标是掌握日常生活中适当的行为模式，如监测坐姿和弯腰的生物力学，以及在必要的情况下矫正坐姿和弯腰力学。

对椎间隙进行牵引可增加椎间盘的水化程度。例如，对腰椎进行10~15分钟的牵引足以引起明显的椎间隙增宽，因而可对椎间隙减压。但是，水化并不是对每个患者都起正向作用。

对于这些患者，必须根据从患者处获得的有关疼痛在卧位或站位缓解的既往病史，通过试验性治疗找出适当的治疗方式。

运动过程中椎间盘的变化（图1.34）

在一定的限制内，椎间盘内的弹性部分可能在运动过程中发生变化。

在屈曲过程中，椎体向前倾斜，引起椎间隙后部楔形增宽。外层胶原纤维后部绷紧，前部压缩并略突出。髓核为适应这一楔形改变，与纤维环的内侧弹性纤维一起后移。由于髓核的黏滞性，这一移位过程将耗费一定的时间。因为椎体后部分开，纤维环外侧很快将达到其可延伸的极限，移位过程将会减缓。因此，这一张力不仅将使椎体聚拢在一起，还将阻止任何显著的倾斜，从而减缓运动。

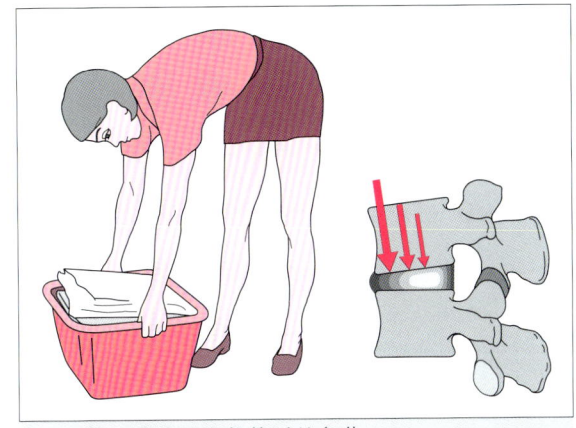

图1.32 弯腰提举物体时的负荷

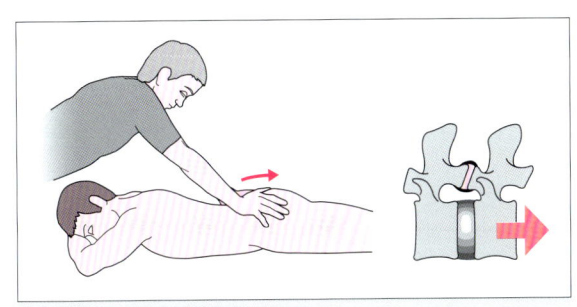

图1.33 对椎间隙进行牵引

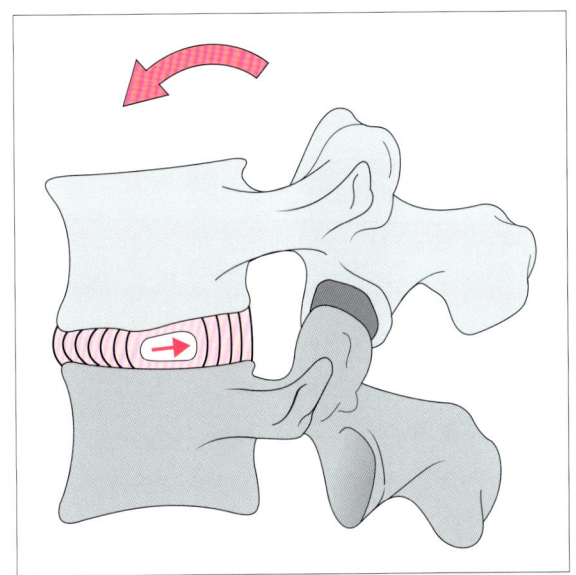

图1.34 屈曲过程中椎间盘的反应

在旋转过程中，纤维紧绷，并使其斜行朝向旋转的反方向。

运动轴（图 1.35）

运动轴取决于髓核移位的程度，因此不能确切判定。屈曲轴位于椎间盘前部的椭圆形区域，伸展轴位于椎间盘后部。左侧屈轴位于椎间盘左侧部分，而右侧屈轴位于椎间盘右侧部分。旋转轴位于椎间盘的中心或可能略靠前的部分。

病理变化

膨出（图 1.36）

椎间盘退变起自纤维环的胶原纤维，持续的过度负荷会引起胶原纤维撕裂。当负荷不对称时，髓核可突入裂隙，从而使完整的纤维环外层发生移位。突出的椎间盘在椎体后缘形成凸起。椎间盘膨出的预后良好，因为突出的组织可以重新回纳。

因为纤维环外层和后纵韧带被过度牵拉，椎间盘膨出导致的疼痛与突出相当。但是，椎间盘膨出不会产生运动症状。

突出（图 1.37，图 1.38）

如果纤维环全层撕裂，髓核可进入椎管或压迫脊神经。构成突出物的组织一部分是纤维环，并且可能含有软骨。

中央型突出可压迫马尾向下走行的神经终丝，影响非常重要的运动功能。患者可能丧失对排便和排尿功能的控制。因此，出现马尾综合征时需要进行急诊手术。

后外侧突出可压迫脊神经。根据突出位置的不同，可将脊神经向内侧或外侧推移。为了减轻神经根上的压力从而减轻疼痛，患者会采用压迫最轻的姿势。这是一种"强迫体位"，患者只有在疼痛严重的情况下才会采取这种体位。

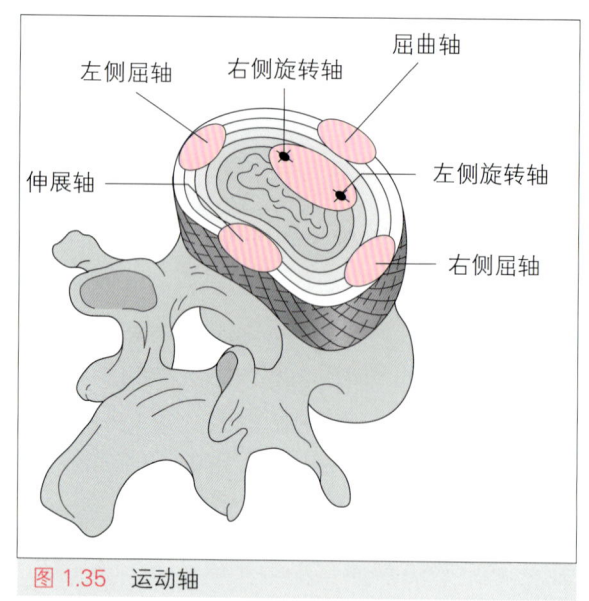

图 1.35 运动轴

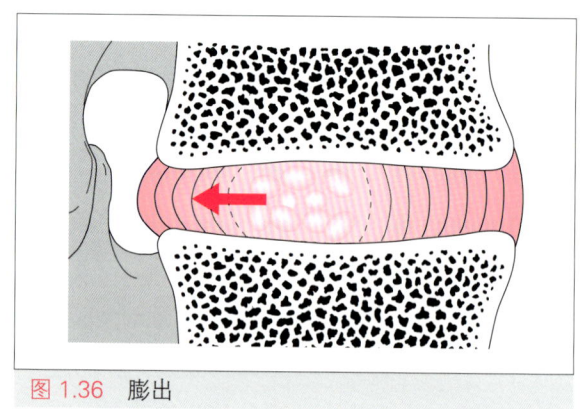

图 1.36 膨出

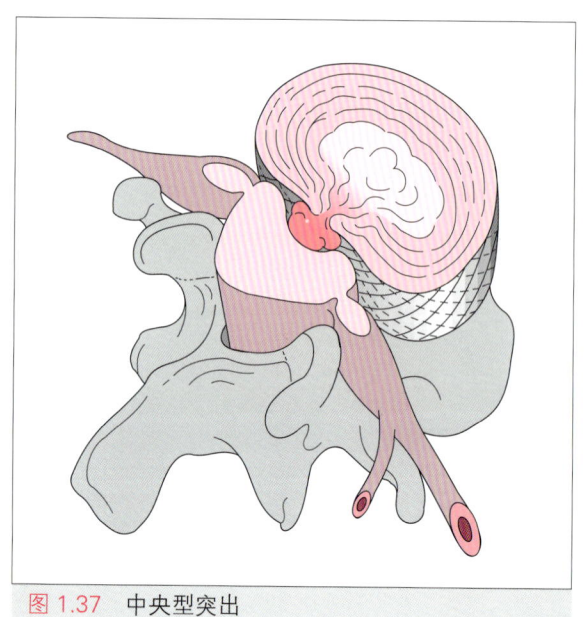

图 1.37 中央型突出

> 实践要点
>
> 在椎间盘突出的病例中，急性期不应该纠正患者认为舒适的体位。

通过疼痛模式定位椎间盘突出

如果椎间盘突出位于神经根出口的下方，即神经根的腋部，向对侧侧屈时疼痛会加重。因此患者将向突出侧倾斜，以减轻神经根的压力，从而减轻疼痛（图1.39）。

如果椎间盘突出位于神经根出口的上方，即神经根的肩部，向突出侧侧屈时疼痛加重，而向对侧侧屈时疼痛缓解（图1.40）。

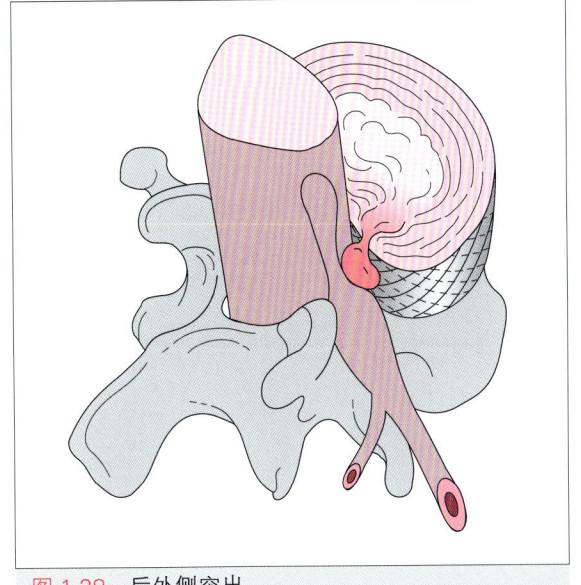

图1.38 后外侧突出

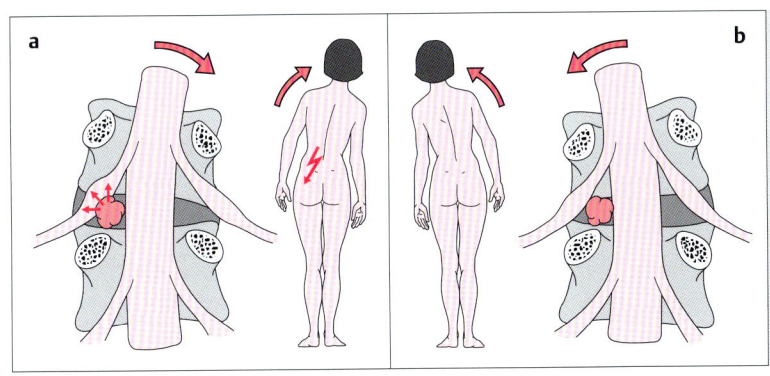

图1.39 位于神经根出口下方的椎间盘突出。（a）诱发疼痛；（b）疼痛缓解

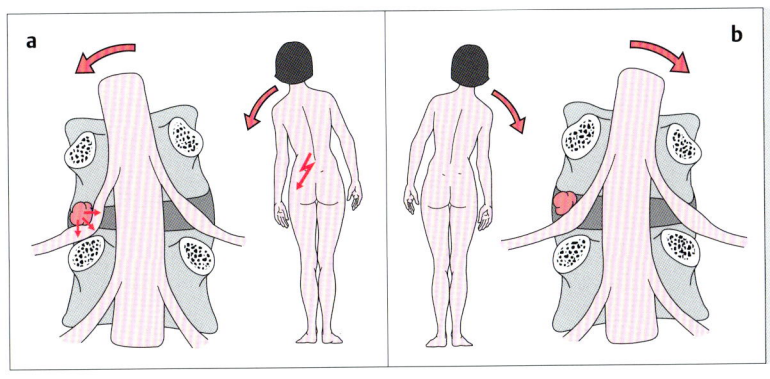

图1.40 位于神经根出口上方的椎间盘突出。（a）诱发疼痛；（b）疼痛缓解

椎间盘退变的结果（图 1.41）

退变的椎间盘扩散过程受到破坏，髓核的充盈程度降低，压力的均匀分布及其在不同负荷情况下的适应性均丧失。结果为椎间隙变窄、关节突关节压力增加和边缘骨刺（脊柱骨刺）形成，骨刺从椎体边缘突出或延伸且程度各异。

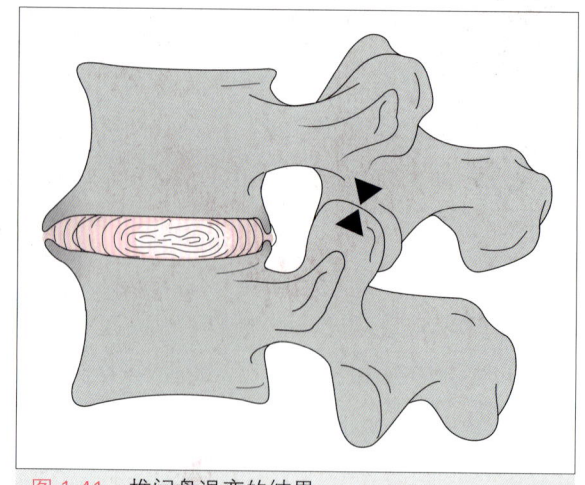

图 1.41 椎间盘退变的结果

> **实践要点**
>
> 椎间盘组织撕裂后，即开始与常见创伤愈合过程一致的再生过程，最终的愈合预期将需要 1 年的时间。在这段时间里应该注意的是，在持续约 1 周的急性期内必须解除椎间盘的负荷，也就意味着卧床休息。此后，由于运动对椎间盘营养的正向作用，可开始谨慎地进行活动。随着时间推移，仔细地观察患者的症状，在确保安全的情况下可增加交替负重以激发扩散活动。

第 2 章
颅骨和颈椎

2 颅骨和颈椎

2.1 颅骨和颈椎体表标志触诊

▷ 骨、韧带、关节

枕外隆凸（图 2.1）

是位于枕骨中线处的明显突起。

上项线（图 2.1）

上项线是由枕外隆凸向左右延伸形成的，呈向两侧横向延伸的小嵴，略微弯曲，凸面向上。

以下浅表颈部肌肉附着于此：
- 中部：斜方肌。
- 外侧：胸锁乳突肌。

乳突（图 2.1）

是上项线两侧末端突起的部位，也是胸锁乳突肌的止点。另一个参考依据是耳郭：乳突位于耳垂之后。

下项线（图 2.1，图 2.2）

下项线平行于上项线，间距约两横指，是以下肌肉的起点或止点：
- 中部略靠上：头半棘肌。
- 从中间到外侧：头后小直肌、头后大直肌、头下斜肌。
- 外侧，直到乳突：头最长肌和头夹肌。

> **实践要点**
>
> 在颈部侧面触诊时，上颈椎的扳机点必须与肌腱炎相区分。这些扳机点提示 C0–C1 关节突关节错位。

颞下颌关节（图 2.3）

闭口时，在外耳道前侧可触及下颌头。张口时，下颌头向前消失。通过在张口—闭口过

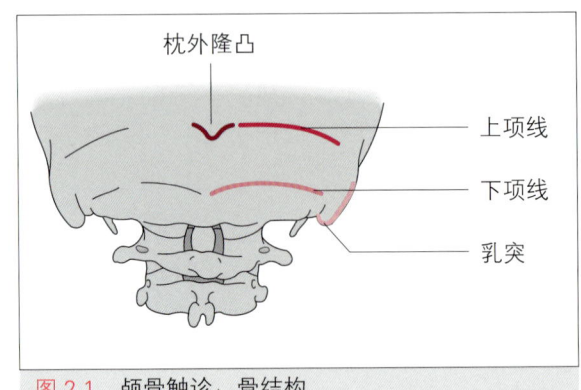

图 2.1 颅骨触诊：骨结构

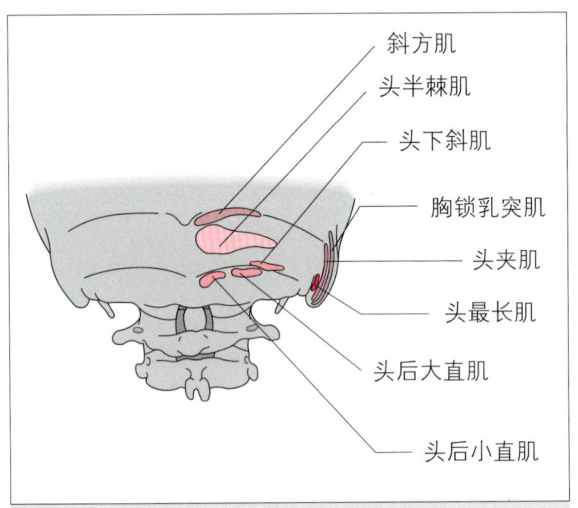

图 2.2 颅骨的触诊：肌肉止点

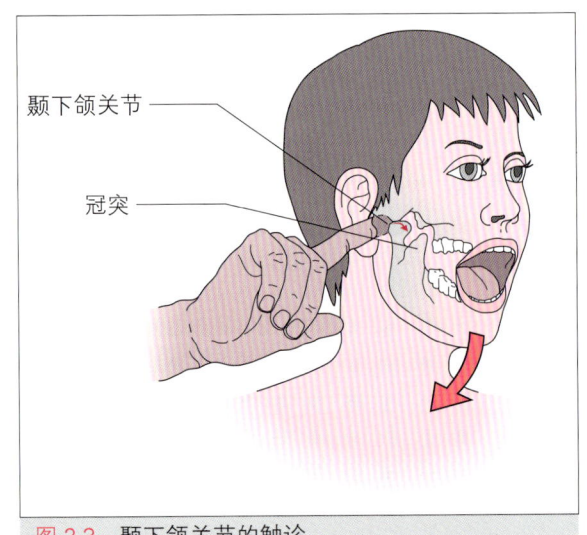

图 2.3 颞下颌关节的触诊

程中比较左右两侧关节和下颚的侧向运动，可以直接获得颞下颌关节是否对称的信息。

冠突（图2.3）

闭口时，冠突位于颧弓后面，因此不能触及。张口时，从颧弓外部的下方向前移动。颞肌止于此处。

咬肌粗隆（图2.4）

位于下颌角的外侧，咬肌止于此处。闭口时可触及其下边缘。

第一颈椎横突（图2.5）

第一颈椎横突略低于乳突，位于下颌骨升支的正后方。尽管许多肌肉起止于此，但是深触时仍可触及明显突起。

由于其他颈椎的横突覆盖着大量的软组织，所以只能在用力的情况下才能触及。

> **实践要点**
>
> 通过触诊横突可以确定第一颈椎的位置，并且可以用于疼痛和肿胀的评估。当头部旋转不正常时，一侧的横突会变得非常厚并且比正常位置更靠后，而另一侧在下颌支后部向前内侧移位。

棘突（图2.6）

在枕外隆凸和颅骨正下方的凹陷处，可以触及一个明显的突起——第二颈椎的棘突。

其他棘突是劈裂的，很难找到。只有第七颈椎的棘突最明显，即所谓的隆突。

当不确定第七颈椎棘突时，将示指、中指和无名指分别放在颈胸交界处三个相邻椎体的棘突处，嘱患者缓慢低头到最大限度，第六颈椎的棘突会消失，第七颈椎的棘突则变得明显。

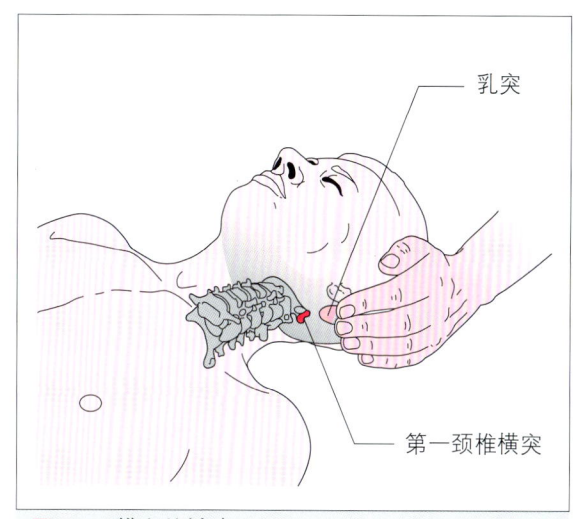

图2.5 横突的触诊

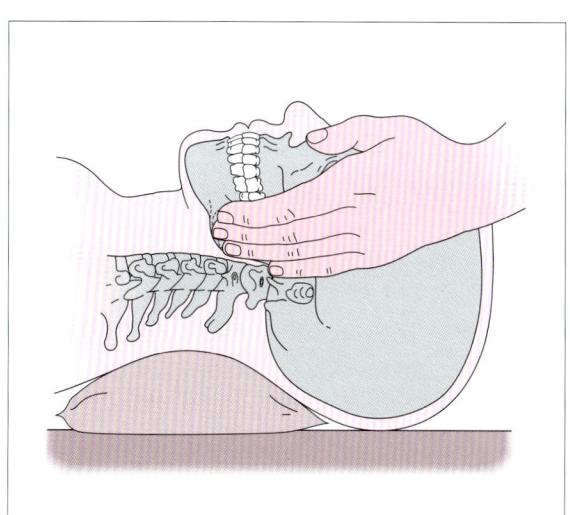

图2.4 咬肌粗隆的触诊

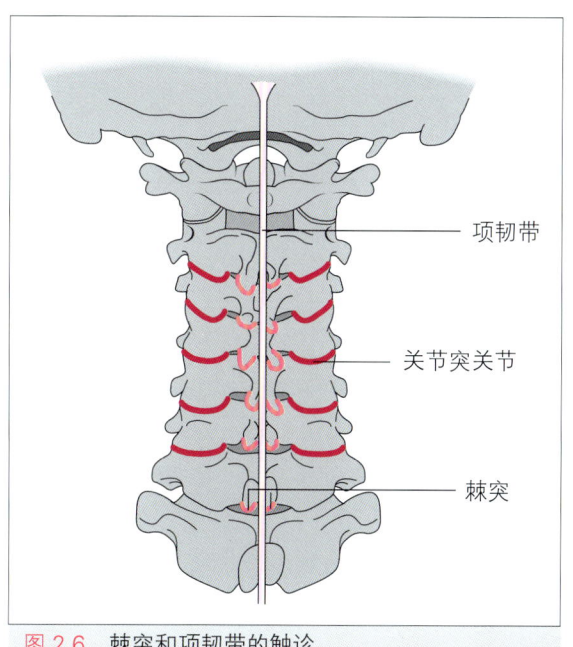

图2.6 棘突和项韧带的触诊

项韧带（图 2.6）

此韧带从枕外隆突延伸到第七颈椎，可沿着棘突清楚触及。前屈颈部会使韧带拉长，有利于触诊。

椎间关节（图 2.7）

在第二颈椎棘突外侧约两横指宽处的稍上方，可触及 C2-C3 关节突关节。其他关节突关节可以在相应的棘突水平触及。

实践要点

压痛和肿胀通常出现在活动受限的一侧。

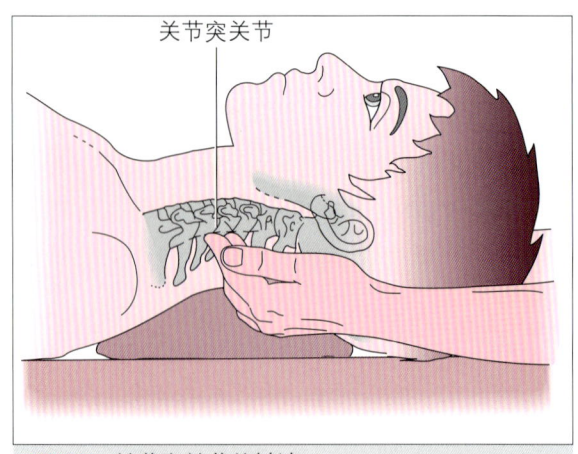

图 2.7 关节突关节的触诊

舌骨（图 2.8）

在下颌下方偏向颈部的位置，可以直接触及具有成对大角的像马蹄扣一样的舌骨。舌骨可以向两侧移动相同的距离。

颈动脉（图 2.9）

大致在胸锁乳突肌前缘中点可以扪及颈动脉搏动。

▷ 肌肉

肌肉的触诊时应检查从起点到止点的全长，并评估以下内容：
- 疼痛的范围。
- 肌紧张的位置。
- 肿胀范围。

根据肌肉的位置，触诊时用 2~3 根手指以合适的力沿着或跨越纤维的走行方向进行。

斜方肌（图 2.10）

起于枕外隆凸、上项线、颈部韧带以及第一到第十二胸椎的棘突，止于锁骨的外 1/3、肩峰和肩胛冈。

肩胛提肌（图 2.11）

肩胛提肌位于横突的起点并不明显，位于

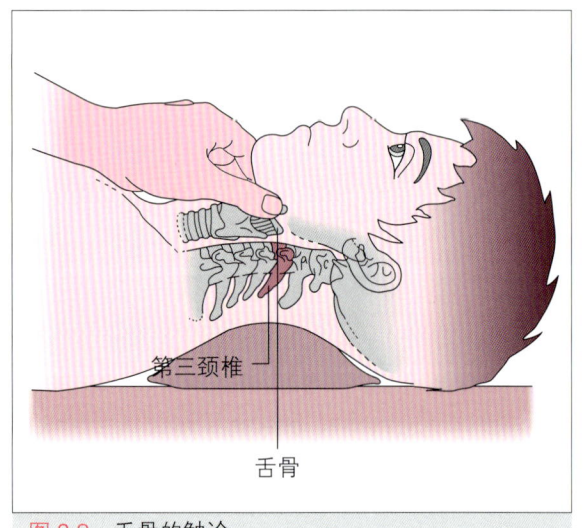

图 2.8 舌骨的触诊

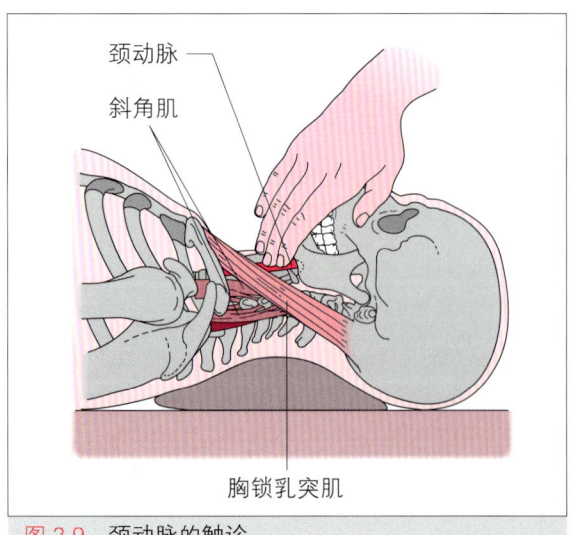

图 2.9 颈动脉的触诊

第 2 章　颅骨和颈椎

肩胛骨上角的止点却很明显，经常作为扳机点和紧张区域出现。

头夹肌（图 2.11）

大部分肌腹被斜方肌覆盖，其在深层的走行是确定的，即从乳突和上项线内下方到第三颈椎至第三胸椎的棘突。

颈夹肌，头半棘肌，颈最长肌，头最长肌，颈髂肋肌（图 2.11）

这些肌肉位于组织深层，因而不易触及，是一条条近乎平行于脊柱走行的肌肉条索。

胸锁乳突肌（图 2.12）

宽大的起始端位于乳突和上项线，从前下方向胸骨走行。其胸骨头位于胸锁关节内侧，锁骨头位于锁骨内 1/3 处，两头之间有一间隙。

斜角肌（图 2.13）

前、中斜角肌的起点位于第三至第七颈椎的横突，可在颈部侧屈时于气管左右两侧深部直接触及。位于第一肋的止点可在锁骨和胸锁乳突肌后方触及。

后斜角肌直接在斜方肌边缘前方走行，被斜方肌部分覆盖。

颈长肌

位于胸锁乳突肌和喉部之间前方的上部可能是明显的；其他部分在喉部和气管的后方走行，并被斜角肌覆盖。

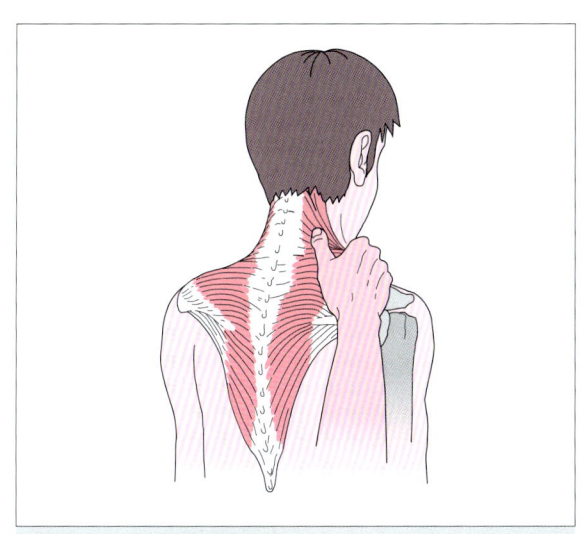

图 2.10　斜方肌的触诊

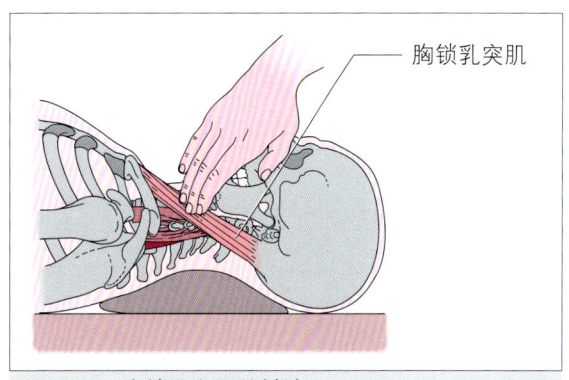

图 2.12　胸锁乳突肌的触诊

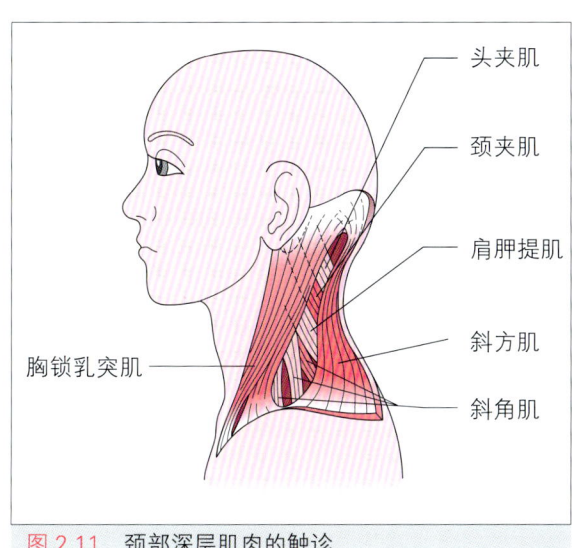

图 2.11　颈部深层肌肉的触诊

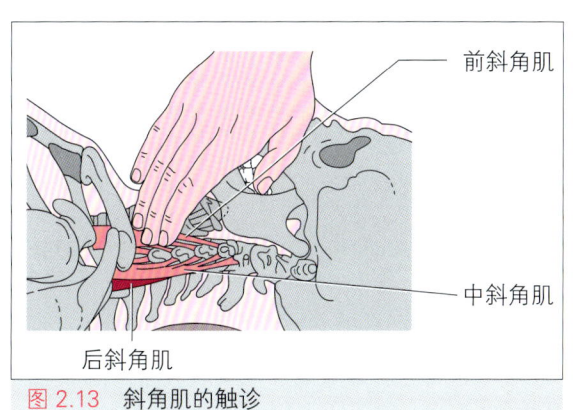

图 2.13　斜角肌的触诊

25

颞肌（图 2.14）

起于颞窝，止于下颌骨冠突。张口时可以触及其止点，口腔紧闭时可以触及其位于颞窝内的起点。

咬肌（图 2.15）

是一条近乎矩形的厚实肌肉束，在略微张口的情况下可于下颌角附近轻易触及；闭口时突出为一个厚实的肌肉隆起。

二腹肌（图 2.16）

张口时可在胸锁乳突肌前方的乳突触及，还可以在平行于下颚的下颌尖端内侧进一步触及。

下颌舌骨肌（图 2.16）

占据整个下颌骨底部，张口时可从下颌骨底部由下向上触及该肌肉。

翼内肌（图 2.16）

闭口时，可在下颌角内表面触及该肌肉止点。无法进一步向上内侧触诊。

翼外肌（图 2.17）

只能通过口腔进行触诊。方法如下：从上臼齿后方向下颌颈触诊，嘱患者稍张口，而后缓慢交替张口闭口。随着嘴巴张开，可以感觉到收紧的肌肉。

> **实践要点**
>
> 颈部和咽喉肌肉的扳机点提示上颈段功能障碍。这种疼痛向枕骨和颞部放射，并且随着压力增大而增强。

2.2 颅骨功能解剖学

2.2.1 骨组成

颅骨分为面部和大脑两部分，即面颅（面部骨性支架）和脑颅（颅腔）。

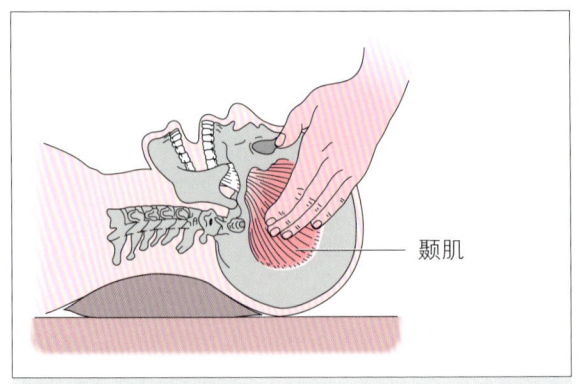

图 2.14 颞肌的触诊

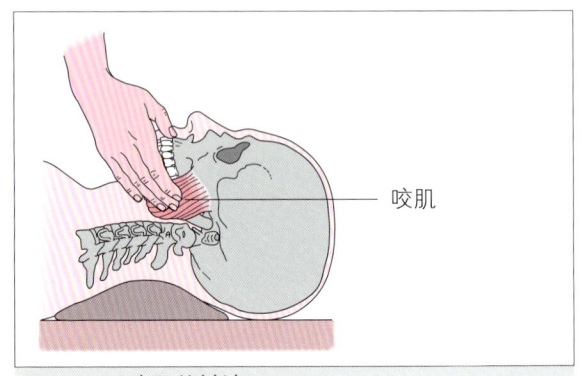

图 2.15 咬肌的触诊

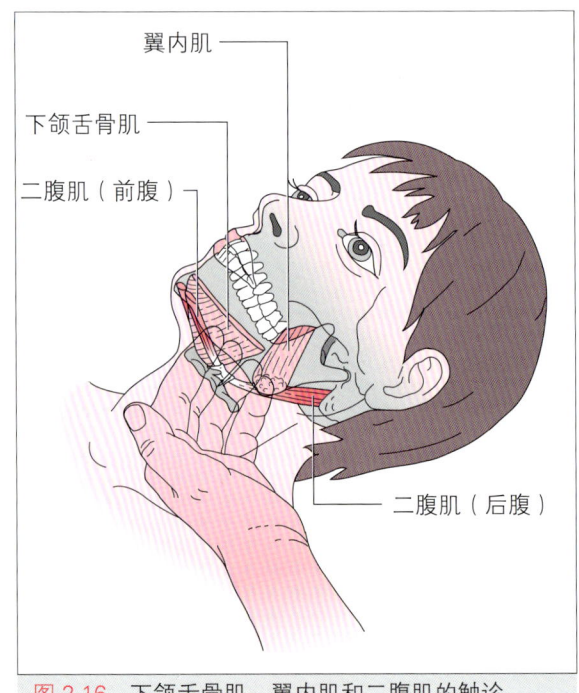

图 2.16 下颌舌骨肌、翼内肌和二腹肌的触诊

面颅（图 2.18）

1 = 鼻骨
2 = 泪骨
3 = 筛骨
4 = 颧骨
5 = 上颌骨
6 = 下颌骨
  犁骨
  腭骨
  舌骨

脑颅（图 2.18）

7 = 枕骨
8 = 顶骨
9 = 颞骨
10 = 蝶骨
11 = 额骨

颅底连接面颅与脑颅，并与颈椎相连接。

颅缝（图 2.19）

颅骨的骨骼部分通过颅缝连接在一起。外层的胶原纤维与颅骨的骨膜相融合。内层是纤维结缔组织、骨桥、血管、神经和受体。

颅缝的形式多样：

- 矢状缝：连接顶骨，有宽大的锯齿。
- 人字缝：连接枕骨与顶骨，有较短的锯齿。
- 颞缝：向内侧斜行，也称为鳞缝。

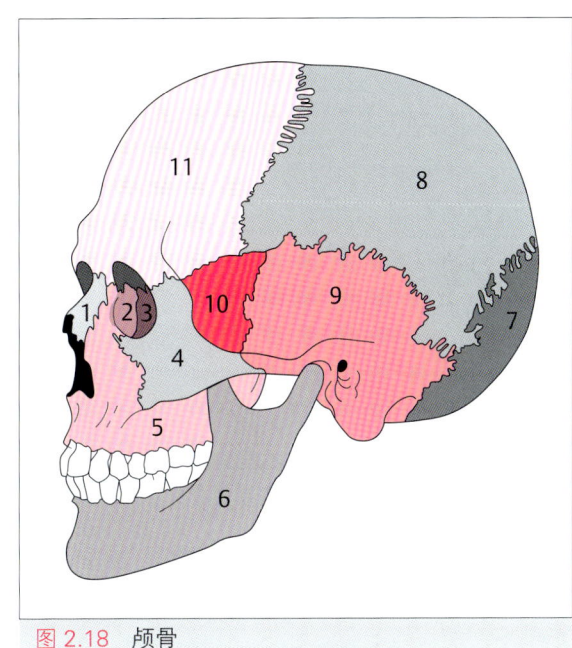

图 2.18　颅骨

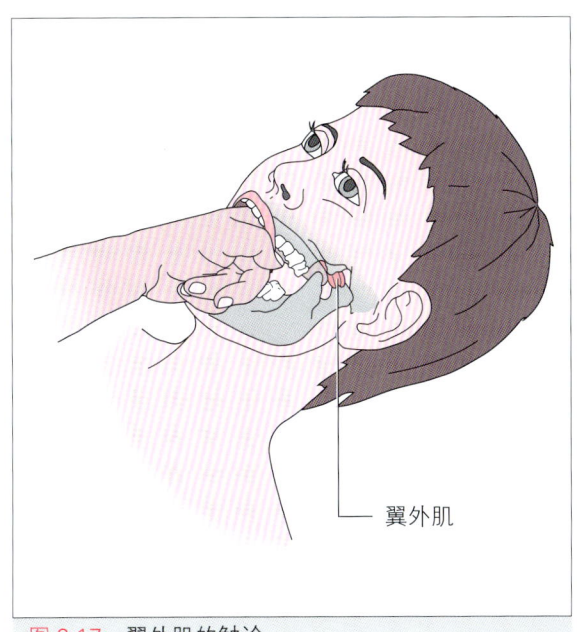

图 2.17　翼外肌的触诊

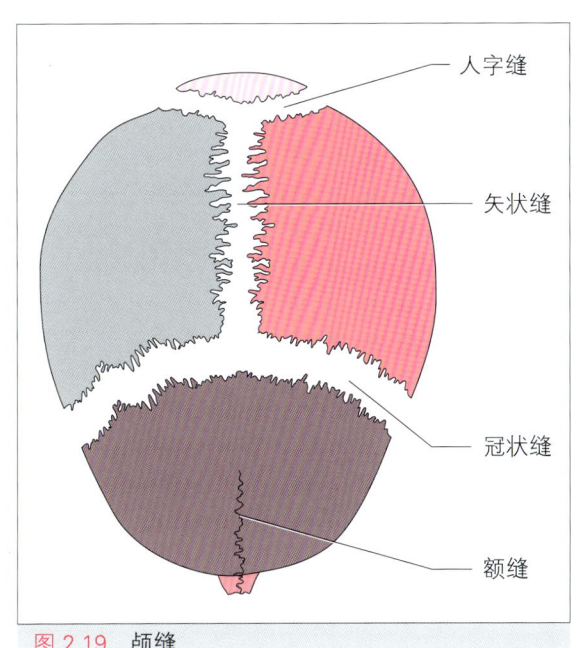

图 2.19　颅缝

2.2.2 脑膜

硬脑膜（图 2.20）

- 硬脑膜可被称为"大脑的坚韧皮肤"。
- 走行于颅腔内，分为两层。外层作为颅骨的骨膜。内层循大脑轮廓在部分区域折叠形成皱襞。
- 皱襞包括双侧大脑半球之间的大脑镰，作为大脑镰在小脑半球之间犁状沟之间延续的小脑镰，以及将小叶从小脑分开的小脑幕。由坚固的胶原纤维束构成，部分遵循颅骨轮廓走行，部分则呈纵向走行。
- 硬脑膜内有硬脑膜静脉窦，将静脉血从脑部输送到颈内静脉。
- 含有疼痛感受器和压力感受器。

软脑膜

- 是"大脑的柔软皮肤"。
- 由外层蛛网膜和内层软脑膜组成。
- 依循颅内所有的旋转和凹陷依附于大脑表面。
- 蛛网膜下腔位于两层之间，充满脑脊液（CSF）。在几处有较大的开口，称为蛛网膜下间隙。

2.2.3 脑脊液（图 2.21）

- 脑脊液总量为100~150 mL。
- 由脉络丛分泌产生，每天更新3次。
- 通过蛛网膜颗粒（绒毛）的半透膜重吸收。重吸收的动力部分来自脑脊液自身的压力，也受静脉压的影响。
- CSF压力约为150 mmHg，随体位（如卧位或坐位）和位置（如头端和尾端）的不同而不同。
- 每毫升只含有约5个细胞，但不含蛋白质。

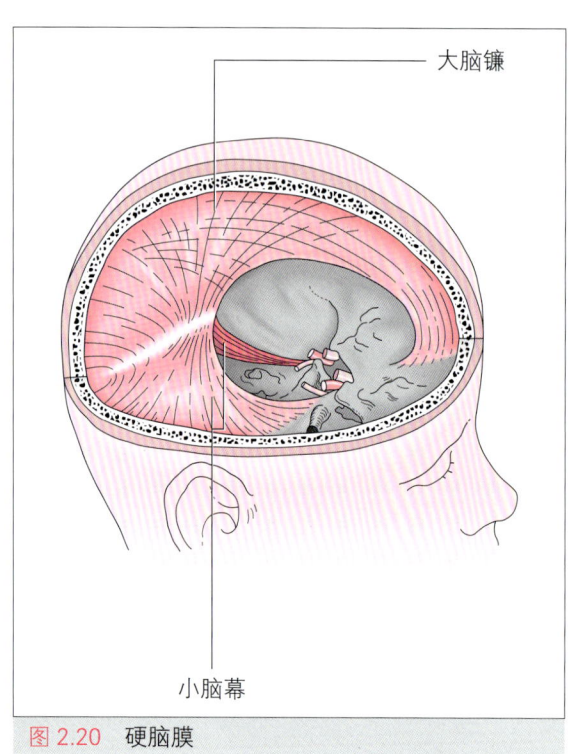

图 2.20 硬脑膜

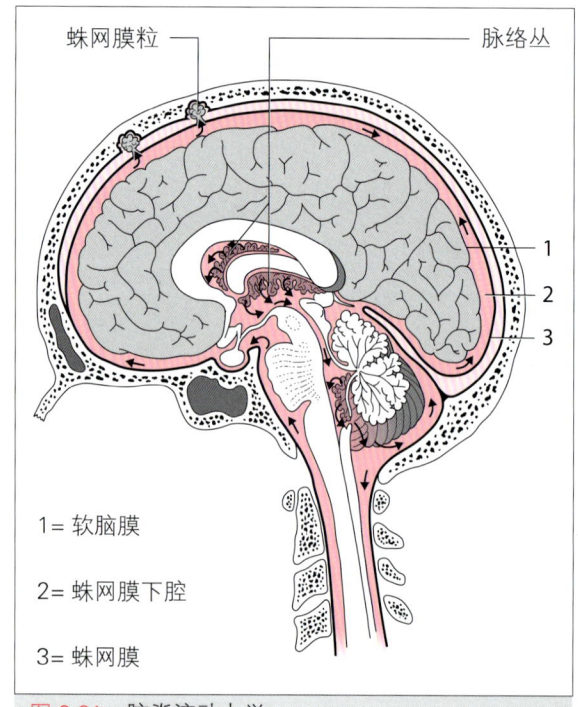

1= 软脑膜
2= 蛛网膜下腔
3= 蛛网膜

图 2.21 脑脊液动力学

2.2.4 颅骨的运动

颅骨不是刚性结构而是弹性组织。颅骨的每块骨骼都有轻微的、有节奏的特定脉冲式运动；正常频率为每分钟 10~14 次。颅缝起到伸缩装置的作用，骨于其中做开合运动，运动方向则取决于颅缝的方向和形状。

> **实践要点**（图 2.22）
>
> 当颅缝活动受限时，颅骨的骨质疏松弥补了结构的先天性运动障碍。
>
> 硬脑膜周向覆盖于枕骨大孔并在此处移行为硬脊膜，并从第一和第二颈椎向下附着于椎骨后方，在第二骶骨转而连接于椎骨的前侧。这种骶—颅连接的存在，也表明了存在障碍时在两个区域内的治疗的必要性。

2.2.5 颞下颌关节

下颌骨（图 2.23）

下颌支

- 颞肌附着在冠状突上。
- 髁突和下颌颈位于翼状中央凹的内侧，翼外肌附着于此。
- 下颌头的关节表面呈圆柱形并凸起形成双轴关节，运行方向从前外侧到后内侧。

下颌体

- 齿根部固定于牙槽骨，牙槽骨很少发生功能性劳损，如牙齿之间的缝隙。
- 下颌骨底部有一个颏孔，内有颏神经和血管通过。
- 内侧的二腹肌窝是二腹肌的附着点。

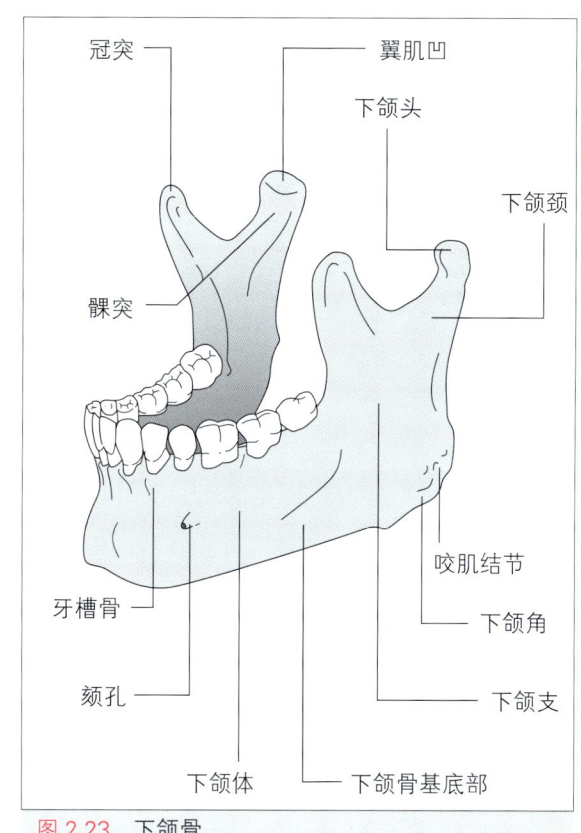

图 2.23　下颌骨

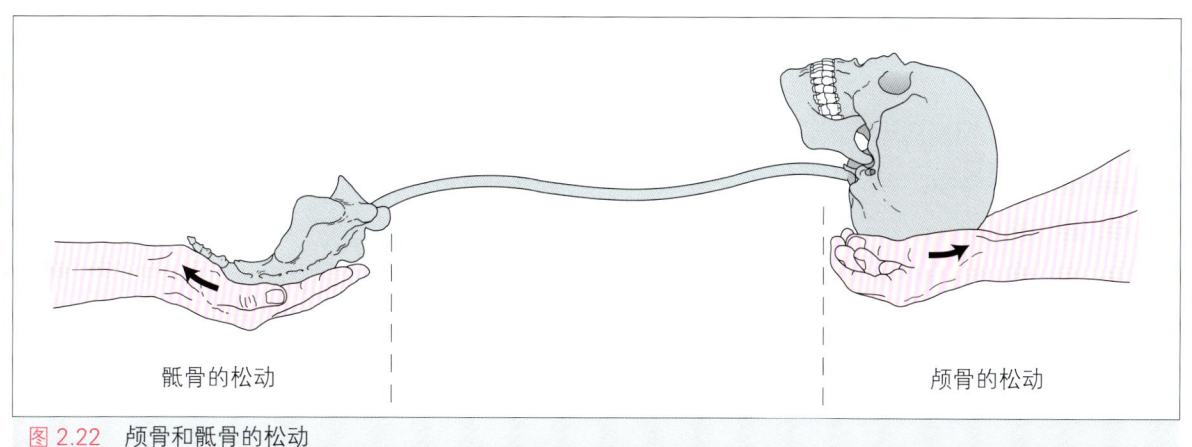

图 2.22　颅骨和骶骨的松动

下颌角

- 外侧的咬肌结节为咬肌的附着点。
- 内侧的翼状结节是翼内肌的附着点。
- 在婴儿时，下颌角约为140°；开始咀嚼食物时，减小到约120°；当下颌没有牙齿时，下颌角的角度会再次增大。

颞骨上的关节面

下颌窝（图2.24）

- 颞骨上的关节表面是凹面的，与关节结节前方毗邻。
- 后部位于关节囊外部，形成外耳道的外侧壁。
- 关节窝相对下颌头关节面大2~3倍。
- 关节窝的形态取决于对其施加的应力：婴儿时，关节窝是平的；长出恒牙后，关节窝会加深；没有牙齿时，再次变为平。

关节盘（图2.25）

关节盘由坚固的胶原结缔组织和纤维软骨组成。纤维在前后、外侧和高低方向上呈三维排列。因此，关节盘可以缓冲压力。

关节盘位于下颌窝内，下颌骨关节结节的后部和头部之间。前部很薄，翼内肌的外侧纤维附着于此。相反，后部明显较厚。这两个部分通过形状像沙漏的结缔组织彼此分开。后部关节盘的后部称为双层区：上层由弹性结缔组织构成；下层由纤维组织构成，并连接于下颌骨头部。在关节后方形成的纤维垫附着于此区域的后方，并且只有越过此纤维层才能闭合关节。

关节盘向四周移行为关节囊，并将关节间隙分隔为上、下两个腔。上部为上关节（关节盘—颞骨）腔，下部为下关节（关节盘—下颌骨）腔。

关节盘几乎没有任何血管或神经，只有纤维垫内有少数逆行动脉和静脉。少数血管的终末分支经关节囊延伸至关节盘。关节盘主要依靠滑液滋养。因为关节盘中没有神经受体，当

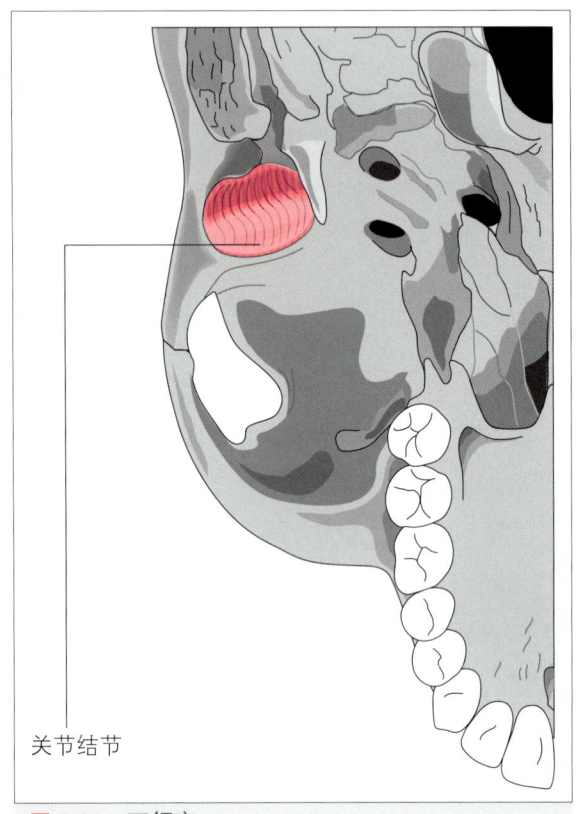

图2.24　下颌窝

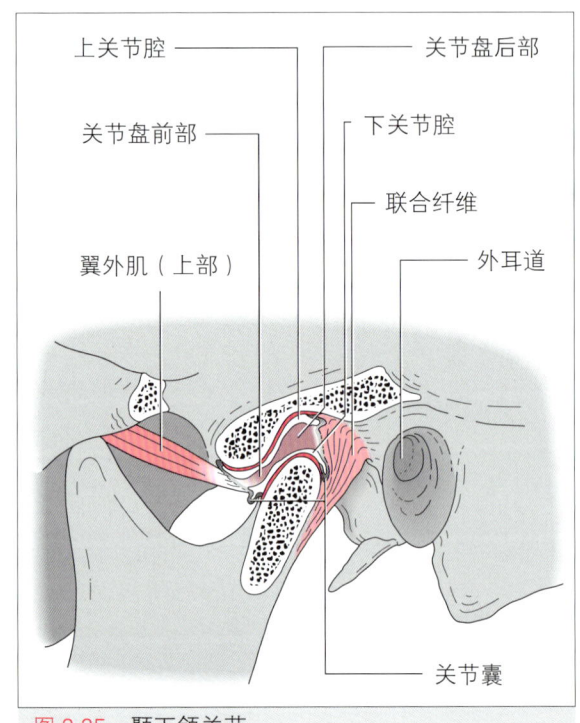

图2.25　颞下颌关节

发生明显的动力学改变或关节盘穿孔、变窄时，关节盘首先受累。

关节盘提高了接触面的一致性并向前传递压力。张口时，关节盘向前移位。

关节盘一方面固定在下颌骨上，另一方面也与翼内肌相连，翼内肌的上部部分附着于关节盘，并将其拉向前方使嘴张开。

关节囊（图2.25）

关节囊包绕关节，包括关节结节，窝的后部区域未被覆盖。下方附着于下颌颈。翼内肌的上部延伸到前囊内。

关节囊松弛，因此大范围的关节运动也不会造成撕裂。外侧韧带、下颌下韧带和茎突下颌韧带加强了关节囊。由耳颞神经、咬肌神经和颞深神经支配。

颞下颌关节的运动

颞下颌关节的运动必须双侧同时发生。张口和闭口时的运动是对称的，咀嚼时的运动不对称。

张口和闭口（图2.26）

张口时，在下关节腔中由滑动和滚动组成复合运动。在上关节腔中，关节盘向颞骨方向前移。

闭口期（图2.26a）

下颌头和关节盘位于下颌窝前部。

张口期（图2.26a，b）

张口和闭口时，动作是双侧对称的。张口运动开始时是以滚动和滑动组成的复合运动，下颌头由后向前转向关节盘的凹陷。因此，运动首先发生在下关节腔。

当进一步张口时，下颌头将关节盘向前、向下推到关节结节，上关节腔也发生了运动。在这个过程中，关节盘的后部被拉伸，前部也通过翼外肌的收缩被拉伸。

最大张口位（图2.26c）

当张口到最大限度时，下颌头移出关节窝；关节盘向前明显移位，沙漏形外形使其在远处关节结节处受限；关节囊后部和双侧区域由于这种前移位明显收紧。

闭口运动时，整个复合体向后移动。

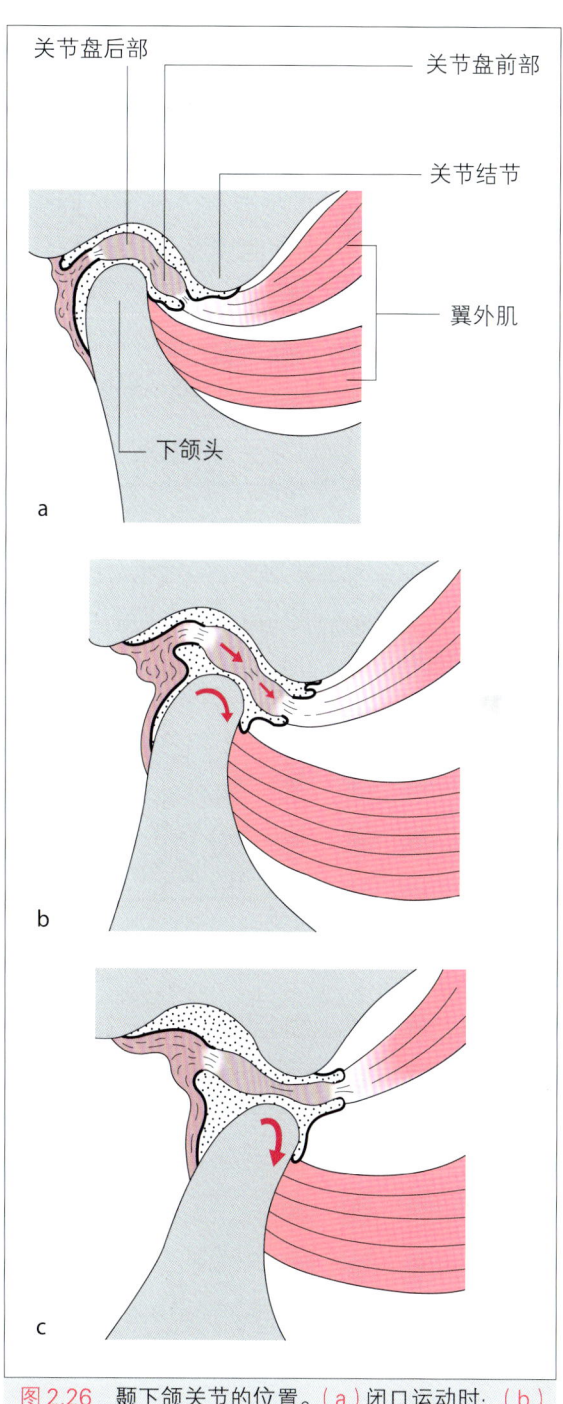

图2.26 颞下颌关节的位置。（a）闭口运动时；（b）张口运动时；（c）张口最大时

前突 / 后缩

前突的意思是下颌前移,后缩意味着其后移。这些运动大部分发生在上关节腔,少部分发生在下关节腔。总体位移为 1.5~2.0 cm,其中后缩仅 0.2~0.5 cm。口必须稍微张开才能保证下颌的运动。前突和后缩都是滑动运动,很少单独出现。张口时,运动通常与围绕额状轴的旋转运动相伴出现。

外移 / 内移

外移是下颌远离中线的运动,内移是朝向中线的运动。运动总是同时发生在两侧关节,一个关节发生外移,同时另一个关节发生内移。外移和内移都不是直线运动,而是一个轻微的弧形运动,因为除了向侧方移动,还有围绕矢状轴的旋转运动。

这些侧向位移与咀嚼有关。每个方向的位移距离为 10~13 mm。

咀嚼时的研磨运动（图 2.27）

在研磨运动期间,两个关节表现不同的运动顺序。在咀嚼侧,围绕垂直轴线转动并发生轻微的外移。运动是很微小的,通过咀嚼肌和韧带来维持稳定,产生咀嚼压力。

在对侧,即平衡侧下颌,是前突和内移的复合运动,并且下颌头下降。总之,平衡侧的运动相对咀嚼侧更加明显。

> **实践要点**
>
> 颞下颌关节盘多发生向前脱位,正常情况下,整个关节盘位于关节前方,导致关节不能进一步向前运动。张口时,关节只能以有限的旋转方式发生运动。
>
> 关节运动受阻时,可以通过手法复位技术松弛关节前方结构而使其得到放松。

2.2.6 下颌—颈椎功能复合体（图 2.28）

骨骼部分——颅骨、下颌骨、肩胛带和颈椎一起形成功能复合体。因此,颞下颌关节的异常通过肌肉联系也会使肩胛带和颈椎受到影响。

例如,颈椎的位置变化对咬合有影响。头向前移时,如果下颌骨被舌骨下肌群向后牵拉,牙齿咬合将出现异常。颈部屈曲使下颌骨前移,颈部伸展使下颌骨后移,这在牙科治疗中具有重要意义。

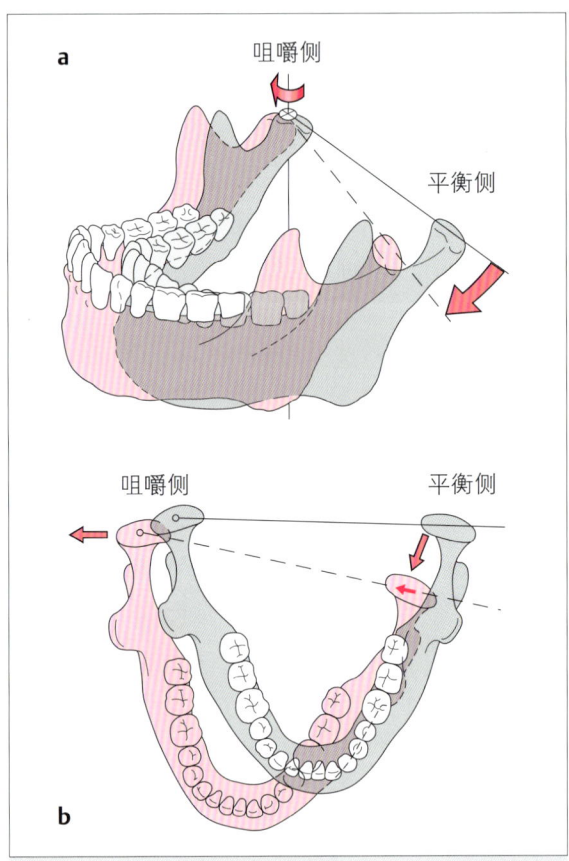

图 2.27 颞下颌关节的研磨运动。（a）矢状位;（b）水平位

> **实践要点**（图 2.29）
>
> 对于继发于高牙冠或类似情况的部分牙齿畸形病例，纠正头部的错误位置是没有意义的，因为患者将继续尝试获得最佳的下颌咬合。相反，如果牙齿咬合存在异常，牙医不应该立即打磨牙齿，因为病因有可能是颈椎错位。

2.2.7 咀嚼肌

颞肌（图 2.30）

功能：
- 整块肌肉：闭口。
- 肌肉后部：（下颌）后缩。

咬肌（图 2.31）

功能：
- 强力紧闭下颌。
- 由后下向前上，斜向推动下颚。

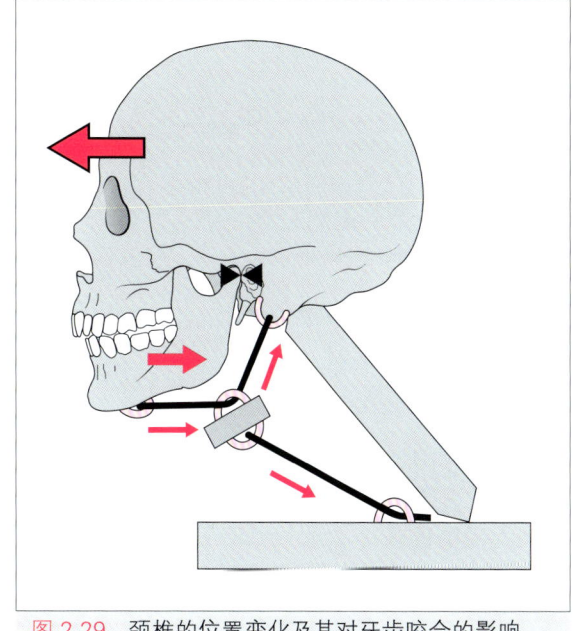

图 2.29 颈椎的位置变化及其对牙齿咬合的影响

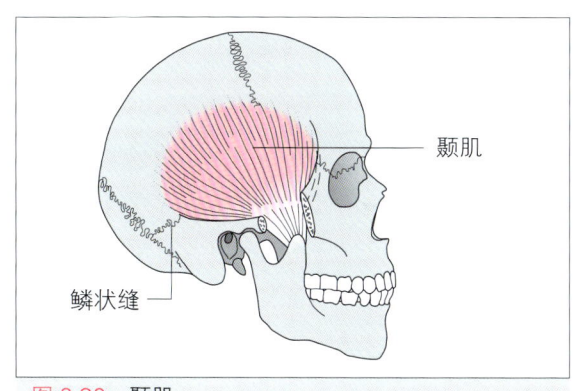

图 2.30 颞肌

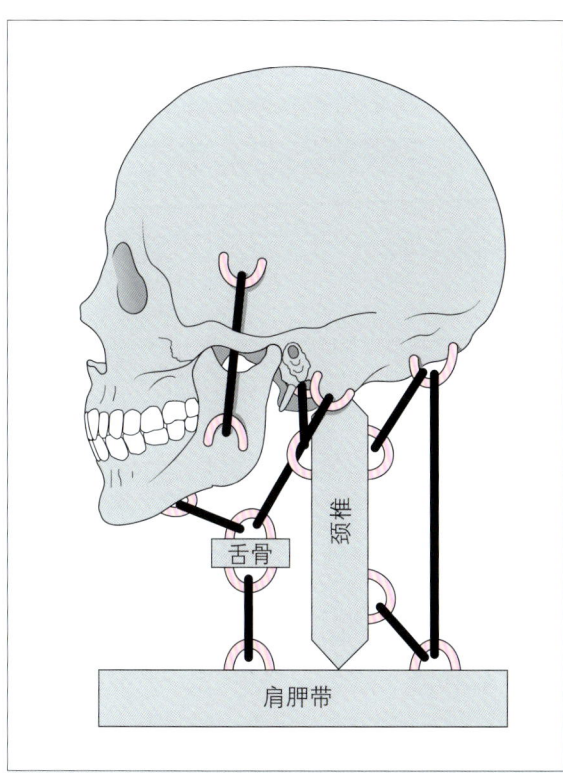

图 2.28 下颌—颈椎功能复合体：下颌—颈椎

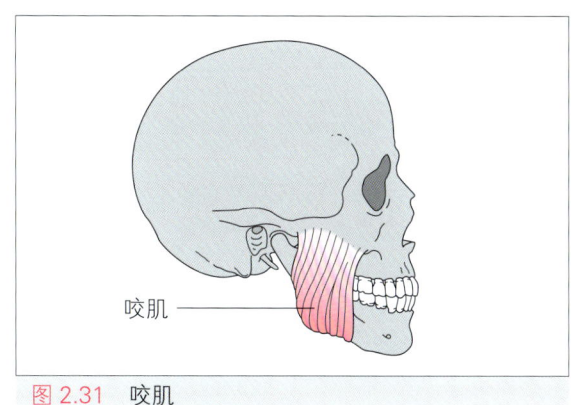

图 2.31 咬肌

翼内肌（图 2.32）

功能：
- 闭口。
- 前突。
- 研磨期间维持平衡侧关节的稳定性。

翼外肌（图 2.33）

下部功能：
- 启动张口（之后舌骨上肌群启动收缩）。
- 前突。
- 研磨运动（平衡侧）。

上部功能：
- 张口。
- 在张口期使关节盘向前移动。
- 肌肉收缩时使下颌头靠近关节结节，稳定颞下颌关节。
- 在研磨运动期间稳定研磨侧。

> **病理改变**
>
> 不正确的牙齿咬合、频繁嚼口香糖、夜晚磨牙和情绪问题等，都会导致咀嚼肌疲劳，从而造成颞下颌关节的动力学损害。此外，通过下颌骨、上颌骨与蝶骨和颞骨的肌肉连接，可以影响颅骨的动力学，从而压缩颅骨间的骨缝连接。

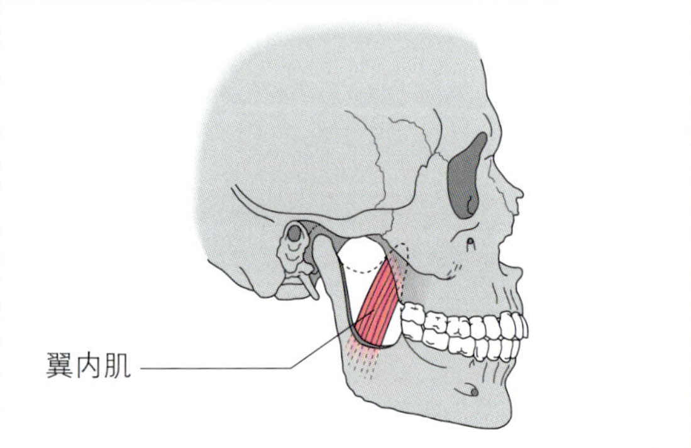

2.2.8 舌骨上肌群（图 2.34）

二腹肌（图 2.34）

特征：中间的肌腱将二腹肌分为前腹和后腹两个部分。该肌腱通过结缔组织环连接于舌骨。

茎突舌骨肌（图 2.34），下颌舌骨肌（口腔隔膜，图 2.35），颏舌骨肌（图 2.35）

舌骨上肌群功能：
- 下颌端与颅骨端固定，肌肉收缩使舌骨上移，这在吞咽运动以及吸吮和吹气运动中有重要意义。
- 舌骨端固定，肌肉收缩有助于张口运动，吞咽时口腔底部的肌群收缩（咀嚼侧）并上抬口腔底部。

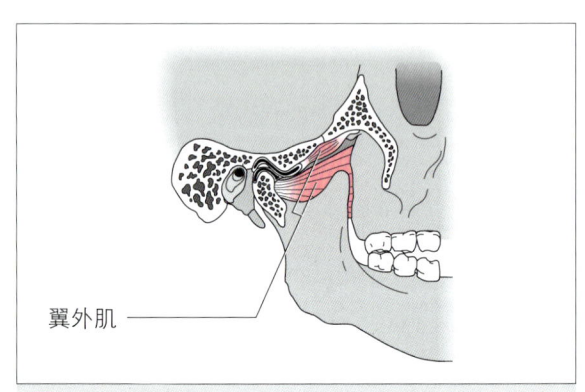

图 2.33 翼外肌

图 2.32 翼内肌

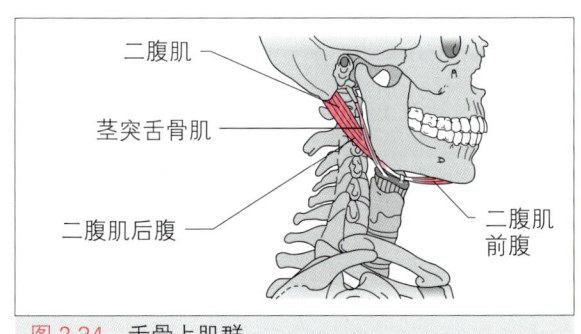

图 2.34 舌骨上肌群

2.2.9 舌骨下肌群（图 2.36，图 2.37）

胸骨舌骨肌（图 2.36），胸骨甲状肌（图 2.36），甲状舌骨肌（图 2.37），肩胛舌骨肌（图 2.37）

特征：在第六颈椎水平，肩胛舌骨肌穿过胸锁乳突肌，中间的肌腱将肩胛舌骨肌分为上腹和下腹两部分。在其向肩胛骨走行的过程中，形成了颅骨—舌骨—肩的连接。

舌骨下肌群的功能：肌肉向后牵拉舌骨和喉头；由此以及胸骨甲状肌对喉的固定作用，进而影响发音。

2.2.10 咀嚼肌、舌骨上肌群和舌骨下肌群的相互作用（图 2.38）

舌骨上肌群和舌骨下肌群可被视为一条肌肉吊带，舌骨被认为是一个固定点。这一吊带有一个特殊功能：咀嚼肌稳定颞下颌关节，确保下颌紧闭；舌骨上肌群和舌骨下肌群使颈椎弯曲，减少颈椎前凸。因此，吊带对于颈椎静力学有重要意义。

实践要点

所有终止或起于舌骨的肌肉都会影响舌骨的位置。声音嘶哑，甚至是失声和癔症性窒息，评估这些肌肉的张力作为可能的参考因素是很重要的。

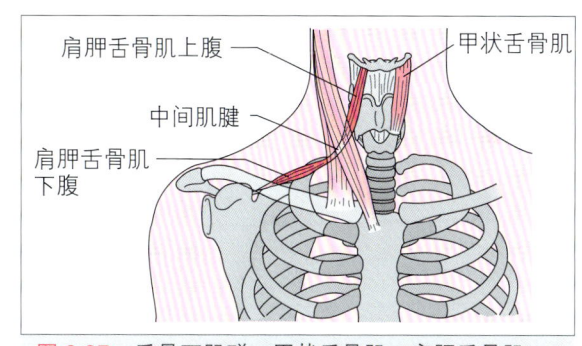

图 2.37 舌骨下肌群：甲状舌骨肌，肩胛舌骨肌

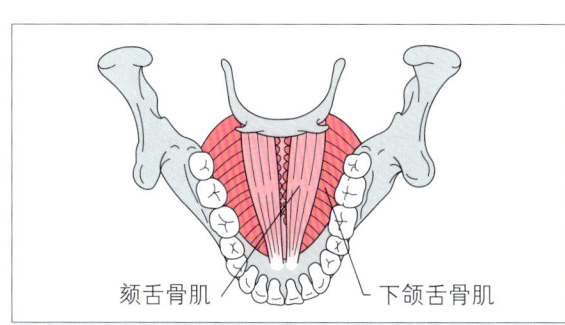

图 2.35 口腔底部的肌肉

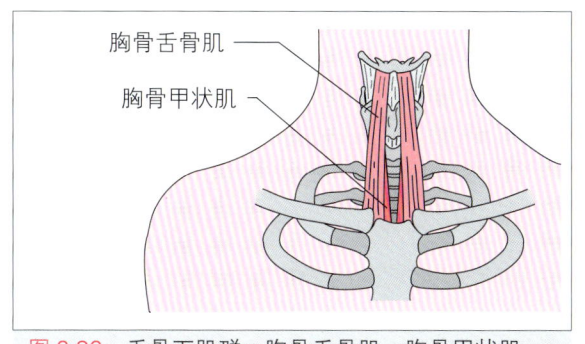

图 2.36 舌骨下肌群：胸骨舌骨肌，胸骨甲状肌

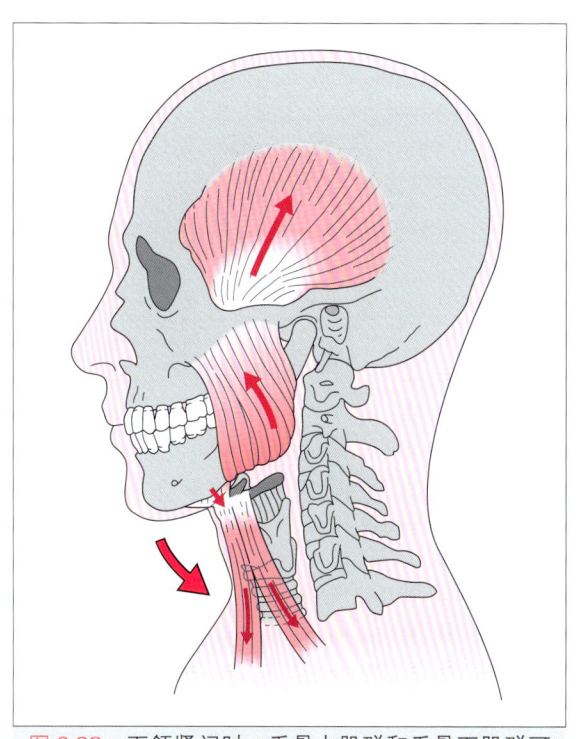

图 2.38 下颌紧闭时，舌骨上肌群和舌骨下肌群可屈曲颈椎

2.2.11 颅盖骨肌（颅顶肌）（图 2.39）

颞顶肌

功能：
- 向上和向后提拉耳朵。

枕额肌

功能：
- 枕额肌收缩可以使头皮在帽状腱膜上轻微前后移动。
- 帽状腱膜端固定，枕额肌的额腹收缩可上抬眉、上睑和皱额头。

2.2.12 小肌肉（图 2.40，表 2.1）

表 2.1 概述了图 2.40 所示肌肉的功能。

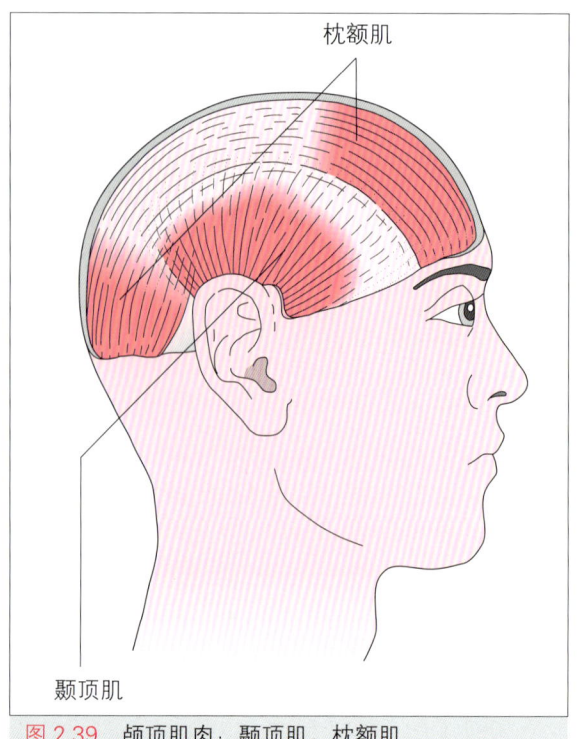

图 2.39　颅顶肌肉：颞顶肌，枕额肌

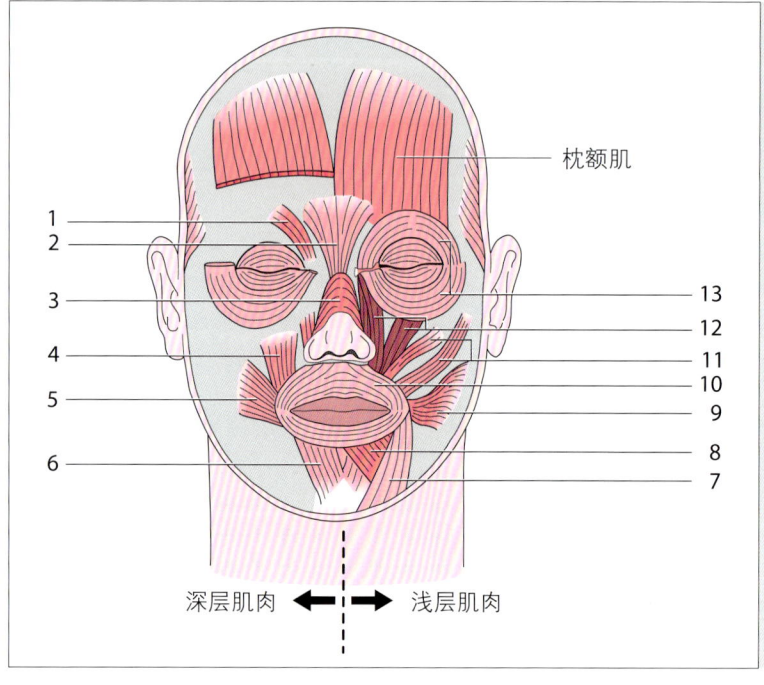

图 2.40　小肌肉

表 2.1　肌肉功能概述

肌肉	概述
1. 皱眉肌	皱眉
2. 降眉间肌	蹙眉
3. 鼻肌	缩小和扩大鼻孔
4. 提口角肌	上提嘴角
5. 颊肌	"小号手肌"：鼓腮吹气
6. 颏肌	上抬凸起下颌，形成上凸的下颌—唇褶皱
7. 降口角肌	下降嘴角
8. 降下唇肌	向下拉下唇
9. 笑肌	横向牵拉嘴角，形成酒窝
10. 口轮匝肌	闭唇，努嘴
11. 颧小肌，颧大肌	向外上方牵拉嘴角，露出上齿
12. 提上唇肌，鼻翼肌	提拉鼻孔和上唇
13. 眼轮匝肌	闭眼，使滑液涂布于眼

2.3　颈椎功能解剖学

2.3.1　颈椎 X 线影像

上颈椎前后位观（图 2.41）

- 枢椎齿突轴和棘突位于中线上，寰椎位于枕骨大孔正下方。
- 枕骨髁突和寰椎侧块在前后位观上是平行、对称的。
- 寰椎横突与枕骨髁突的距离，两侧是相同的。
- 沿枕骨髁突下缘画线（横向枕骨髁突线）和寰椎侧块（横向侧块线）下缘画线，两条线平行。
- 寰椎和枢椎侧面关节间隙对称且等距。
- 寰椎和枢椎关节面结合处的角度是相同的。
- 寰枢椎间关节面的距离为 3 mm 且两侧对称。

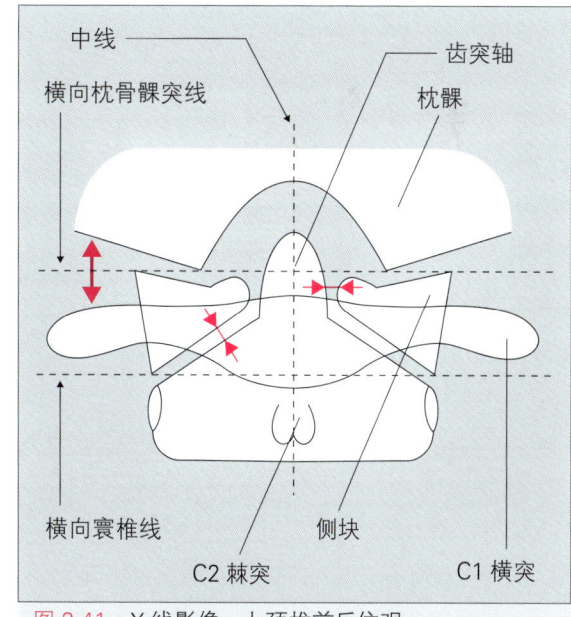

图 2.41　X 线影像：上颈椎前后位观

下颈椎前后位观（图 2.42）

以下为正常状态：
- 椎间盘的上缘与下缘水平并且并行。
- 第二颈椎至第七颈椎椎间盘的厚度逐渐增加。
- 棘突连线在同一条垂直线上（中线）。
- 相邻的椎弓切迹上下重叠构成椎间孔，对称地分布于中线两侧。
- 钩突尖锐但没有明显的突起。
- 椎管宽 24~33 mm（椎弓根间距）。

颈椎侧位观（图 2.43）

- 几条并行的弧线：
  - 椎体前缘线。
  - 椎体后缘线。
  - 棘板线。
- 椎体后缘线和椎管后缘线形成椎管的边界，直径为 16~18 mm。
- 人体处于中立位时，穿过寰椎中心的水平线（寰椎平面线）与穿过枢椎椎弓根下缘和棘突根部下缘的水平线（枢椎平面线）是平行的。
- 在这个视角可以看到所有的椎间关节。
- 寰椎前弓后缘与枢椎齿突前缘的距离为 3 mm，寰齿关节表面相互平行。

> **实践要点**
>
> 为了手法治疗和操作的精确性，理想情况下，要了解关节位置的变化和任何可能的禁忌。这些信息只能通过 X 线影像获得。

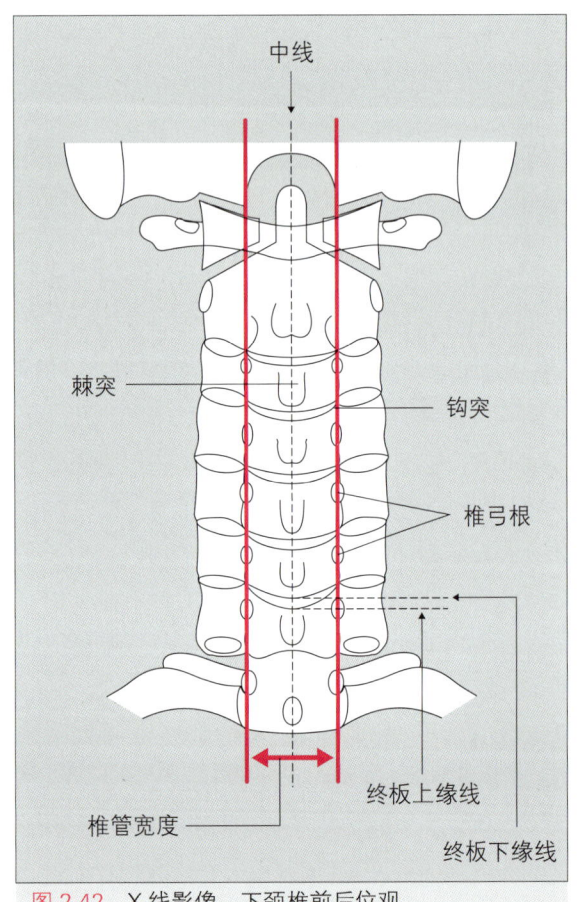

图 2.42　X 线影像：下颈椎前后位观

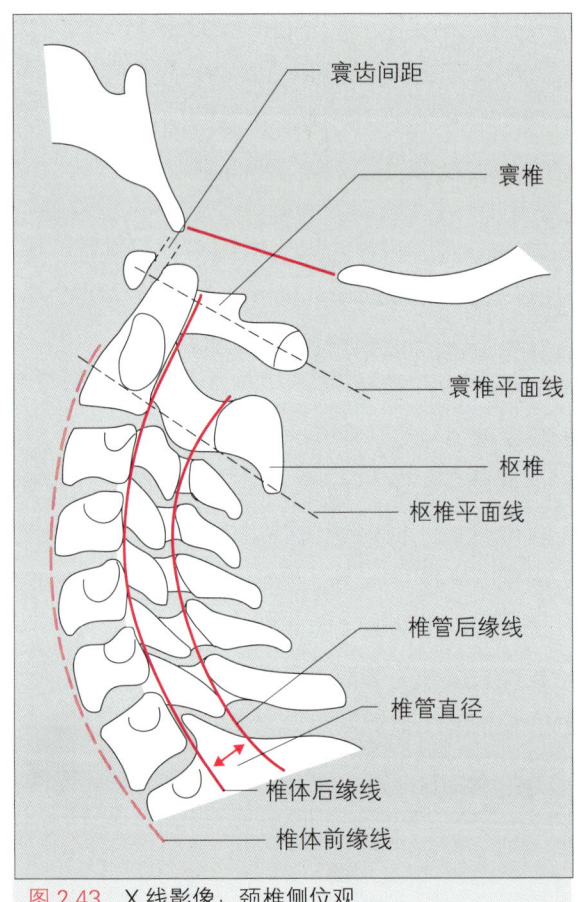

图 2.43　X 线影像：颈椎侧位观

> **病理改变**
>
> 急性颈椎综合征中，典型的表现是脊柱前凸明显变小或反弓，之后是椎间盘损伤（Güntze 征）。
>
> 患者的主诉与 X 线影像显示的病变不一定一致，甚至有时 X 线影像显示椎体边缘的骨赘很大，但患者没有任何症状。在另一种情况下，X 线影像无病变迹象，但患者有明显的临床症状。

2.3.2 上颈椎

寰椎（图 2.44）

- 没有椎体。
- 侧面部分（侧块）由前方的前弓和后方的后弓连接而成。
- 前弓有前结节。
- 后弓有后结节，是棘突的雏形。前弓的分叉点附近有椎动脉切迹。椎动脉出横突孔后，在此弯曲向后，再向上延伸到枕骨大孔。
- 关节面：
  - 上关节面：寰椎的上关节面，与枕骨形成关节连接。
  - 下关节面：寰椎的下关节面，与枢椎形成关节连接。
  - 内侧关节面：齿突凹面，与齿突形成关节连接。

枢椎（图 2.45）

- 枢椎齿突外形像牙齿，来源于椎体。齿突的尖端是钝的。
- 棘突坚硬，末端分为两个突起。
- 枢椎具有短横突，朝向前外侧，横突孔内有椎动脉穿过。

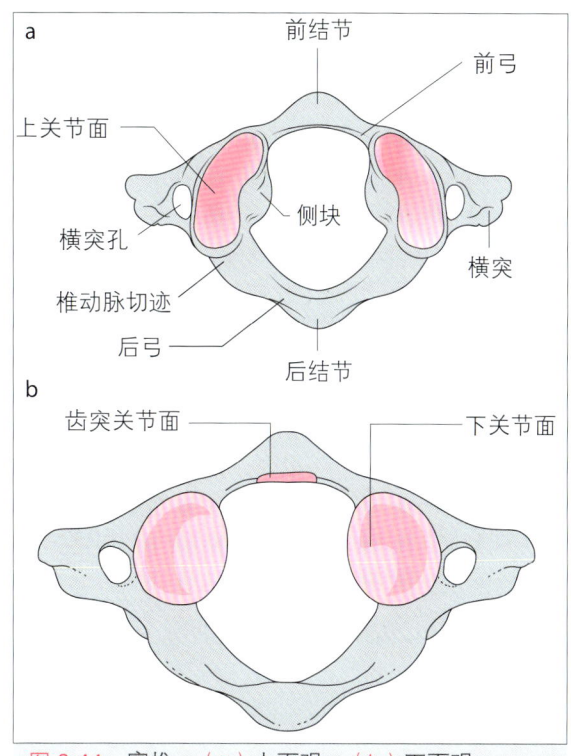

图 2.44 寰椎。（a）上面观；（b）下面观

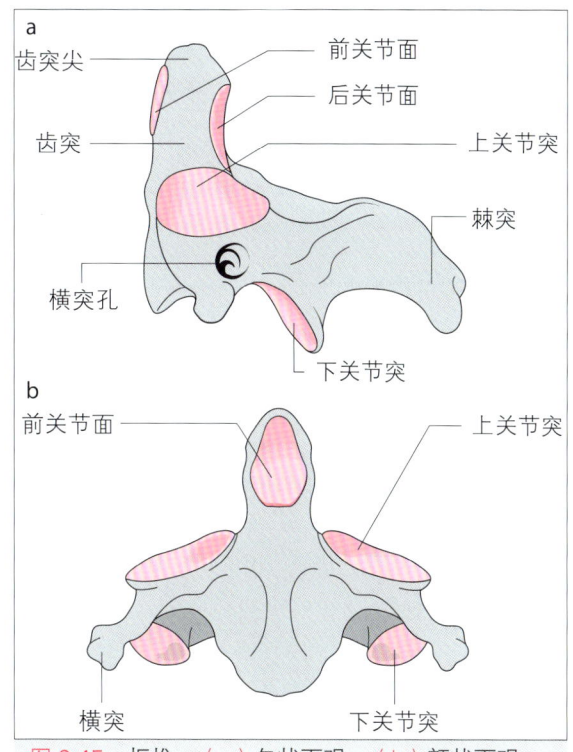

图 2.45 枢椎。（a）矢状面观；（b）额状面观

- 关节面：
  - 前关节面：齿突前方的关节面，与寰椎形成关节连接。
  - 后关节面：齿突后方的关节面，与寰椎的横韧带相连接。
  - 侧块：枢椎的上关节面和寰椎的下关节面于此形成关节连接。
  - 下关节突与第三颈椎的上关节面形成关节连接。

寰枕关节（图2.46，图2.47）

- 枕骨髁突在枕骨大孔的边缘，呈椭圆形突起，形成约120°的夹角。
- 寰椎的上关节面是椭圆形的凹陷。纵轴为前内向。

- 关节囊较宽，外侧由寰枕外侧韧带加强。

寰枢正中关节（图2.48）

前面：
- 齿突的前关节面是椭圆形的突起。
- 寰椎前弓和齿突相连接的关节面略微凹陷。

后面：
- 齿突的后关节面呈马鞍形。
- 寰椎横韧带在关节连接区域有软骨细胞沉积。韧带始于寰椎侧块的内侧表面。关节腔由脂肪和结缔组织填充。

寰枢外侧关节（图2.49）

- 寰椎的下关节面从略凸到平坦。
- 枢椎的上关节面向外侧倾斜并凸出，关节表

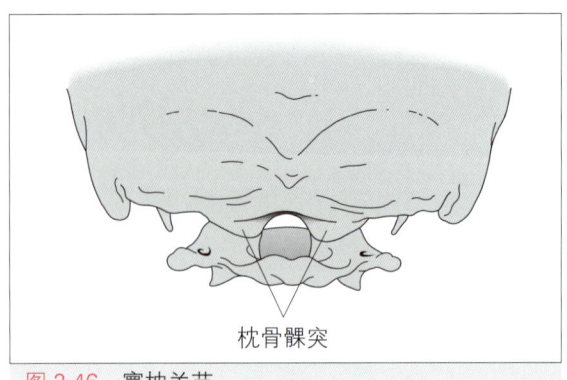

图2.46　寰枕关节

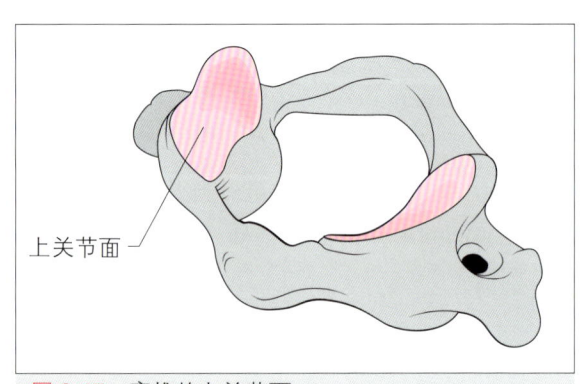

图2.47　寰椎的上关节面

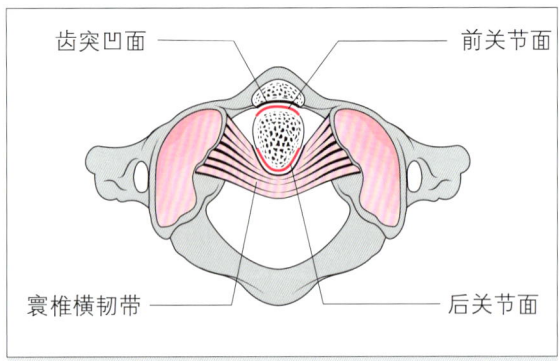

图2.48　正中寰枢关节

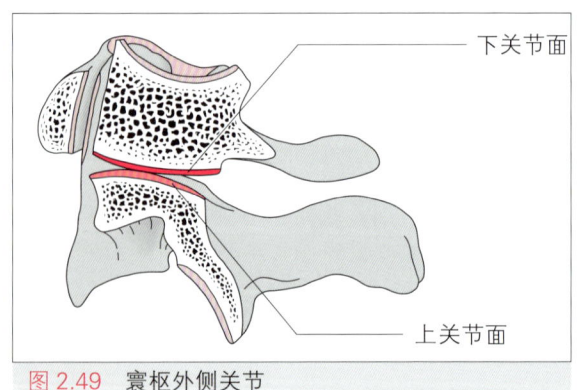

图2.49　寰枢外侧关节

面略不整齐。关节囊宽大而松弛，滑膜折叠并填充关节间隙，尤其是前方和后方。盖膜从内侧和后方加强关节囊。

> **病理改变**
>
> 寰枕关节和寰枢关节富含本体感受器，与前庭神经核和网状结构相联系。本体感受器在空间定位和维持平衡中发挥重要作用，同时也参与强直性颈反射。这些关节的功能紊乱会对干扰感觉神经传入信号，如眩晕，也可能造成儿童早期的协调运动发育延迟。

上颈椎的韧带（图 2.50~53）

前方的韧带（图 2.50）

寰枕前膜

该膜起于寰椎前弓，止于枕骨下缘，有长纤维束连于寰椎横突。包含深、浅两层，深层直接附着于寰枕关节囊顶部，浅层与前纵韧带相连接。

寰枢前韧带

连接寰椎和枢椎前部，侧束加强关节囊。

后方的韧带（图 2.51）

项韧带

项韧带从枕外隆凸延伸至第七颈椎。

在第七颈椎下延续为棘上韧带。项韧带固定于棘突顶端，并与棘间韧带融合。

寰枕后膜

起于寰椎后弓，止于枕骨大孔后缘。

椎动脉、静脉和枕下神经于其起始部不远处穿过。前方与硬脊膜融合。

> **病理改变**
>
> 寰枕前膜的张力变化可能会影响动脉和神经。

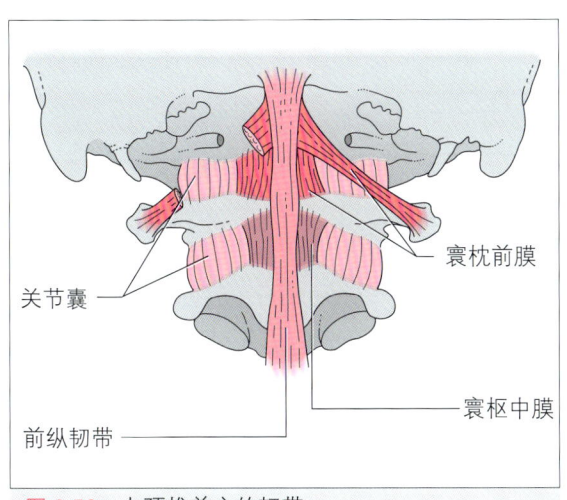

图 2.50 上颈椎前方的韧带

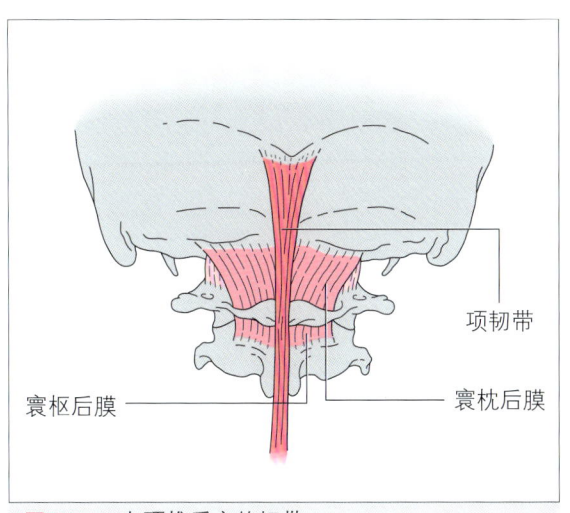

图 2.51 上颈椎后方的韧带

寰枢后膜

分布于寰椎后弓与枢椎之间。

▷ 移除椎动脉后的浅层（图2.52a）

盖膜

起于枕骨斜坡，止于枢椎椎体和椎管后缘。

后纵韧带

在枕骨—第三颈椎区域内与盖膜融合。

▷ 中间层（图2.52b）

寰椎交叉韧带

包括两部分：

- 横向部分=寰椎横韧带。起于侧块内侧面，形成交叉韧带的主体部分。韧带在其中间部位扩张，软骨细胞嵌于此，形成薄的软骨层，构成齿突关节面。
- 较薄弱的纵行部分=纵束。从枢椎椎体延伸到枕骨大孔边缘。

▷ 深层（图2.52c）

齿突尖韧带

从齿突尖延伸到枕骨大孔前中部。

翼状韧带

- 从齿突尖后外侧面延伸至枕骨髁突前内侧缘。
- 左、右侧韧带形成150°~170°的夹角。
- 下部纤维止于寰椎侧块。

韧带的功能

主要功能是制动和支持：

- 抑制屈曲：后方的纵向韧带抑制屈曲，包括

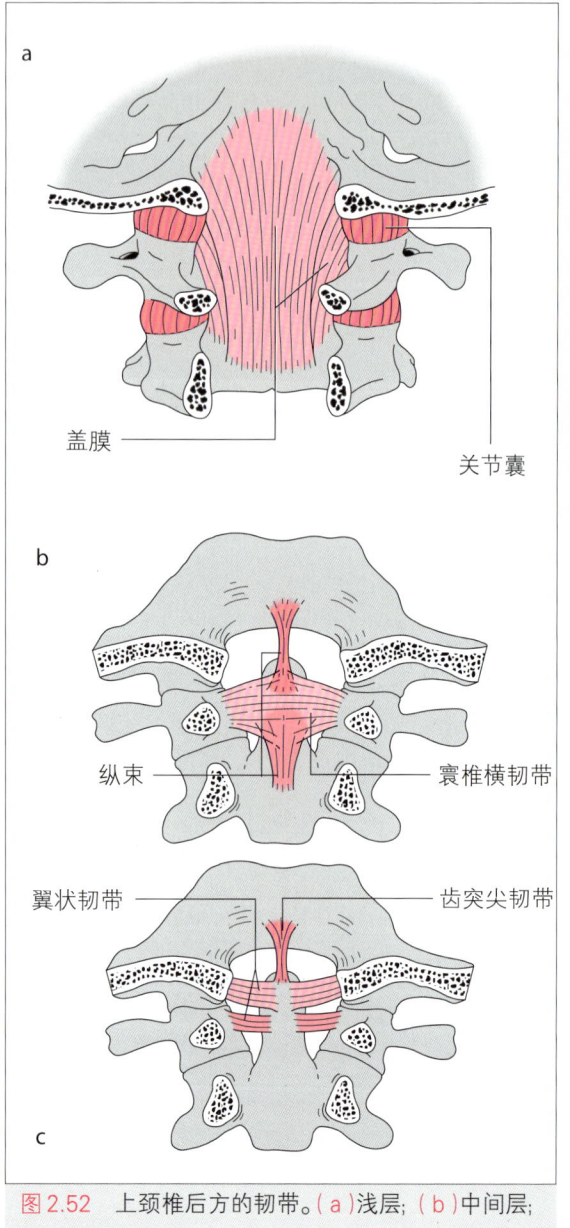

图2.52 上颈椎后方的韧带。(a)浅层；(b)中间层；(c)深层

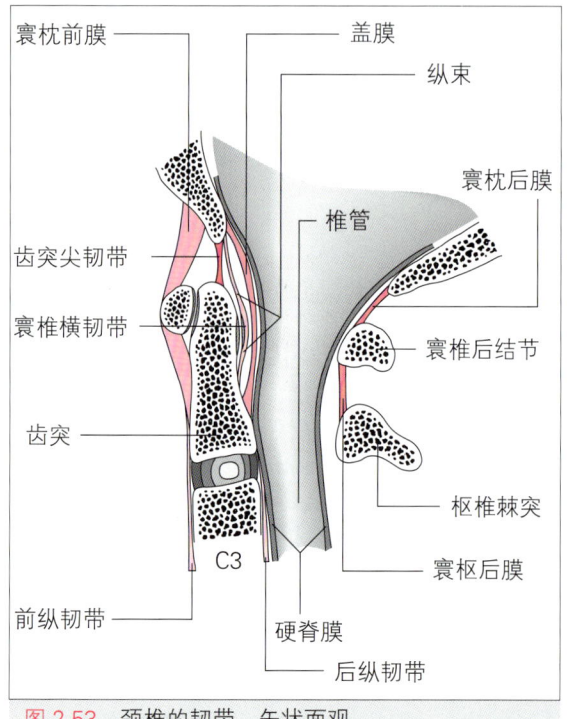

图2.53 颈椎的韧带：矢状面观

项韧带、后纵韧带、盖膜、寰枕后膜、寰枢后膜和纵束。
- 抑制伸展：前方的结构抑制伸展，包括寰枢中膜、寰枕前膜、前纵韧带。
- 抑制旋转：寰枕后膜外侧部分、盖膜和翼状韧带。

寰椎横韧带通过椎骨—韧带环来稳定齿突，但也可以变形，这点对于如点头运动等而言有其必要性，可避免齿突对脊髓造成压迫。

翼状韧带（图2.54）
- 中立位时，部分纤维紧张，部分纤维松弛。
- 这些韧带限制枕骨和枢椎之间的屈曲和轴向旋转运动。向左旋转时，右侧的韧带紧张，因其位于枕骨髁突右前内侧缘和侧块的止点发生远离齿突的运动。
- 向左旋转至最大限度时，左侧韧带包绕齿突，也变得紧张。

> **病理改变**
>
> 韧带的纤维组成依据其不同的功能需求而不同。寰椎横韧带和翼状韧带含有很大比例的牢固纤维，灵活性很低。例如，颈椎的挥鞭伤，瞬间极度的旋转应力结合屈曲或伸展，可以导致韧带的过度拉伸甚至撕裂。在这种情况下，翼状韧带的拉伸强度为220 N，而横韧带为350 N，翼状韧带的抗拉强度低。
>
> 弹性纤维比例较高的韧带，如盖膜和寰枕膜，是非常灵活和非常有弹性的。

> **实践要点**
>
> 因为寰枕关节和寰枢关节的韧带主要稳定寰椎和枢椎之间的关节，在运动治疗前应该检查其稳定性。

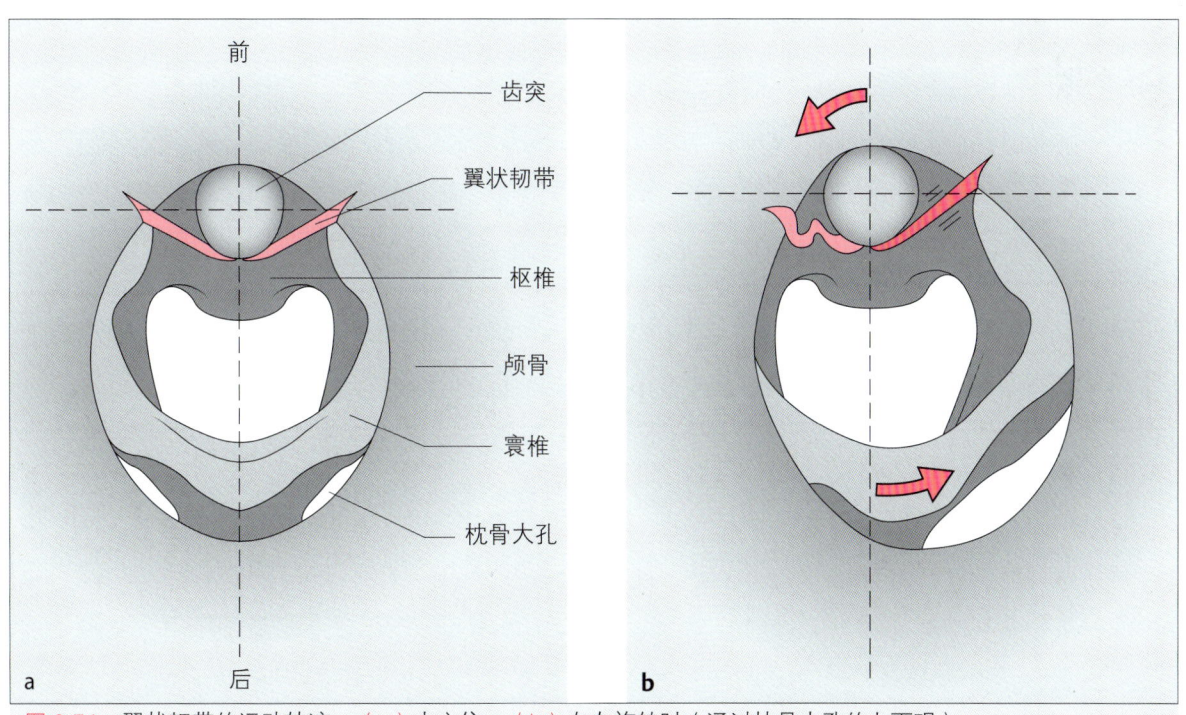

图2.54　翼状韧带的运动轨迹。（a）中立位；（b）向左旋转时（通过枕骨大孔的上面观）

上颈椎的运动

寰枕关节和寰枢椎关节构成一个功能单元。

寰枕关节（C0/C1）的屈曲（图 2.55）

枕骨髁突在寰椎的上关节面滑向后方。

寰枢关节（C1/C2）的屈曲（图 2.56）

- 寰椎的下关节面向后上方滑动。
- 寰椎的齿突凹面相对齿突向下滑动。齿突与寰椎前弓之间的狭窄空间限制了齿突凹面的滑动，结果是前弓进一步向齿突前方移动，移动到终点时关节的上部分形成一个间隙；与此同时，关节下部承受压力。
- 寰椎后弓与枢椎棘突之间的距离变大。

屈曲运动受到后方关节囊、盖膜、纵束、项韧带以及短颈肌张力的限制。

寰枕关节的伸展（图 2.57）

- 枕骨髁突向前滑动。
- 枕骨向寰椎后弓靠近。

寰枢关节的伸展（图 2.58）

- 寰椎的下关节面向前上方滑动。
- 寰椎的齿突凹面相对齿突向上滑动，在此期间发生小的斜向运动。在上方，关节面和齿突相互靠近；在下方，两者彼此分离。

前方关节囊和韧带对伸展运动形成限制，如前方寰枕前膜和前纵韧带。

活动范围（图 2.59）

上颈椎的屈曲和伸展活动共约 30°，屈曲的角度可大于伸展。

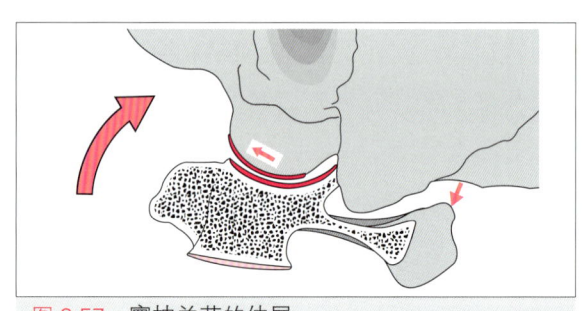

图 2.57　寰枕关节的伸展

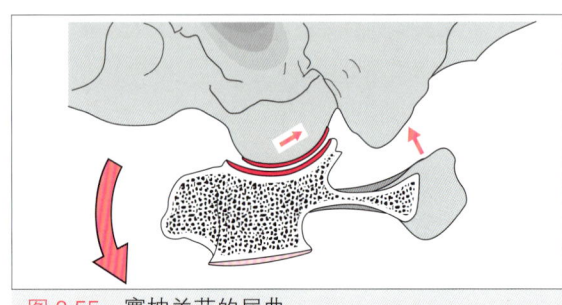

图 2.55　寰枕关节的屈曲

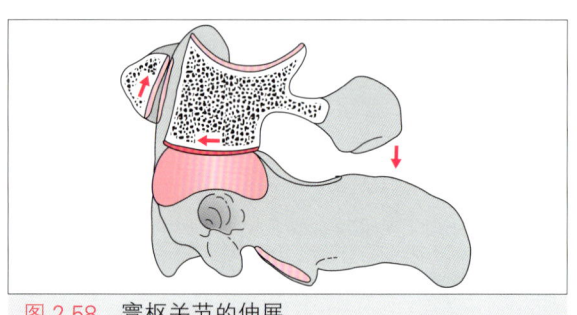

图 2.58　寰枢关节的伸展

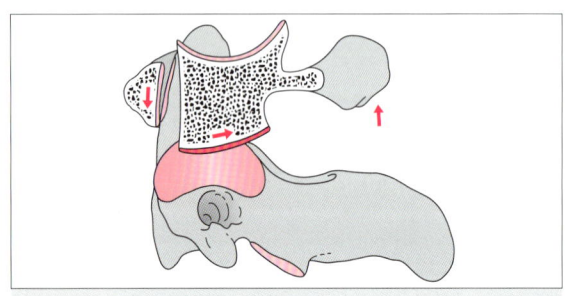

图 2.56　寰枢关节的屈曲

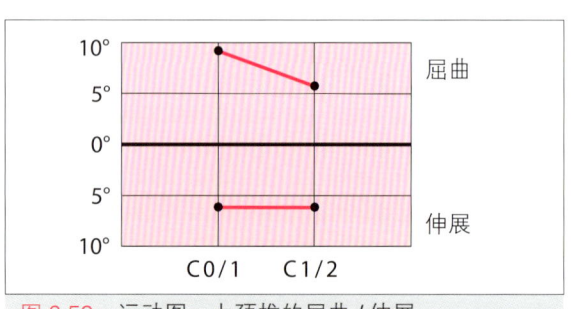

图 2.59　运动图：上颈椎的屈曲/伸展

寰枕关节的侧屈（图 2.60）

枕骨髁突向内外侧轻微滑动。

每个方向的运动范围为 3°~5°。

寰枢关节的侧屈（图 2.60）

由于齿突间置于骨韧带环中，几乎不能测到寰枢关节的侧屈。侧屈与环转运动伴随发生。

寰枕关节的旋转（图 2.61）

向右侧旋转时，会发生以下情况：

- 枕骨向右侧旋转，左侧髁突向前滑动，右侧髁突向后滑动。
- 左侧的翼状韧带拉紧，将左侧髁突拉向齿突，头微微向左倾斜。

运动范围几乎无法察觉——只有 5°。

寰枢关节的旋转（图 2.62）

在向右旋转时：

- 骨韧带环包绕齿突，齿突固定不动。
- 寰椎的右侧块向后滑动，左侧块向前滑动。
- 旋转20°后，由于寰椎突起的关节面的存在，寰椎在纵轴方向上有所下降。

运动范围非常广泛：在每个方向约为 40°，几乎是头部总旋转角度的一半（图 2.63）。

> **实践要点**
>
> 评估上颈椎的活动度，必须限制下颈椎的活动。这既可以通过触诊实现，也可以使下颈椎最大限度屈曲，在此基础上评估上颈椎的旋转能力。可以通过将下颈椎旋转至最大角度来评估上颈椎的屈伸活动。

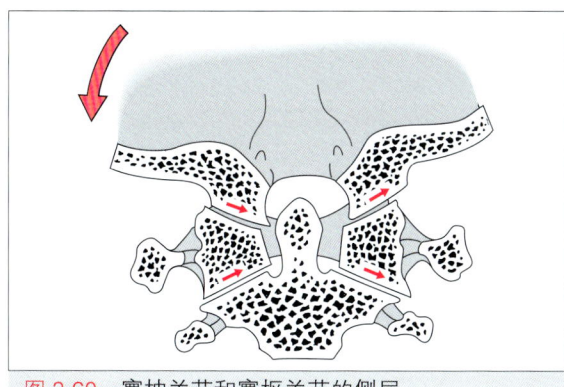

图 2.60 寰枕关节和寰枢关节的侧屈

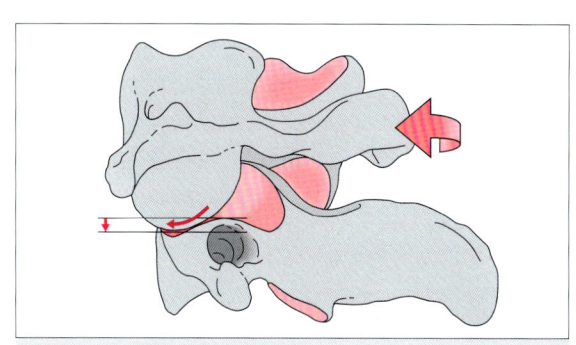

图 2.62 寰枢关节的旋转

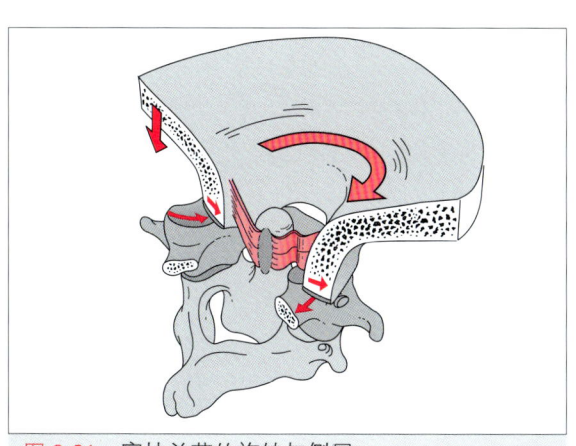

图 2.61 寰枕关节的旋转与侧屈

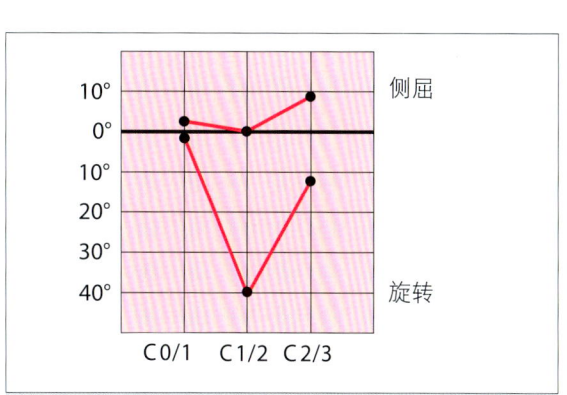

图 2.63 运动图：上颈椎的侧屈/旋转

2.3.3 下颈椎

椎体（图 2.64）

椎骨侧缘向上明显突起，即钩突。

钩突（图 2.64）

- 与相邻椎体形成小的倾斜的关节连接。关节表面覆盖软骨，结缔组织于其上方形成关节囊。
- 椎动脉从侧方直接进入钩椎关节，脊髓神经由后外侧通过。钩突的形状有助于保护动脉和神经免受突出的椎间盘压迫。

病理改变（图 2.65）

椎间盘退变及其高度变小，导致钩突承受的压力增加，造成骨赘形成。骨赘导致横突孔变小，进而压迫动脉或脊神经。横突孔变小很常见，之所以没有出现明显的症状，是因为神经和动脉周围有充足的空间并且其本身是有弹性的。当骨刺足够大或血管形态发生变化时，如动脉硬化，才会出现症状。

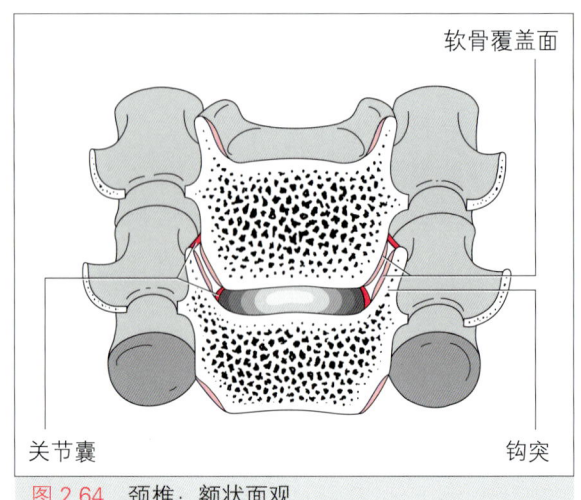

图 2.64 颈椎：额状面观

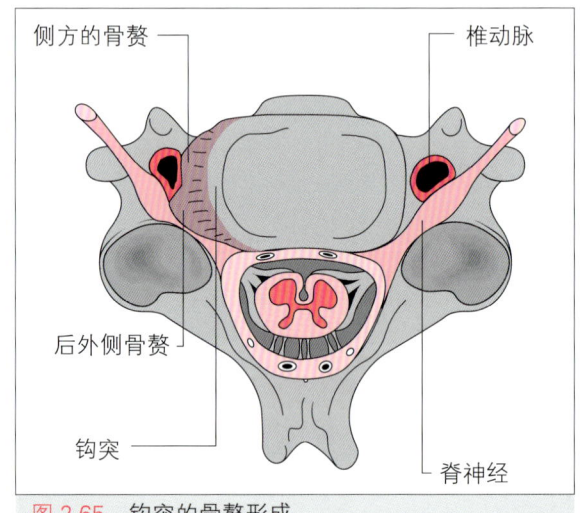

图 2.65 钩突的骨赘形成

横突（图2.66）

- 横突由两部分组成：前部（肋骨的雏形）称为前结节，后部（真实的横突）称为后结节。横突上有一个孔，即横突孔，有椎动脉及其伴随静脉通过。
- 从第三颈椎向下，两个结节之间的横突上表面有一道沟，即脊神经沟。
- 第六颈椎横突的前结节较大并向前突出，称为颈动脉结节。

棘突（图2.67）

- 略微向下倾斜，较短，分叉。
- 例外：第七颈椎棘突更厚、更长，几乎水平走行，又称为隆椎。

椎间孔

- 上宽下窄。
- 由钩突形成沙漏样结构。

关节突（图2.67）

- 上、下关节突扁而宽。
- 关节突关节的关节面与水平面成40°~60°夹角，（下一椎体的）上关节面对准关节突关节的后上部分。
- 另外，第三和第四颈椎的关节突关节面稍向内，第五至七颈椎的关节突关节面稍向外。
  参见章节1.2.1。

椎间盘

椎间盘通常具有水平间隙。随着年龄增大，椎间盘退化，软骨形成，从而形成关节。

下颈椎的韧带

- 后纵韧带。
- 前纵韧带。
- 黄韧带。
- 横突间韧带。
- 项韧带（由棘间韧带和棘上韧带组成）。
  见章节1.2.4。

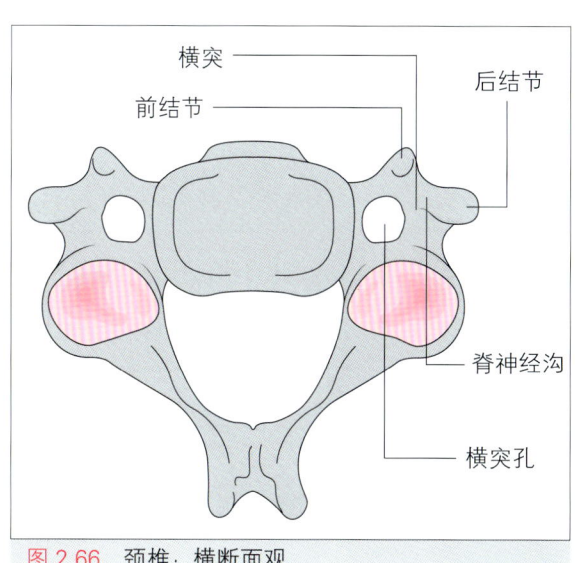

图2.66 颈椎：横断面观

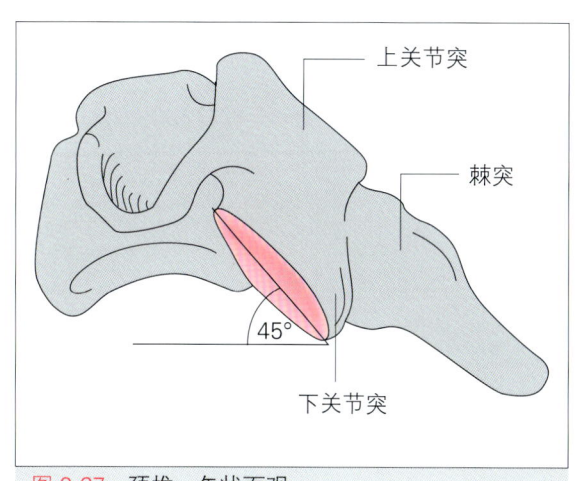

图2.67 颈椎：矢状面观

椎动脉（图 2.68，图 2.69）

- 起于锁骨下动脉。
- 走行于第二至第六颈椎横突孔内，靠近钩突，后方是脊神经。
- 穿过寰椎的横突孔后，向后弯曲并在寰椎后弓走行，构成寰椎环。
- 穿横突孔到后颅窝，沿延髓腹侧面上升。
- 在延髓上缘，两条椎动脉汇合在一起，形成基底动脉。
- 基底动脉为小脑、部分中脑、脑干以及听觉器官和平衡器官、大脑后部、颈神经和神经节提供血液供应。
- 颅内段的血管壁只有少量弹性纤维，被牵拉时弹性较差。

病理改变

两条椎动脉汇合形成基底动脉，并为大脑的重要区域供血。因此，如果其中的一条动脉狭窄，在有足够的时间的情况下，另一条动脉完全可以通过形成侧支循环来代偿。

然而，在急性血管事件中，侧支循环很难快速建立。

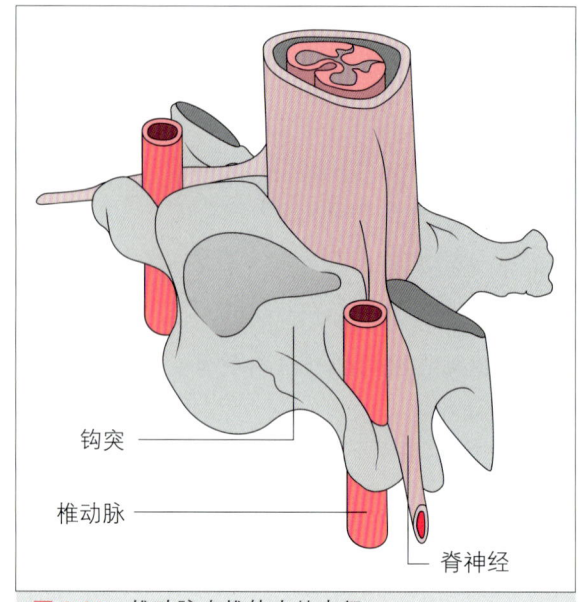

图 2.68　椎动脉在椎体内的走行

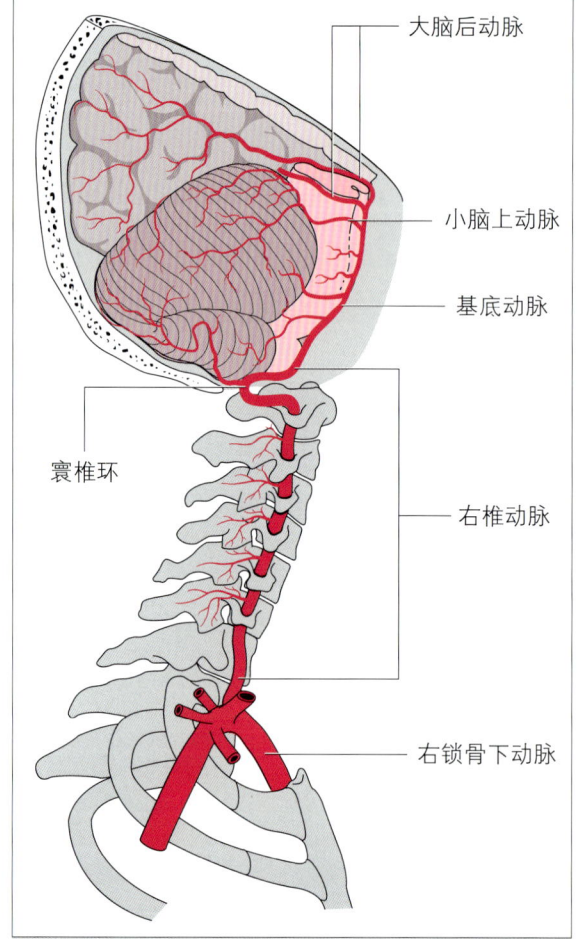

图 2.69　完整的椎动脉走行过程

运动对椎动脉的影响（图 2.70）

关于运动对动脉的影响的数据非常不一致。基本上，可以假设所有的极端运动都能使单侧或双侧的血供减少。然而，在症状出现之前必须有血管的病理改变，因为动脉是非常有弹性的。

伸展 / 屈曲：这些运动对灌注几乎没有任何影响。实际上，动脉是被拉伸的，只有在骨赘影响下才会产生明显狭窄。

右侧屈曲：对右椎动脉的影响很小。

旋转：在向左旋转时，右椎动脉狭窄。

联合运动：伸展或屈曲，同时有侧屈和反方向旋转时，旋转方向对侧的动脉明显变窄。

> **实践要点**
>
> 牵引过程中如果寰椎的旋转不对称，会导致椎动脉过度被牵拉。
>
> 在检查动脉是否通畅的诱发试验中，如 Kleyn 实验，使患者颈椎极度伸展，同时侧屈和旋转，使旋转方向对侧的动脉变窄。问题是动脉本身是否狭窄，或者是否会因为动脉壁上的机械感受器受到牵张而变窄。如果对侧的动脉存在病理性狭窄，由于同侧的动脉变窄，大脑的灌注减少，听力和视力将会受影响，并出现恶心和头痛。

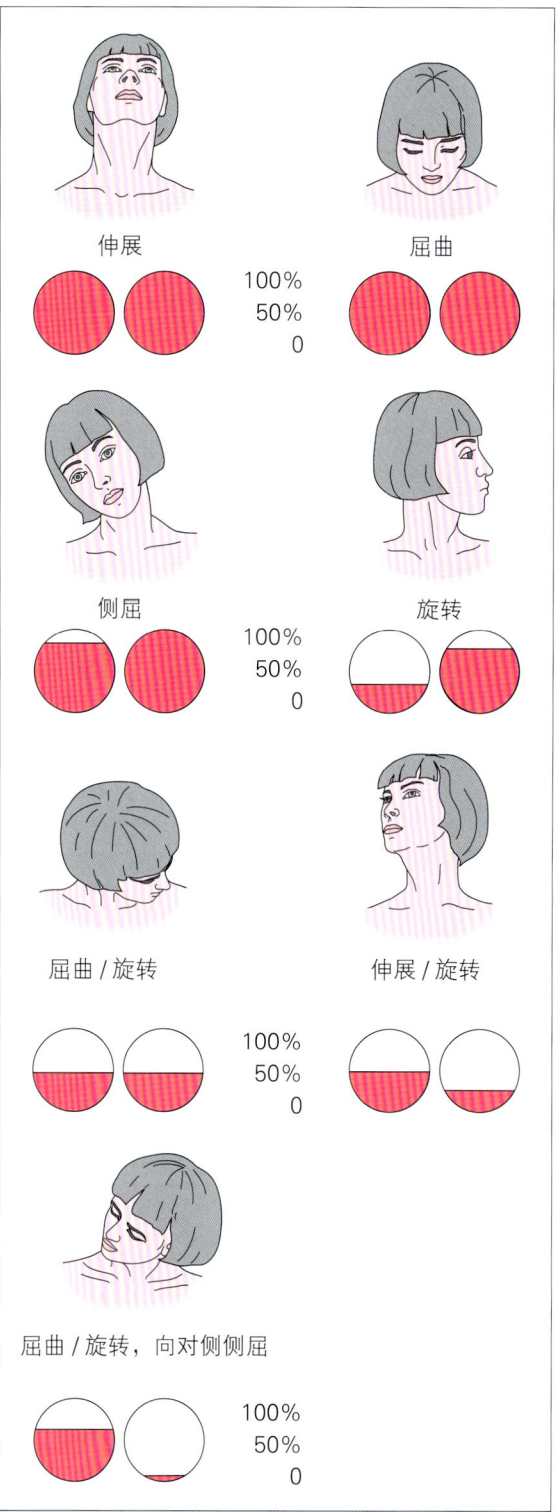

图 2.70 运动对椎动脉的影响

下颈椎的运动

屈曲（图 2.71，图 2.73）

- 屈曲过程中，上关节面滑向前上方。
- 运动终末时，上关节面滑至下关节面上缘。当关节上部发生挤压时，关节下部发生分离，从而产生轻微倾斜的效果。
- 在这种分离运动中，随着关节面的滑离，关节面接触面积减小。
- 因此，椎体间形成一个小的阶梯状结构，可以在X线影像中椎体的边缘看到。
- 椎间盘后部，关节后部和后部的韧带可以抑制这种运动，运动终点是坚固而有弹性的。
- 最大运动范围：口闭合时，下颌和胸骨之间应容下2横指。被动运动会使每个节段的活动度增加约2°。

伸展（图 2.72，图 2.73）

- 伸展时，上关节面向后下方滑动。
- 在这个聚合运动中，关节面重叠并发生挤压。运动结束时，上部相互分离从而形成空隙。
- 关节下部受压，形成了坚固而有弹性的运动终点。另外，椎间盘前部、关节囊、前纵韧带也会抑制该运动。
- 由于活动度较高，棘突能够靠近彼此并相互接触。
- 最大运动范围：下颌—鼻连线可与水平方向成约30°的夹角。

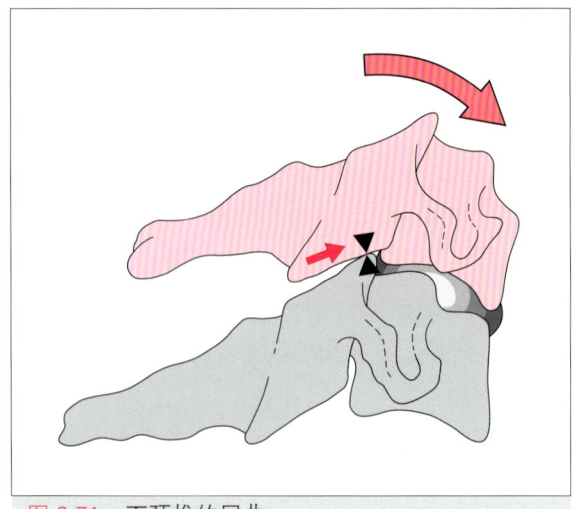

图 2.71　下颈椎的屈曲

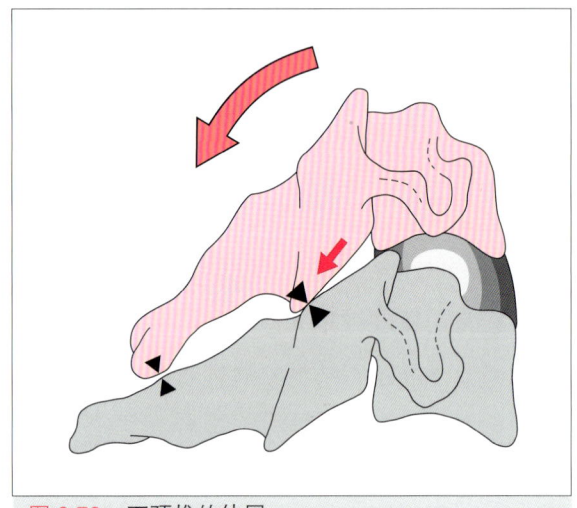

图 2.72　下颈椎的伸展

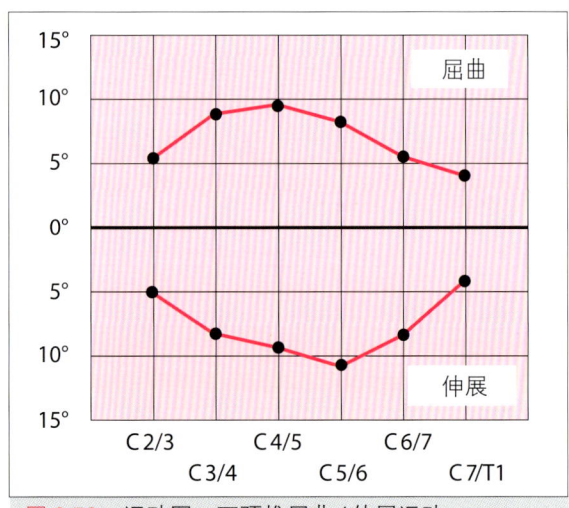

图 2.73　运动图：下颈椎屈曲/伸展运动

侧屈和旋转（图 2.74~76）

- 由于关节表面的倾斜位置和方向，不会发生单纯的侧屈，而总是会伴随旋转，即先侧屈，后伴随同侧旋转，旋转的程度依椎体节段从上到下递减。例如，第三颈椎和第四颈椎之间伴随约7°的旋转，而在第七颈椎与第一胸椎之间只有约2°的旋转。最大运动范围：侧屈约50°，约30°伴随旋转。
- 先旋转后伴随侧屈。伴随侧屈的角度依椎体节段从上到下递减。例如，在第四颈椎和第五颈椎之间伴随约6°的侧屈，第七颈椎和第一胸椎之间则只有2°。最大运动范围：旋转40°，28°伴随侧弯。
- 联合运动过程中，关节突关节发生滑动。凹面上，下关节面向下—后—内侧滑动，从而产生会聚运动；凸面上，下关节面向前上—前—内侧滑动，产生分离运动。

颈胸交界区

　　从功能上看，椎体运动直到第五胸椎水平才会终止。颈胸交界区椎体是第七颈椎。

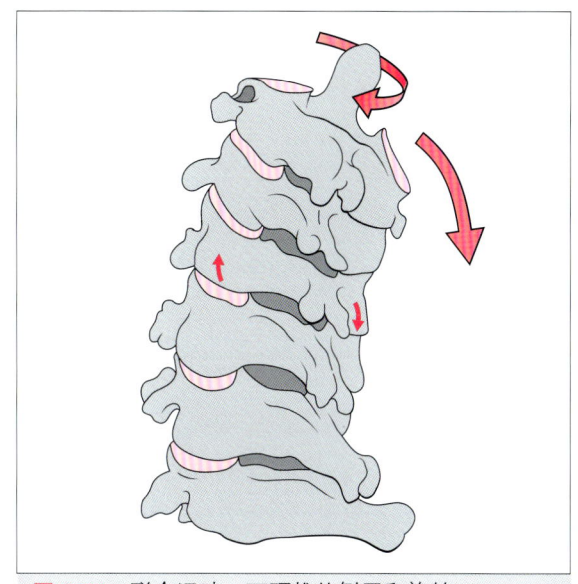

图 2.74　联合运动：下颈椎的侧屈和旋转

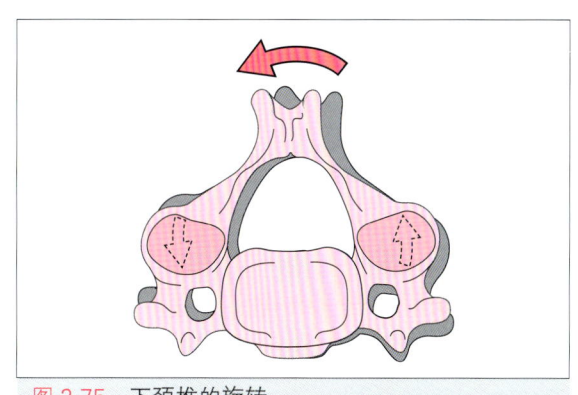

图 2.75　下颈椎的旋转

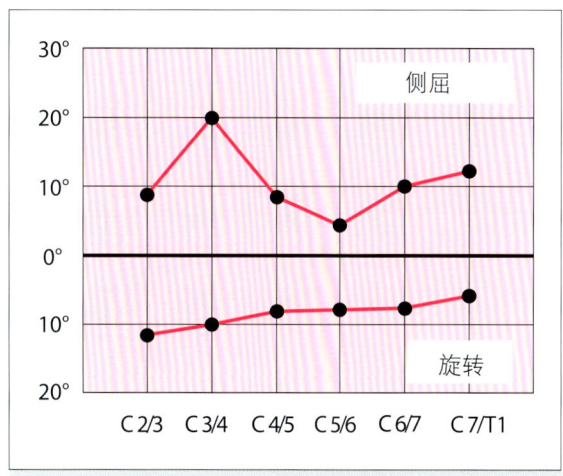

图 2.76　运动图：下颈椎侧屈 / 旋转

2.3.4 椎体间肌肉

▷ 深层（图 2.77）

颈长肌，头长肌，头前直肌，颈横突间后肌

头侧直肌：该肌肉与寰枢关节的关节囊相连接。

> **病理改变**
>
> 头侧直肌紧邻颈静脉孔，一旦出现痉挛，就会影响颈静脉孔内的结构组织，包括第 IX、X、XI 对脑神经和颈静脉上球。颈静脉上球受压迫导致静脉回流减少，从而造成体液重吸收减少。

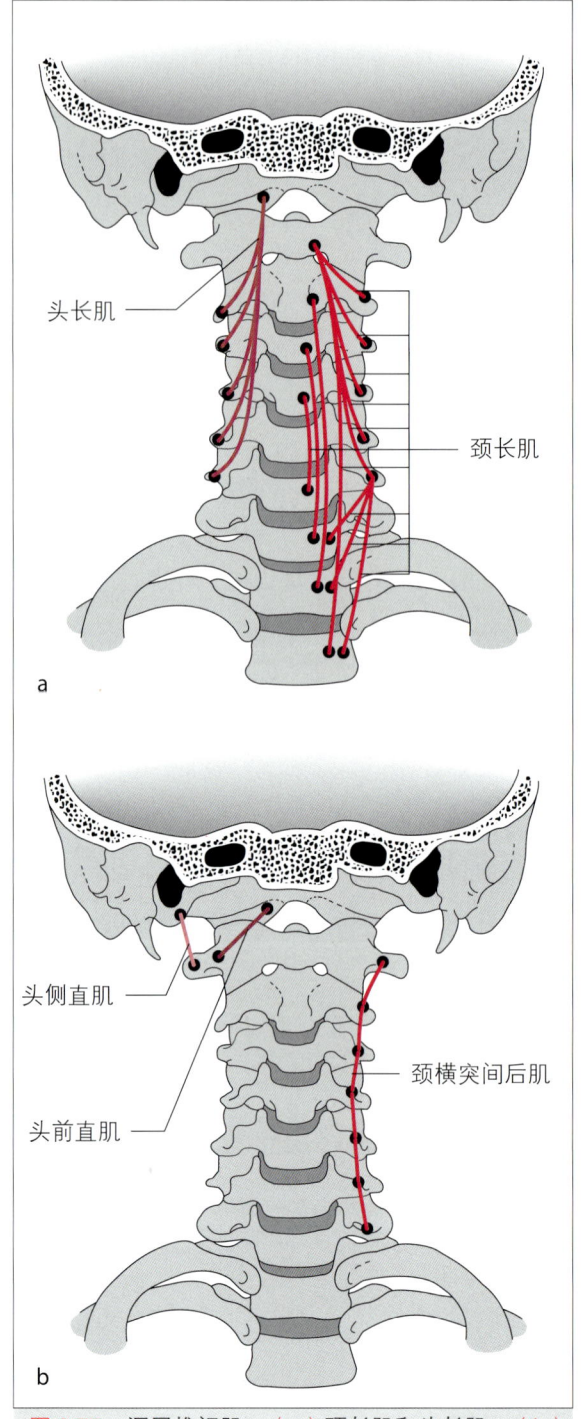

图 2.77 深层椎间肌。（a）颈长肌和头长肌；（b）前颈椎间肌、头前直肌和头侧直肌

深层肌肉的功能：
- 单侧收缩：（使颈椎向）同侧侧屈。
- 双侧收缩：（使颈椎向前）屈曲。
- 这些是最重要的前部稳定系统。
  ▷ 见下文胸锁乳突肌的功能。
  ▷ 中间层（图 2.78）

前斜角肌，中斜角肌，后斜角肌

功能：
- 颈椎端固定时，斜角肌从双侧抬起第一肋。也参与正常的吸气。
- 肋骨端固定时，双侧前、中斜角肌收缩使整个颈椎屈曲，同时后斜角肌收缩使下颈椎伸展。
- 单侧收缩，使颈椎向同侧侧屈并向对侧旋转。

斜角肌间隙（图 2.79）

后斜角肌间隙：位于前、中斜角肌之间，下缘为第一肋。臂丛神经和锁骨下动脉由此穿过。

前斜角肌间隙：位于胸锁乳突肌和前斜角肌之间，锁骨下静脉由此穿过。

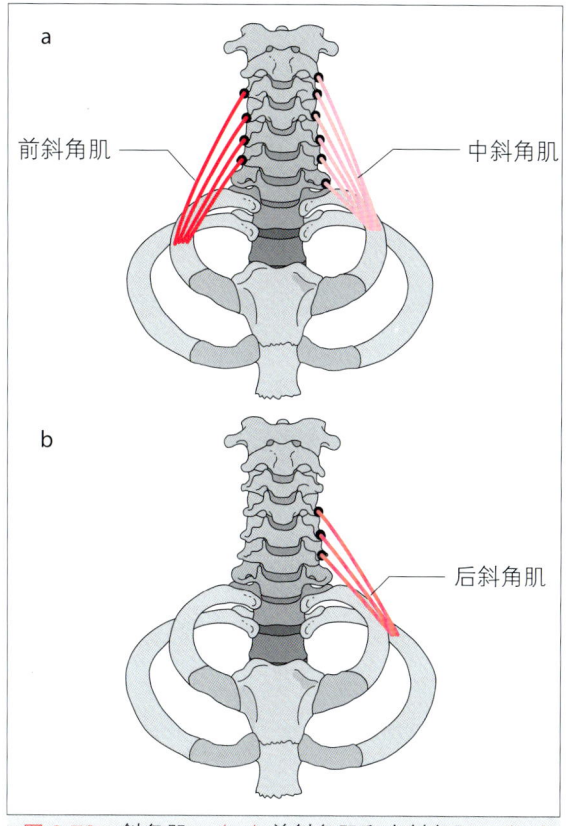

图 2.78 斜角肌。（a）前斜角肌和中斜角肌；（b）后斜角肌

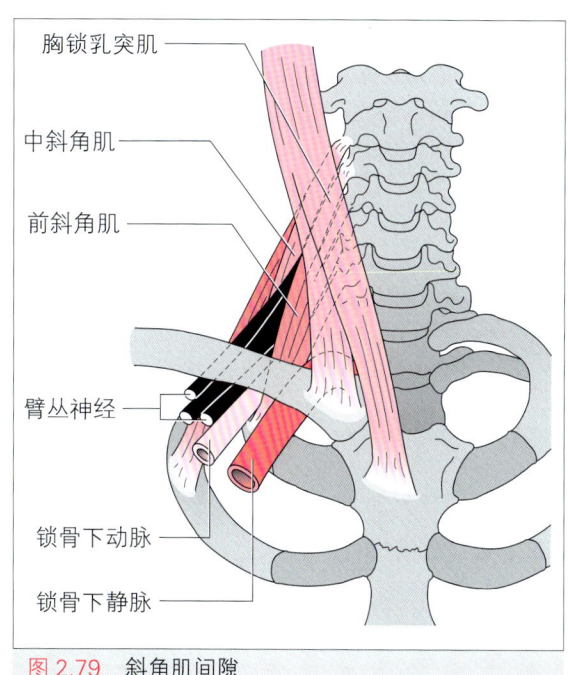

图 2.79 斜角肌间隙

▷ 浅层（图 2.80，图 2.81）

胸锁乳突肌

胸锁乳突肌为部分颈阔肌所覆盖，颈阔肌为皮肌，直接连接皮肤。

> **病理改变**
>
> 颈肋与肌肉失衡，如斜角肌肿胀增加，可引起后斜角间隙变窄。
>
> 当手臂下垂，特别是提重物时，此间隙会进一步变窄，疼痛加重，并且整个上肢出现感觉异常。也可能造成锁骨下动脉狭窄，导致循环减少，手部缺血。
>
> 对于哮喘患者，斜角肌和胸锁乳突肌明显紧张时可能导致前斜角肌间隙因挤压而变窄，从而压迫静脉，使血液回流受阻，出现手指青紫、肿胀等。

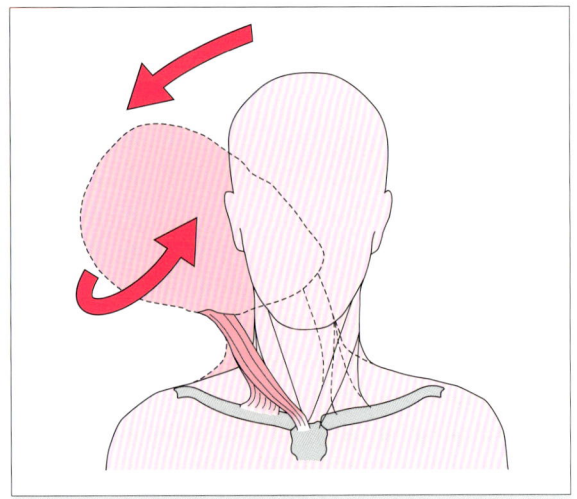

图 2.80 胸锁乳突肌的功能：使头向同侧侧屈，并向对侧旋转

功能：
- 单侧收缩时，使头向同侧侧屈并且向对侧旋转。
- 颈椎端固定时，双侧肌肉收缩可抬高胸廓，有助于吸气。

在矢状面的功能取决于颈椎的位置及其前方的稳定因素。如果颈椎前方有深层的椎前肌固定，那么胸锁乳突肌收缩使上颈椎前倾。如果缺少这种稳定因素，斜角肌和胸锁乳突肌收缩使上颈椎后倾。

> **病理改变**
>
> 胸锁乳突肌覆盖枕乳突缝，因此肌张力的增加会影响枕乳突缝的稳定。

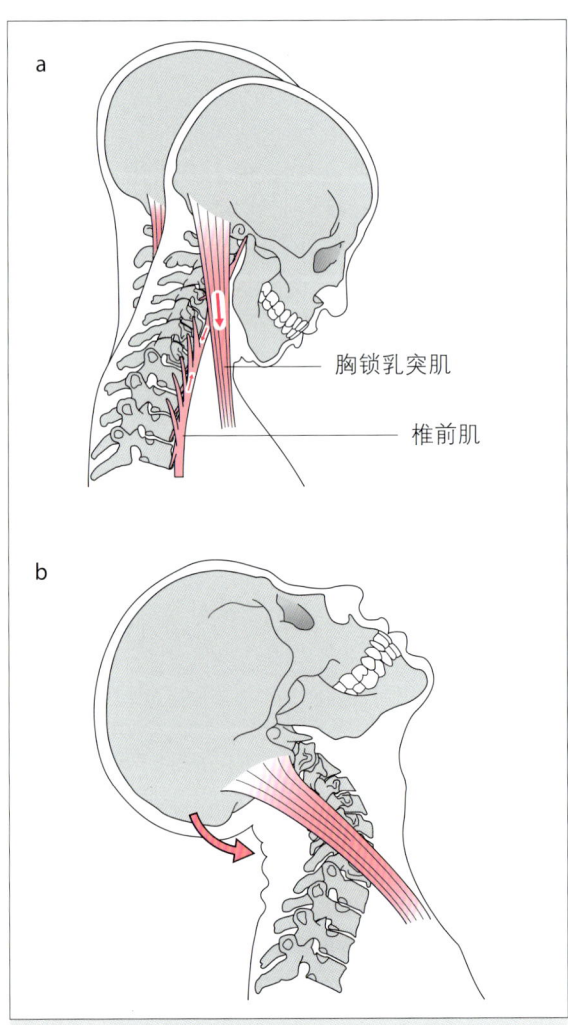

图 2.81 胸锁乳突肌的功能。（a）前方稳定；（b）前方不稳定

2.3.5 颈后肌

▷ 浅层（图 2.82）

斜方肌

功能： 如果肩胛带端固定，两侧肌肉收缩引起（颈椎）伸展，单侧收缩引起（颈椎）向同侧侧屈和向对侧旋转。

> **实践要点**
>
> 肌肉止点处的扳机点可用于推断胸椎的节段性功能不全。例如，T6 节段的功能不全时，压痛点位于斜方肌在锁骨和肩峰的附着处。

▷ 中间层（图 2.82）

颈最长肌，头最长肌，颈棘肌，颈夹肌，头夹肌

头夹肌的止点位于乳突和枕骨，斜行穿过枕乳突缝。因此其张力发生变化，可以影响颞骨和枕骨的运动。

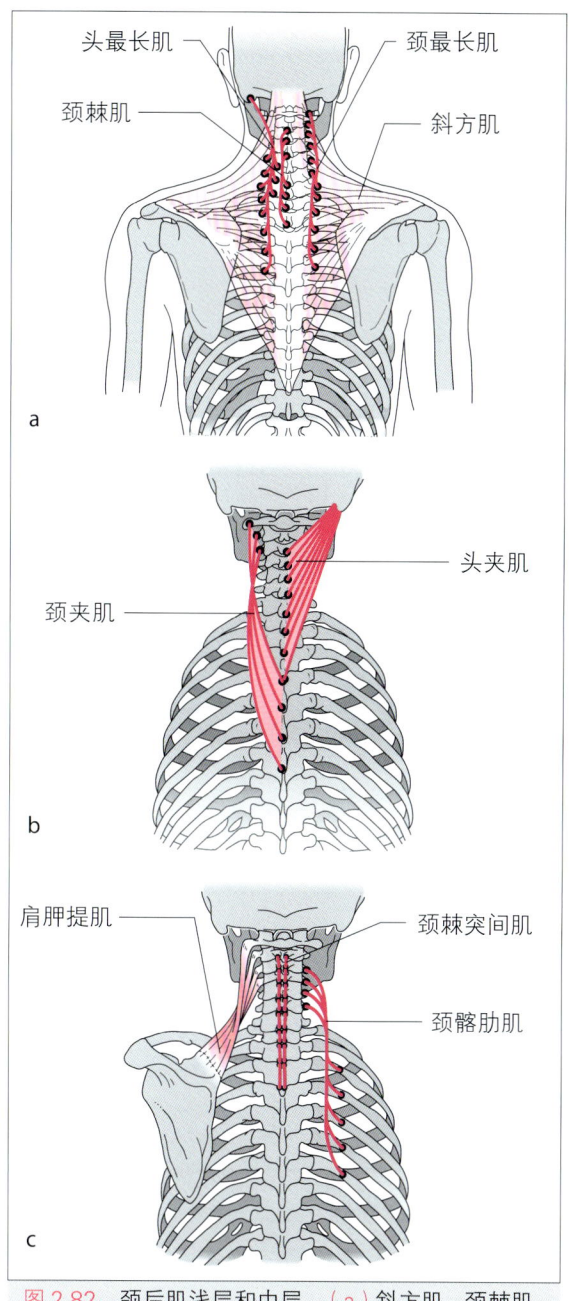

图 2.82 颈后肌浅层和中层。（a）斜方肌，颈棘肌，头最长肌，颈最长肌；（b）颈夹肌和头夹肌；（c）颈髂肋肌，颈棘突间肌，肩胛提肌

颈髂肋肌，颈棘间肌，肩胛提肌

肩胛提肌的功能：肩胛骨端固定时，单侧收缩引起（颈椎）向同侧侧屈，并向同侧旋转；双侧收缩引起（颈椎）伸展。

▷ 深层（图 2.83）

颈半棘肌，头半棘肌，后颈椎横突间肌，多裂肌，颈回旋肌（短和长）

颈后肌的功能：

- 双侧同时收缩使颈椎伸展。
- 单侧收缩使颈椎向同侧侧屈。
- 中间层收缩，尤其是夹肌，使颈椎向同侧旋转。
- 深层肌肉收缩使颈椎向对侧旋转。

由于头颅的重心落在前方，在蝶鞍区附近，因此颈后肌是保持头部平衡的稳定因素。如果这种稳定因素丧失，头会向前低，正如人们经常在火车旅行中或其他公众场合看到的现象（图2.84）。

> **实践要点**
>
> 睡眠中肌肉的稳定作用消失，导致头部处于不利的位置，关节囊和韧带被过度牵伸，引起头痛和脊髓的节段性功能障碍。因此，应当避免睡眠中头部处于过度的位置，如俯卧。

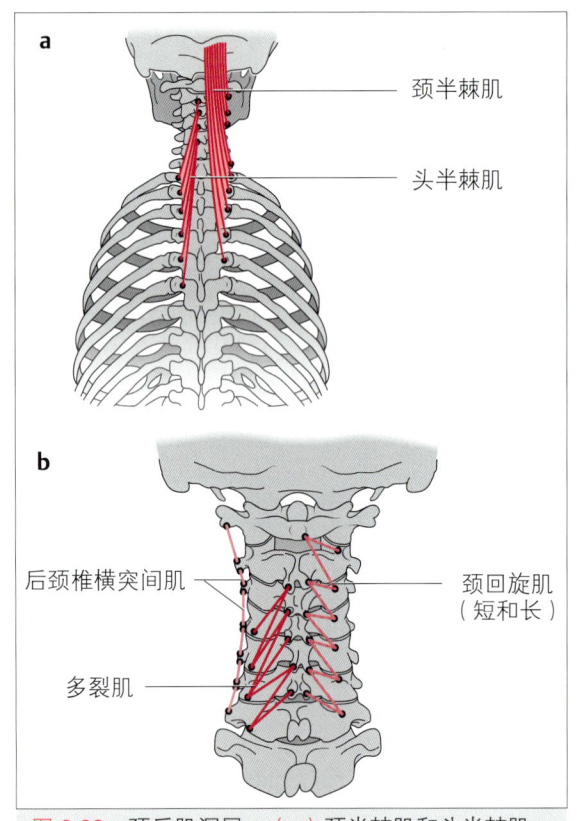

图 2.83 颈后肌深层。（a）颈半棘肌和头半棘肌；（b）后颈椎横突间肌和颈回旋肌（短和长）

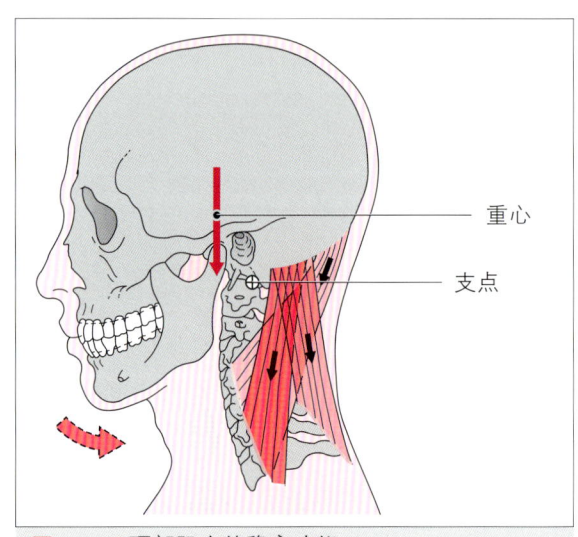

图 2.84 颈部肌肉的稳定功能

短颈肌（图 2.85）

- 头后大直肌。
- 头后小直肌。
- 头上斜肌。
- 头下斜肌。

功能（图 2.86）：

- 双侧收缩：寰枕关节和寰枢关节同时伸展＝头后倾。
- 单侧收缩：
  - （头）向同侧侧屈。
  - 头下斜肌和头后大直肌收缩，使头向同侧旋转。
  - 头上斜肌的内侧纤维收缩，使头向对侧旋转。

颈短肌和颈长肌是脊柱支撑系统的重要组成部分。

> **实践要点**
>
> 颈短肌张力增加导致枕骨和寰枢椎向后滑动，限制头部前倾。因此，在评估颈椎的生理运动时，此部分肌肉的牵伸试验和常用的关节检查都很重要。

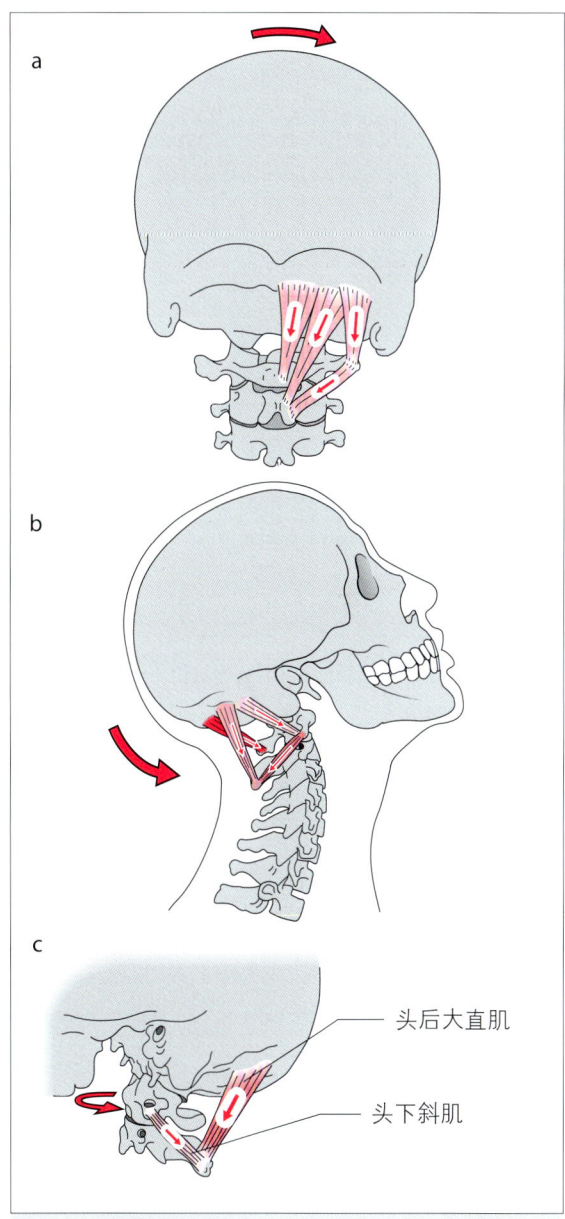

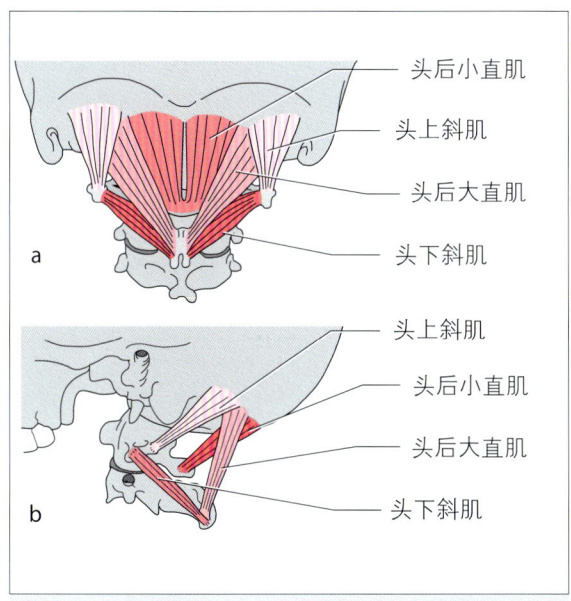

图 2.85 短颈肌。（a）后面观；（b）侧面观

图 2.86 短颈肌的功能。（a）侧屈；（b）后倾；（c）向同侧旋转

2.3.6 臂丛神经（图 2.87）

C5-T1 脊神经的前支构成神经干，神经干再分支移行形成神经束。在腋动脉周围以如下方式分布：

- 后束在腋动脉后方。
- 外侧束在腋动脉前上方。
- 内侧束在腋动脉内下方。

上肢神经源于如下神经束：

- 腋神经和桡神经源于后束。
- 肌皮神经和正中神经源于外侧束。
- 正中神经和尺神经源于内侧束。需要注意的是，正中神经起源于两条神经束，形成"M"样结构。

病理改变

臂丛神经压迫综合征（图 2.88）：

神经自椎间孔发出后，在若干位置可能受到压迫。肌肉的排列使得部分区域出现狭窄，如斜角肌区域。其他区域的神经丛受压情况如下：

锁骨区域（肋锁间隙）：由锁骨和第一肋骨构成的开口，臂丛神经与锁骨下动脉和静脉一起，经此间隙向腋下穿行。肋锁间隙因肩胛带的下掣和回缩而变窄。

狭窄的原因：明显的方背和缩肩，持续肩扛重物，或锁骨骨折后畸形。

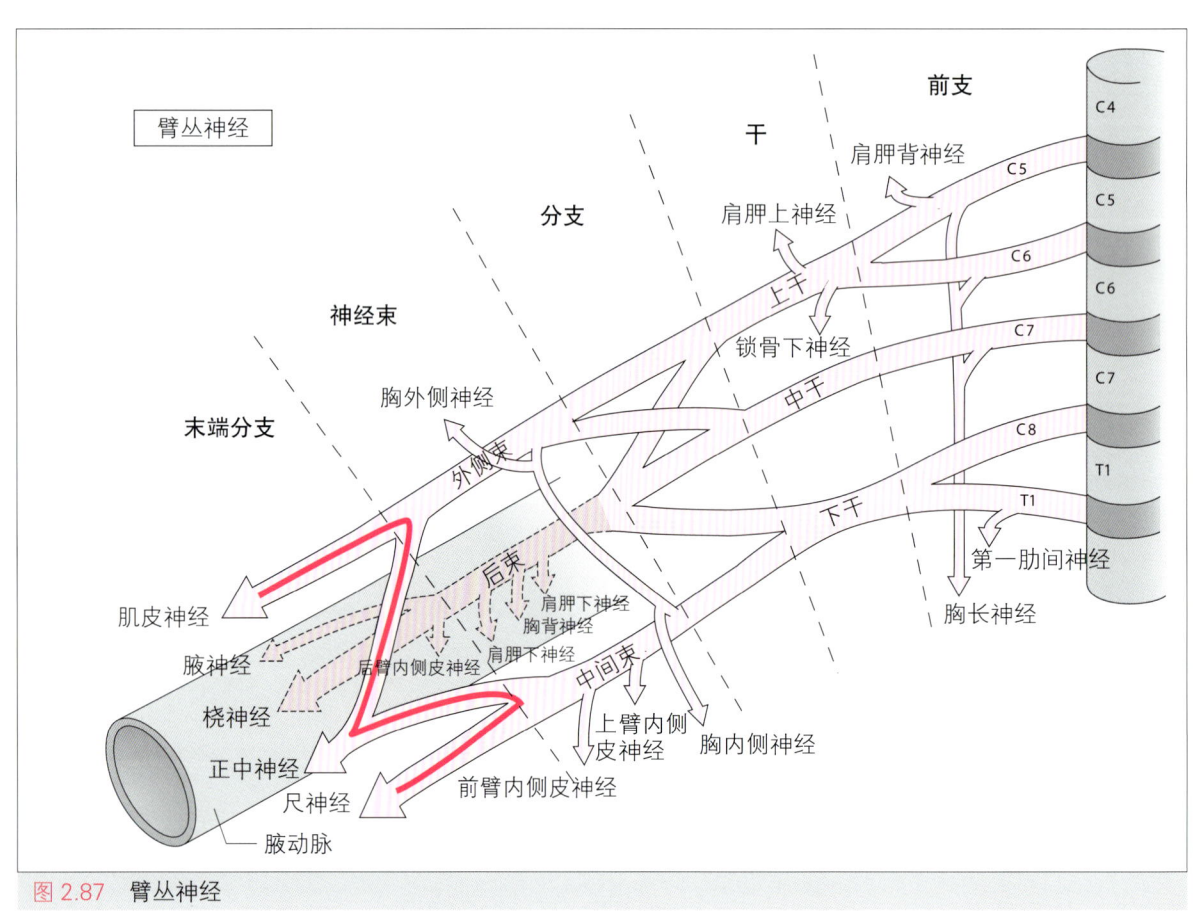

图 2.87　臂丛神经

第 2 章 颅骨和颈椎

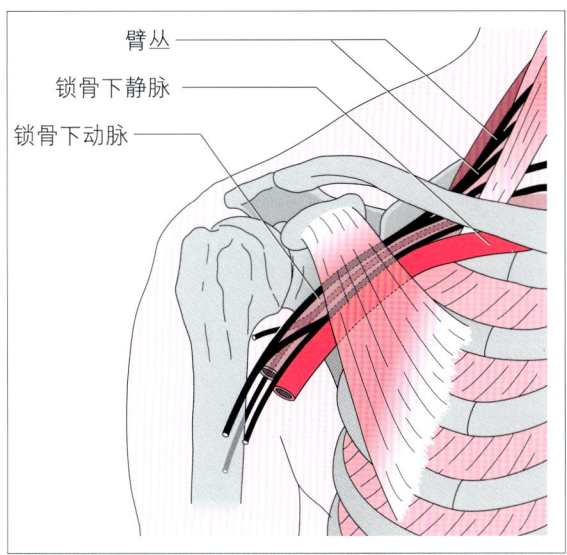

图 2.88 臂丛神经压迫综合征

标注：臂丛、锁骨下静脉、锁骨下动脉

> **病理改变**
>
> 胸小肌区域（过度外展综合征）：
>
> 臂丛神经与锁骨下动脉和静脉一起，从胸小肌和喙突下穿过，直至腋窝。由于胸小肌的存在，（肩关节）最大限度外展可使神经受牵拉。如果胸小肌很紧张，那么抬起上肢就可以使神经受牵拉。较长时间地保持这一姿势会诱发症状，如睡觉或其他原因。

> **实践要点**
>
> 正常情况下，将上肢向后上方抬起并保持 1~2 分钟，可触及明显的桡动脉搏动，并且不会出现放射痛。这可作为一项诱发试验。

> **实践要点**
>
> 为了判断放射痛是否由肋锁间隙狭窄导致，可以将肩胛带持续向下压，进一步缩小此间隙。如果出现放射痛或加重，可确诊。

第 3 章
胸椎和胸廓

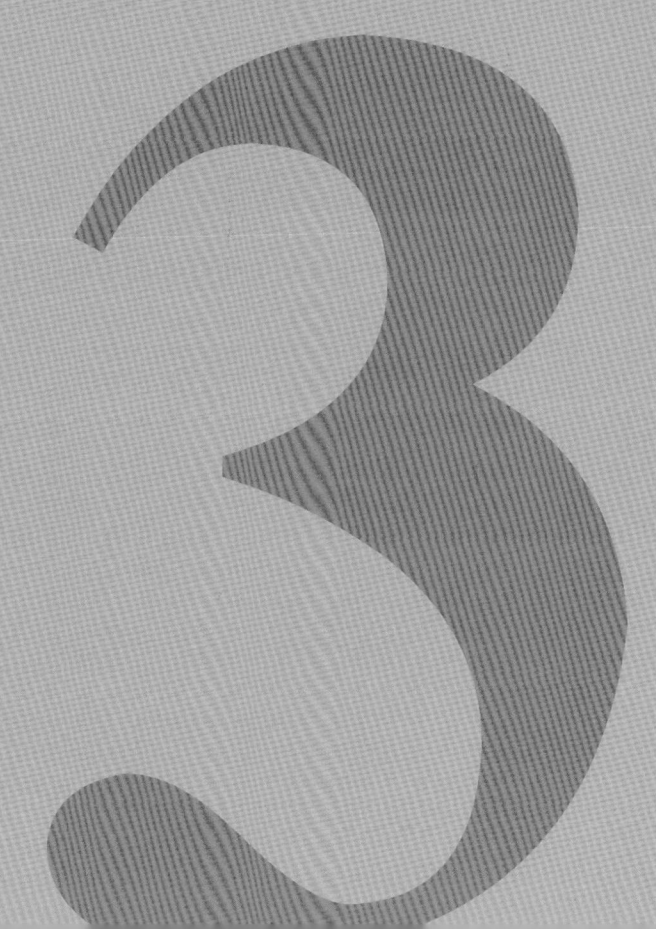

3 胸椎和胸廓

3.1 胸椎和胸廓体表标志触诊

▷ 骨，韧带，关节

棘突（图 3.1）

棘突是很多肌肉的附着点，相互靠近，几乎无法准确区分。

肌肉附着点（图 3.2）

1. 斜方肌
2. 大菱形肌
3. 多裂肌
4. 颈夹肌
5. 回旋肌
6. 竖脊肌
7. 胸半棘肌

连接韧带

棘上韧带连接相邻的棘突尖。（胸椎）屈曲时，棘上韧带被牵拉，从下方可触及。

横突（图 3.3，图 3.4）

从棘突开始触诊。T1–T4 椎体和 T10–T12 椎体的横突尖位于相应棘突上方约两横指处。在竖脊肌外缘，于距离棘突 2~3 横指宽处可触及。T5–T9 横突尖，则应在相应棘突上方 3 横指处触及，因为此区域的棘突更靠下。

肌肉附着点（图 3.2）

8. 肋提肌
9. 胸髂肋肌
10. 胸最长肌
11. 颈最长肌

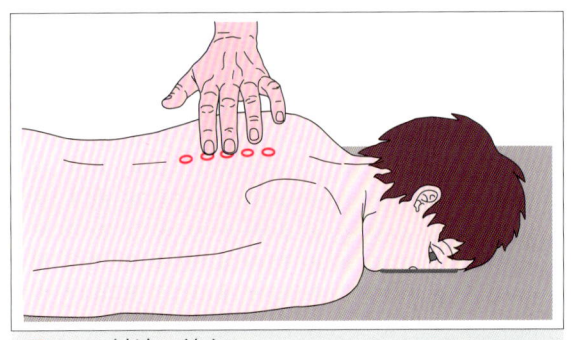

图 3.1 触诊：棘突

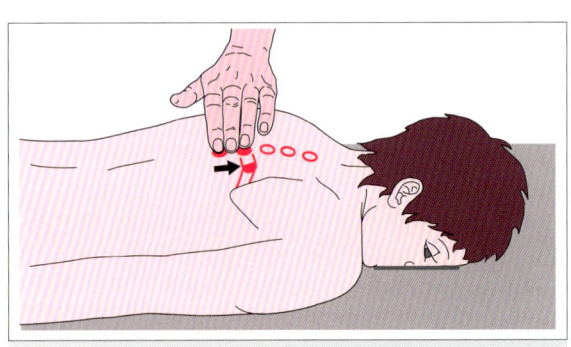

图 3.3 触诊：横突在中段胸椎的定位

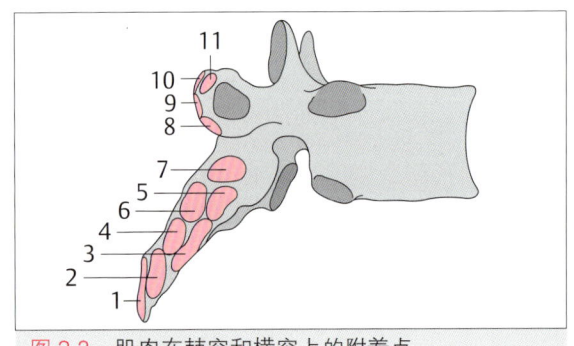

图 3.2 肌肉在棘突和横突上的附着点

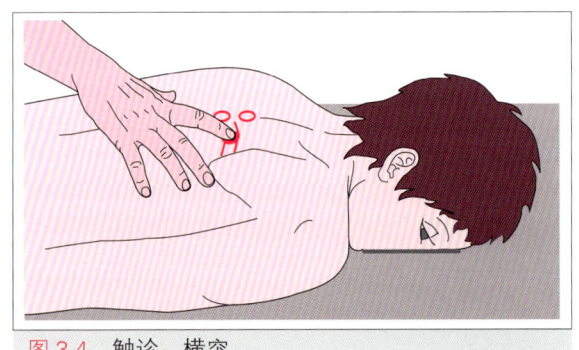

图 3.4 触诊：横突

由于竖脊肌的存在，几乎无法触及更深层肌肉的附着点。

肋横突关节（图3.5）

肋横突外侧韧带从横突尖延伸至肋骨，在横突尖外侧容易触诊。上方有胸最长肌覆盖，必须将其略微移向一旁（才能触及肋横突韧带）。肋横突关节的关节间隙在韧带下方，无法触及。

> **实践要点**
>
> 当患者深呼吸时，通过此区域的触诊可判断肋骨的活动度。当肋骨存在功能障碍时，肋横突韧带处有明显疼痛。

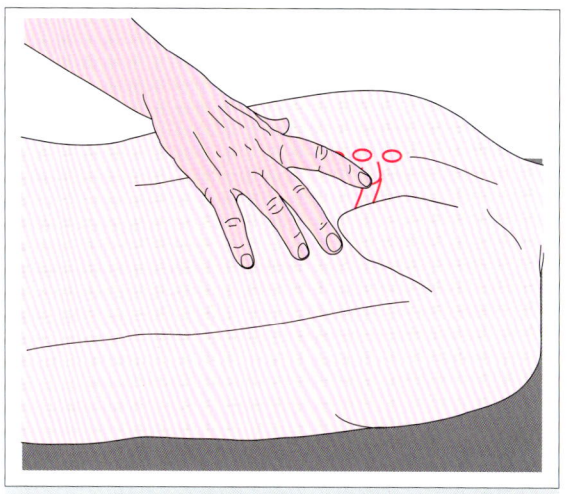

图3.5 触诊：肋横突关节

肋角（图3.6）

肋角位于肋横突关节外侧约一掌宽处，是肋骨上明显的弯曲。

> **实践要点**
>
> 肋角明显突起，可在此处用掌根向前外侧移动肋骨。

> **病理改变**
>
> 肋横突关节功能紊乱时，相应的肋角更易被触及。

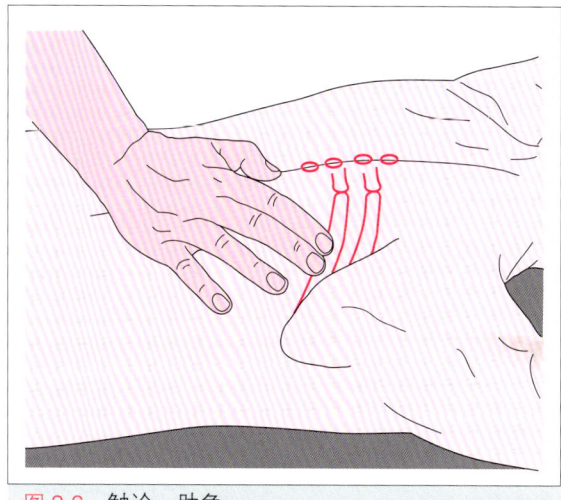

图3.6 触诊：肋角

胸肋关节（图3.7）

在仰卧位和坐位，直接触诊两侧肋骨与胸骨之间交界处。坐位下胸肋关节的负荷要比仰卧位大。

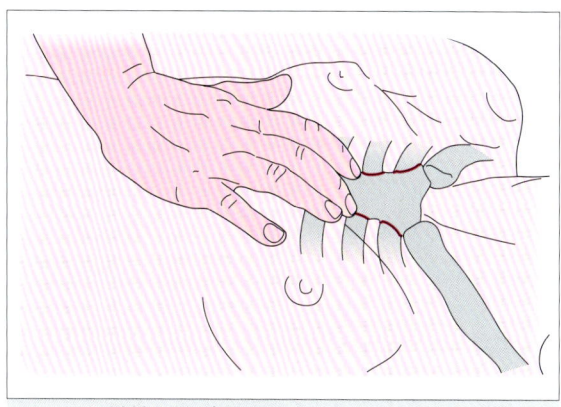

图3.7 触诊：胸肋关节

实践要点

当姿势较差时，胸肋关节会出现明显疼痛，如含胸驼背的坐姿会比直立坐姿或仰卧位的疼痛更明显。症状明显时，肋骨牵引可以改善症状。随着时间的推移，这种治疗是不够的，因为错误的姿势并没有纠正。

▷ 肌肉

膈肌（图3.8）

将双手的拇指放在最低肋弓下方，向上外方向挤压肋骨。

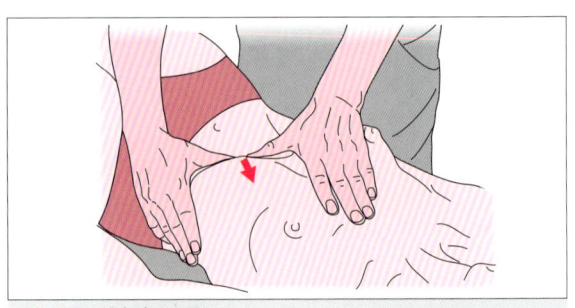

图 3.8　触诊：膈肌

实践要点

膈肌的触诊需要了解以下信息：肌肉的弹性、躲避动作以及痛性肌肉抵抗。在没有阻力的情况下，肋骨通常能被移动一定的距离，动作也是两侧对称的。

病理改变

有胸部或腹部功能障碍时，膈肌可能出现紧张。

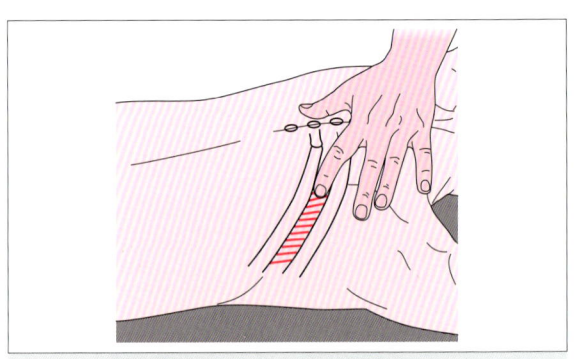

图 3.9　触诊肋间肌

肋间肌（图3.9）

用一根手指在肋骨之间缓慢由前向后触诊肋间肌。

竖脊肌（图3.10）

竖脊肌位于椎旁，纵向走行，宽2~3指。

对所有从胸部和胸椎延伸到上肢、头部和骨盆的肌肉，都要评估其紧张状态和可能的扳机点。

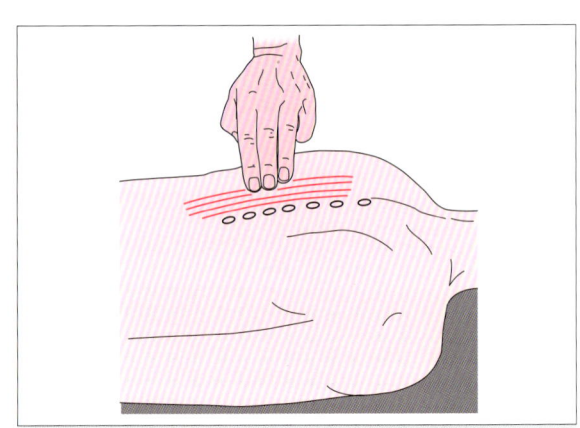

图 3.10　触诊：竖脊肌

菱形肌（图3.11）

菱形肌起自颈椎下段和上胸椎，斜向走行至肩胛骨内侧缘。可在肩胛骨之间触诊。

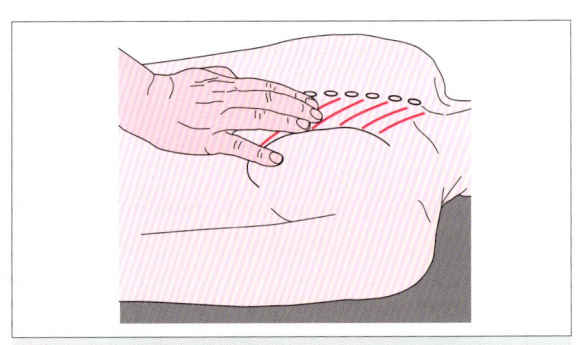

图 3.11　触诊：菱形肌

斜方肌/背阔肌，胸大肌/胸小肌，胸锁乳突肌/斜角肌

▷ 见章节 2.1，章节 4.1。

3.2 胸椎功能解剖学

3.2.1 胸椎 X 线影像

前后位观（图 3.12）

椎弓根

是两侧对称的椭圆形。

椎管宽度

椎管的宽度从上向下逐渐增大。

胸椎侧面观（图 3.13）

后凸角

垂直于 T3 椎体上终板的线与垂直于 T11 椎体下终板的线之间的夹角约为 25°。

椎间隙

- 平行的终板结构。
- 宽度
  ○ 上胸段：3~4 mm
  ○ 中胸段：4~5 mm
  ○ 下胸段约：6 mm

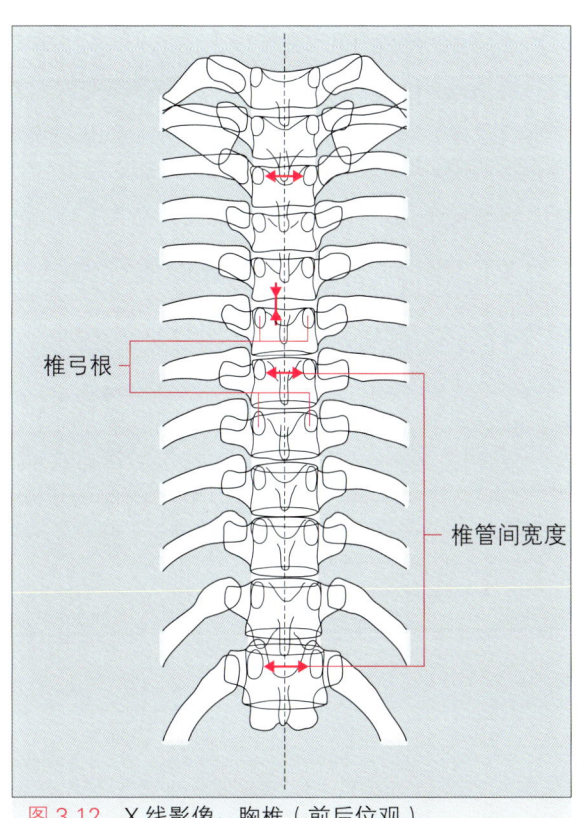

图 3.12　X 线影像：胸椎（前后位观）

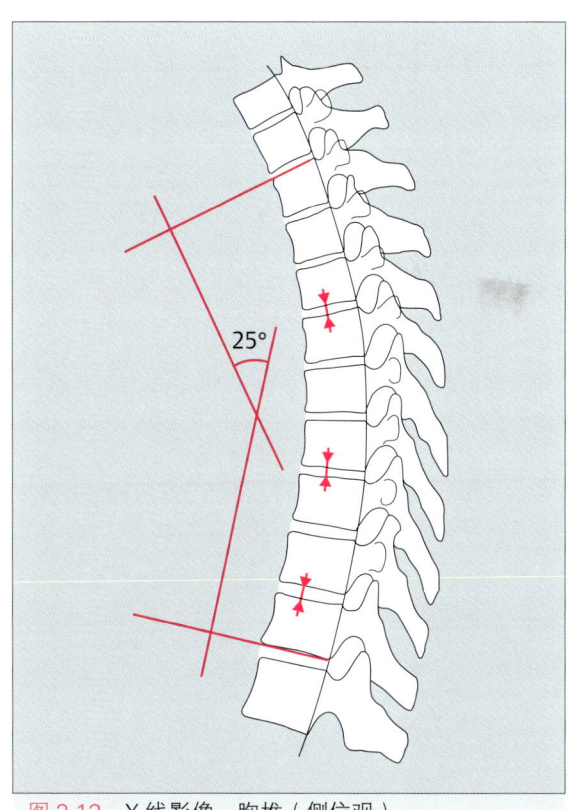

图 3.13　X 线影像：胸椎（侧位观）

3.2.2 胸椎

椎体（图 3.14，图 3.15）

- 从T1到T12，椎体高度逐渐增加。
- 与肋骨头接触的关节面：
  - 上肋凹在椎体上边缘。
  - 下肋凹在椎体下边缘。

  从T9椎体向下，肋凹开始向椎体中间移动。

棘突

- 棘突很长，斜向下。多数节段的棘突尖位于横突下方约2横指处。
- T5~T9节段的棘突尖位于横突下方约3指宽处。
- T1的棘突与颈椎相似。

横突

- 发育完全，朝向后外侧。在上胸段，横突长轴与冠状面约成35°角。在更低的胸椎节段，此角度能达到55°。

- 横突肋凹在横突末端的前方，形成与肋骨的连接。
- 上胸椎的横突肋凹位于中间，下胸段的横突肋凹更靠上方。第11和第12胸椎的横突肋凹缺如。

关节突

- 上关节突与上一个椎体相连接，下关节突与下一个椎体相连接。
- 位置：
  - 与冠状面成20°角。
  - 上胸椎与水平面成60°角。由上向下，角度略微增加，在T12处约为80°。
  ▷ 见章节 1。

T12 椎体的特点（图 3.16）

- 棘突的形状与腰椎一致。
- 下关节突朝向前外侧。
- 横突较短，类似腰椎，有副突。

椎间盘

椎间间相对于椎体非常狭窄，提示胸椎的活动性有限。

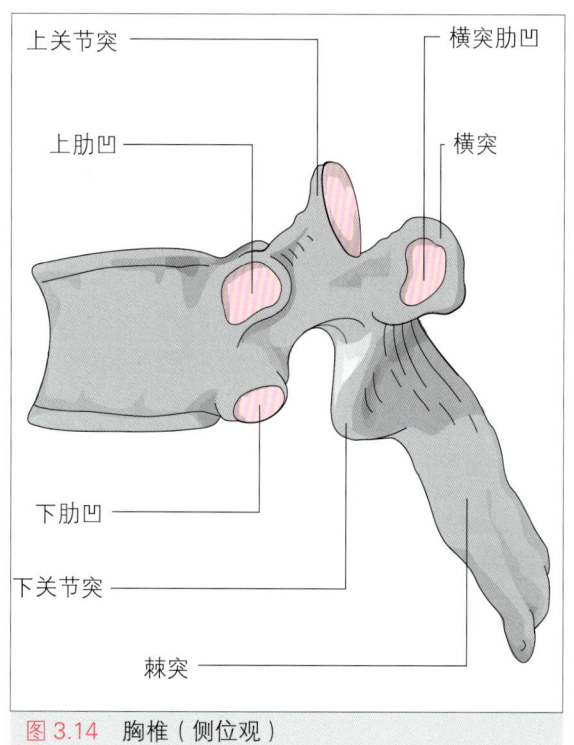

图 3.14 胸椎（侧位观）

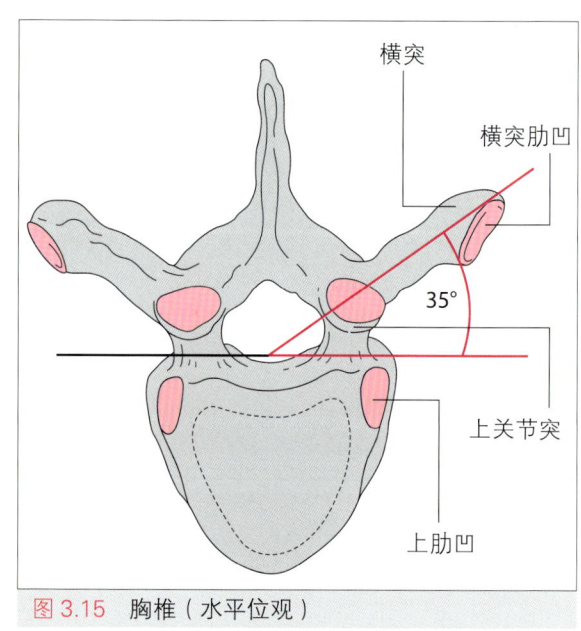

图 3.15 胸椎（水平位观）

3.2.3 胸椎的韧带（图 3.17）

后纵韧带，前纵韧带，黄韧带，横突间韧带，棘间韧带，棘上韧带

▷ 见章节 1。

3.2.4 胸椎的运动

虽然肋软骨具有弹性，但是与胸部的连接限制了脊柱的活动；由于下胸段（T9~T12）肋软骨的比例非常高，具有较强的可塑性，其活动度最大。

屈曲（图 3.18，图 3.20）

胸椎（关节突）关节的下方出现很小的间隙，上方相互靠近。胸椎的运动受后方的韧带和纤维环的限制。

活动度
- 下胸段：大。
- T1~T8：小。

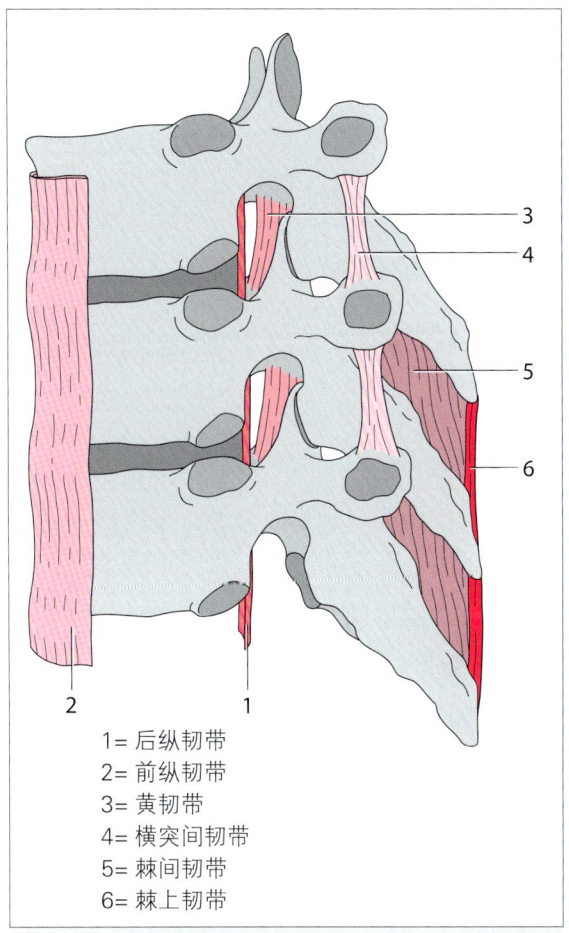

1= 后纵韧带
2= 前纵韧带
3= 黄韧带
4= 横突间韧带
5= 棘间韧带
6= 棘上韧带

图 3.17 胸椎韧带（侧位观）

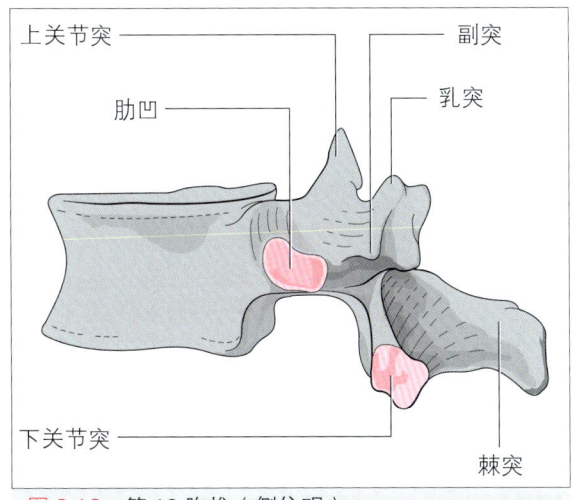

图 3.16 第 12 胸椎（侧位观）

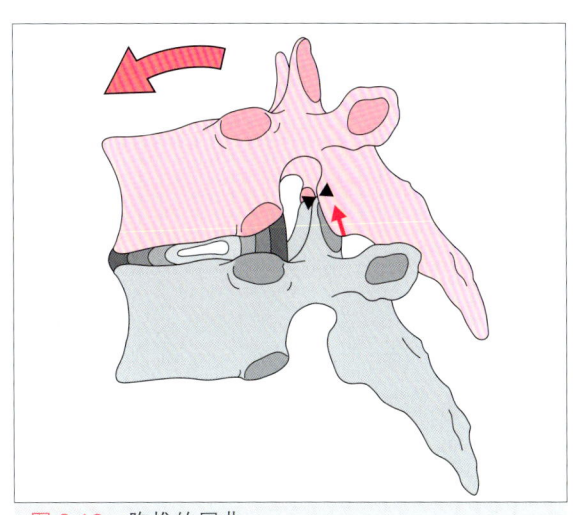

图 3.18 胸椎的屈曲

伸展（图3.19，图3.20）

（关节突）关节上方出现很小的间隙，下方略靠近。胸椎的伸展受关节囊上部加强韧带、前纵韧带和纤维环的限制，在棘突相互接触时也可能受骨性限制。

活动度
- 下胸段：大。
- 中胸段：非常小。
- 上胸段：小。
- 整体：非常小。

活动度检查，正常结果是：可逆性脊柱后凸。

脊柱活动度的精确测量只能通过功能性X线影像来完成，因此只能大致估计脊柱的活动范围。

侧屈（图3.21，图3.23）

对侧关节面向上滑动，同侧关节面向下滑动（图3.23）。

活动度：
- 下胸段：很大。
- 中胸段：大。
- 上胸段：小。

侧屈过程中，对侧肋间隙增宽，同侧肋间隙变窄。

旋转（图3.22，图3.23）

旋转可能会伴随或不伴随侧屈，因为关节面不平整。

在胸部，旋转侧的肋骨向上剧烈弯曲，下方的肋骨略微伸直。对侧情况相反。这种胸部的变形将使胸骨产生倾斜。

活动度
- 下胸段：有限。
- 中胸段：大。
- 上胸段：有限。

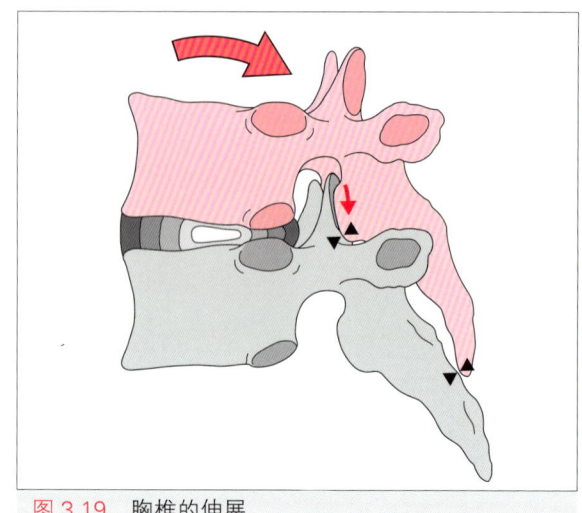

图3.19 胸椎的伸展

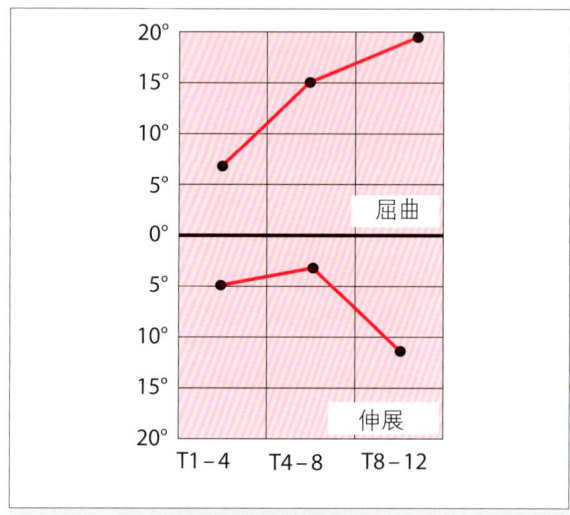

图3.20 运动图：屈曲/伸展

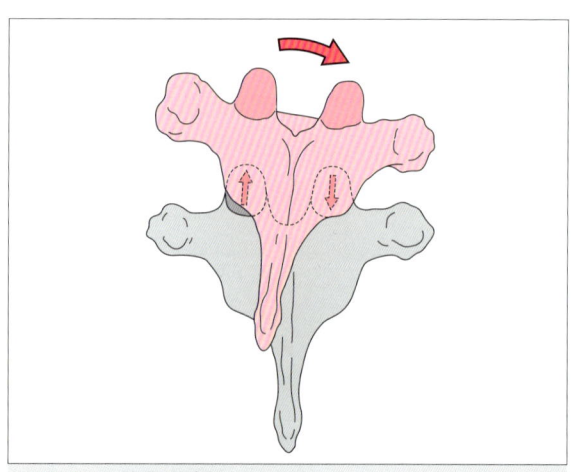

图3.21 胸椎的侧屈

> **实践要点**
>
> 从功能上看，上胸段属于颈椎，在评估颈椎活动度时可以作为一个较好的连续性活动的触诊对象。因此，上胸段功能障碍会影响头部运动，并引起颈部、肩部和上肢的放射痛。

呼吸时胸椎运动的趋势

在直立坐位或者站立位下，吸气时胸椎趋于伸展，呼气时趋于屈曲。在身体前方支持上肢固定肩胛带，这样可以在吸气过程中增加脊柱后凸（屈曲运动），限制胸椎伸展。

3.3 胸廓功能解剖学

肋骨（图3.24）

- 肋骨有骨性部分（肋体、肋角、肋颈、肋头）和胶原部分（肋软骨）。
- 真肋：上七对肋骨与胸骨和胸椎共同构成环状结构。
- 假肋：第八到第十对肋骨与肋软骨链接。
- 浮肋：最后两对肋骨末端保持游离。
- 肋骨的位置：前倾45°。

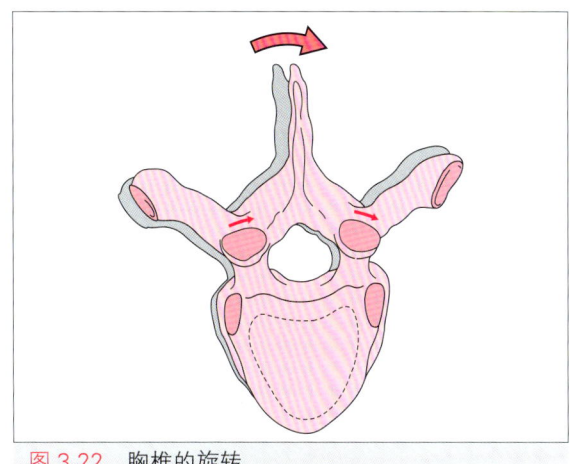

图3.22 胸椎的旋转

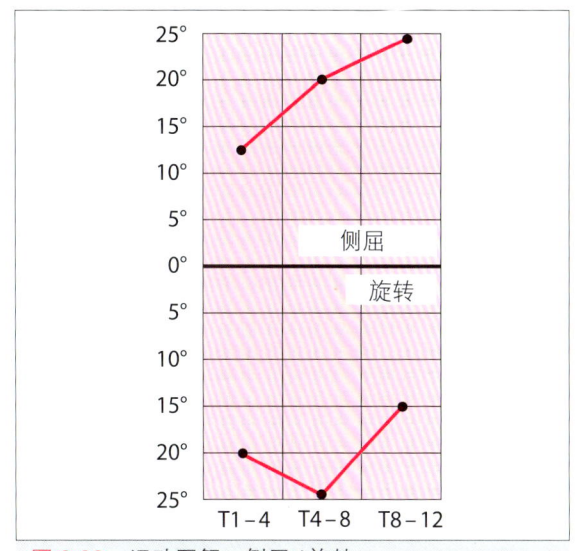

图3.23 运动图解：侧屈/旋转

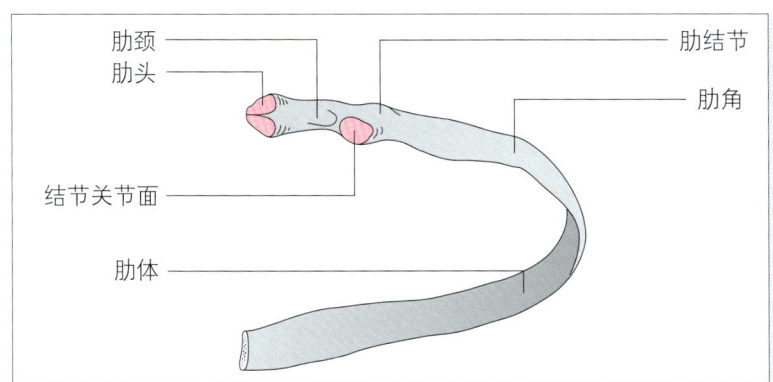

图3.24 肋骨（后面观）

肋横突关节（图 3.25）

- 肋结节关节面位于肋结节处，上胸段的肋结节关节面在形状上略凸出。
- 同一水平的肋横突关节面相对凹陷。
- 下胸段的肋横突关节面逐渐变得平坦。
- 第一到第七肋骨位于相应横突之前；自第八肋骨以下，肋骨位于相应横突上方；在下胸段，肋骨与横突不再相接触。
- 关节囊比较薄，存在不同大小的隐窝，并且有新月形滑膜囊外翻。

肋头关节（图 3.26）

- 相邻两个椎骨的上、下肋凹，与椎骨间的椎间盘一起，形成了肋头的杵臼关节。这些肋凹位于椎体的上、下缘，第一、十一、十二

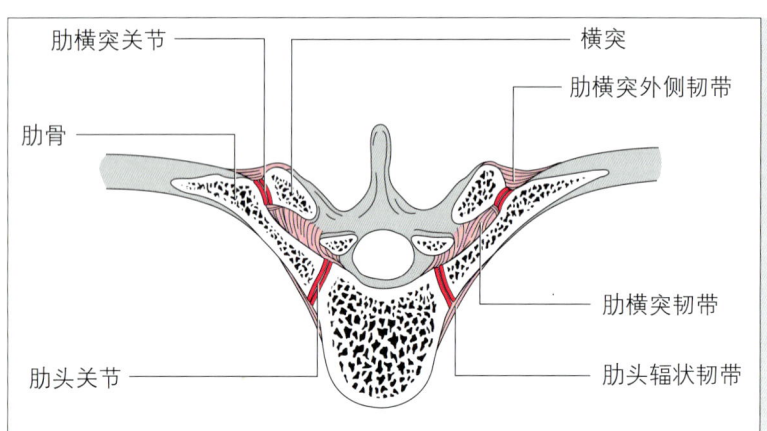
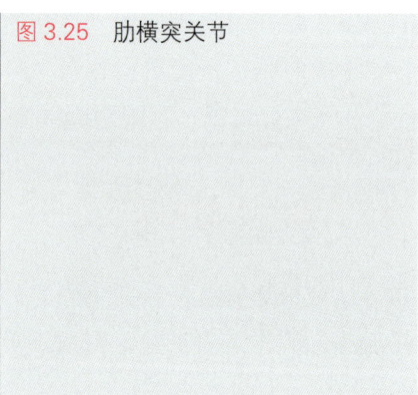

图 3.25 肋横突关节

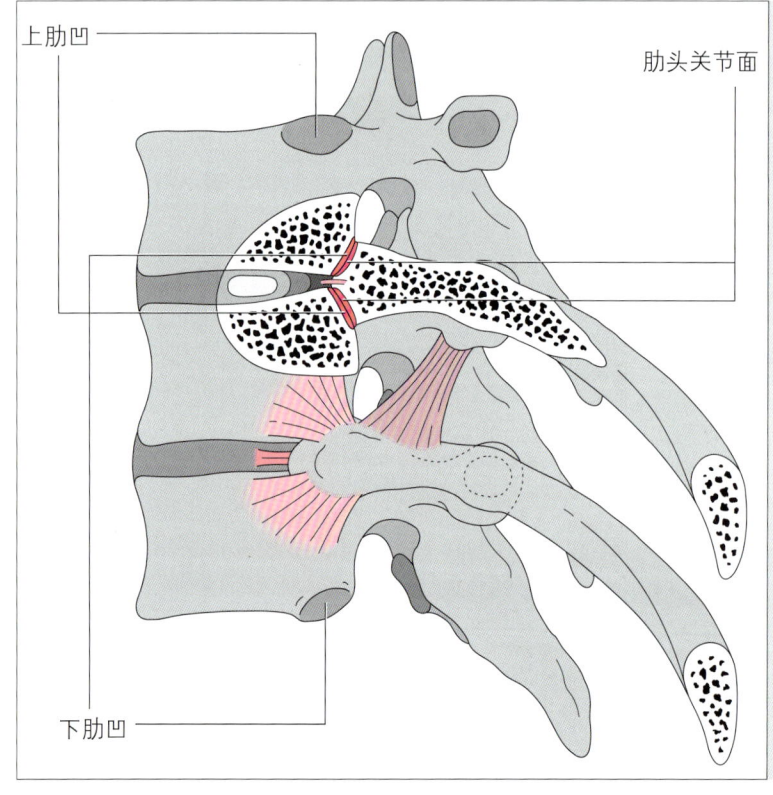

图 3.26 肋头关节

肋的关节面除外，其关节面更靠近椎体的中部。
- 肋头关节面分别被肋头嵴分为两个面。下方的关节面稍大，与同水平的椎体相连。上方较小的关节面与上一椎体相连。第一、十一、十二肋头关节面除外，其只有一个关节面，与同水平的椎体相连接。

肋椎关节的韧带

肋横突外侧韧带（图 3.27）

此韧带连接横突尖与肋骨，位于关节囊之上。第二到第七肋区域的该条韧带最坚韧，而在下段肋骨区域则稍弱。

肋横突韧带（图 3.27）

从肋颈延伸至同水平的椎体。

肋头辐状韧带（图 3.28）

与关节囊包并在一起，分为三束：上、下束延伸至椎体，中间束延伸至椎间盘。

肋头关节内韧带（图 3.28）

位于肋头关节上、下两个关节面之间，把关节分成两个腔。韧带从肋头嵴延伸至纤维环外层。

肋横突上韧带（图 3.28）

从上一椎体的横突下缘延伸至肋头。

韧带功能：稳定肋椎关节。

> **实践要点**
>
> 肋头及其周围韧带与胸椎之间存在联系。这就意味着当肋骨的功能受限时，必须对同一水平的胸椎进行治疗，以防复发。反过来，当胸椎出现功能障碍，也必须针对肋骨进行治疗。

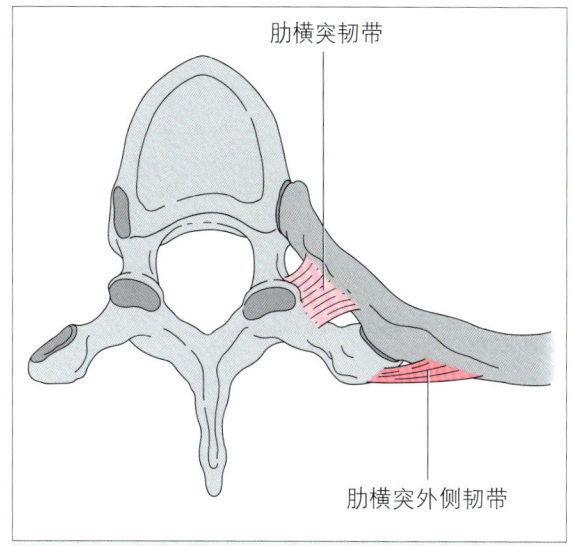

图 3.27 肋横突关节韧带（上面观）

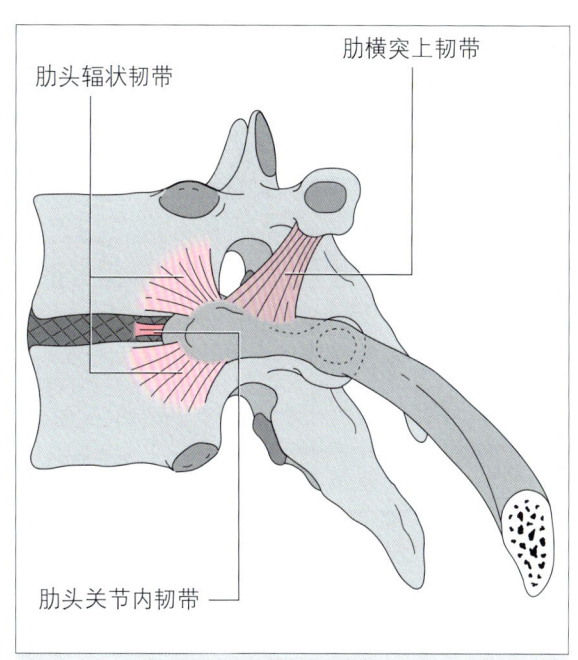

图 3.28 肋椎关节的韧带（侧位观）

胸肋关节（图3.29）

- 肋软骨胸骨端与胸骨的肋切迹相连。
- 仅第二至第五肋与胸骨之间存在关节腔。关节盘和关节内的胸肋韧带将关节腔分成两部分。
- 胸肋辐状韧带从肋软骨延伸到胸骨的前表面，呈扇形分布，加强关节囊。
- 第一、第六、第七肋形成软骨并直接固定于胸骨。胸剑韧带从第六肋和第七肋的肋软骨延伸到剑突。
- 软骨间关节将第八肋至第十肋连接在一起。

病理改变

由于持续压缩，驼背（"胸骨负荷姿势"）可能导致胸肋关节炎。

实践要点

由于胸廓的稳定作用，胸段脊柱很少发生椎间盘问题。然而，连接装置是不稳定的，如胸椎与肋骨、胸骨（甚至锁骨）的连接。所以当发生功能障碍和牵涉痛时，必须检查这些结构。

胸廓也是许多四肢肌肉的止点，特别是上肢，传导痛可起源于此。

3.3.1 肋骨的运动

肋椎关节

肋骨围绕经过两个肋椎关节的轴旋转，使肋骨上抬和下移。这意味着肋颈的纵轴及其位置决定了肋骨运动的方向。

肋横突外侧韧带有着非常重要的作用。（肋骨旋转的）轴穿过此韧带，与其垂直。在上位肋骨中，由于关节面的形状（凹凸），在旋转运动中韧带处会形成较强的张力。

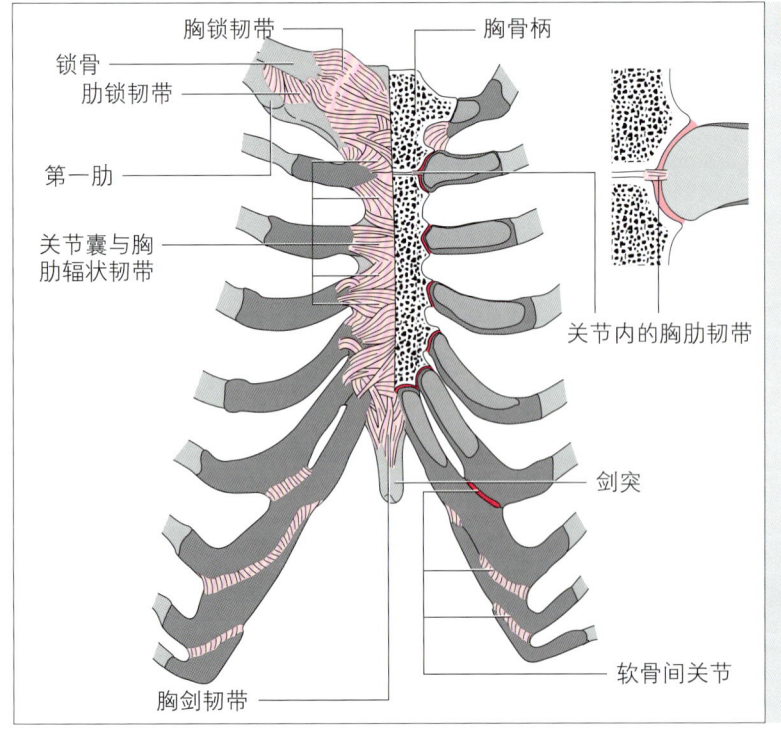

图3.29 胸肋关节

在下位肋骨中，由于关节面平整以及关节与横突的相对位置，会产生倾斜和滑动力矩，韧带的负荷减少，但是关节负荷增加。

上位肋骨（1~5）的运动（图 3.30，图 3.31）

（运动）轴偏离额状面 35°。当肋骨上抬，即肋骨向上、向前运动时，胸廓的前后径和左右径增加。

在肋横突关节和肋头关节，向下的滑动与围绕肋头关节内韧带的旋转相结合。

图 3.31 的箭头显示在吸气期间肋骨向上、向前的运动。

下肋骨（6~10）的运动（图 3.32，图 3.33）

（运动）轴偏离矢状面 35°。当肋骨上抬，即向上、向外移动时，胸廓左右径增加。

肋横突关节出现向后上方的滑动。肋头关节出现向下的滑动。

图 3.33 的箭头显示在吸气过程中肋骨向上、向外的运动。

> **病理改变**
>
> 由于肋横突外侧韧带的牵拉，上胸段易发生韧带损伤；而由于关节负荷增加，下胸段易发生关节炎。

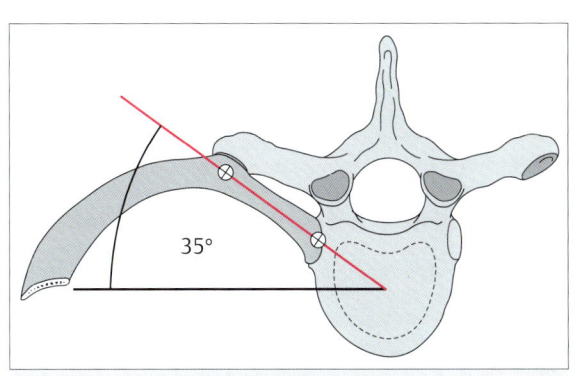

图 3.30 上胸廓运动轴的角度

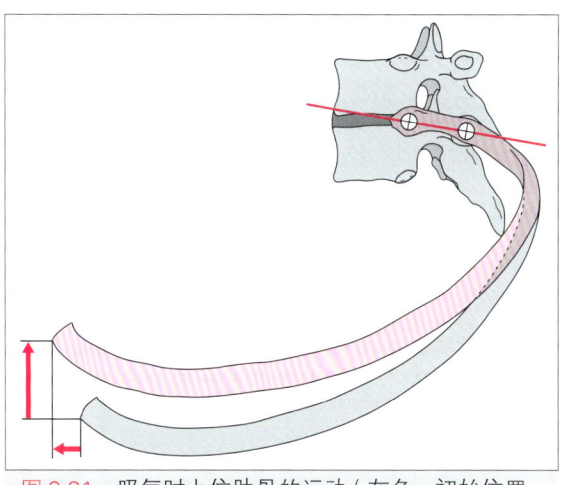

图 3.31 吸气时上位肋骨的运动（灰色：初始位置；红色：吸气时位置）

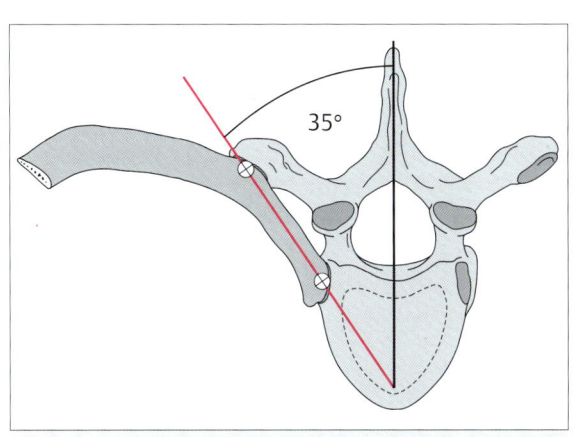

图 3.32 下胸廓运动轴的角度

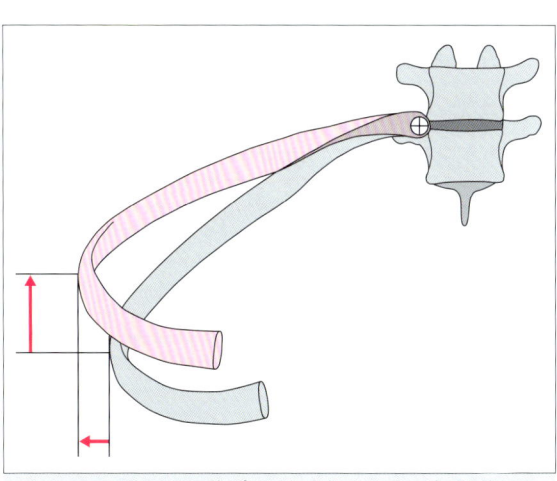

图 3.33 吸气时下位肋骨的动作（灰色：初始位置；红色：吸气时位置）

姿势不良改变了肋骨的运动轨迹及其生物力线：
- 平背：肋骨倾斜约30°。
- 圆背（驼背）：肋骨倾斜约60°。

胸肋关节

运动轴在矢状面上。在吸气时，胸肋关节发生微小的向下滑动，肋软骨上移和旋转；呼气时相反。

由于肋骨在肋椎关节和胸肋关节中相对固定，肋软骨的旋转和弹性对于胸廓的运动很重要。

3.3.2 胸椎肌肉：外侧束

▷ **骶棘肌（竖脊肌）肌群**（图 3.34）

髂肋肌胸段：连接下肋与上肋。

胸最长肌：将骨盆和腰椎与肋骨和胸椎相连接。

▷ **横突间肌肌群**（图 3.34）

每个跨椎体的横突间肌连接两个相邻的横突。

3.3.3 胸椎肌肉：内侧束

▷ **棘肌肌群**（图 3.34）

胸棘间肌连接成对棘突。

胸棘肌将下胸椎和上腰椎与上胸椎连接起来。

▷ **横突棘肌肌群**（图 3.35）

胸半棘肌从下胸椎延伸到上胸椎和下颈椎。

多裂肌延伸超过 2~4 个椎骨。

短回旋肌连接两个相邻的椎骨。

长回旋肌连接三个椎骨。

背部肌肉的功能

在胸段脊柱，肌肉有很多功能：
- 保持直立姿势。
- 躯干和头部动作。

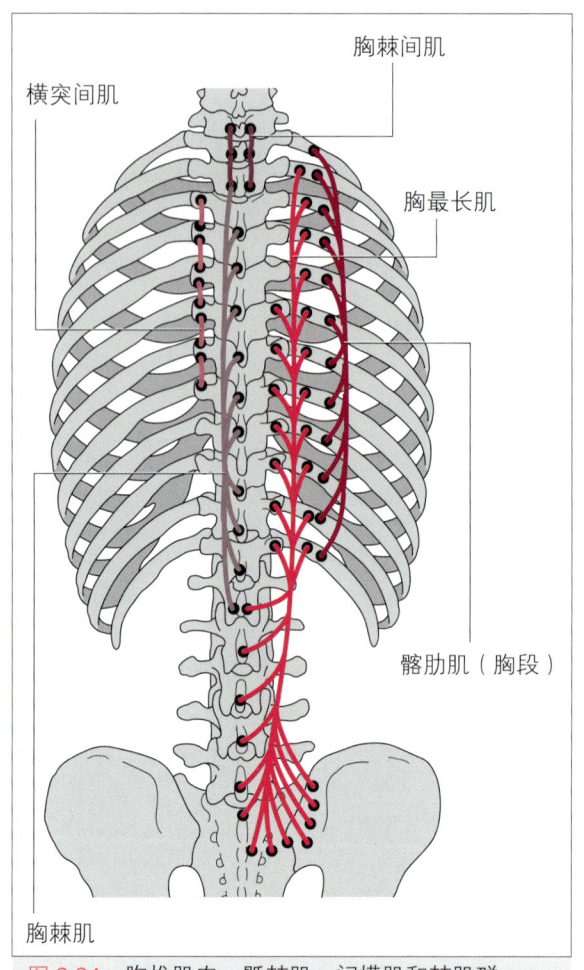

图 3.34 胸椎肌肉：骶棘肌，间横肌和棘肌群

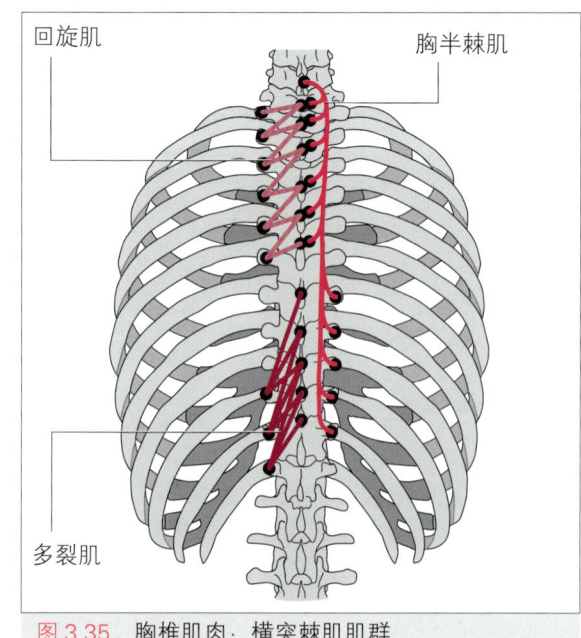

图 3.35 胸椎肌肉：横突棘肌肌群

- 上肢运动时控制肩胛骨。
- 辅助呼吸。

由于肌肉的长度和走行不同，部分水平，部分倾斜，所以能很好地稳定脊柱。将肩胛骨固定在胸壁上的肌肉辅助背部肌肉，也参与保持直立姿势（如斜方肌横束、前锯肌和菱形肌）。

内脏—脊椎的相互关系（图3.36）

许多内脏与胸椎有神经生理联系，这是由于胚胎发育和脊神经支配的结果。此外，（内脏）器官主要由胸段神经支配。

> **实践要点**
>
> 在胃病患者中，可能出现以下症状：
> - 左侧胸部和肩胛骨下四分之一至T10的牵涉性痛；左侧肩—颈连线上越过左肩峰和肩胛骨上角的小范围疼痛。
> - 痛觉过敏区大致对应于有浅表牵涉性痛的区域。
> - 胸最长肌、腹肌和髂腰肌肌肉紧张。
> - 上述肌肉存在扳机点。
> - 双侧第四、五肋骨功能障碍。
> - T4-T5和T7-T8节段运动功能障碍。
>
> 内脏—脊椎链意味着内脏紊乱导致肌肉紧张，扳机点出现以及一个或多个与相应肋骨连接的运动节段发生功能障碍。这通常可以通过经验来判断。然而，如果内脏紊乱没有被发现，只有当这些功能障碍治疗失败时才能发现隐藏的原因。当内脏疾病处于急性期时，由于刺激的反射性传导，应避免对椎体和肋骨连接进行高强度的松动。如果内脏疾病消失后仍有功能障碍，则必须接受适当的治疗。

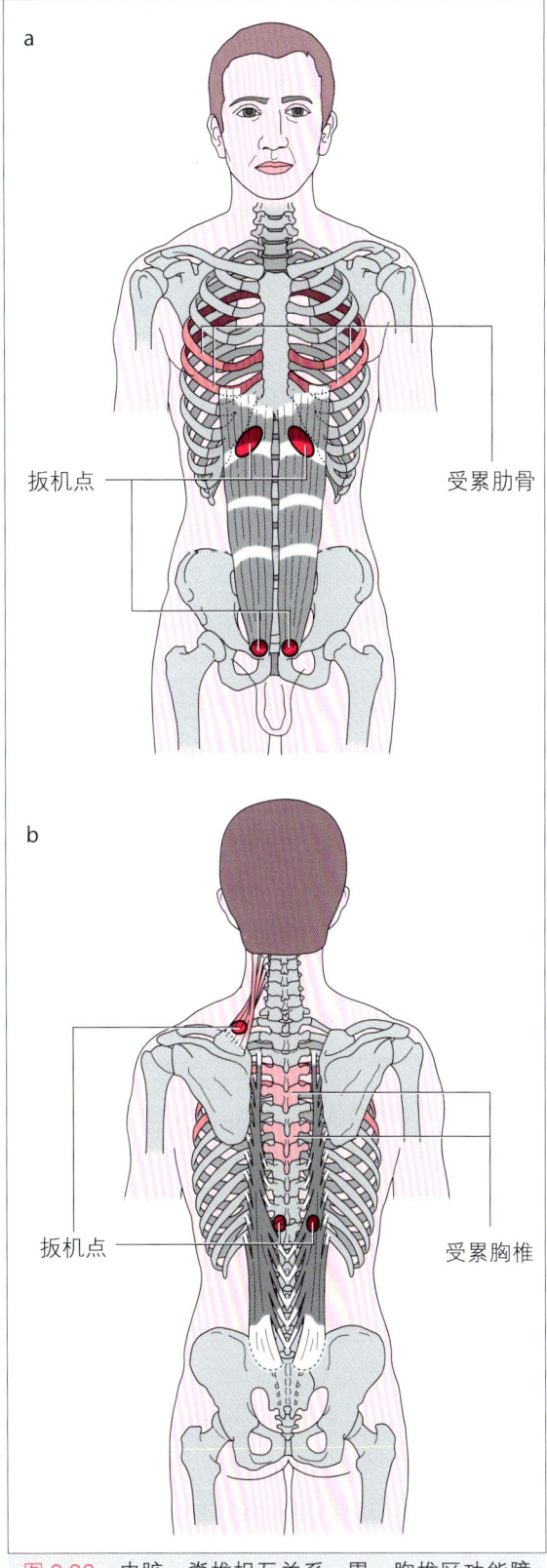

图3.36　内脏—脊椎相互关系：胃—胸椎区功能障碍。（a）前面观；（b）后面观

3.3.4 呼吸肌

膈肌（图 3.37）

- 膈肌分为胸骨部，肋部和腰部。
- 中心有一个大的腱膜，即膈肌中心腱。
- 腰部由两部分组成，分别为膈肌左、右脚。
- 内侧和外侧弓状韧带横跨腰大肌和腰方肌，并与上述肌肉的筋膜相融合。
- 膈肌向上与胸膜相连，并通过心包膈韧带与心包顶层相连。
- 膈肌向下与腹膜相连。例如，肝脏通过左、右三角韧带固定于膈肌。
- 膈肌的裂孔：食管裂孔，位置相对靠上，有食管穿过；主动脉裂孔，有主动脉穿过，位于食管裂孔下方约2个椎体节段，在L1水平；腔静脉孔位于中心腱的前上方，有下腔静脉穿过。胸肋三角位于膈肌的胸骨部和肋部之间。肋部和腰部之间的腰肋三角充满结缔组织，有小血管通过。

> **病理改变**
>
> 由于与这些脏器的紧密连接，膈肌的弹性或位置紊乱会对肾脏、肝脏和胃的功能产生影响。相反，这些脏器的紊乱也会影响膈肌的功能。

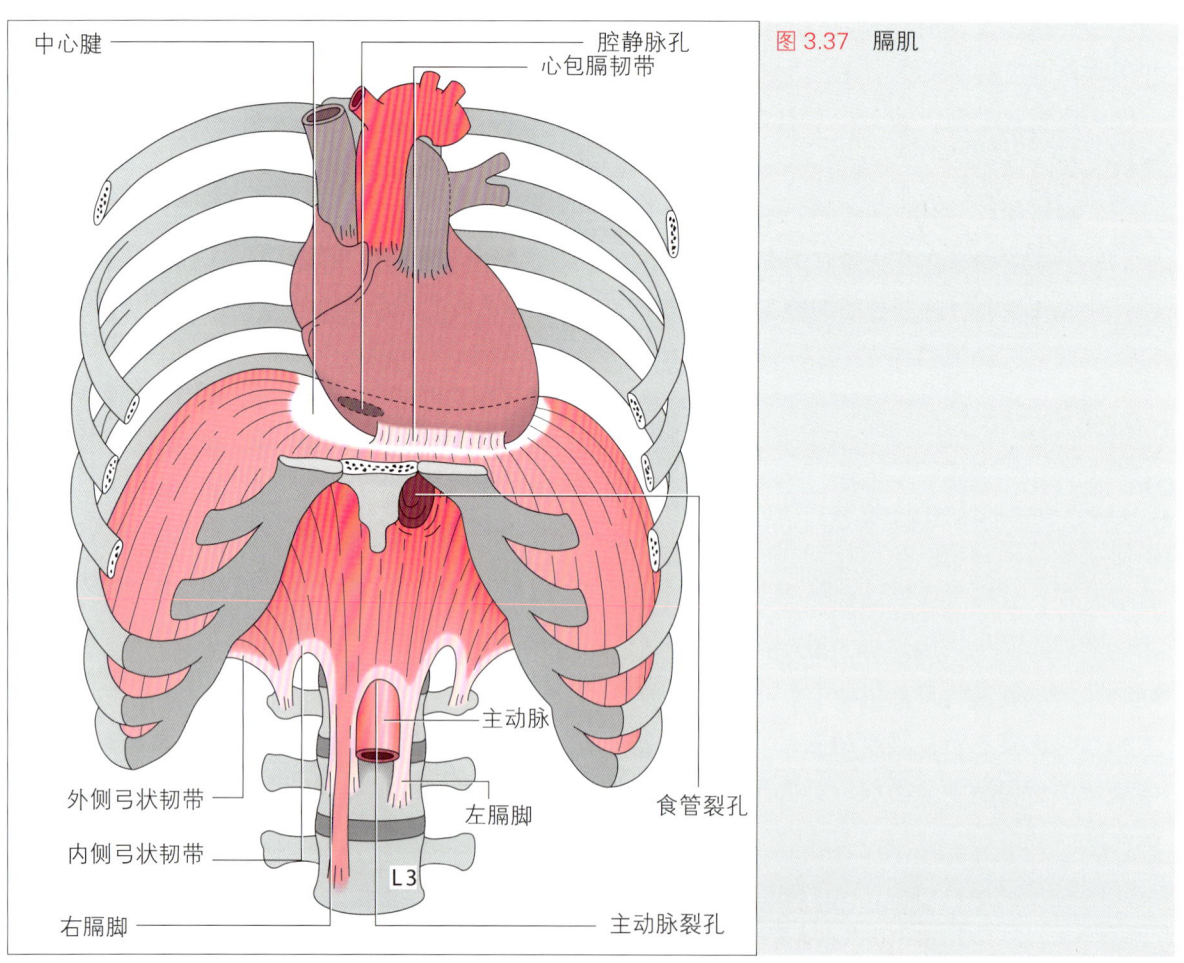

图 3.37 膈肌

膈肌的功能（图 3.38）

吸气时，中心腱带着膈肌的圆顶向深面移动约 5 cm。在这个过程中膈肌变平，胸腔内的空间增大，有利于空气的流入。

由于膈肌向下运动，腹腔脏器被向下压，大部分向前移动，也有些向后外侧移动。

> **病理改变**
>
> 与腹腔脏器有关的病理改变，如腹腔脓肿、积水或肠胀气，会阻碍膈肌移位并导致膈肌升高，导致呼吸困难和心脏疾病。

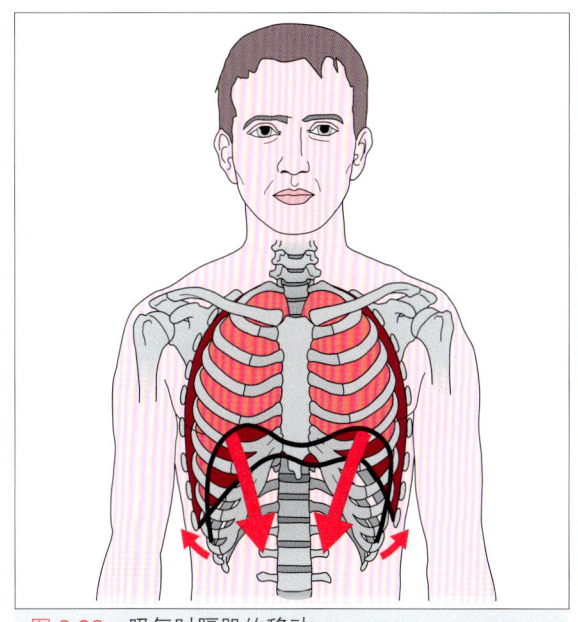

图 3.38 吸气时膈肌的移动

肋提肌（图 3.39）

连接横突与下一肋，使肋骨抬高。

肋间外肌（图 3.39）

- 由后下向前上斜向走行，抬高肋骨。
- 肋间外膜是肋间外肌的延续，从骨—软骨交界处延伸至胸骨。方向与肌肉相同。
- 肌电图评估显示，只有被牵拉时肋间外肌才会变得活跃。

斜角肌

- 连接颈椎与第一肋。
- 颈椎端固定，斜角肌收缩使上位肋骨抬高，参与吸气。在平稳的呼吸和急促的吸气中都起作用。

▷ 见章节 2.3。

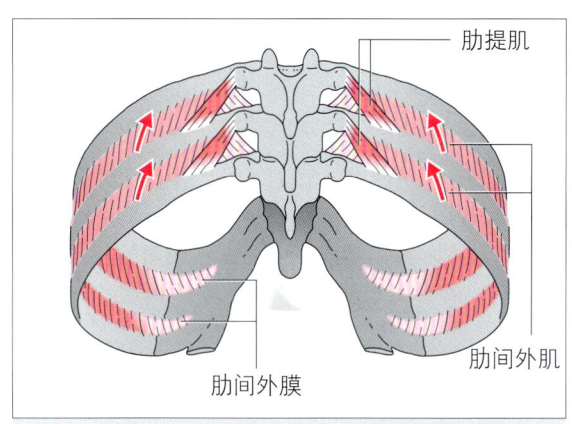

图 3.39 参与吸气的肌肉：肋间外肌和肋提肌

上后锯肌（图 3.40）

连接下颈椎、上胸椎与肋骨。

3.3.5 呼气肌

大部分呼气是被动的。

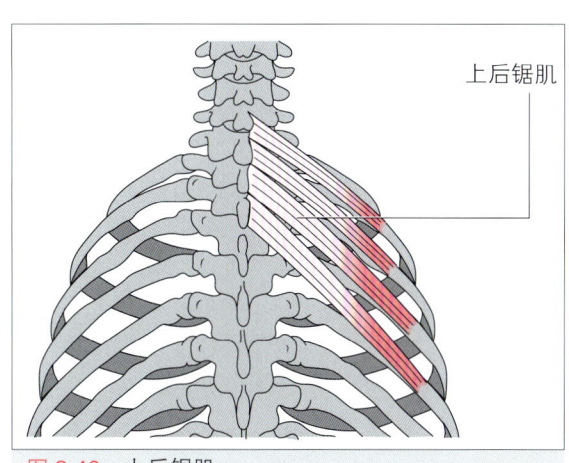

图 3.40 上后锯肌

肋间内肌（图3.41）

- 从前上向后下走行，使肋骨下移。
- 向后移行为肋间内膜，并延伸到肋骨结节，走行方向与肋间内肌相同。

胸横肌（图3.42）

- 从肋软骨斜向下延伸到胸骨。
- 收缩时，使软肋骨下移（参与呼气）。

肋下肌（图3.43）

连接2~3个相邻的肋骨，位于胸腔的后内侧。

下后锯肌（图3.43）

- 连接下胸椎和上腰椎的胸腰筋膜和肋骨。
- 使肋骨向下移动，参与呼气。
- 由于稳定了下肋骨，从而为膈肌肋部提供固定端，所以也可以将其归为吸气肌。

3.3.6 辅助呼吸肌

这组肌肉只有在深呼吸时才会发挥作用，如体力消耗或呼吸困难时。吸气：从脊柱延伸到上肢的肌肉维持远端固定以辅助吸气。例如，将双手放在身体前侧用来支撑，可以抬高肋骨和胸骨（胸大肌和胸锁乳突肌）。呼气：当腹部肌肉收缩时，将腹腔气体推向膈肌，使胸腔空间变小。部分背部肌肉，如髂肋肌和最长肌，也辅助呼气。

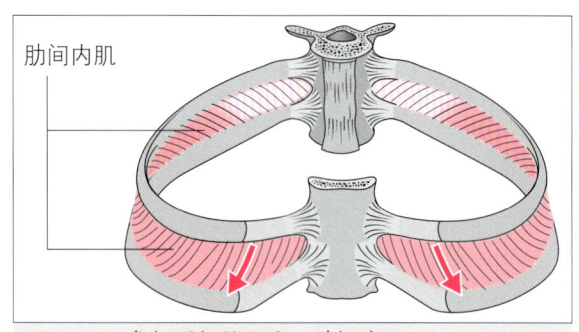

图3.41 参与呼气的肌肉：肋间内肌

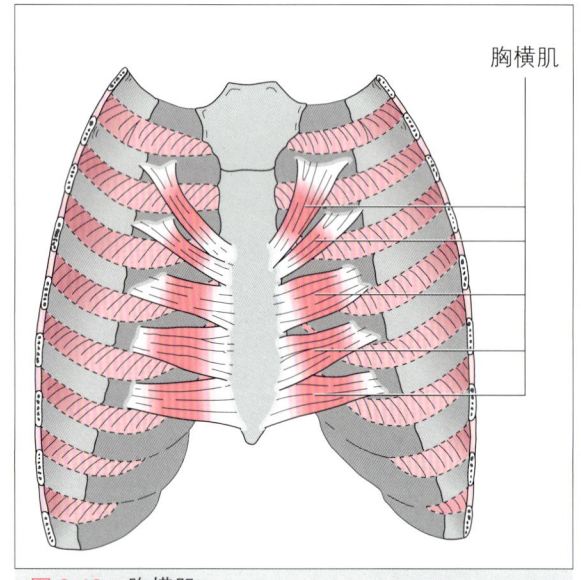

图3.42 胸横肌

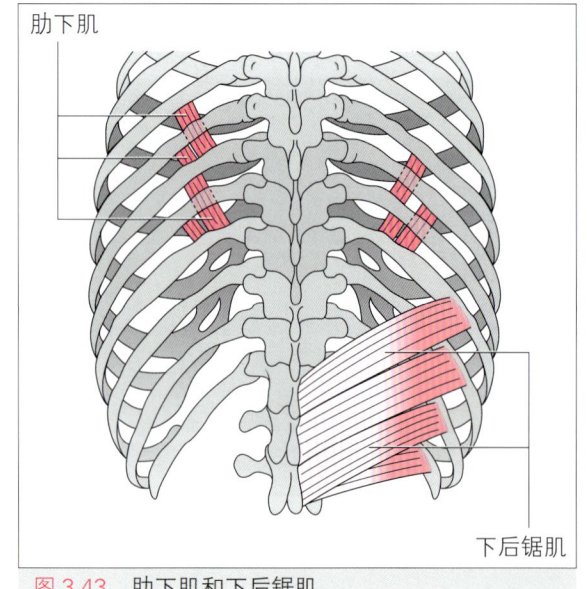

图3.43 肋下肌和下后锯肌

3.3.7 胸部神经走行

肋间神经（图 3.44）

- 起自（胸神经）前支，走行于相应的肋间隙。
- 由运动纤维组成，支配肋间肌、上后锯肌、肋下肌和胸横肌。下肋间神经也支配腹肌。
- 感觉纤维延伸到膈肌，皮支分布于胸部和腹部。

交感干神经节（图 3.44）

- 也被称为椎旁神经节。
- 交感干位于C8~L2靠近肋头处，穿过膈肌腰部间隙。
- 由10 或11对神经节组成，呈串珠状连接，通过节间分支相互连接。
- 通过灰/白交通支与同一节段的脊神经连接。
- 支配胸腔和腹腔脏器：心脏神经支配心脏和主动脉弓，内脏神经支配腹腔脏器。

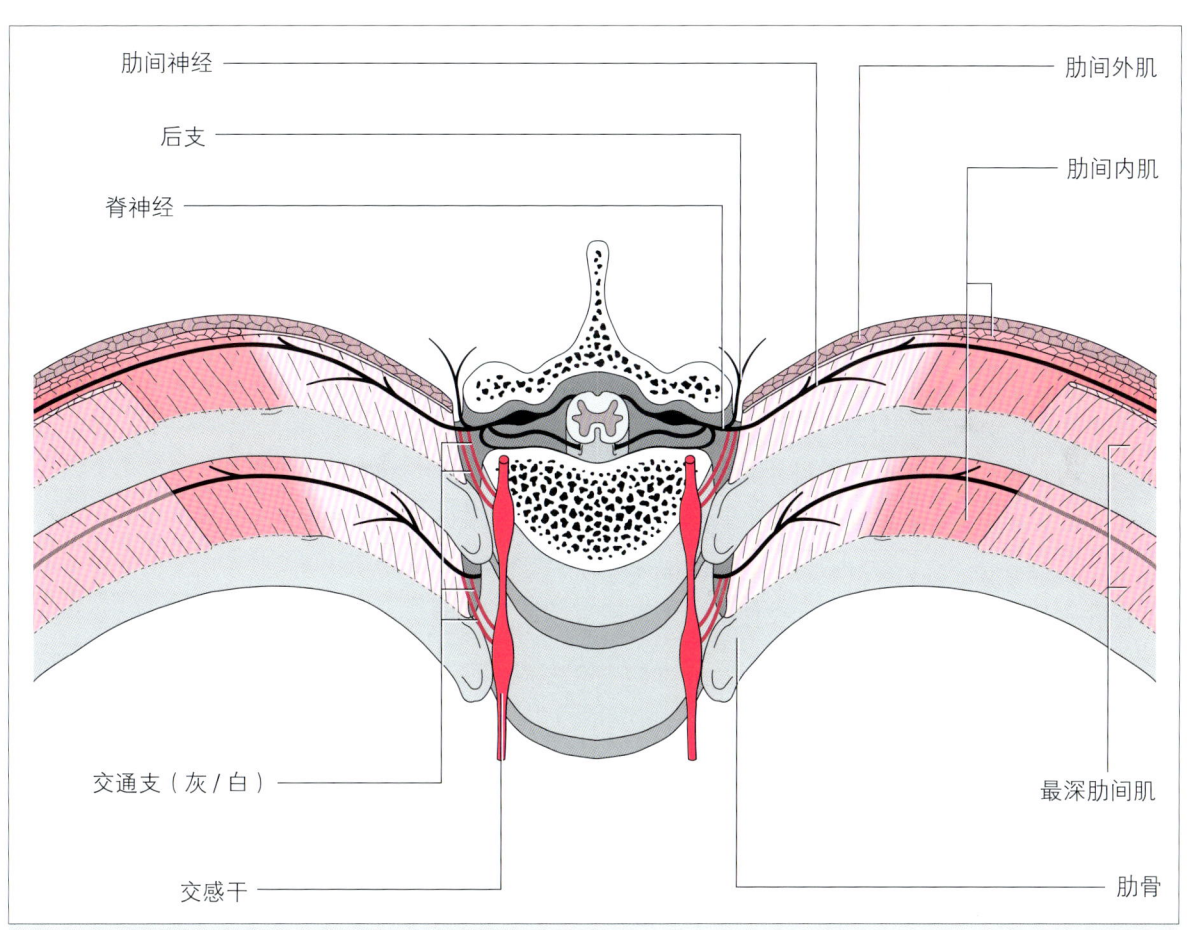

图 3.44　肋间神经和交感干神经节在胸段的走行

膈神经（图 3.45）

- 膈神经主要由C4发出，部分来自C3，有时来自C5。
- 离开臂丛神经后，从后方延伸到前斜角肌。在锁骨下动脉和静脉之间，并在纵隔胸膜和心包之间的前部向前延伸。在心包和胸膜发出分支，分支支配膈的上部，另一分支穿过中央腱支配下部。膈腹分支进一步向肝脏、胃和肾脏延伸，并参与部分感觉神经支配。
- 包括运动，感觉和交感神经纤维。

病理改变

双侧神经受累很少见。C4 节段的功能障碍或纵隔收缩（可能由胸腺、心脏或肺引起）可导致单侧膈神经压迫，反而会导致单侧膈肌抬高受限和吸气困难。

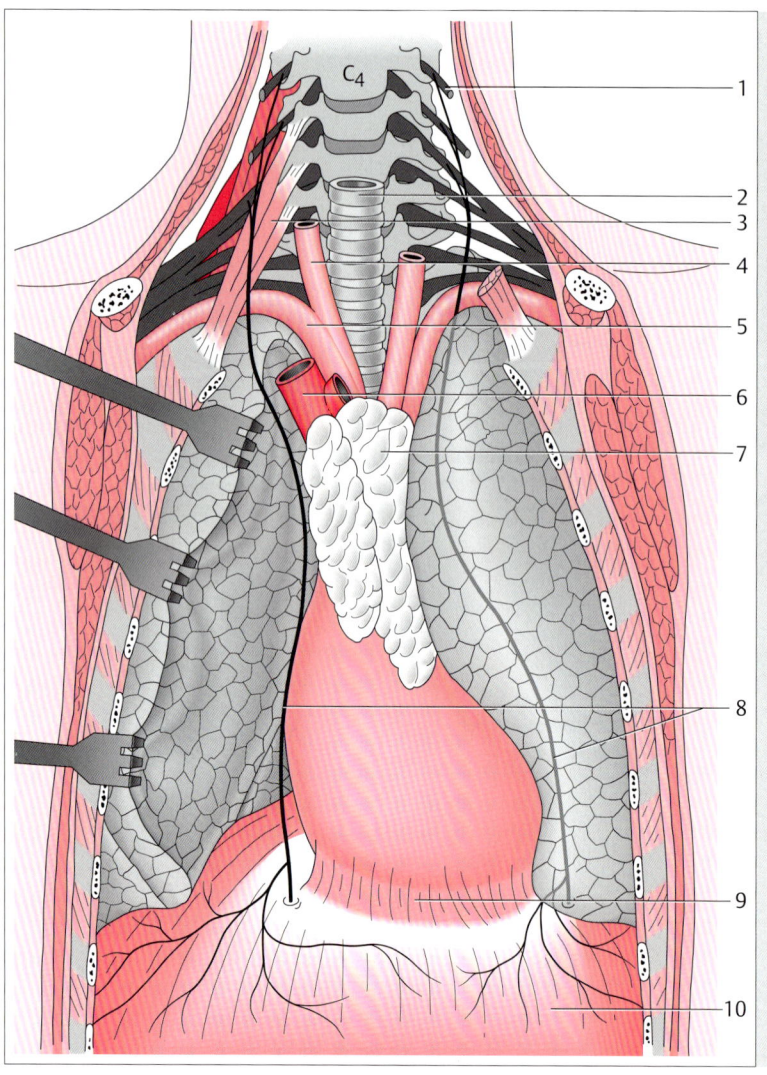

图 3.45　膈神经的走行
1　C4（脊神经）前支
2　气管
3　前斜角肌
4　颈动脉
5　锁骨下动脉
6　上腔静脉
7　胸腺
8　膈神经
9　心包膈韧带
10　膈肌

第4章 肩

4 肩

4.1 肩部体表标志触诊

肩峰（图 4.1）

沿着肩胛冈向外触诊成角并扩大的肩峰后缘。自此处沿肩峰侧缘向前可触及更圆的前缘，肩关节前屈时更易触及。

以肩峰作为触诊的开始，有助于确认该区域中高度多样化的结构。

肩锁关节（图 4.2）

于肩峰前颈内侧一指宽处可触及肩锁关节间隙形成的 V 形小凹陷，这是关节的前部。为了准确了解关节形态，也要确定关节的后部。沿着肩胛冈上缘向侧面到锁骨。这两个结构形成了一个小的三角形，在三角形的尖可触及一个小的、朝向前方的 V 形凹陷。连接这两个结构的连线提示关节的走行。在肩胛带和胸椎正常的情况下，其方向是从后内向前外。

肩胛带可以进行小范围环状运动，以确保各个结构处于正确的位置。

胸锁关节（图 4.3）

沿颈静脉切迹向外，可触及锁骨的胸骨端突出处。关节间隙位于中下部边缘，通常很容易触诊。肩胛带的小的环状运动有助于触诊。

关节间隙由上内向下外走行。

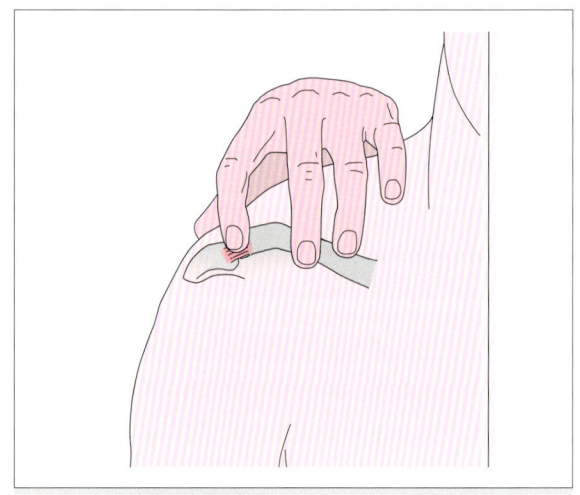

图 4.2 肩锁关节的触诊

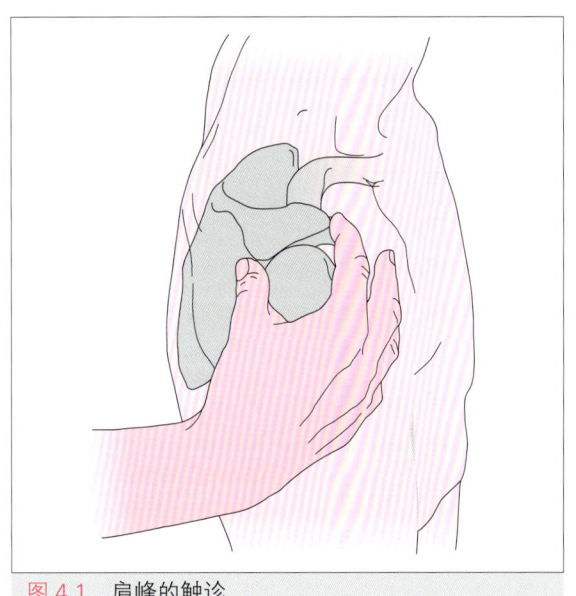

图 4.1 肩峰的触诊

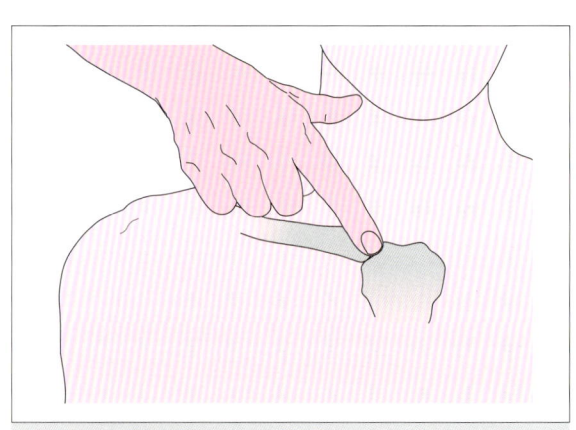

图 4.3 胸锁关节的触诊

喙突（图 4.4）

喙突尖是位于锁骨下窝外侧的一个宽大的凸起。

肱二头肌短头和喙肱肌腱向下外侧延伸，可在喙突尖下方横向直接触及肌腱。喙肱肌部分位于肱二头肌下。这两块肌肉只能通过屈肘时肱二头肌收缩来区分，因为喙肱肌为单关节肌。

胸小肌从中下方延伸到喙突内缘。通过伸展方向的肌肉等长收缩来确定肌肉的位置。

喙肩韧带（图 4.5）从喙突的上外缘延伸到肩峰前颈。沿着纤维走行进行触诊。向下牵拉上肢有助于触诊。

肱骨小结节

肱骨小结节的内侧缘位于肩峰前颈部下方，距喙突约一指宽。在近端区域宽一指到一指半，远端变窄。长约两指，形状像倒挂的梨。

肩胛下肌止点的长度和宽度相同（图 4.6）。当肌肉松弛或肌肉因为内旋紧张时，垂直于肌纤维的方向触诊肌腱，其上部纤维水平走行，而下部纤维斜向上走行。

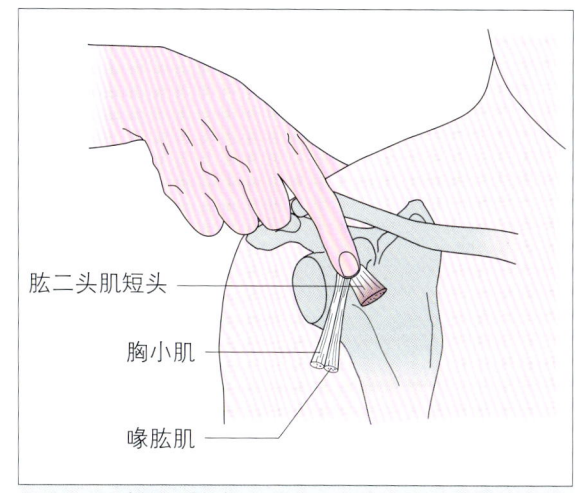

图 4.4 喙突的触诊

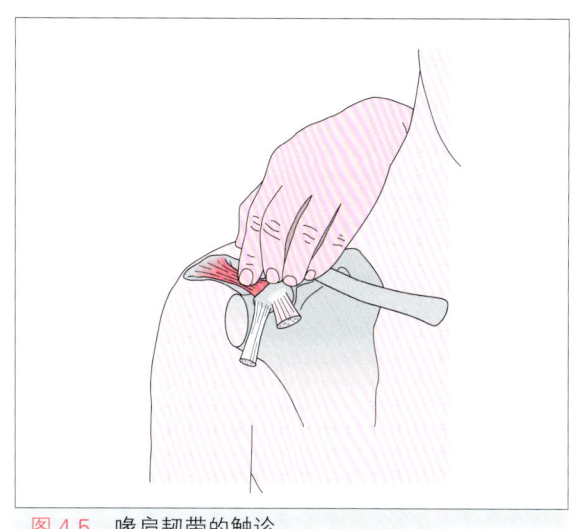

图 4.5 喙肩韧带的触诊

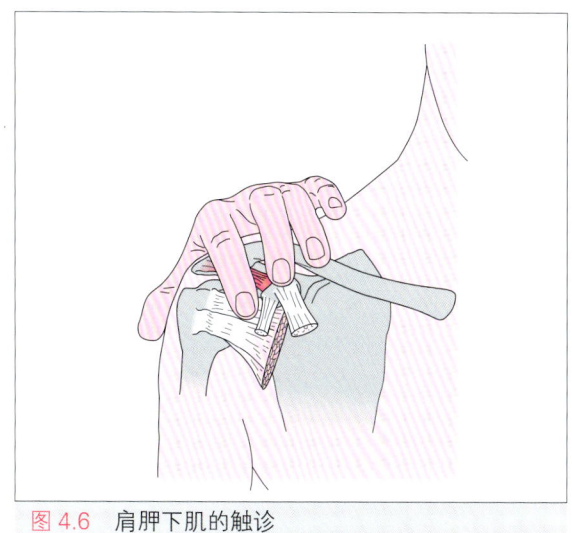

图 4.6 肩胛下肌的触诊

结节间沟（图 4.7）

结节间沟位于肱骨小结节外侧，其内有肱二头肌腱走行，因此此凹陷并非明显的沟状结构。

被动内旋、外旋（肩关节）状态下，可触及大、小结节的边缘及其间的肱二头肌腱。

肱横韧带和部分肩胛下肌腱跨过结节间沟上部。

肱骨大结节（图 4.8）

大结节位于结节间沟的外侧。肩袖肌腱肱骨止点位于肩峰前外侧和外侧。改变上肢的位置有助于肌腱止点的触诊。

冈上肌（图 4.8）

上肢伸展时，肱骨大结节的上表面前移。冈上肌腱病变的典型部位正好位于肩峰颈部的正前方,通过上肢外展使冈上肌紧张可证实。（肩关节）最大限度的内旋可使大结节内移。冈上肌止点长和宽各约 1 cm。

冈下肌（图 4.9）

将患者的手置于对侧肩关节并保持。这种联合了屈曲、内收和内旋的动作使得肱骨大结节从肩峰后颈部向下外侧移动。以肩峰后颈部作为参考点，可在其下方约两指宽处触及一条硬束，跨过关节间隙。沿其走行继续触诊，可在外侧约两指宽处触及骨性结构，即冈下肌止点。在此体位下使肌肉紧张（肩关节抗阻外旋），通过触诊可发现冈下肌宽 2~3 cm。

小圆肌

小圆肌止点位于大结节处冈下肌止点的稍下方。两块肌肉相互交织，不容易确切区分。

> **病理改变**
>
> 肌腱损伤表现为肿胀（可厚达 1 cm）和明显的酸痛。肌肉紧张和牵伸有助于明确诊断。

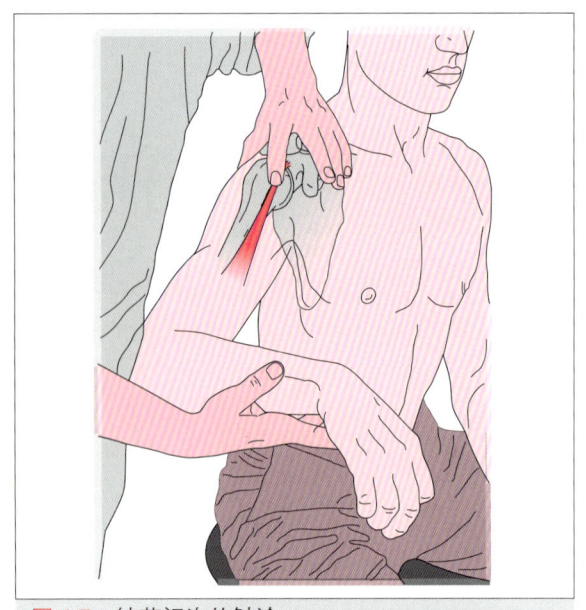

图 4.7 结节间沟的触诊

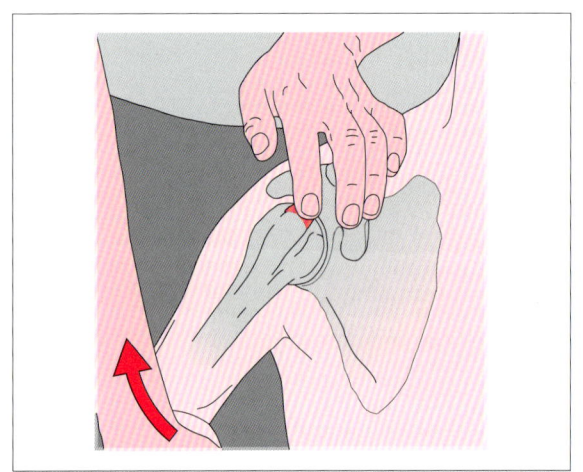

图 4.8 冈上肌在大结节处附着点的触诊

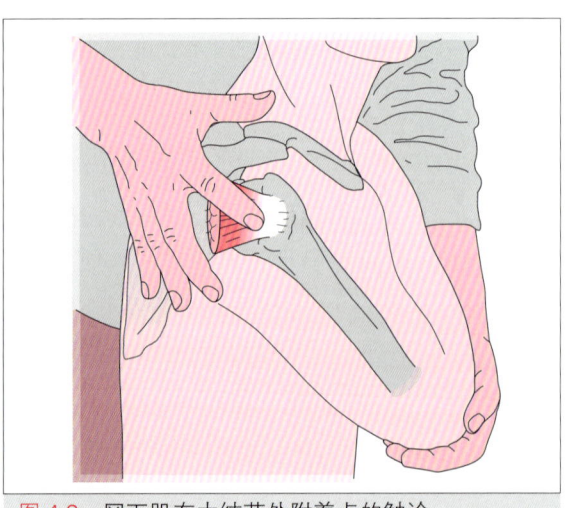

图 4.9 冈下肌在大结节处附着点的触诊

肩峰下间隙（图 4.10）

于肩峰外侧可触及部分肩峰下间隙。为了更好地触诊，可使上肢外展 60°，用指尖从外侧在肩峰下进行触诊。

可以通过活动上肢，来评估酸痛、肿胀（可使肩峰下间隙变窄）的区域和间隙内相应结构的滑动能力。

> **病理改变**
> 关节囊的粘连使肱骨头在肩峰下间隙的滑动能力受限。

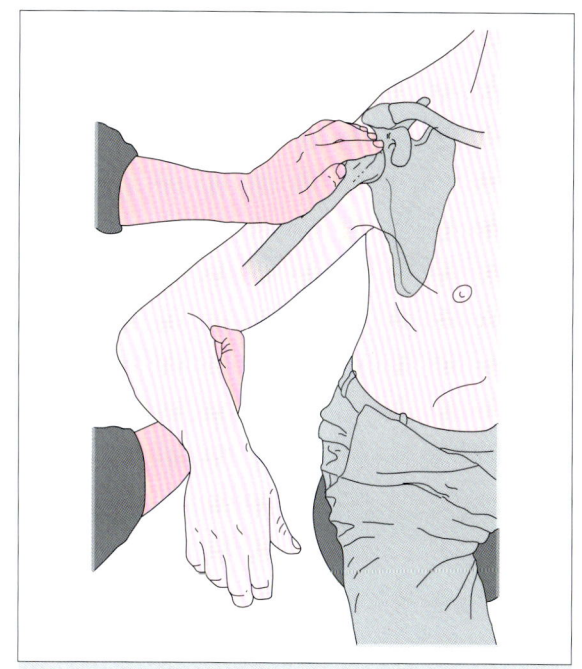

图 4.10 肩峰下间隙的触诊

三角肌粗隆

三角肌止点位于肱骨外侧，肩峰下方约一个拇指到拇指加示指的宽度。当肩关节抗阻外展时很易触及，因为所有的肌纤维都聚集在结节上。该处有一个滑囊，可出现肿胀。

从其止点开始向上触诊三角肌，至其在锁骨、肩峰和肩胛冈处的附着点。

肩胛骨

肩胛上角（图 4.11）

肩胛上角指向内侧，难以触诊。肩胛提肌附着于此，可于肩胛上角上方垂直于肌纤维方向进行触诊。肌肉止点宽约两指。向枕骨方向提拉肩胛骨，可确定肩胛上角所在位置。

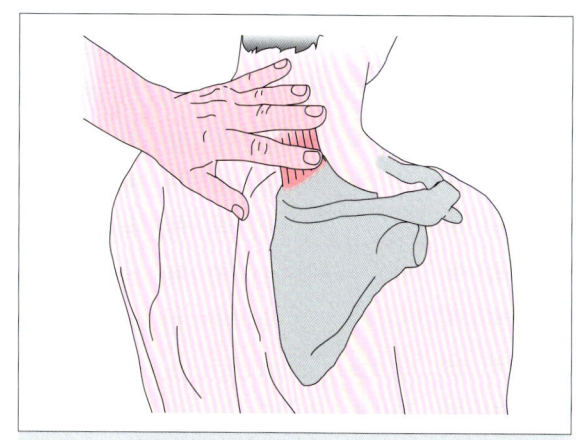

图 4.11 肩胛上角的触诊

内侧缘（图 4.12）

肩胛骨内侧缘从肩胛冈的内侧向下走行。在斜方肌下，菱形肌止于内侧缘。沿着或垂直于肌纤维的方向，从内侧缘到脊柱对菱形肌进行触诊。沿着肌肉走行方向将肩胛骨朝向对侧耳的方向推，可使肌肉收缩，张力增加。

肩胛下角

大圆肌起自肩胛下角，沿侧面向腋窝走行。（肩关节）外展/后伸时肌肉收缩便于触诊。

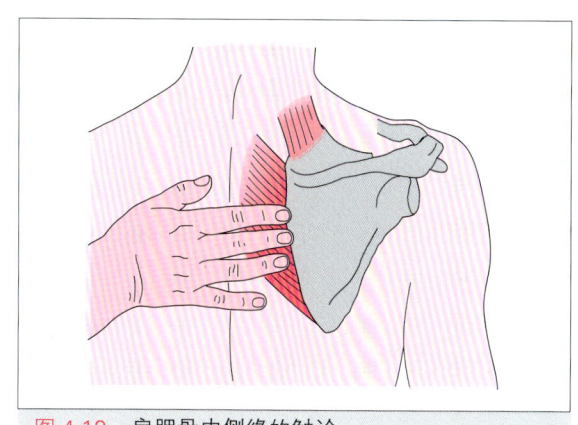

图 4.12 肩胛骨内侧缘的触诊

外侧缘（图 4.13）

外侧缘从肩胛下角向上外侧延伸。因为许多肌肉附着于此，故难以触诊。肩胛骨小范围的内外侧运动有助于识别该边缘。由下往上依次可触及下列肌肉：

- 背阔肌：背阔肌构成腋后壁，在此可触及其上缘。
- 大圆肌（图4.13）：大圆肌从肩胛下角沿外侧缘延伸到腋后壁。（肩关节）内旋时大圆肌收缩，出现更饱满的边界清晰的四边形，填充腋后壁。
- 小圆肌（图4.13）：在大圆肌上方冈下窝内可触及小圆肌。

冈上窝（图 4.14）

于肩胛冈上方，穿过斜方肌在冈上窝内触诊冈上肌。肌肉和肌腱的移行处位于肩胛冈和锁骨形成的角的外侧部分。中立位下肩关节外展，使冈上肌收缩，可明确定位。

冈下窝

于肩胛冈下方的冈下窝内触诊冈下肌。肩关节外旋时可以很好地触诊。

肩胛骨肋骨面（图 4.15）

肩关节最大限度地屈曲或外展，有助于触诊肩胛骨肋骨面的外侧缘。在此体位，肩胛骨外展并远离胸廓。也可触及部分肩胛下肌。

肩关节内旋时，指尖沿肩胛骨内侧缘下方触诊，较易触及肩胛骨肋骨面的内侧缘。

腋前壁（图 4.16）

由胸大肌组成。肩关节轻微外展，自锁骨和胸骨向大结节的顶部触诊该肌肉。

触诊下列肌肉的起止点及走行：

- 肱二头肌。
- 肱三头肌。
- 斜方肌。
- 前锯肌。
- 胸锁乳突肌。

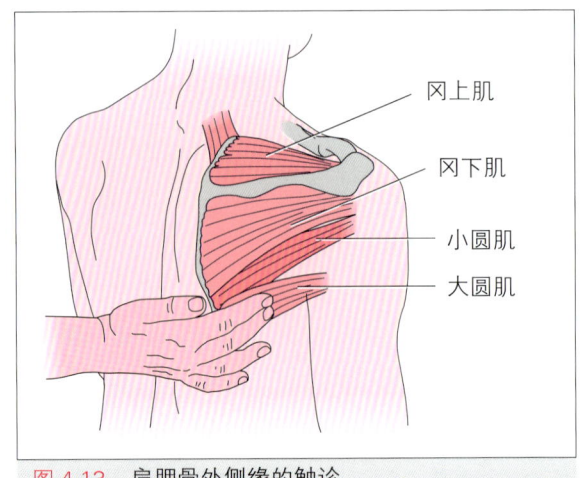

图 4.13　肩胛骨外侧缘的触诊

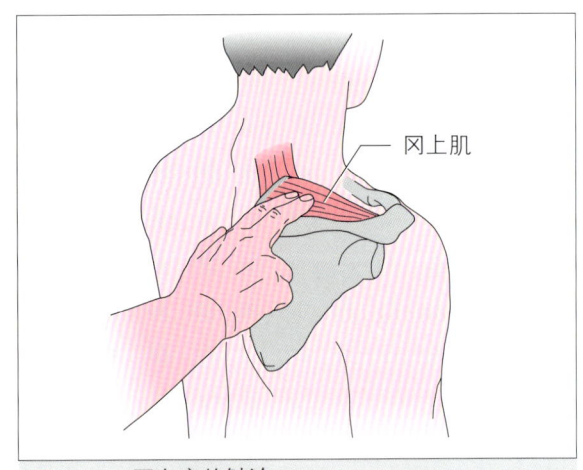

图 4.14　冈上窝的触诊

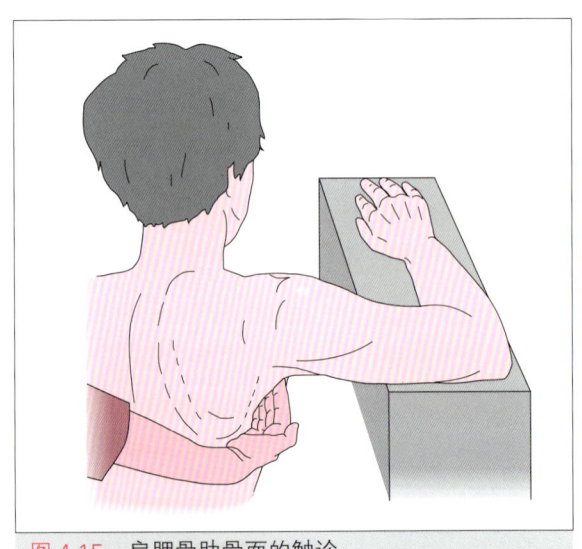

图 4.15　肩胛骨肋骨面的触诊

- 斜角肌。
- 锁骨下肌。

4.2 肩关节功能解剖学

4.2.1 肩关节 X 线影像

前后位观（图 4.17a）

根据正常的解剖学形态评估关节的骨性结构——肱骨头是否光整，骨小梁是否规则排列，骨皮质厚度是否为 2~4 mm。

检查以下位置关系：
- 肩峰—肱骨间隙：约9 mm。
- 盂肱关节间隙：4~6 mm。
- 肩锁关节间隙：2~4 mm。

> **病理改变**
>
> 冈上肌腱常发生钙沉积，在肩关节正位像上，肩峰和大结节之间的部分明显增厚。

腋下位观（图 4.17b）

肩关节外展 90° 位，从下方观察关节盂与肱骨头的关系。

从此视角观察肱骨和肩锁关节，可以判断关节狭窄和骨赘形成情况。

> **病理改变**
>
> 存在肩关节骨性关节炎时，骨赘多位于肩峰前缘，朝向喙肩韧带处，导致肩峰下间隙变窄。

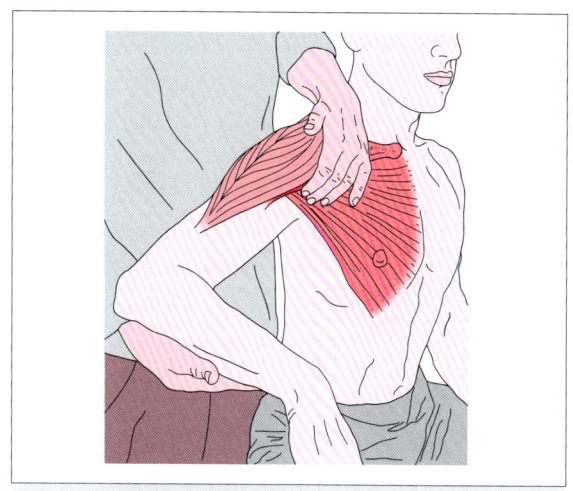

图 4.16 腋前壁的触诊

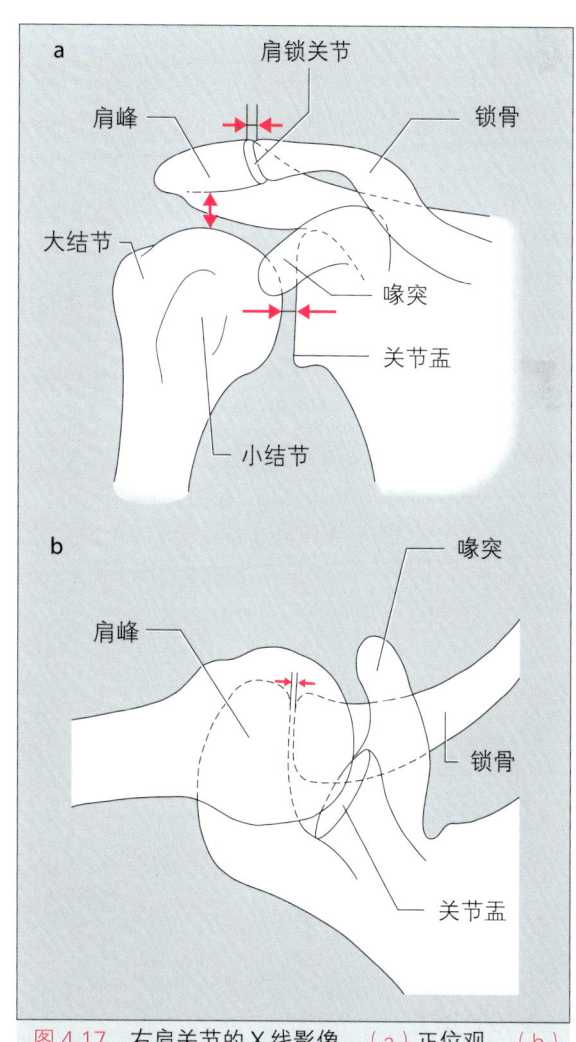

图 4.17 右肩关节的X线影像。（a）正位观；（b）腋下位观

肩关节造影（图4.18）

造影剂填充关节，可描绘关节腔及其连通的间隙。

前后位影像显示腋下隐窝，肩胛下隐窝和肱二头肌长头腱鞘。结节间沟将长头腱鞘的影像分成两部分。

> **病理改变**
>
> 如冈上肌腱断裂，则关节囊和关节腔会相互连通，因此造影剂分布较为弥漫。

4.2.2 上肢运动范围：参与关节（图4.19）

通过多个关节的参与，上肢可达到较大的运动范围。躯干和上肢通过三个真性解剖关节和两个"假性"（生理）关节连接：

- 盂肱关节（真性关节）和肩峰下间隙。
- 肩锁关节、胸锁关节（真性关节）和肩胛胸

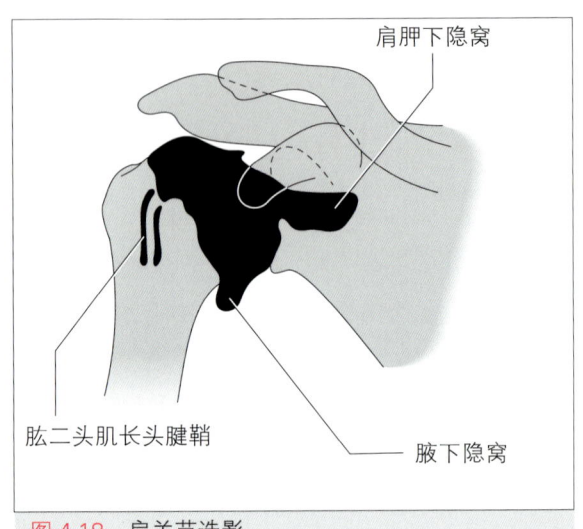

图4.18 肩关节造影

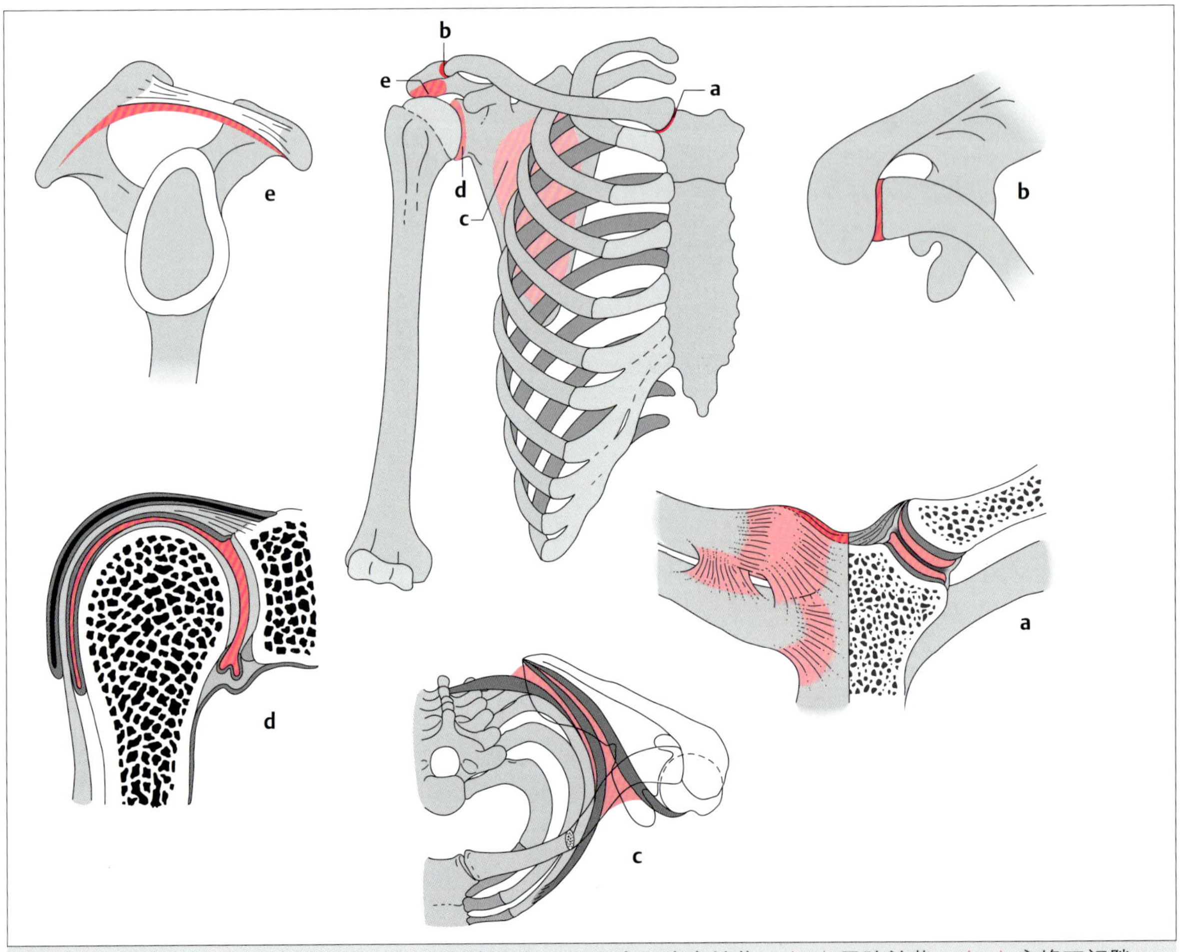

图4.19 肩关节。（a）胸锁关节；（b）肩锁关节；（c）肩胛胸廓关节；（d）盂肱关节；（e）肩峰下间隙

廓关节（假性关节）（滑动表面）。

- 除肩关节复合体外，如果上肢要实现全范围活动，肋骨的柔韧性和脊柱的正常曲度也很重要。

4.2.3 盂肱关节

盂肱关节是一个应力锁定关节，连接盂肱关节的肌肉和韧带对其有稳定作用。

肱骨头（图 4.20~22）

- 软骨层在中央处最厚。
- 相对肱骨干长轴，肱骨头向上倾斜45°。
- 相对于肱骨远端两髁之间的连线，肱骨头后倾40°。

关节盂（图 4.23）

- 软骨层中间薄，周围较厚。
- 盂唇附着于关节窝边缘，从而扩大关节表面。
- 垂直向倾角为15°。
- 后倾10°。
- 肱骨关节面是关节盂的1/4。

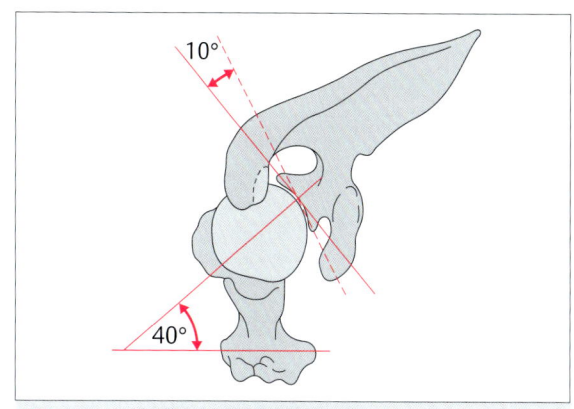

图 4.21　肱骨和关节盂的后倾角

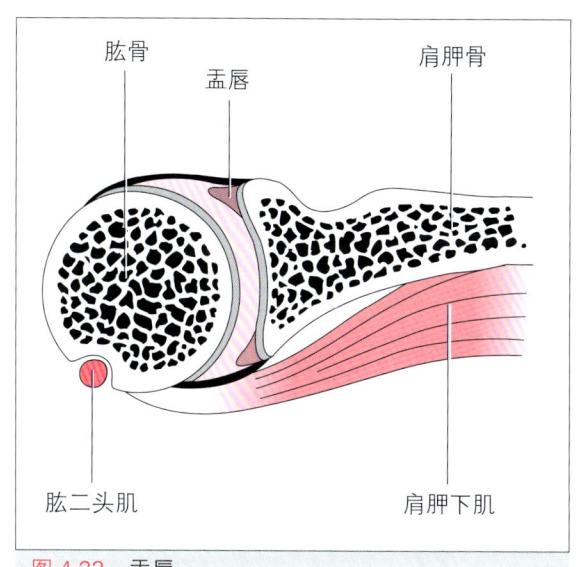

图 4.22　盂唇

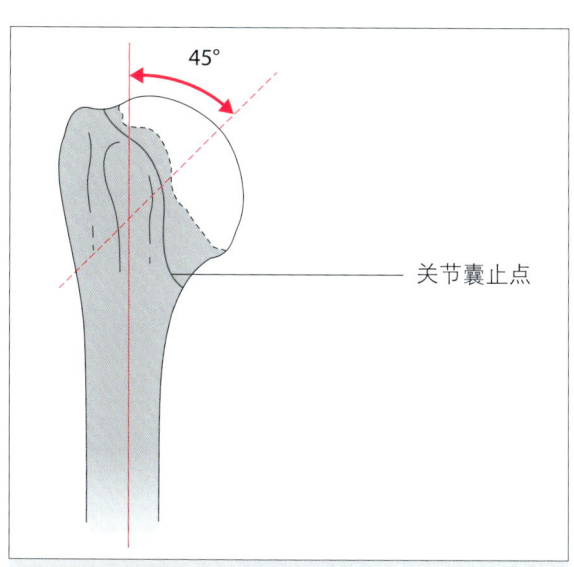

图 4.20　肱骨头（关节面）倾角

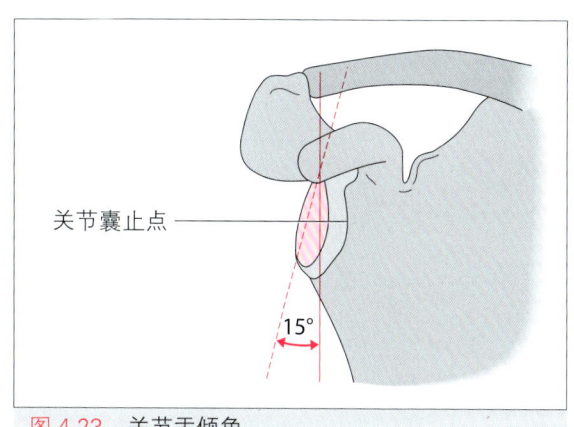

图 4.23　关节盂倾角

关节囊（图 4.24）

松弛的关节囊使大范围的活动成为可能，隐窝的存在又使运动范围进一步扩大。肩胛下隐窝（图 4.25）位于肩胛下肌前方，通常与关节囊相连。腋下隐窝（图 4.26~28）位于关节囊下方。

在肩胛骨上，关节囊附着于盂唇：滑膜附着于关节盂的唇缘，纤维层附着于关节盂基底部上方。

在肱骨上，关节囊附着于解剖颈。前方与肩胛下肌腱融合，上方与冈上肌腱融合，后方与冈下肌腱和小圆肌腱融合：

- 中立位（0°）：关节囊上部紧张，而腋窝下隐窝处形成褶皱。
- 外展45°位：关节囊上部和下部都是松弛的。
- 外展90°位：关节囊上部明显松弛，关节囊下部紧张。

> **病理改变**
>
> 炎症可导致腋隐窝下粘连。为了减轻疼痛，上肢长时间保持在一个位置也可以造成粘连。这会导致真正的运动受限，尤其是屈曲和外展受限，因为在上述动作中腋窝必须完全放松。

> **实践要点**
>
> 通过增强滑动运动，关节囊的粘连可以得到改善，如通过向下滑动运动来治疗外展和屈曲受限。

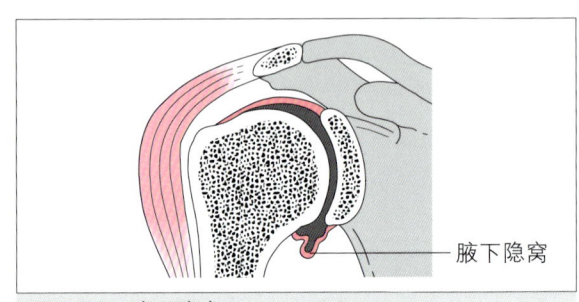

图 4.26　腋下隐窝

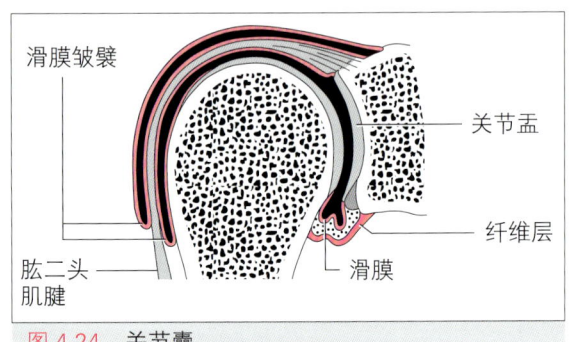

图 4.24　关节囊

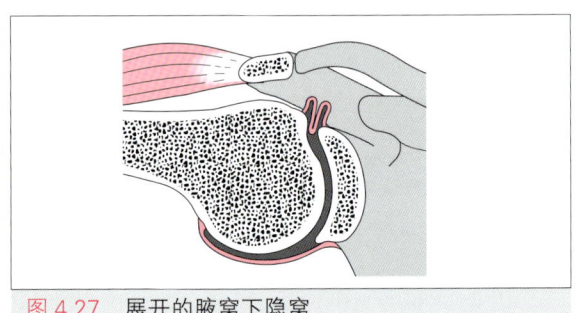

图 4.27　展开的腋窝下隐窝

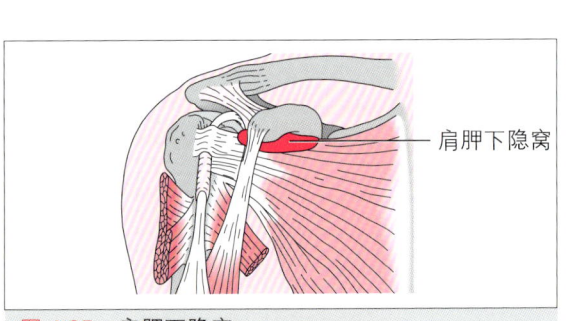

图 4.25　肩胛下隐窝

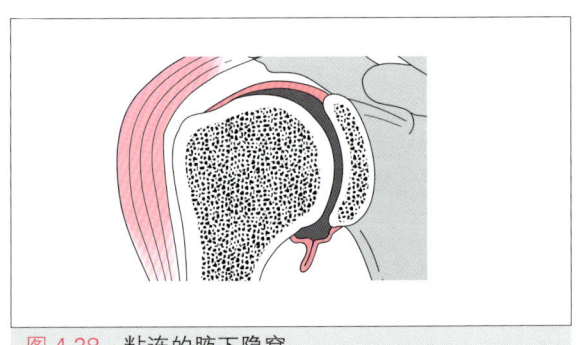

图 4.28　粘连的腋下隐窝

血供（图 4.29）

关节囊的血供主要来自于旋肱前/后动脉。这些动脉同时为肩袖供血，之间形成许多吻合支。

神经支配（图 4.30）

关节囊及其周围韧带和肌肉受神经纤维网所支配，源自 C5~C7 神经根，主要由腋神经和肩胛上神经组成。

肌皮神经发出小分支进入关节囊前上部，肩胛上神经发出分支进入关节囊前部。

纤维层有许多受体，主要是机械感受器和游离神经末梢。

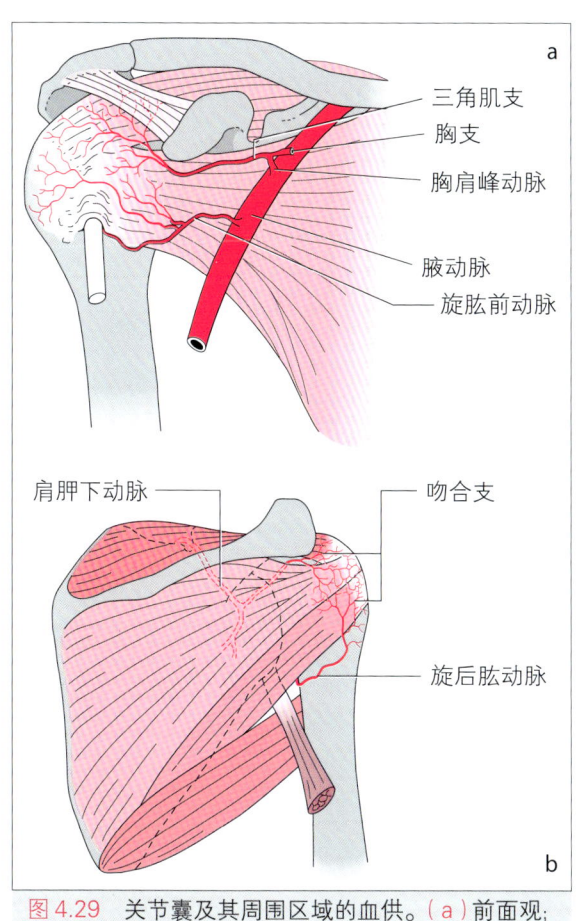

图 4.29 关节囊及其周围区域的血供。（a）前面观；（b）后面观

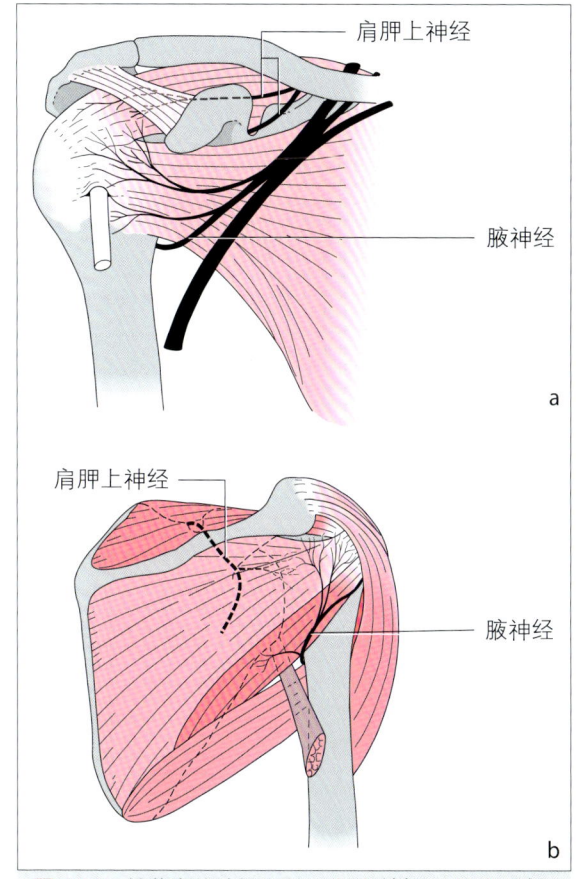

图 4.30 关节囊的神经支配。（a）前部；（b）后部

韧 带

韧带从上方和前方加强关节囊,并与关节囊纤维层融合。

喙肱韧带（图 4.31）

喙肱韧带分两部分:一部分从喙突基底部侧缘延伸到肱骨小结节,另一部分从肱骨大结节延伸到喙肩韧带。后一部分的分支覆盖结节间沟的近端部分。

喙肱韧带使关节囊内冈上肌与肩胛下肌间的间隙变小。

功能:(喙肱)韧带具有稳定功能,在上肢下垂时防止肱骨头下移。另外,当上肢 90° 外展时,(喙肱)韧带限制屈曲、内收和外旋。

盂肱韧带（图 4.32, 图 4.33）

盂肱韧带非常薄,与关节囊相融合。由三部分组成:

- 上部起自关节的骨—软骨交界区,走行于肱二头肌长头肌腱前方,止于肱骨小结节上缘。肩胛下肌腱位于其上方。
- 中部通常不完整,在肩胛下肌腱下从唇缘上部延伸至肱骨内侧的小结节。
- 下部走行于中部下方,加强肩胛下肌和肱三头肌间的关节囊。

功能:盂肱韧带通过三部分形成的张力限制(肩关节)外旋,可以防止肱骨头半脱位;下部主要在外展和外旋时发挥稳定前部的作用。

> **病理改变**
>
> 包裹关节囊的韧带不是很发达。解剖老化的组织时,有时几乎不能与纤维层区分。如果有韧带松弛的趋势和进行某些类型的运动如投掷时,肩关节存在不稳定也是合理的。
>
> 在慢性肩关节半脱位的情况下,通常需要通过前方的韧带和肌腱紧缩术来加固、稳定关节。

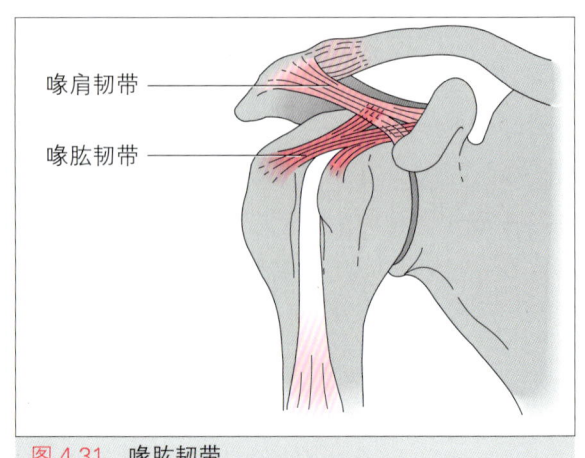

图 4.31　喙肱韧带

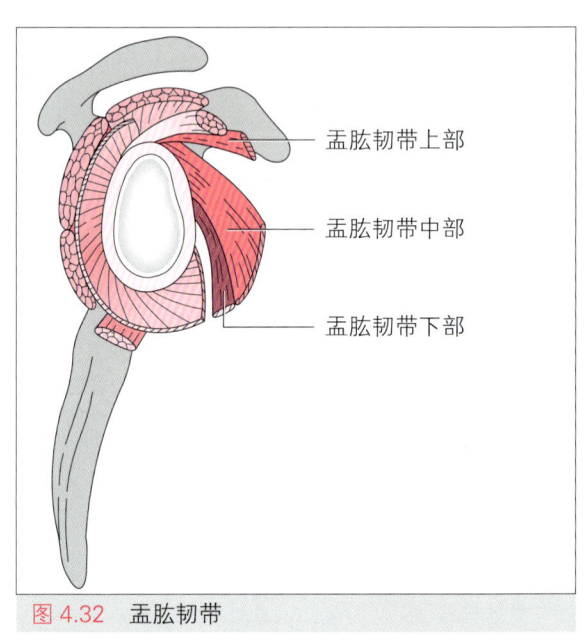

图 4.32　盂肱韧带

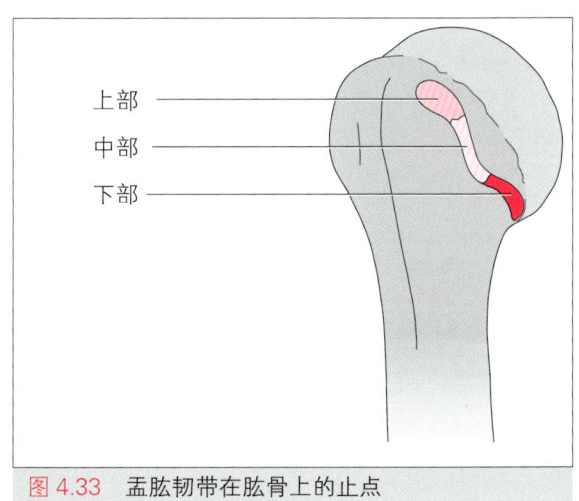

图 4.33　盂肱韧带在肱骨上的止点

> **实践要点**
>
> 部分肩袖直接连接于关节囊韧带，肩关节不稳定时必须通过强化训练才能使关节稳定。

喙肩韧带（图 4.34）

喙肩韧带从喙突外侧表面延伸到肩峰前颈，某些情况下会沿着肩峰下面直到肩锁关节。（喙肩韧带）在喙突区域非常宽大，中间有小的纵向间隙。

肱二头肌短头的部分纤维延伸到韧带。

功能：喙肩韧带构成"肩顶"（喙肩弓）的一部分，与喙肱韧带连接，防止肩关节向下脱位。

> **病理改变**
>
> 为了治疗因肩峰下间隙狭窄造成的慢性撞击综合征，外科医生需要从增厚的组织中分开喙肩韧带来增加关节间隙。

4.2.4 肩峰下间隙（图 4.36）

位于肱骨头和喙肩弓之间的空间，并不是真正的关节。该部位具有重要意义，许多退变都发生在这一区域。

"肩顶"（喙肩弓）包括：
- 肩峰。
- 喙突。
- 喙肩韧带。

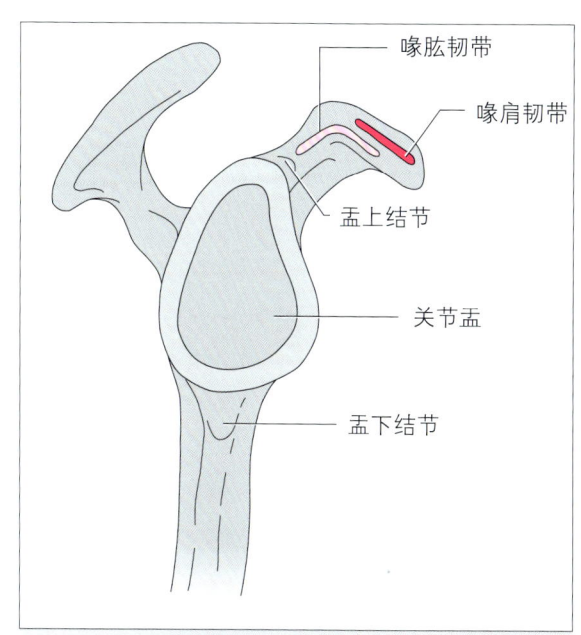

图 4.35　韧带在喙突上的止点

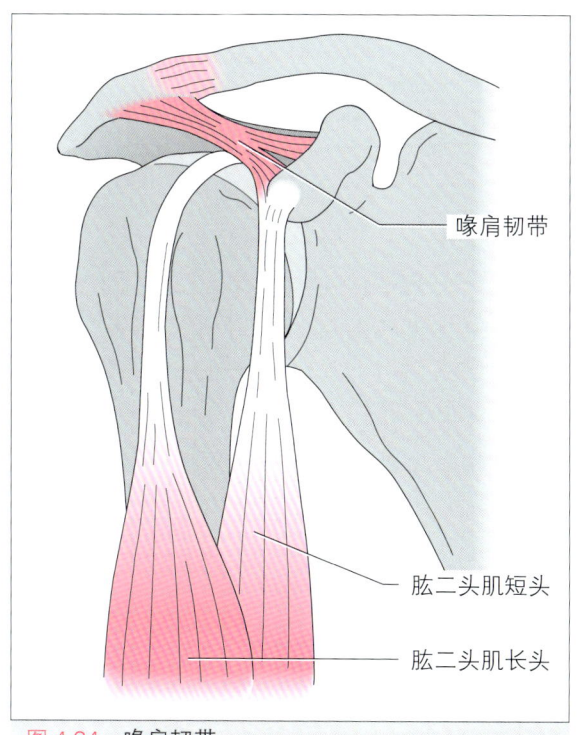

图 4.34　喙肩韧带

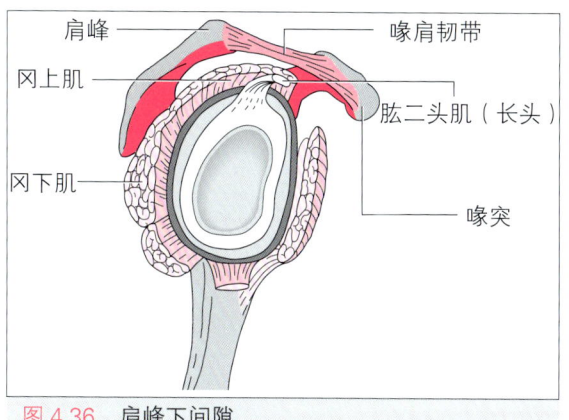

图 4.36　肩峰下间隙

肩峰下间隙包括以下结构：肩峰下滑囊，冈上肌腱，部分冈下肌，肱二头肌长头肌腱，关节囊和韧带的上半部分。

肩峰下滑囊和三角肌下滑囊（图 4.37~39）

肩峰下滑囊位于喙肩弓下方，向上延伸至肩锁关节。三角肌下滑囊位于三角肌、大结节、冈上肌和冈下肌腱之间。这两个滑囊是相互连通的。

滑囊的最外层称为囊壁。囊壁表层与上方的肩峰融合，深层与肩袖和肱骨融合，两层之间有薄的滑液层。滑囊可以防止喙肩弓与肌腱之间发生摩擦。当上肢运动时，囊壁表层相对固定，深层发生相对滑动。

> **病理改变**
>
> 运动的前提是滑囊的囊壁之间可以毫不费力地相对滑动。肩峰下间隙缩小可在运动时对滑囊造成压力和创伤。相互作用力→滑囊炎→水肿→肩峰下间隙进一步缩小，这将是一个恶性循环。随后，显著增厚的囊壁将引起撞击。

> **实践要点**
>
> 向下牵引能够减轻肩峰下的压力和疼痛。

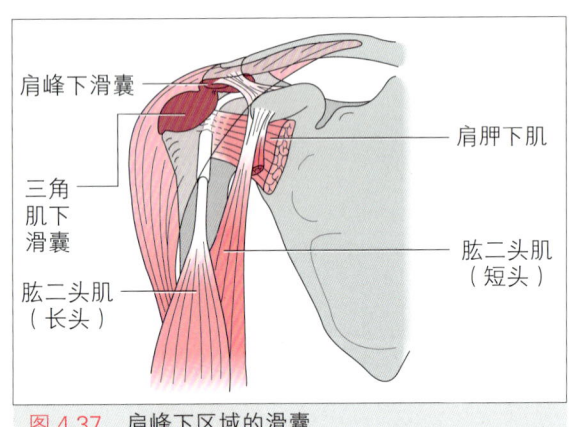

图 4.37　肩峰下区域的滑囊

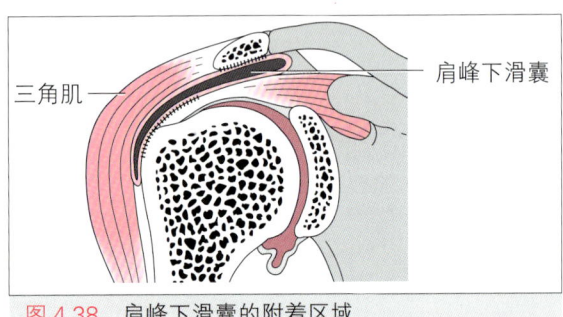

图 4.38　肩峰下滑囊的附着区域

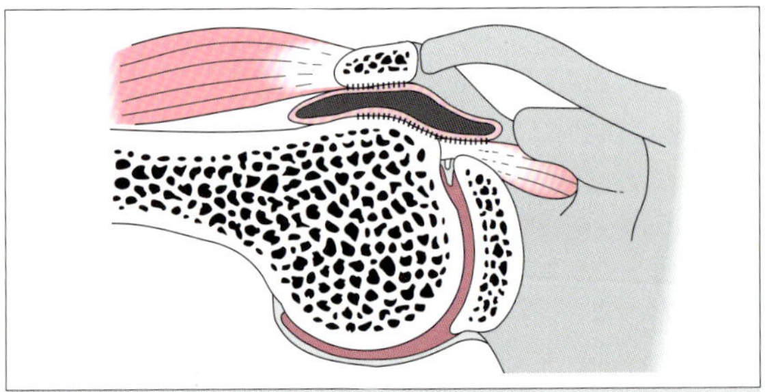

图 4.39　外展过程中滑囊壁的移动

4.2.5　肩胛胸壁关节的滑动平面（图 4.40，图 4.41）

在中立位，肩胛骨位于第二肋至第七肋水平，肩胛冈位于 T3 水平。

从后方观察，肩胛骨稍向外侧倾斜。其内侧缘延长线与棘突连线形成 3°~5° 的夹角（图 4.40a）。

以胸廓为参考，肩胛骨在休息位时稍向前对齐。这意味着从上面看，肩胛骨所在平面与额状面形成 30° 的夹角，与锁骨所在平面形成 60° 的夹角（图 4.40b）。

以胸廓为参考，从侧面看肩胛骨向前倾斜 20°（图 4.40c）。

第 4 章 肩

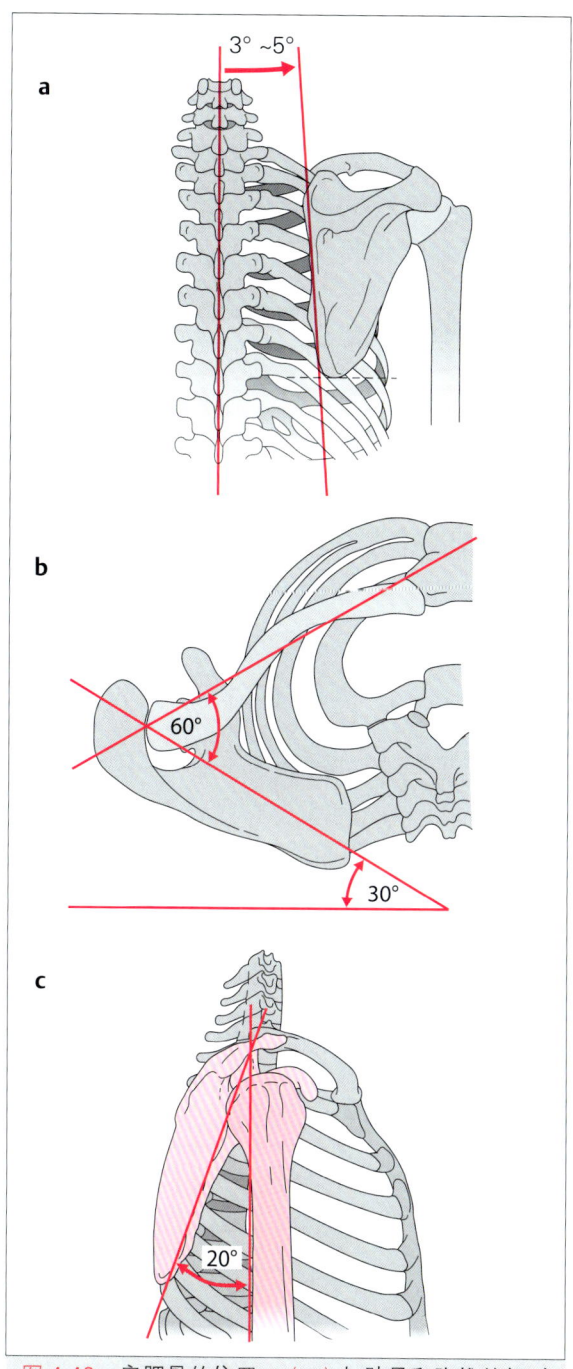

图 4.40 肩胛骨的位置。（a）与肋骨和胸椎的相对位置（后面观）；（b）与胸和锁骨的相对位置（横断面观）；（c）与胸部的相对位置（侧面观）

> **病理改变**
>
> 当肩带位置发生变化时，以上角度也会随之发生变化。例如，当肩前伸时，从侧面观察，肩胛骨向前倾斜的角度可以超过 20°，使得肩胛下角突出可见。同理，锁骨和肩胛骨之间的角度可以小于 60°。

肩胛胸壁关节的滑动平面可以分为两个区域：

- 肩胛下肌与前锯肌之间的滑动区域，开口在外侧。
- 前锯肌与胸壁之间的滑动区域，开口在内侧。

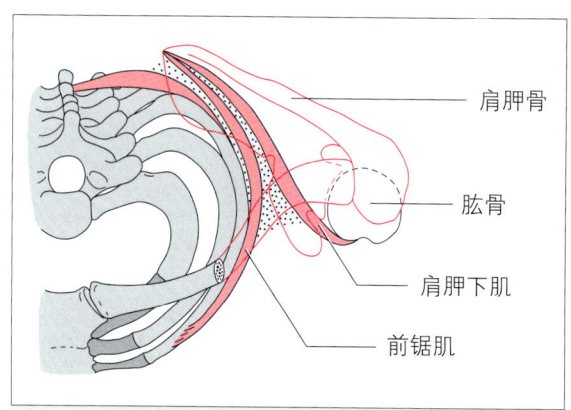

图 4.41 肩胛胸壁关节的滑动表面

肩胛骨的运动（图 4.42）

外旋（图 4.42a）

肩胛骨向外侧的旋转运动称为外旋，相应的轴线与肩胛骨平面垂直。其轴心大致在中间，在肩胛冈下方，并在运动时下移。

外旋的最大角度为 60°。在此运动过程中，肩胛下角外移约 10 cm，而肩胛上角移动的距离只有其 1/4。

外旋是肩胛骨最重要的运动，伴随上肢的外展和屈曲。

上抬 / 下掣（图 4.42b）

上抬是指肩胛骨向上的运动，最大约 10 cm。与上抬相对应的向下方运动称为肩胛骨的下掣，其活动范围仅约 3 cm。

内收 / 外展（图 4.42c）

在内收过程中，肩胛骨内侧缘向脊柱靠拢。这个运动相当于肩胛带的后缩。此时，锁骨和肩胛骨之间的角度略有增加。

肩胛骨的外展相当于肩胛带的前伸。

4.2.6　附着于肩胛骨的肌肉

斜方肌（图 4.43）

- 降部：带动肩峰向内上方运动，从而产生肩胛骨的外旋，并使关节盂向上、向外移动。

  颈椎：肩胛带固定后，该部位两侧肌肉同时收缩会使颈椎向后伸展，一侧收缩则会使颈椎向该侧侧屈，并使头转向对侧。

- 水平部：该部分将肩胛骨固定于胸廓，并将肩胛骨内侧缘拉向脊柱。
- 升部：该部分将肩胛骨内侧缘向下拉，作为肩胛骨在进行外旋运动时的固定端。

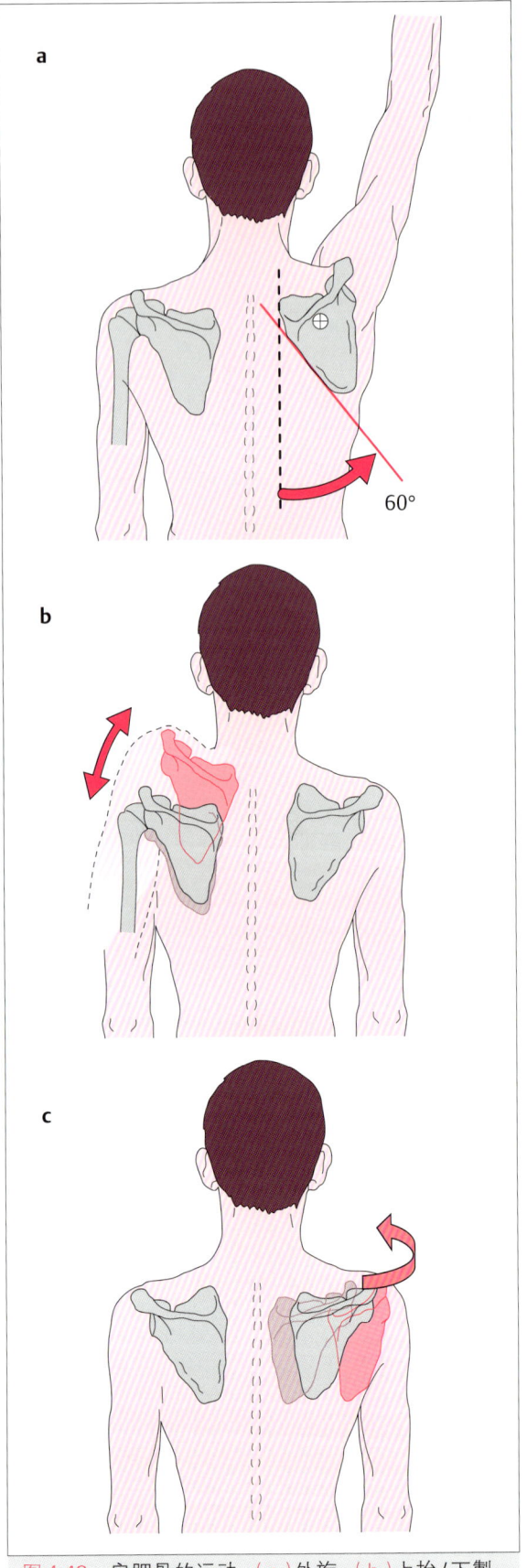

图 4.42　肩胛骨的运动。（a）外旋；（b）上抬 / 下掣；（c）内收 / 外展

菱形肌（图 4.44）

该肌肉使肩胛骨向内、向上运动，并辅助将肩胛骨固定于胸廓。

肩胛提肌（图 4.44）

肩胛提肌拉动肩胛骨内侧区域向上运动。当肩胛骨外旋时，该肌肉必须做离心收缩。这是一个基础性的问题。因为外旋时肩胛提肌也是倾向于缩短的肌肉之一。

当肩胛骨外旋时，该肌肉限制其继续外旋。

前锯肌（图 4.45）

- 上部是前锯肌的上部，延伸至肩胛上角。这一部分因有饱满的肌腹而与扁平的下部相区别。可使肩胛骨内旋。
- 中部较宽，几乎水平走行，连于肩胛骨内侧缘。这一部分的主要作用是将肩胛骨固定于胸廓。
- 下部由斜行向上的斜向纤维构成，向上延伸到肩胛下角。下部与上部的功能相拮抗，使肩胛骨外旋。

当前锯肌的所有部分协同工作时，将肩胛骨拉向外侧。

胸小肌（图 4.46）

胸小肌使肩胛骨向前下方移动，使肩胛下角变得突出。

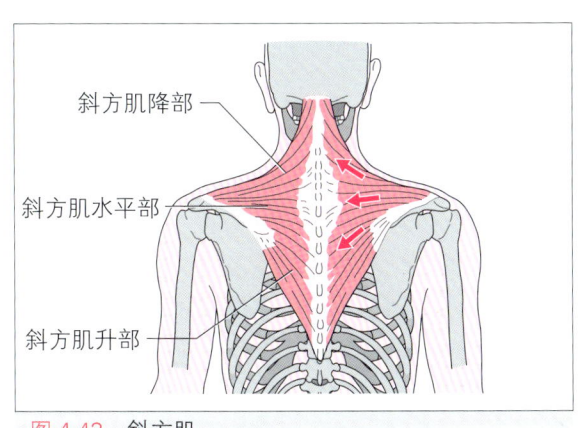

图 4.43　斜方肌

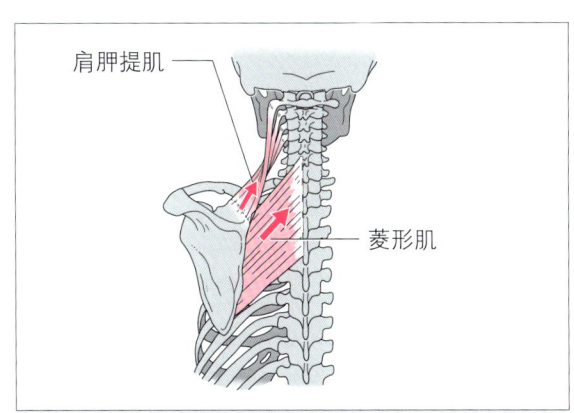

图 4.44　菱形肌和肩胛提肌

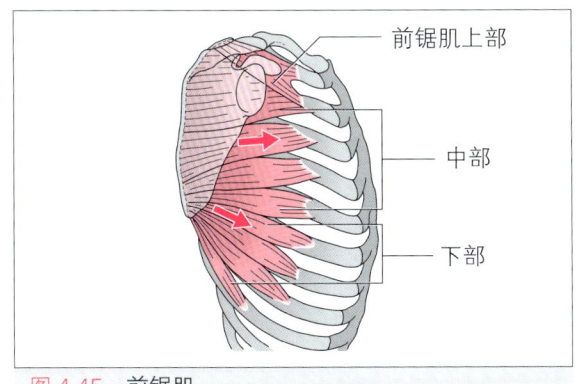

图 4.45　前锯肌

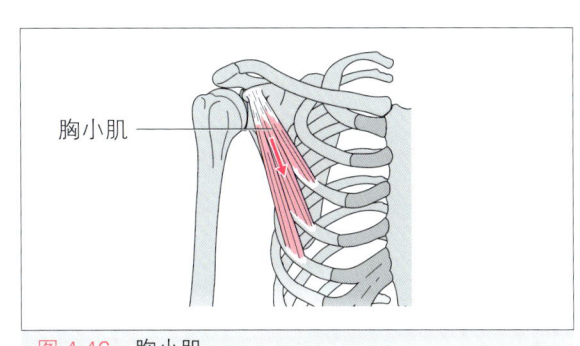

图 4.46　胸小肌

肌肉链（图4.47）

在肩胛骨和躯干之间，有8块肌肉相互作用，在固定肩胛骨和使其协调运动方面发挥关键作用。这8块相互作用的肌肉组成拮抗对，被统称为肌肉链。其中如果一块肌肉收缩，与其相对应的肌肉必须能够放松：

- 肩胛提肌—斜方肌（升部）使肩胛带上抬或下掣。
- 前锯肌（上、中部）—斜方肌（水平部）使肩胛带外展或内收。
- 胸小肌—斜方肌（降部）控制肩胛骨，使其向前下或后上运动。
- 菱形肌—前锯肌（下部）控制肩胛骨的旋转运动。

只有这些肌肉链之间相互平衡，即没有放松或收缩的趋势，肩胛骨才能位于胸廓的最佳位置，上肢和肩胛带的运动才能协调。

> **实践要点**
>
> 功能弱化的肌肉不能与张力亢进的对应肌肉相拮抗。例如，肌肉张力亢进的肩胛提肌，其高张力必须在与其相拮抗的肌肉修复之前先降到正常。

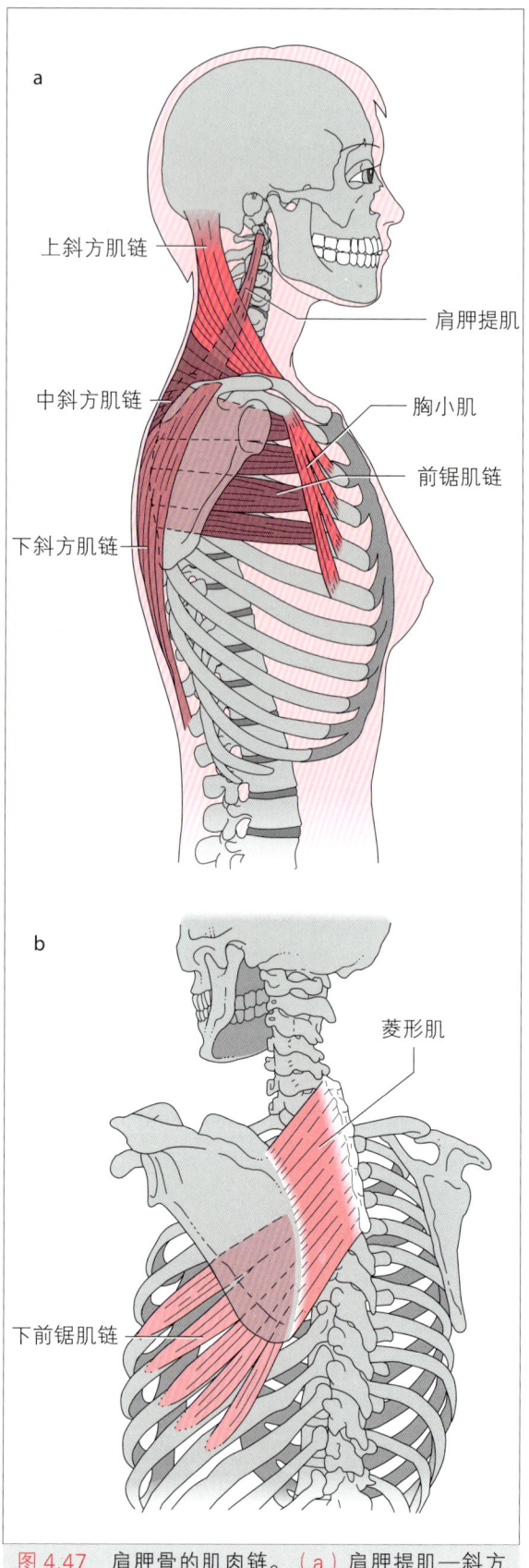

图4.47 肩胛骨的肌肉链。（a）肩胛提肌—斜方肌链，胸小肌—斜方肌链和斜方肌—前锯肌链；（b）菱形肌—前锯肌链

4.2.7 肩锁关节（图 4.48）

- 肩峰上的关节面是平的或稍凸的，锁骨也是如此。
- 关节盘通常不完整，使关节能够在紧密闭合的情况下传递压力。
- 从上方观察，关节间隙从后内侧向前外侧走行；从前面看，该间隙向内下方走行。
- 除了下部，其他部位的关节囊壁厚而坚实，并与肩锁韧带融合。三角肌和斜方肌的部分纤维延伸进入关节囊。

> **实践要点**
>
> 脊柱后凸（驼背）使肩胛骨代偿性地外展，从而改变了肩锁关节在矢状面的位置。因此，在滑动之前先确认其正确的位置是很重要的。

韧带（图 4.49）

肩锁韧带连接锁骨与肩峰。

喙锁韧带从锁骨下缘延伸至喙突基底部，由两部分组成：

- 锥形韧带，固定于喙突的后内侧并且延伸到锁骨下面粗糙的锥状结节表面。
- 梯形韧带，在锥形韧带的前方向内侧延伸至梯形线，这一表面粗糙的区域位于锁骨下方。该韧带比锥形韧带更长而且更粗壮。

这些韧带起到稳定锁骨的作用，即把锁骨固定在肩胛骨上，防止锁骨向前或向上/下移动。

运　动

喙锁韧带和肩锁韧带限制了肩锁关节的运动。运动可以围绕三个轴进行：

- 前后运动：肩胛带的前伸和后缩。
- 上下运动：上抬和下掣（不是很明显）。
- 绕纵轴旋转。

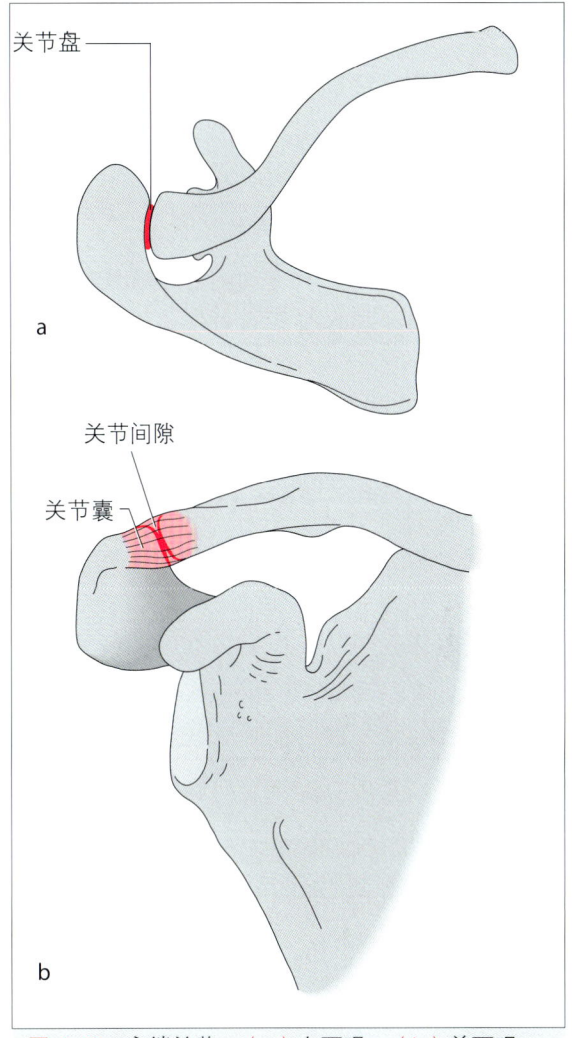

图 4.48　肩锁关节。（a）上面观；（b）前面观

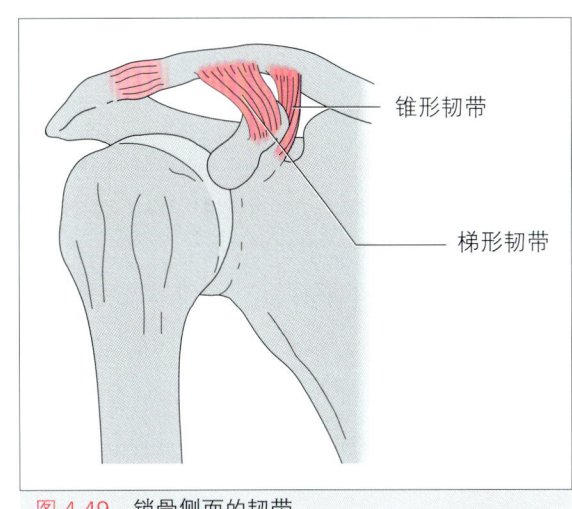

图 4.49　锁骨侧面的韧带

4.2.8 胸锁关节（图 4.50）

- 关节面：锁骨的胸骨端呈鞍形，长轴是上下方向的，短轴是前后方向的。胸骨上有与之相匹配的关节面。另外，在锁骨的下方有一个小的关节面，与第一肋构成关节。
- 关节盘：附着于关节囊周围。锁骨长轴与旋转轴线一致，使锁骨绕自身轴线旋转成为可能。
- 关节的方向：关节线与水平面约成40°角，与矢状面约成20°角。关节线自从上内后指向下外前。

韧　带

- 前后的胸锁韧带从前、后方加固关节囊。相比之下，前方的韧带更坚固。
- 肋锁韧带从第一肋骨向外延伸到锁骨下关节间隙外侧。其后部纤维与后胸锁韧带结合。该韧带限制锁骨上抬。
- 锁骨间韧带将两侧锁骨连接于胸骨。

运　动

额状面（图 4.51）

当肩胛带上抬时，锁骨肩峰端向上移动，使锁骨外侧上抬，胸锁关节的锁骨端向下滑动。

位于锁骨正下方的第一肋骨限制了这一运动，从而将胸骨端向前方推。运动范围约30°。

进一步上抬，锁骨绕其纵轴小范围旋转。由于这种旋转以及锁骨的S形外形，使其肩峰端处于较陡的位置。由于锁骨的上下径大于前后径，所以前方会发生滑动运动。通过这种旋转，锁骨会变得更陡，倾斜度会再增加 30°。

在肩胛骨下掣时，由于同时会发生轻度旋转，锁骨向上后方向滑动。

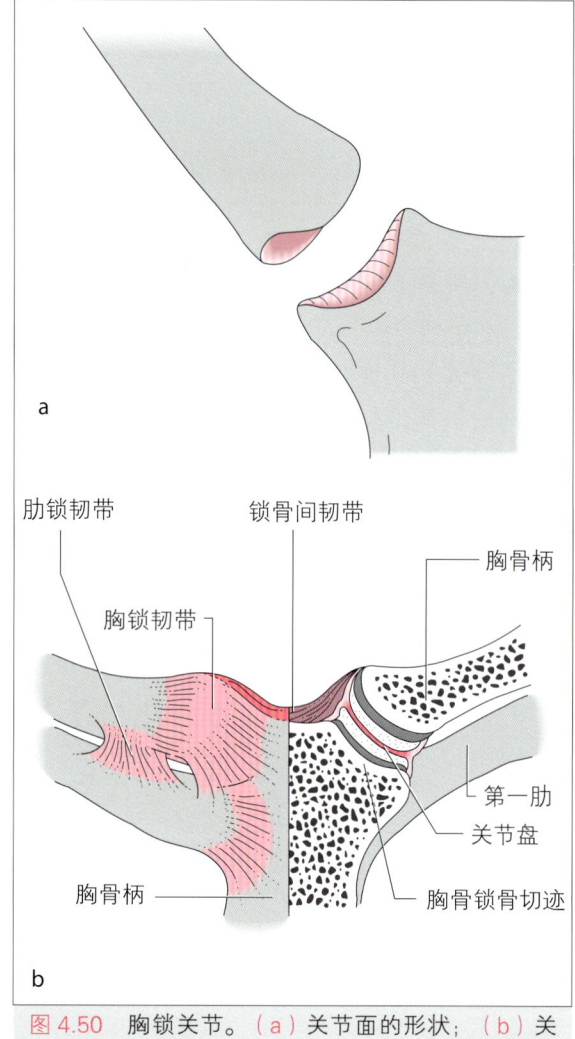

图 4.50　胸锁关节。（a）关节面的形状；（b）关节的连接（前面观）

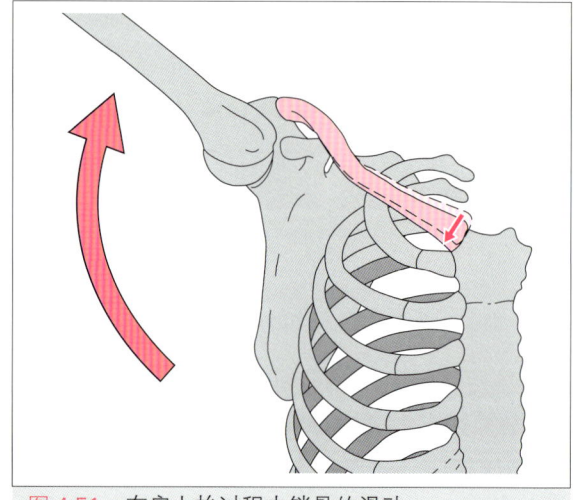

图 4.51　在肩上抬过程中锁骨的滑动

水平面（图 4.52）

肩关节后缩时，锁骨的胸骨端向后滑动。前伸时，锁骨端向前滑动。

肩锁关节与胸锁关节的相互作用（图 4.53）

肩锁关节和胸锁关节共同参与肩胛带的所有运动。记录锁骨肩峰端在各个方向上活动范围的终点位置，将这些点连接起来会呈椭圆形，高度大于宽度，意味着（肩胛带）上抬约 60°，下掣约 5°，前伸和后缩约 30°。

肩胛骨参与锁骨的所有运动。

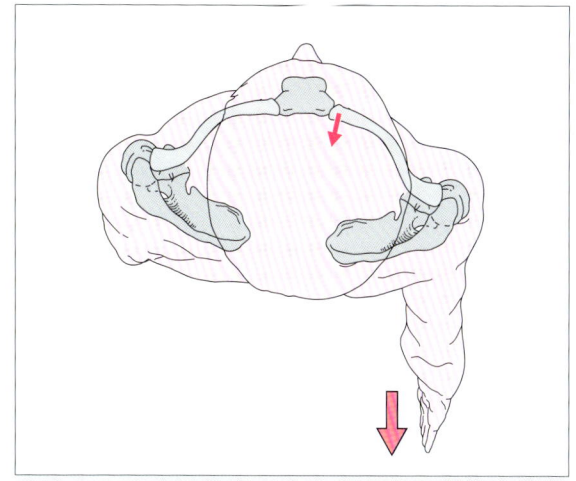

图 4.52 在肩后缩过程中锁骨的滑动

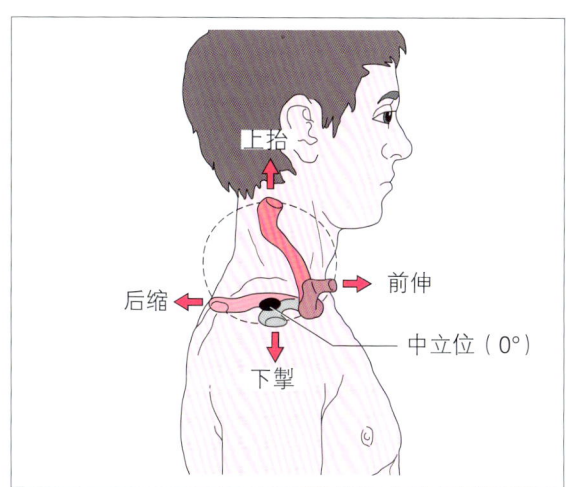

图 4.53 锁骨的运动方向和范围（侧面观）

外展和前屈时锁骨的联合运动（图 4.54）

上肢前屈和外展时，肩胛带发生以下运动：

- 肩胛骨外旋，关节盂向外上方移动。
- 由于肩锁关节的运动受限，肩胛骨将锁骨肩峰端在原高度基础上上推约30°。锁骨的运动随后被胸锁韧带等所限制。此外，向下的滑动运动受第一肋的限制。
- 肩胛骨要达到最大的外旋角度60°，则锁骨肩峰端必须再上升30°。这是锁骨通过绕其长轴旋转来达到的，并与其S形外形有关。

旋转不需要待抬升30°才发生，会发生得更快。这些组合运动发生频率也有个体差异。锁骨旋转的角度并不绝对，可能小于45°。

下列连接于锁骨的肌肉（图 4.55）可以影响肩胛带的位置：

- 斜方肌降部。
- 三角肌锁骨部。
- 胸肌锁骨部。
- 锁骨下肌。

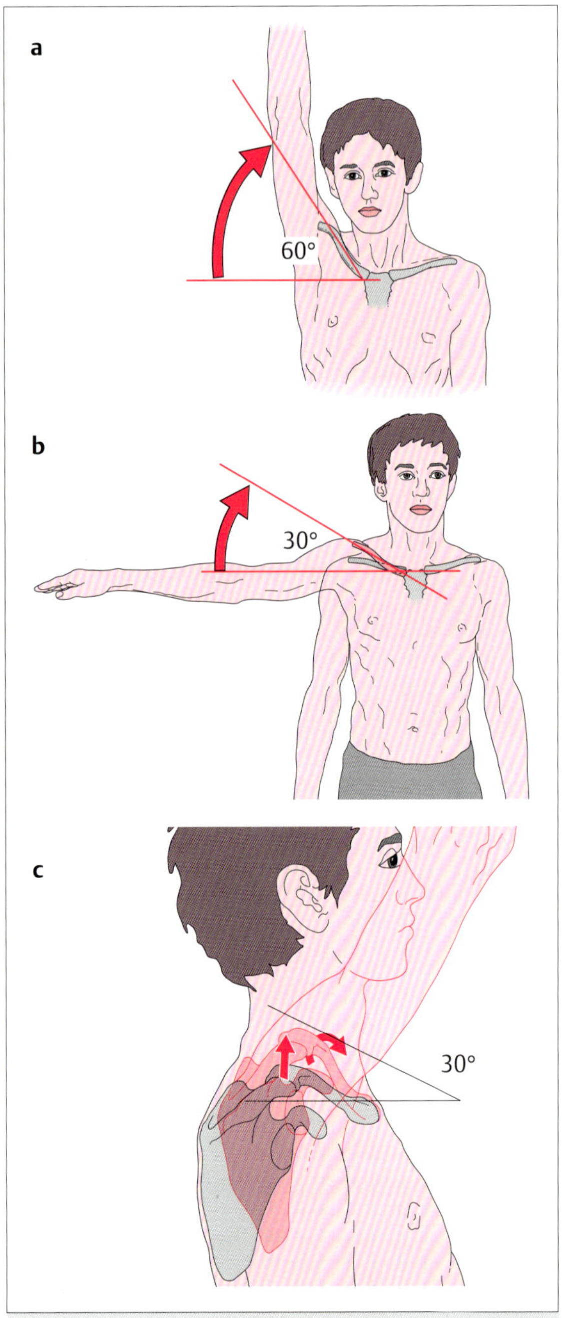

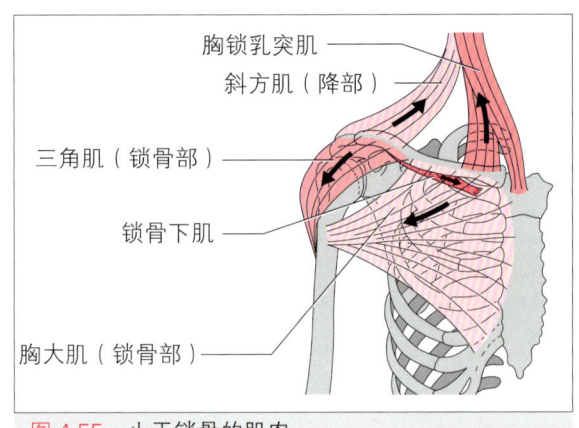

图 4.55　止于锁骨的肌肉

图 4.54　（a）锁骨在最大外展或屈曲时的终点位置；（b）锁骨的上抬；（c）锁骨的旋转

4.3 肩的运动

4.3.1 外展（图4.56）

外展的运动范围为180°，由三个阶段组成：

阶段一：上肢在盂肱关节外展，意味着从上肢走行到肩胛骨的肌肉收缩：

- 冈上肌。
- 冈下肌上部肌肉纤维。
- 肱二头肌长头。
- 三角肌肩峰部分。

阶段二：30°~50°，伴随肩胛骨的运动。此角度存在个体差异，所以应与健侧活动度比较。运动通常伴有肩锁关节和胸锁关节的运动。除了上述肌肉以外，以下肩胛带肌肉也参与：

- 斜方肌下束。
- 斜方肌上束。
- 前锯肌下半部。

阶段三：脊柱执行最后20°的运动。脊柱的伸展主要发生于双侧肩关节同时外展时。旋转到同侧和向侧屈曲与单侧外展有关。同侧肋骨上抬。这些运动在角度达到160°之前也可能出现得更早。

除了上述肌肉以外，以下肌肉也参与：

- 竖脊肌。

全范围活动的前提条件

完全的外展运动取决于几个条件，下面详细描述：

- 关节囊的"舒展"能力，以及肌腱在肩峰下滑动的范围。
- 肩袖和三角肌的相互作用。
- 肱骨—肩胛骨节律，以及肩锁关节和胸锁关节的活动度。
- 肱骨的自发外旋。
- 脊柱的动度。

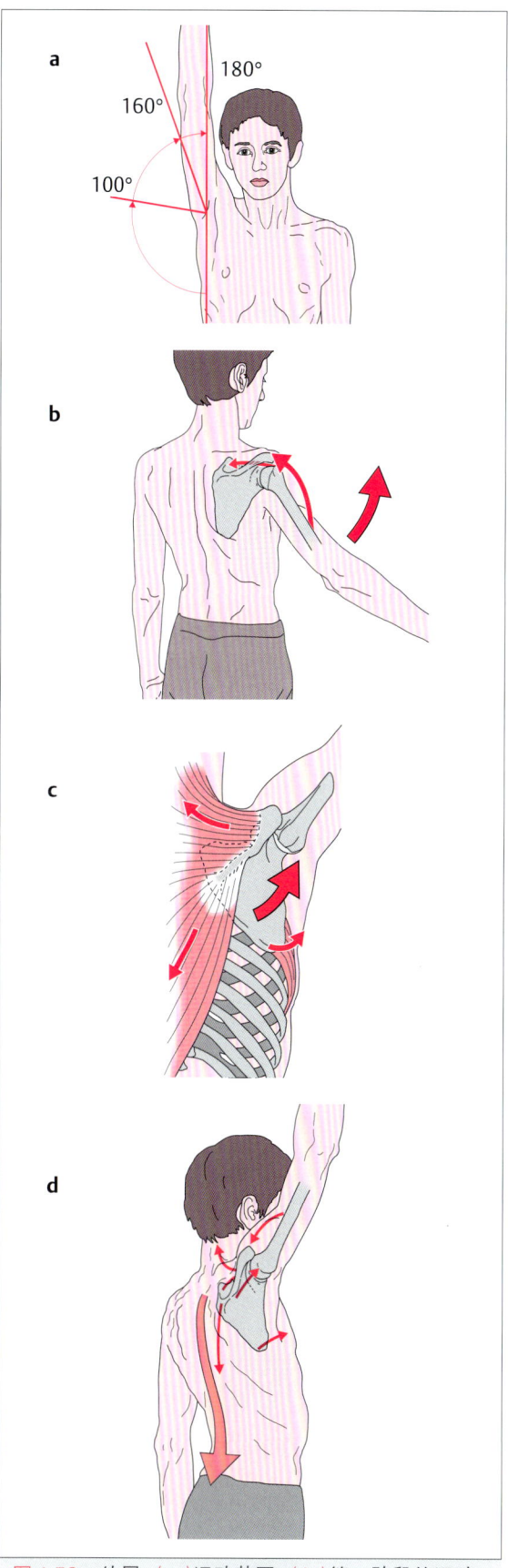

图4.56 外展。（a）运动范围；（b）第一阶段的运动；（c）第二阶段的运动；（d）第三阶段的运动

肩袖（图 4.57）

肩关节主要靠肌肉来保持稳定。肩袖在其中尤为重要，包括以下几部分：
- 前方：肩胛下肌。
- 后方：冈下肌和小圆肌。
- 上方：冈上肌。

这些肌肉的肌腱很宽，直接附着于关节囊并与其融合。肩袖的纤维形成牢固的组织盘，即三角肌下筋膜，附着于肩胛骨、肩峰和喙突下缘，并延伸至肱骨的三角肌结节。

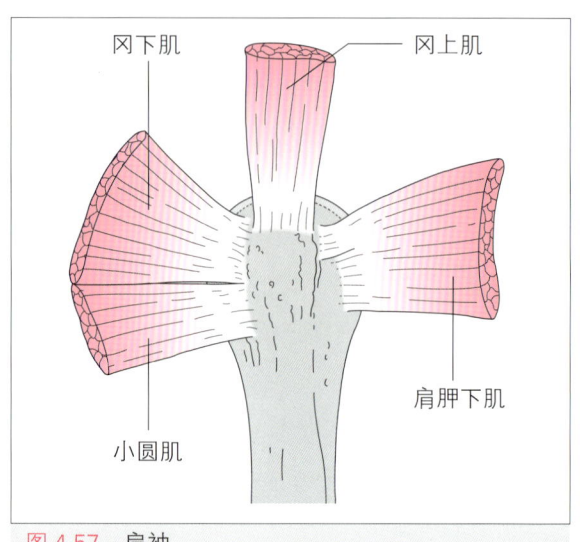

图 4.57 肩袖

肩胛下肌（图 4.58）

- 使肩关节内旋。
- 上半部分水平走行的纤维可使肩关节外展，下半部分斜行纤维可使肩关节内收。
- 处于中立位（0°）时，肌腱覆盖肱骨头的大部分，作为防止肩关节前脱位的重要稳定因素。
- 肩胛下肌使肱骨头居中。外展90°时，肱骨头下部裸露在关节盂外，肌肉失去对关节稳定性的保护作用，只表现最小范围的活动。
- 上肢固定时，肩胛下肌收缩会使肩胛骨外移。

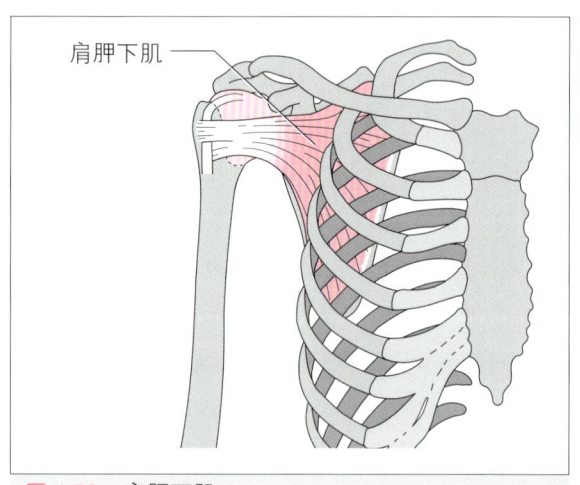

图 4.58 肩胛下肌

冈下肌（图 4.59）

- 最重要的外旋肌肉，提供总外旋作用力的90%。
- 使肩关节后伸。
- 有助于使肱骨头居中。
- 由于其起点位于冈下窝，水平走行的上部纤维可以与斜行的下部纤维区分开来。上部纤维可使肩关节外展，下部纤维则可以使肩关节内收。

小圆肌（图 4.59）

- 小圆肌参与肩关节外旋和后伸。

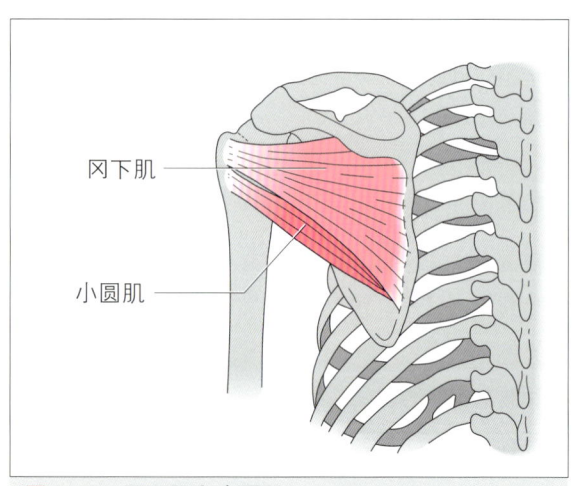

图 4.59 冈下肌和小圆肌

冈上肌（图 4.60）

冈上肌腱长、宽各约 2 cm，厚约 3 mm。在上肢的运动过程中，冈上肌在冈上窝与肩峰间形成的空隙内滑动。

除了附着于肱骨大结节上，冈上肌还会有一小部分纤维附着于小结节。

血液供应（图 4.61）

冈上肌腱的远端由胸肩动脉的三角肌支发出的旋肱动脉供血，近端由肩胛上动脉和肩胛下动脉供血。这些动脉都是终末分支，在靠近肌腱止点的部分交汇。因此，存在缺少血供的部分。

上肢轻微外展时，可以清楚地触及血管。

功能（图 4.62）

中立位时冈上肌从侧方横向越过肱骨头，使肱骨头下降并使其对准关节盂。冈上肌也参与肩关节外展。随着外展角度的增加，冈上肌不再引起肱骨头下降，但继续参与外展，并且使肱骨头对准关节盂。

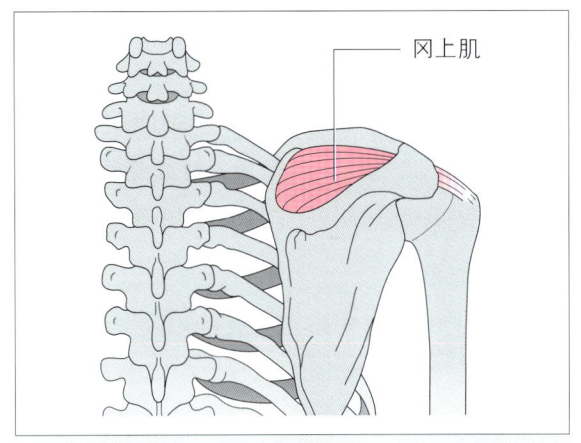

图 4.60 冈上肌

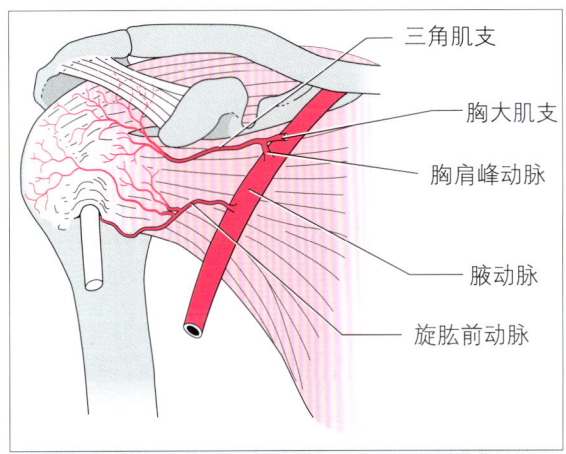

图 4.61 肋下肌和下后锯肌

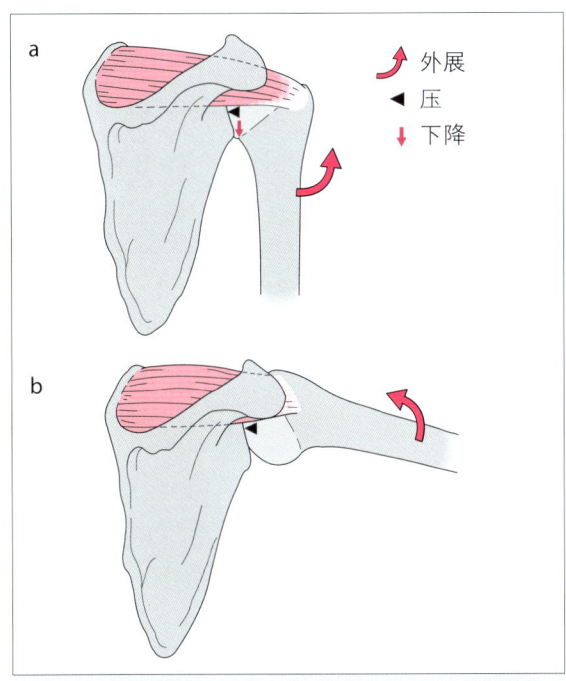

图 4.62 冈上肌的功能。（a）中立位；（b）外展位

病理改变

肌腱炎

如果肌腱因炎症或瘢痕而增厚（有时会厚达1cm）、体积变大，随着运动被迫通过间隙时会出现卡顿。

供血不足

强大的外力牵拉，如提重物，会对血供产生不利影响——该区域没有额外的血液供应。主动内收时，如游泳，也会发生同样的情况。

多数退行性改变，如钙化和撕裂，都是由于该区域的供血不足造成的。

冈上肌腱撕裂（图4.63）

撕裂较小且撕裂两侧的肌腱仍保持完整时，撕裂可能会愈合。撕裂的肌腱可参与上肢外展，但是肌肉耐力会受影响。

如果撕裂周围没有完整的肌腱（如完全断裂），外展只能通过代偿动作（如前屈）来实现。此时，如果关节囊没有撕裂，撕裂的肌腱也可愈合。关节囊撕裂且关节囊与关节之间存在积液时，则肌腱将不能愈合。在更严重情况下，撕裂会延伸到肩胛下肌的上部或冈下肌，从而使这些肌肉失去稳定肱骨头的作用。

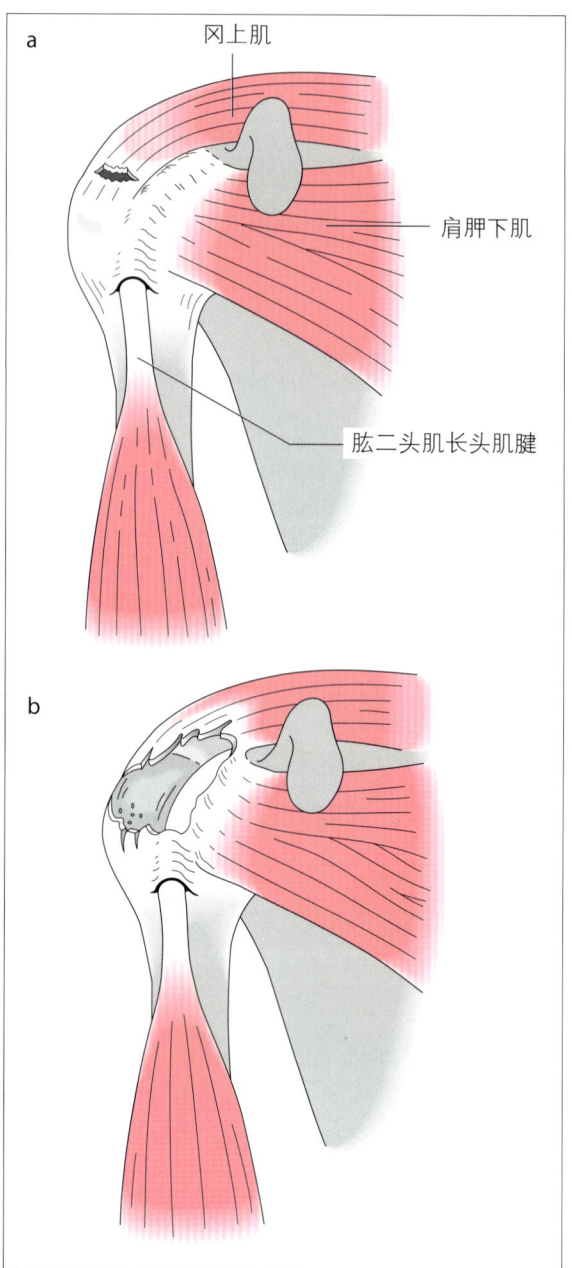

图4.63 撕裂。（a）冈上肌腱部分撕裂；（b）冈上肌腱完全撕裂和肩胛下肌腱部分撕裂

> **实践要点**
>
> 因为撕裂通常发生在出现退行性改变的组织中,所以恢复的机会很小。因此在对患者进行治疗评估时,要注意患者抬起上肢时是否使用代偿动作,如通过前屈来代替外展。另外要考虑的是三角肌是否完全承担了外展运动。在这种情况下,患者在抬起上肢前需要先转动肩胛骨。通过这个动作,上肢可以轻微外展,并且三角肌可以更好地为外展提供力量。

三角肌(图 4.64)

三角肌参与构成肩部轮廓,所以三角肌萎缩时肩部会出现棱角。三角肌分为三个部分,分别以其起点命名:

嵴 部

嵴部起于肩胛冈上缘,斜行向下止于肱骨三角肌粗隆后缘,为平行走向的长纤维。

功能: 后伸 / 外旋 / 内收。

锁骨部

从功能角度出发,该部分是三角肌最主要的部分,因为上肢的大部分动作都是在身体前面进行的。肌纤维一直走行到肩峰下。

功能: 前屈 / 内旋 / 内收。

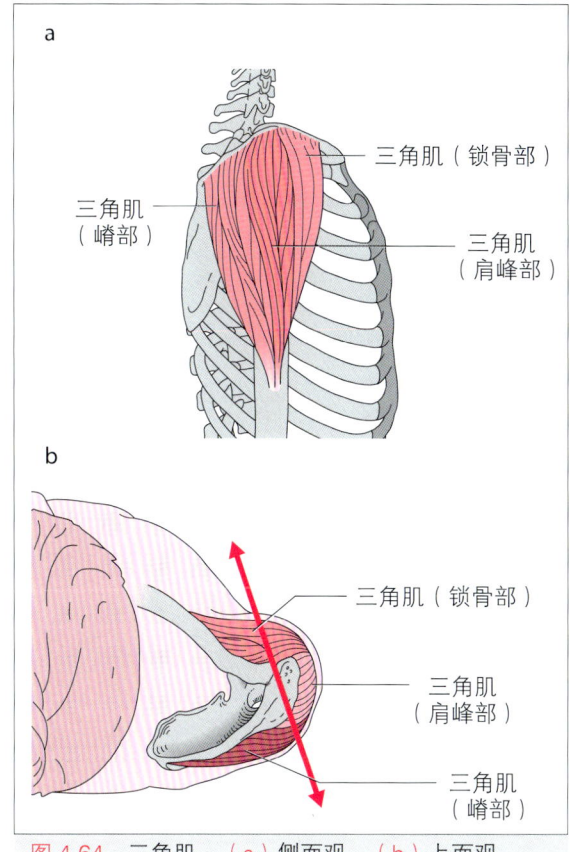

图 4.64 三角肌。(a)侧面观;(b)上面观

肩峰部

是三角肌最有力的部分。起于肩峰外侧缘。有许多肌筋膜将其分为多条短纤维束，其中含有或多或少的肌纤维。

功能：外展。

力学分析（图 4.65）：根据力的分解，在中立位时，三角肌的肩峰部所产生的力可分解为两个分力矢量。第一个是通过支点和肌肉附着点的纵向分力矢量，使肱骨头上移，靠近喙肩弓。这个分力的大小约为第二个分力的 2 倍。第二个分力矢量垂直于纵向矢量，产生扭矩。在这种情况下，力的方向向外，是肩关节外展应力的构成部分。

上肢外展的角度越大，反作用力就越大，同时产生外展的力也就会越大。从约 60° 起，向上的分力急剧减少，更多地转化为朝向关节中心的应力。

最大外展时，纵向矢量的力线指向下方，肱骨头靠近喙肩弓。

肱二头肌（图 4.66）

短　头

除了走行至喙突的纤维外，还有一部分纤维直接连于喙肩韧带。

对肩关节的作用：前屈／内收／内旋。

长头（图 4.66，图 4.69）

- 长头止于关节腔内的盂上结节，部分纤维走行至盂唇。
- 水平越过肩关节，几乎以直角进入结节间沟。

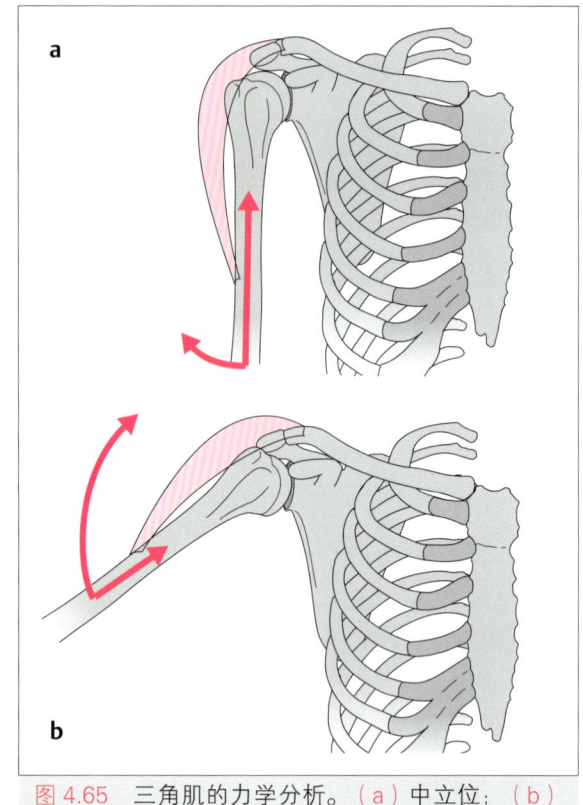

图 4.65　三角肌的力学分析。（a）中立位；（b）外展位

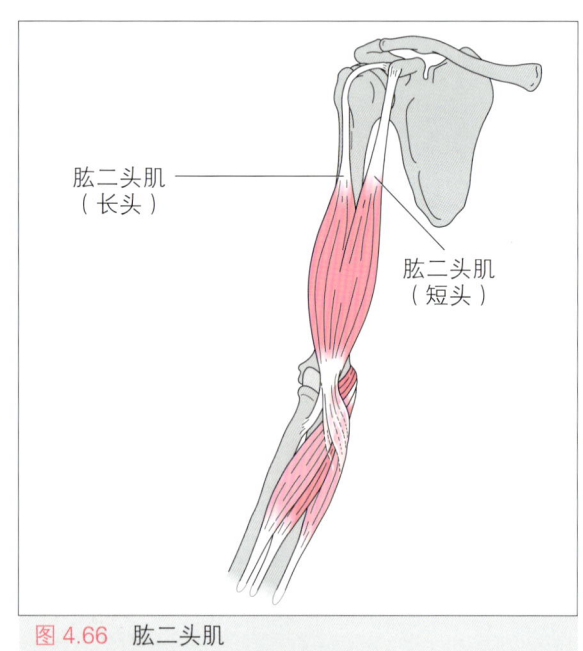

图 4.66　肱二头肌

- 肱横韧带（图4.67）包括来自关节囊的斜行纤维和肩胛下肌的上部纤维，将肌腱固定于结节间沟内。
- 结节间沟（图4.68）与通过肱骨头中心的矢状面成30°角。
- 当上肢下垂时，从盂上结节附着点到结节间沟入口的距离为5 cm，在上肢外展时变为1.5 cm。由于长头肌腱附着牢固，肱二头肌不会发生移位；相反，肱骨会相对肌腱发生移位。
- 在随后的走行过程中，肱二头肌长头腱位于背阔肌和胸大肌之间，两块肌肉可对附着于此的肌腱和肌肉肌腱移行处造成压迫。

  对肩关节的作用：
- 外展/前屈/内旋。
- 其走行于肱骨头上方的部分，有助于肩袖固定肱骨头。

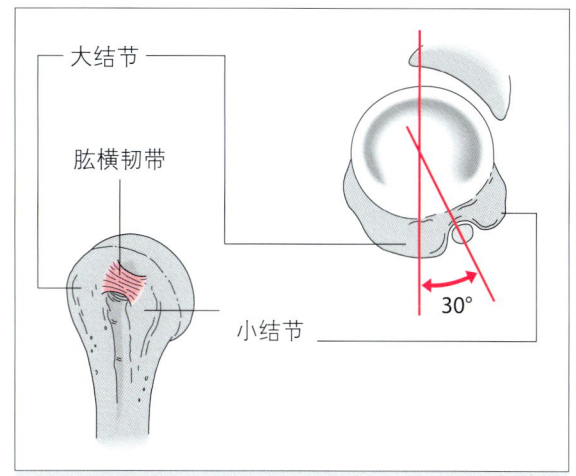

图 4.67　肱横韧带
图 4.68　结节间沟相对于矢状面的位置

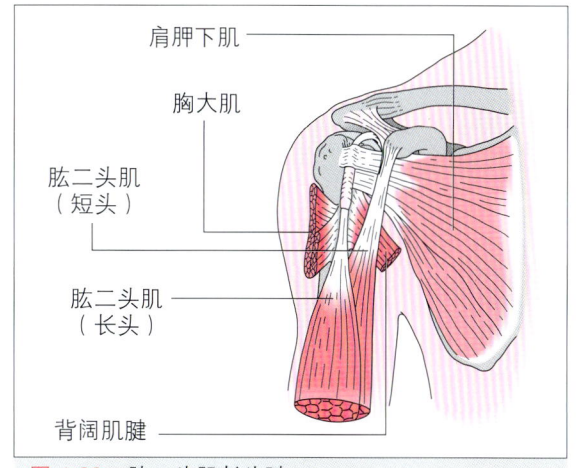

图 4.69　肱二头肌长头腱

病理改变

肱二头肌长头肌腱病变

投掷肩常见于手球类项目运动员,是关节囊前部和肱二头肌长头肌腱因上肢水平后伸而被过度牵拉导致的。随着时间的延长,可能会导致肌腱炎或肌腱从结节间沟脱位。

撕裂（图4.70,图4.71）

肌腱的扭曲提示存在弯曲应力,进而使肌腱的负荷增加,容易导致退行性改变,如钙化或撕裂。在形成撕裂之前,肌腱通常会以长入骨膜、形成新的固定点的形式来自愈。这种情况可以在各处发生,如在结节间沟的入口处或更深处。这种新的内向生长可以由远处的肌腹来完成。完全撕裂时,外展的力量将减少20%。然而,在合理的时间范围内,通过增强其他外展肌的肌力可以代偿。

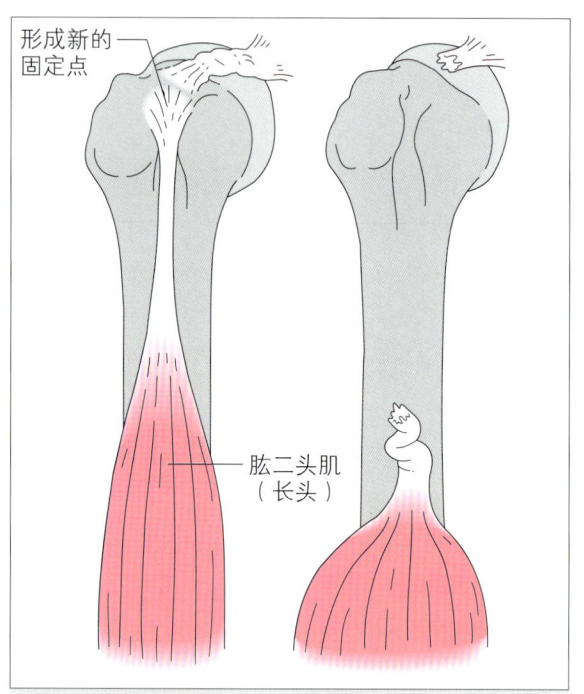

图4.70 肱二头肌长头腱撕裂

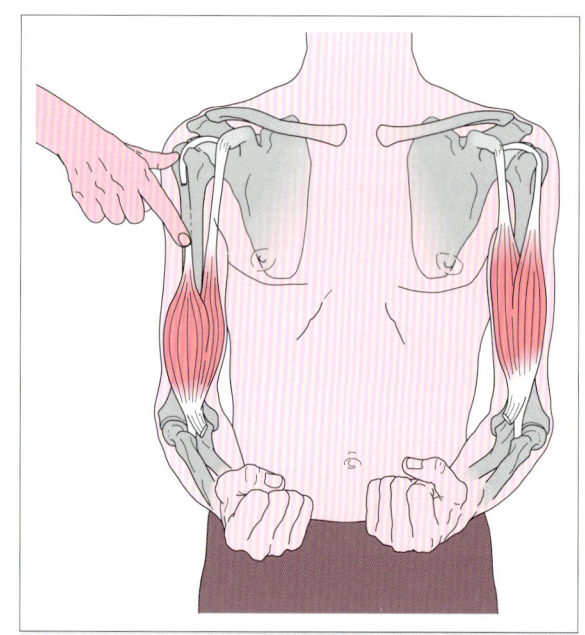

图4.71 诊断肱二头肌长头腱撕裂的触诊方法

肩袖和三角肌的相互关系

三角肌负责大部分外展动作。在肩关节刚开始外展时，三角肌主要产生向上的力，因此需要肩袖的保护。肩袖对抗该应力，防止肱骨头挤压喙肩弓。肩袖肌肉的收缩使肱骨头向内靠近关节窝，减小压力，从而对抗三角肌向上的分力（图 4.72）。

这个稳定因素是通过作用于关节上的力来实现的（图 4.73）。在中立位（0°），只有三角肌收缩，通过平行四边形法则计算合力。合力的方向向上，指向关节窝外。

然而，由于肩袖的存在，合力的方向变为向下，指向胸腔。

当外展达到 120° 时，合力的方向直指胸腔。

肱二头肌长头肌腱直接走行于肱骨头上方，有助于下压肱骨头（图 4.74）。

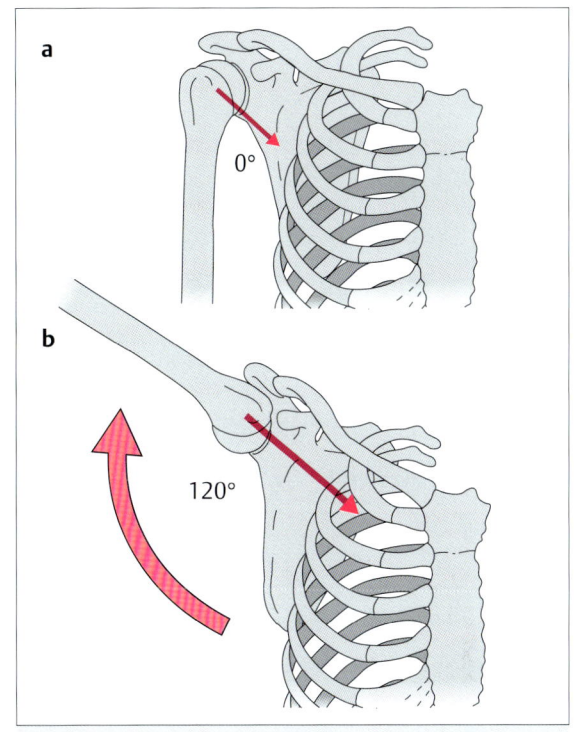

图 4.73 盂肱关节的力和方向。（a）中立位（0°）；（b）外展 120°

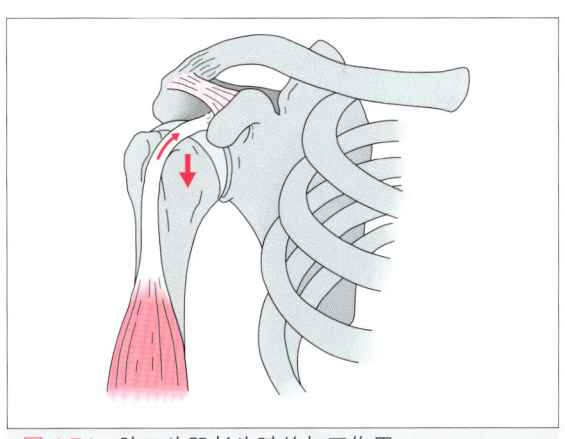

图 4.74 肱二头肌长头腱的加压作用

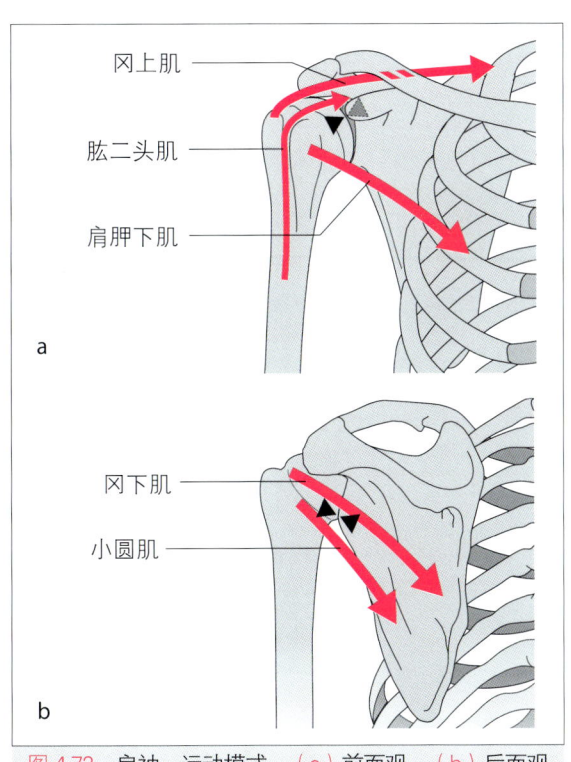

图 4.72 肩袖：运动模式。（a）前面观；（b）后面观

伴随内收的自发外旋

上肢从外展上举到内收返回躯干侧的过程通常伴随外旋。此动作自然形成，可以避免肱骨大结节压迫肩关节顶部。通常在外展达到45°~80°时产生30°~50°的外旋。然而，这种情况存在细微的个体差异。

自旋转中立位（0°）开始，外展可以达到80°~90°（图4.75a）。如果最大限度外旋，上肢外展还可以增加20°~30°，因为肱骨大结节在喙肩弓向后滑动，从而释放了更多的肩峰下的空间（图4.75b）。

当上肢内旋并外展时，外展最大只可能达到60°，因为在这种情况下肱骨大结节将肩峰下间隙内的结构挤向喙肩弓，从而阻碍了进一步的外展（图4.75c）。

> **实践要点**
>
> 如果外旋受限，则不能全幅度外展。在这种情况下，必须改善外旋以扩大外展角度。

肩肱节律（图4.76，图4.77）

在外展过程中，盂肱关节和肩胛骨以2∶1的比例移动。例如，上肢外展60°时，40°由盂肱关节产生，20°由肩胛骨产生。这个过程只发生于肩胛骨参与外展运动的情况下。外展角度过小时，此节律不明显。

> **实践要点**
>
> 肩肱节律受肩关节疾病的影响，通常表现为启动顺序的反转，另外，可能会出现耸肩的代偿运动。同时，肩胛骨过早启动，通常是即刻启动。原因可能是腋后壁内收肌张力增加和/或腋下隐窝展开缺陷。严重的肩关节外展肌无力也会影响该节律。

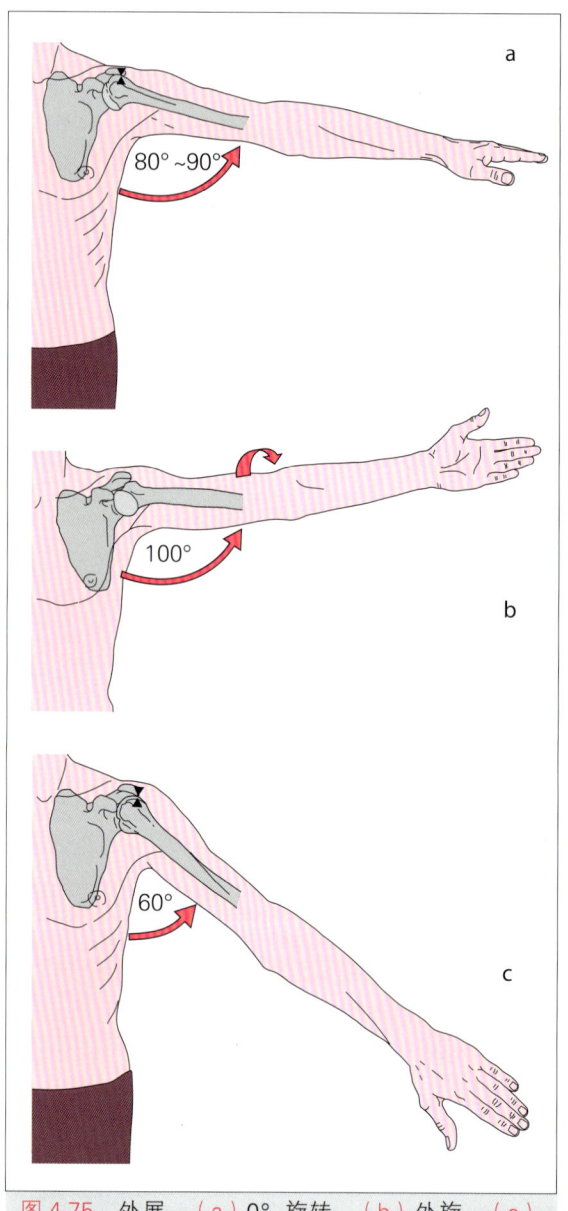

图4.75 外展。（a）0°旋转；（b）外旋；（c）内旋

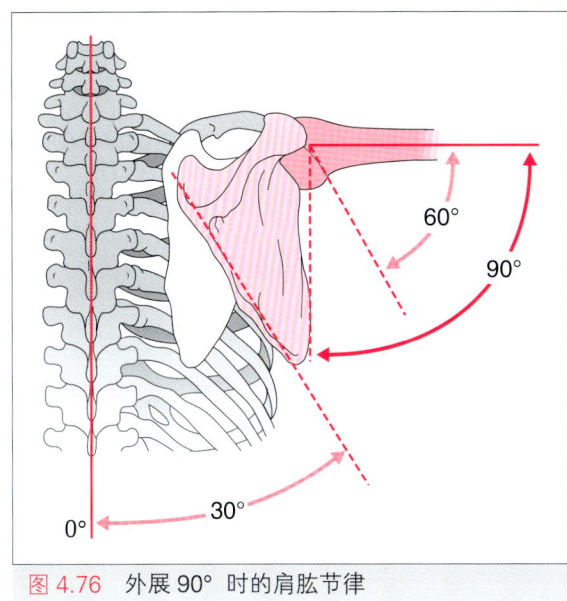

图 4.76 外展 90° 时的肩肱节律

4.3.2 内收（图 4.78）

运动范围为 40°~50°。由于躯干的阻挡，中立位不能内收。因此，标准的测量方法是，根据患者的前腹围，在肩关节前屈 45° 或 90° 时测量。

内收肌群（图 4.79）：
- 胸大肌。
- 肩胛下肌。
- 喙肱肌。
- 肱二头肌短头。
- 三角肌锁骨部。

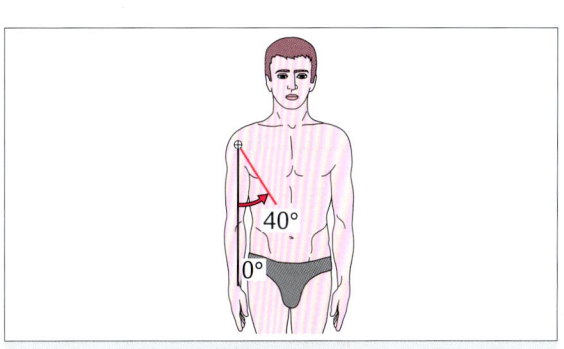

图 4.78 内收运动范围

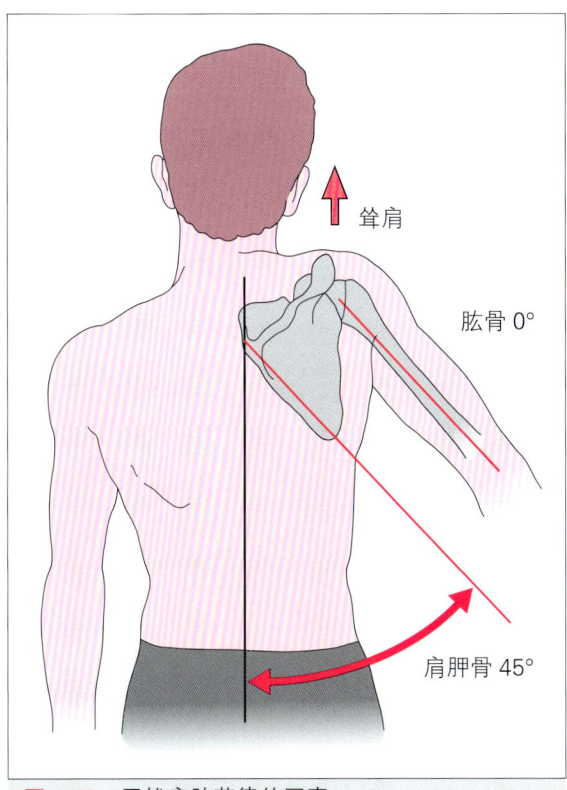

图 4.77 干扰肩肱节律的因素

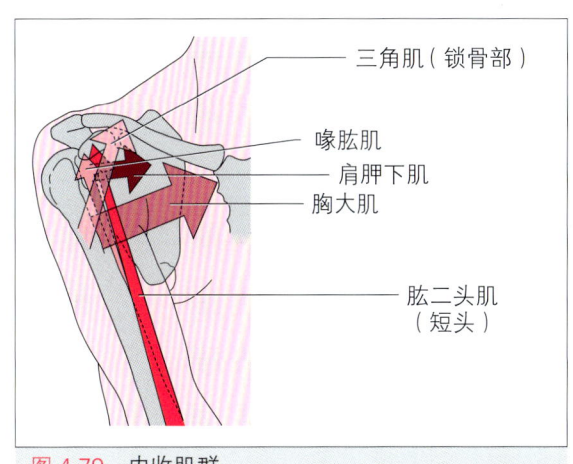

图 4.79 内收肌群

胸大肌（图 4.80）

- 包括三部分：锁骨头部，胸肋头部和腹部。
- 形成腋前襞。
- 肌纤维在腋前区扭转约180°。腹部肌纤维附着于大结节嵴后上方，锁骨头部则附着于其前下方。

功能：

- 内收和内旋。
- 锁骨头部肌纤维收缩使肩关节前屈；腹部起拮抗作用，对抗阻力使抬起的上肢回收。
- 胸大肌在肱骨端止点固定时，能将肩胛带拉向前下方。
- （锁骨头部肌）肱骨端和肩胛带处的止点都固定时，下两部分肌纤维辅助吸气。

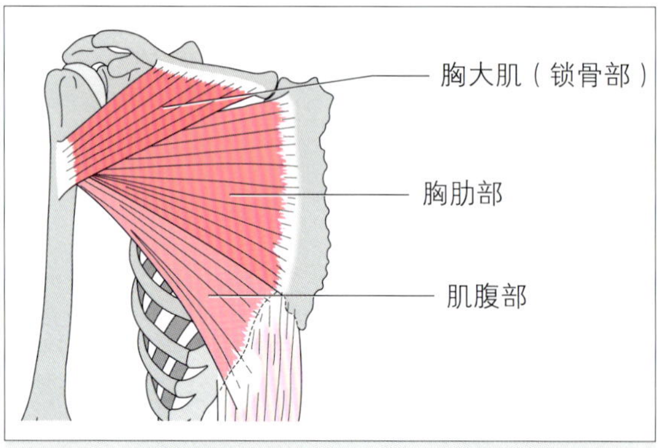

喙肱肌（图 4.81）

从其起点和走行来看，喙肱肌走行于肱二头肌短头下方，因此在肩部具有（和肱二头肌）相同的功能：外展/前屈/内旋。

下列肌肉参与肩关节向后内收：

- 大圆肌。
- 背阔肌。
- 小圆肌。
- 冈下肌。
- 肱三头肌长头。
- 三角肌嵴部。
- 菱形肌。

大圆肌（图 4.82）

- 像背阔肌一样旋转附着。
- 在背阔肌后方直接附着于肱骨小结节嵴。

功能：

- 内收/伸展/内旋。
- 上肢端止点固定时，使肩胛骨外旋。

图 4.80 胸大肌

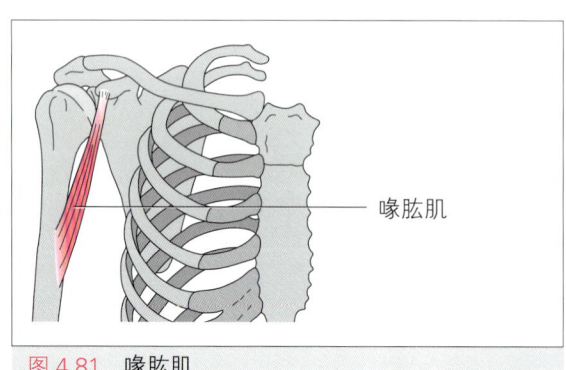

图 4.81 喙肱肌

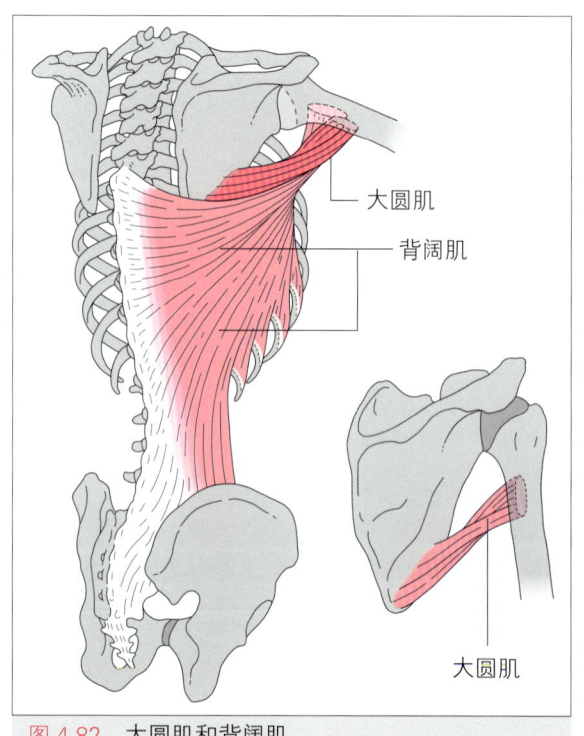

图 4.82 大圆肌和背阔肌

背阔肌（图 4.82）

- 由4个部分组成：肩胛部，脊部，肋部和髂部。
- 在肱骨止点处，少量肌纤维延伸至结节间沟。
- 形成腋后襞。
- 肌纤维近止点处旋转180°，髂骨部分附着于肱骨小结节嵴前上方。

功能：

- 内收/后伸/内旋。
- 肱骨端止点固定时，使肩胛骨外旋，同时肋骨部辅助吸气。咳嗽时，使肋骨固定，作为膈肌的固定点。

肱三头肌长头（图 4.83，图 4.84）

- 起于盂下结节，但为关节外肌。
- 少量纤维延伸到关节囊内。
- 在腋后区，背阔肌和大圆肌走行于其前方，小圆肌走行于其后方。

功能：内收／后伸。

肱三头肌与背阔肌的协同作用（图 4.85）

肱三头肌长头收缩将肱骨头向上拉向喙肩弓。这种力的作用与背阔肌将肱骨头向下牵拉的作用相拮抗。以上肌肉通过不同的作用，对肩关节运动产生重要的协同作用。

> **实践要点**
>
> 在撞击综合征中，伸肘时肱三头肌等长收缩，对肩峰下间隙造成挤压，从而引起疼痛。肩关节伸展和内收不引起疼痛，是由于在这种情况下背阔肌收缩，使肱骨头同时下移。

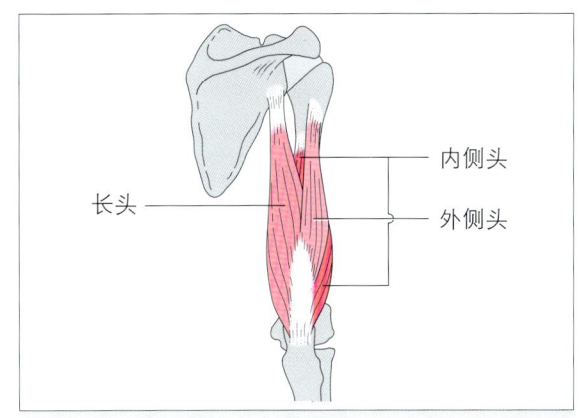

图 4.83　肱三头肌

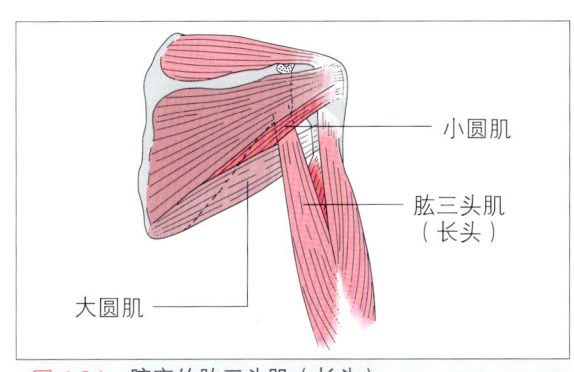

图 4.84　腋窝的肱三头肌（长头）

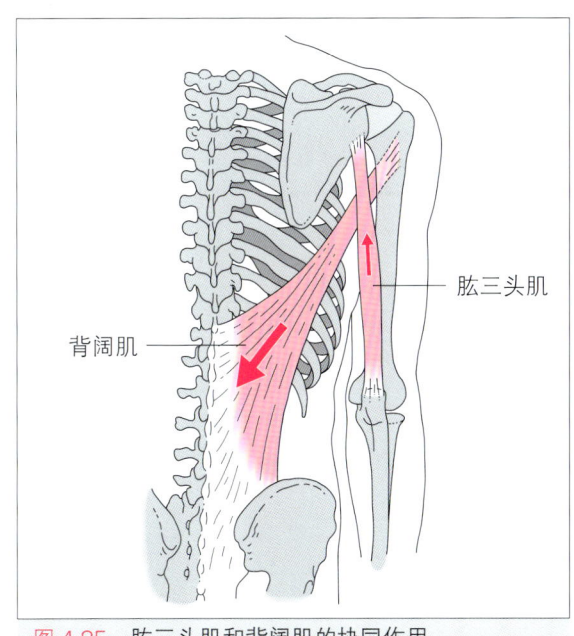

图 4.85　肱三头肌和背阔肌的协同作用

4.3.3 后伸（图 4.86）

运动范围为 40°~50°。

参与肩关节伸展的肌肉（图 4.87）包括：

- 背阔肌。
- 大圆肌。
- 小圆肌。
- 三角肌嵴部。
- 肱三头肌长头。
- 斜方肌上升部和横部。
- 菱形肌。

4.3.4 前屈（图 4.88，图 4.89）

运动范围为 180°。

与外展类似，整个动作分为三个阶段，但这三个阶段都没有明确定义。在运动早期肩胛骨即参与；前屈达 100° 时，可见肋骨和胸椎的运动。

如果固定肩胛骨，前屈角度会限制在 100°~110°。如果脊柱运动受限，则前屈极限为 160°。

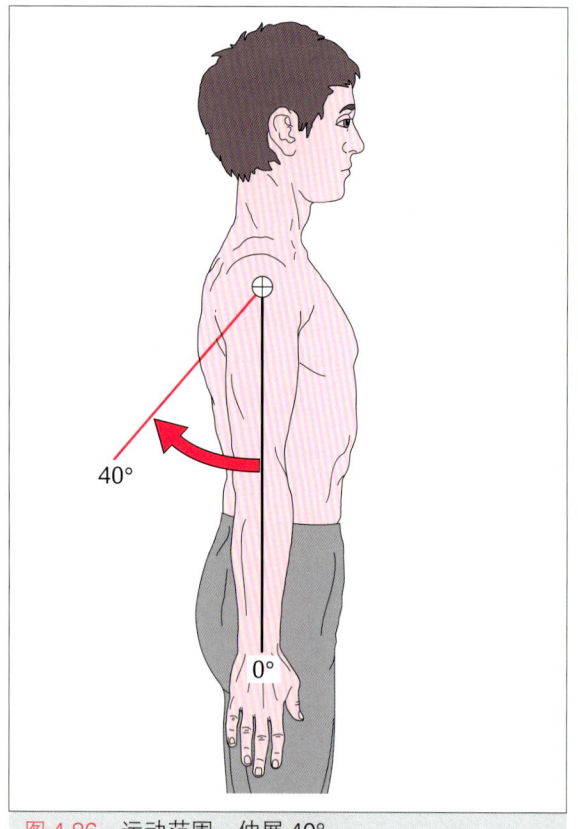

图 4.86 运动范围：伸展 40°

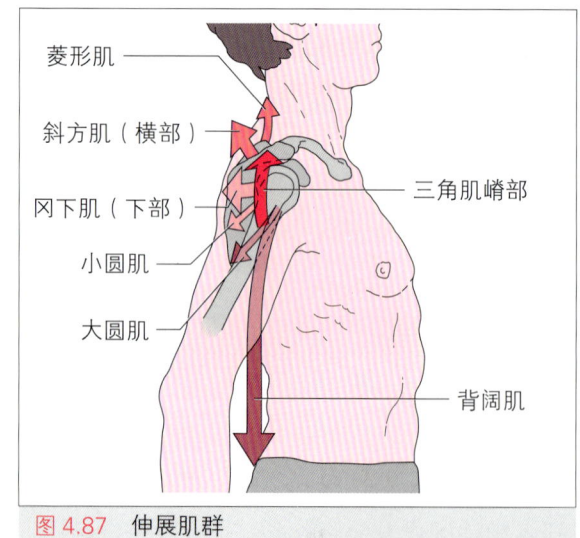

图 4.87 伸展肌群

参与上肢运动肌肉（a）	参与肩部运动肌肉（b）	参与脊柱运动肌肉（c）
三角肌锁骨部 胸大肌锁骨部 肱二头肌 喙肱肌	斜方肌下降部和上升部 前锯肌	竖脊肌

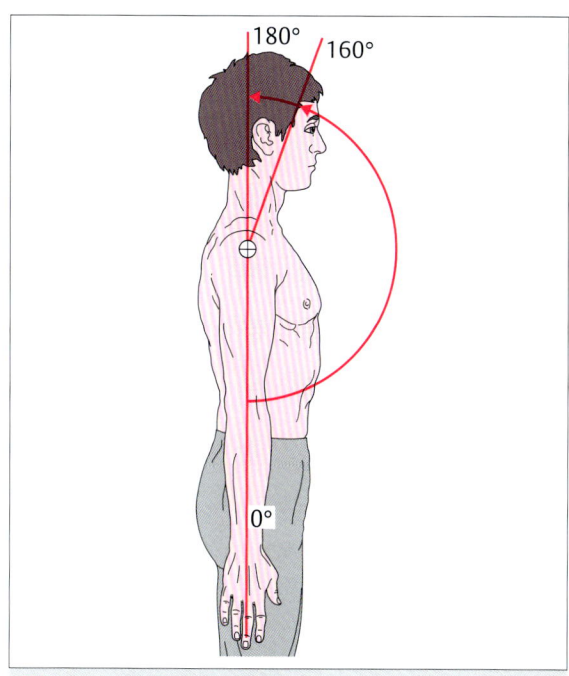

图 4.88　运动范围：前屈

图 4.89　前屈。（a）盂肱关节的运动；（b）肩胛骨的外旋；（c）脊柱运动

4.3.5 旋转（图 4.90，图 4.91）

运动范围从中立位置（0°）测量：外旋/内旋 = 60°/95°。

如果前臂背在身后，则相当于 95° 内旋。

通过放松和拉紧关节囊的韧带结构，当上肢外展 90° 时，运动范围发生变化：外旋/内旋 = 90°/60°。

旋转轴线与肱骨长轴一致。

外旋肌（图 4.92）

- 冈下肌。
- 小圆肌。
- 三角肌嵴部。
- 肱三头肌长头。

内旋肌（图 4.93）

- 肩胛下肌。
- 背阔肌。
- 大圆肌。
- 胸大肌。
- 肱二头肌。
- 喙肱肌。
- 三角肌锁骨部。

> **病理改变**
>
> 在冻结肩病例中，外旋在运动早期受限明显。当上肢保持在舒适的位置（紧靠身体内旋）时，肩胛下间隙闭合并发生粘连。运动受限的另一个原因是内旋肌群比外旋肌群更有优势。

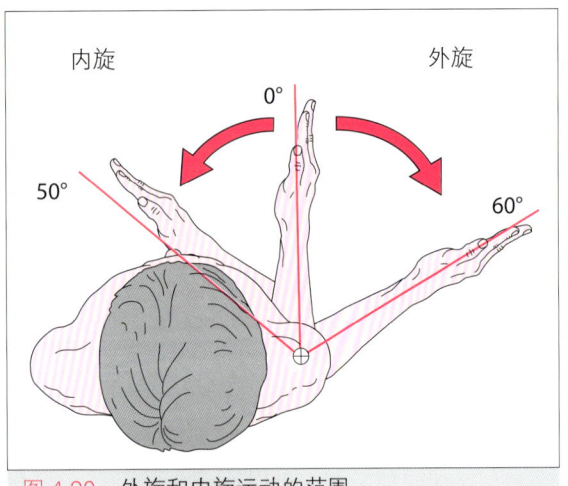

图 4.90　外旋和内旋运动的范围

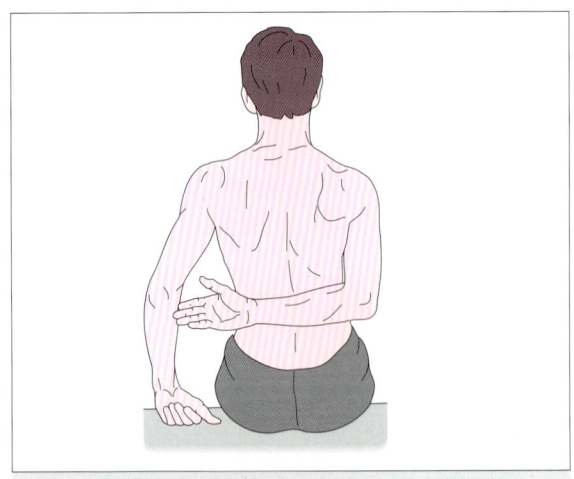

图 4.91　最大限度内旋

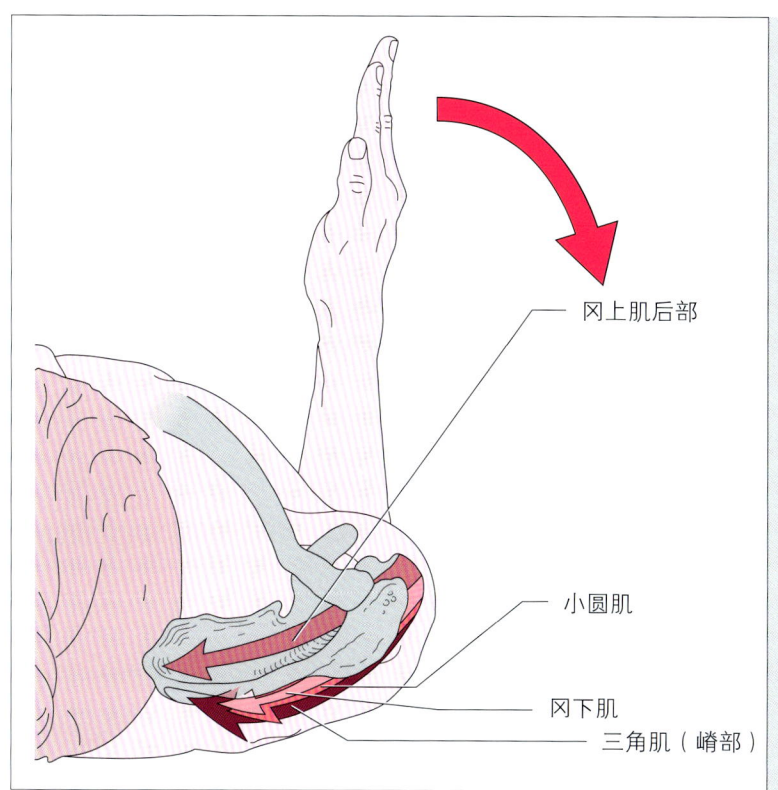

图 4.92 外旋肌群
- 冈上肌后部
- 小圆肌
- 冈下肌
- 三角肌（嵴部）

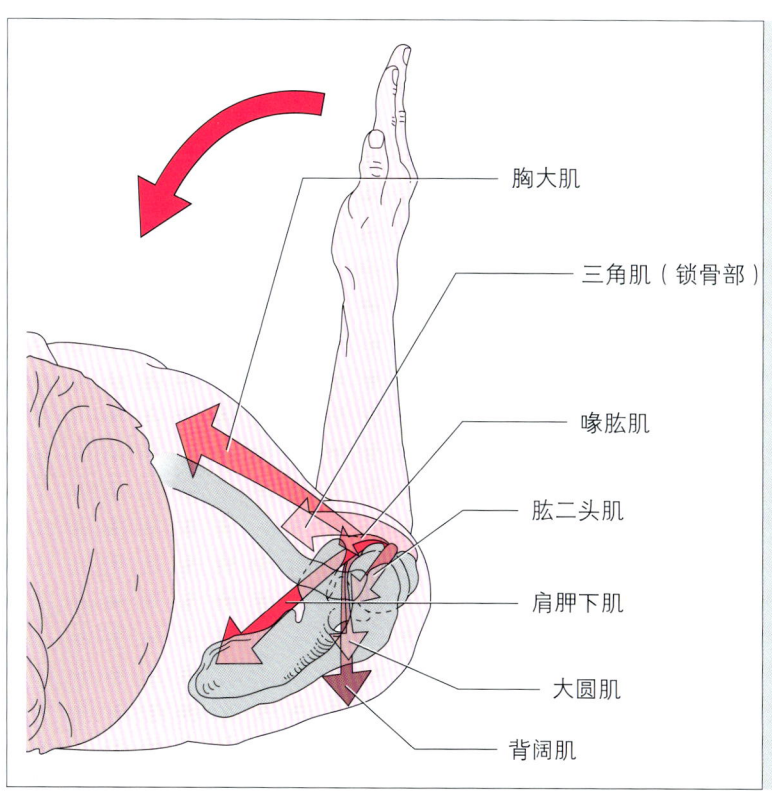

图 4.93 内旋肌群
- 胸大肌
- 三角肌（锁骨部）
- 喙肱肌
- 肱二头肌
- 肩胛下肌
- 大圆肌
- 背阔肌

4.4 肩部神经的走行

肩胛背神经（C3–C5）（图 4.94a）

- 穿过中斜角肌，沿肩胛提肌和菱形肌下方的肩胛骨内侧缘走行。
- 支配肩胛提肌和菱形肌。

肩胛上神经（C4–C6）（图 4.94a）

- 在斜角肌间隙水平分出，穿过肩胛上横韧带下的肩胛切迹到达冈上窝，并横向绕过肩胛冈外缘进入冈下窝。
- 支配肩胛上肌和肩胛下肌。

> **病理改变**
> 压迫可能会损伤肩胛上神经，如较重的背包。出现向肩胛骨后部放射性疼痛时，相应神经支配的肌肉功能可能受影响。

胸背神经（C6–C8）（图 4.94b）

- 从肩胛骨延伸到腋窝，然后从背阔肌前缘向下延伸。
- 支配背阔肌，可能支配大圆肌。

肩胛下神经（C5–C6）（图 4.95）

- 肩胛下神经的两条独立分支从臂丛神经后束向肩胛骨前面分出。
- 支配肩胛下肌和大圆肌。

胸长神经（C5–C7）（图 4.96）

- 经过臂丛后方，穿过中斜角肌，向下延伸到肋骨外侧。
- 支配前锯肌。

> **病理改变**
> 伴随外旋的极度屈曲，加上相当大的力量和速度，可能会损伤神经，如举重或仰泳。

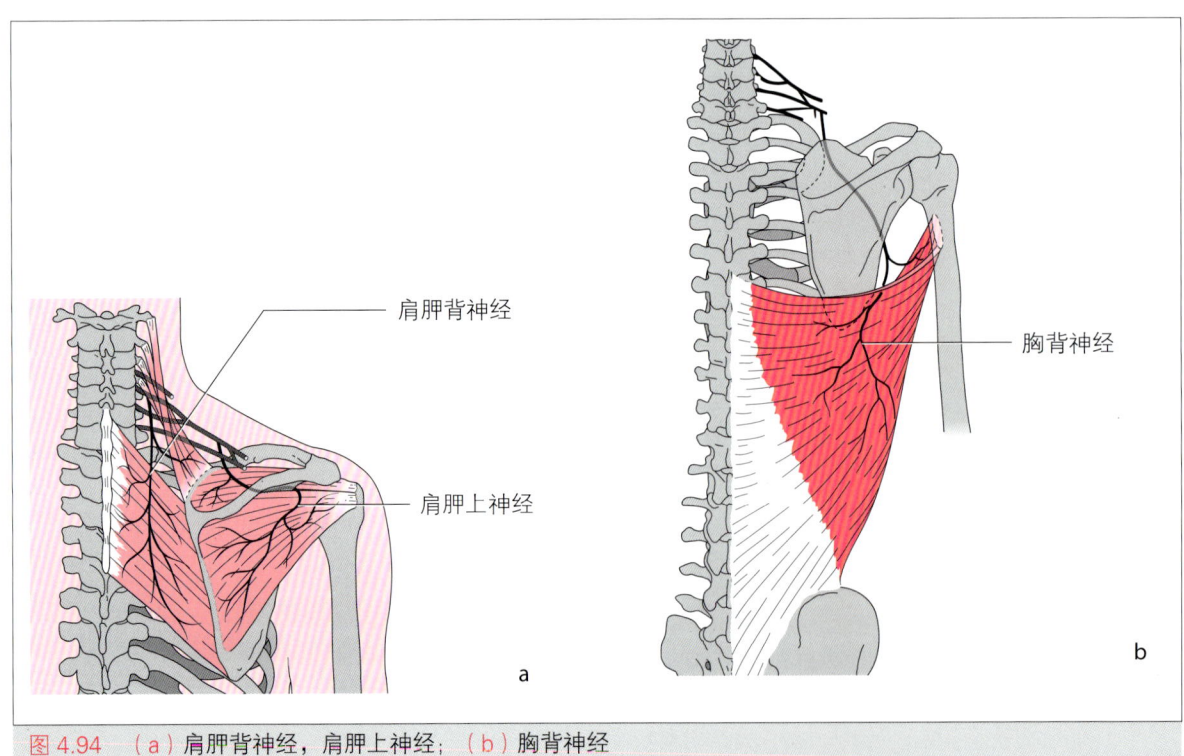

图 4.94 （a）肩胛背神经，肩胛上神经；（b）胸背神经

胸内侧神经和胸外侧神经（C5–T1）（图4.97）

- 分别起自臂丛神经的外侧束和内侧束，并且在锁骨下动脉和静脉上方延伸到腋窝前部。
- 支配胸肌。

腋神经（C5–C7）（图4.97）

- 与旋肱后动脉一起通过腋窝侧方，绕肱骨外科颈向三角肌走行。
- 分支：
  - 关节支走行至肩关节。
  - 上臂外侧皮神经在三角肌和肱三头肌长头之间横向走行，至三角肌和上臂外侧区域。
- 支配小圆肌和三角肌。

> **病理改变**
> 肱骨外科颈骨折时，移位的骨折断端可损伤甚至切断腋神经。

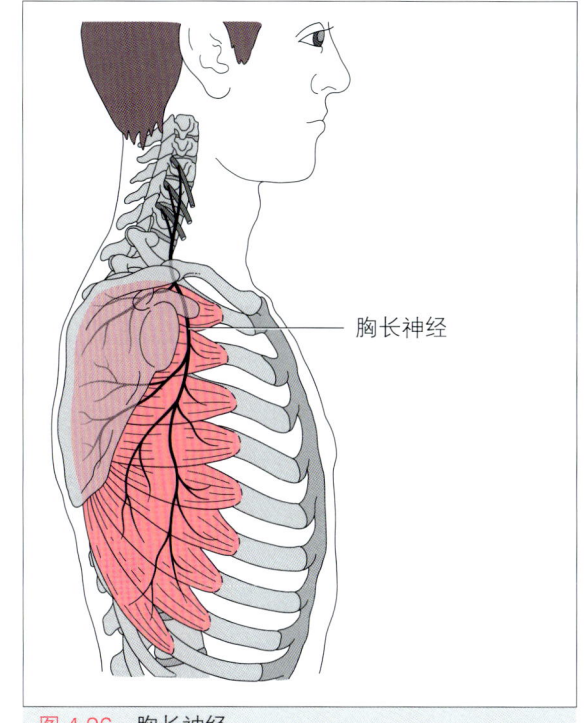

图 4.96 胸长神经

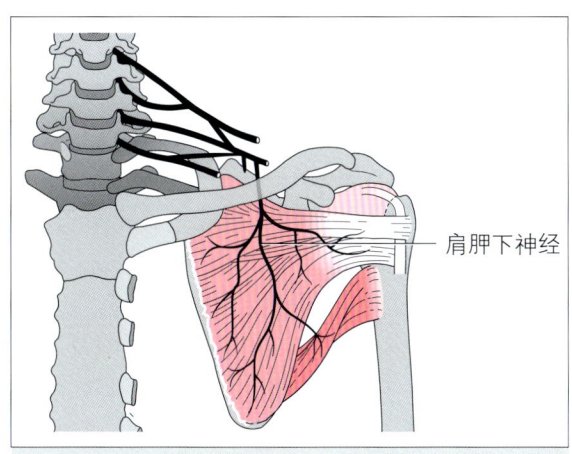

图 4.95 肩胛下神经

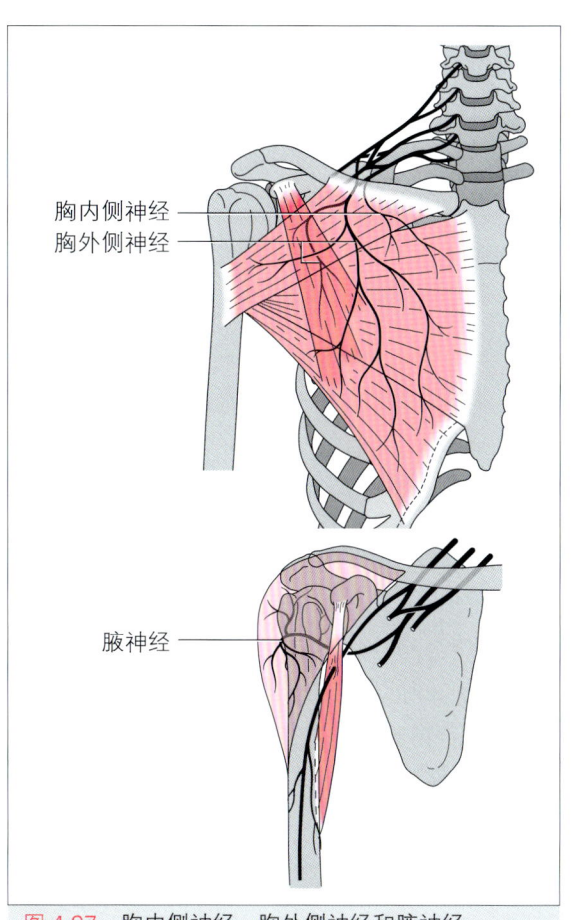

图 4.97 胸内侧神经、胸外侧神经和腋神经

肌皮神经（C5–C7）（图4.98a）

- 自胸小肌外侧缘水平的臂丛神经外侧束发出，穿腋窝前部和喙肱肌，随后走行于肱二头肌和肱肌之间。
- 分支：
  - 在肱二头肌和肌腱移行处，前臂外侧皮神经穿过筋膜，至前臂桡侧皮肤。
- 支配喙肱肌、肱二头肌和肱肌。

桡神经（C5–T1）（图4.98b）

- 自腋动脉后方的臂丛神经后束发出，先向上臂后侧走行，然后在肱三头肌长头和内侧头之间走行。
- 进一步的走行：在肱骨后外侧，肱三头肌的内侧和外侧头之间的桡神经沟内，向屈肌侧走行。
- 分支：
  - 上臂后皮神经向腋窝皱襞延伸并支配上臂后侧皮肤，向下到达鹰嘴。
  - 前臂后皮神经在桡神经沟处与桡神经分离，支配前臂后部的皮肤。
- 支配肱三头肌、肘后肌、肱桡肌、腕伸肌和指伸肌。

> **病理改变**
>
> 腋窝处的上臂后皮神经损伤可能伴有相应的感觉丧失。桡神经损伤可导致肱三头肌麻痹，肱三头肌是其支配的第一块肌肉。导致损伤最常见的原因是创伤和拄拐。
>
> 压迫导致的上臂神经麻痹，可能是肱骨干骨折的并发症，也可见于其他情况，如长时间将上肢向后放置在公园长凳的靠背。麻痹的最近端肌肉是肱二头肌。腕下垂提示手部伸肌麻痹。

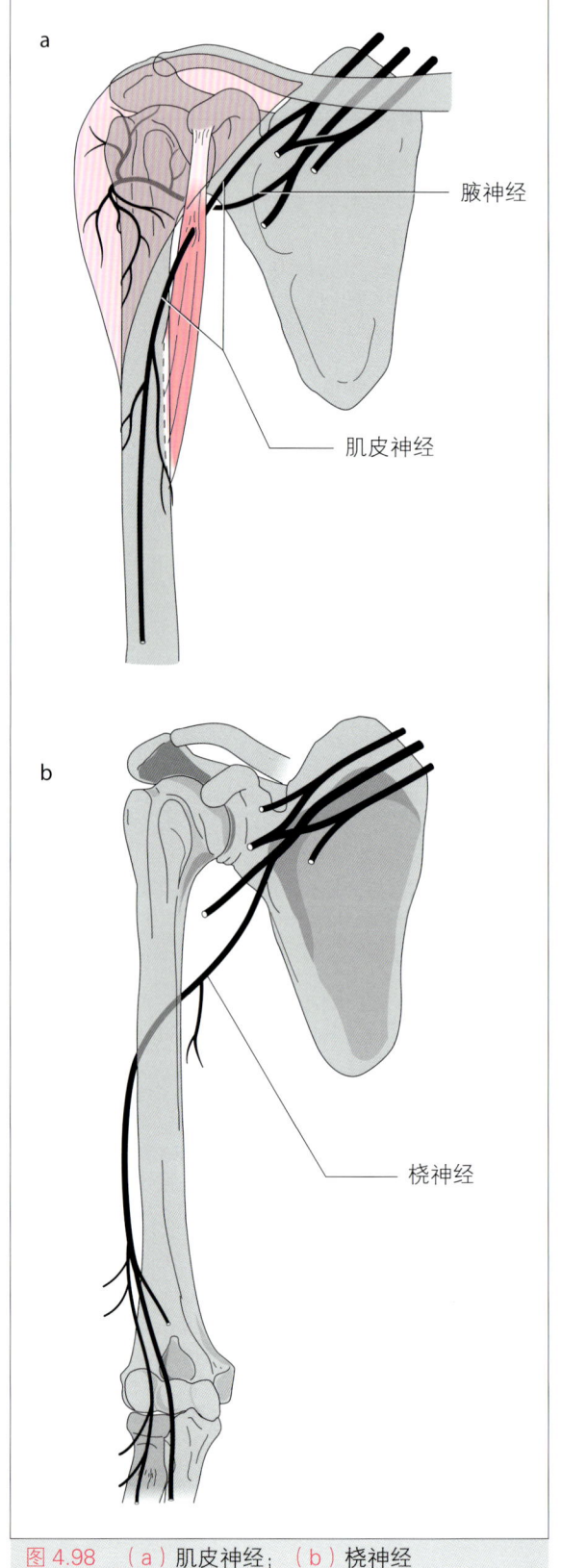

图4.98 （a）肌皮神经；（b）桡神经

正中神经（C5–T1）（图 4.99）

- 起自（臂丛）外侧束和内侧束，在腋动脉前方、上臂腹侧远端走行。
- 支配大鱼际的大部，以及除尺侧腕屈肌外的起于肱骨内上髁的肌肉。

> **病理改变**
>
> 睡眠时，伴侣头部对上臂的压迫（"蜜月麻痹"）可导致远端运动和感觉障碍。试图握拳时，会出现"祝福手"畸形。

尺神经（C8–T1）（图 4.99）

- 自（臂丛）内侧束发出，沿腋动脉内侧走行。在上臂中部延伸到肘关节伸肌侧。
- 支配小鱼际肌、前臂骨间肌、蚓状肌、尺侧腕屈肌，以及部分指深屈肌、拇短屈肌和拇收肌。

> **病理改变**
>
> 尺神经损伤会导致"爪形手"畸形（掌指关节伸展和指间关节屈曲）。

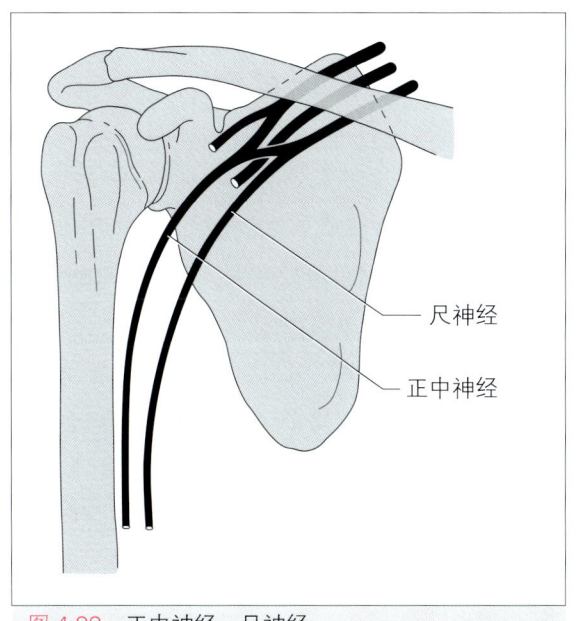

图 4.99　正中神经，尺神经

病理改变

肩部压迫综合征（图 4.100）

臂丛神经从椎间孔到上肢的走行过程中，在经过几个狭窄处时易受到压迫。

见章节 2.1 和章节 2.3 关于颈椎的部分。

在肩部区域有两处狭窄，神经在此受压迫会导致胸廓出口综合征：

· **在锁骨区域**，第一肋骨和锁骨形成肋锁间隙。在此处，臂丛神经与锁骨下动脉和静脉伴行，向腋窝走行。肩胛带下掣和回缩会使上述间隙变窄。导致缩窄的原因有肩下垂、慢性肺气肿导致的胸廓上口变宽，以及锁骨骨折后畸形。

实践要点

诱发试验有助于进行鉴别诊断。将肩胛带向下推并保持在此位置，同时检查桡动脉搏动。如果间隙明显缩小，则会出现脉搏感觉很弱或完全消失，症状加重：

· **在胸小肌区域**，远端的臂丛神经与锁骨下动脉和静脉一起，经胸小肌下缘及其在喙突的止点进入腋窝。

在最大外展位时，由于无法避开这些结构，神经包绕在胸小肌末端肌腱周围，从而受到牵拉。因此，该区域的"瓶颈"引起的症状被称为过度外展综合征。这些结构通常有相当的可扩张性，因此，只有在长时间处于外展位置的情况下症状才会出现，如睡觉。

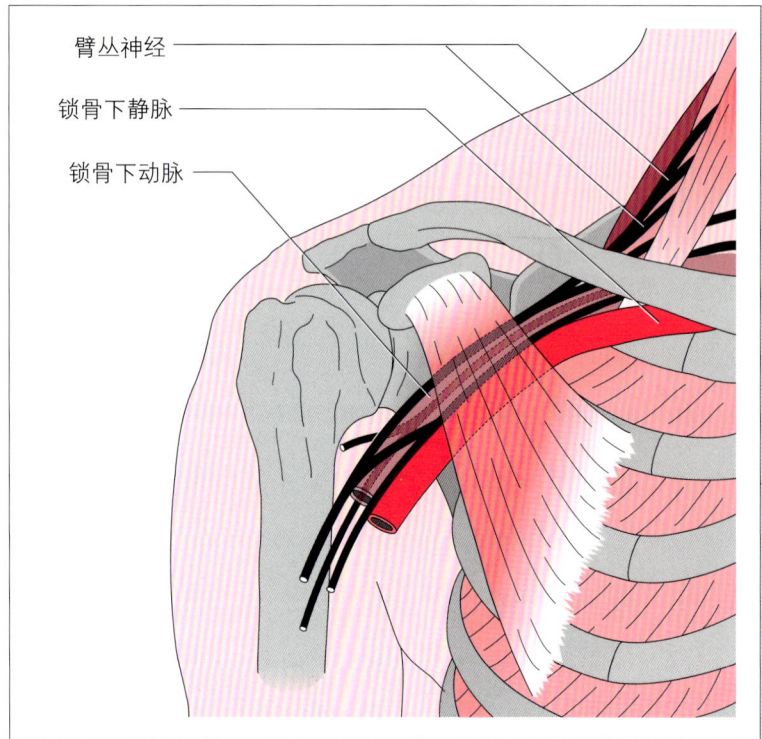

图 4.100　肩部压迫综合征

第5章
肘

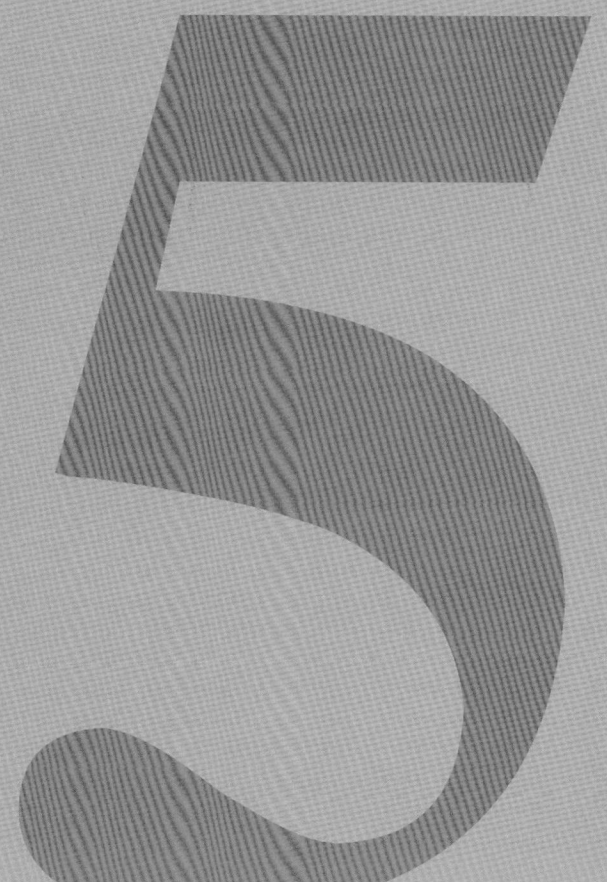

5 肘

5.1 肘部体表标志的触诊

肱骨外上髁（图 5.1）

在肱骨远端外侧非常容易触及这一突起。没有任何肌肉附着于此。

于外上髁远端距离肘窝一指宽处有一个小平面，部分腕伸肌和指伸肌附着于此。这些肌肉相互靠近，很难通过触诊将其区分。

从近端到远端，依次是：

桡侧腕短伸肌（图 5.2）

止于第三掌骨底。屈指伸腕时肌肉收缩，更易触及。

指伸肌（图 5.3）

止于第二到第四指的指背腱膜和中远节指骨底。手背屈，反复屈伸手指，可精确定位其起始端。

小指伸肌

该肌肉走行于指伸肌尺侧，止于第四指的指背腱膜。伸小指时可准确定位。

尺侧腕伸肌

止于第五掌骨底。肌肉收缩时腕关节背伸且尺偏。

> **实践要点**
>
> 肱骨外上髁炎，亦称网球肘，累及桡侧腕短伸肌的大部分起始区域。通过触诊及反复收缩—舒张肌肉可确诊。

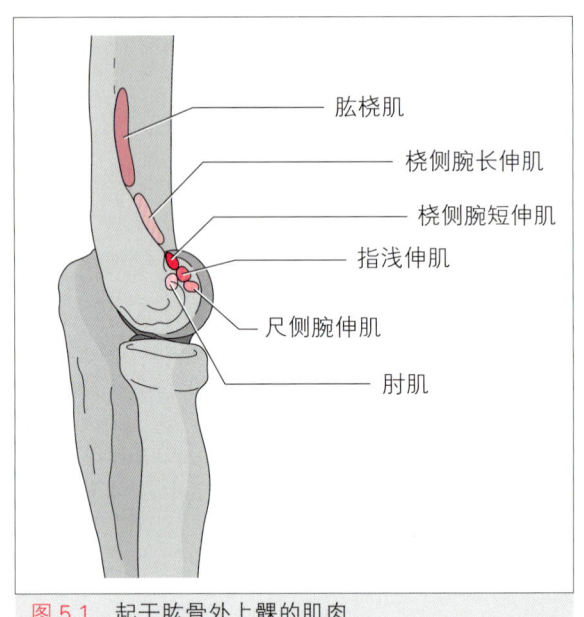

图 5.1 起于肱骨外上髁的肌肉

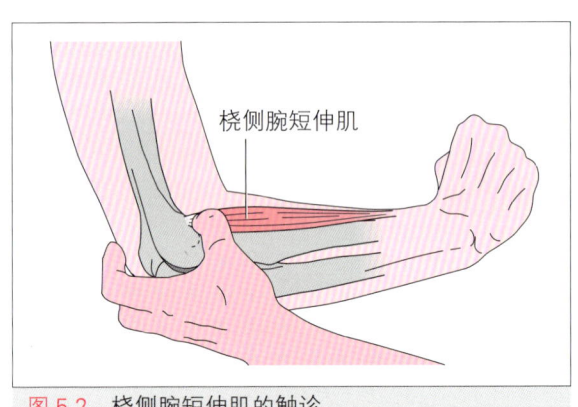

图 5.2 桡侧腕短伸肌的触诊

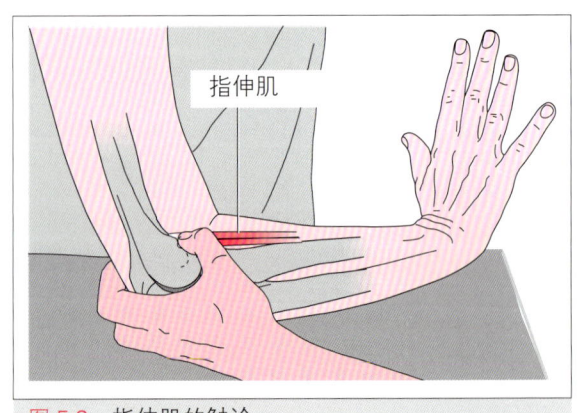

图 5.3 指伸肌的触诊

肘肌（图 5.4）

是三角形的小肌肉垫，可于肱骨外上髁与鹰嘴之间触及。

肱骨外髁嵴

该骨嵴由外上髁向近端走行，两块肌肉起于此处：

肱桡肌（图 5.5）

该肌肉由距外上髁顶端一掌宽的外上髁边缘延伸至桡骨茎突。起始区域宽约三指。

前臂于旋前和旋后之间的中立位抗阻屈肘时，较容易触及。

桡侧腕长伸肌（图 5.5）

该肌肉走行于肱桡肌正下方 1~2 指处，延伸至第二掌骨底。

肌肉收缩使腕关节背伸并桡偏时，更易触及。

桡侧副韧带（图 5.6）

该韧带呈扇形分布，由肱骨外上髁经桡骨头延伸至桡骨环状韧带和尺骨后部。在外上髁和鹰嘴之间容易触诊，远端不易触及，因为韧带上方有伸肌群覆盖。

桡骨头

桡骨头距外上髁 2.5 cm。当前臂做旋前旋后动作时，它会在触诊手指下来回转动。

桡骨环状韧带（图 5.7）包绕桡骨头，质硬，在尺骨与桡骨头之间可触及。

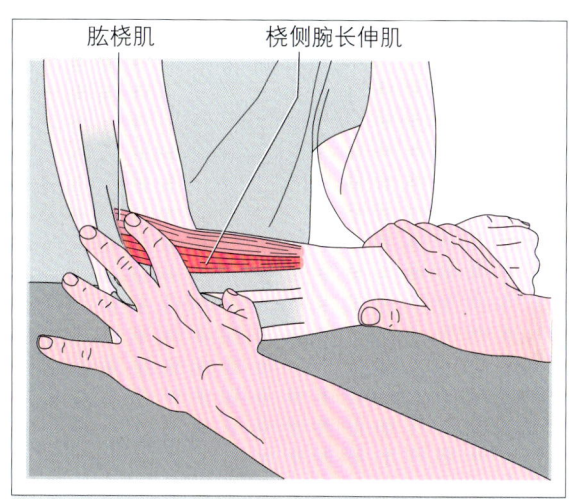

图 5.5 肱桡肌与桡侧腕长伸肌的触诊

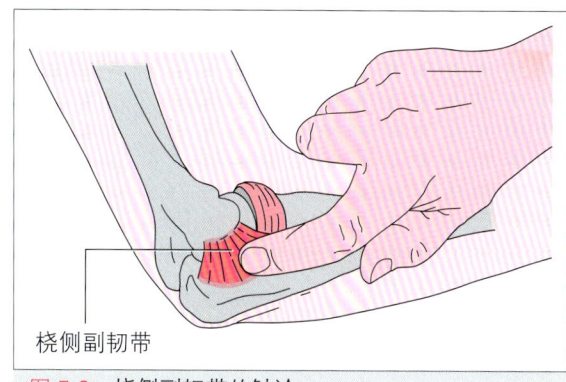

图 5.6 桡侧副韧带的触诊

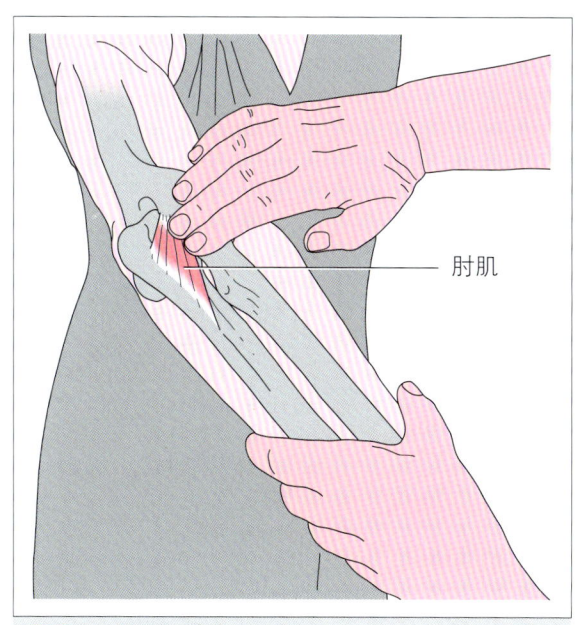

图 5.4 肘肌的触诊

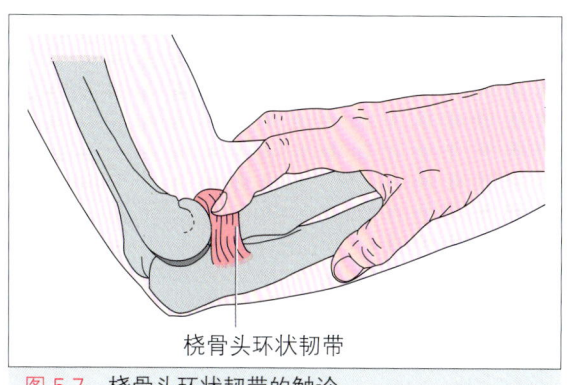

图 5.7 桡骨头环状韧带的触诊

触诊肱桡关节间隙（图 5.8）时，直接向侧方移动桡骨头，通过其与肱骨的相对位置，可确定双侧肱桡关节间隙。

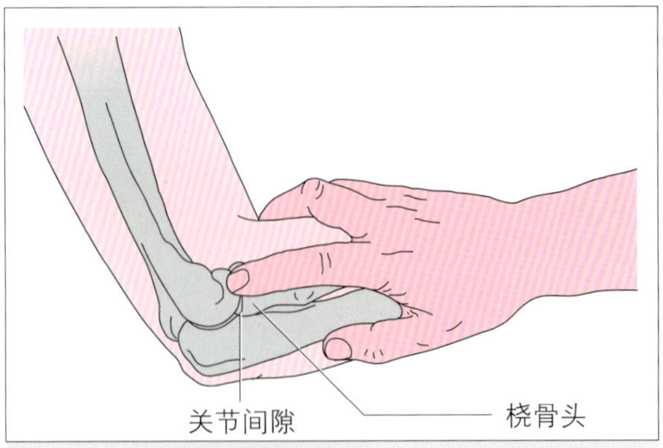

实践要点

在评估桡骨头与肱骨的相对位置时，应在静止和运动两种状态下进行。为了能直接比较，应用示指同时触诊双侧的关节间隙，并嘱患者屈伸肘关节。

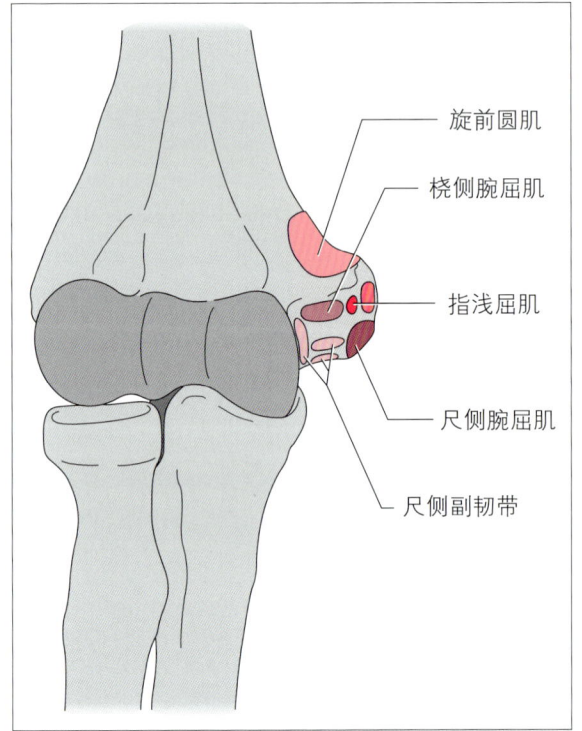

图 5.8 肱桡关节间隙的触诊

肱骨内上髁（图 5.9）

内上髁尖没有肌肉附着，故可在肱骨远端内侧触及明显突出的骨性结构。腕屈肌的起点位于内上髁尖前方稍远端，通常为腱膜，所以只能在进一步的走行中区分肌肉。

下列肌肉由于有共同的起点，因此想要在内上髁区域进行辨别是非常困难的。检查者伸对侧手，拇指略外展，将手掌大鱼际放至于患者内上髁上，可作为确定前臂肌肉走行的一种辅助手段（图 5.10）：

- 拇指代表旋前圆肌。
- 示指代表桡侧腕屈肌。
- 中指=掌长肌。
- 无名指=指浅屈肌。
- 小指=尺侧腕屈肌。

桡侧腕屈肌

止于第二掌骨底。掌屈位桡偏时该肌肉处于紧张状态，此时容易触诊。在前臂远端，该肌肉位于最外侧。

图 5.9 起源于内上髁的肌肉的触诊

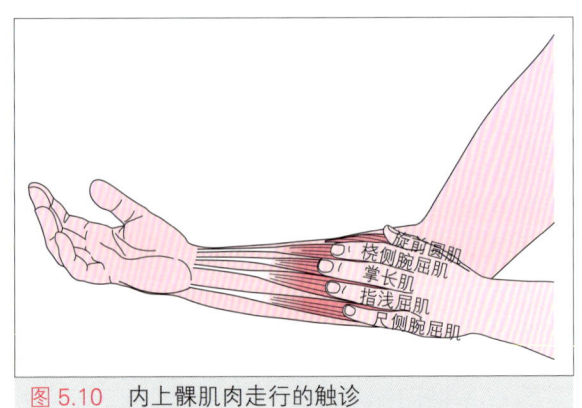

图 5.10 内上髁肌肉走行的触诊

指浅屈肌（图 5.11）

止于中节指骨。屈腕屈指时更易于触诊。

掌长肌

止于掌腱膜。并不是每个人都有掌长肌。将拇指和小指捏在一起并使腕关节掌屈，有利于寻找其起点。

尺侧腕屈肌

止于豌豆骨。该肌肉收缩可使腕关节掌屈和尺偏。

> **实践要点**
>
> 内上髁区域肌腱疾病，即"高尔夫球肘"，通常影响屈肌侧肌肉。在触诊的同时背伸腕关节可明确诊断，抗阻掌屈腕关节也可以明确诊断。

肱骨内髁嵴

是起自内上髁的直线上行的骨嵴。

旋前圆肌（图 5.12）

该肌肉的起始点位于最近端，并且构成肘窝内缘。肌肉收缩使肘关节屈曲、前臂旋前，以便于触诊。

尺神经沟（图 5.13）

该沟位于内上髁和鹰嘴之间，内有尺神经走行。在靠近神经沟的位置可触及一条坚固的条索样结构，即尺神经。神经沟由韧带结构保护，因此只能相当用力时才能触及。这种压力会诱发向小指侧放射的放电样疼痛。

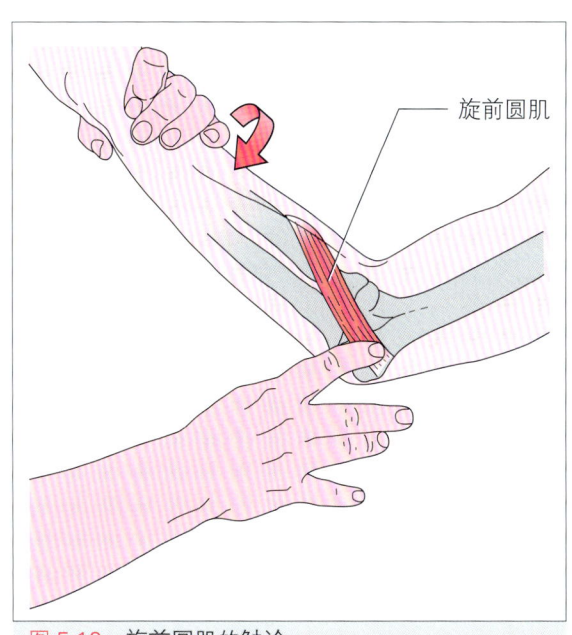

图 5.12 旋前圆肌的触诊

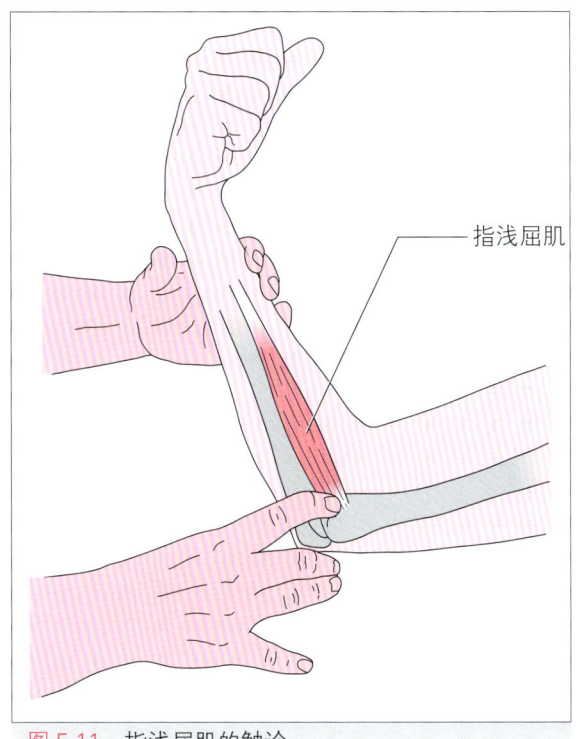

图 5.11 指浅屈肌的触诊

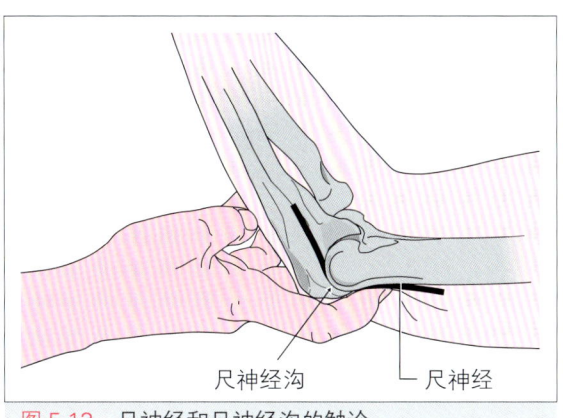

图 5.13 尺神经和尺神经沟的触诊

病理改变

尺神经沟的解剖结构的先天性变异可能导致尺神经半脱位。试图移动时，患者会主诉远端出现放射样刺痛。这种情况多发生在屈肘时，因为此时肱三头肌内缘迫使神经离开神经沟并将其推到内上髁上方。这种半脱位还会发生于柔道和摔跤等接触性运动中。

尺侧副韧带（图5.14）

尺侧副韧带呈扇形分布，由内上髁向尺骨延伸，并与桡骨环状韧带汇合。在外侧，肌肉覆盖了大部分韧带。延伸到鹰嘴的部分则很容易触及。

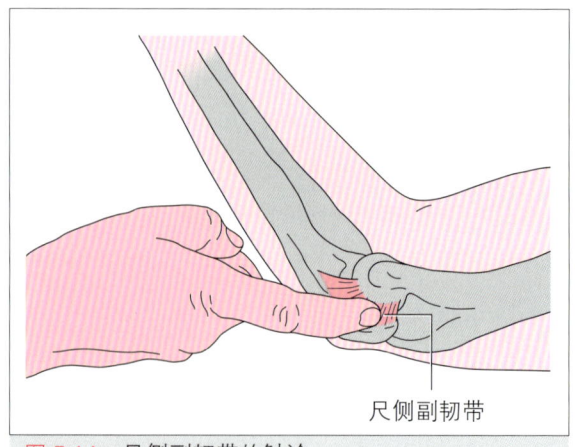

图5.14 尺侧副韧带的触诊

鹰嘴（图5.15）

屈肘过程中，鹰嘴从鹰嘴窝移出，可触及。肱三头肌附着于鹰嘴尖。

鹰嘴滑囊位于鹰嘴上，只有在肿胀时才能明显触及。

鹰嘴窝

由于必须通过被拉长的肱三头肌腱触诊，所以鹰嘴窝只有在肘关节微屈的情况下通过一定的压力才能感觉到。肘关节伸展时鹰嘴占据了该空间。

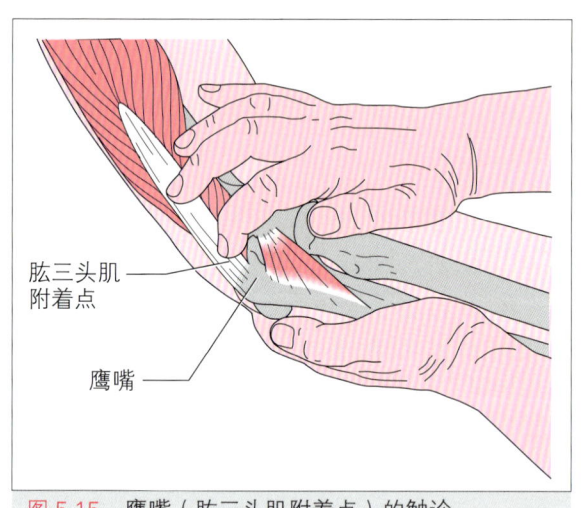

图5.15 鹰嘴（肱三头肌附着点）的触诊

肘窝的边界（图5.16）

肱桡肌构成肘窝外缘，旋前圆肌构成肘窝内缘。由外向内，以下结构依次通过肘窝：

肱二头肌腱（图5.16）

是肘窝内最突出的肌腱。向桡骨内缘延伸。

向内侧移行为肱二头肌腱膜（图5.17）。走行至尺骨和前臂筋膜时，可触及具有坚固的近端边缘的扁平状结构。

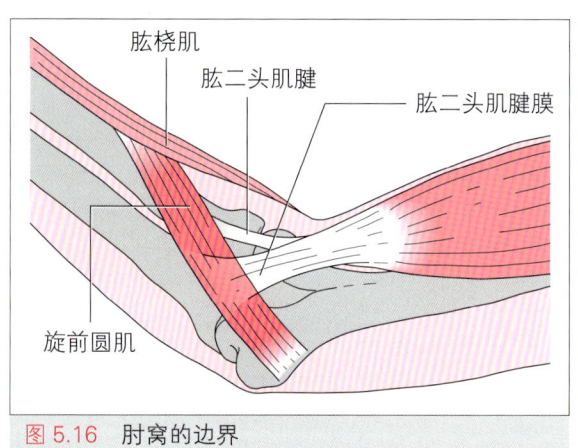

图5.16 肘窝的边界

实践要点

肱二头肌轮廓的改变，如稍高于肘窝上方的小隆起，提示肌腱断裂，通常是肱骨结节间沟附近的肱二头肌长头肌腱断裂。

▷ 见章节 4：肩。

桡骨粗隆（图 5.18）

肱二头肌附着于桡骨粗隆的位置非常深，因此只能通过以下方式进行触诊：肘关节屈曲时最大限度旋前，此时桡骨粗隆向后转，因此可于桡骨头远端 2~3 cm 处触及这一隆起区域。

实践要点

在肌腱末端病中，可感觉到肱二头肌腱明显肿胀，以致前臂旋前时桡骨粗隆被迫于桡骨与尺骨之间穿行，因此非常痛苦。

血管和神经

肱二头肌尺侧缘与旋前圆肌形成了一个槽，肱肌构成其底部。槽内有包含正中神经和肱动脉的神经血管束走行。

肱二头肌外侧缘与肱桡肌形成另一个槽，底部仍由肱肌构成。桡神经与桡侧动静脉走行于槽内深层，前臂外侧皮神经走行于浅层。

肱动脉（图 5.19）

于肱二头肌腱内侧可扪及动脉搏动。

正中神经（图 5.19）

该神经是伴行于动脉内侧的管状结构。肘窝远端穿过旋前圆肌。

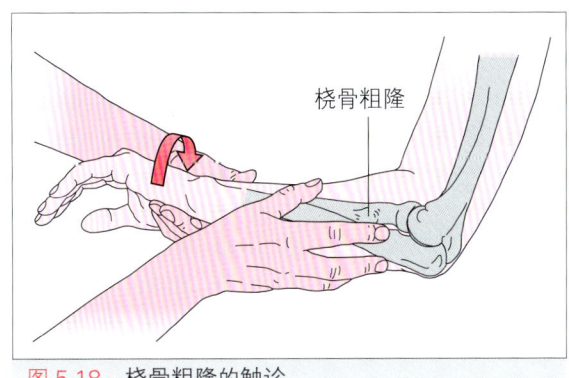

图 5.18 桡骨粗隆的触诊

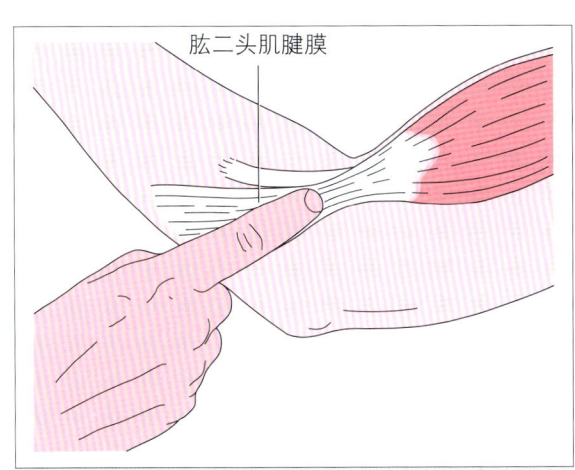

图 5.17 肱二头肌腱膜的触诊

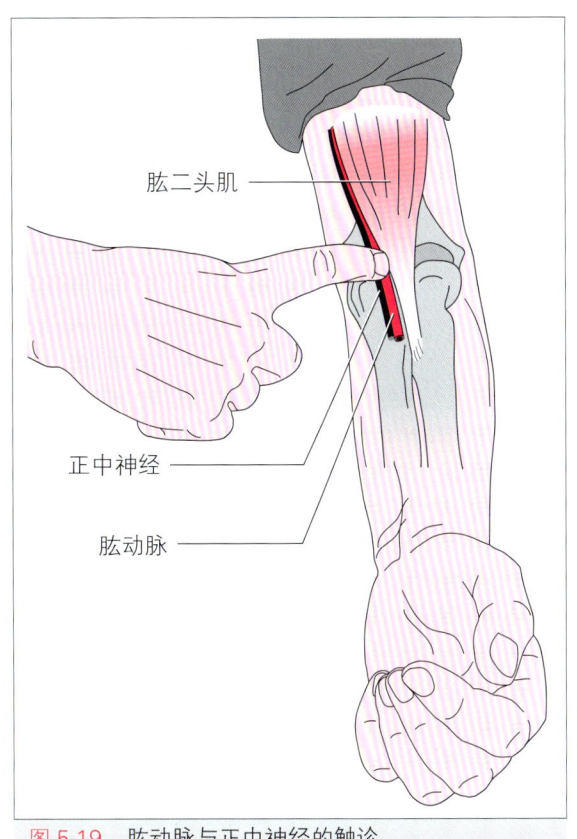

图 5.19 肱动脉与正中神经的触诊

5.2 肘关节功能解剖学

5.2.1 肘关节 X 线影像

前后位观（图 5.20）

位置：伸展 / 旋后

- 肱骨小头和桡骨之间的间隙：约 3 mm。
- 肱骨干轴线与尺骨干轴线之间的夹角为提携角，正常值：170°。

侧面观（图 5.21）

位置：肘关节 90° 屈曲

- 两侧上髁投影重叠在一起。
- 肱尺关节的关节间隙：
  - 滑车与尺骨之间的间隙。
  - 关节面平整光滑。

> **病理改变**
>
> 关节间隙可能因感染或关节炎而变窄。桡骨头慢性关节炎畸形导致的影像学改变，与桡骨头脱位或上髁 / 鹰嘴撕脱骨折等创伤的影像学变化一样明确。

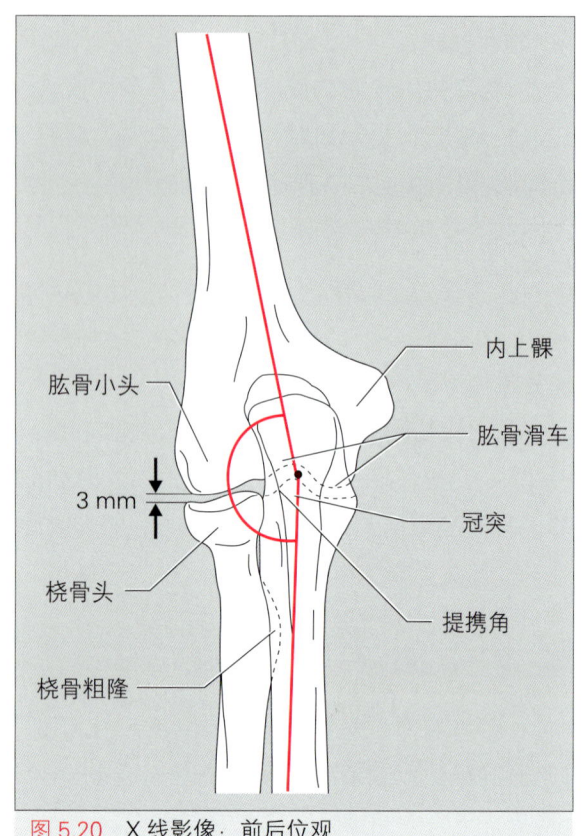

图 5.20　X 线影像：前后位观

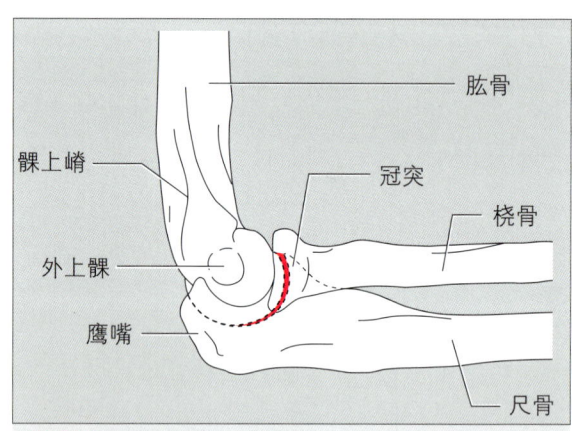

图 5.21　X 线影像：侧面观

5.2.2 肘关节

与朝向内侧的近端肱骨头关节面不同，肱骨远端的关节面向前。因此为了功能需要，肘关节的方向主要为身体前方。

肘关节是一个由三个关节构成的功能单元：

- 肱尺关节指肱骨与尺骨之间的关节连接。就其功能而言，它属于鞍状关节。
- 肱桡关节是肱骨与桡骨之间的关节。
- 桡尺近端关节是桡骨与尺骨近端构成的关节。它与桡尺远端关节强制连接。

肱尺关节

肱 骨

- 肱骨滑车（图5.22）像香槟酒塞。尺骨部分稍宽于桡骨部分。沙漏样变窄的部分将两部分分开。略朝向内侧。
- 在肱骨远端，滑车和肱骨小头向前与肱骨干约成45°角。
- 冠突窝（图5.22）位于滑车前部上方，肘关节屈曲时容纳冠突。
- 在后方，鹰嘴窝（图5.23）非常深并为脂肪组织填充，肘关节伸展时容纳鹰嘴。

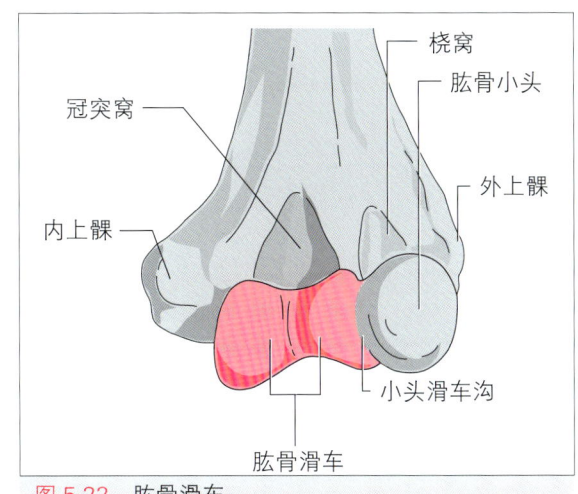

图 5.22 肱骨滑车

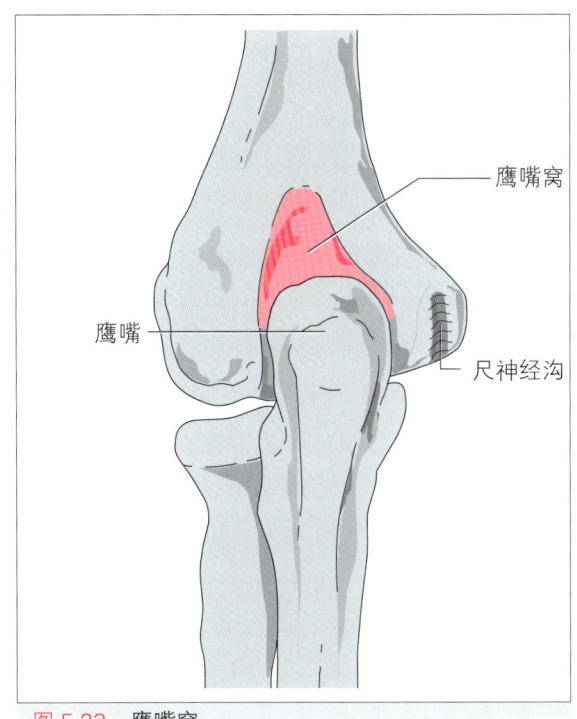

图 5.23 鹰嘴窝

尺 骨

- 滑车切迹（图5.25，图5.26）像管钳一样包围滑车。有一个适合滑车沟的骨嵴，其中间部分没有软骨覆盖。
- 后方末端是鹰嘴（图5.24~26）。肱三头肌附着于此，也是尺侧腕屈肌的起点。
- 前方末端是冠突（图5.24~26）。冠突的远端即为尺骨粗隆。这是肱肌的附着部位，也是指浅屈肌的起点。
- 鹰嘴与冠突的连线和尺骨干的轴线之间成45°角。大范围的屈曲取决于这种朝向和肱骨远端的角度。

实践要点

手术治疗单纯鹰嘴骨折多采用张力带线缆技术，因为若非如此，肱三头肌将向上牵拉骨折近端。在后续治疗中，必须避免在最大屈曲位进行被动的肌肉牵伸和向心性抗阻训练。

对肱尺关节行牵引治疗时，必须考虑鹰嘴与冠突连线（与尺骨干）之间的45°夹角。由于滑车切迹是关节的凹形部分，所以当改变尺骨位置时，必须考虑应与该角度的治疗平面相契合。若不考虑该角度，在90°的位置上施加牵引力，将会对关节的特定部位产生压力。

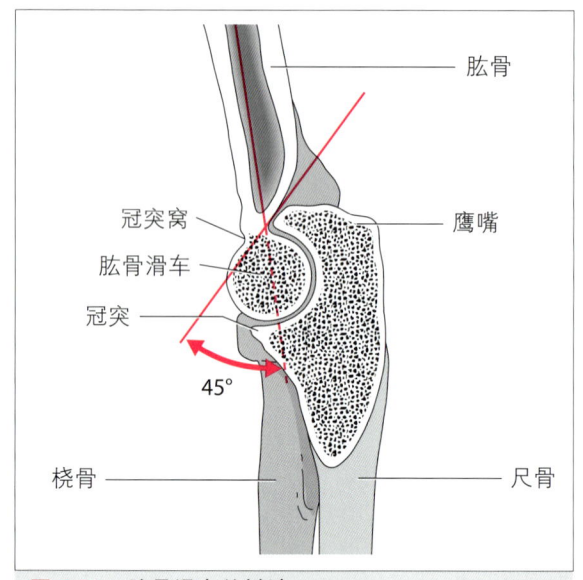

图 5.24 肱骨滑车的触诊

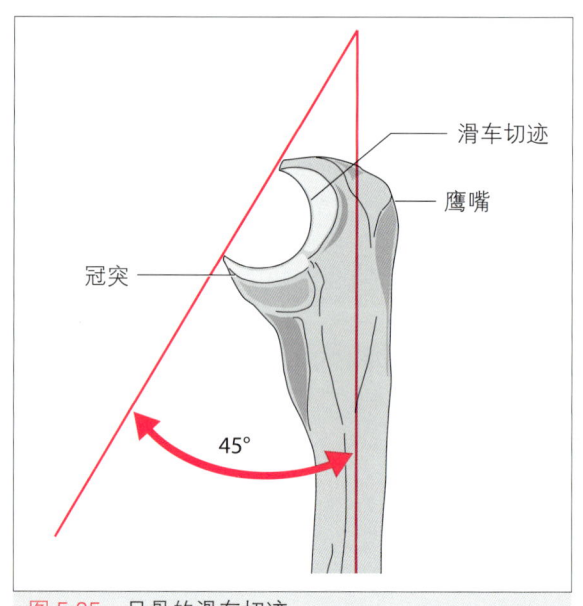

图 5.25 尺骨的滑车切迹

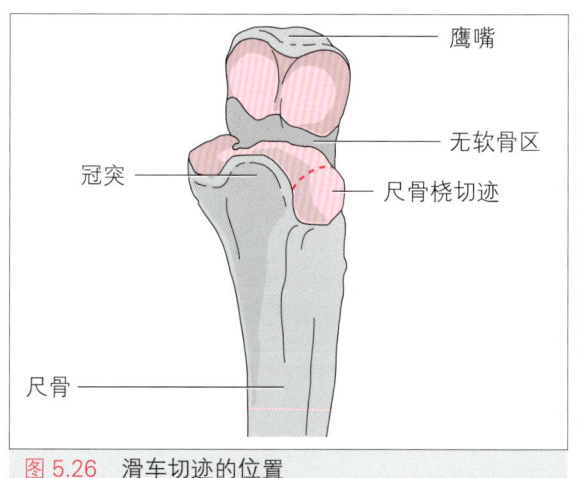

图 5.26 滑车切迹的位置

肱桡关节

肱骨（图 5.27，图 5.28）

- 小头滑车沟将滑车与肱骨小头分开。
- 肱骨小头前上方是桡窝，最大屈曲位时容纳桡骨头。

桡骨（图 5.29）

- 桡骨关节凹是桡骨头上的凹形关节面。
- 中央凹周围有一圈小型隆起，称为斜月盘（lunula obliqua），与肱骨小头滑车沟构成关节。

通过桡骨环状韧带，桡骨与尺骨的运动紧密偶合，所以无论是肱尺关节还是肱桡关节，都只能作为一个整体进行运动而不能单独运动。

> **实践要点**
>
> 桡骨头骨折的常规治疗方法是螺钉固定。后续的功能训练需要非常小心，避免旋前、旋后等动作。超量、长时间的物理疗法可能会导致钙化等并发症。

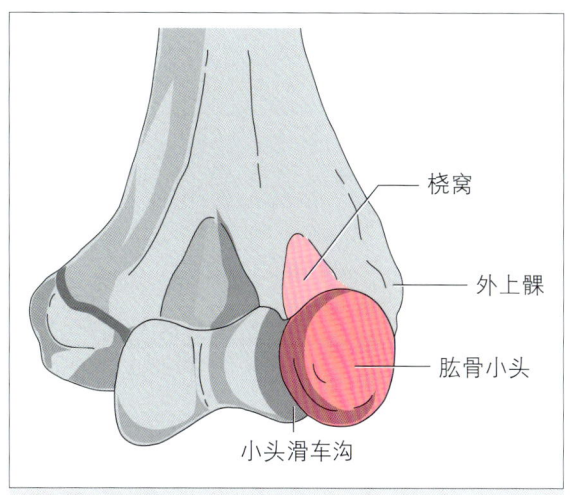

图 5.27 肱骨小头

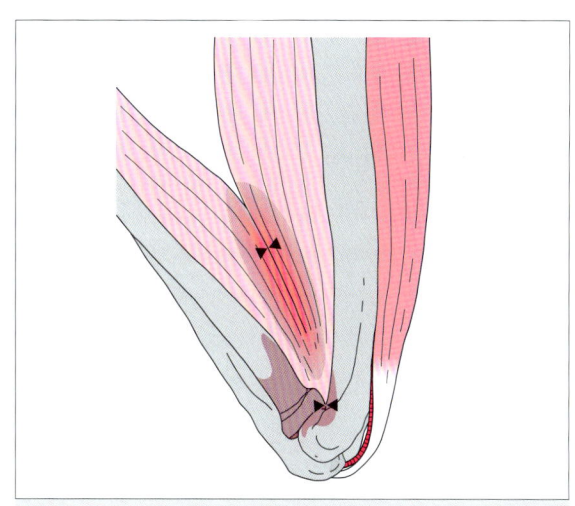

图 5.28 最大屈曲位下桡骨头的位置

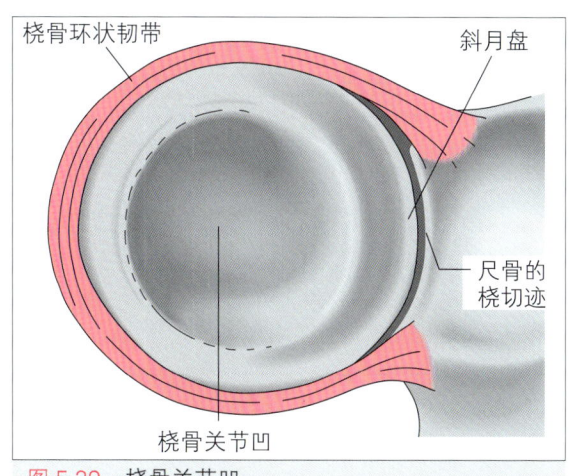

图 5.29 桡骨关节凹

桡尺近端关节（图 5.30）

尺 骨

- 尺骨的桡切迹为凹形，呈矢状方向。
- 桡骨环状韧带宽约 1 cm，固定环绕在切迹的前后方，包围除斜月盘之外的大部分桡骨头。
- 尺骨的桡切迹区域，韧带由纤维软骨构成，与胶原纤维构成的结缔组织相混合。软骨细胞的加入不仅可以局部有限传递压力，同时承担使桡骨头对准切迹的重要功能。此时，其他韧带则承受更大的拉伸应力。
- 桡侧和尺侧副韧带与环状韧带相融合，从而使肱尺关节、肱桡关节和桡尺关节之间形成联动关系。
- 旋后肌的小部分纤维汇入韧带。
- 方形韧带附着于尺骨的桡切迹下方，并且延伸至桡骨环状关节面底部。在尺骨处，该韧带的少部分纤维会延伸到桡骨环状韧带。

桡 骨

桡骨环状关节面是凸面，与桡骨环状韧带和尺骨的桡切迹相连接。

> **实践要点**
>
> 肘部各关节之间的紧密连接表明，一个关节的问题总是会涉及其他关节，这也就是为什么必须对所有关节都要进行检查和治疗。

> **病理改变**
>
> 肘部的慢性多关节炎中，关节畸形主要影响桡骨头。手术切除桡骨头会造成肘部不稳定，因为丧失了支持肱骨的支撑装置。此外，由于桡骨环状韧带的切除，其与侧副韧带的稳定连接亦不复存在。另一个后果则是桡尺远端关节的应力发生改变。

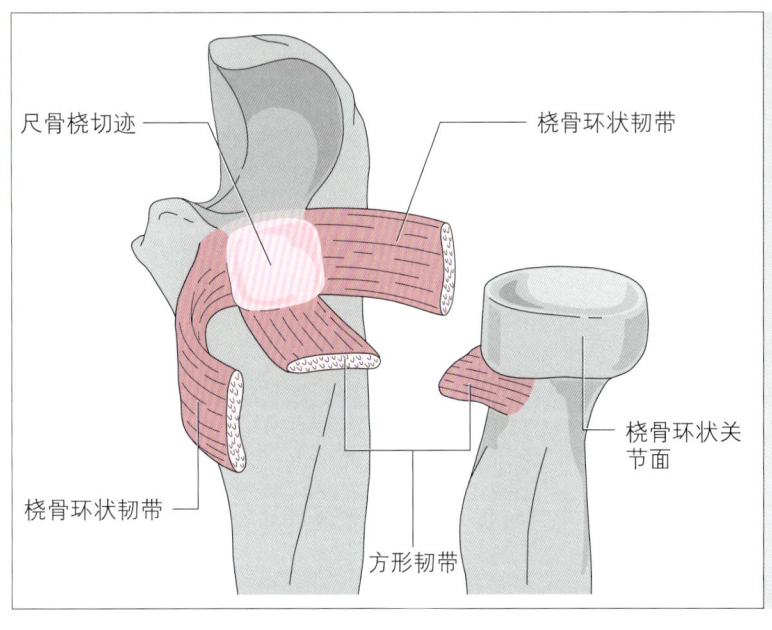

图 5.30　桡尺近端关节

关节囊（图 5.31~34）

较薄的关节囊包裹了三个关节。在肱骨，关节囊覆盖了桡骨、冠突和鹰嘴窝，但不包括肱骨上髁和尺神经沟。

关节囊在前后方向上形成小的皱襞，在最大运动时展开。肱肌和肘肌的小部分肌纤维分别从前后方延伸至关节囊，防止皱襞上的褶皱发生卡压。侧副韧带以及来自旋后肌和桡侧腕短伸肌的肌纤维从侧面加强了关节囊。

在尺骨，关节囊覆盖滑车切迹骨—软骨边界处以及桡侧的尺骨桡切迹。

在桡骨，关节囊覆盖环状关节面骨—软骨边界处稍下方。

> **病理改变**
>
> 关节囊的外层由于纤维化而变得非常坚硬，会导致运动卡压的反复发作，必须通过手术切除。

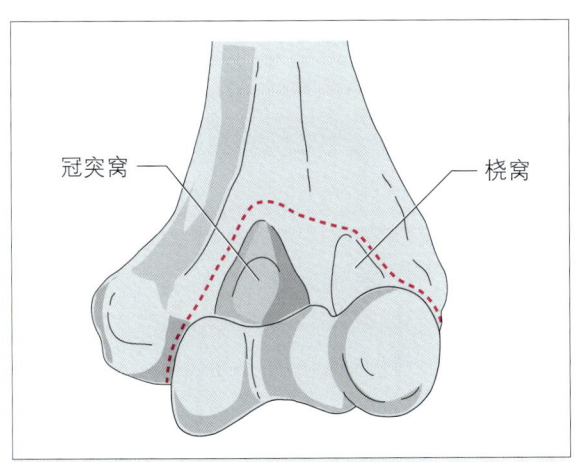

图 5.31　肱骨前方关节囊覆盖的区域

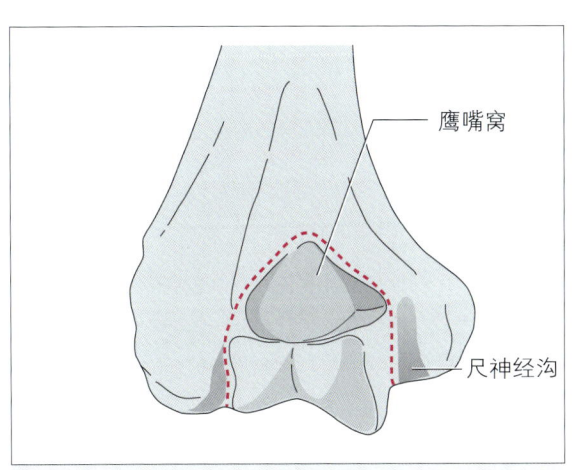

图 5.32　肱骨后方关节囊覆盖的区域

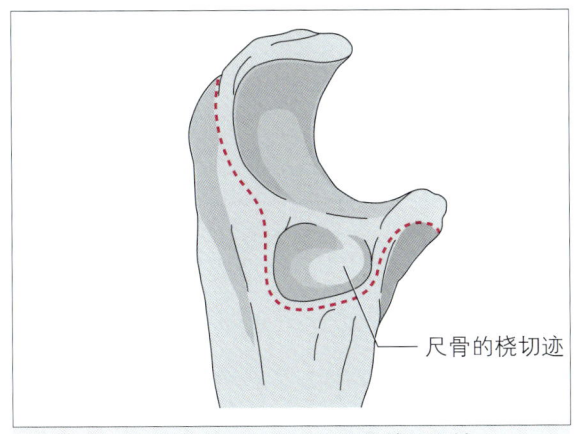

图 5.33　尺骨和桡切迹处关节囊覆盖的区域

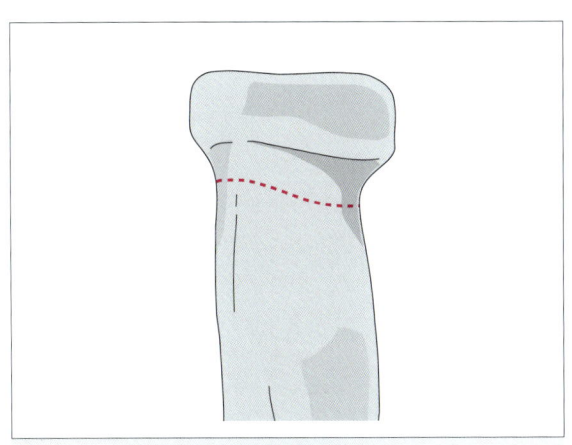

图 5.34　关节囊覆盖的桡骨区域

血液供应（图 5.35）

末梢动脉围绕鹰嘴吻合成网。来自肱深动脉的中副动脉、来自肱动脉的尺侧副动脉后支和来自尺动脉的尺侧返动脉后支，为外侧、内侧和后方的关节囊—韧带供血。肘前部由肱动脉前支供血。

这些血管还为周围的肌肉供血。

神经支配（图 5.36，图 5.37）

外上髁区域仅由桡神经分支支配。

尺神经分支支配内上髁周围的后方，而正中神经支配其前方。

后方的关节囊—韧带接受桡神经和尺神经的支配，而前方区域则由桡神经、肌皮神经和正中神经支配。

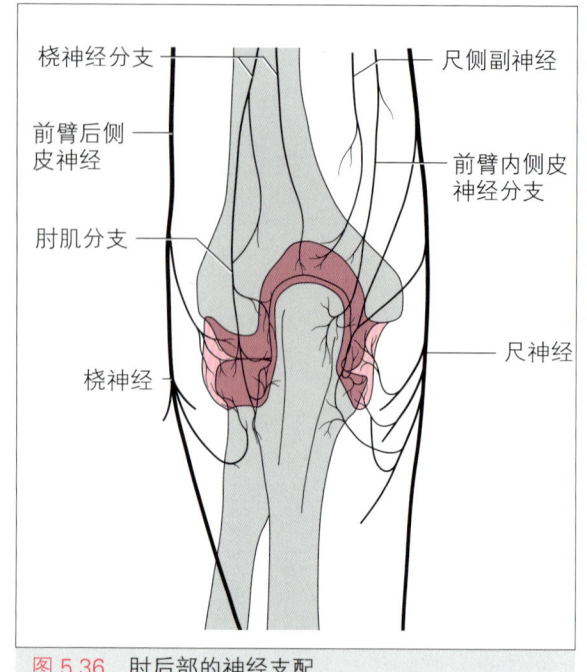

图 5.36 肘后部的神经支配

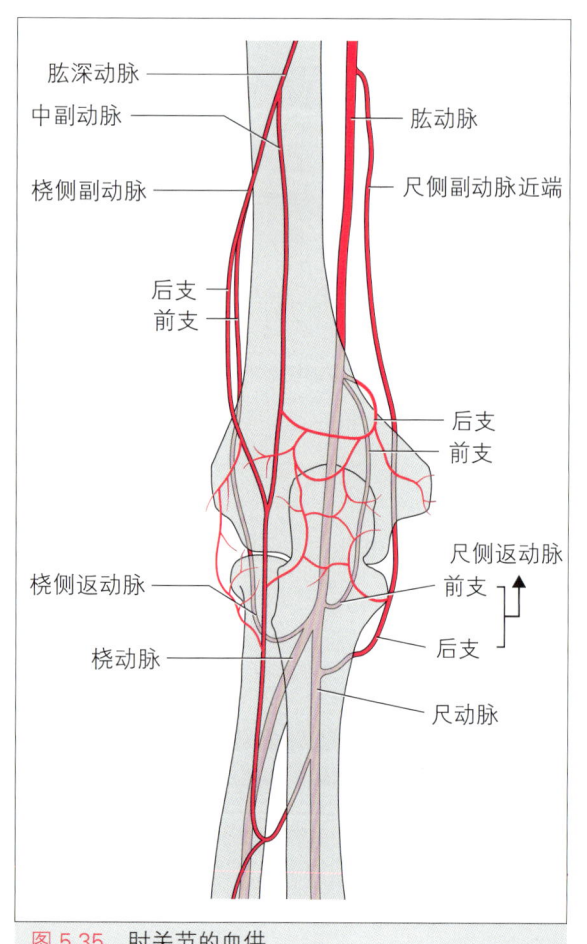

图 5.35 肘关节的血供

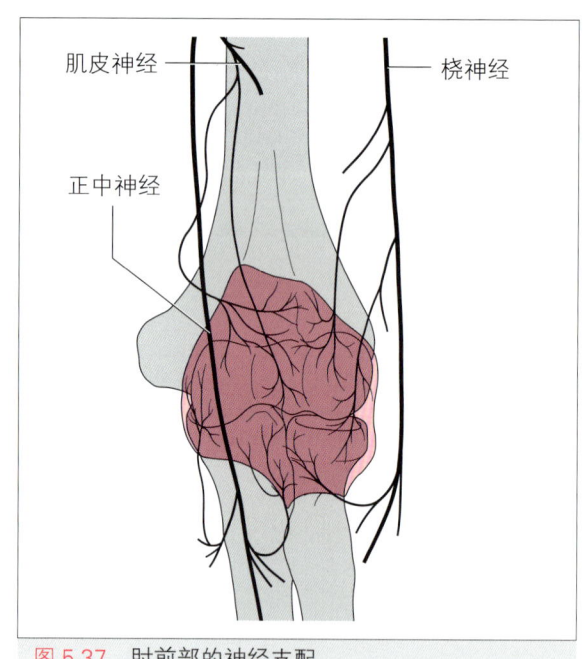

图 5.37 肘前部的神经支配

桡尺远端关节（图5.38）

尺　骨
- 尺骨头上的环状关节面呈凸形。
- 关节盘（图5.39）位于尺骨远端。由于其固定于桡骨，因此参与旋前和旋后。
  ▷ 详见章节6：手。

桡　骨

桡骨上的尺切迹呈凹形。

病理改变
桡骨远端骨折发生于跌倒时手背伸进行支撑的情况下，是所有骨折里最常见的。发生该情况时，骨折远端向背侧和桡侧移动，导致刺刀样（或餐叉样）畸形。正确的复位和固定，对于防止腕管综合征以及桡尺远端关节和近侧腕关节（桡腕关节）的关节面不协调非常重要。

关节囊
- 关节囊附着于骨—软骨边界。
- 形成长约1 cm的外翻，即囊状隐窝，并在桡骨与尺骨间向近端延伸。
- 远端桡尺韧带和小部分骨间膜后侧束加强关节囊。
- 关节囊与腕关节囊在关节盘的边缘融合。

病理改变
在旋前与旋后运动中，桡尺近端和远端关节共同构成了一个功能单元，在检查和治疗时必须要考虑这一点。

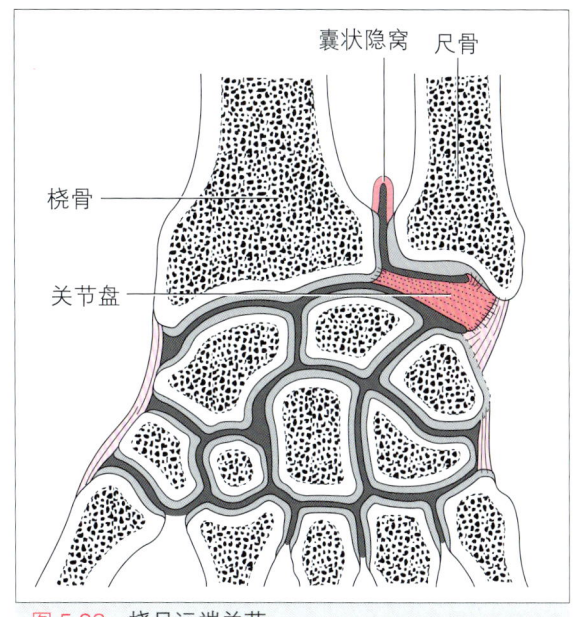

图 5.38　桡尺远端关节

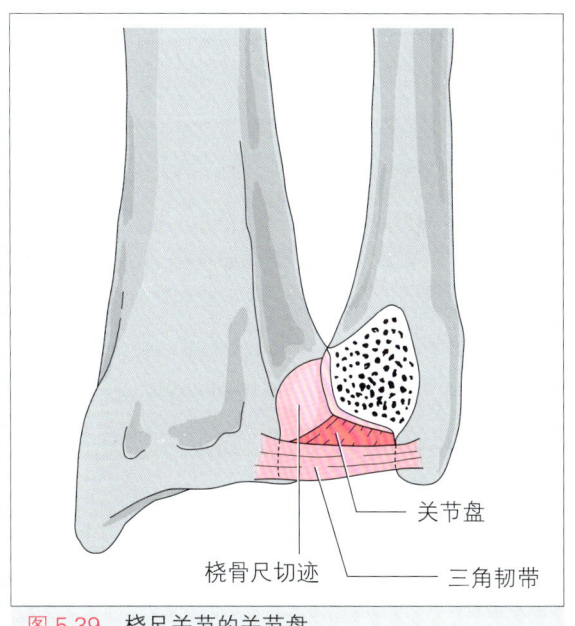

图 5.39　桡尺关节的关节盘

5.2.3 韧带

尺侧副韧带（图 5.40）

尺侧副韧带由三条纤维束构成：
- 前束从肱骨内上髁前方延伸至冠突内侧缘，汇入桡骨环状韧带。
- 后束从肱骨内上髁后方延伸至鹰嘴内侧。
- 中束比较薄弱，走行于上述两束之间。一小束横向韧带——库珀（Cooper）韧带，将尺侧副韧带分为前、后两束并与其在尺骨的附着点相连。

尺侧副韧带的一条分支，即上髁—鹰嘴韧带，从内上髁走行至鹰嘴内侧。其功能为稳定尺神经。尺神经走行于远端的尺神经沟内。

病理改变

尺侧副韧带损伤包括急性损伤和外翻动作导致的慢性损伤，如投掷运动。例如，田径运动拉伤会有明显的刺激症状。

桡侧副韧带（图 5.41）

桡侧副韧带分为两束，从肱骨外上髁的前、后两部分延伸到尺骨桡侧切迹的前、后边缘。该韧带发出纤维构成桡骨环状韧带，并扩展至旋后肌腱和桡侧腕短伸肌。

功能：由于桡侧副韧带的三角形结构，该韧带均匀并紧紧地包裹关节。

实践要点

通过检查内外侧肘关节间隙来测试该韧带稳定性，因为在这个体位，大部分的韧带是紧张的。

后束（图 5.42）从内侧和外侧加入侧副韧带，通过纵向和斜向的纤维来加强关节囊。

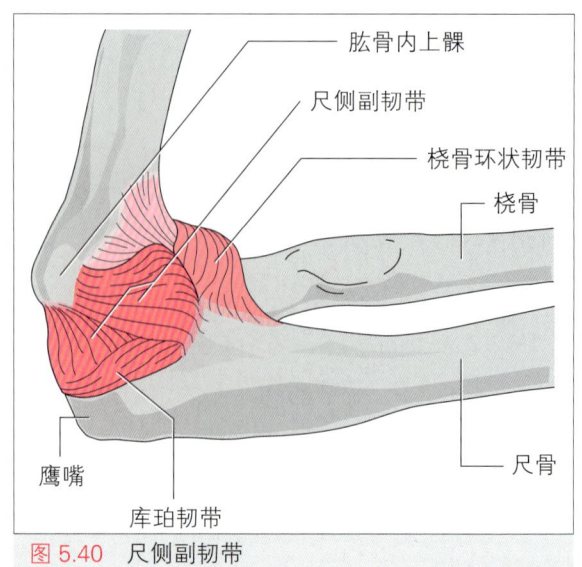

图 5.40 尺侧副韧带

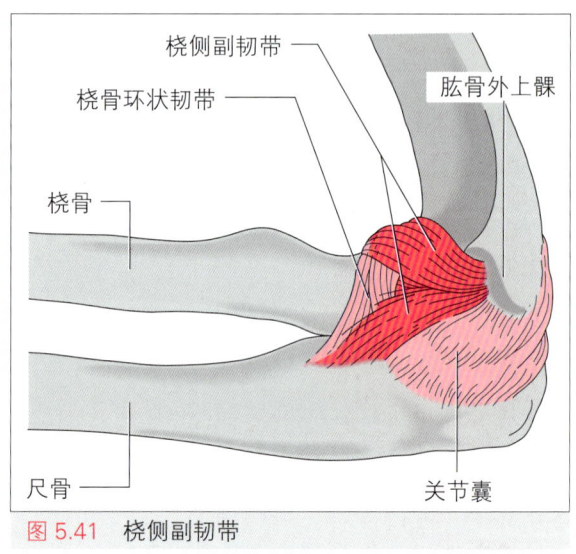

图 5.41 桡侧副韧带

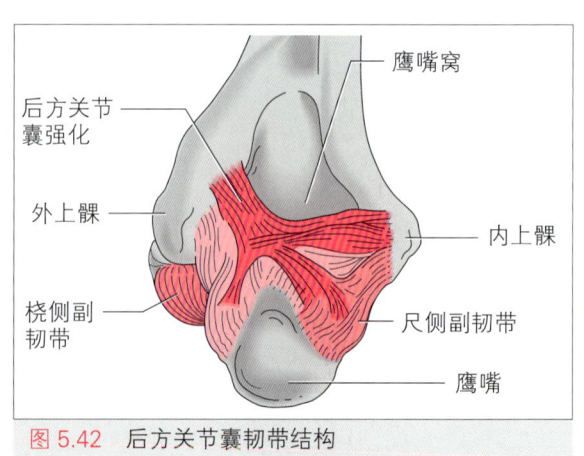

图 5.42 后方关节囊韧带结构

前束（图 5.43）的对角纵向和斜向的纤维加强关节囊，也向副韧带和桡骨环状韧带延伸。

前臂骨间膜（图 5.44）

- 始于距桡骨粗隆下方约2指宽处，止于桡尺远端关节。部分纤维止于桡尺远端关节囊。
- 所有的纤维束斜向交叉且彼此覆盖走行，骨间膜中部非常坚韧。
- 纤维束间的空隙内有血管通过。
- 指深屈肌和指伸肌始于前臂骨间膜。
- 在远端，前臂骨间膜可以防止尺桡骨分离。
- 前臂旋后时，大部分前臂骨间膜紧张。
- 由于纤维结构的排列方式，前臂骨间膜可以应对各种方向的拉伸应变。

斜束

- 是一小束韧带样结构。
- 少部分附着于尺骨桡侧切迹以下和桡骨粗隆以下。

> **病理改变**
>
> 对于因类风湿性关节炎行桡骨头切除术的患者，骨间膜是非常重要的，因为在前臂旋前和旋后时，前臂骨间膜将尺骨和桡骨紧紧地固定在一起。

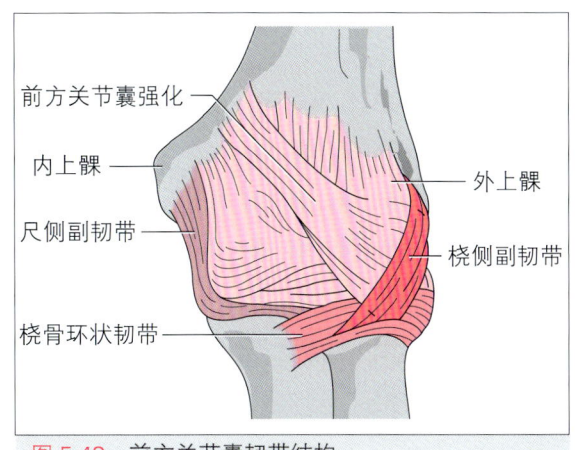

图 5.43 前方关节囊韧带结构

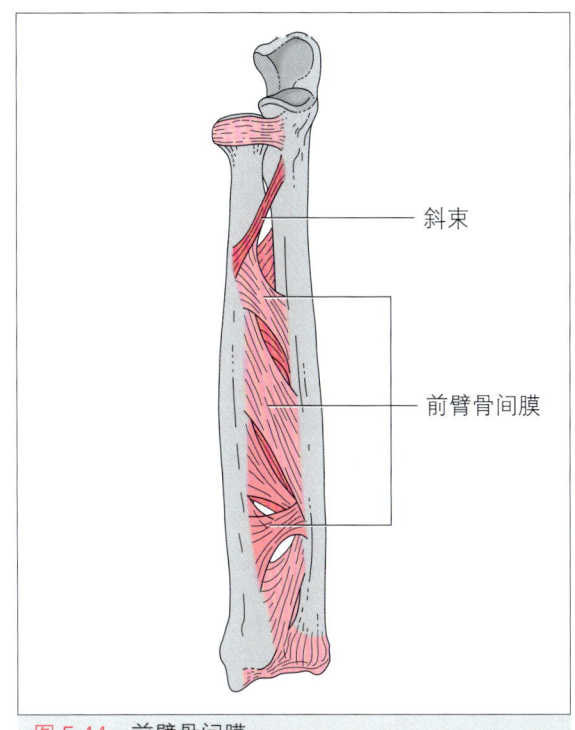

图 5.44 前臂骨间膜

5.2.4 运动轴和运动

屈/伸（图 5.45）

运动轴位于上髁下方，穿过肱骨小头和肱骨滑车。

关节活动度

屈曲最大可达 130°~150°。该运动受上臂和前臂间软组织以及后关节囊韧带结构的影响。

> **实践要点**
>
> 在软组织发育不良和后关节囊韧带结构松弛的个体，可能很难感觉到被动屈曲的终末感，因为在这种情况下冠突会挤压冠突窝。

伸展：约 10°，运动终末感很难界定。由于前关节囊韧带结构和侧副韧带被拉紧、滑车切迹和肱骨滑车间的挤压，运动终末感为坚硬的感觉。

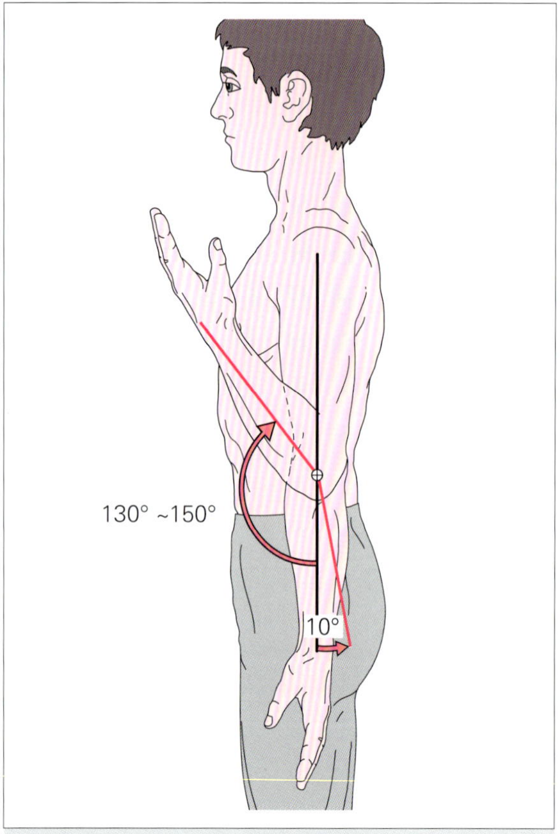

提携角（图 5.46）

由于滑车和尺骨鹰嘴内侧较小的倾斜外形，肘关节完全伸直时有一个约 10° 的外翻角（提携角）。

提携角在肘关节伸展并前臂旋后时出现，屈曲时消失。

> **实践要点**
>
> 肘关节微屈时，通过内侧间隙可以测量尺骨的倾斜度。在此体位，由于关节囊和韧带松弛，会使关节两侧出现间隙。内侧关节囊韧带结构的粘连会限制肘关节的伸展，因为粘连时倾斜不充分。

图 5.45 关节活动度：屈曲和伸展

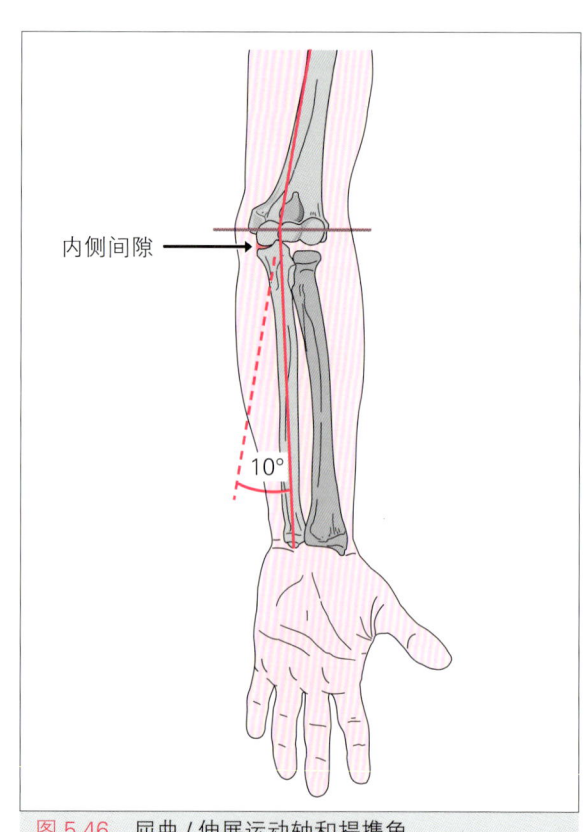

图 5.46 屈曲/伸展运动轴和提携角

旋后/旋前（图 5.47）

旋后/旋前的运动轴穿过肱骨小头，桡骨头的中心和尺骨茎突。

关节活动度（图 5.48）

旋后/旋前：分别为 80°/90°，从（前臂旋前/旋后）中立位开始。在旋后和旋前时，桡尺远端关节活动度达到最大。此关节活动度在人类日常生活活动中应用广泛。

下述关节的两个关节面在运动时运动方向相反（图 5.49）。

- 桡尺近端关节：桡骨环状关节面与尺骨桡切迹和桡骨环状韧带之间发生相对旋转。
- 肱桡关节：桡骨头关节凹与肱骨小头发生相对旋转，桡骨头在肱骨滑车沟内滑动。
- 桡尺远端关节：桡骨尺切迹和尺骨环状关节面相对滑动。
- 桡尺远端关节的关节盘位于尺骨末端，因其固定于桡骨，因此在前臂旋前和旋后过程中，关节盘亦发生运动。

实践要点

关节活动受限时，必须检查这些关节以便制订的详细治疗方案。例如，旋前动作受限时，桡骨头相对尺骨滑向背侧的运动也需要检查，因为桡骨近端与尺骨发生旋转运动的部位是环状凸起的。为了获得信息，通过牵拉肱桡关节，对关节制造一些干扰。由于桡骨头末端关节面是凹形的，对桡骨运动的检查必须沿着手掌的方向进行。此外，应该检查关节盘相对尺骨的运动灵活性。

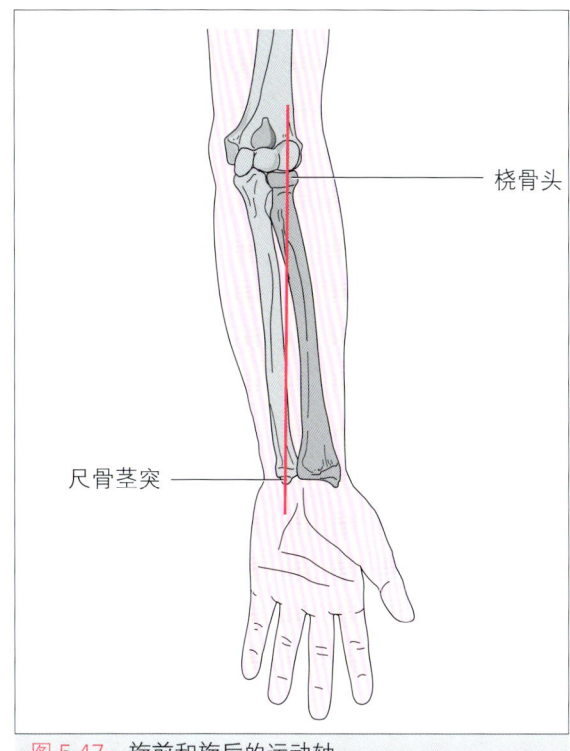

图 5.47 旋前和旋后的运动轴

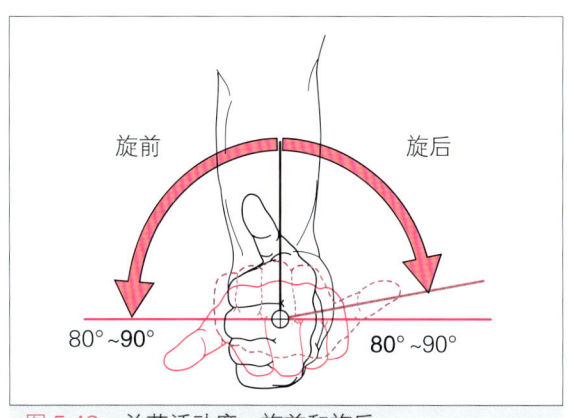

图 5.48 关节活动度：旋前和旋后

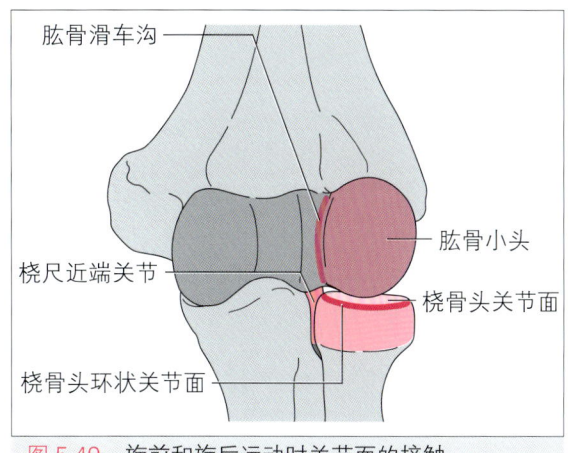

图 5.49 旋前和旋后运动时关节面的接触

旋前位（图 5.50，图 5.51）

前臂处于旋前位时，桡骨斜向位于尺骨上方。运动导致桡骨头关节面倾斜约 5°。

尺骨也发生斜向运动，远端外移，导致肱尺关节出现间隙。肘关节伸展时发生类似的运动。

关节囊韧带结构可限制旋前运动。此外，软组织、指深屈肌和拇长屈肌，经过前臂时被夹在尺骨和桡骨之间。

前臂处于旋前位时，较大的桡骨头处于斜向的位置，为桡骨粗隆转向尺骨提供更多的空间，增加前臂旋前的范围。前臂处于最大旋前位时，距桡骨头远端 2~3 指宽的后方可以触及桡骨粗隆。

> **实践要点**
>
> 评估旋前受限时，除了关节平移运动测试外，也要检查内侧间隙，因为内侧关节囊韧带结构必须适应尺骨远端的横向移动。

旋后位（图 5.52）

前臂处于旋后位时，桡骨和尺骨平行。关节囊韧带结构紧张导致运动受限，包括方形韧带和部分前臂骨间膜。

前臂处于旋后位时，尺骨远端向内侧移动程度最小。

较大的桡骨头与尺骨桡切迹平行，桡骨粗隆朝向前内侧。

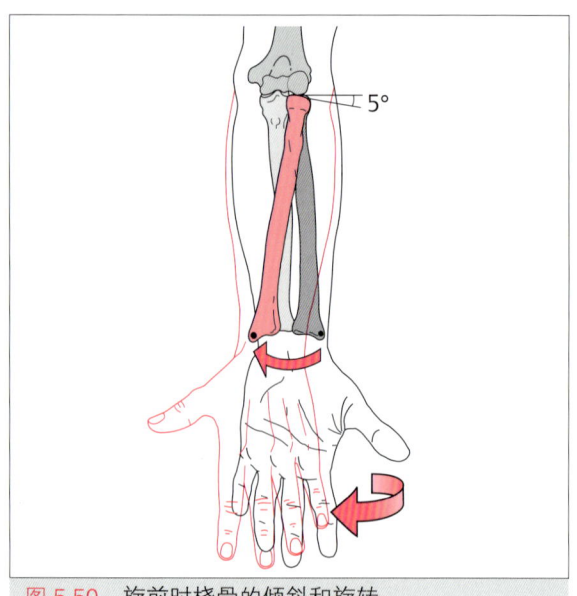

图 5.50　旋前时桡骨的倾斜和旋转

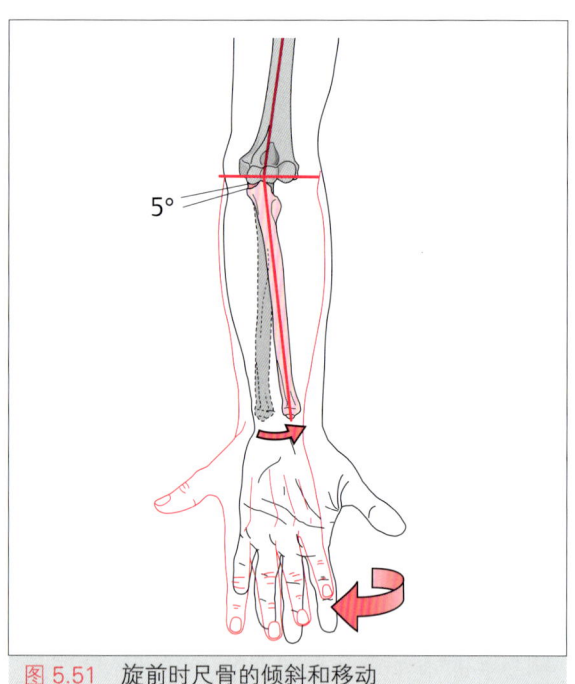

图 5.51　旋前时尺骨的倾斜和移动

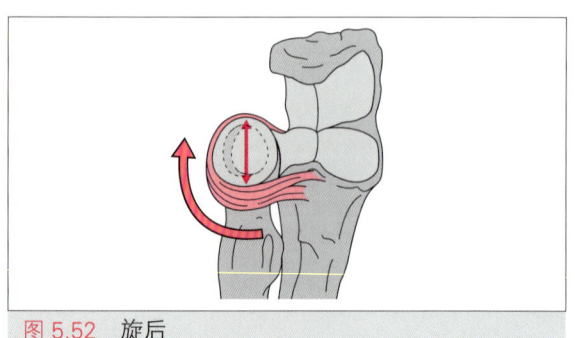

图 5.52　旋后

5.2.5 肌肉：屈肌群

肱二头肌（图 5.53）

- 肱二头肌圆肌腱止于桡骨粗隆。
- 肌腱的平坦部分为肱二头肌腱膜，于尺骨内侧走行，附着于前臂筋膜。

   功能：肘关节屈曲／旋后。

   肱二头肌的最大屈曲达 90°，在旋后位出现。

三级杠杆（图 5.54a）

   支点：肘关节。

   力：肱二头肌。

   动力臂：从支点到肱二头肌腱止点之间的距离，约 5 cm。

   阻力：前臂＋物体重量 =20 N。

   阻力臂：从肱二头肌腱止点到物体重心的距离，约 35 cm。

   力的作用点位于支点和阻力点之间，因此这是一个三级杠杆。

肱二头肌的动力学（图 5.54b）

   尺骨以特殊方式与肱骨稳定连接。桡骨不是这样，肱二头肌对桡骨的稳定起主要作用。肘关节伸展时，随着肱二头肌力量减弱，长轴分力（Ft）近似纵向沿着桡骨、肱骨穿过支点。肱二头肌收缩时，桡骨头环状关节面与肱骨小头相互靠近，使得肱桡关节稳定。

   肘关节屈曲 45° 时，对线分力（Ft）不在肱骨轴线上，导致对肱桡关节挤压减轻，旋转分力（Fr）使桡骨相对于肱骨向前滑动。随着屈曲的增加，对线分力（Ft）开始变小，而旋转分力（Fr）越来越大，意味着向前滑动更加明显。此时，桡骨环状韧带使得桡骨被牢牢固定在尺骨上，而尺骨本身与肱骨滑车构成关节，从而防止半脱位。

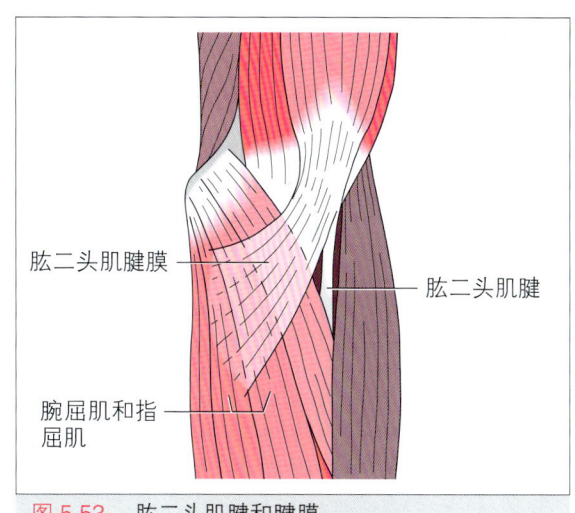

图 5.53 肱二头肌腱和腱膜

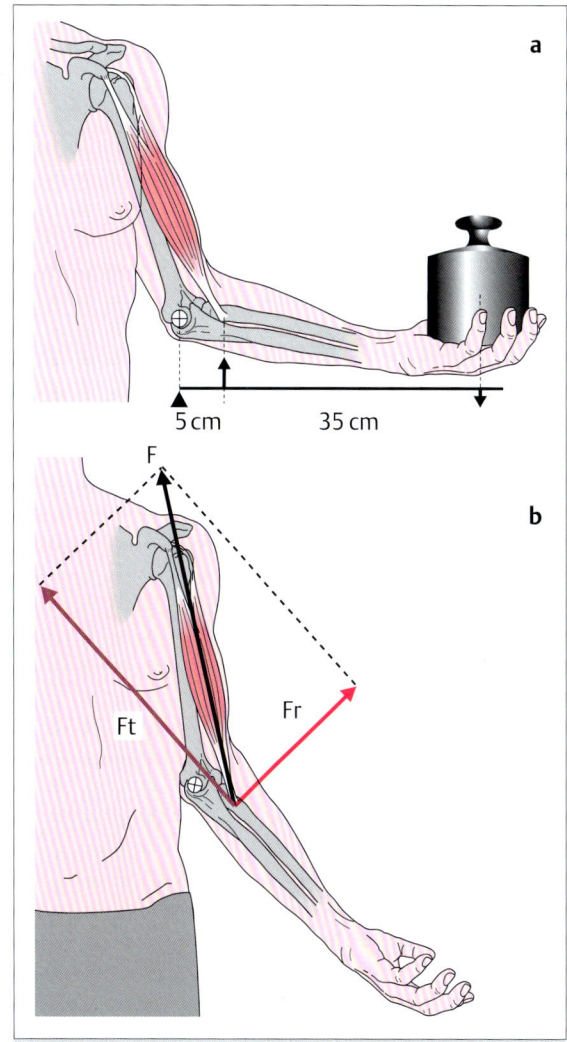

图 5.54 （a）肱二头肌的三级杠杆；（b）肘关节屈曲 45° 的肱二头肌动力学。Ft，肌力；Fr，旋转矢量；F，合力

肱肌（图 5.55）

- 与肱桡肌一起形成桡神经走行的通道。
- 肱二头肌直接覆盖于肱肌上。

  功能：为重要的屈肘肌，前臂旋前和旋后时都可以屈肘。

肱桡肌（图 5.56）

  功能：

- 屈曲：在旋前和旋后位之间的中立位的屈肘效果最佳。
- 在最大旋后位，肱桡肌会辅助（肘关节）旋前直到中立位，在最大旋前位时其辅助旋后。

  随着（肘关节）屈曲的增加，逐渐丧失旋后的作用，在最大屈曲位时仅能旋前。

  以下肌群辅助屈肘：

- 旋前圆肌（图5.56）。
- 桡侧腕长伸肌（图5.57）。
- 尺侧腕屈肌和桡侧腕屈肌（作用很小）。

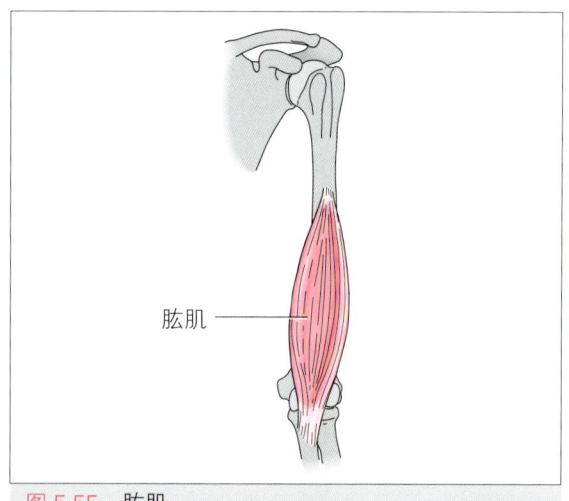

图 5.55 肱肌

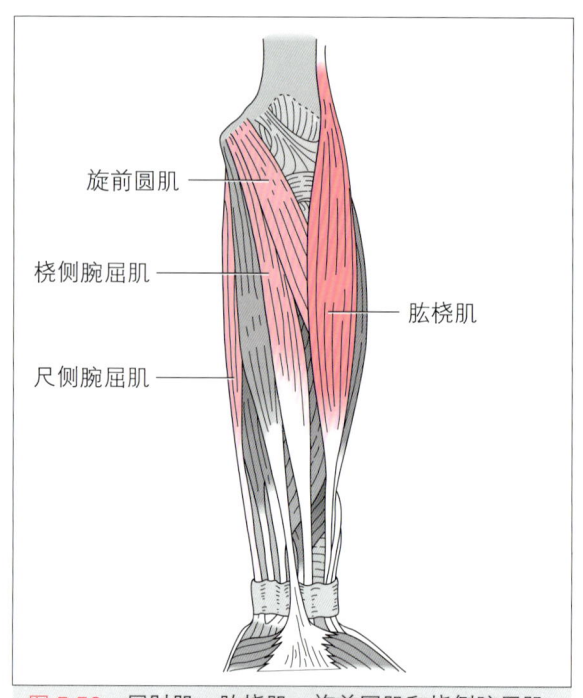

图 5.56 屈肘肌：肱桡肌，旋前圆肌和桡侧腕屈肌

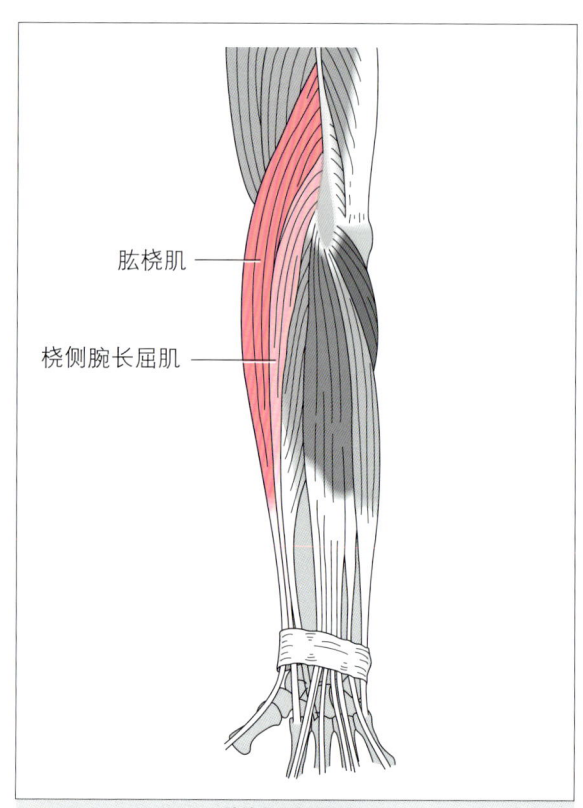

图 5.57 屈肘肌：桡侧腕长屈肌

5.2.6 肌肉：伸肌群（图 5.58）

肱三头肌

- 内侧头、外侧头与桡神经沟共同构成桡神经管。桡神经和血管伴行，走行于其中。
- 肱三头肌的部分纤维束延伸至前臂筋膜，直接附着于桡侧腕伸肌。因此，训练肱三头肌也可以增强桡侧腕伸肌的力量。

  功能：伸肘，内侧头是肱三头肌中最强大的部分。

肘 肌

肘肌被认为是肱三头肌外侧头向远端的直接延续。

功能：始于关节囊，影响关节囊的张力，并在伸肘时防止关节囊后部嵌顿于肘关节。

5.2.7 肌肉：旋前肌群（图 5.59）

旋前圆肌

（旋前圆肌的两个头）肱骨侧头和尺骨侧头围成一个通道，正中神经走行于其中。

功能：旋前，尤其是屈肘时（伸展位旋前圆肌松弛）；屈肘。

旋前方肌

- 旋前方肌外形扁平，水平走行于尺桡骨远端掌侧。
- 位置较深，直接覆盖于前臂骨间膜上。深层部分附着于前臂骨间膜和桡尺远端关节的关节囊。

  功能：旋前，肘关节屈曲或伸展时，前臂皆可旋前；也可紧张桡尺远端关节囊。

  协同肌：肱桡肌（尤其是在屈肘且最大旋后位），桡侧腕长伸肌和桡侧腕屈肌。

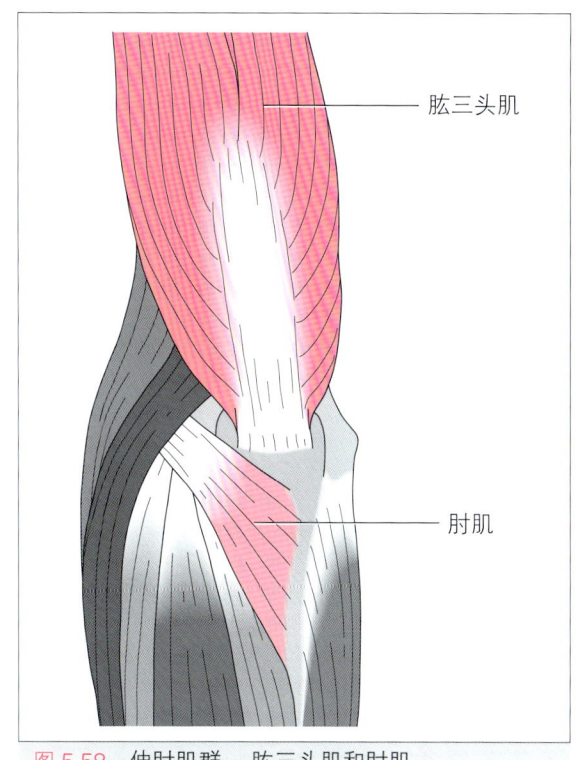

图 5.58 伸肘肌群：肱三头肌和肘肌

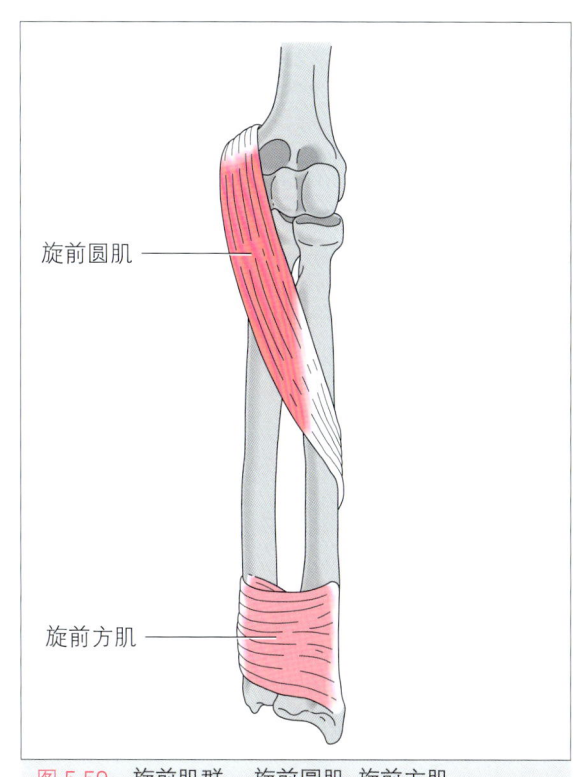

图 5.59 旋前肌群：旋前圆肌 旋前方肌

5.2.8 肌肉：旋后肌群

旋后肌（图 5.60）

- 止于桡骨环状韧带、关节囊和桡侧副韧带。
- 由浅层和深层构成。
- 浅层部分的上方通过肌腱加强，形成一个穹隆，即旋后肌腱弓。

桡神经走行于旋后肌浅层和深层之间的通道内。

功能：屈肘和伸肘时皆可使前臂旋后。旋后肌启动旋后动作，肱二头肌随后参与旋后。通过连接关节囊和侧副韧带，旋后肌可以稳定肘关节外侧区域。

协同旋后肌群

- 肱二头肌是最强的旋后肌，具有2~4倍的力量输出。
- 肱桡肌也参与旋后，仅在最大旋前位到中立位时参与旋后。
- 由尺骨后方斜行至桡骨以下手指肌，也参与旋后：
  - 拇伸肌。
  - 拇长展肌。
  - 示指伸肌。

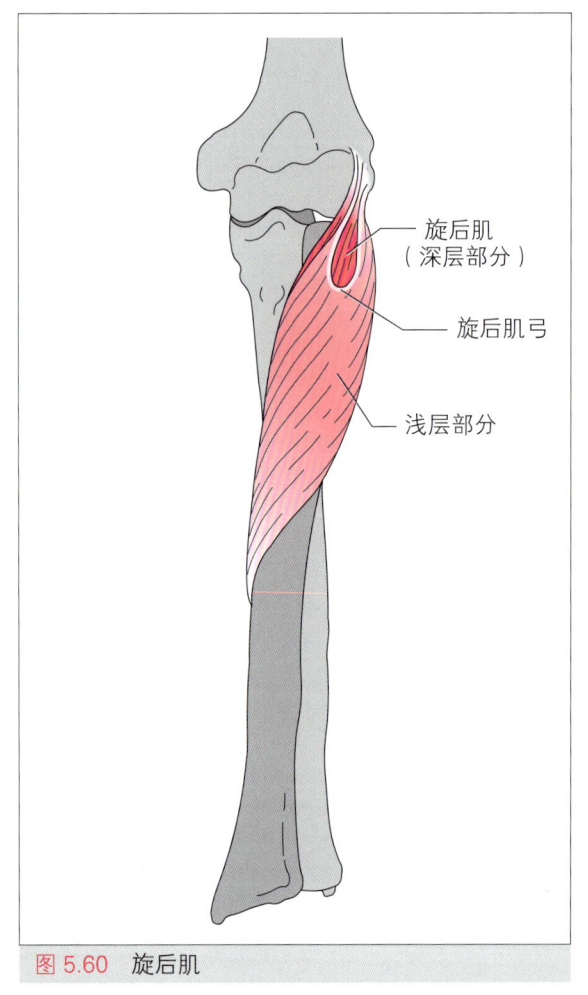

图 5.60　旋后肌

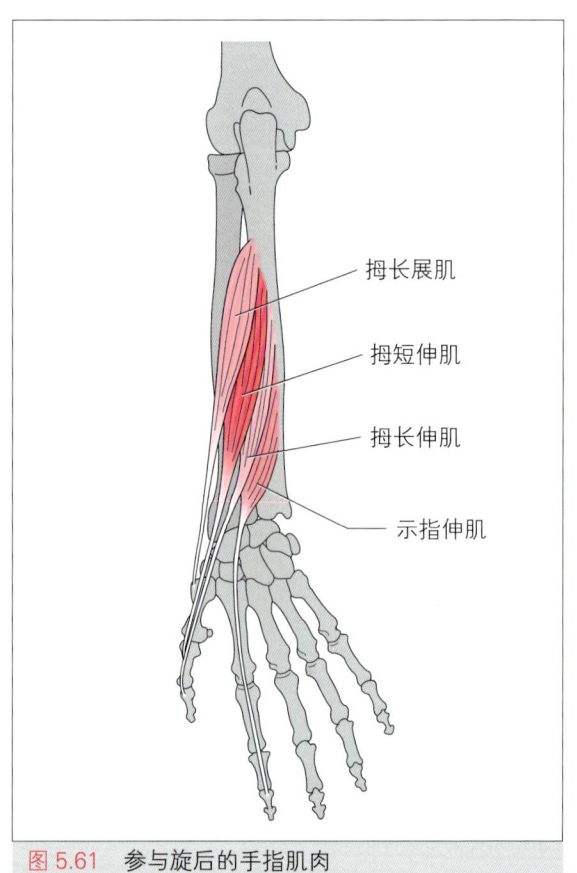

图 5.61　参与旋后的手指肌肉

5.3 肘部神经的走行

桡神经（图 5.62）

桡神经走行于肱三头肌内侧头和外侧头之间的桡神经沟内。离开桡神经沟后，穿过上臂肌间隔，进入前肌间隔，走行于肱肌和肱桡肌之间，并在肱骨外上髁处转向前方。这两块肌肉和上臂前肌间隔共同构成了桡神经管。在此神经管近端，（有时可能不到肘关节水平）桡神经分为浅支和深支。

桡神经深支为运动支，走行于桡侧腕伸肌下方，穿过旋后肌弓进入旋后肌，进而走行于旋后肌深层和浅层构成的旋后肌沟内。在旋后肌远端穿出该肌肉后，沿前臂背侧走行，延续为前臂骨间后神经，走行至近端腕关节。

在到达旋后肌前，桡神经深支发出分支支配肱桡肌和桡侧腕伸肌，并走行于旋后肌管内，支配旋后肌。离开旋后肌沟后，支配指伸肌、拇指伸肌和拇长展肌。

桡神经浅支是感觉支，在桡动脉外侧，走行于肱桡肌前侧。在前臂远端水平，桡神经浅支走行于伸肌侧，延续为指背神经，支配拇指、示指和中指桡侧半皮肤。

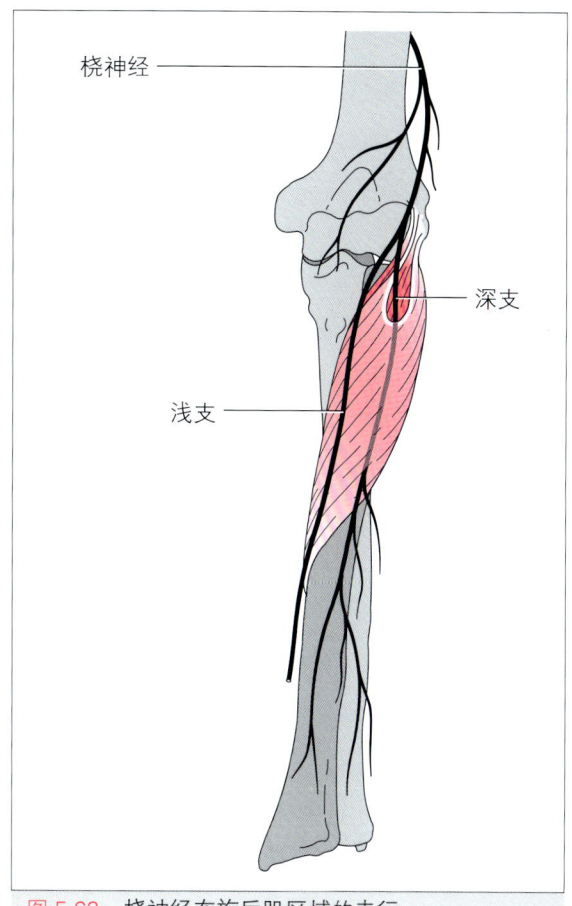

图 5.62 桡神经在旋后肌区域的走行

病理改变

桡神经损伤：典型的桡神经压迫损伤位于旋后肌弓和旋后肌沟。因为感觉支从桡神经干分离较早，不会受到影响，这种损伤引起单纯运动损伤——垂腕。

正中神经（图 5.63）

正中神经在肘窝处肱二头肌腱膜下方伴行于肱动脉内侧。向远端穿过旋前圆肌，并对其进行支配，继续在指深屈肌和指浅屈肌之间向手部走行。

分　支

- 在肱二头肌腱膜下，发出分支支配旋前圆肌、桡侧腕屈肌、掌长肌和指浅屈肌。
- 离开旋前圆肌后，分出骨间前神经，走行至旋前方肌，支配旋前方肌以及拇指、第二和第三手指的屈肌。

病理改变

如果频繁地做前臂旋前的动作，可导致旋前圆肌水肿，正中神经受压。肱二头肌腱膜也是如此。

实践要点

正中神经诱发试验，是在最大旋后并伸展前臂时，做拧瓶盖的动作或抗阻旋后。

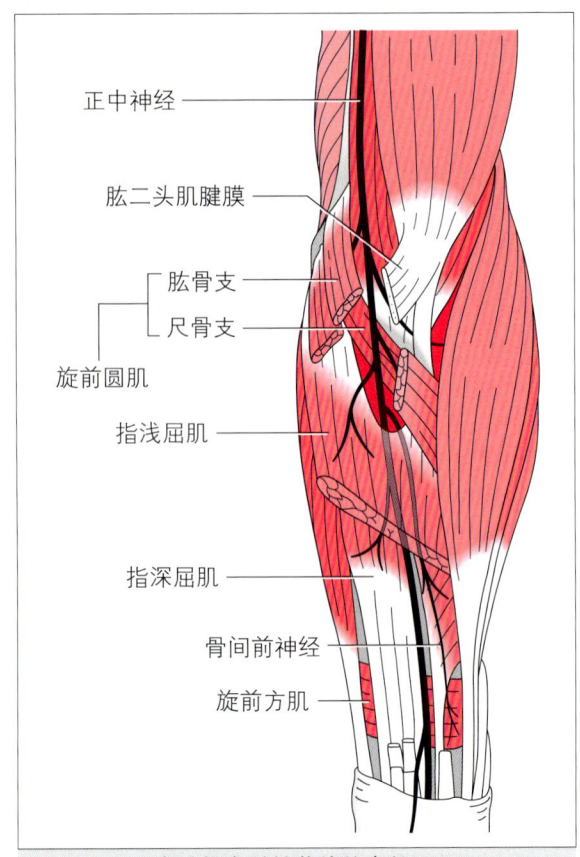

图 5.63　正中神经在肘关节处的走行

尺神经（图 5.64）

尺神经从肱骨远端走行至伸肌侧，通过尺神经沟进一步向远端走行至前臂的屈肌侧，穿过尺侧腕屈肌，在尺侧腕屈肌和指深屈肌间走行至腕关节。

分支

- 于肘关节水平发出分支，支配尺侧腕屈肌和部分指深屈肌。
- 在前臂的后1/3，分出2条末端分支，即手背支和手掌支。手背支走行至手背伸肌侧，手掌支走行至小鱼际处。

病理改变

于尺神经沟处受到压迫损伤或长时间做肘部支撑的动作，都可以导致尺神经损伤。

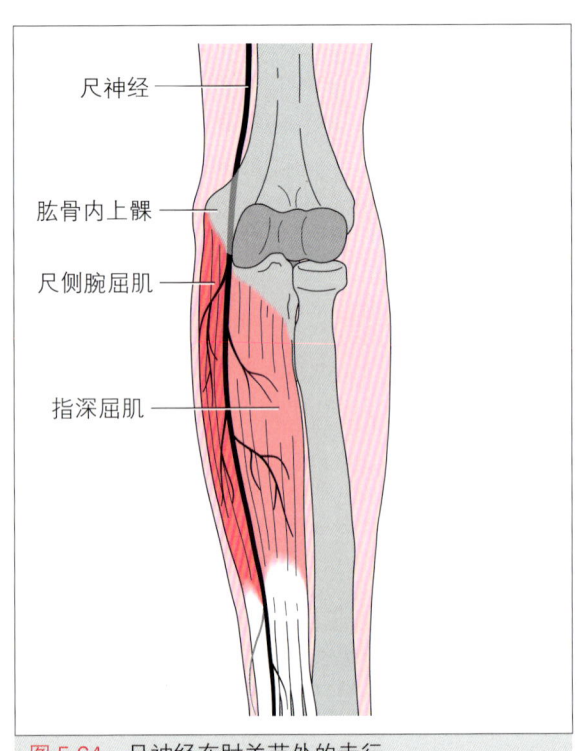

图 5.64　尺神经在肘关节处的走行

第6章
手和腕

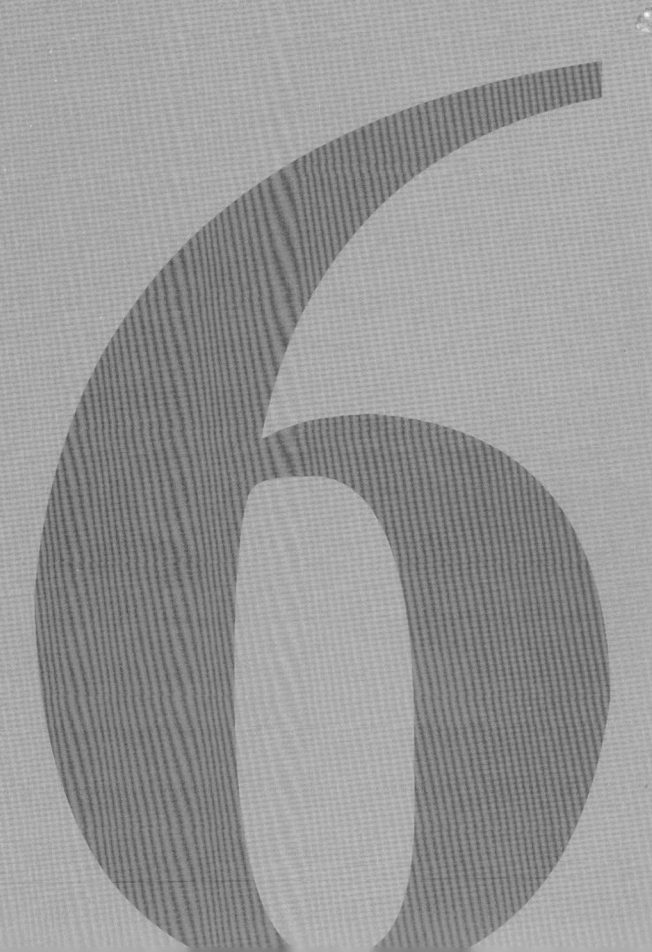

6 手和腕

6.1 手和腕的触诊

6.1.1 手和腕的桡侧

桡骨茎突（图 6.1）

在桡骨远端以环形方式横向进行触诊。

桡动脉

在掌侧桡骨茎突附近触诊桡动脉的搏动。

桡侧副韧带（图 6.1）

从桡骨茎突延伸至舟骨。手尺偏时桡侧副韧带被拉紧，更易触诊。

舟骨（图 6.2）

位于桡骨茎突的远端。手尺偏时，舟骨会顶到触诊的手指上。

在掌侧远端腕横纹水平，桡侧腕屈肌下方，可触及一突起，即舟骨结节。

大多角骨（图 6.3）

大多角骨位于舟骨远端。在掌侧面第一掌骨基底部近端，可触及大多角骨结节。

第一掌骨基底部

是清晰的圆形结构，在第一掌骨近侧的部分可从桡侧和掌侧进行触诊。拇指被动环形运动有助于触诊。

鼻烟窝（图 6.3）

在拇指充分外展并后伸时可见鼻烟窝。

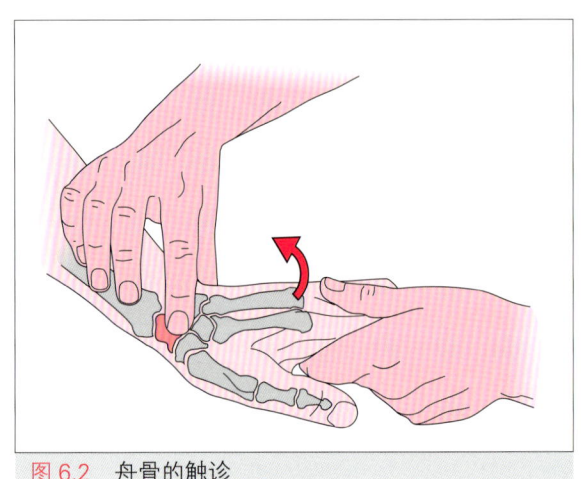

图 6.2 舟骨的触诊

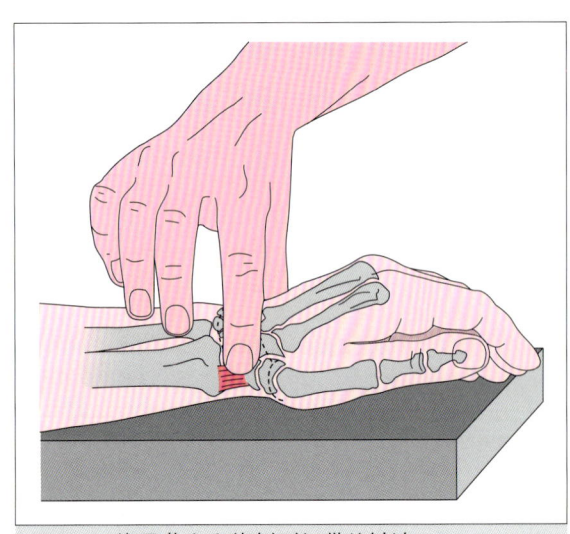

图 6.1 桡骨茎突和桡侧副韧带的触诊

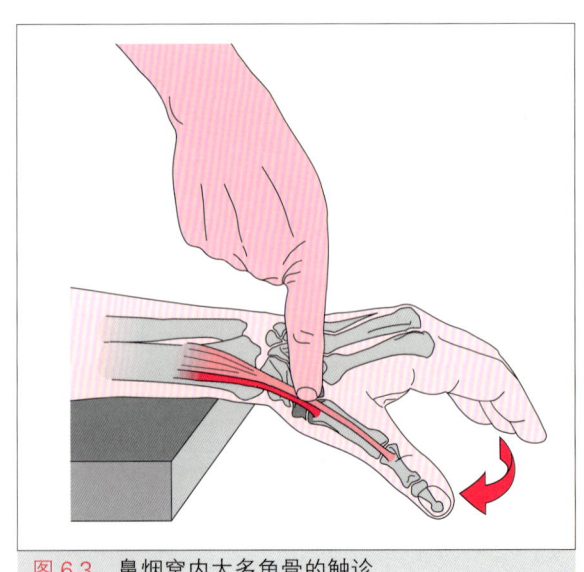

图 6.3 鼻烟窝内大多角骨的触诊

舟骨和大多角骨位于鼻烟窝深部凹陷中。其边界如下——近端，桡骨茎突；远端，第一掌骨基底部；桡侧，拇长展肌腱和拇短伸肌腱；背侧，拇长伸肌腱。

6.1.2 手和腕的背侧

头状骨（图 6.4）

头状骨位于第三掌骨基底部的近端，在被动背伸时容易触及。

小多角骨

小多角骨位于头状骨桡侧水平，靠近第二掌骨基底部。

月骨

月骨位于尺侧，紧邻头状骨。它与舟骨构成的关节位于桡侧腕短伸肌腱下方。

三角骨

是于尺骨茎突远端可触及的第一个骨性结构。手桡偏时，三角骨向尺骨方向移动。

在掌侧，豌豆骨位于三角骨上方，有助于定位三角骨。

钩骨

位于第四和第五掌骨基底部的近端。

> **病理改变**
>
> 在腕骨区域，通常可触及硬的、凸出的神经节。这些神经节多从骨膜、滑囊或腱鞘中发出。神经节的存在提示这些结构可能有功能紊乱，而且只有功能紊乱被消除后才会消失。这就是神经节不断消失和重现的原因。

背侧腱室

第一腱室（图 6.5）

- 拇长展肌。
- 拇短伸肌。

这两条肌肉构成鼻烟窝的桡侧界。它们靠得很近。拇指交替背伸与外展有助于明确每条肌腱的走行。拇短伸肌腱位于背侧，延伸至近节指骨基底部。拇长展肌腱位于掌侧，延伸至第一掌骨基底部。

> **病理改变**
>
> 疑有桡骨茎突狭窄性腱鞘炎时，可以通过直接加压刺激和抗阻伸展的方法来诱发。

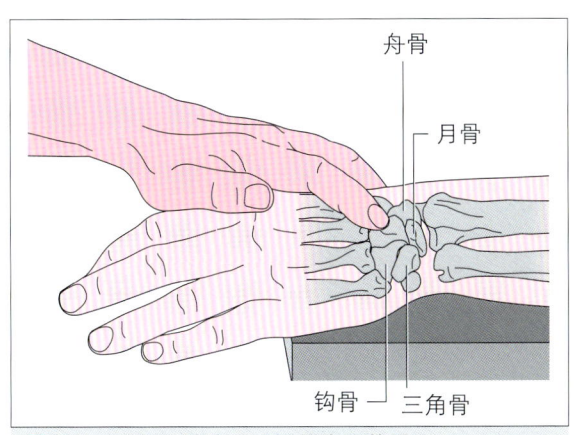

图 6.4　腕骨的触诊；手指处为头状骨

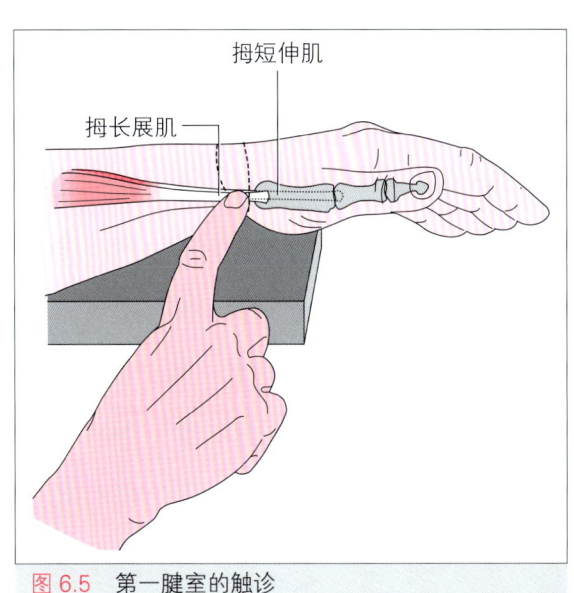

图 6.5　第一腱室的触诊

第二腱室（图 6.6）
- 桡侧腕长伸肌。
- 桡侧腕短伸肌。

在第二和第三掌骨基底部近端可触及肥厚、圆形、条索样的肌腱。桡侧腕短伸肌腱延伸至第三掌骨基底部。当手由球状抓握变松散并背伸时，很容易触及该肌腱。

当手背伸和桡偏时，在第二掌骨基底部近端可触及桡侧腕长伸肌腱，在舟状骨上方可触及 V 形分开的肌腱。

第三腱室（图 6.7）
- 拇长伸肌。

该肌腱紧邻李斯特（Lister）结节（桡骨背侧的突起），可以通过该结节进一步确认拇长伸肌的走行。该结节位于桡骨尺侧三分之一，正对第三掌骨。从这里，肌腱斜向桡侧延伸至拇指远节指骨基底部，构成鼻烟窝的背侧界，当拇指背伸时清晰可见。

第四腱室（图 6.8）
- 指伸肌。
- 示指伸肌。

指伸肌腱位于手腕中央，并在近侧列腕骨水平分为四条肌腱，止于远节指骨基底部。手指交替背伸和掌屈时肌腱清晰可见。

示指伸肌腱位于指伸肌腱的尺侧。

第五腱室（图 6.9）
- 小指伸肌。

走行于指伸肌腱的尺侧。位于桡尺远端关节上方，第四掌骨沿线。

手放平并背伸小指时易触诊。

第六腱室（图 6.10）
- 尺侧腕伸肌。

起于尺骨头和尺骨茎突，止于第五掌骨基底部。背伸和尺偏时肌肉紧张，可以很好地触诊肌腱的走行。

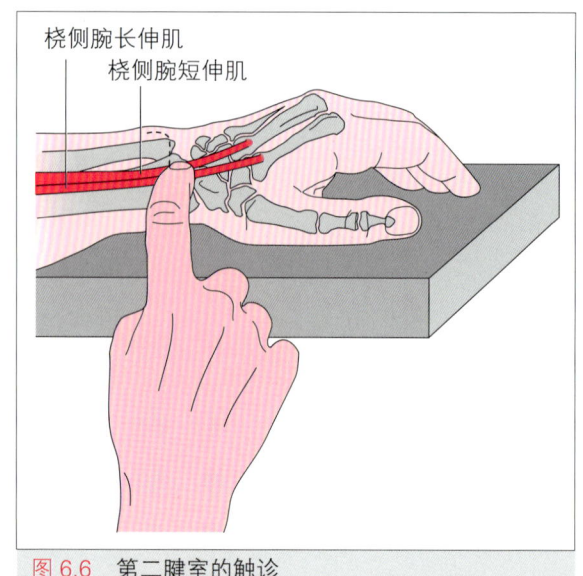

图 6.6　第二腱室的触诊

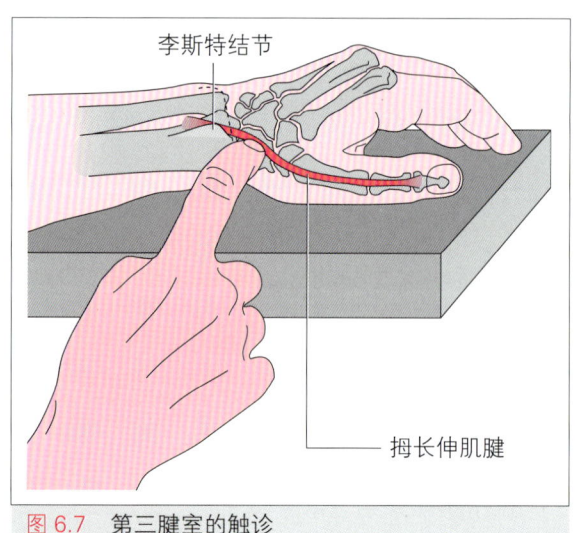

图 6.7　第三腱室的触诊

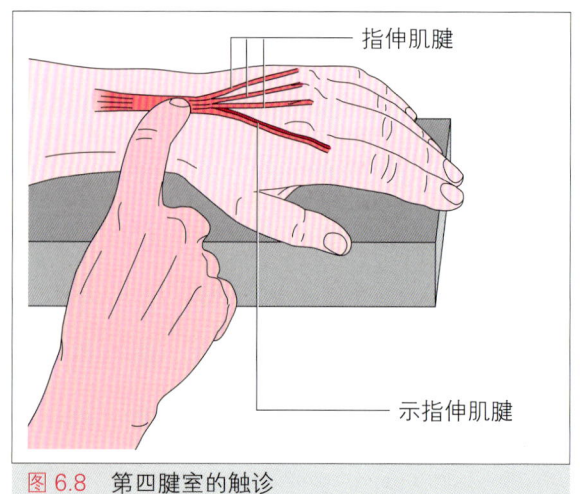

图 6.8　第四腱室的触诊

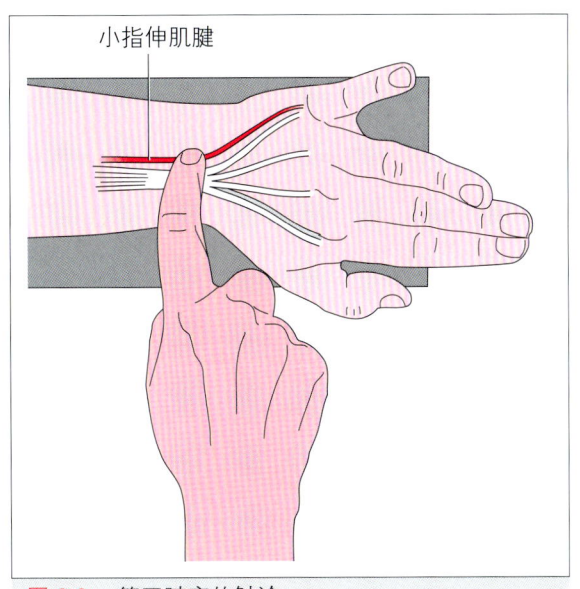

图 6.9　第五腱室的触诊

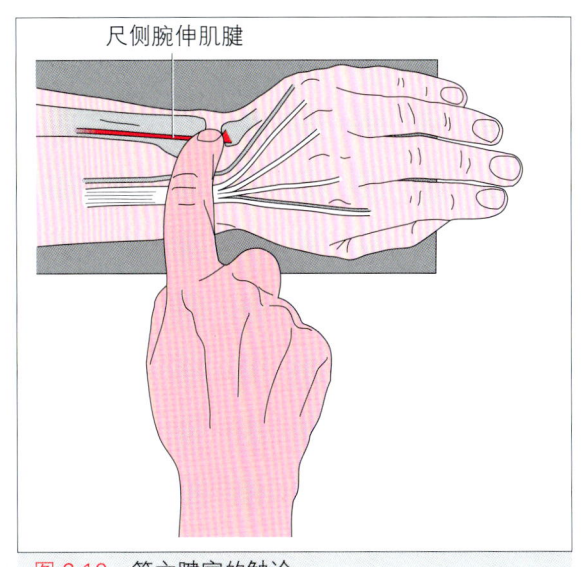

图 6.10　第六腱室的触诊

6.1.3　手和腕的尺侧

尺骨茎突（图 6.11）

触诊尺骨头远端时可以感到一个明显的突出。它比桡骨茎突更靠近近端。

尺侧副韧带（图 6.11）

从尺骨茎突延伸至三角骨。桡偏时该韧带处于紧张状态，更易触及。

6.1.4　手和腕的掌侧

豌豆骨（图 6.12）

豌豆骨位于尺骨远端，远端腕横纹水平。在手放松掌屈位时，它可从三角骨的桡侧移向尺侧。

掌屈和小指外展时，尺侧腕屈肌和小指展肌将其固定。

尺动脉

可在豌豆骨近端扪及尺动脉搏动。

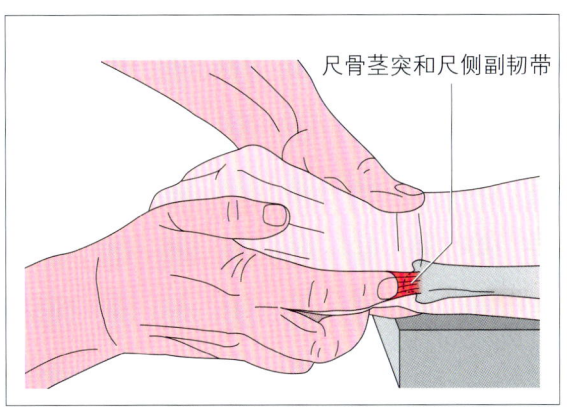

图 6.11　尺侧副韧带的触诊

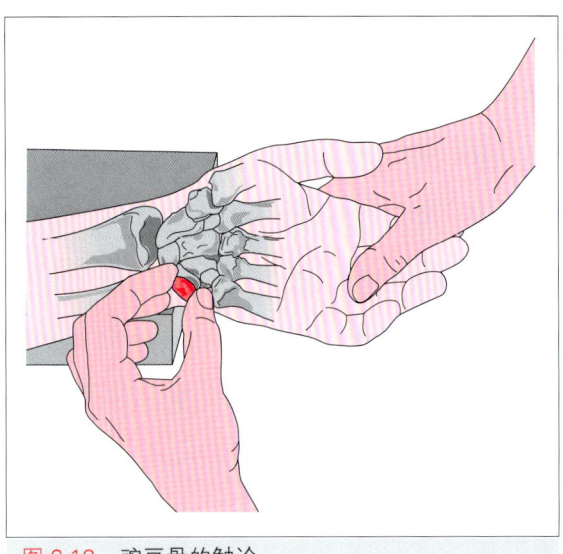

图 6.12　豌豆骨的触诊

钩骨钩（图 6.13）

是位于钩骨掌侧的致密骨性突起。将检查者的拇指指间关节放在被检查者的豌豆骨上，拇指指尖朝向手掌方向，钩骨钩正好位于检查者拇指的下方，穿过小鱼际肌肉，用力可触及。

腕尺管（图 6.14）

位于豌豆骨和钩骨钩之间。豆钩韧带跨越其上方，保护走行于其深部的尺神经。

> **病理改变**
>
> 在腕尺管上施加压力可诱发典型的神经痛，如小指区域的刺痛。正常时表现为轻度不舒服的感觉，而当存在神经刺激时疼痛反应显著放大。

腕横韧带（屈肌支持带）（图 6.15）

是一条于腕骨上横向延伸的韧带结构，由两部分组成：
- 近端部分从豌豆骨到舟骨结节。
- 远端部分从钩骨钩到大多角骨结节。

腕横纹的产生，是由于腕横韧带与皮肤的独特的连接方式。腕横韧带的近侧缘起于远端腕横纹，宽约一指。

触诊时将手指放在上述的骨结构之间，横向和纵向移动。

> **实践要点**
>
> 腕横韧带构成腕管的掌侧边界。对于腕管综合征的患者，用力挤压腕横韧带，导致其下方的肌腱和正中神经受压，会出现疼痛。

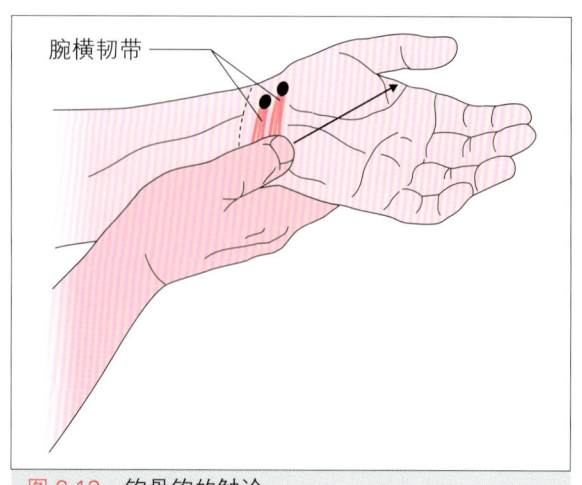

图 6.13　钩骨钩的触诊

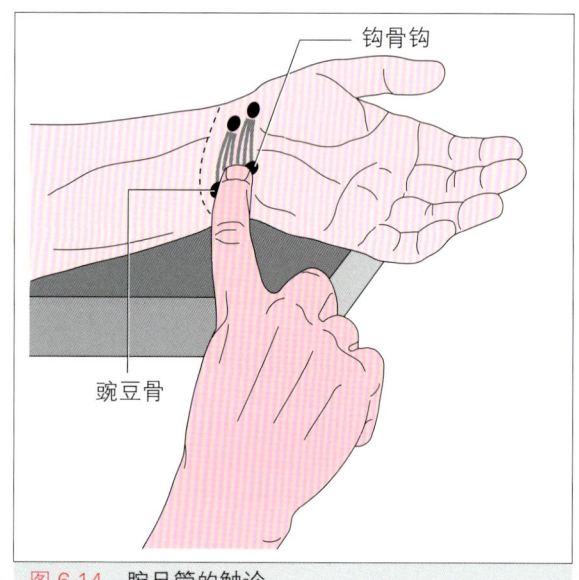

图 6.14　腕尺管的触诊

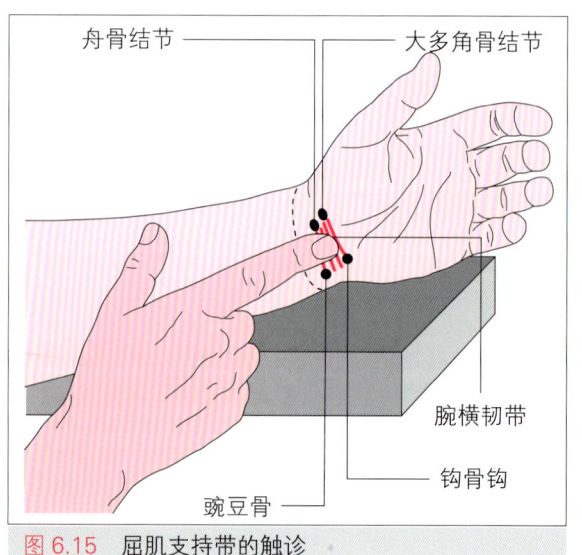

图 6.15　屈肌支持带的触诊

掌侧肌腱

拇长屈肌（图 6.16）

拇指掌屈时，在肱桡肌腱和桡侧腕屈肌腱之间，在桡动脉搏动附近，可触及该肌腱。

桡侧腕屈肌（图 6.16）

止于第二掌骨基底部，并在走行过程中越过舟状骨。该肌腱是一条走向大鱼际的、清晰的、圆形的条索。

作用是使手指在手指伸展位掌屈，腕掌屈并桡偏。

指浅屈肌（图 6.17）

该肌腱走行于桡侧腕屈肌腱尺侧。将手放在桌子上，掌心向上，屈曲手指，易于触诊。

指深屈肌

指深屈肌腱位于指浅屈肌腱的下方，很难区分。指深屈肌屈曲远端指间关节，而指浅屈肌屈曲近端指间关节，因此可以通过屈曲远端指间关节来区分。

掌长肌（图 6.18）

在腕关节的中间，掌长肌腱最表浅。拇指和小指对指的同时屈曲腕关节，可触及该肌腱。

正中神经

是一条坚韧的圆形条索样组织，位于掌长肌腱下方，略微偏向桡侧。

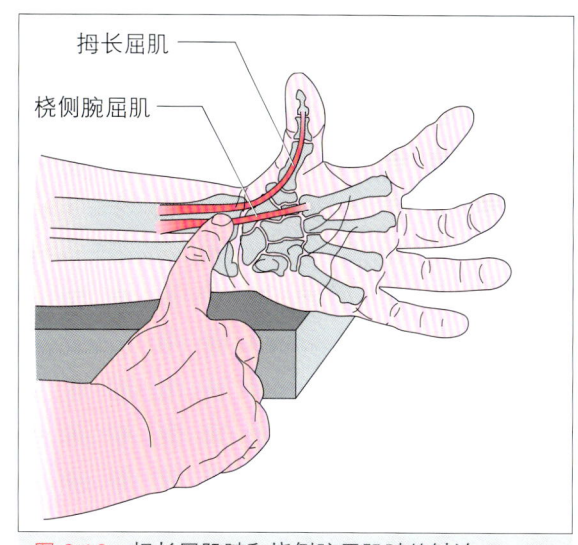

图 6.16 拇长屈肌腱和桡侧腕屈肌腱的触诊

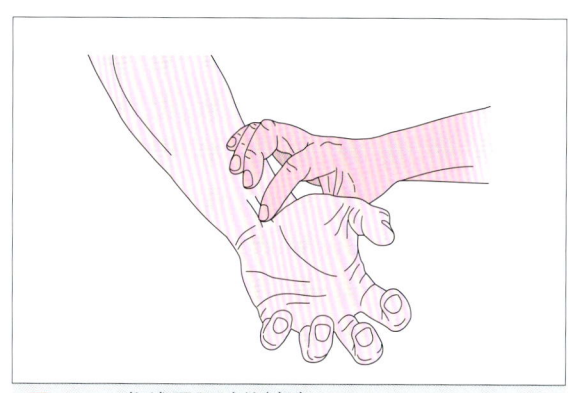

图 6.17 指浅屈肌腱的触诊

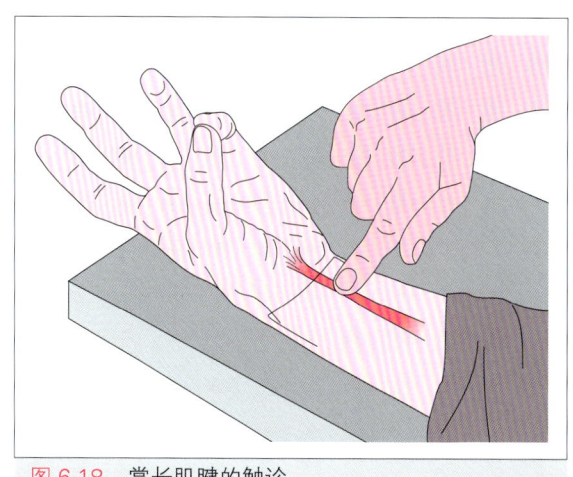

图 6.18 掌长肌腱的触诊

尺侧腕屈肌（图 6.19）

尺侧腕屈肌腱是致密的条索样组织，延伸至豌豆骨尺侧。此外，其分支延伸至钩骨和第五掌骨。手掌屈和尺偏、手指伸直时便于触诊。

掌腱膜（图 6.20）

掌腱膜是掌长肌的延续。由于皮下组织密度的缘故，很难准确找到其边界。

> **病理改变**
>
> 在掌腱膜挛缩症中，腱膜收缩导致手指处于屈曲位置，特别是无名指。

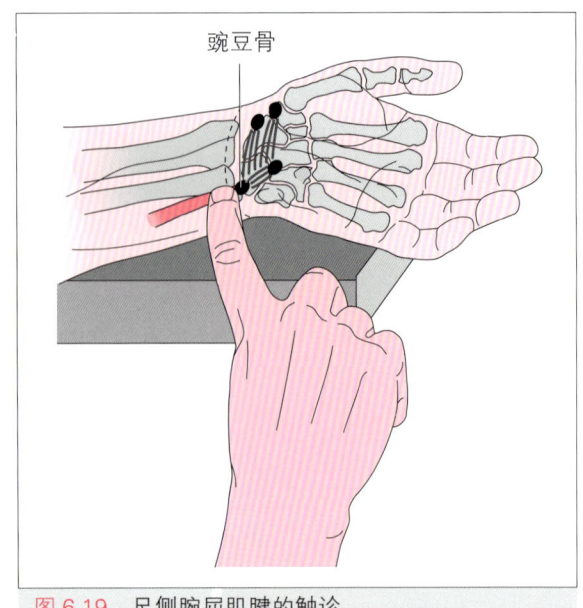

图 6.19　尺侧腕屈肌腱的触诊

大鱼际肌（图 6.21）

从近端掌横纹开始，从远端到近端，从示指至拇指的桡侧，依次可触及以下肌肉：
- 拇收肌。
- 拇短屈肌。
- 拇短展肌。
- 拇对掌肌。

小鱼际肌（图 6.22）

当小指外展时，在小鱼际隆起处的尺侧最远处可触及小指外展肌，与第一掌骨平行。

然后向手掌方向依次是：
- 小指短屈肌。
- 小指对掌肌。

肌肉收缩时有助于触诊。

6.1.5　指骨

掌指关节（图 6.23）

被动弯曲手指时，于距离指骨底 1 cm 处，伸肌腱的两侧，可触及掌指关节的关节间隙。

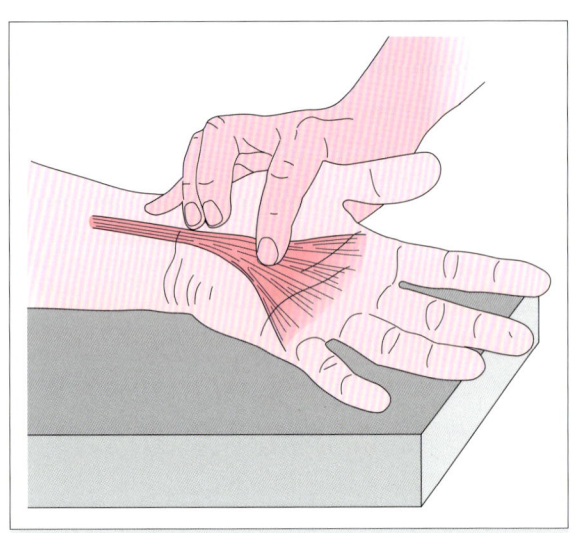

图 6.20　掌腱膜的触诊

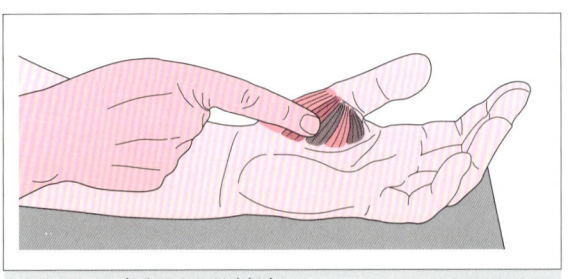

图 6.21　大鱼际肌的触诊

指间关节（图 6.24）

在手背，当被动屈伸手指时，可在伸肌腱旁触及近端指间关节（PIP）和远端指间关节（DIP）。

6.2 手和腕功能解剖学

6.2.1 手和腕的 X 线影像

腕的后前位观（背掌位观）（图 6.25）

在中立位（0°）：

- 桡骨远端相对尺骨形成的倾斜角度为桡骨内倾角，正常为20°。
- 近端腕关节（桡腕关节）和部分远端腕关节（腕中关节），形成光滑、和谐、相互平行的弧线。
- 检查腕骨间、腕骨与桡骨和尺骨间、腕骨与掌骨基底部之间的相互位置关系。

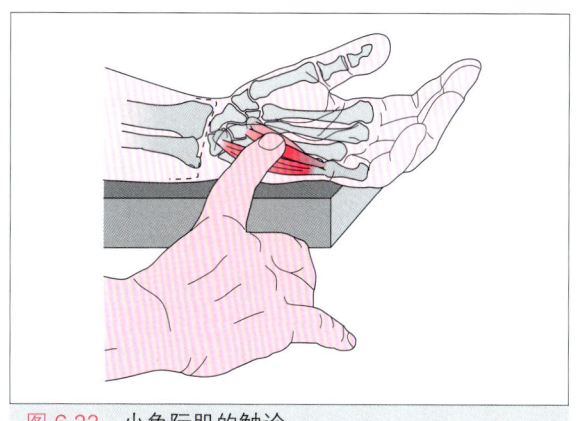

图 6.22 小鱼际肌的触诊

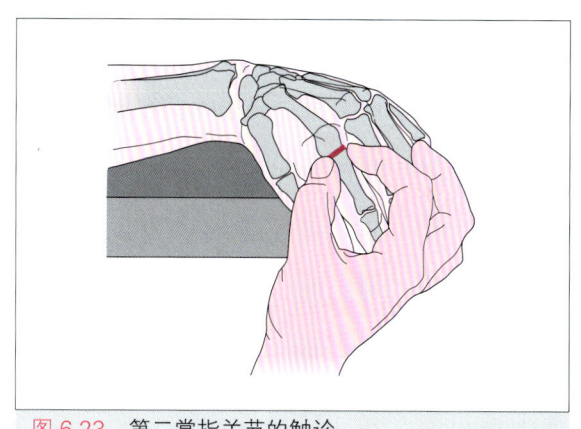

图 6.23 第二掌指关节的触诊

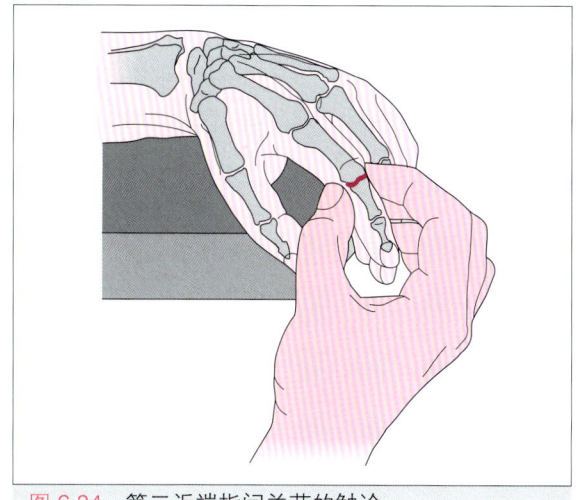

图 6.24 第二近端指间关节的触诊

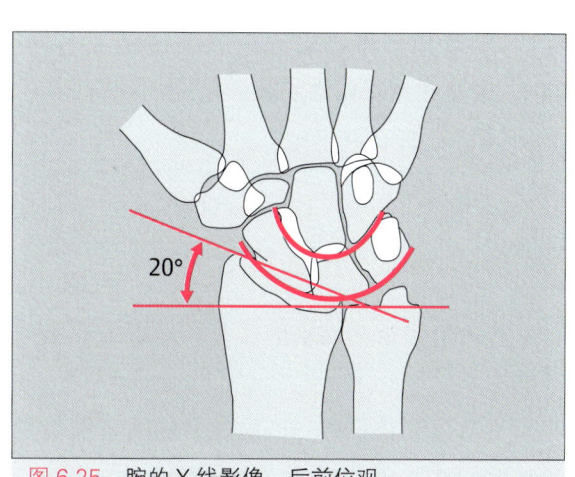

图 6.25 腕的 X 线影像：后前位观

腕的侧位观（桡尺位观）（图6.26）

- 月骨形状典型。
- 桡骨掌倾角：10°。
- 头月角：10°~20°。
- 舟头角：40°~50°。

拇指的后前位观（图6.27）

- 第一腕掌关节呈鞍状。
- 第一掌骨头处可见籽骨。
- 掌指关节和指间关节的关节间隙：正常为2 mm。

手指的后前位观（图6.27）

- 关节面呈波浪形。
- 关节间隙正常宽度：
  - 掌指关节：约2 mm。
  - 近端指间关节：1.5 mm。
  - 远端指间关节：1 mm。

  韧带损伤时，应力位片可以提示关节不稳定的范围。

> **病理改变**
>
> 腕部骨折往往只能通过CT或在骨折2~3周后出现骨折线时才可以被发现。
>
> 多发性骨关节炎的表现：关节轮廓模糊，关节间隙变窄，软骨下骨增厚，小的软骨下囊肿和关节囊内钙化形成。
>
> 肌腱和韧带钙化是指肌腱和韧带的骨化，或是在韧带附着点及其附近出现骨刺或钙沉积。

6.2.2 腕关节（图6.28）

腕关节由近端的桡腕关节和远端的腕中关节组成。

关节线形状各异：桡腕关节的关节线是一条平滑的弧形，而腕中关节的关节线呈锯齿状。

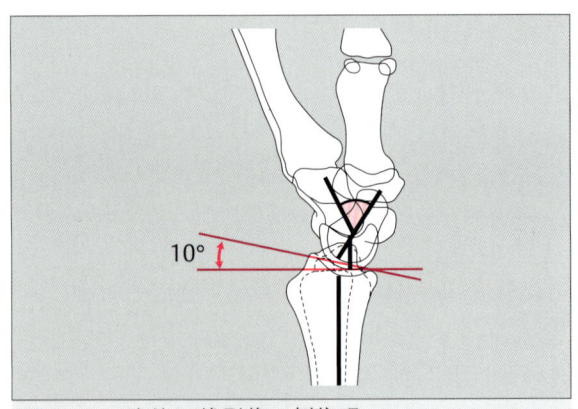

图6.26 腕的X线影像：侧位观

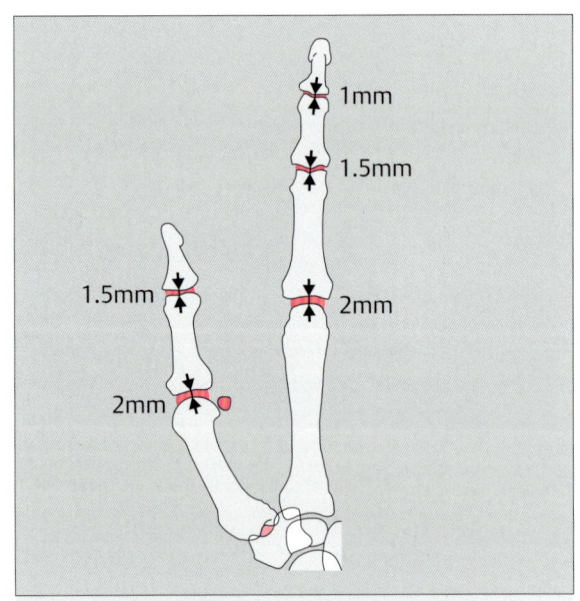

图6.27 手指和拇指中立位X线影像：后前位观

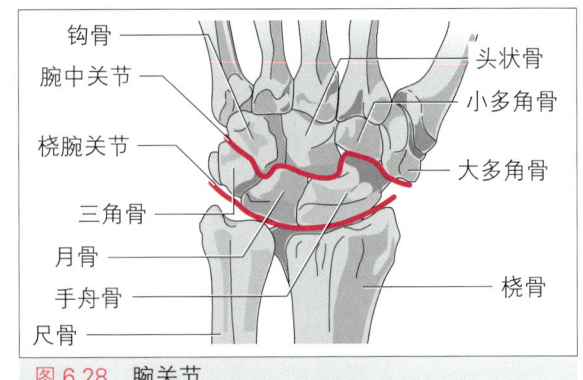

图6.28 腕关节

桡腕关节

关节面

近侧列腕骨（图 6.29）

关节的远端由手舟骨、月骨、三角骨构成。

桡　骨

桡骨远端终末呈凹面：三角形关节面与手舟骨连接，椭圆形关节面与月骨连接。两个关节面由一个小隆起分开。

桡骨关节面角度（图 6.30a）

即桡骨内倾角。基线垂直于桡骨纵轴，并且穿过尺骨的桡侧缘。第二条线连接桡骨茎突和桡骨尺侧缘，斜向走行，与基线形成约 20° 的夹角。

矢状位桡骨关节面角度（图 6.30b）

又称桡骨掌倾角，从侧面观察是由两条直线形成的夹角：一条垂直于桡骨纵轴，另一条线通过桡骨茎突的手背侧和手掌侧边缘。从桡侧看，桡骨背侧边缘比掌侧更远，所以其倾斜角度约为 10°。

> **实践要点**
>
> 由于倾斜，腕骨背侧的触诊位置比掌侧面更远。

关节盘（图 6.31）

关节盘位于尺骨远端，其凹形关节面与部分月骨和三角骨形成连接。

从远端看呈三角形，中心薄，边缘逐渐变厚。关节盘底部连接于桡骨远端和桡骨尺切迹，顶端附着于尺骨茎突内侧面和腕关节的尺侧副韧带。

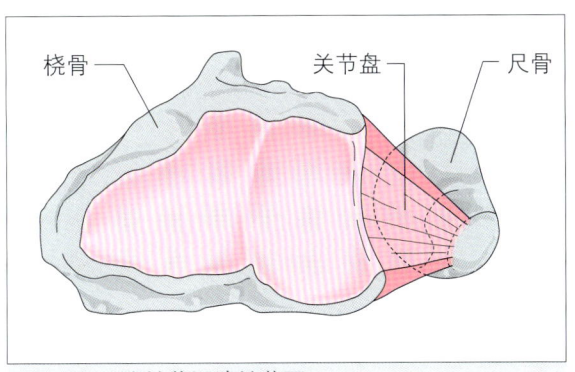

图 6.29　腕关节近端关节面

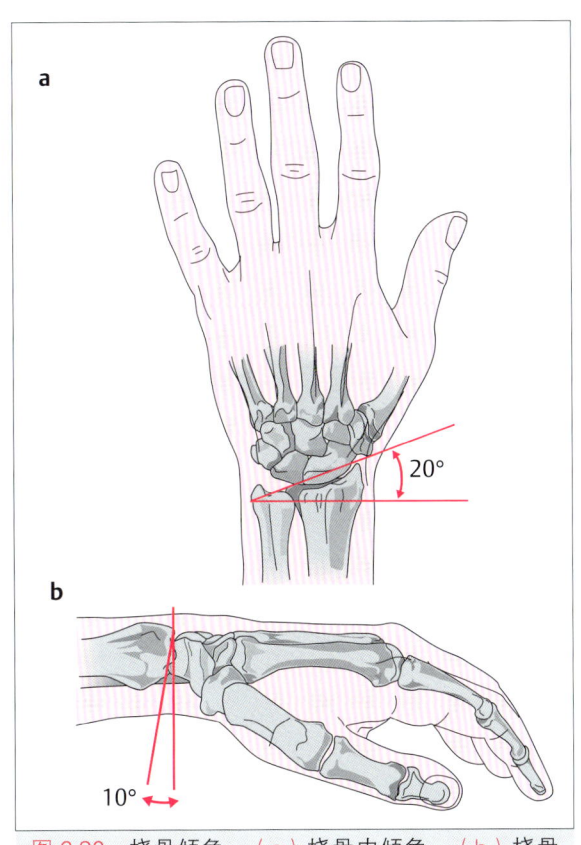

图 6.30　桡骨倾角。（a）桡骨内倾角；（b）桡骨掌倾角

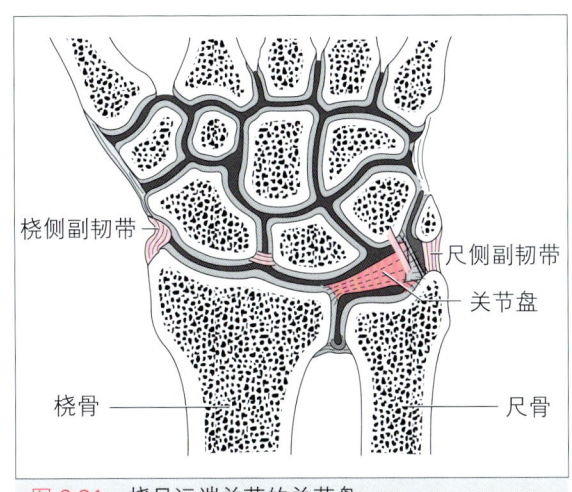

图 6.31　桡尺远端关节的关节盘

关节盘掌侧和背侧缘与关节囊、连接三角骨和月骨的韧带相融合。在桡侧，桡尺韧带的掌侧和背侧纤维伸入关节盘。在掌侧，有三角韧带的部分纤维结缔组织加强。少部分纤维与伸腕肌与尺侧肌的腱鞘相融合。

关节盘由纤维软骨和透明软骨组成，可以承受适当的拉力和压缩负荷。

关节盘的营养由手掌侧和背侧的血管提供。然而，血管分支只进入关节盘外层，剩余的关节盘区域没有血供。

做旋前和旋后动作时，桡骨带动关节盘，相对尺骨进行滑动。

▷ 见章节 5：肘。

病理改变

关节盘穿孔在老年人中很常见，造成月骨与尺骨头之间的不协调、关节软骨的负荷不正常，从而导致病变。在类风湿性关节炎中，关节盘损伤发生较早。伴随桡尺远端关节滑膜增厚和第四腱室内腱鞘的增厚，出现尺骨头综合征，特征为尺骨头逐渐被破坏。治疗包括尺骨头切除术，因此导致尺腕之间稳定性和力的传递方式改变。

腕中关节（图 6.32）

近侧列腕骨

- 手舟骨在大多角骨方向略凸起，在头状骨方向凹陷，手舟骨与头状骨的关节面更偏向于尺侧。舟骨结节位于掌侧。
- 月骨有一个凹面朝向头状骨。
- 三角骨和钩骨的关节面呈凹形。在掌侧，豌豆骨突起明显。

远侧列腕骨

- 大多角骨有一个小的凹陷朝向手舟骨。大多角骨结节位于掌侧。
- 小多角骨有一个凹面朝向手舟骨。
- 头状骨的凸头与手舟骨和月骨连接。
- 钩骨的凸面对着三角骨和月骨。在掌侧，钩骨钩突起明显。

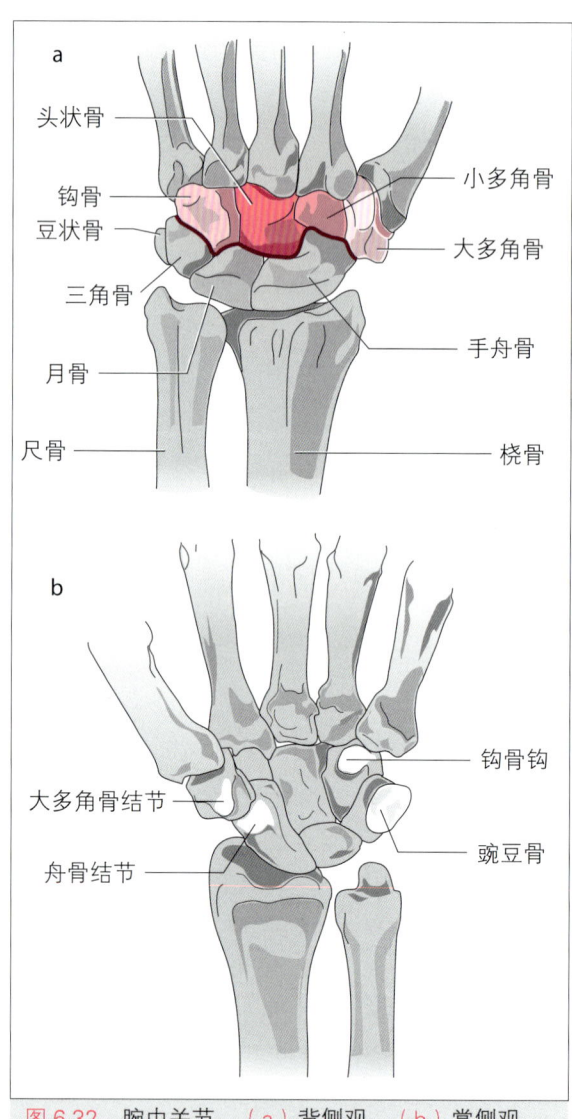

图 6.32 腕中关节。（a）背侧观；（b）掌侧观

6.2.3 手、腕和指的关节囊

桡腕关节（图 6.33）

桡骨和腕骨的关节囊在近侧列腕骨的骨—软骨交界区和桡骨之间部分融合。此外，桡尺关节的关节盘位于关节囊中。

尺侧隐窝位于半月板和桡尺关节盘之间，从桡侧向掌侧自关节囊突出，朝向尺骨茎突。桡侧还有其他小隐窝，包括掌侧和背侧。除非关节盘穿孔，隐窝通常与桡尺远端关节不相通。

纤维软骨与掌侧和背侧韧带相融合。在背侧，多数情况下腱鞘的底部会与之融合。

近端腕骨之间的关节间隙由骨间韧带封闭，约 50% 与远端腕关节（腕中关节）相通。

腕中关节（图 6.33）

掌侧被拉紧的情况下，关节囊附着于近侧列和远侧列腕骨的骨—软骨交界区，并且在背侧形成若干小隐窝。关节间隙通常与腕掌关节相通。

掌指关节（图 6.34）

在掌指关节，关节囊在背侧和掌侧形成隐窝。在掌侧，由于纤维软骨板的嵌入，隐窝会更长。在此处以及指骨基底部的连接处，关节囊由掌侧韧带加强。桡侧和尺侧也有类似的隐窝。每个关节囊的附着点都在骨—软骨交界区或掌侧纤维软骨板的末端。在背侧，指背腱膜的部分纤维延伸至关节囊。

指间关节（图 6.34）

在近端指间关节，关节囊在背侧和掌侧形成朝向近侧端的、长约 8 mm 的隐窝。在远端指间关节，背侧有一个沿背侧延伸的、长约 6 mm 的隐窝，而掌侧很少形成隐窝。在掌侧，掌侧纤维软骨板嵌入关节囊。

上述两个关节的关节囊附着处都在骨—软骨交界区或掌侧纤维软骨板的边缘。

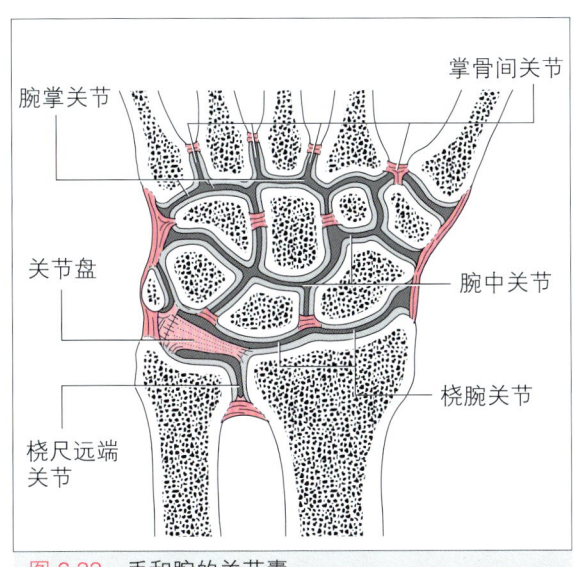

图 6.33　手和腕的关节囊

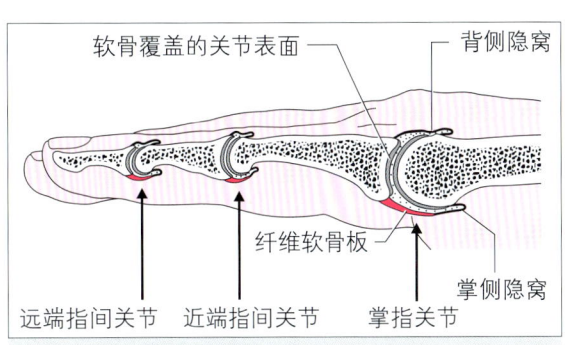

图 6.34　手指的关节囊

6.2.4 血液供应（图 6.35）

来自尺动脉和桡动脉的背侧和掌侧腕分支为腕关节和腕骨供血。这两条动脉形成了掌浅弓和掌深弓，供应手掌中部和手指区域。手指的掌侧动脉起源于掌弓并为手指供血。手掌的背侧区域也由这些动脉的相应分支来供血。

> **病理改变**
>
> 三分之一人的手舟骨血供集中于骨末端的一侧，因此如骨质较薄的中部发生骨折则愈合不会很理想，经常导致假关节的形成。
>
> 投掷运动过程中，由于掌深弓和掌浅弓过度受压，可导致出现反射性交感神经营养不良。

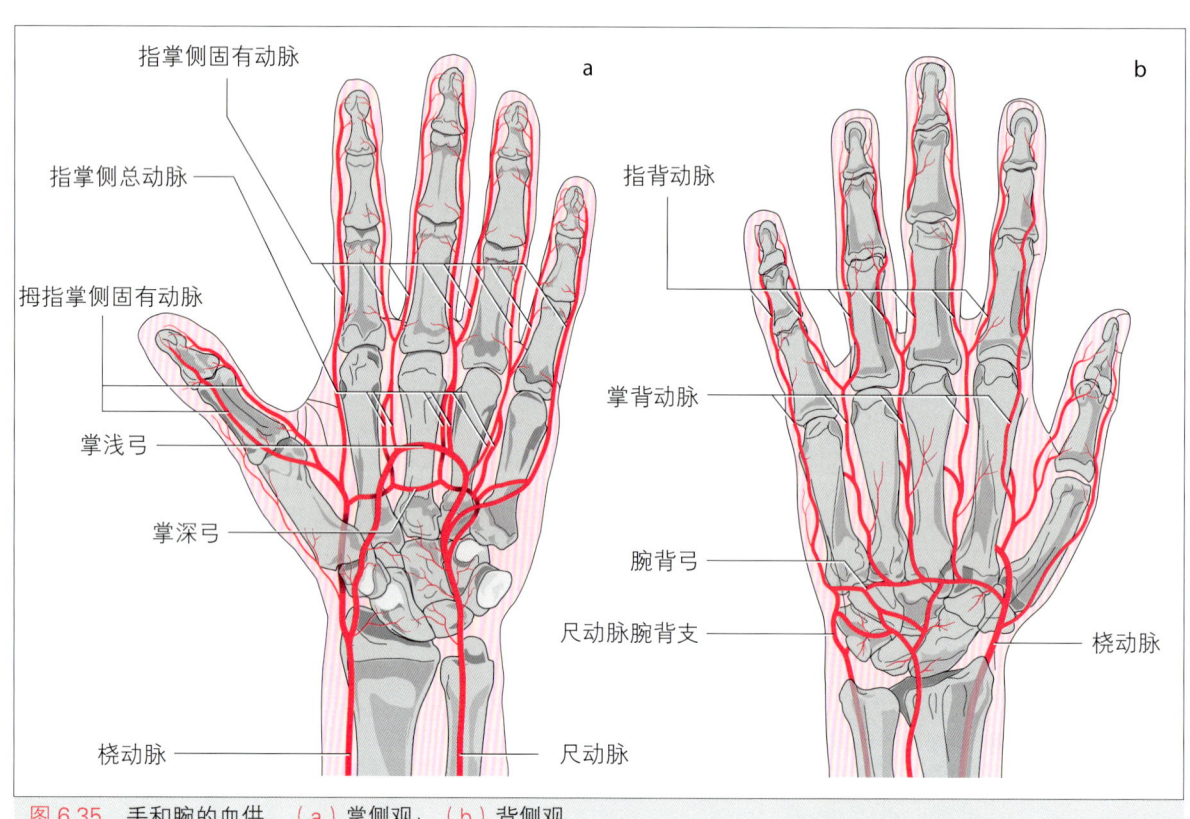

图 6.35 手和腕的血供。（a）掌侧观；（b）背侧观

6.2.5 神经支配（图 6.36）

手和腕

尺神经、骨间前神经和正中神经支配掌侧的腕关节囊—韧带复合体。

前臂外侧皮神经和桡神经浅支支配前臂桡侧。尺神经背侧支支配前臂尺侧。

前臂后皮神经和骨间后神经支配前臂背侧。

手 指

手指的关节囊—韧带复合体的掌侧部分由尺神经深支和指掌侧固有神经的关节支来支配。

手指背侧由指背神经的关节支来支配。掌指关节区域也由掌骨间神经的分支来支配。

手指远端区域由掌侧固有神经的关节支来支配。

6.2.6 韧带

侧副韧带

桡侧副韧带

桡侧副韧带的背侧部分从桡骨茎突发出，止于舟骨桡侧，掌侧部分止于舟骨结节。主要作用是限制腕关节尺偏。

尺侧副韧带

尺侧副韧带分为背侧束和掌侧束，均起自尺骨茎突和关节盘，背侧束止于三角骨，掌侧束止于豌豆骨。主要作用是限制腕关节桡偏。

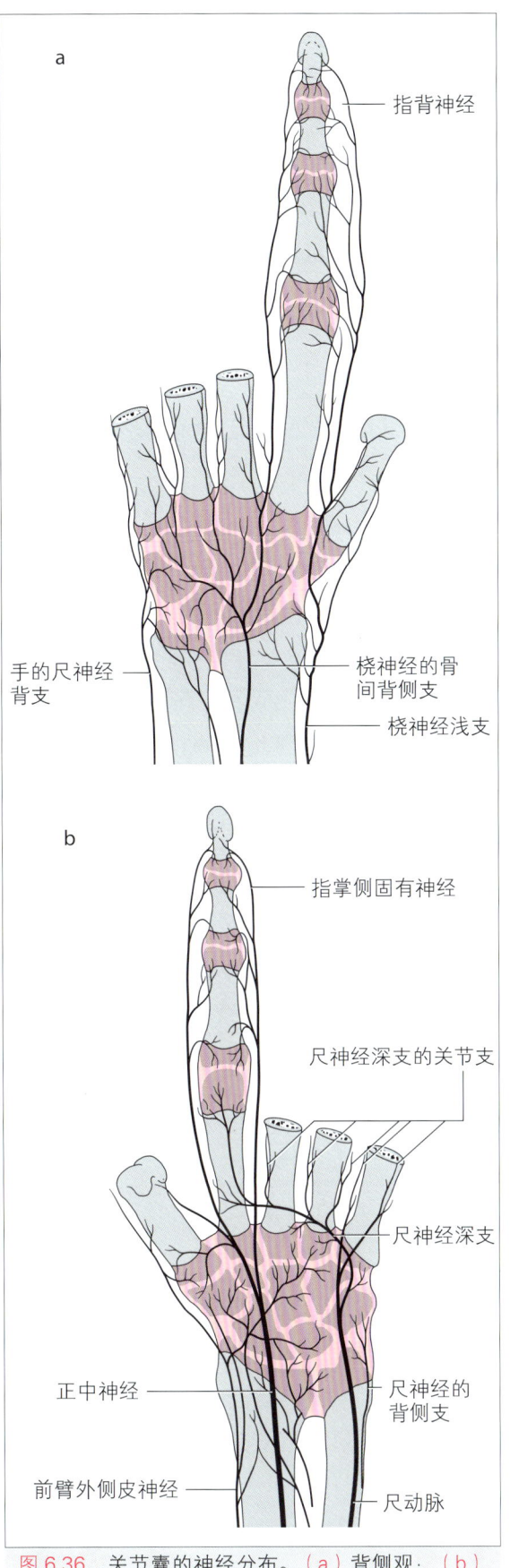

图 6.36 关节囊的神经分布。（a）背侧观；（b）掌侧观

背侧韧带（图 6.37）

桡腕背侧韧带

- 起于桡骨背侧面与桡尺背侧韧带，起点比较宽大。
- 桡腕背侧韧带最长纤维沿尺骨斜行至三角骨。深层纤维束和短纤维束与月骨和舟骨近端连接。
- 主要对桡腕关节起稳定作用。

弓状韧带

- 近侧束由自舟骨至三角骨横向走行的纤维束组成。在三角骨处，近侧束、尺侧副韧带和桡腕背侧韧带交汇。
- 远侧束也横向走行，连接三角骨与大多角骨。
- 纤维束为腕骨提供横向支撑。

腕骨间背侧韧带

- 腕骨间背侧韧带被包绕在腕关节的固有韧带中。
- 腕骨间背侧韧带非常短，韧带沿横向和纵向紧贴腕骨。

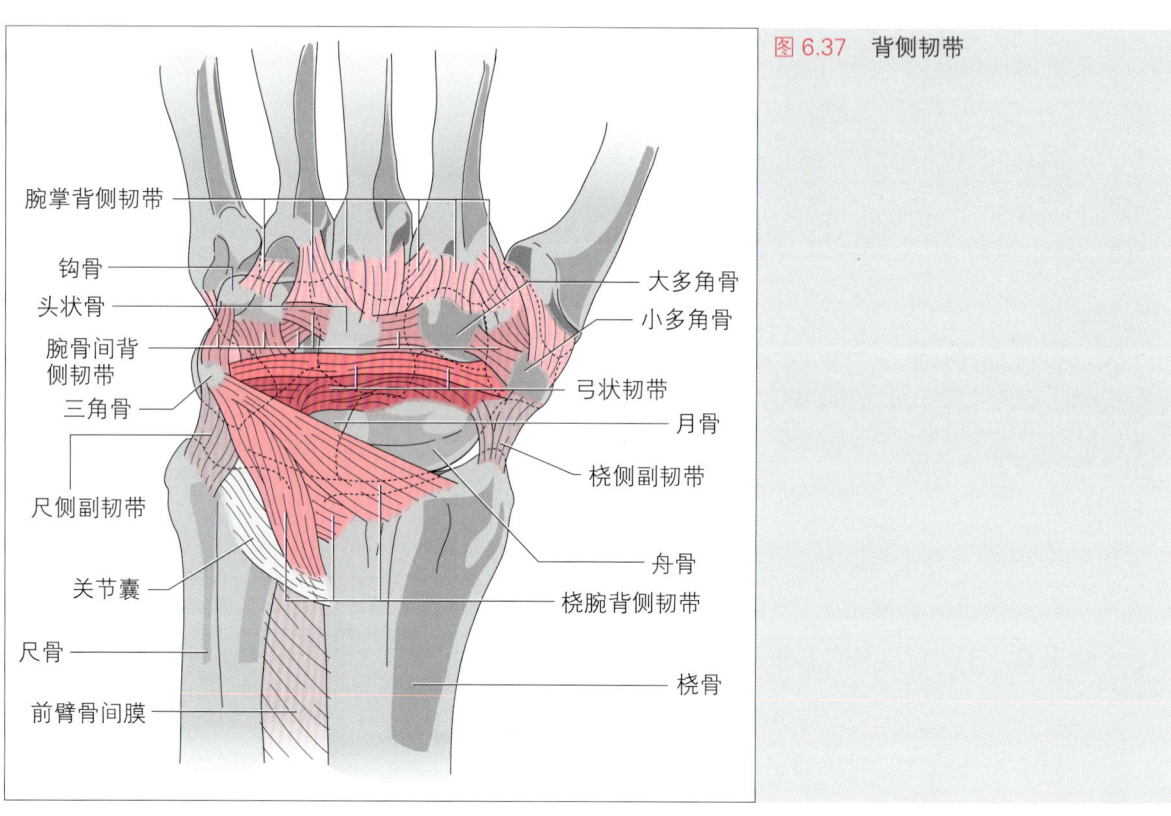

图 6.37 背侧韧带

掌侧韧带（图 6.38）

腕辐状韧带

- 以头状骨为中心，呈辐射状分布。
- 将头状骨与钩骨、三角骨和舟骨连接起来，少数人还会与月骨连接。小部分纤维连接小多角骨。

桡腕掌侧韧带

- 桡腕掌侧韧带的浅层纤维较薄，连接桡骨茎突与头状骨、三角骨。
- 深层纤维坚固且较短，连接桡骨与舟骨、月骨。该层与关节囊融合。

尺腕韧带

- 尺腕韧带起自尺骨茎突和关节盘，止于月骨、大多角骨和头状骨。
- 尺腕韧带与桡腕掌侧韧带一起，形成"V"形结构。

腕骨间掌侧韧带

- 腕骨间掌侧韧带将所有的腕骨连接在一起。
- 腕骨间掌侧韧带附着于关节囊并与之融合。
- 豆钩韧带连接钩骨钩和豌豆骨。此韧带自掌侧覆盖两骨之间的深间隙，即腕尺管。

腕横韧带（图 6.39）

- 由屈肌支持带的深层增强束构成，在腕骨水平横跨腕关节。
- 起于舟骨结节和豌豆骨，止于大多角骨结节和钩骨钩。
- 桡侧比尺侧宽。
- 构成了腕管的掌侧界，并对腕弓起支撑作用。

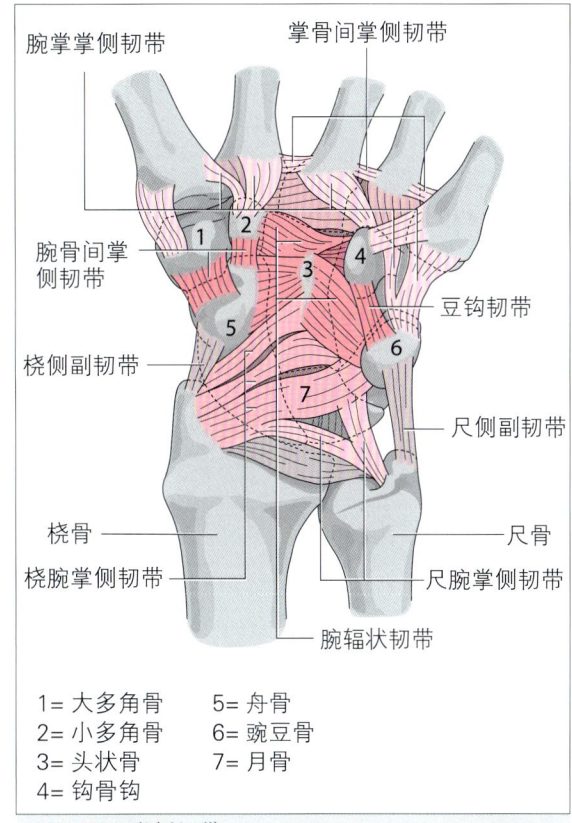

1= 大多角骨　5= 舟骨
2= 小多角骨　6= 豌豆骨
3= 头状骨　　7= 月骨
4= 钩骨钩

图 6.38　掌侧韧带

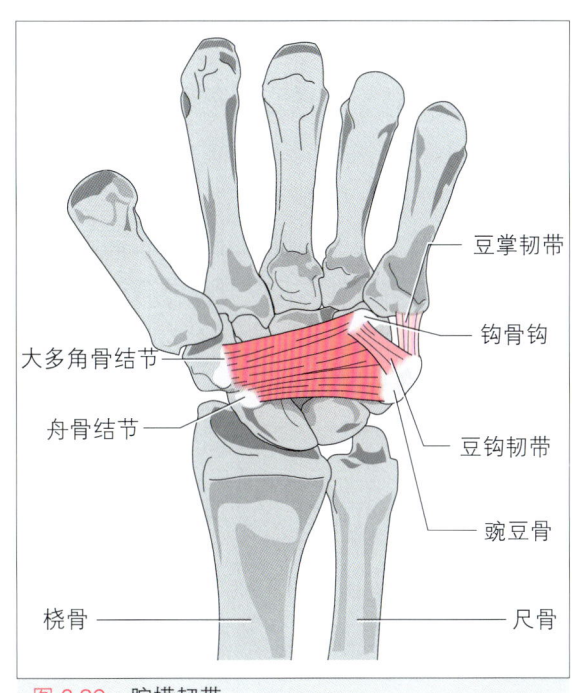

图 6.39　腕横韧带

韧带的功能

腕关节由不稳定的关节链组成,关节链的稳定性由韧带及其不同排列方式决定。韧带在控制腕骨相对位置关系方面起重要作用。韧带允许腕骨发生移动,但也限制其过度移动。

侧副韧带主要在侧方稳定腕关节,从而限制桡偏和尺偏。

腕背伸时,掌侧韧带处于紧张状态。该韧带也保护腕弓。位于桡骨和舟骨之间以及舟骨和大多角骨之间的掌侧韧带有特殊作用,在背伸时被拉紧。这些韧带可以稳定位于大多角骨和桡骨之间的舟骨。

腕掌屈时,背侧韧带紧张,限制掌屈。

纵柱系统

腕、掌和手指关节的功能构成一个系统,该系统由三个纵向运动柱组成。

月骨柱(图6.40)

又称中央柱,由桡骨—月骨—头状骨链构成,向远端延伸至第三掌骨和中指。这是三柱中最稳定的。

当腕背伸时,位于桡骨、月骨间以及桡骨、头状骨间的掌侧韧带受到拉伸,在桡侧产生向心的拉力。

桡骨与月骨之间的桡腕背侧韧带的一部分也受到拉伸。腕掌屈时,桡骨和月骨之间的背侧韧带,通过增加张力来维持稳定性。

> **病理改变**
>
> 由于长期反复轻微的损伤,逐渐导致骨软化,会发生月骨软化症。当腕背伸和掌屈时,月骨活动受限,月骨柱的一个重要组成部分缺失,导致该柱失去稳定性。

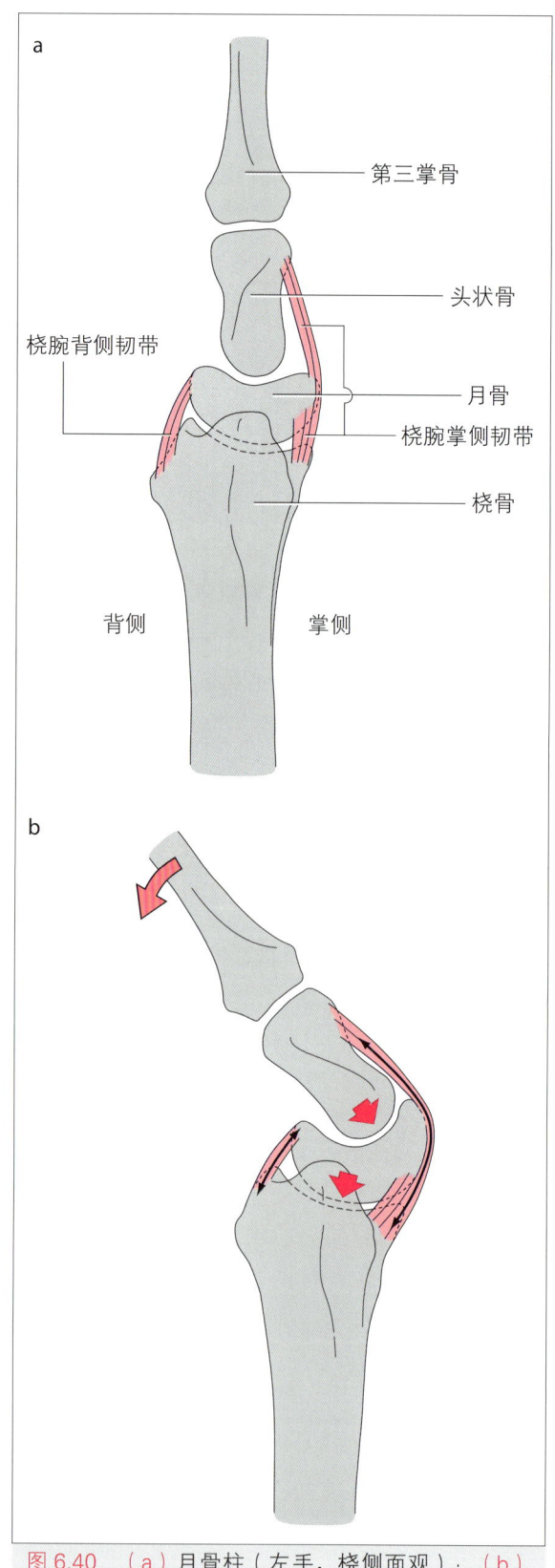

图6.40 (a)月骨柱(左手,桡侧面观);(b)腕背伸时月骨柱韧带的表现

舟骨柱（图 6.41）

又称桡侧柱，由桡骨—舟骨—大多角骨链构成。桡侧柱远端由第一、第二掌骨和拇指、示指组成。腕背伸时，桡骨、舟骨间以及舟骨、大多角骨间的掌侧韧带紧张，位于大多角骨和桡骨间的舟骨是稳定的。相反，桡骨和舟骨间的背侧韧带松弛。

桡骨舟骨面的软骨下骨增厚，表明此区域需要承受巨大的压力。这一"特别需求"是由舟骨柱长期受压导致的，该压力来源于许多使用拇指和示指的运动以及肌肉的收缩。

> **病理改变**
>
> **舟骨骨折**
>
> 跌倒时腕背伸手撑地，舟骨的两端被固定并完全限制在大多角骨和桡骨之间。因此，舟骨容易在最薄弱的位置发生骨折，此处被称为舟骨腰部。尽管头状骨也是较长的腕骨，但是在跌倒腕背伸手撑地时，该骨承受的是纵向的而不是横向的应力，所以头状骨不易骨折。

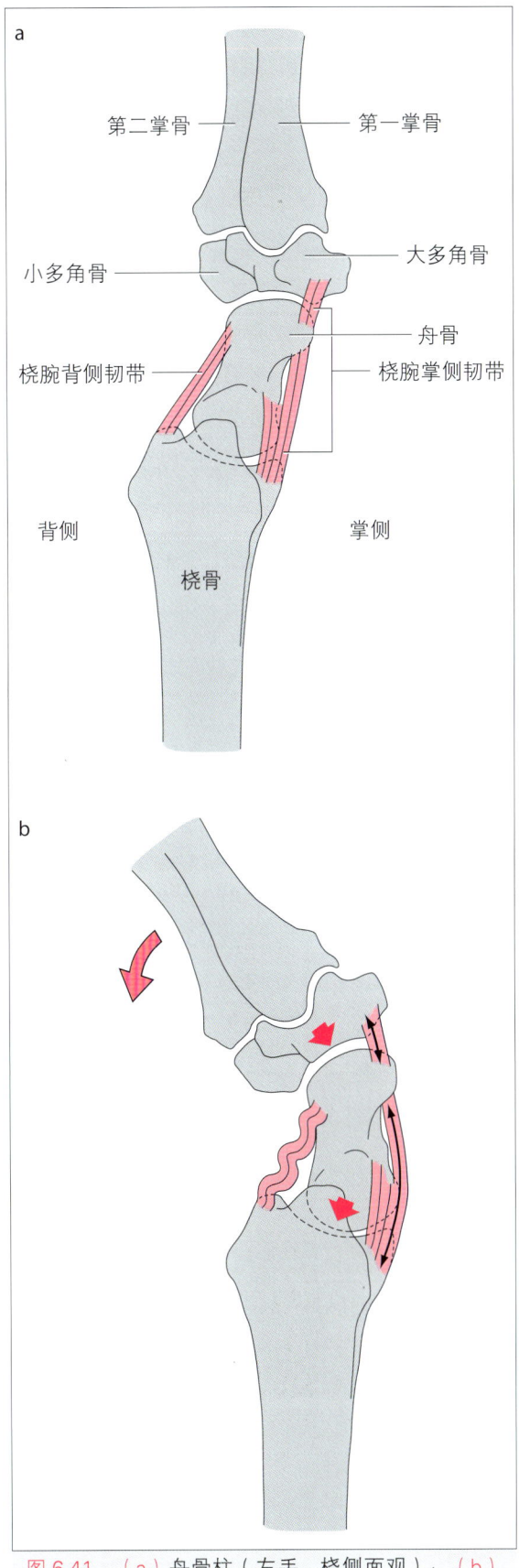

图 6.41 （a）舟骨柱（左手，桡侧面观）；（b）腕背伸时舟骨柱韧带的表现

三角骨柱（图 6.42）

又称尺侧柱，由一系列骨链组成，包括尺骨（含关节盘）、三角骨、钩骨，第四和第五掌骨，无名指和小指。

腕背伸时，掌侧韧带（包括桡三角韧带和豆钩韧带）处于紧张状态，在钩骨和三角骨之间的背侧韧带也是紧张的。与此同时，桡骨/尺骨和三角骨之间的背侧韧带是放松的。

由于走行的原因，桡腕韧带的背侧束和掌侧束均产生向桡骨方向的拉力，因此可作为三角骨的"保护带"。桡腕韧带还限制了由于桡骨倾斜所产生的朝向尺骨方向的应力，因此桡腕韧带的作用是限制腕骨向尺侧的移动。

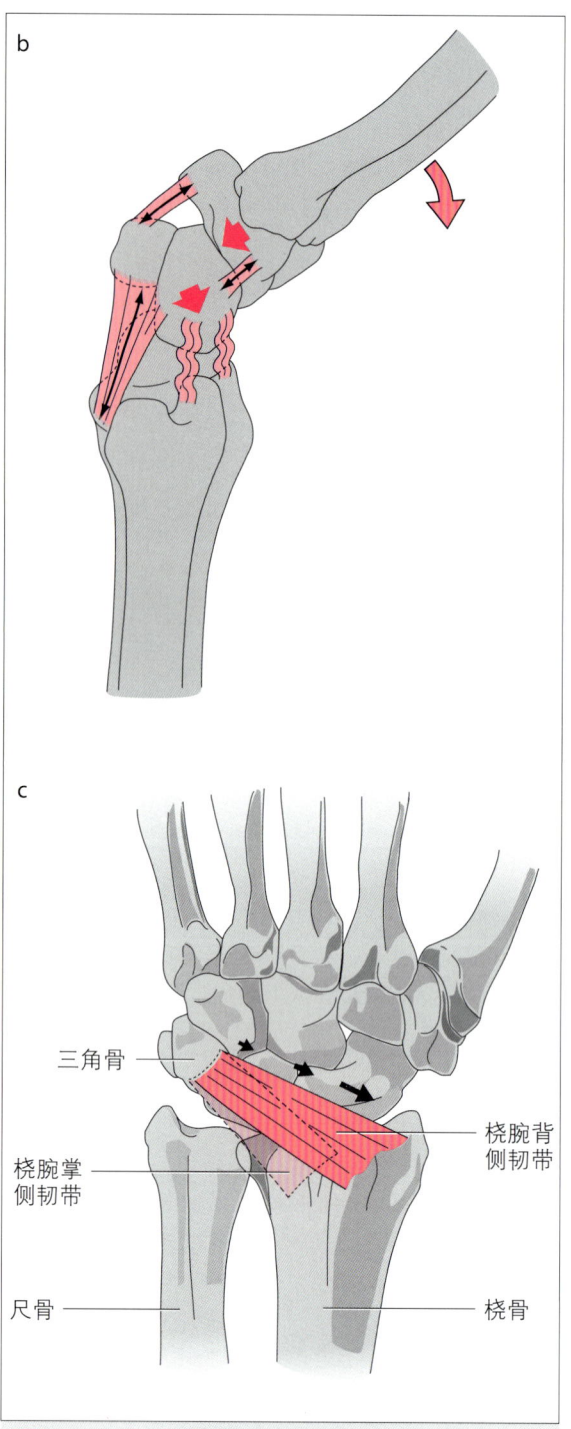

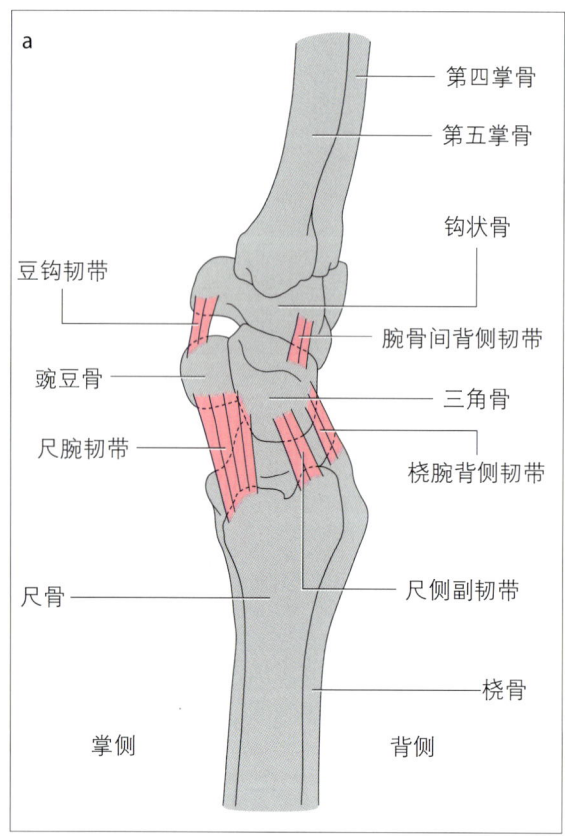

图 6.42 （a）三角骨柱（左手，尺侧面观）；（b）腕背伸时三角骨柱韧带的表现；（c）"三角骨的保护带"（背侧面观）

6.2.7 腕管（图6.43）

腕骨不是呈直线形排列的，而是呈弧形排列，弧形的两端朝向掌侧。骨弓的掌侧由腕横韧带覆盖，形成了一个很窄的骨纤维通道。

所有屈肌腱都密集走行于腕管内，穿出腕管后呈扇形分散发出。拇长屈肌腱在桡侧走行。在其尺侧，指深屈肌腱走行于腕管深面，其上面为指浅屈肌腱。以上肌腱都被包裹在屈肌总腱鞘中。正中神经位于这些肌腱的上方、腕横韧带的正下方，大致位于腕管的中心。

桡侧腕屈肌走行于桡侧的小腱室内，该腱室通过结缔组织束与实际腕管相分隔。该腱室上也覆盖着腕横韧带。

> **病理改变**
>
> 腕管综合征是由于过度使用屈肌腱导致的一系列腱鞘炎症和肿胀综合征。腕管综合征的后果是正中神经受压。患者主诉在神经支配区出现麻木感、手"无力"和手指晨僵。就运动症状而言，由于对指不能，抓握会更加困难。形成压迫综合征的另一方面原因是雌激素变化引起水肿，如妊娠期或绝经期。

6.2.8 尺侧腕管（图6.44）

在掌侧，腕关节的尺侧有另一个骨性通道，即尺侧腕管。尺侧腕管位于豌豆骨和钩骨钩之间，并且以豆钩韧带为掌侧界。腕横韧带的尺侧缘在一定程度上更靠背侧。尺侧腕管内有尺神经深支和尺动脉的小分支穿过。

> **病理改变**
>
> 尺神经病变（手握把麻痹）可见于常骑自行车者。当手背伸做握把手动作时，产生的压力使尺侧腕管变窄，压迫尺神经。患者主诉小指麻木和无力。

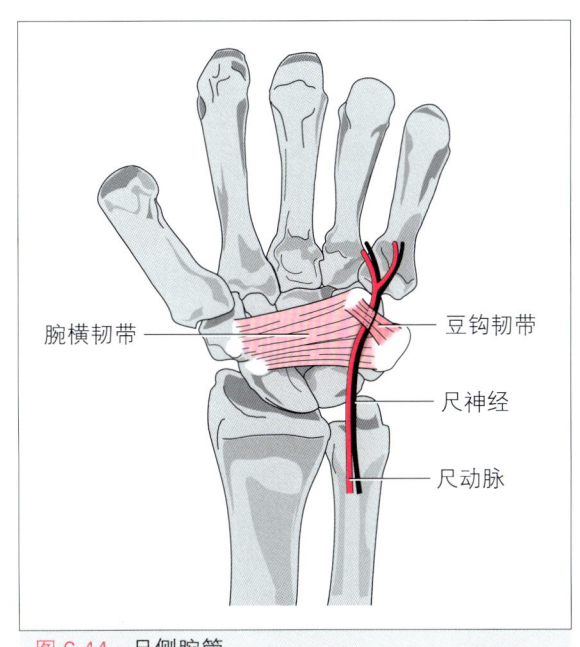

图6.44 尺侧腕管

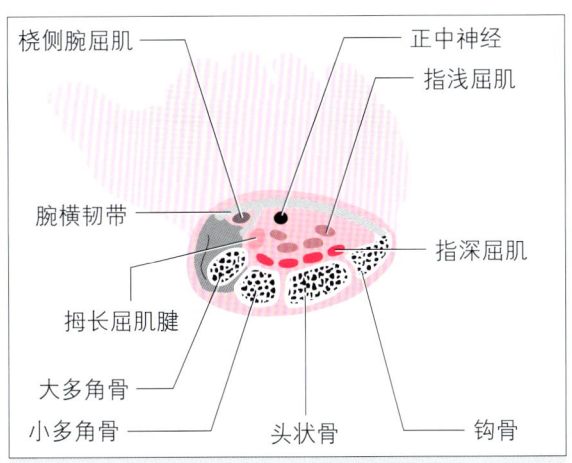

图6.43 腕管（远侧列腕骨水平的横切面）

6.2.9 运动轴和运动（图6.45）

近端（桡腕关节）和远端（腕中关节）关节分别形成独立的关节，但是从功能学的角度看，两者是一个整体。

由于腕关节运动的复杂性，确定运动轴并不容易。每个运动有各自的运动轴。最接近各个运动轴的位置是头状骨近端，月骨—头状骨结合处。

运 动

背伸和掌屈（图6.46）

中立位，腕背伸70°／掌屈80°。

40°的背伸和30°的掌屈即可满足日常生活动作。这些运动均匀分布在桡腕关节和腕中关节。只有在最大背伸位，腕中关节活动度占比较大，约为桡腕关节活动度的1.5倍。最大掌屈位时情况相反。

运动的第一阶段，舟骨柱的移动在某种程度上比月骨柱快；但因为舟骨卡顿的影响，舟骨柱的运动会很快停止，月骨柱的运动会继续，直到触碰位于桡骨和月骨之间的掌侧韧带。

> **实践要点**
>
> 由于各柱之间相对运动程度不同，当最大关节活动度受限时，应比较舟骨柱与月骨柱的运动情况。

腕骨的运动（图6.47）

腕背伸时，舟骨底向掌侧滑动，舟骨体向上倾斜；大多角骨向舟骨背侧滑动。

月骨向掌侧滑动，头状骨相对月骨向背侧滑动。

三角骨向掌侧滑动，钩骨相对三角骨向背侧滑动。

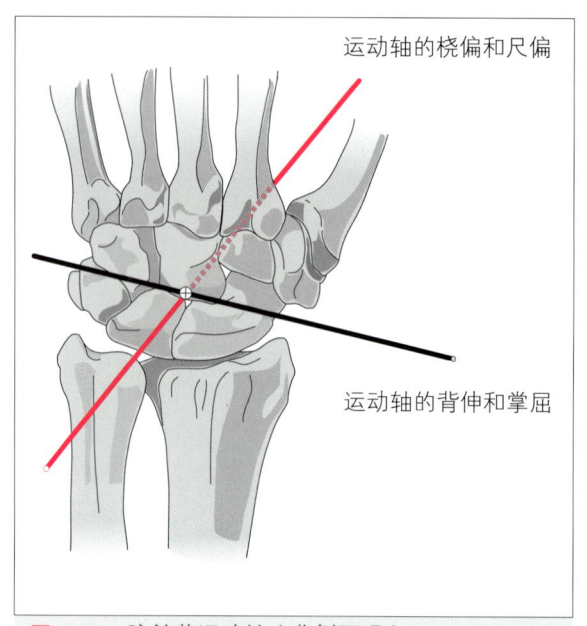

图6.45 腕关节运动轴（背侧面观）

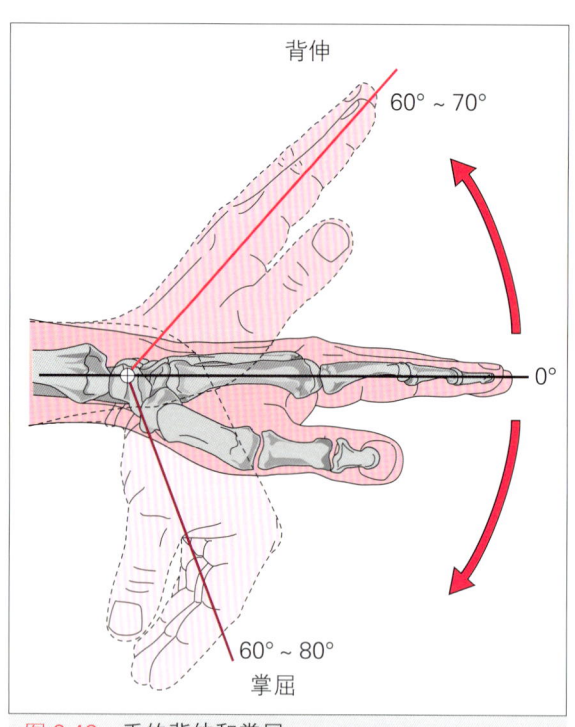

图6.46 手的背伸和掌屈

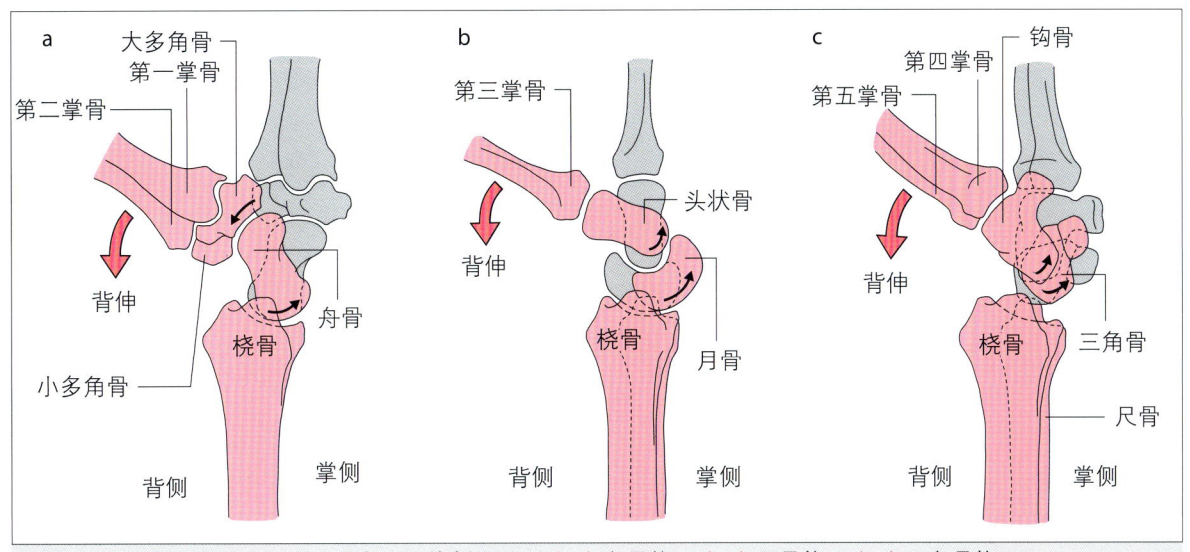

图 6.47 腕骨在背伸中的运动（左手，桡侧观）。(a) 舟骨柱；(b) 月骨柱；(c) 三角骨柱

多数手部肌肉止于远侧列腕骨。因此，腕关节的运动起始于远侧列腕骨。例如，当桡侧腕长伸肌收缩时，将第二掌骨底拉向背侧。因为腕掌关节的活动度相当有限，小多角骨沿舟骨向背侧滑动。舟骨因其关节面是凸面，相对于桡骨向掌侧滑动。

腕掌屈时，水平的舟骨向背侧滑动，大多角骨向掌侧滑动。月骨向背侧滑动，其最厚的部分位于头状骨与桡骨之间。头状骨、三角骨和钩骨相对月骨向背侧滑动。

桡偏和尺偏（图 6.48）

中立位，腕关节桡偏 20°，尺偏 35°。

这些运动主要发生在桡腕关节，因为远侧列腕骨的交错排列，腕中关节只允许发生有限侧移。然而，腕中关节和桡腕关节常发生屈伸运动。

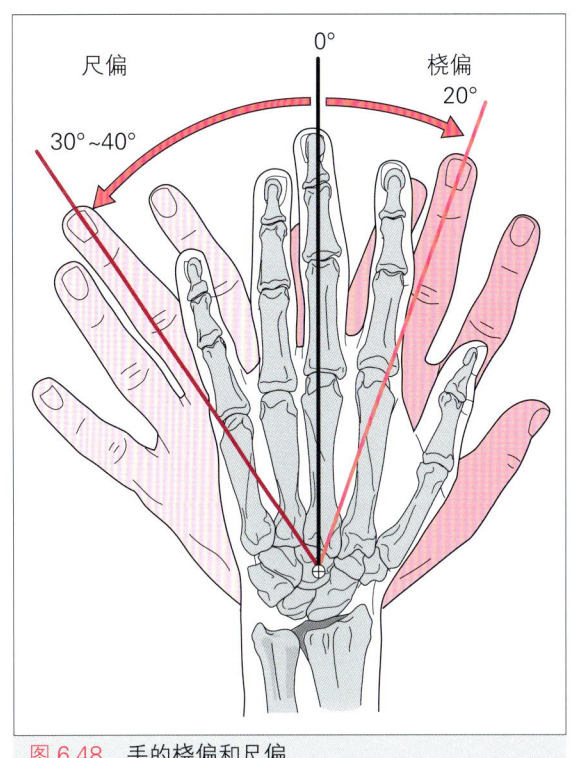

图 6.48 手的桡偏和尺偏

尺偏（图 6.49）：

- 近侧列腕骨向桡侧运动，直到月骨正对桡骨。
- 头状骨和钩骨略向桡侧滑动。
- 近侧列腕骨呈现背伸运动：舟骨、月骨和三角骨相对桡骨和关节盘向掌侧滑动。
- 腕中关节屈曲：大多角骨向掌侧滑动，头状骨和钩骨向背侧滑动。

桡偏（图 6.50）：

- 近侧列腕骨向尺侧滑动，直到月骨的一半正对尺骨上方。
- 头状骨略向尺侧滑动
- 桡腕关节发生屈曲运动。例如，月骨相对桡骨向背侧滑动。
- 腕中关节发生伸展运动。例如，头状骨相对月骨向掌侧滑动。

在桡腕关节，20°~30° 的尺偏和约 10° 的桡偏即可完成大部分日常生活动作。

> **实践要点**
>
> 在处理腕关节外展受限时，无论是尺偏还是桡偏，都必须评估每块腕骨向背侧和掌侧的滑动能力，因为这可能是受限的主要原因。

6.2.10 腕关节肌肉：伸肌群（图 6.51）

桡侧腕长伸肌

- 连接肱骨外上髁嵴与第二掌骨底。
- 在前臂远端三分之一，拇长展肌和拇短伸肌与该肌肉交叉后向前臂桡侧走行。
- 与桡侧腕短伸肌腱伴行，该肌肉于伸肌支持带下方延伸并穿过第二腱室。

功能：使腕关节背伸和桡偏，亦可屈肘和使前臂旋后。

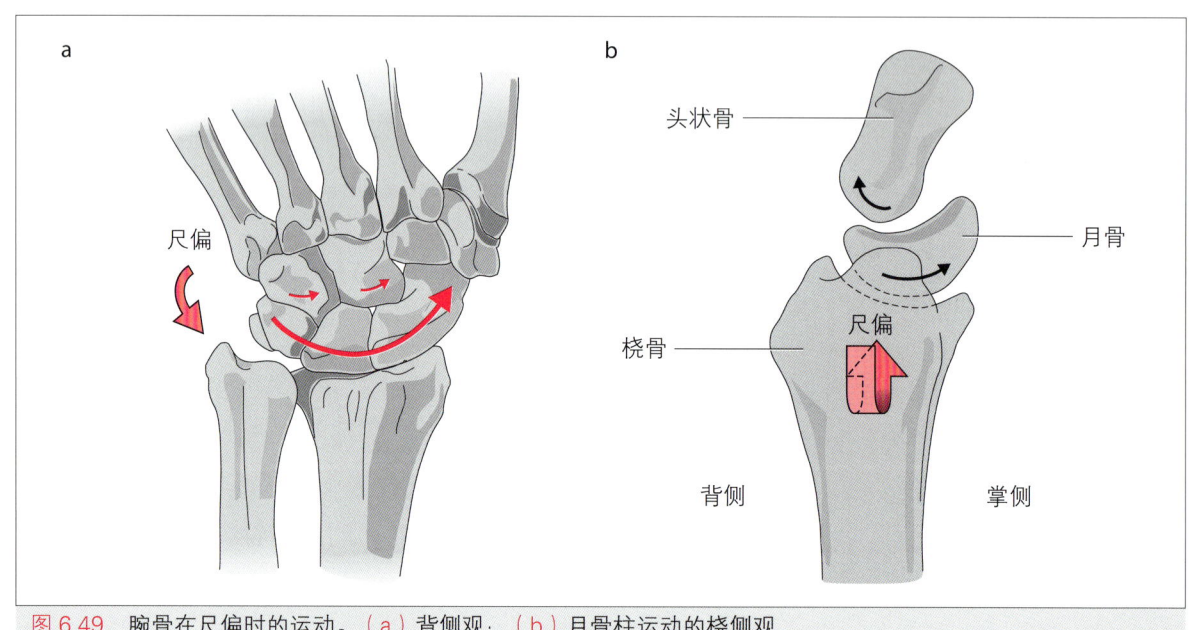

图 6.49 腕骨在尺偏时的运动。（a）背侧观；（b）月骨柱运动的桡侧观

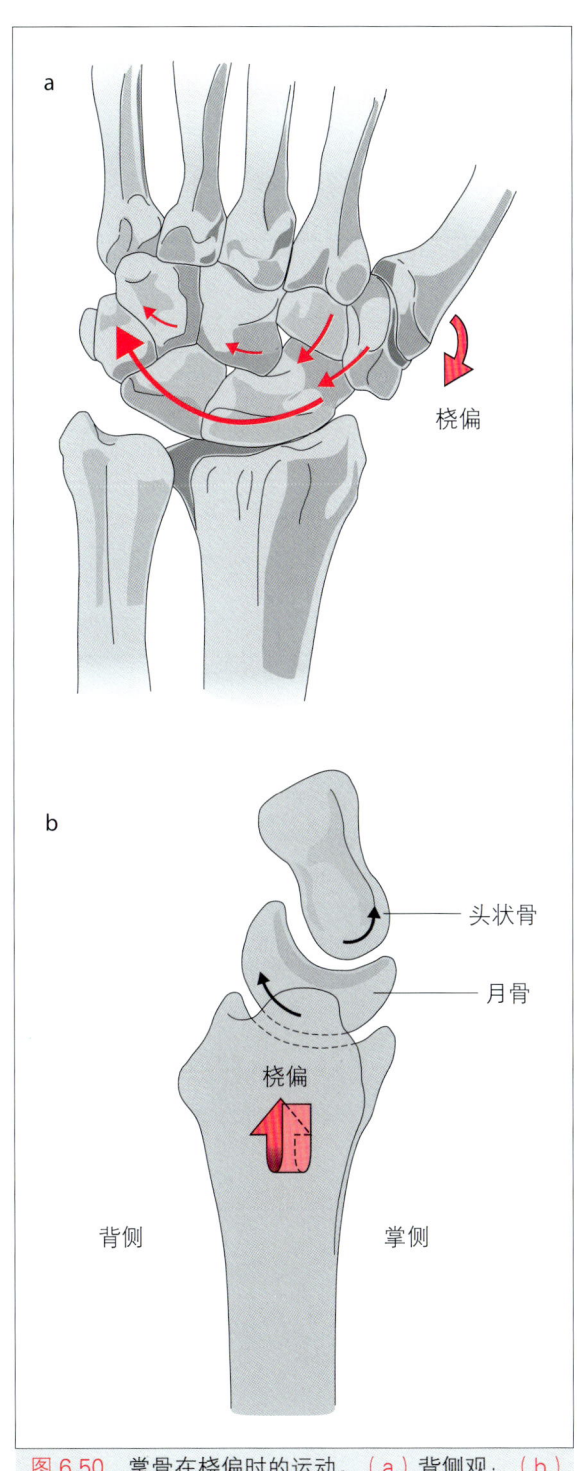

图 6.50 掌骨在桡偏时的运动。(a) 背侧观；(b) 月骨柱运动的桡侧观

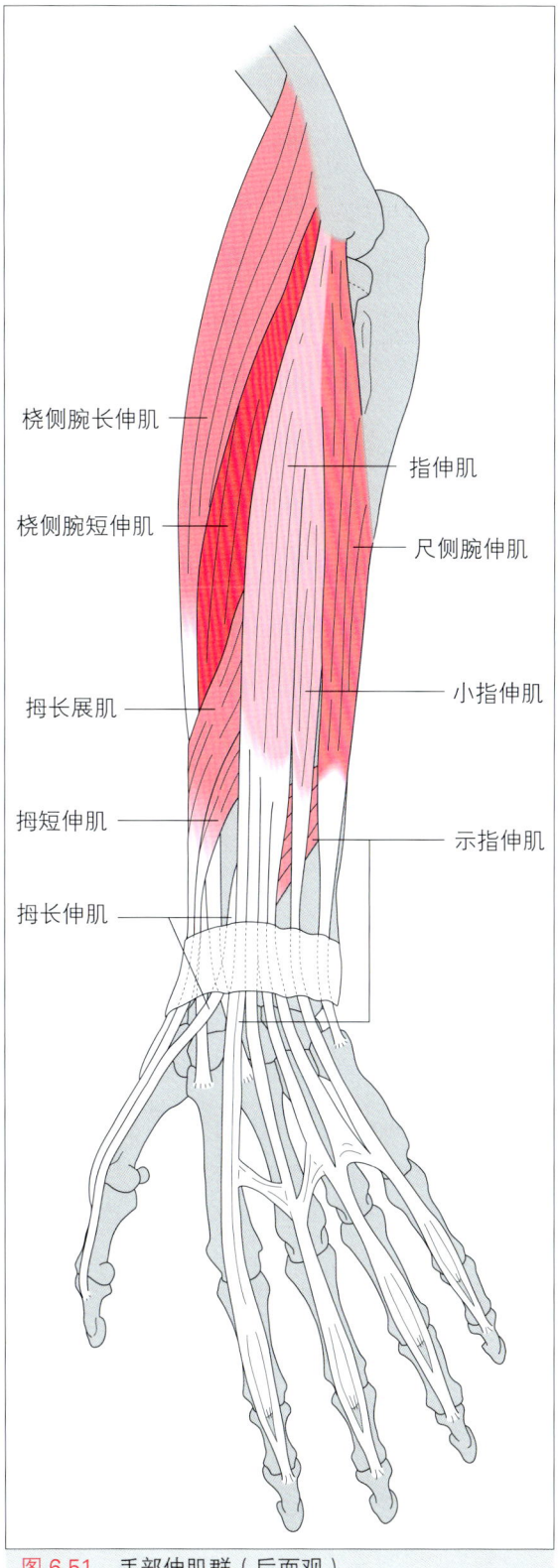

图 6.51 手部伸肌群（后面观）

桡侧腕短伸肌

- 连接肱骨外上髁和第三掌骨底。
- 在前臂远端三分之一，走行于第一腱室中的拇指肌群肌腱与之交叉。
- 与桡侧腕长伸肌腱伴行，延伸穿过第二腱室。

  功能：使腕关节背伸，亦可协助腕关节桡偏，以及轻微屈曲肘关节。

尺侧腕伸肌

- 连接肱骨外上髁和第五掌骨底。
- 起点位于肘肌起点与指伸肌起点之间。
- 在前臂尺侧远端三分之一移行为肌腱。
- 肌腱延伸穿过手背尺侧的第六腱室。

  功能：使腕关节背伸和尺偏，并稳定尺腕关节。

  以下手指肌肉协助腕关节背伸：
- 指伸肌。
- 拇长伸肌。
- 拇短伸肌。
- 拇长展肌。
- 示指伸肌。
- 小指伸肌。

6.2.11 腕关节肌肉：屈肌群（图 6.52）

桡侧腕屈肌

- 起于肱骨内上髁，止于第二掌骨底。
- 在前臂近端三分之一，肱二头肌腱膜与该肌肌腹交叉。此处，该肌肉位置表浅，走行于旋前圆肌和掌长肌间。
- 在前臂下三分之一，该肌肉移行为肌腱。
- 肌腱位于腕横韧带下方腕管内，由隔膜将该肌腱与其他肌腱隔开。

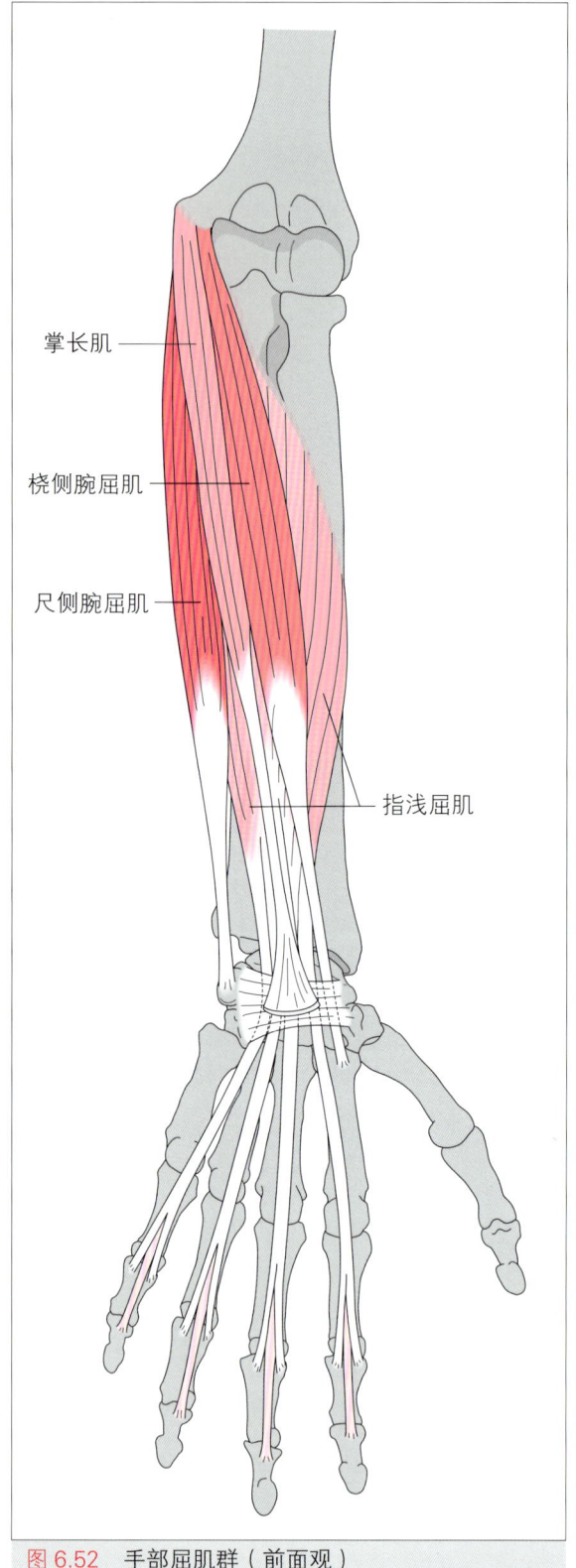

图 6.52　手部屈肌群（前面观）

功能：使腕关节掌屈和桡偏，微屈肘关节。

尺侧腕屈肌

- 包含两个头：
  - 肱骨头起于肱骨内上髁，尺骨头起于尺骨鹰嘴内侧缘及尺骨后缘。
  - 两头合并后延伸至钩骨钩和第五掌骨底。
- 两个头在起点处形成一个间隙，尺神经经后方尺神经沟穿过此间隙到达前臂前侧。
- 豌豆骨作为籽骨，嵌于肌腱。

功能：使腕关节掌屈和尺偏，微屈肘关节。

以下手指肌肉协助腕关节掌屈：

- 指浅屈肌。
- 指深屈肌。
- 掌长肌。
- 拇长屈肌。

6.2.12 腕关节肌肉：桡偏肌群（图6.53）

以下沿外展力线走行于桡侧的肌肉具有使腕关节桡偏功能：

- 桡侧腕长伸肌。
- 拇长伸肌。
- 拇短伸肌。
- 拇长展肌。
- 示指伸肌。
- 桡侧腕屈肌。
- 拇长屈肌。

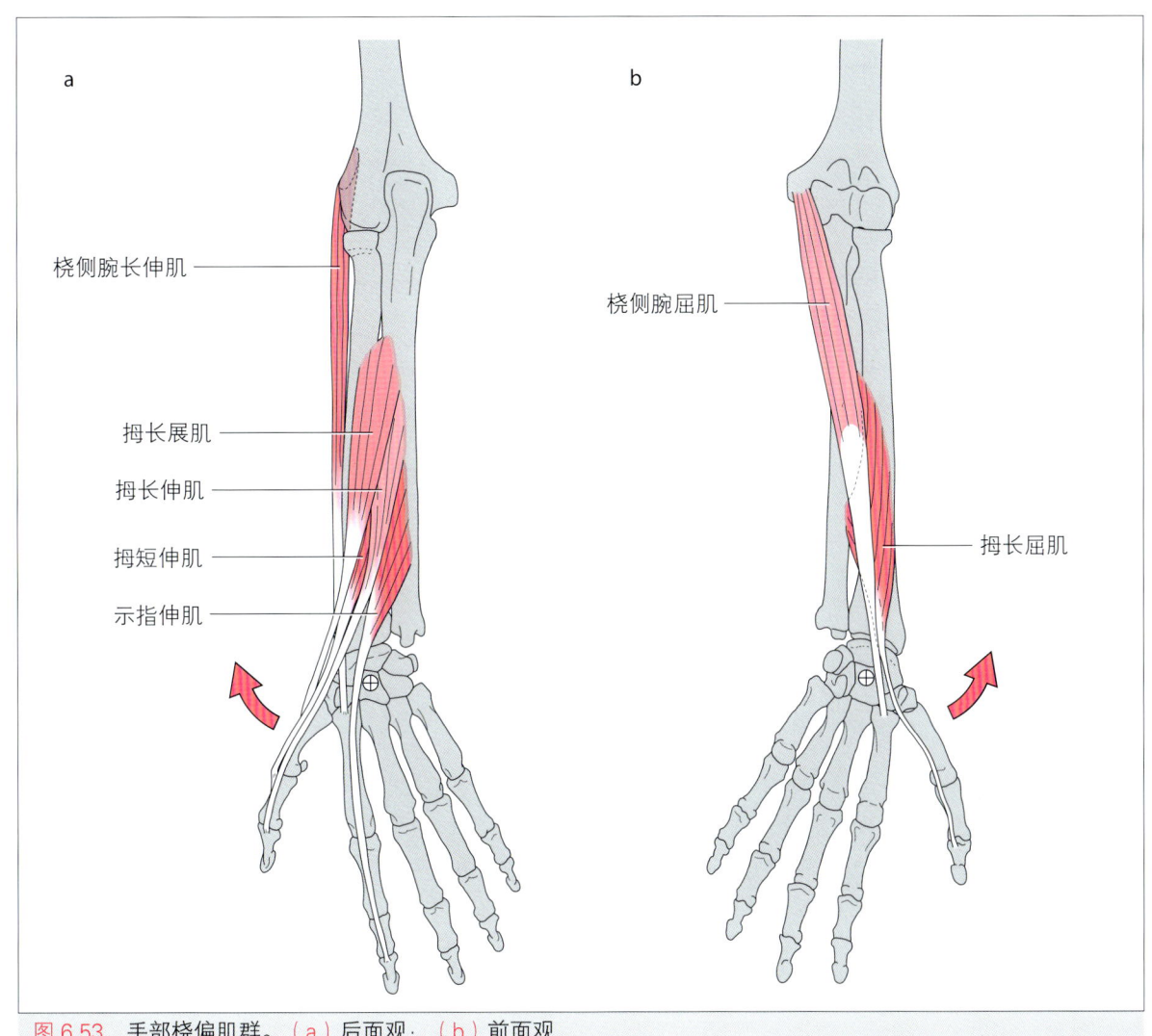

图6.53 手部桡偏肌群。（a）后面观；（b）前面观

> **病理改变**
>
> 在类风湿性关节炎中，由于尺骨头破坏导致严重疼痛，桡侧肌群占优势，使腕关节尺偏受限。

6.2.13　腕关节肌肉：尺偏肌群（图6.54）

以下沿外展力线走行于尺侧的肌肉具有使腕关节尺偏功能：

- 尺侧腕伸肌。
- 尺侧腕屈肌。
- 小指伸肌。

6.2.14　手中部关节

腕掌关节和掌骨间关节决定手中部区域的运动。这些关节的良好活动性是各种抓握动作的基础。

腕掌关节

- 关节面：远侧列腕骨和掌骨底。
- 是具有不同程度活动性的微动关节。
- 掌骨底的形状各有不同（图6.55）：
  - 第二掌骨底呈分叉状，使其非常稳定，与大多角骨和小多角骨形成关节。
  - 第三掌骨底有小茎突连接第二掌骨和头状骨。该关节非常稳定，是腕关节中央柱的关键部分。
  - 第五掌骨底为鞍形，在桡尺方向上凹陷，在掌—背方向上则凸出。该关节活动性最强。
- 在第四、第五腕掌关节，屈伸运动为15°~30°，以及有限的侧移和旋转运动。
- 掌侧与背侧的腕掌韧带提供稳定性。这些韧带将所有远侧列腕骨与掌骨连接在一起。

第一腕掌关节

腕骨弧形连接在一起——共同构成了一条以头状骨为中心的稳定横弓（图6.56）。

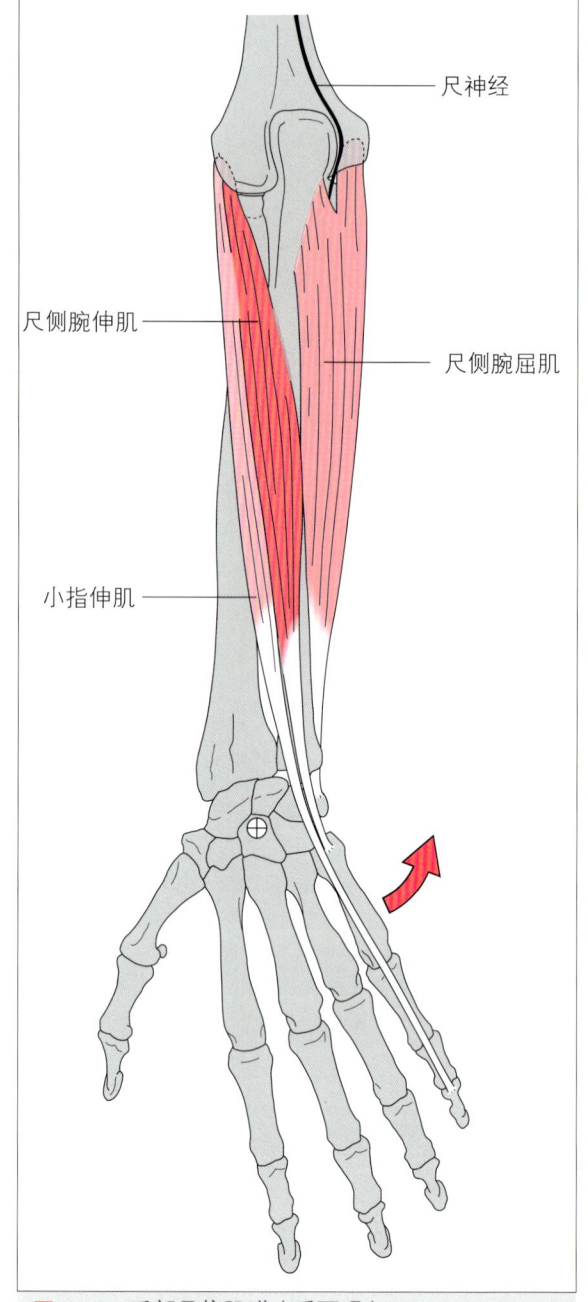

图 6.54　手部尺偏肌群（后面观）

舟骨、大多角骨明显朝向桡掌侧，因此拇指的掌骨与其他手指不同，向掌侧旋转约60°（图6.57）。

第一腕掌关节屈伸轴的方向与其他腕掌关节有明显区别。正因为这种区别，才使得各种形式的抓握变为可能（图6.58）。

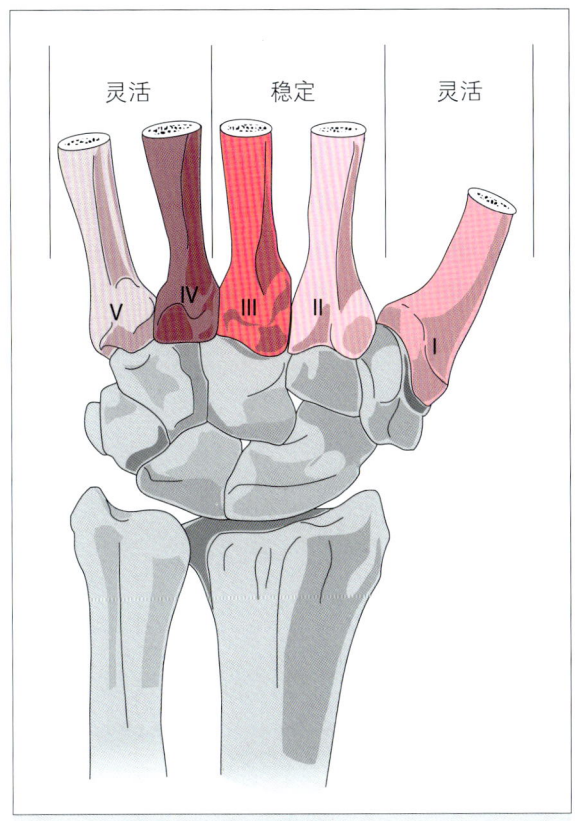

图 6.55 掌骨底形态（背侧观）

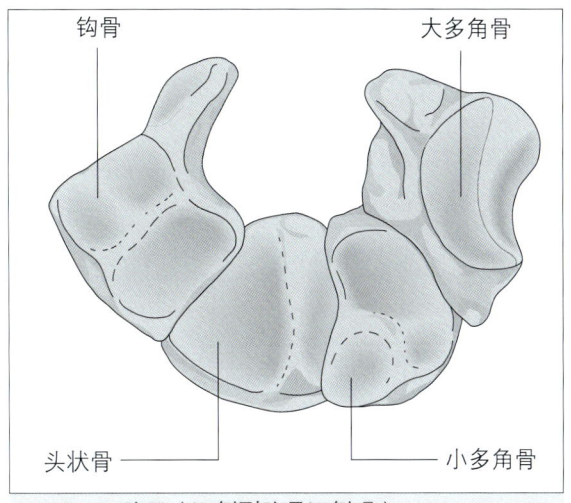

图 6.56 腕弓（远侧列腕骨远侧观）

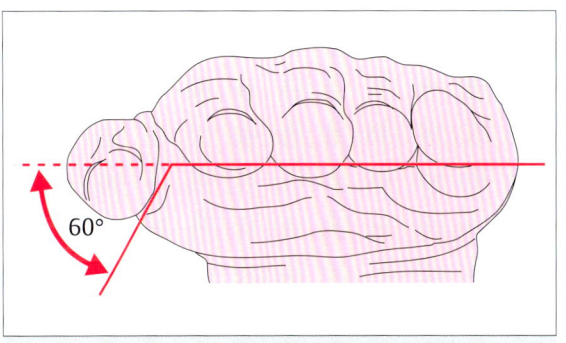

图 6.57 拇指相对其余四指的位置关系

图 6.58 拇指的抓握类型

第一腕掌关节为鞍状关节（图 6.59）。

从桡侧看，掌骨底为凸形，从背面看则为凹形。

大多角骨关节面反向弯曲。从桡侧看，其为凹形；从背面看，则为凸形；从关节的排列看，它们形成一个整体。

> **病理改变**
>
> **拇指腕掌关节炎**
>
> 拇指鞍状关节长期不稳定，可导致拇指背侧和桡侧半脱位，软骨损坏引起的关节疼痛和运动受限以及拇指内收畸形的发生。任何复杂的运动，特别是对抗阻力，都会使疼痛加剧。患者几乎不能强力抓握（紧握）。重症者需要手术治疗，包括置入假体或在轻度屈曲位下行关节融合术。

拇指鞍状关节的运动

关节面有很好的协同性，其运动模式与球窝关节相似：

屈伸运动（图 6.60）

屈伸运动轴线从桡侧到尺侧，通过大多角骨远端。

屈伸活动度：休息位开始，20°/45°。

被动：增加 5°。

关节屈曲的力学分析

屈曲时，掌骨平行于手掌移动，第一掌骨底关节面为凹形，同时向手掌的拇指侧滑动。

外展和内收（图 6.61）

外展—内收运动轴线穿过第一掌骨，从掌侧到背侧。

活动度：中立位开始，45°/0°。

被动：增加 5°。

关节内收的力学分析

掌骨底的关节面由拇指桡侧向尺侧凸出。因此在内收时，掌骨底会滑到拇指桡侧。这与掌骨运动方向相反。

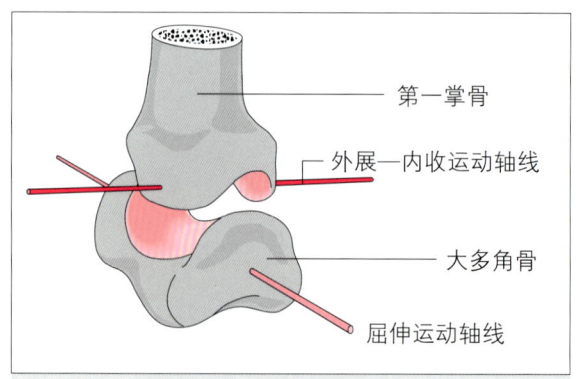

图 6.59 拇指鞍状关节：运动轴

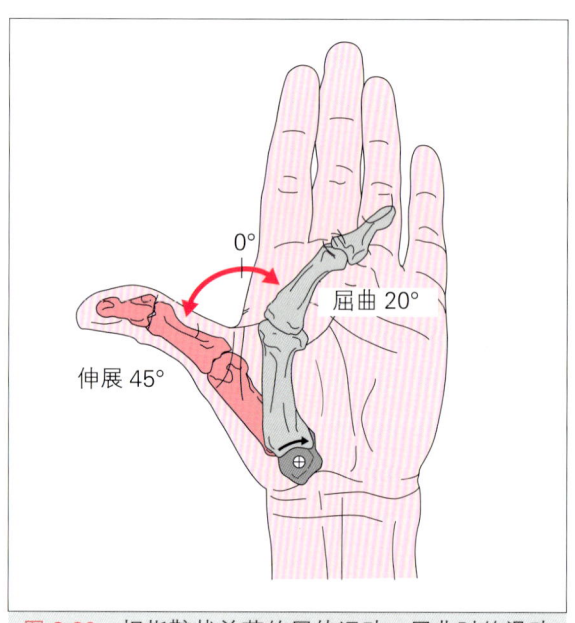

图 6.60 拇指鞍状关节的屈伸运动：屈曲时的滑动（掌侧观）

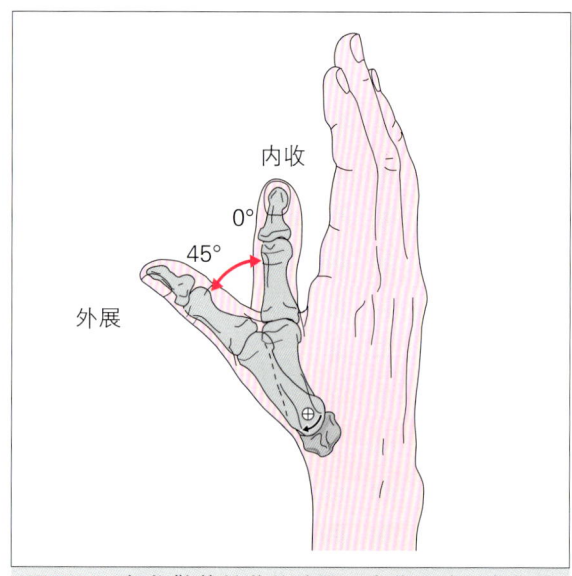

图 6.61 拇指鞍状关节的外展—内收运动：内收时的滑动（桡背侧观）

对指（图 6.62）

对指运动没有明确的运动轴线，因为它是一种混合运动，由屈曲和伴轴向旋转的内收组合而成。

在此过程中，掌骨底相对于大多角骨旋转20°~30°。

这种运动只能通过解锁关节来实现，意味着关节面在这个位置的不相匹配。最终关节受力面积非常小，从而使负荷增加数倍。

复 位

复位就是从对指状态返回初始位置。

关节囊和韧带

关节囊宽大，允许关节进行较大范围的运动。背侧和掌侧形成隐窝，关节囊的附着点位于骨—软骨交界处。

韧带直接位于关节囊上方并稳定关节。这种排列方式使得拇指在每个位置都会有部分韧带拉紧。

可见以下韧带（图 6.63）：

- 斜行韧带由大多角骨掌侧延伸至第一掌骨底，并止于掌骨尺侧。
- 直行韧带由大多角骨延伸至掌骨底。
- 在拇指背侧，一条斜行韧带包绕掌骨底并延伸至手掌侧。

掌骨间关节（图 6.64）

- 掌骨底之间的连接是微动关节。
- 桡侧与尺侧的关节面均为软骨覆盖，呈扁平状，大小不一。

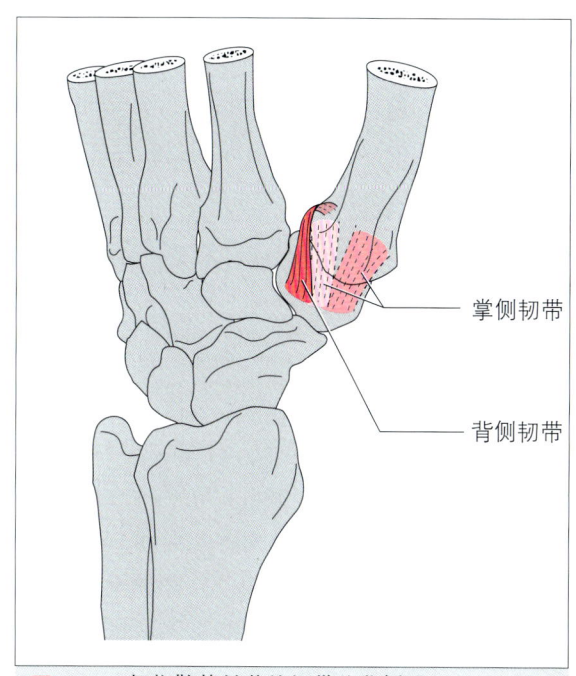

图 6.63 拇指鞍状关节的韧带（背侧观）

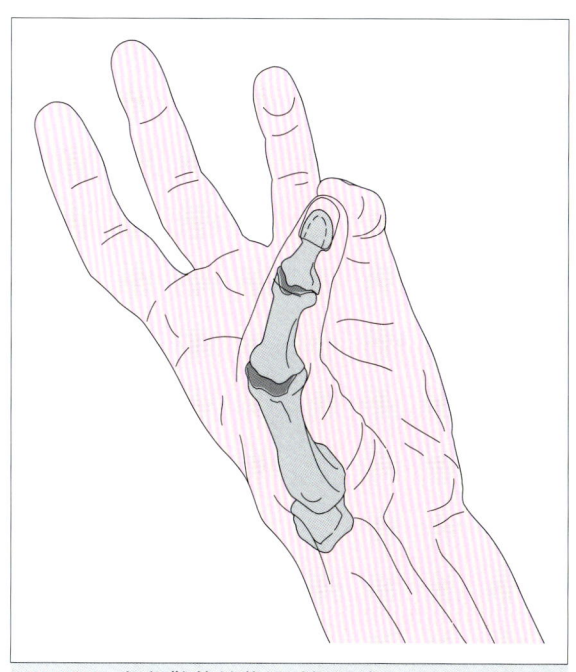

图 6.62 拇指鞍状关节的对指运动

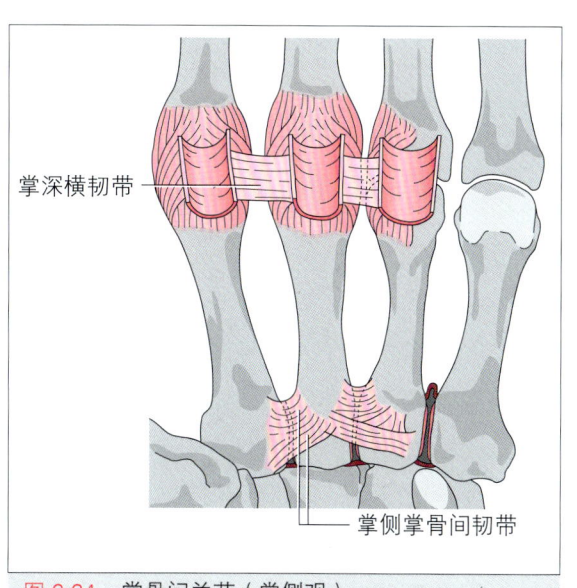

图 6.64 掌骨间关节（掌侧观）

- 关节囊紧绷，只允许有限的运动，通常与腕掌关节相连。
- 背侧和掌侧掌骨间韧带是连接掌骨底的短韧带，位于关节囊远端的背侧和掌侧；将掌骨固定在一起，从而稳定手指的伸展运动。
- 远端的掌骨间韧带由斜行韧带构成，这对抓大物体、对指和伸指来说很重要（图6.65）。
- 掌深横韧带位于掌侧的深层，由桡侧向尺侧延伸，位于掌骨头水平，固定于掌指关节软骨板两侧和环状韧带。它限制了掌骨伸展，从而稳定掌横弓。通过与环状韧带和软骨板的连接，确保屈肌腱位置正常。
- 掌浅横韧带为横向韧带，走行于掌骨远端，位于近节指骨底水平，是掌腱膜的一部分，与屈肌腱鞘相融合。
- 掌骨头水平有一横弓，其中心位于第三掌骨头（图6.66）。

运 动

掌骨间关节不能单独运动，需要与掌腕关节的运动相结合。关节桡侧、尺侧相对稳定，中央柱最稳定。确定运动轴线是不可能的。发生的运动主要是平移。例如，在对指的时候，第五掌骨底在掌侧向第四掌骨底滑动；同时，关节面分离且第五掌骨底旋转以便旋后。

6.2.15 手指关节

掌指关节（图6.67）

- 掌指关节是球窝关节。
- 关节面：
  - 近节指骨底构成关节的凹面。关节面掌侧由纤维软骨板扩大并与关节囊相连。在此位置及其与指骨底连接处，关节囊有韧带加固结构，即掌侧韧带。
  - 此外，还可与屈肌腱鞘相连接。
  - 在中立位，软骨板与掌骨头相连，但随着屈曲角度的增加，其向掌侧滑动，二者将会分离。
  - 掌骨头构成关节的凸面。
- 关节囊较宽，在背侧和掌侧形成隐窝。附着于每个关节面的骨—软骨交界处。

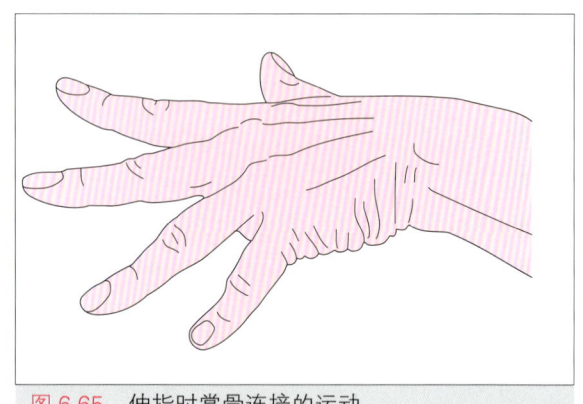

图6.65 伸指时掌骨连接的运动

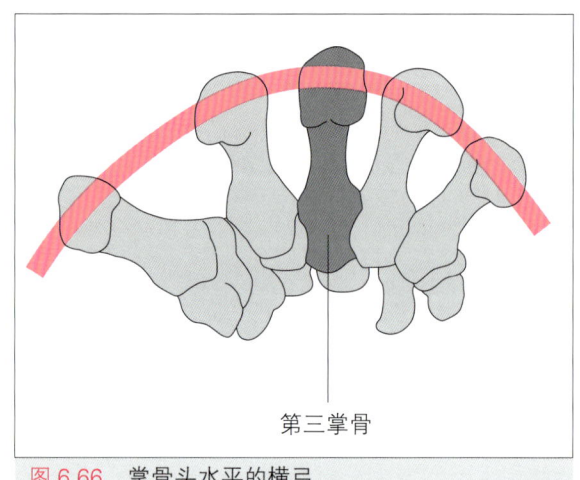

图6.66 掌骨头水平的横弓

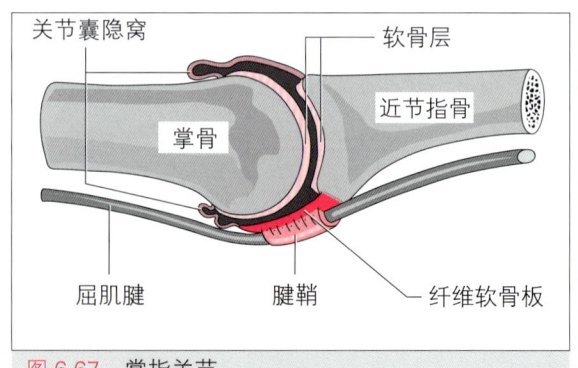

图6.67 掌指关节

第二至第五掌指关节的侧副韧带（图 6.68，图 6.69）

- 桡侧和尺侧韧带起于掌骨头近端、关节运动轴的背侧，远端则止于近节指骨底。
- 因为韧带走行和掌骨头掌侧韧带更厚，屈指时韧带处于紧张状态。这意味着伸指时可进行左右运动，屈指时却不能。
- 少部分指背腱膜纤维进入关节囊。

拇指桡侧与尺侧侧副韧带（图 6.70）

- 桡侧与尺侧侧副韧带分为两条纤维束，固有侧副韧带是真的侧副韧带，连接掌骨头和近节指骨底，由近端背侧斜行至远端掌侧。
- 副侧副韧带是两条纤维束，分别位于掌骨头两侧。大致起于掌侧并沿手掌方向延伸至相应的桡侧或尺侧籽骨。少数纤维也与掌侧软骨板融合。
- 侧副韧带功能：由于侧副韧带走行的不同，在伸展位和最大屈曲位均有张力增加，因此关节在这两个位置都可保持稳定。轻微屈曲时，由于所有纤维束都处于松弛状态，因此可进行侧方和旋转运动。对于抓握物品来说，此功能显得尤为重要。
- 籽骨的控制：籽骨受侧副韧带约束，由籽骨延伸至掌骨掌侧的小韧带也有帮助。掌侧软骨板位于两籽骨之间，与侧副韧带和环状韧带融合。拇内收肌的两个头通过这种类似缰绳的结构止于尺侧籽骨。拇长屈肌、拇短屈肌则止于桡侧籽骨。

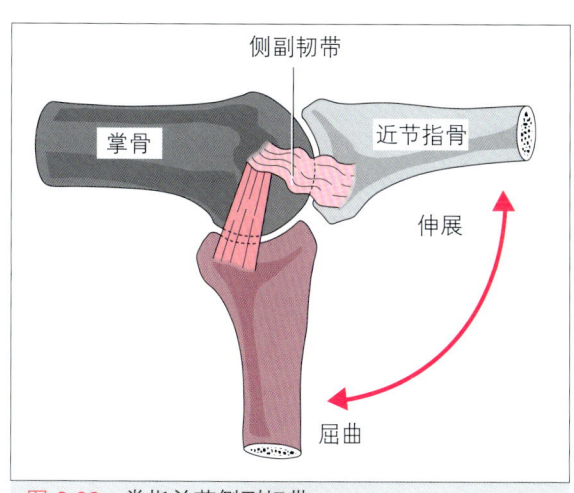

图 6.68　掌指关节侧副韧带

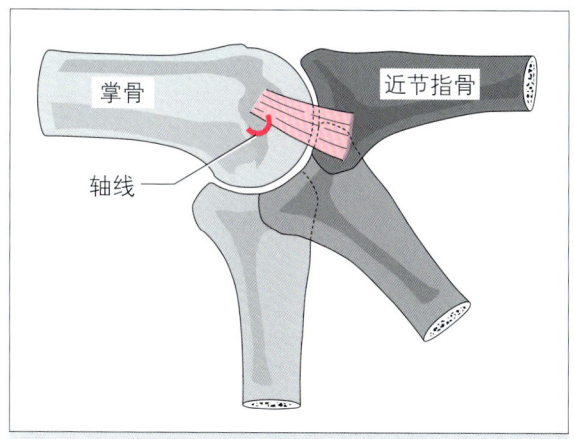

图 6.69　掌指关节运动轴与韧带的关系

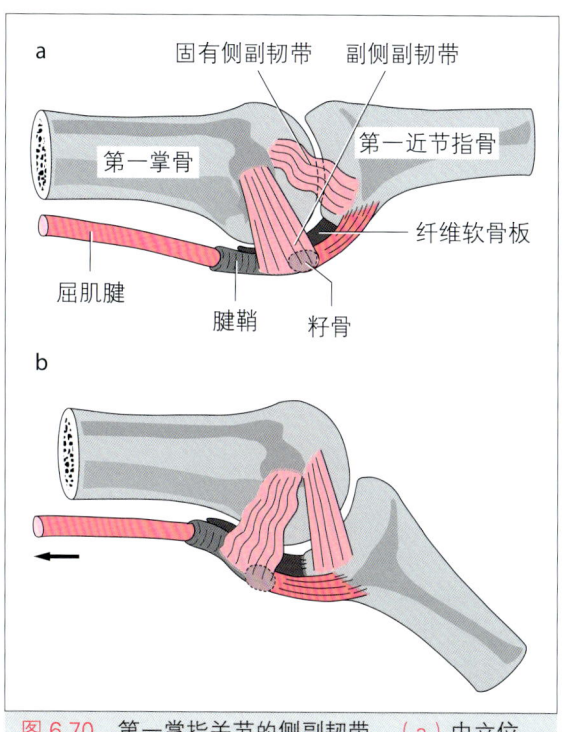

图 6.70　第一掌指关节的侧副韧带。（a）中立位；（b）屈曲位

掌指关节的运动轴和运动（图 6.71~73）

水平轴（图 6.69，图 6.70）

位于掌骨头，从桡侧到尺侧，关节围绕该轴线做屈伸运动；同时，指骨底向关节运动方向滑动。

掌骨头的轮廓不规则。因此，随着屈曲的增加，运动轴由背侧向掌侧移动。运动轴的轨迹是一条椭圆曲线。

屈曲和伸展

- 第二到第四掌指关节的主动活动度：中立位开始，屈曲90°~100°，伸展0°~40°。

  被动活动度：增加 10°~20°。

  从示指到小指掌指关节活动度逐渐增加，差值可达 20°。

  由于掌侧关节面到第二、第三掌骨头近端的距离差异，位于手部尺侧掌指关节的关节活动度比桡侧更大，因此（尺侧掌指关节）屈曲运动时会伴有旋前。

- 第一掌指关节的主动活动度：中立位开始，屈曲为50°，伸展为5°。

  被动活动度：增加 5°。

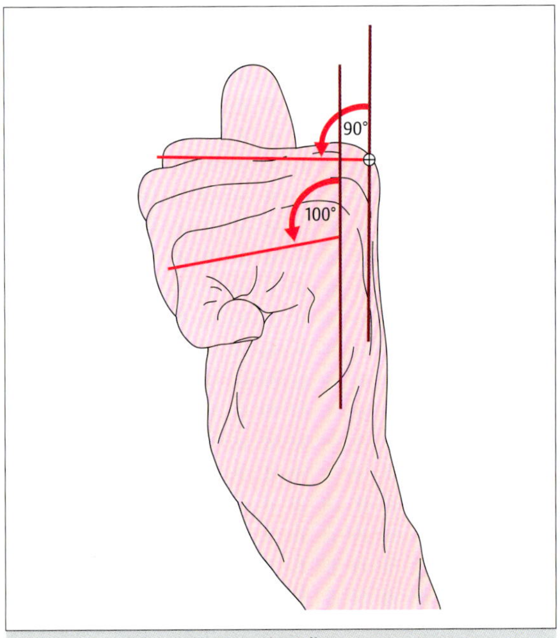

矢状轴

矢状轴位于掌骨头中心，由背侧向掌侧走行，手指围绕该轴做内收—外展运动。

内收和外展（图 6.74，图 6.75）

以中指为基准，朝向中指的运动称为内收，远离中指即为外展。

- 第二到第四掌指关节的主动活动度：中立位开始，外展为20°~30°，内收为10°~20°。

  被动活动度：增加 5°~10°。

  示指外展和内收的活动度最大，其次是小指，四个方向的联合运动即环转。

- 第一掌指关节：内收和外展只限于被动或小幅运动，只有5°~10°。

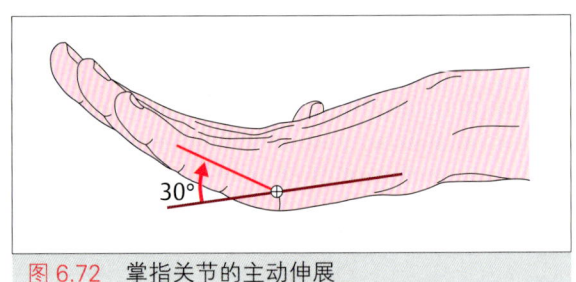

图 6.72　掌指关节的主动伸展

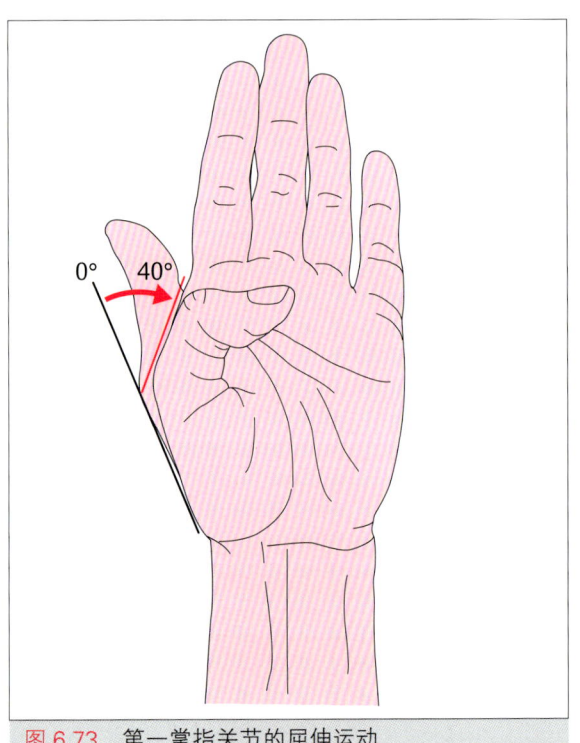

图 6.73　第一掌指关节的屈伸运动

图 6.71　掌指关节的主动屈曲

纵　轴

即掌骨旋转的轴。

旋　转

- 第二到第五掌指关节：由于掌侧关节面不对称，所以旋转总是伴随屈曲。在组合运动过程中，第二、第三掌指关节内旋，第四、第五掌指关节外旋，不过运动范围很有限。纯粹的轴向旋转只能依靠被动运动，每个方向仅约5°。
- 第一掌指关节（图6.76）：为了最大限度地用拇指掌侧进行抓握，拇指鞍状关节由远端开始旋转，这意味着拇指近节指骨需要向内转向手指方向。但是无论如何，旋转的运动范围非常有限。

近端和远端指间关节（图6.77）

- 是屈戌关节。
- 关节面：
  - 凹面：每个手指的中、远节指骨底的凹面关节面中部均有一个小嵴，与相应的沟匹配，增加了侧方稳定性。与掌指关节相同，关节面由小纤维软骨板扩大而成。
  - 凸面：近节与中节指骨头呈凸面，中部有一条沟。
- 关节囊与掌指关节囊相似。

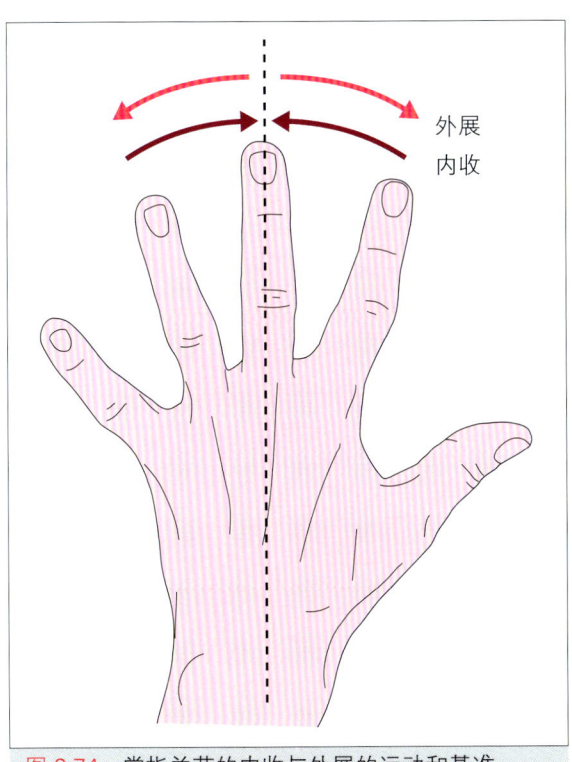

图 6.74　掌指关节的内收与外展的运动和基准

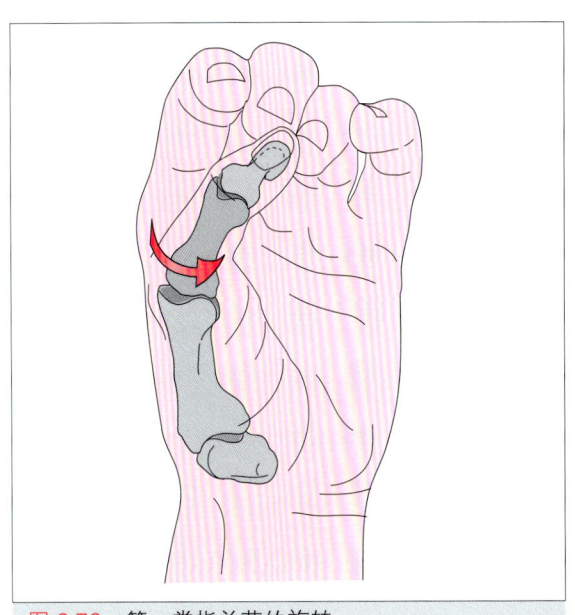

图 6.76　第一掌指关节的旋转

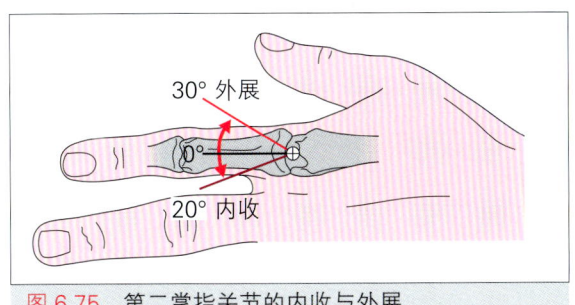

图 6.75　第二掌指关节的内收与外展

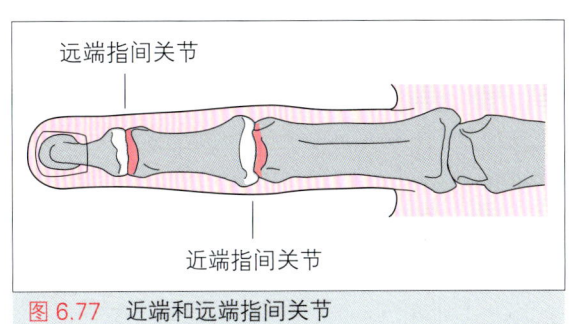

图 6.77　近端和远端指间关节

- 侧副韧带（图 6.78）从指骨头向指骨底和纤维软骨板走行，在关节伸展位和最大屈曲位张力增加。
- 运动轴和运动：屈曲/伸展（图 6.79）。

  近端指间关节活动度：中立位开始，屈/伸 110°/0°。

  远端指间关节活动度：中立位开始，屈/伸 70°~80°/5°（被动伸展可达 30°）。
- 每个关节的运动轴均位于关节近端。
- 掌指关节和近端指间关节屈曲时，环指和小指的指尖或多或少地向桡侧倾斜。指尖指向手舟骨，这在对指运动中尤为重要（图 6.80）。

拇指的指间关节（图 6.81）

- 关节囊和韧带与近端指间关节和远端指间关节相似。
- 特点：近节指骨末端不均匀，尺侧髁稍厚。因此，尺侧副韧带先处于紧张状态。这意味着关节桡侧的活动度更大，导致拇指内表面向着手掌的方向。这也印证了先前描述的拇指旋转趋势，能进一步改善抓握功能（图 6.82）。

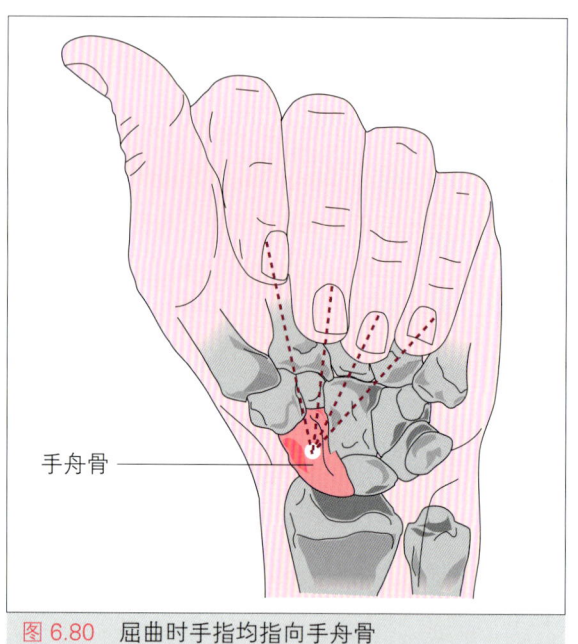

图 6.80 屈曲时手指均指向手舟骨

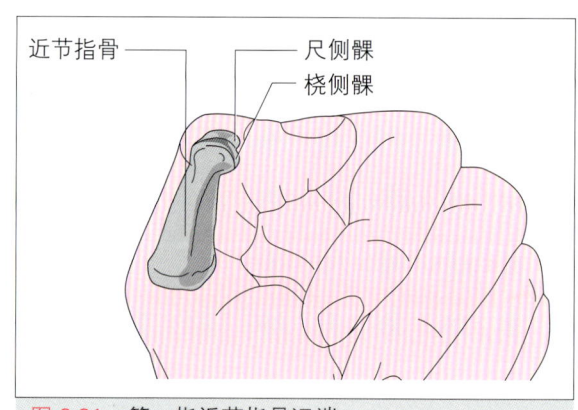

图 6.81 第一指近节指骨远端

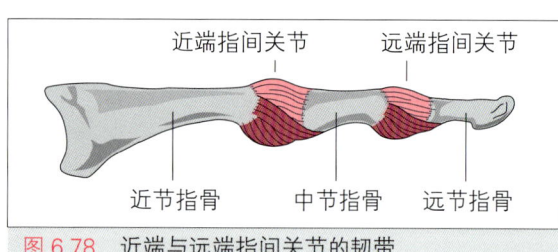

图 6.78 近端与远端指间关节的韧带

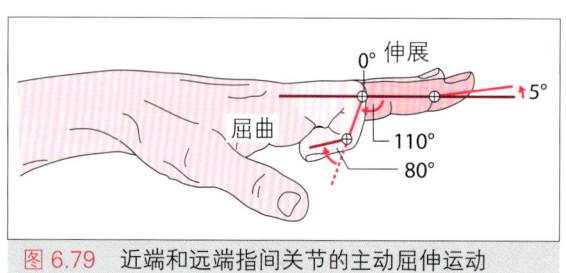

图 6.79 近端和远端指间关节的主动屈伸运动

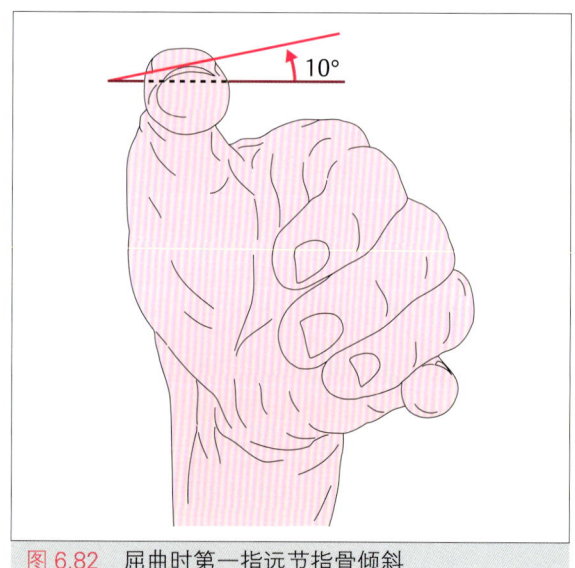

图 6.82 屈曲时第一指远节指骨倾斜

- 关节活动度（图6.83）：

  主动：中立位开始，屈曲80°，伸展5°~10°。

  被动：中立位开始，屈曲100°，伸展30°。

6.2.16 手指肌肉：伸肌（图6.84）

指伸肌

- 形成四根肌腱，每根手指对应一根。
- 穿过第四腱室。
- 在掌指关节的近端，肌腱通过被称为腱间结合的横向延伸的纤维束连接在一起，限制手指的单独运动。
- 每一束肌腱的远端分为三部分：中央束延伸到中节指骨底；在掌指关节远端分为两条侧束，进而延伸至近端指间关节侧副韧带，附着于远节指骨底。
- 构成指背腱膜，与掌指关节囊相连。

  功能：
- 通过将指背腱膜与关节囊和近端指骨相连接的方式（使掌指关节伸展），伸展所有的手指关节，主要是掌指关节。指伸肌腱将指背腱膜拉向近端，使蚓状肌和骨间肌发挥伸展手指的作用。放松时，腱膜移向远端，手内在肌屈曲掌指关节。
- 使手背伸。
- 参与（手的）尺偏。

> **病理改变**
>
> 在类风湿关节炎中，可出现桡侧腕骨骨折，造成手的桡偏，从而使掌指关节范围内的伸肌腱发生变化，进一步导致手指的尺偏，形成"Z"形畸形。

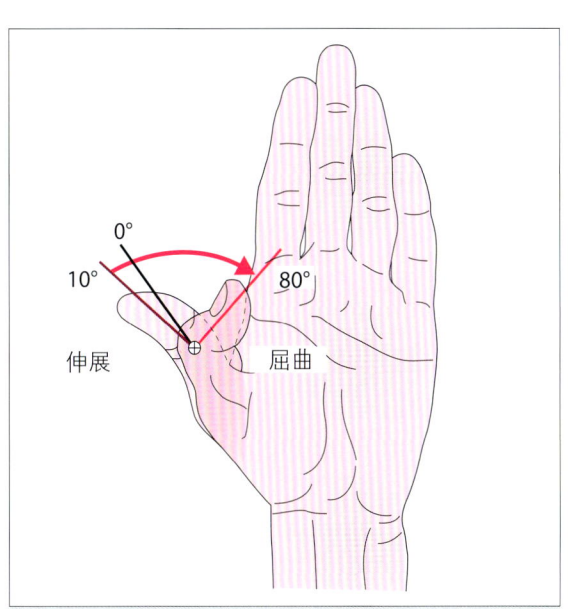

图6.83　第一指间关节的主动屈伸运动

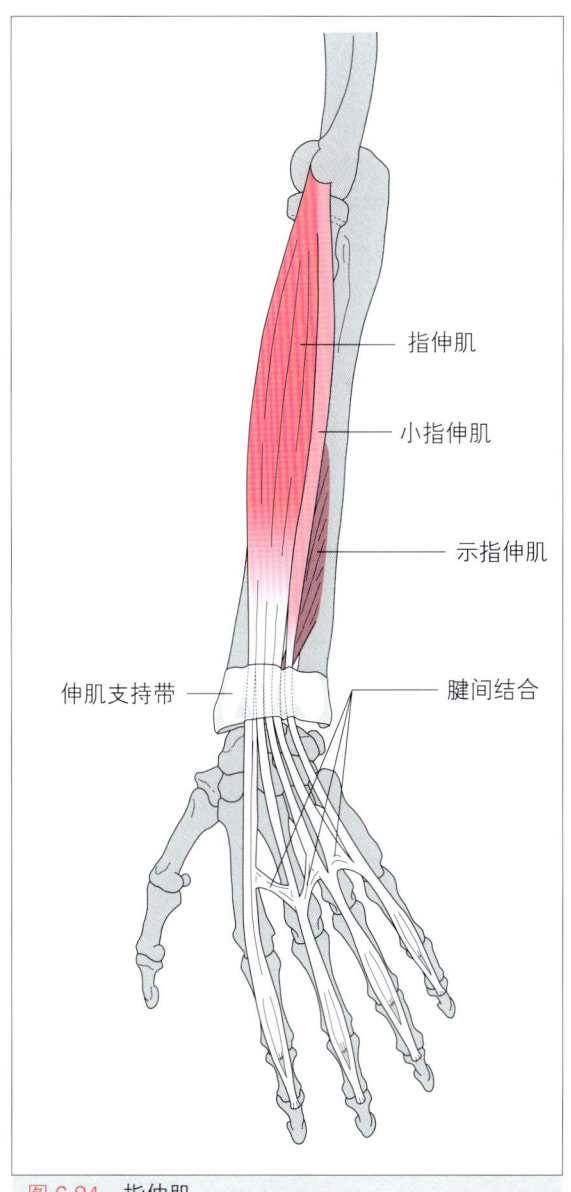

图6.84　指伸肌

示指伸肌

- 走行于第四腱室。
- 在掌骨中部水平,由尺侧延伸到示指指背腱膜,并与伸指肌腱相融合。

功能:

- 单独伸展示指。
- 使手背伸。
- 参与(手的)桡偏。

小指伸肌

- 与指伸肌相融合。
- 走行于第五腱室。
- 肌腱的终末参与构成指背腱膜,走行于指伸肌尺侧。

功能:

- 伸展小指的所有关节。
- 使小指外展。
- 使手背伸和尺偏。

蚓状肌(图 6.85)

- 第一、第二蚓状肌起自指深屈肌腱桡侧。第三、第四蚓状肌为羽状肌,起自指深屈肌腱的尺侧和桡侧。
- 附着于掌指关节囊的桡侧缘,肌腱较长,分别斜向附着于四指指背腱膜的桡侧。

功能:由于与指背腱膜桡侧相连接,其主要功能是使指间关节伸展,还少部分参与掌指关节的屈曲及其稳定性的维持。

骨间掌侧肌(图 6.86a)

- 第一骨间掌侧肌的起点位于第二掌骨尺侧,第二、第三骨间掌侧肌起点位于第四、第五掌骨桡侧。肌腱较长,延伸至示指、中指和无名指的指背腱膜。每块骨间肌的小分支延伸至掌指关节的关节囊和同一指的近节指骨底。
- 骨间掌侧肌位于掌骨间深层。

功能:

使手指外展,屈曲近节指骨,伸展指间关节。

骨间背侧肌(图 6.86b)

- 由四块肌肉组成,每块肌肉有两个头。
- 两个头起自掌骨的相对侧,肌腱较长,延伸至相应的指背腱膜侧束。
- 桡动脉在到达手掌之前,穿过第一骨间背侧肌两个头之间的间隙。

功能:使手指外展。由于其走行于掌屈轴的掌侧,因此可屈曲近节指骨。由于其与指背腱膜相融合,因此可伸展指间关节。

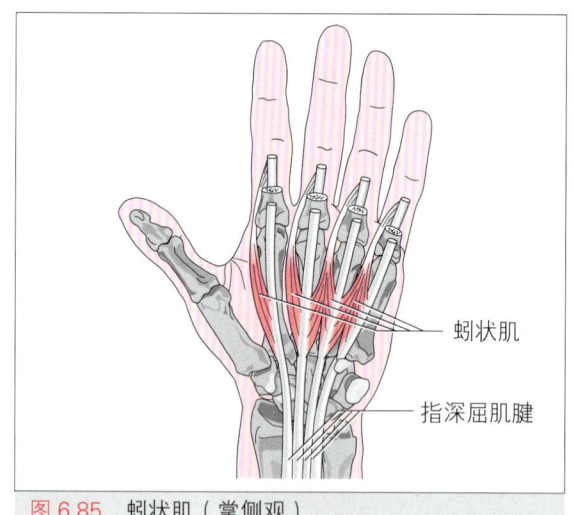

图 6.85 蚓状肌(掌侧观)

指背腱膜（图 6.87）

指伸肌、示指伸肌、小指伸肌、蚓状肌和骨间肌的肌腱延伸到指背腱膜。这是由纤维带交织而成的腱膜或盘（结缔组织板），起自掌指关节，止于远节指骨底，呈三角形，由近端到远端逐渐变窄。

中央腱由指伸肌腱构成。纤维软骨组织嵌于掌指关节和近端指间关节的深层腱膜，是为了适应伸展过程中增加的压力。骨间肌从侧面发散到腱膜，蚓状肌从掌侧开始。斜部（斜行的纤维带）从蚓状肌背侧斜向延伸。骨间肌形成横部（横向延伸的纤维带）。在掌侧，骨间肌连于掌指关节的掌侧纤维软骨盘和掌骨深横韧带。

腱膜的远端由指伸肌腱的外侧腱束组成，止于远端指骨底。

指背腱膜是一个重要的稳定机制。与手内在肌和双侧韧带之间的连接，使指背腱膜和伸肌腱固定在中心部分。此外，与掌侧的连接有助于外侧部分的稳定性。

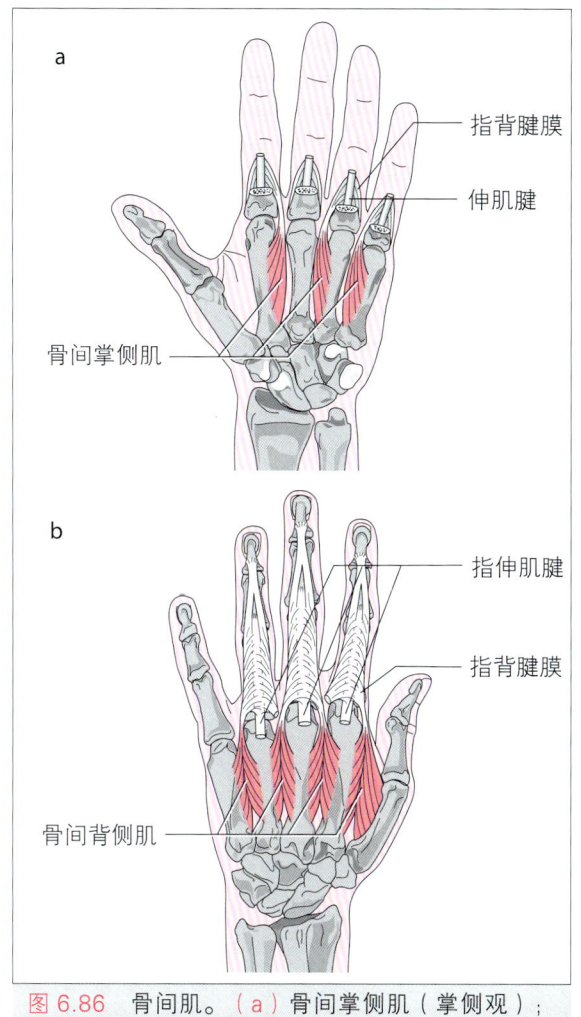

图 6.86 骨间肌。（a）骨间掌侧肌（掌侧观）；（b）骨间背侧肌（背侧观）

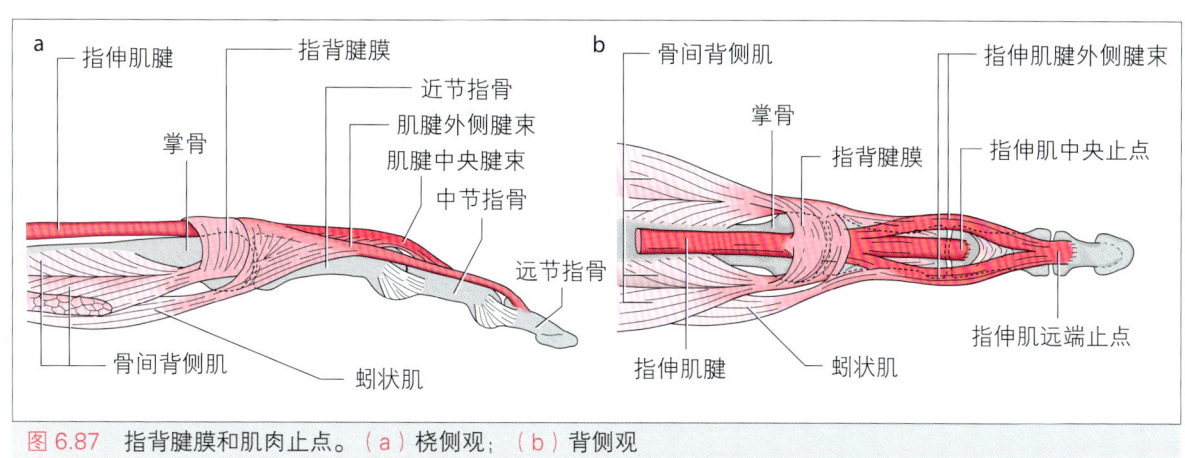

图 6.87 指背腱膜和肌肉止点。（a）桡侧观；（b）背侧观

病理改变

类风湿性关节炎的畸形

在类风湿性关节炎中，由于关节和韧带被破坏会出现各种手指畸形。

纽扣样畸形（图6.88a）

纽扣样畸形发生于指间关节水平，是由指背腱膜中央腱被破坏造成的。两条外侧束失去控制，向手掌方向滑动。在这个位置，近端指间关节屈曲，远端指间关节伸展；近端指骨头穿过腱膜间隙，像扣纽扣一样。

治疗：如果畸形程度较轻，可行保守治疗。为了使侧束的位置保持正常，远端指间关节的屈曲必须与近端指间关节的伸展保持一致。在夜间，用夹板将掌指关节固定在屈曲30°位，近端指间关节固定于伸展位，远端指间关节保持自由活动。

手术治疗包括缩短中央束，复位和固定外侧束。

鹅颈畸形（图6.88b）

鹅颈畸形涉及屈肌与伸肌之间的平衡失调。由于掌侧腕骨塌陷，掌指关节半脱位，指背腱膜的横向部分也向掌侧移动。正因如此，内在肌（如骨间肌）处于紧张状态，掌指关节屈曲，近端指间关节过伸。此外，指伸肌腱侧束变得松弛，以致指深屈肌的作用占主导，使远端指骨屈曲。

手术治疗以病因为基础，通常涉及肌腱和韧带结构部分的重建和再固定，极端情况下可考虑远端指间关节融合术。

手背的腱室和腱鞘（图6.89，图6.90）

伸肌支持带包绕前臂远端背侧和近侧列腕骨的一部分，作用是把背侧肌腱固定于前臂。六个垂直的结缔组织隔膜从伸肌支持带下方向掌侧延伸，并附着于桡骨和尺骨。

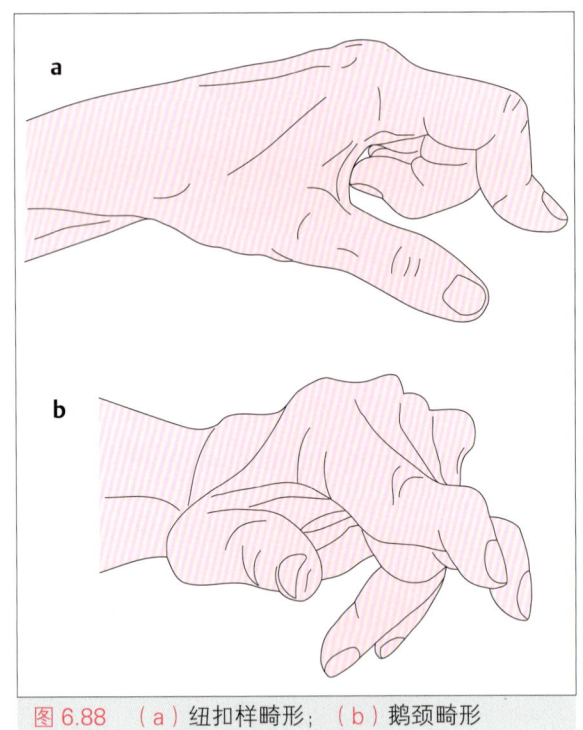

图6.88 （a）纽扣样畸形；（b）鹅颈畸形

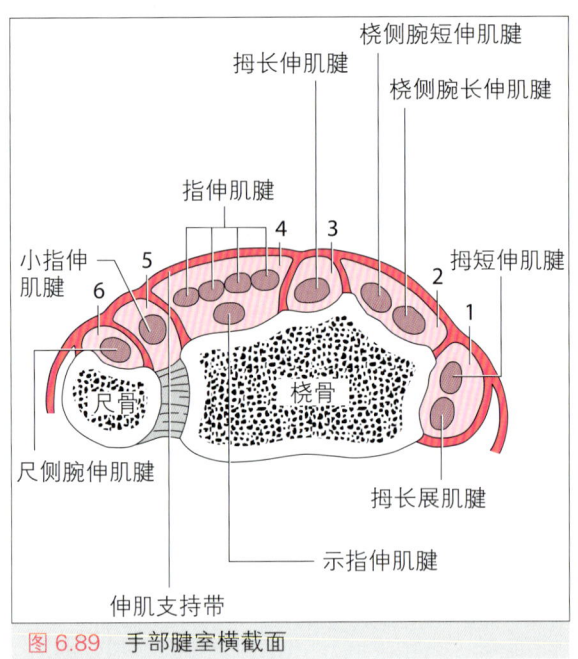

图6.89 手部腱室横截面

这些（结缔组织隔膜）参与形成骨纤维管，决定了肌腱走行。支持带的深层构成腱室的底部。

第一腱室位于桡骨外侧，其内有拇长展肌和拇短伸肌的肌腱走行。每个肌腱都有腱鞘包绕，伸肌腱鞘比外展肌腱鞘要长。

第二腱室内有桡侧腕长伸肌腱于桡侧走行，桡侧腕短伸肌腱于尺侧走行。腱鞘通常如下排列：滑膜鞘单独包绕每根肌腱，纤维鞘包绕两个滑膜鞘。

第三腱室内，拇长伸肌向远端延伸。在桡骨结节背侧的近端，拇长伸肌纵向走行，在结节周围弯曲成弧形，跨过第二腱室的肌腱上方。腱鞘一直延伸至拇指的鞍状关节。

第四腱室包含指伸肌和示指伸肌腱。与其他肌腱相比，示指伸肌在腱室底部较深的位置走行。这个腱室的所有肌腱都被包围在同一腱鞘内。

第五腱室越过桡尺远端关节，远端包含小指伸肌（肌腱）。腱鞘很长，延伸至掌骨中部。

第六腱室位于尺侧，包含尺侧腕伸肌（肌腱）。腱鞘起于支持带近端近侧，止于远端远侧。

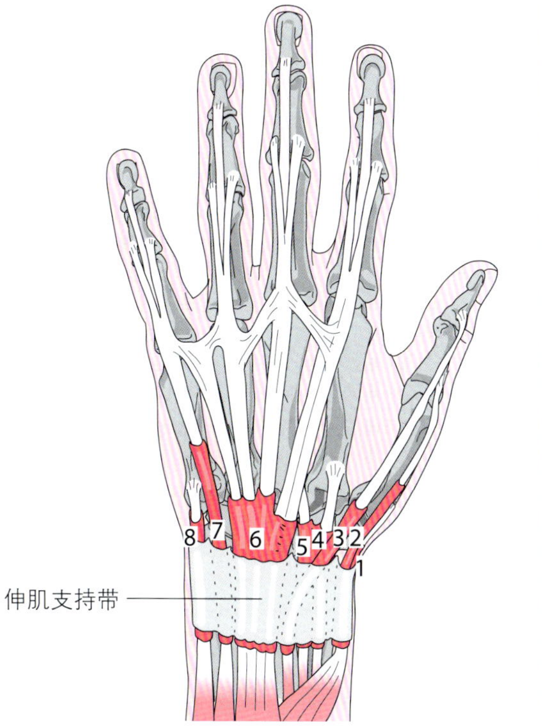

6.2.17 手指肌肉：屈肌

指浅屈肌（图 6.91）

- 有两个头：肱—尺头和桡侧头。肱—尺头起源于肱骨内上髁、尺侧囊—韧带复合体和尺骨冠突内侧缘。桡侧头起源于桡骨，远端起自桡骨结节，延伸到第二至第五指中节指骨底掌侧。

1 = 拇长展肌腱鞘
2 = 拇短伸肌腱鞘
3 = 拇长伸肌腱鞘
4 = 桡侧腕长伸肌腱鞘
5 = 桡侧腕短伸肌腱鞘
6 = 指伸肌和示指伸肌腱鞘
7 = 小指伸肌腱鞘
8 = 尺侧腕伸肌腱鞘

图 6.90　手背部腱鞘

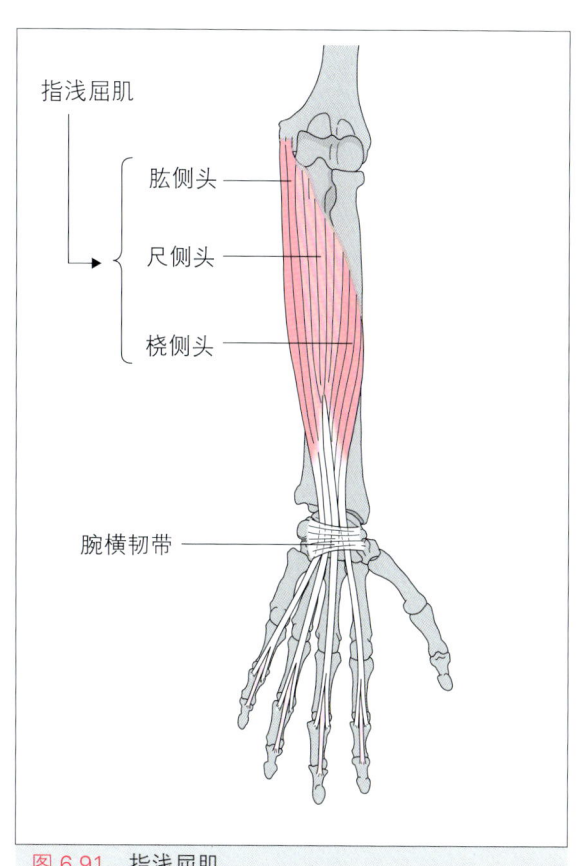

图 6.91　指浅屈肌

- 肱—尺头和桡侧头形成腱弓，正中神经于其中穿行并向远端走行。
- 末端的四条肌腱在腕管内走行。
- 在延伸至近端指间关节之前，每条终末肌腱分成两部分，形成一个裂隙（因此又名屈指穿孔肌）。指深屈肌的肌腱穿过此裂隙，然后两条侧束合并形成肌腱的末端。

功能：屈曲掌指关节和近端指间关节，掌屈腕关节，轻微屈曲肘关节。

指深屈肌（图 6.92）

- 起自尺骨前的近端部分，止于远节指骨底掌侧。
- 走行于前臂尺侧，近端构成前臂肌肉的最深层。
- 末端的四条肌腱穿过腕管，走行于腕骨的囊—韧带复合体的正上方。
- 在近节指骨的水平，肌腱穿过指浅屈肌裂隙（因此又名屈指穿通肌）。

功能：屈曲所有手指关节，掌屈腕关节。尺侧部分肌肉收缩使手指尺偏。

屈肌腱鞘（图 6.93）

- 腱鞘包裹指屈肌的肌腱。
- 与骨骼共同构成纤维软骨管，内有肌腱走行。关节区域有掌侧韧带加强。
- 内层是肌腱滑膜，降低了肌腱的滑动摩擦，并为肌腱提供营养。
- 腱鞘始于掌指关节近端；只有拇指和小指肌腱几乎完全被腱鞘包围，直到腕骨。在远端止于远节指骨底。
- 环状排列的纤维带和纤维鞘的环形部分（指手指的环状韧带）连接于十字韧带，加强腱鞘。确保肌腱靠近每块指骨。
- 腕管内的肌腱也被腱鞘包围，腱鞘约位于屈肌支持带近端3 cm处。

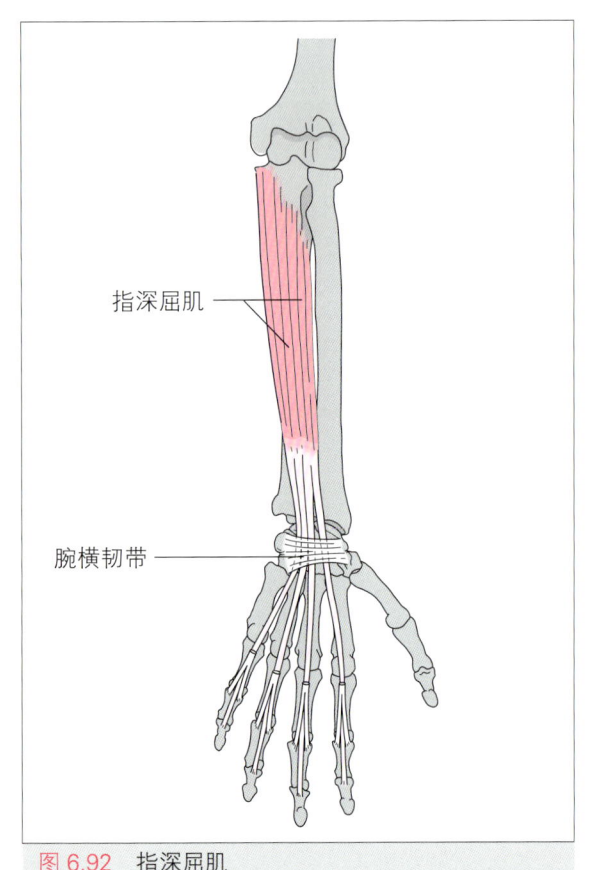

图 6.92　指深屈肌

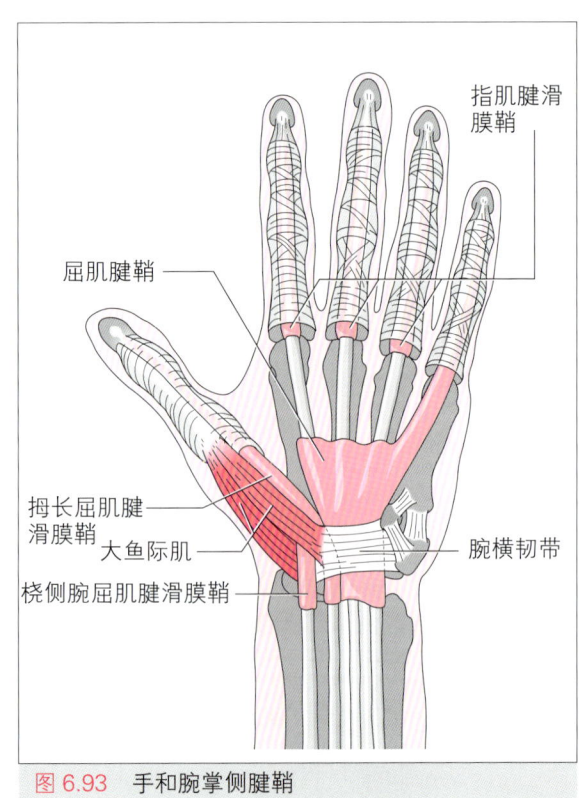

图 6.93　手和腕掌侧腱鞘

病理改变

扳机指是指增厚的肌腱和腱鞘之间不协调。由于风湿性结节的形成，环状韧带下的空间很小。在屈曲时，增厚的肌腱被迫通过狭窄的空间。治疗是腱鞘切除术和环状韧带切开。

掌腱膜（图6.94）

- 是一薄层结缔组织，像扇子一样在手掌侧区域展开，由两层组成：深层是横向走行的纤维，浅层是纵向走行的纤维。横向走行的纤维延伸至大鱼际和小鱼际肌筋膜。纵向走行的纤维向远侧延伸至掌浅横韧带，与邻近的环状韧带合并，部分嵌入近节指骨。
- 小而强壮的纤维束与皮下组织融合，导致手掌侧区域的皮肤运动很有限。这些纤维束将皮下脂肪组织细分到腔室，并为皮肤提供血供。
- 掌长肌和掌短肌延伸到掌腱膜。

6.2.18 拇长肌（图6.95）

拇长伸肌

- 起自尺骨后表面和骨间膜，止于拇指远节指骨背侧基底部。
- 在伸肌支持带下穿过第三腱室。
- 以桡骨背侧结节作为支点，将拇指转向腕关节的背侧方向。在此过程中，拇长伸肌腱跨过腕关节的桡侧伸肌群。
- 构成鼻烟窝背侧缘。
- 和指背腱膜一起，像帽子一样覆盖在掌指关节背面，通过同侧的侧束与拇指掌侧的籽骨连接在一起。

功能：伸展所有拇指的关节；使腕关节背伸和桡偏。

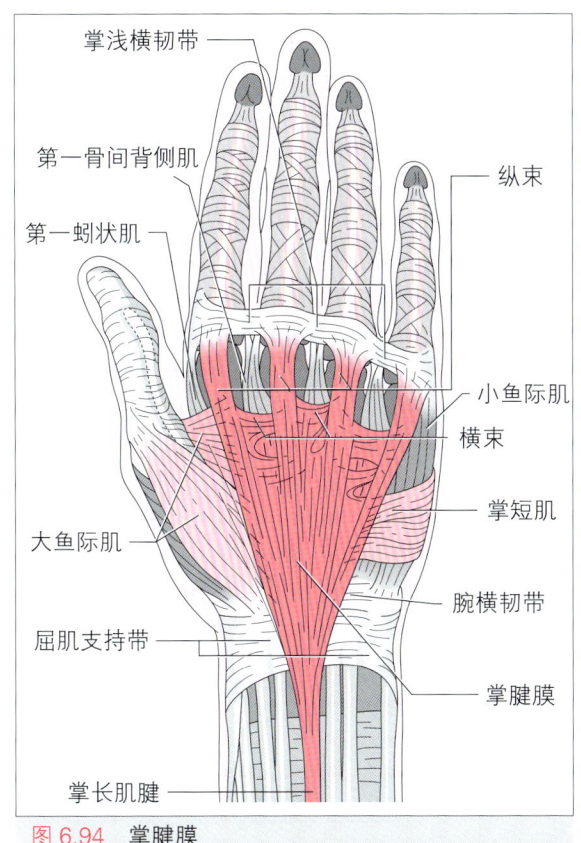

图6.94 掌腱膜

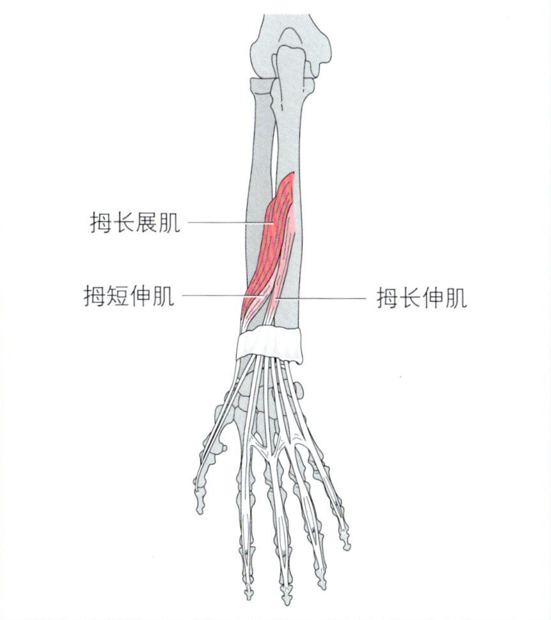

图6.95 拇指的长肌

拇短伸肌

- 起自桡骨后下三分之一，止于拇指近节指骨背侧基底部。
- 从近端尺骨斜行至远端桡骨。
- 在支持带附近穿过腕伸肌腱。
- 与拇长展肌一起穿过第一腱室。

　　功能：伸展拇指鞍状关节和掌指关节；有助于手的桡偏。

拇长展肌

- 起自前臂中部尺骨与桡骨的后面和骨间膜，止于第一掌骨基底部的桡侧。
- 从近端尺骨斜行至远端桡骨。
- 终末的肌腱始于前臂远端三分之一，与桡骨平行，纵向走行。
- 与拇短伸肌一起在伸肌支持带下方穿过第一腱室。

　　功能：外展和伸展拇指鞍状关节；使桡腕关节背伸和桡偏。

拇长屈肌

- 起自桡骨远端的前表面、桡骨粗隆和骨间膜，止于拇指远节指骨的掌侧面。
- 在前臂位置较深，位于指深屈肌的桡侧。
- 走行于腕管桡侧。
- 腱鞘起于腕管近端，止于远节指骨。
- 在大鱼际，走行于拇短屈肌深、浅头之间。
- 在掌指关节和指间关节处，肌腱被近端和远端环状韧带固定，紧邻骨结构。

　　功能：屈曲拇指关节；使腕关节屈曲和桡偏。

6.2.19 拇短肌（大鱼际肌）（图6.96）

拇短屈肌

- 有两个头：浅头起自腕横韧带桡侧远端边缘，深头起自大多角骨、小多角骨和头状骨背面。止于桡侧籽骨，掌指关节的关节囊和近节指骨底。
- 拇长屈肌腱于其浅、深头之间走行，延伸到远侧。

　　功能：使拇指的腕掌和掌指关节屈曲；支持拇指鞍状关节内收和外展。

拇短展肌

- 起自舟骨结节、大多角骨和腕横韧带，止于桡侧籽骨、近节指骨的基底部和拇指掌指关节的关节囊。
- 位于皮下，和拇对掌肌共同构成大鱼际轮廓。
- 在止点处与拇短屈肌腱相融合。

　　功能：外展拇指鞍状关节；参与拇指掌指关节的屈曲。

拇对掌肌

- 起自舟骨结节和腕横韧带，止于第一掌骨干的桡侧。

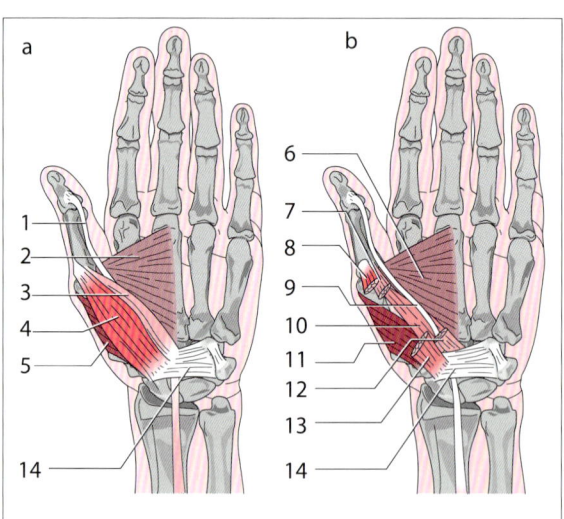

1 = 拇长屈肌腱　　　　2 = 拇收肌
3 = 拇短屈肌浅头　　　4 = 拇短展肌
5 = 拇对掌肌　　　　　6 = 拇收肌
7 = 拇短屈肌浅头　　　8 = 拇短展肌
9 = 拇长屈肌腱　　　　10 = 拇短屈肌（深头）
11 = 对掌肌　　　　　　12 = 拇短屈肌浅头（切）
13 = 拇短展肌（切）　　14 = 腕横韧带

图6.96　大鱼际肌。（a）浅层；（b）深层

- 从近端尺骨斜向走行至远端桡骨。
- 拇短展肌位于其上方。

　　功能：对掌；使拇指鞍状关节屈曲和（最小）内收。

拇收肌

- 有两个头：横头起自第三掌骨干，斜头起自第二和第三掌骨基底部、头状骨和腕横韧带。止于尺侧籽骨、近节指骨的基底部和第一腕掌关节的关节囊。
- 是最大和最强的大鱼际肌。
- 在远端部分，其与拇短屈肌深头之间存在一个间隙，拇长屈肌腱在此走行。
- 肌肉的两个头之间存在间隙，桡动脉掌深弓和尺神经深支在此走行。

　　功能：内收拇指鞍状关节；参与拇指的对掌和屈曲。

6.2.20　小鱼际肌（图 6.97）

小指展肌

- 起自豌豆骨、豆钩韧带、腕横韧带、尺侧腕屈肌腱。止于第五近节指骨底的尺侧。
- 位于手的尺侧皮肤下方。

　　功能：使小指外展，（小指）腕掌和掌指关节屈曲。

小指短屈肌

- 起自钩骨钩和腕横韧带，止于第五近节指骨底的背侧。
- 尺侧为小指展肌。

　　功能：屈曲小指的掌指关节。

小指对掌肌

- 起自钩骨钩和腕横韧带，止于第五掌骨骨干的尺侧。
- 从近端尺骨走行至远端桡骨。
- 止点处更宽。

　　功能：小指对指；参与第五腕掌关节屈曲。

6.2.21　掌短肌

　　其对手部运动的作用是微不足道的。起自豌豆骨远端的皮肤，止于掌腱膜的尺侧缘。覆盖尺侧腕管，从小指侧拉紧掌腱膜，使皮肤起皱纹。

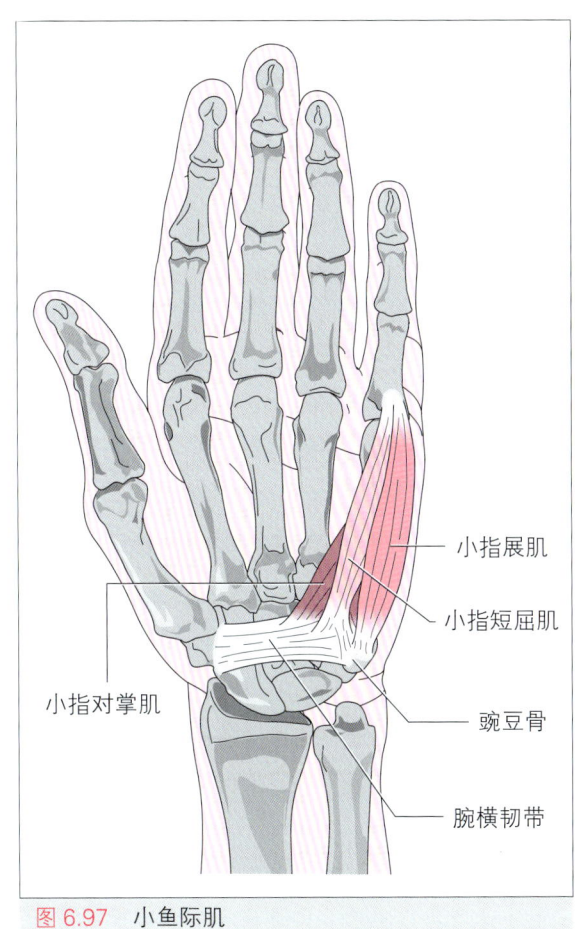

图 6.97　小鱼际肌

6.3 手和腕部神经走行（图 6.98）

正中神经

在旋前圆肌远端，正中神经发出骨间前神经，支配拇长屈肌、指深屈肌（包括尺侧部分）、旋前方肌和腕关节。

腕管内，正中神经在拇长屈肌腱的尺侧、穿过腕管的其他肌腱的掌侧走行。

在远端，发出肌支到大鱼际的拇短展肌、拇指对掌肌和拇短屈肌；发出感觉支，即指掌侧固有神经，支配大拇指、示指、中指的皮肤，以及无名指桡侧的皮肤。第一、二指掌侧总神经支配相应的蚓状肌。

掌支从腕关节近端分离，支配大鱼际皮肤，与尺神经掌支形成吻合。

▷ 见图 6.43：腕管。

尺神经

在腕部，尺神经分为指背神经，支配无名指背侧，小指、中指尺侧皮肤，直到近端指间关节。

尺神经掌侧感觉支支配腕关节掌侧尺部和小鱼际近端部分。

神经的主要部分在掌侧走行，分成两条分支：

浅支走行于豆钩韧带表面，向尺侧延伸到小指和无名指的指尖。发出一条运动支到掌短肌，然后分为第四、第五指掌侧总神经。感觉神经作为指掌侧固有神经，支配小指和无名指尺侧。

深支是纯粹的运动神经。通过尺侧腕管在腕横韧带和豆钩韧带之间走行，进入钩骨钩尺侧的小鱼际肌深部，并在此发出肌支支配这些肌肉。

在第三掌骨近端呈弧形向桡骨方向延伸，位于掌骨和骨间肌的正上方。肌支支配尺侧两块蚓状肌，所有的骨间肌和桡侧的拇收肌、拇短屈肌深头。

与正中神经相吻合。

▷ 见图 6.44：尺侧腕管。

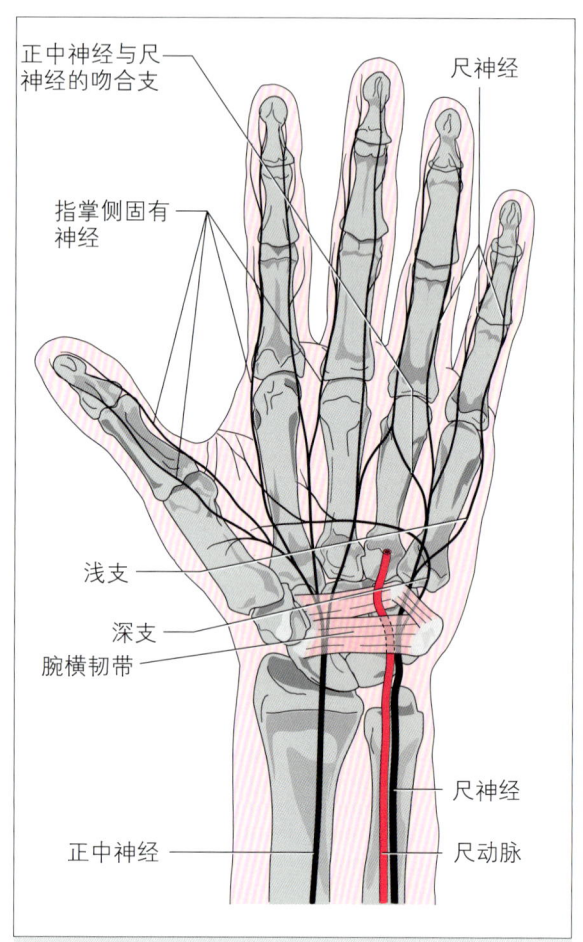

图 6.98 手和腕的神经：正中神经和尺神经

桡神经（图 6.99）

感觉浅支延伸至前臂背侧远端。走行于支持带上，在穿过鼻烟窝之前分出六条分支到手指。指背神经支配拇指背侧到近节指骨远端，以及示指和中指近节指骨背侧的皮肤区域。与尺神经吻合。

> **病理改变**
>
> 在腕管处，正中神经易受损伤。
>
> 最常见的治疗方法是手术，切开腕横韧带为神经减压。尺神经走行在腕横韧带和尺侧腕管处的部分易受压迫。

> **实践要点**
>
> 这种情况下，鉴别诊断是很重要的。
>
> 颈椎检查可以排除因 C6–C7 椎体问题造成的影响。诱发试验可以排除胸廓出口的原因。
>
> 神经损伤的位置可通过相应的肌肉激发试验来确定（如旋前圆肌），通过于肘部压迫正中神经，或者压迫腕管来确定。

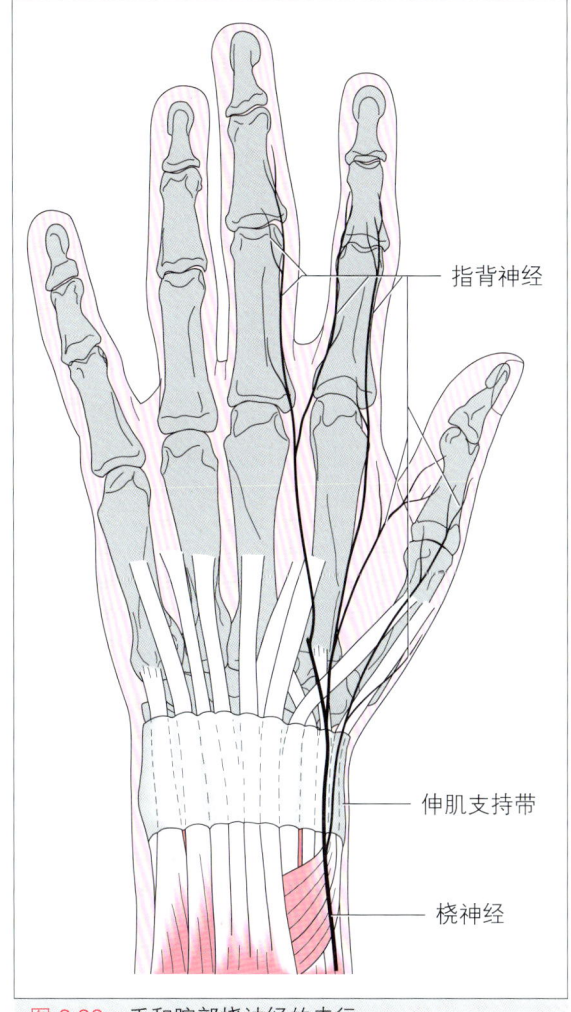

图 6.99 手和腕部桡神经的走行

第7章

腰椎

7 腰椎

7.1 腰椎和腹部体表标志触诊

骨性体表标志

棘突

用示指或中指触摸棘突尖端的上、下和侧面。若某个节段相对邻近节段前移或后移，表明此节段不稳定。从棘突尖向椎弓方向可触及以下肌肉附着点（图 7.1）：

1 = 背阔肌

2 + 6 = 胸最长肌

3 = 长旋肌

4 = 多裂肌

5 = 腰棘间肌

通过髂嵴可精确定位棘突：

- 将示指放在髂嵴，拇指同时水平向脊柱触诊。可触及L4棘突下缘（图7.2）。
- S2骶正中嵴与髂后上棘处于同一水平（图 7.3）。

> **病理改变**
>
> L4-L5 错位较常见，导致 L5 节段的两个关节突间出现间隙与滑脱——L5 椎体随上位脊椎的滑动而下降，L5 棘突和骶骨不变。

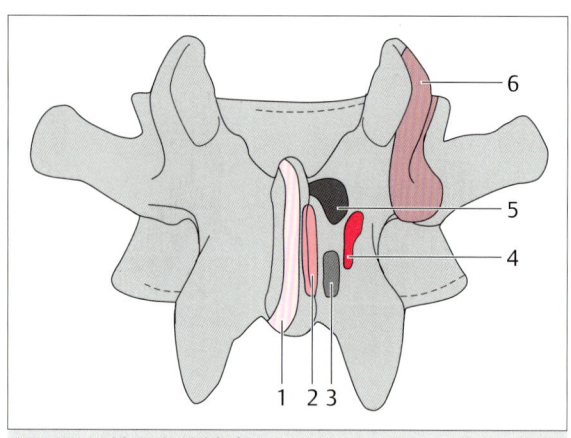

图 7.1 棘突上的触诊点

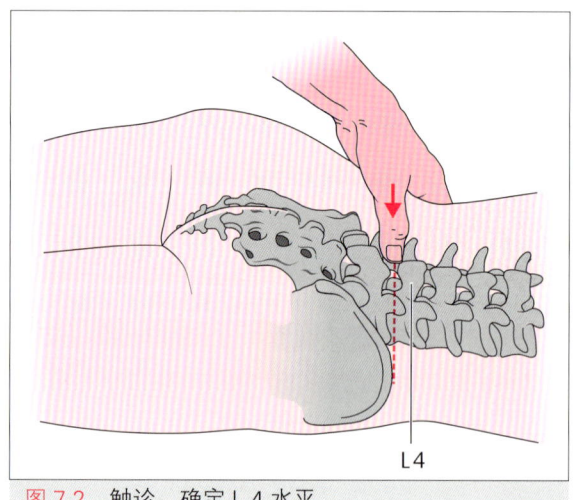

图 7.2 触诊：确定 L 4 水平

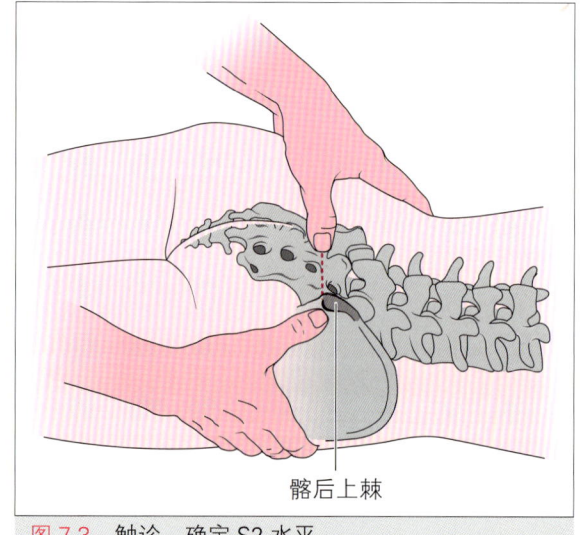

图 7.3 触诊：确定 S2 水平

韧 带

棘上韧带（图 7.4）

附着于相邻棘突尖及其边缘表面。

髂腰韧带（图 7.5）

在髂嵴边缘进行深触诊可触及该韧带。该韧带在此触诊点向下弯曲，随后止于髂后上棘。

骨盆位置的变化都会使其紧张，导致该韧带较易扭伤。

肌 肉

竖脊肌（图 7.6）

竖脊肌内侧缘沿棘突旁走行，外侧缘距内侧缘 3~4 指。最内侧，在胸椎和上腰椎是棘肌，髂肋肌位于最外侧，胸最长肌位于两者之间。此处更深层的肌肉很难准确触诊。

腰方肌（图 7.7）

在下位肋骨和髂嵴之间，靠近竖脊肌的外缘可触及腰方肌侧缘。起止点（第 12 肋骨和髂嵴）几乎不能触及。

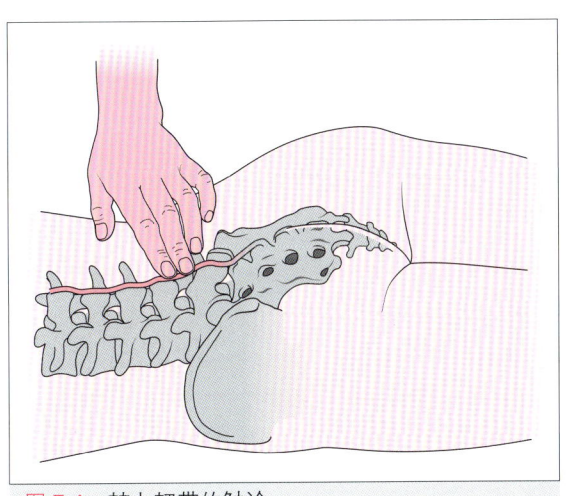

图 7.4　棘上韧带的触诊

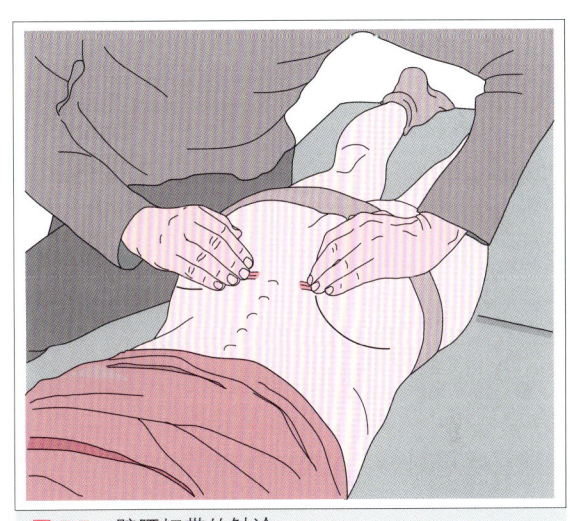

图 7.5　髂腰韧带的触诊

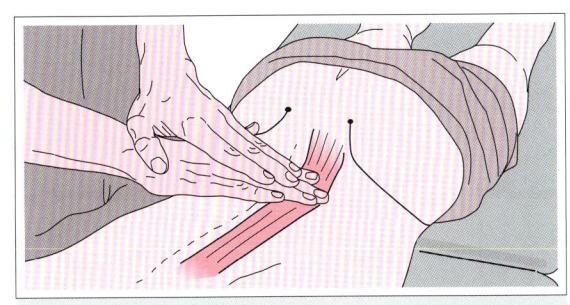

图 7.6　竖脊肌的触诊

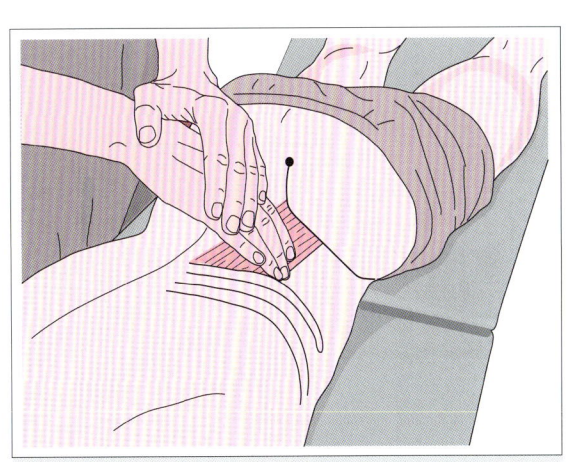

图 7.7　腰方肌的触诊

腹直肌（图7.8）

腹直肌可在剑突、第五至第七肋软骨、胸骨下角和耻骨联合处触及。腱划、肌腱交叉，可认为是横向的沟。

腹外斜肌（图7.8）

腹外斜肌可在胸部侧面触诊，其纤维沿下八个肋缘由上外侧向下内侧斜行。由于其附着于髂嵴外缘，因此很易识别。腹外斜肌通过宽广的腱膜与腹股沟韧带结合，在腹股沟韧带上可触诊该肌肉。

腹内斜肌（图7.9）

腹内斜肌在腹外斜肌下方与其呈对角线走行，用力才能触及。起自腹股沟韧带外侧与髂嵴深面。肌纤维从下外侧向上内侧走行，止于下位三根肋骨。

髂腰肌（图7.10）

体位：仰卧位，髋关节屈曲，膝关节抬高放松腹壁。

脐通常位于L3-4椎间盘水平。腰大肌可在脐水平、腰椎两侧和前方触诊。用2~4个指尖，先指腹，后指尖，小心地在腹部各器官之间加压进行深部触诊，可清晰地感觉到肌肉像一根圆圆的绳子。

在髂窝中无法触诊髂肌。从髂嵴内缘腹肌向下，沿着髂骨内壁仔细触诊髂肌。这是前方最好的触诊方法。

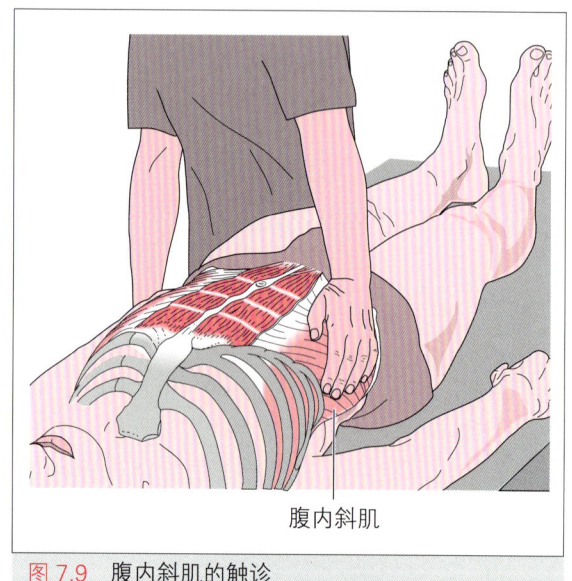

图7.9　腹内斜肌的触诊

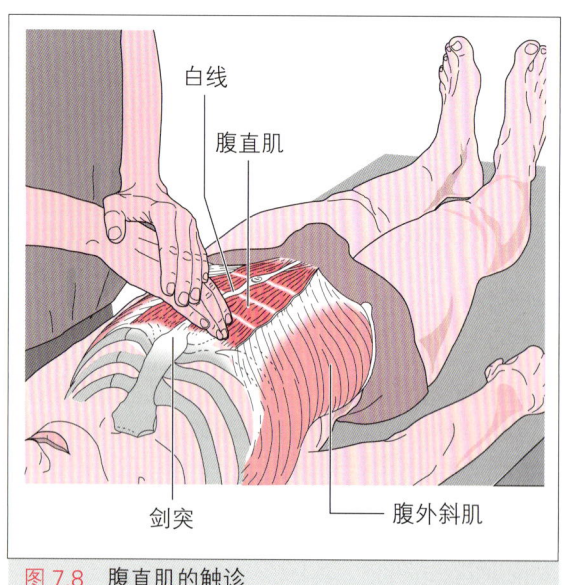

图7.8　腹直肌的触诊

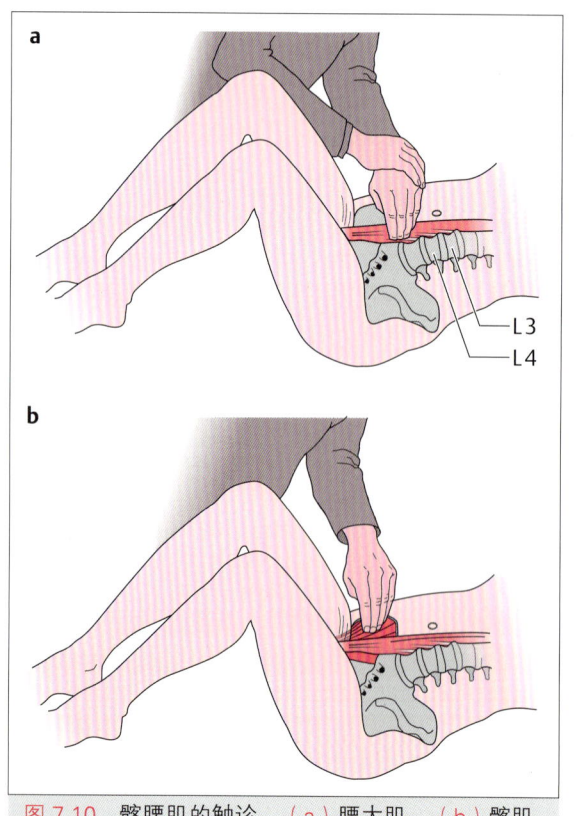

图7.10　髂腰肌的触诊。（a）腰大肌；（b）髂肌

其与腰椎之间的相互关系，需要进一步触诊，见章节 8：骨盆和髋关节。

内脏器官的投影

肝脏（图 7.11）

肝脏位于膈的右穹隆下方，向左延伸至上腹部：

- 上界：右乳头下方约 1 cm，左乳头下方 2 cm。
- 下界：右侧第九至第十肋软骨；左侧第七至八肋软骨。

脾（图 7.11）

脾位于左胸，长约 11 cm，宽 7 cm，厚 4 cm：

- 上界：第九肋。
- 下界：第十一肋。

胃（图 7.12）

胃大部分位于左上腹。各部分如下：

- 贲门约在左侧第七肋软骨水平。
- 胃底位于膈肌穹隆左侧下方。
- 幽门位于第一腰椎水平，并向下延伸至第四腰椎。

十二指肠（图 7.12）

十二指肠长 25~30 cm，位于 L1–L3 水平，在脐上方外观呈大 C 形。

空肠和回肠

在 L2 水平，十二指肠与空肠连接，进而与回肠连接。空肠和回肠外观呈多个环形，可在腹腔内自由活动。

胰腺（图 7.12）

胰腺位于上腹部腹膜后方，如下所示：

- 胰头位于十二指肠 C 形环内，第一和第三腰椎水平。
- 胰体横向位于左上腹。
- 胰尾位于左肾和第九至第十肋外侧缘末端之间。

大肠由盲肠、结肠和直肠组成，长 1.2~1.4 m。

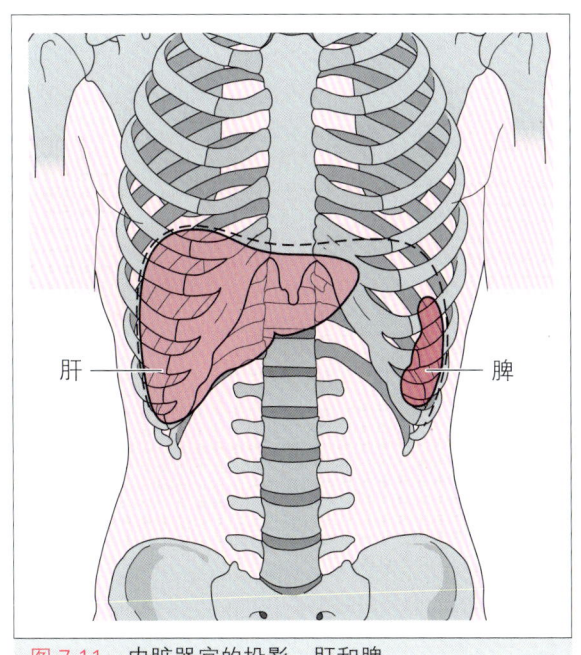

图 7.11　内脏器官的投影：肝和脾

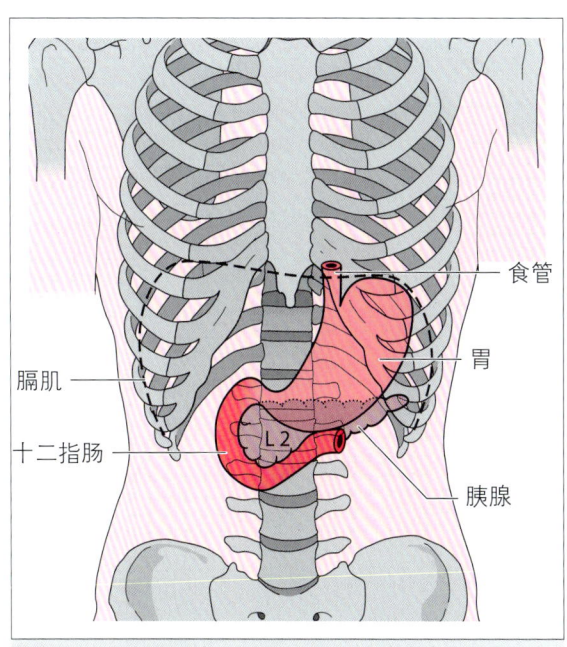

图 7.12　内脏器官的投影：胃，胰腺和十二指肠

盲肠（图 7.13）

阑尾炎常见于 McBurney 点，即脐与髂前上棘连线的中点。然而，阑尾的位置是可变的。

结肠（图 7.13）

结肠围绕小肠，外观如相框。其各个部分位置如下：

- 升结肠位于腹腔右侧，向上延伸至肋骨水平。
- 结肠右曲位于T12–L3水平。
- 横结肠在下位肋骨水平处经后腹膜走行。
- 结肠左曲位于T11–L2水平。
- 降结肠于腹腔左侧走行。

肾脏（图 7.14）

肾脏长 11~12 cm，宽 5~6 cm，厚 3~4 cm。左肾略大于右肾。一部分覆盖腰大肌，一部分覆盖腰方肌。

肾上极位于第十一胸椎水平，并被胸膜和膈膜覆盖。下极位于第三腰椎水平。

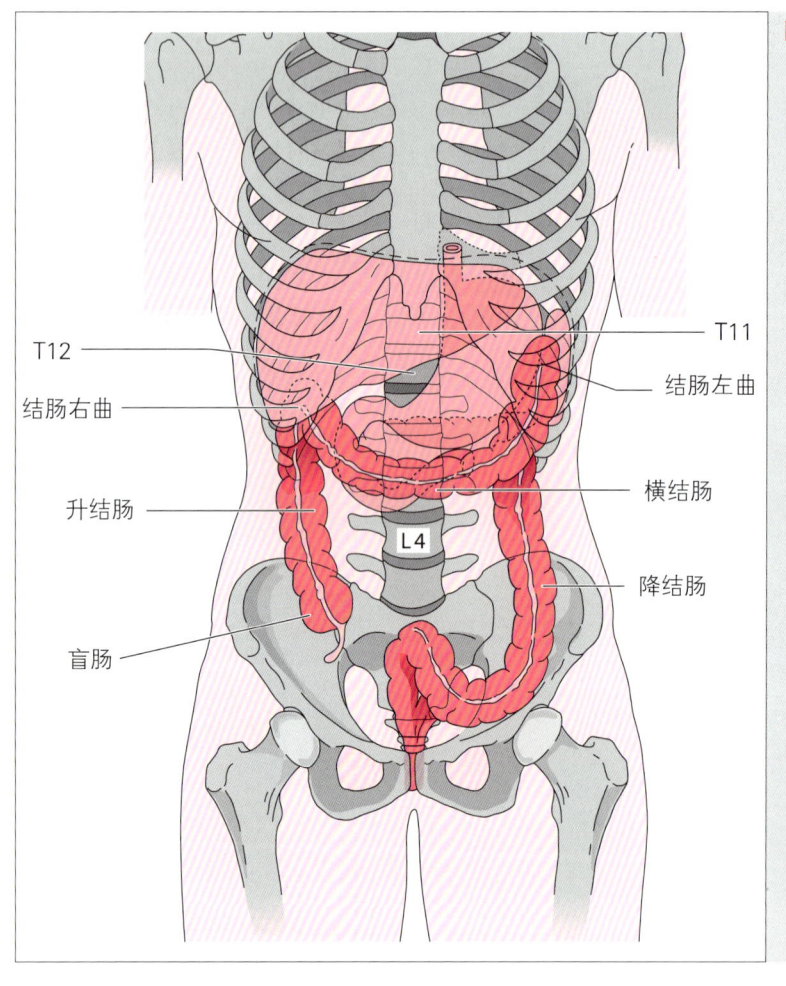

图 7.13　内脏器官的投影：结肠

输尿管（图 7.14）

输尿管长 25~30 cm。通过腰大肌、腹膜后间隙向远端进入膀胱。其走行体表标志如下：
- L3横突水平。
- 骶髂关节中部。
- 耻骨结节水平。

> **病理改变**
>
> 肾结石可发生在输尿管的不同狭窄部位，如肾盂输尿管连接处和输尿管膀胱连接处。严重疼痛呈节段性分布，如腰椎椎旁疼痛且向腹股沟放射。

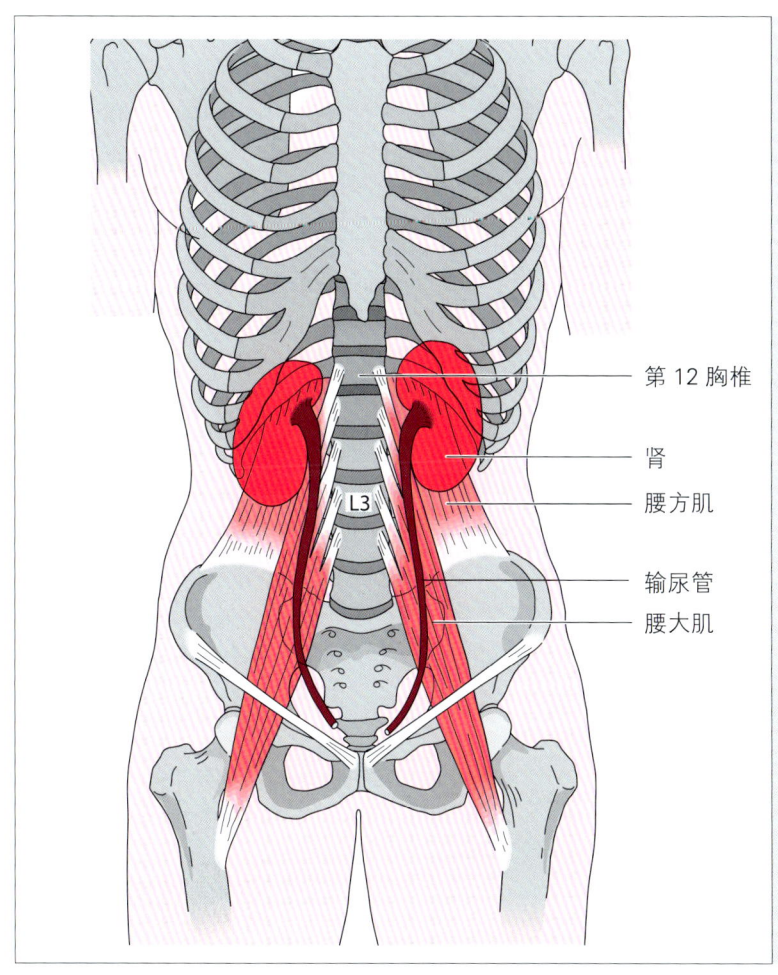

图 7.14　内脏器官的投影：肾和输尿管

（标注：第 12 胸椎、肾、腰方肌、输尿管、腰大肌）

7.2 腰椎、骨盆和髋部 X 线影像

站立位前后位观（图 7.15）

椎体垂直排列：

- 椎弓根：椭圆形，成对、对称，上下彼此堆叠。
- 棘突：位于中线处，上下彼此堆叠且不接触。
- 上、下终板：平行。
- 椎间盘的厚度：随着椎体序列递增而增加：L1<L2<L3<L4<L5。

椎管宽度（椎弓根间的横向距离），其宽度足以容纳两个椎弓根。

垂线走行：耻骨联合→骶正中嵴→棘突→椎体中部。

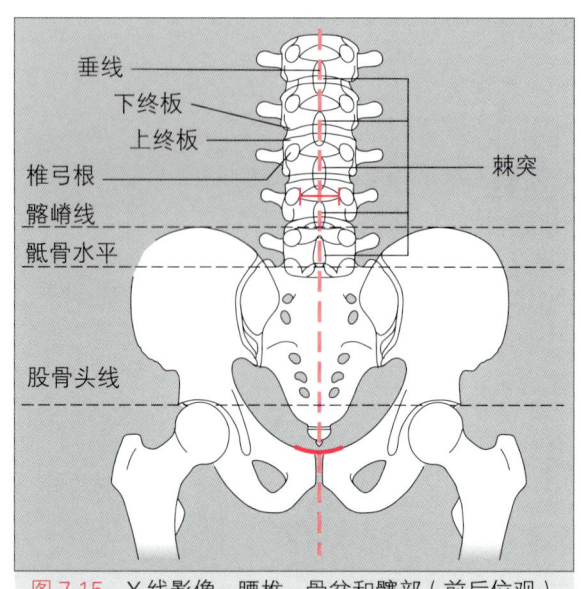

图 7.15 X 线影像：腰椎，骨盆和髋部（前后位观）

> **病理改变**
>
> X 线影像可发现如下变化（图 7.16）：
>
> - 椎弓根向右或向左移位。例如，如果一侧椎弓根一半可见，另一侧移向中线，提示旋转畸形，如脊柱侧弯。
> - 椎体边缘退行性改变：椎间盘变性，椎体边缘骨赘形成；通常伴有椎间隙狭窄和关节突关节增生。
> - 腰骶同化：如腰椎骶化，即 L5 横突与骶骨底融合。骶椎腰化，即 S1 椎体具有腰椎的结构。

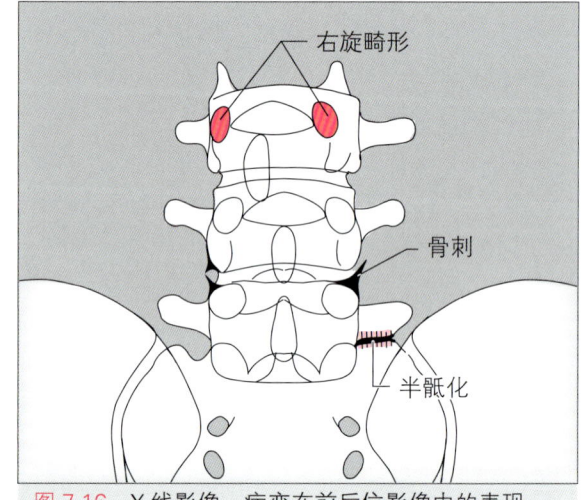

图 7.16 X 线影像：病变在前后位影像中的表现

侧位观（图 7.17）

- 椎体前后缘分别形成圆滑的弧。
- 椎间隙，特别是L5-S1，外观呈楔形。
- 椎体呈锥形和箱状外观，轮廓均匀，无尖锐凸起。
- 相邻两棘突间有一小间隙。
- 通常腰椎形成前凸：腰椎前凸角：仰卧位50°；站立时70°。L1的终板上缘连线与骶骨底连线形成的角为腰椎前凸角。
- 静态轴为通过第三腰椎体中心，向下连接骶骨上终板前缘的垂线。
- 腰骶角：由第五腰椎的纵轴和骶骨的纵轴构成，通常为130°~150°。

> **病理改变**
>
> ・腰椎滑脱：L5向前下方移位，导致L5和S1之间存在明显的移位（图 7.18）。
>
> ・后滑脱：由于运动节段的不稳定性，上位椎骨相对下椎骨后移。
>
> ・巴斯特鲁普（Baastrup）病：脊柱过度前凸导致棘突尖相互接触（吻状棘突）。
>
> ・骨质疏松：椎体变形，如楔形变和蝶形变。

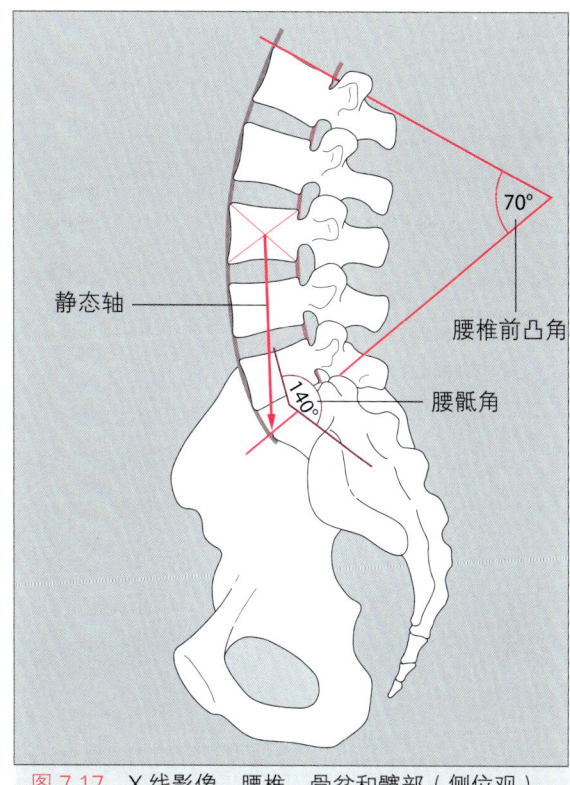

图 7.17 X线影像：腰椎，骨盆和髋部（侧位观）

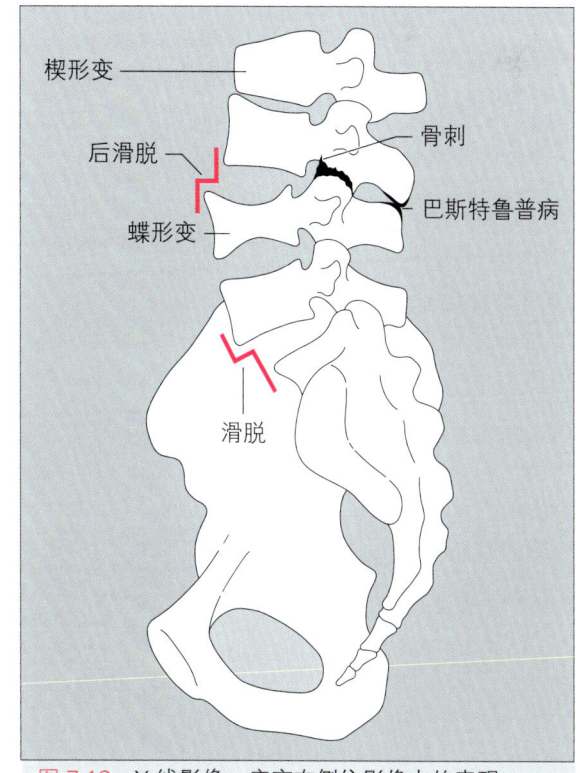

图 7.18 X线影像：病变在侧位影像中的表现

斜位（45°）观（图 7.19）

对椎弓峡部周围结构进行评估：整个外观可想象为"苏格兰犬"：

- 鼻子=横突。
- 耳朵=上关节突。
- 前爪=下关节突。
- 颈部=椎弓峡部。
- 身体=椎弓根。
- 后腿=椎弓根与对侧的关节突。

关节突关节

- 关节间隙宽度：1.5~2 mm。
- 关节面：光滑平整。

> **病理改变**
>
> 峡部裂（图 7.19）：椎骨的上、下关节突之间存在间隙，就像带着项圈的苏格兰犬。

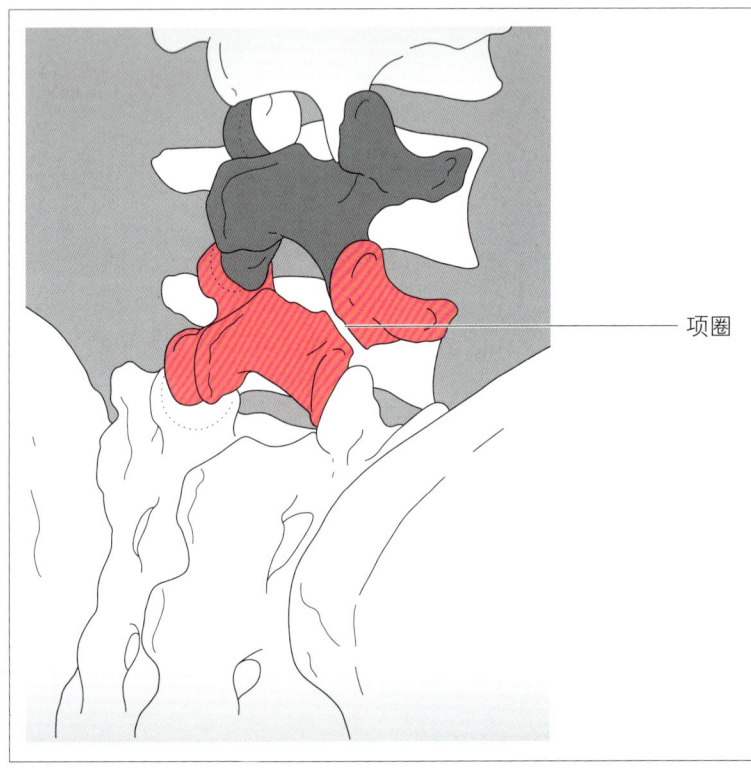

图 7.19 X 线影像：腰椎斜位影像（45°）。灰色，正常椎骨；红色，峡部裂

7.3 腰椎

椎体（图 7.20）
- 横轴比纵轴长，使椎体略呈椭圆形。
- 椎体形状向下趋于楔形，使第五腰椎体的前方比后方厚3~5 mm。

横突（图 7.20）
- 由大的退化肋骨（肋突）和原始的小横突（副突）融合而成的。
- 肋突很长，趋于水平；但在L5，其肋突偏向前方。
- 副突在肋突的底部。

棘突（图 7.20）

　　棘突水平向后伸展，非常坚固。

关节突（图 7.20）

　　非常坚固。
- 上关节突有一个小突起，称为乳突。其关节面朝向后内侧。
- 下关节突更靠近内侧，其关节面朝向前外侧。

关节突关节的方向

　　其关节面与水平面成90°角，允许非常小的旋转。

　　45°时旋转最大。角度越接近90°，旋转越少（图 7.21）。

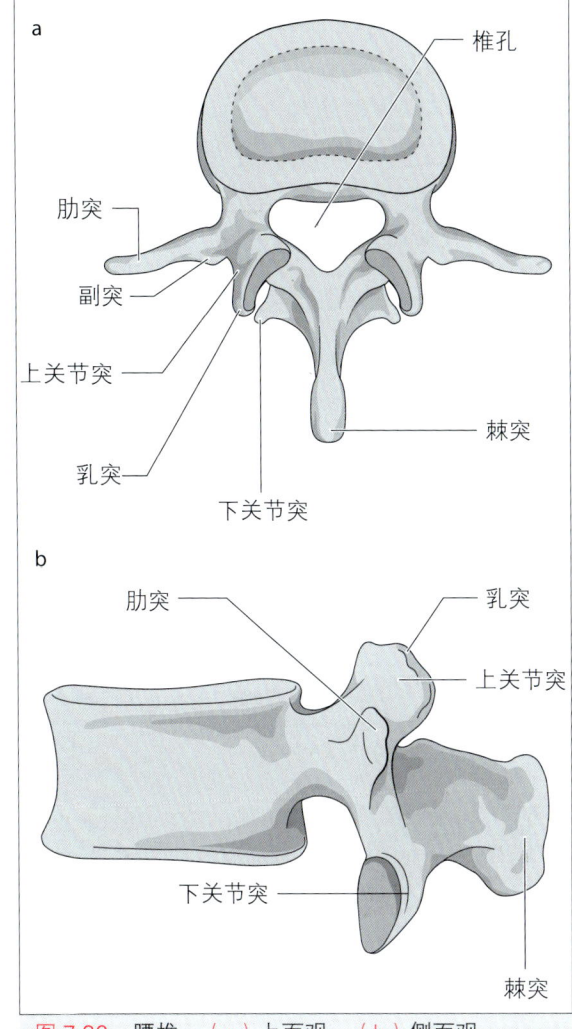

图 7.20　腰椎。（a）上面观；（b）侧面观

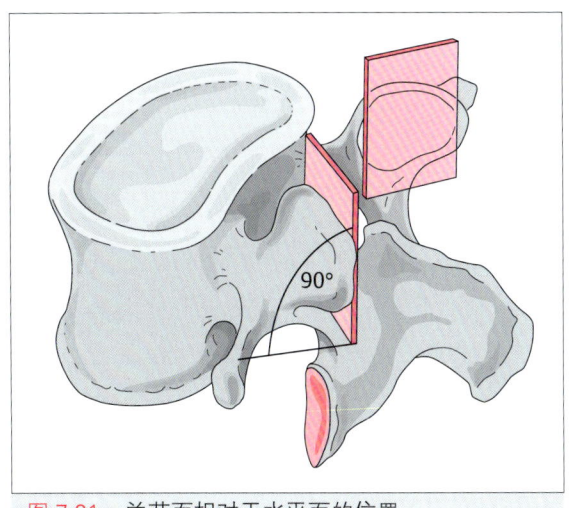

图 7.21　关节面相对于水平面的位置

在L1水平，其关节面与矢状面成15°角（图7.22a）。

随着向下移行，其关节面逐渐朝向正前方，间距也增大。

在额状面发生侧屈（图7.22b）。

关节面略弯曲，前部几乎位于额状面，而关节面的后部位于矢状面。

下关节突关节为凸面，上关节突关节为凹面。

力量的吸收

关节突关节面预计能吸收一个运动节段总负荷的18%~20%，其余部分则作用于椎间盘。

如果椎间盘已退化，则关节突关节面吸收的负荷会增加到正常负荷的2倍。

关节囊（图7.23）

滑膜有皱襞，滑膜皱襞类似半月板形状，最多可延伸至关节内0.5 cm。关节面相互分离时，皱襞延展并保持紧张。关节面相互靠近时，其陷入关节间隙内，从而限制运动。

纤维层的部分纤维沿对角线从内上方向外下方延伸，另一部分纤维则沿水平方向延伸。

> **病理改变**
>
> 关节突关节压力的增加以及韧带和关节囊结构应力的减少，可能导致部分关节囊进入关节，从而限制关节面相互靠近。

> **实践要点**
>
> 如果关节面错位，可通过强力牵引消除关节压力，释放被卡住关节囊。
>
> 以下方法同样有效：如同松动被卡住的门一样，在向其活动受限的方向移动之前，先向使之松动的方向移动。

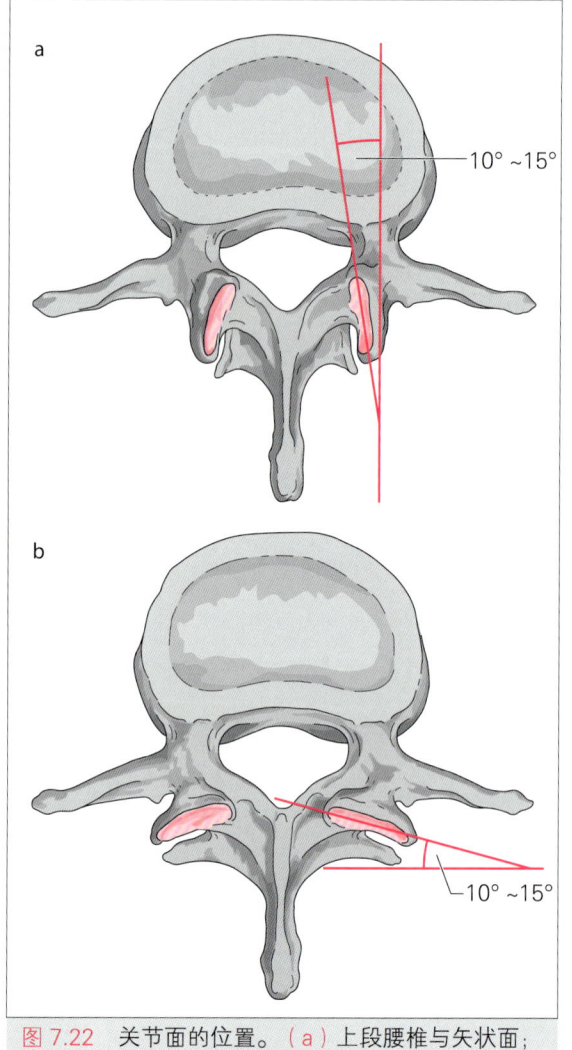

图7.22 关节面的位置。（a）上段腰椎与矢状面；（b）下段腰椎与额状面

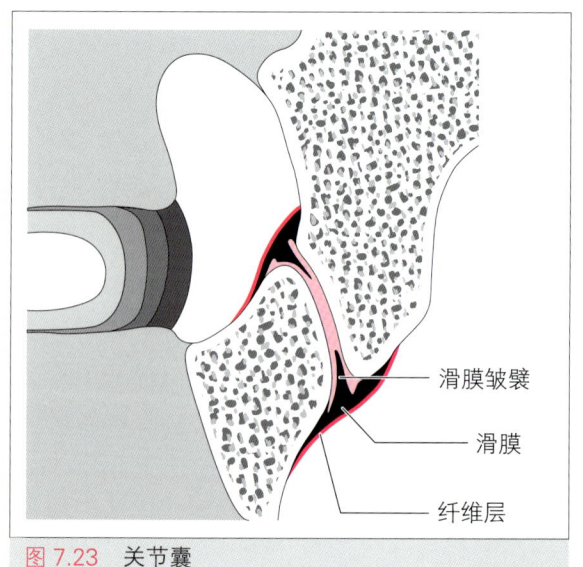

图7.23 关节囊

椎孔（图 7.24）

在横断面上，椎孔呈三角形，形如苜蓿叶；三角形的前外侧部分称为侧隐窝。椎孔的前面为椎体后缘和椎间盘，前外侧为椎弓根，侧方为椎弓和关节突关节，后方为黄韧带。

椎管（图 7.25）

椎孔相互堆叠，形成椎管。脊髓（或是马尾，根据节段不同）位于椎孔的中央。侧隐窝内有神经根通过。这些神经根从硬膜囊发出后，到达椎间孔之前由硬脊膜包绕。

除神经根外，侧隐窝内还有硬膜外脂肪组织，保护神经根。在这些脂肪组织中还有血管丛和脊神经的分支。

长度的变化

椎管在长度上存在较大变化：
- 屈曲时，椎管的后部可延长30%，但前部只能延长13%。伸展时，前部稍长于后部。
- 侧屈时，对侧延长约15%。

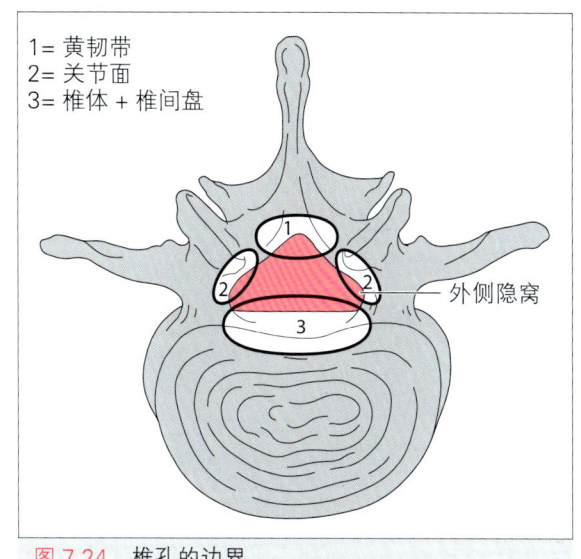

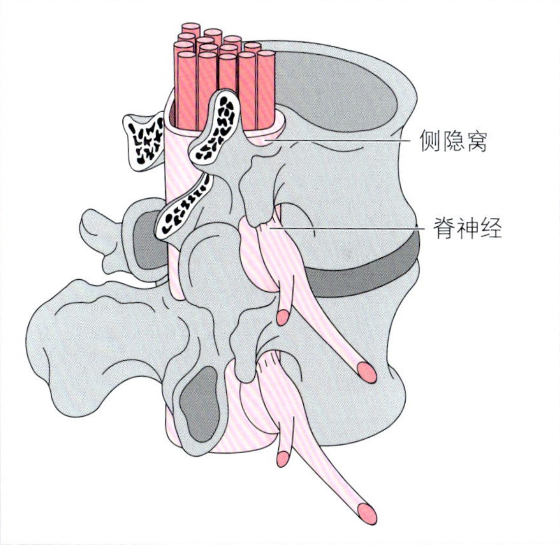

1= 黄韧带
2= 关节面
3= 椎体 + 椎间盘

图 7.24 椎孔的边界

图 7.25 椎管

病理改变

椎管狭窄：在腰椎管狭窄时，椎管骨性狭窄导致神经根或马尾神经受压。这是由退行性椎间盘疾病与随后的关节突关节超负荷导致骨赘形成，压迫侧隐窝造成的。

腰椎的不稳定也可导致椎间盘向后滑脱而压迫椎管和椎间孔。症状通常发生在单侧，表现为单侧间歇性跛行。先天性椎管狭窄是一种有害的解剖变异，尽管相应结构会适应这一点。存在脊柱节段不稳定时也会引发上述症状。

治疗：通过手术削薄椎弓内缘或去除骨赘。如果存在脊柱不稳定，还应进行融合。

椎间孔（图 7.26）

椎间孔位于椎间盘水平，从侧边看起来像一个耳朵。神经根穿过该孔的上部，并占据了约四分之一的空间。侧屈时，椎间孔同侧变窄而对侧变宽。屈曲使椎间孔变宽约 30%。伸展使其变窄约 20%。旋转导致的变化较小。

腰骶段（图 7.27）

是重要的过渡区域，因为从这里开始力量便从脊椎转移到了下肢；反之亦然。

由于骶骨底的倾斜，与其连接的第五腰椎有向前下方滑脱的倾向。向前下方的推力大小取决骶骨底的倾斜程度。这种滑脱的趋势被背部的肌肉和韧带的牵拉，以及第一骶椎的上关节突关节面的支撑所抵消。

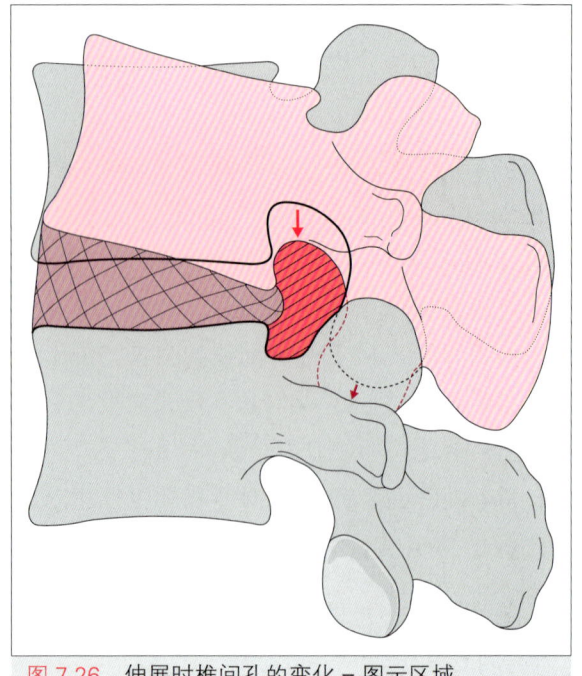

图 7.26 伸展时椎间孔的变化 = 图示区域

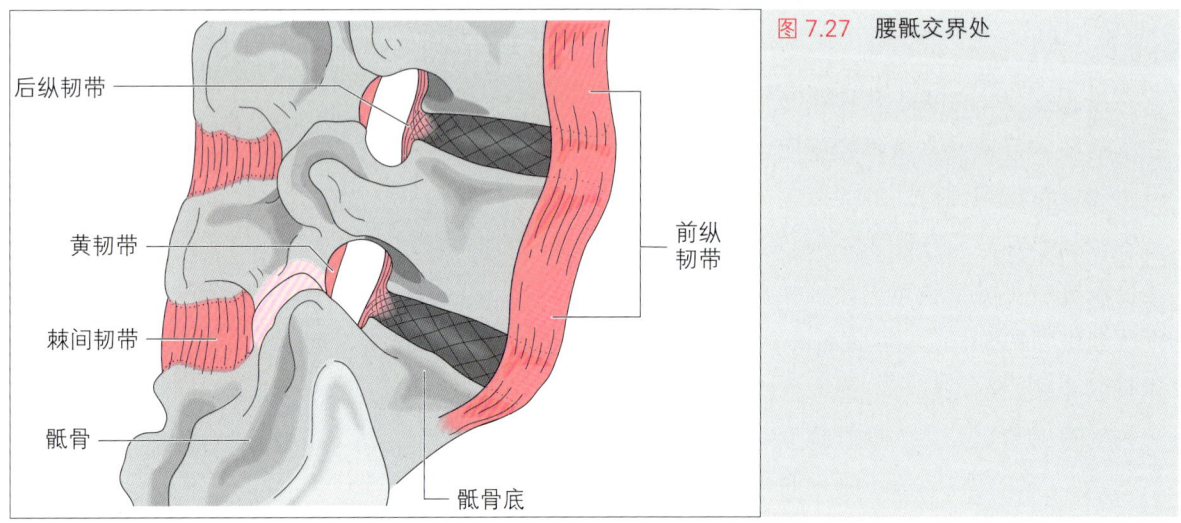

图 7.27 腰骶交界处

病理改变

在腰骶段,腰椎不稳定发生率最高,约为 56%。其中,L4-L5 的不稳定占 44%,而 L3-L4 仅占 2%。身体有可能代偿这种不稳定的状态达 20 年或更久。只有当其他影响因素出现时才会出现症状。

椎弓峡部裂是上、下关节突之间在椎弓根区域的间隙,通常在 L5,可能是生长发育障碍或是由长期的脊柱前凸造成的。如果这种间隙在双侧都存在,由于第五腰椎与骶骨连接时向前倾斜,可能产生前下方的滑动——腰椎滑脱(图 7.28)。

椎弓峡部的过度负荷(图 7.29):在过伸时,L4 椎体下关节突的下缘压迫 L5 椎板,进一步伸展的关键在于椎间盘后的空间与椎弓峡部之间的位置变化。这意味着椎间盘的前部被过度拉伸,并且不能通过椎间盘沿轴向传递压力。所有轴向力的传递发生在 L4 的下关节突的关节面和 L5 的椎弓峡部之间。频繁的伸展,即使在低负荷下,也可能导致峡部的疲劳断裂。

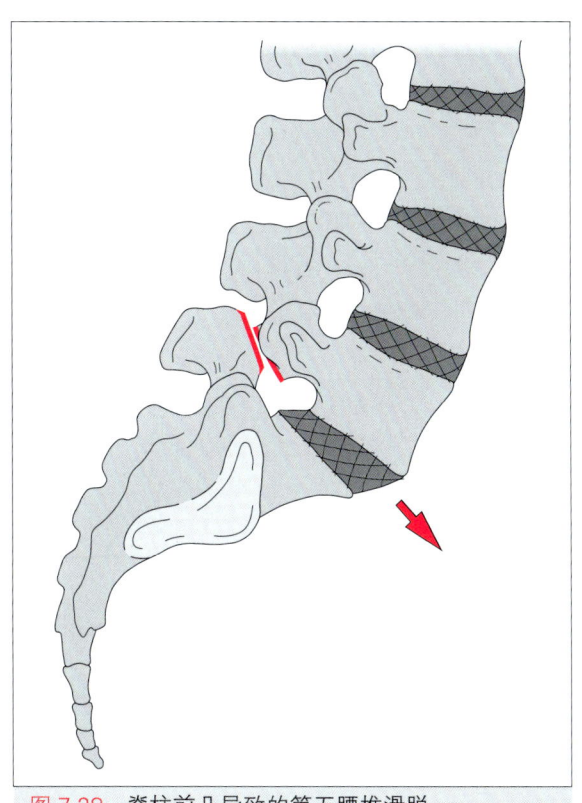

图 7.28 脊柱前凸导致的第五腰椎滑脱

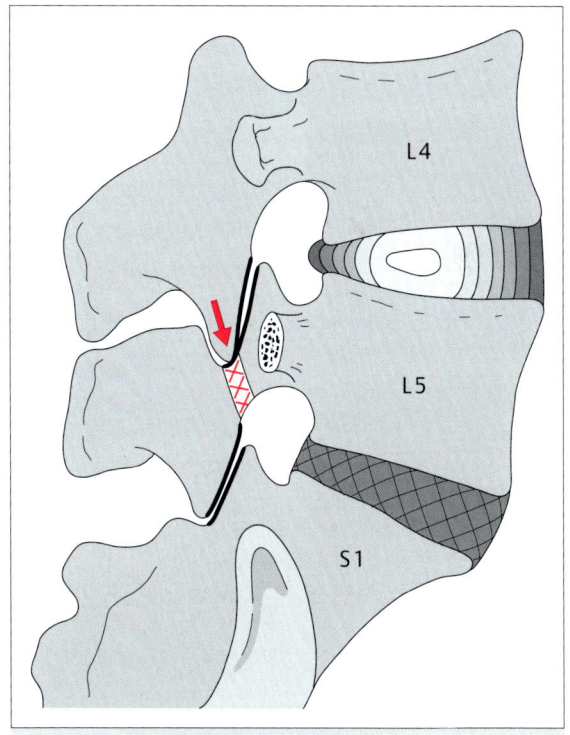

图 7.29 过度伸展导致峡部负荷过重

7.4 腰椎的韧带

腰椎周围的韧带结构很复杂，向不同的方向牵拉腰椎，从而使其稳定。

后纵韧带（图 7.30）
- 包含许多弹性成分。
- 深层由连接相邻椎体的一段段的短纤维组成。经过椎体时宽约1 cm，但在经过椎间盘时随即向外扩展开来。
- 长纤维构成的浅层相对较厚，止于L3-L4的运动平面，随后以一个非常薄的纤维束终止于骶骨。
- 后纵韧带不覆盖椎间盘后外侧区域。
- 稳定椎间盘的后部，特别是在屈曲时。

前纵韧带（图 7.31）
- 深层由连接相邻椎体的一段段的短纤维组成，由一些细纤维与椎间盘相连接。
- 表层由长纤维组成，跨越数个节段。
- 伸展时被牵拉。

黄韧带（图 7.31）
- 黄韧带中含有大量的弹性纤维。
- 大部分厚度为3~10 mm，L5-S1之间明显变窄、变薄。
- 位于椎板间，形成椎管的后壁和椎间孔的后部。
- 中部与棘间韧带相连。
- 侧方与关节突关节的关节囊融合。
- 具有保护功能，加强椎管后方，限制（脊柱）前屈，侧方部分限制（脊柱）向对侧的侧屈。

棘上韧带（图 7.32）
- 在棘突上表面延伸直到L5。
- 与胸腰筋膜相融合。
- 限制（脊柱）屈曲和旋转。

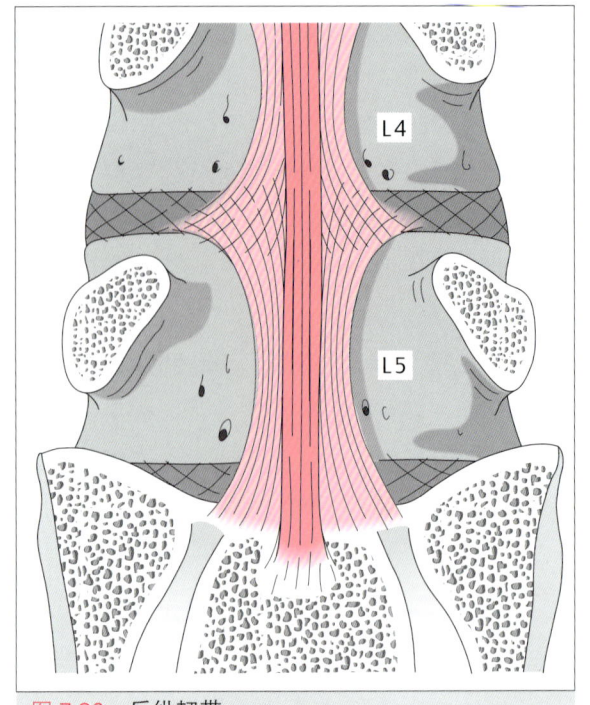

图 7.30　后纵韧带

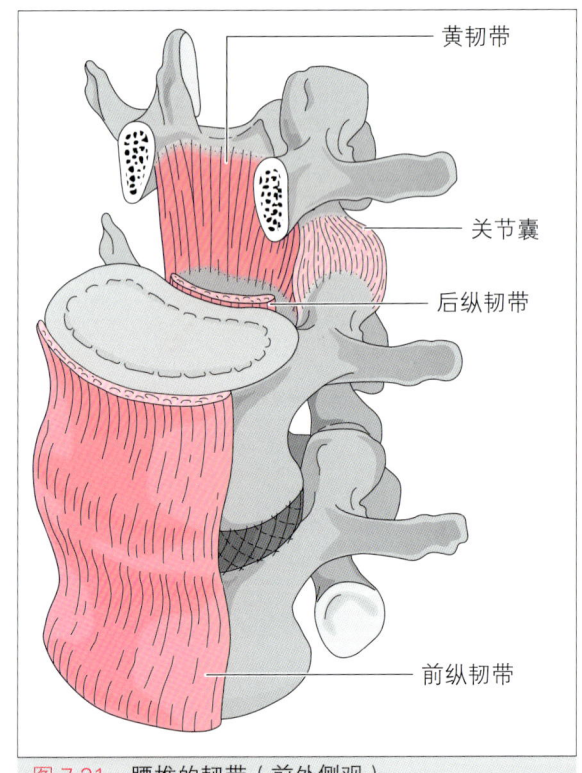

图 7.31　腰椎的韧带（前外侧观）

棘间韧带（图 7.32）

- 位于棘突间深层。
- 其最深的部分与黄韧带融合，表浅部分与棘上韧带融合。
- 限制（脊柱）屈曲。

横突间韧带（图 7.32）

- 连接相邻的横突。
- 相对于其他韧带来说，其较薄，较宽。
- 少数纤维与外侧关节囊融合，在腰骶段为髂腰韧带。
- 限制椎体向对侧旋转和侧屈。

髂腰韧带（图 7.33）

- 上部纤维连接髂嵴与L4肋突和椎体前外侧。
- 髂腰韧带（腰骶韧带）的下部起源于L5的肋突和椎体的前外侧，呈V形延伸，上部延伸至髂嵴，下部沿前下方延伸至骶骨底，进而延伸至其前方的骶髂韧带。
- 闭孔神经走行于韧带的两部分之间。
- 腰方肌的部分肌肉发生纤维化，发出纤维到韧带。
- 该韧带对腰骶部的稳定性有重要意义，可以防止L5向前下方向滑脱，抑制侧屈和旋转，同时允许屈伸。

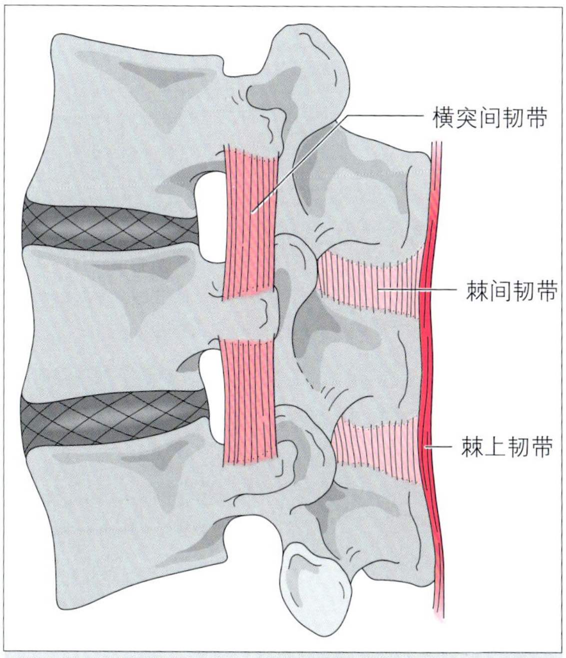

图 7.32 腰椎的韧带（侧面观）

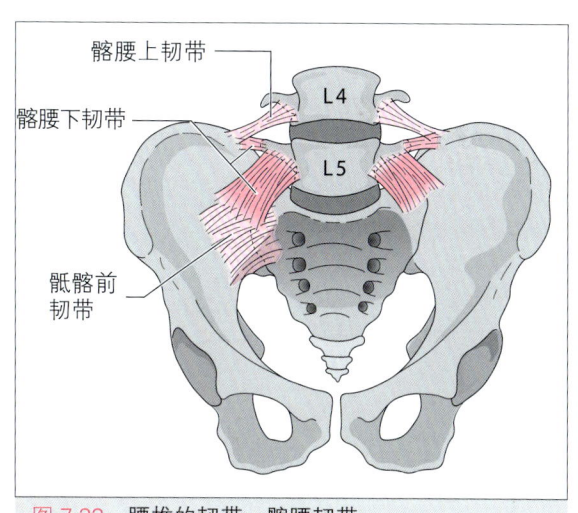

图 7.33 腰椎的韧带：髂腰韧带

7.5 动脉血供和神经支配

动脉血供（图 7.34）

- 腰动脉，于相应节段起自腹主动脉。
- 随着向后外侧走行，发出分支到髂腰肌和腹膜。
- 与相邻节段的动脉吻合。
- 腰动脉的最低节段位于L4水平。
- 在紧邻椎间孔的位置，每隔两条腰动脉就有一条腰动脉分为：
  - 脊髓支，分为：①供给椎体和硬脑膜的分支。②节段性髓动脉，与脊神经一起进入硬膜囊，通过脊前动脉和两侧的脊后动脉为马尾神经等提供营养。前侧和后侧的髓动脉分为升支和降支，并与下一节段的动脉吻合，形成动脉网（前、后脊动脉）。
  - 背侧支为其后方走行的皮肤、肌肉和其他结构供血。
- 在L4水平，主动脉分为左、右髂总动脉，髂总动脉在L5-S1水平又分为髂外动脉和髂内动脉。
- 髂内动脉分为前后支；前支主要为周围器官供血，后支通过髂腰动脉为L5-S1供血。
- 髂外动脉移行为股动脉，在腹股沟韧带下方向远端走行。

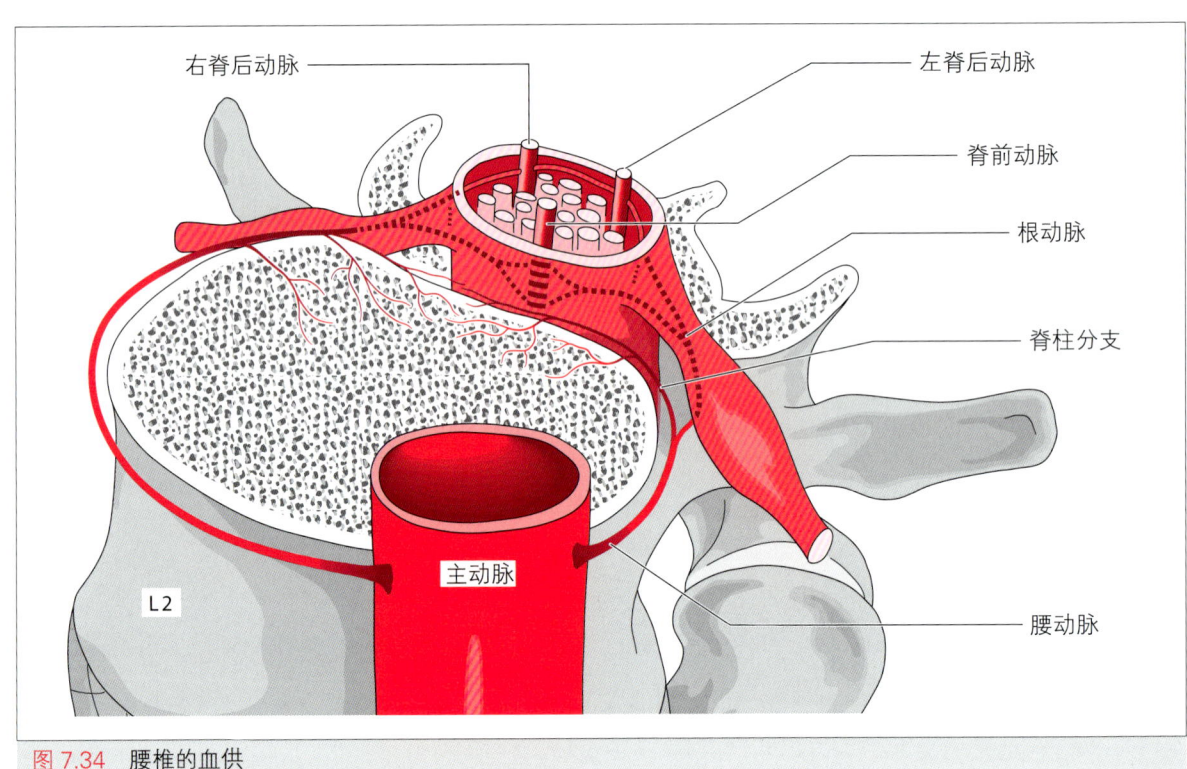

图 7.34 腰椎的血供

静脉回流（图 7.35）

- 静脉与腰动脉伴行。
- 硬膜内静脉系统通过纵行静脉干将血液引流入椎内静脉丛。
- 硬膜外系统包含椎外静脉丛和椎内静脉丛：
  - 椎外静脉丛由走行于棘突和椎间孔之间的静脉构成，全部汇入上/下腔静脉。
  - 椎内前静脉丛由延伸至后纵韧带外侧的两大纵向静脉干分支构成，并形成横向吻合支。发出椎静脉至椎体。与椎外静脉丛在椎间孔区域连接（图7.35）。
  - 椎内后静脉丛与许多较小的血管一起位于椎管的后方，也在椎间孔处与腰静脉的部分升支和髂内静脉相吻合。

硬脊膜和脊髓的伸展运动影响周围组织的张力，因此也影响血液灌注和回流。血液畅通无阻地进出腰骶部对于神经根的正常功能是必不可少的。

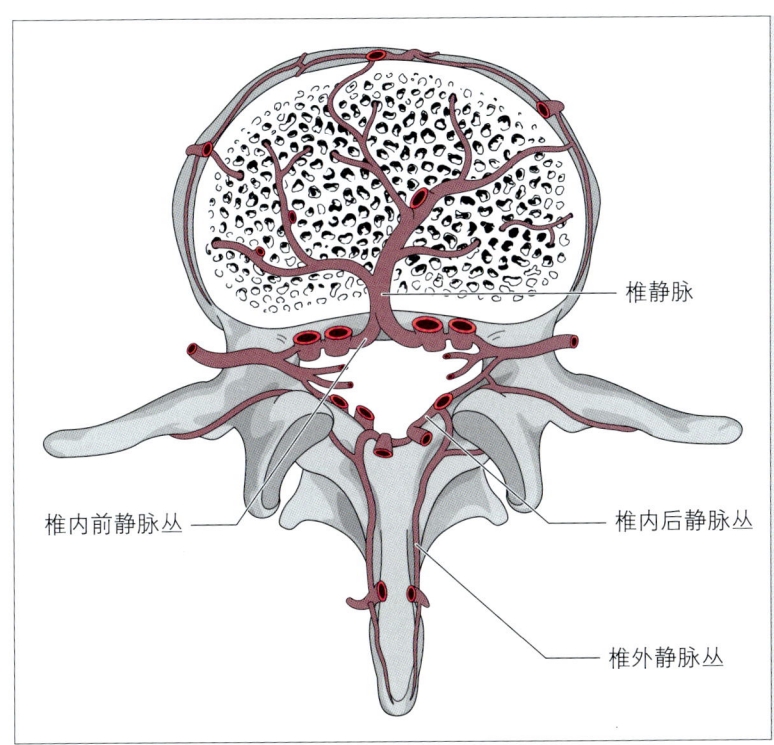

图 7.35 运动节段的静脉网

腰部的神经支配（图 7.36）

脊神经由前后神经根汇合而成。离开椎间孔后不久，脊神经的脑膜支（即循环支）折返穿过椎间孔，支配椎管内的所有结构。后支支配后方运动节段及其附属的肌肉和皮肤等结构。前支形成腰骶丛。

▷ 见章节 1：脊柱的基本原理。

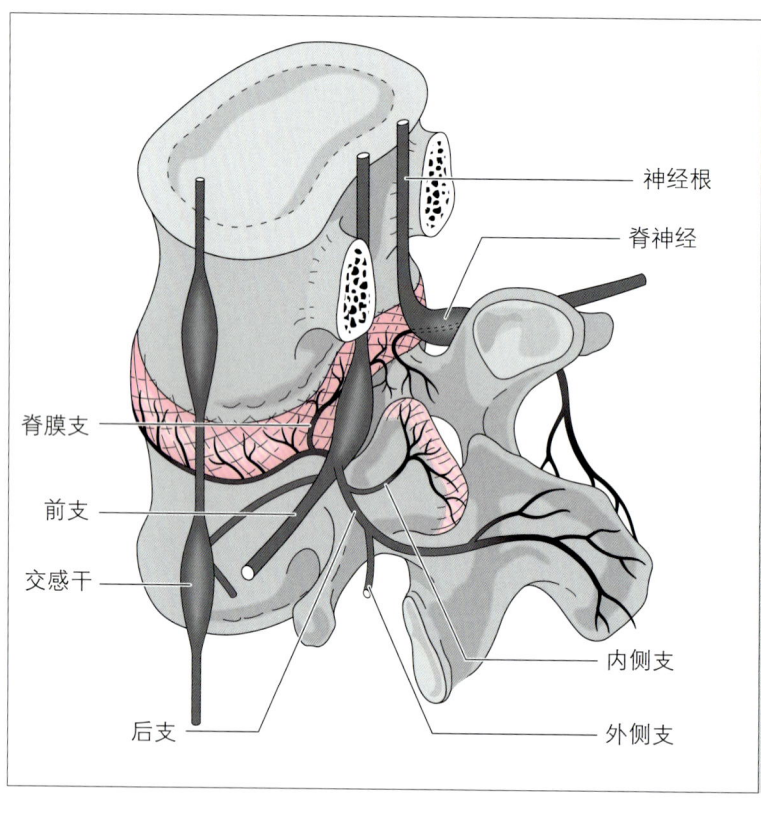

图 7.36 腰椎的神经支配

实践要点

注射

为了打破神经刺激→不良姿势→肌张力→神经源性疼痛的恶性循环，可以在不同部位注射消炎药和麻醉药的混合物，以达到使神经与周围区域脱敏的目的，减轻水肿。

- 硬膜外注射，通过椎间隙和各层组织进入硬膜外腔。
- 关节囊内注射，可阻断关节囊内的受体。
- 鞘内注射，可以直接进入蛛网膜下腔。
- 神经根阻滞，在脊神经刚离开椎间孔的位置进行。
- 椎旁注射，如在肌腱或韧带附着点进行注射。
- 皮内注射。

治疗方法（图 7.37）

在考虑腰部不适的原因时，请牢记以下几点：

- 椎间盘变性及其后果是否会造成不适？
- 姿势不正确对肌肉和韧带的调节会造成问题吗？
- 是否可能是黄韧带囊性肥厚或韧带转变为脂肪组织，从而刺激该部分？
- 有排尿问题吗？有可能是静脉循环差造成的吗？
- 是否存在内部原因？例如，随着年纪变老，肾脏更接近腰椎并且其功能变得较差。
- 对于四五十岁的女性，是否可能是由于生产之后韧带松弛造成的吗？

可以在许多个方面进行治疗。不仅要调动被阻滞的节段，缓解肌肉失衡，而且还要照顾其他结构。

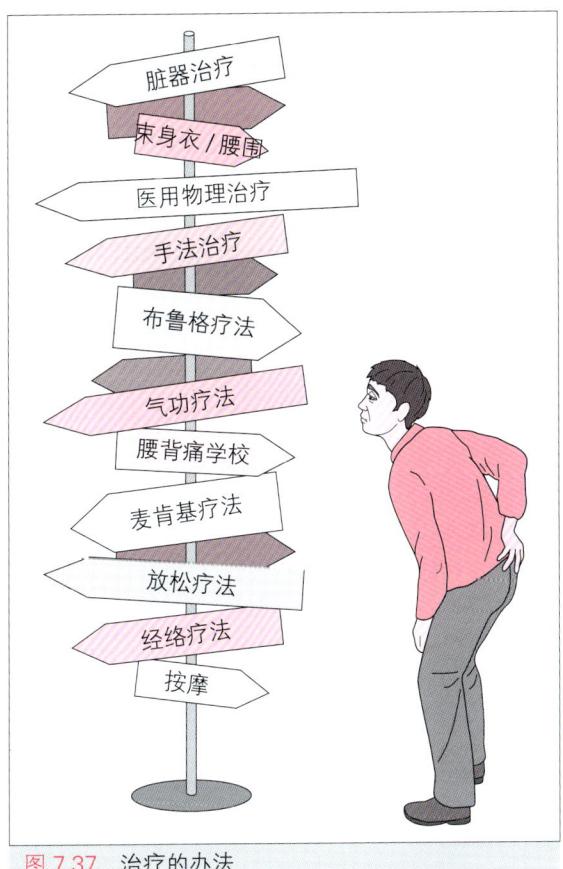

图 7.37 治疗的办法

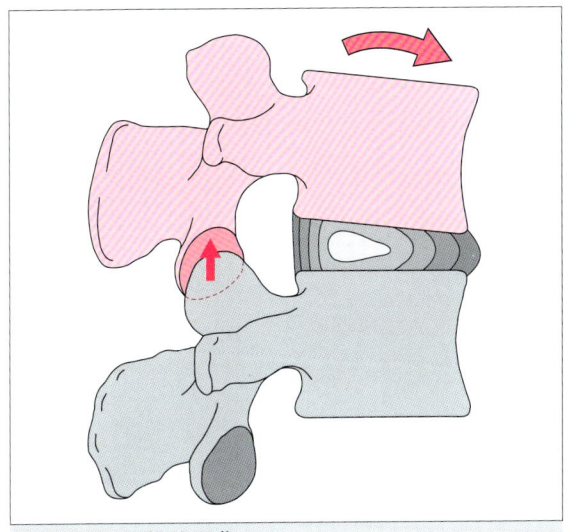

图 7.38 腰椎的屈曲

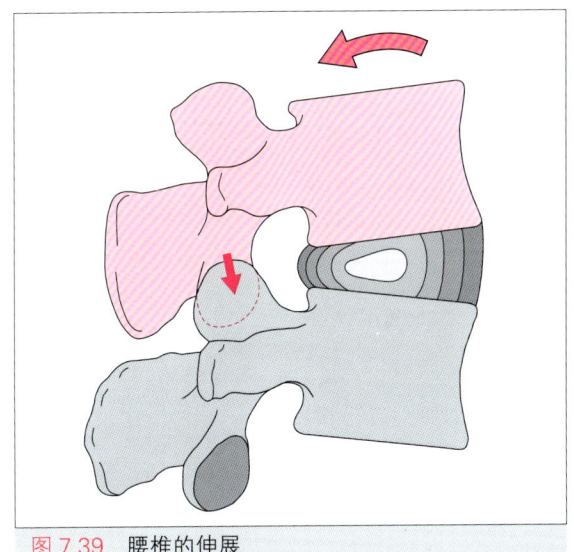

图 7.39 腰椎的伸展

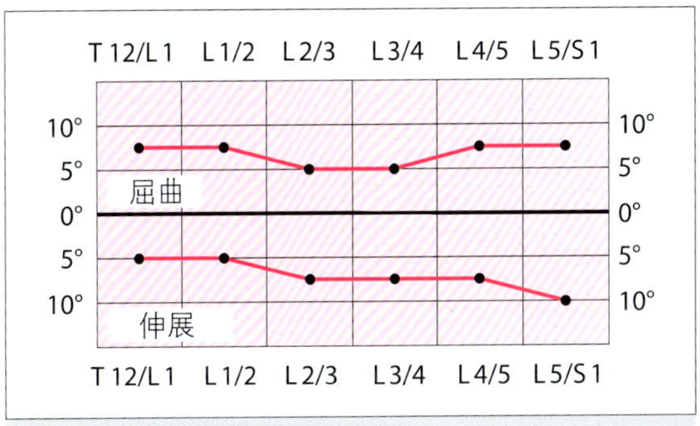

7.6 腰椎的运动

屈曲（图 7.38）

在屈曲的初始阶段，关节的后下部分分离，关节前部的压力增加，关节的正面联合更紧密。这个运动被称为分离。

活动度：

- 胸腰交界处至L2及腰骶交界处的活动度较好。
- L2到L5的活动度较差。
- 总活动度：40°~45°（图7.40）。

该活动度受限于黄韧带、棘上韧带和后纵韧带、关节囊及其周边的加强带和纤维环的后部纤维逐渐增加的阻力。运动的终末感是坚韧的。

图 7.40 运动图：屈曲/伸展

伸展（图 7.39）

在最大伸展位，两关节面之间分离，情况如矢状剖面图所示。下关节突的末端被压入凹陷并撞击腰椎峡部。关节面有时会靠得很近，即所谓的"小关节闭合"。

活动度：
- 各节段的活动度都很好。
- 腰骶交界处的活动度很好，占全部伸展角度的四分之一。
- 总伸展角度：约40°（图7.40）。

该活动度受限于纤维环的前部和前纵韧带，以及运动终末小关节面的接触造成的骨性限制。由于小关节面的闭合，运动的终末感是坚韧的。

侧屈（图 7.41）

在侧屈时，还有关节突关节间隙的楔形扩大，对侧分离，同侧靠近。与此同时，不可避免地出现向对侧的旋转。

与中立位相比，侧屈更容易发生在腰椎弯曲时。

活动度：
- 胸腰段的活动度良好。
- 中段欠佳，但向下会逐步改善。
- 在下段，由于髂腰韧带的限制，几乎不可能移动。
- 腰椎侧屈整体约30°（图7.43）。

该活动度受对侧纤维环、黄韧带、部分关节囊和横突间韧带的限制。此外，由于关节面之间的相向滑动，屈侧的关节面受压。运动的终末感是坚韧的。

旋转（图 7.42）

旋转只能伴随侧屈发生，伸展位时只有很小的旋转。相比之下，在屈曲位时，关节间隙稍微变宽，因此旋转能力得到改善。

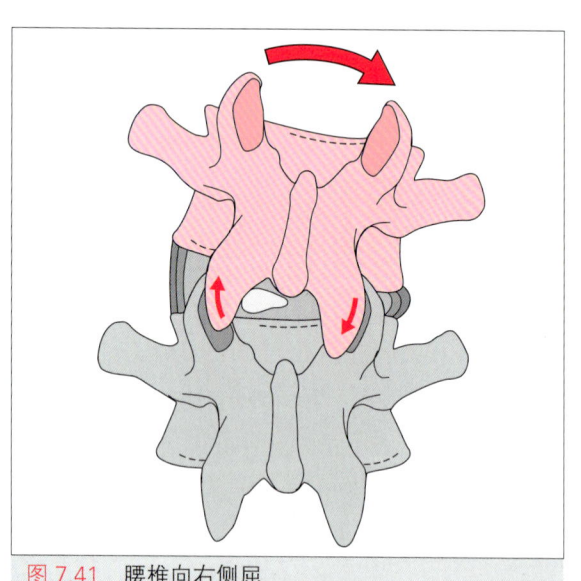

图 7.41 腰椎向右侧屈

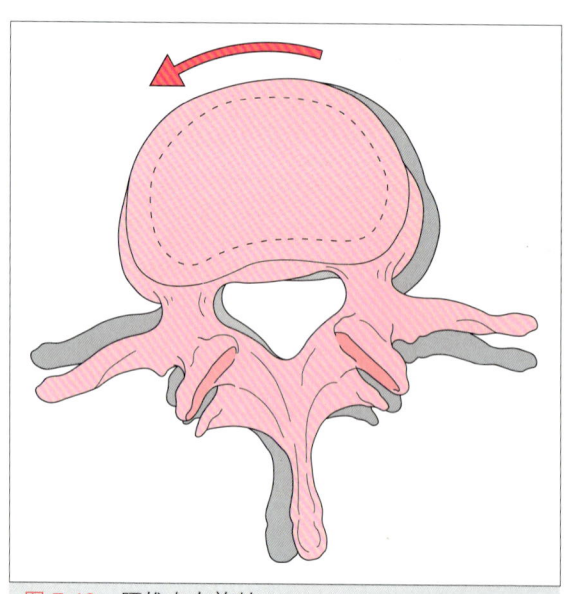

图 7.42 腰椎向左旋转

活动度：

运动范围：每个部分总共旋转 3°~4°（图 7.43）。

> **实践要点**
>
> 在某一节段，强烈的压力使椎间隙变小，关节面之间可能会互相挤压。为了使关节面恢复居中的位置，上关节面应该沿切线方向向上滑动，下关节面则向下方运动。
>
> 通过使凸侧关节面的向后滑动使其松解从而可以减轻压力。向两个相邻椎体的棘突施加有节律的旋转推力，会使一侧的关节压缩而牵引另一侧。

耦合运动（图 7.44）

多种因素在运动耦合中发挥重要作用，包括关节突关节的位置以及关节囊和韧带结构的纤维走向。

采用计算机模拟的方法来表示腰椎关节的特殊位置，同时在该节段的椎骨上施加 10 N 的侧向扭矩。表现为侧屈与轴向旋转的耦合运动，旋转非常有限。

White 和 Panjabi（1990）也研究了运动耦合。在中立位屈曲/伸展时，L1~L4 的右屈与左旋相耦合，而 L4~S1 的右屈与右旋相耦合（图 7.44）。另外，在屈曲位时有伸展的趋势，而在伸展位时则有屈曲的趋势。

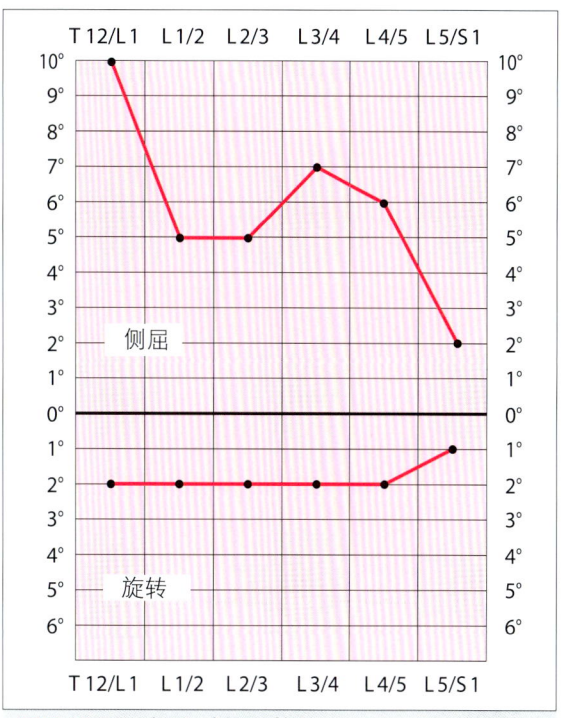

图 7.43　运动图：侧屈/旋转

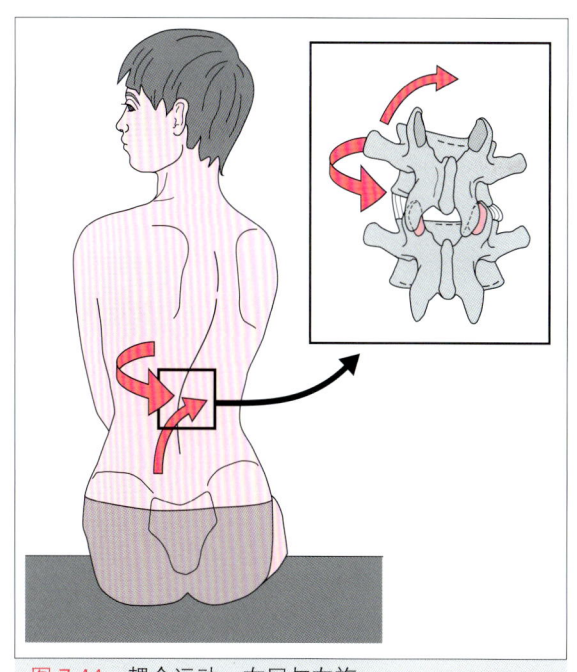

图 7.44　耦合运动：右屈与左旋

活动度的测量（图 7.45）

使用量角器测量腰椎的活动度是不可能的，因此测量是基于估计进行的。例如，正常的活动度测量过程中，脊柱在屈曲和侧屈时呈现为平滑的弧线，高远的弧线提示活动度低，而低矮的弧线则提示活动度高。评估分段运动时，治疗师要知道预期的活动度范围，并能够评估受限的程度。

7.7 腰部肌肉

腹　肌

腹直肌（图 7.46）

- 腹直肌连接第五至第七肋软骨与耻骨结节。
- 三条横向、狭窄的中间肌腱带（腱性交叉）将肌肉分成三个大约相等的脐上部分和一个较大的脐下部分。这些中间肌腱带只存在于浅层，在深层并不存在。
- 其他腹肌的腱膜朝向白线走行，有的走行于腹直肌上面，有的在其下面，从而形成腹直肌鞘。
- 白线是一条从剑突到耻骨联合的腱带，宽 10~25 毫米，向下端变窄。白线起源于腹斜肌和腹横肌的腱膜交叉连接处，并将左右腹直肌分开。

神经支配：第五至第十二肋间神经。

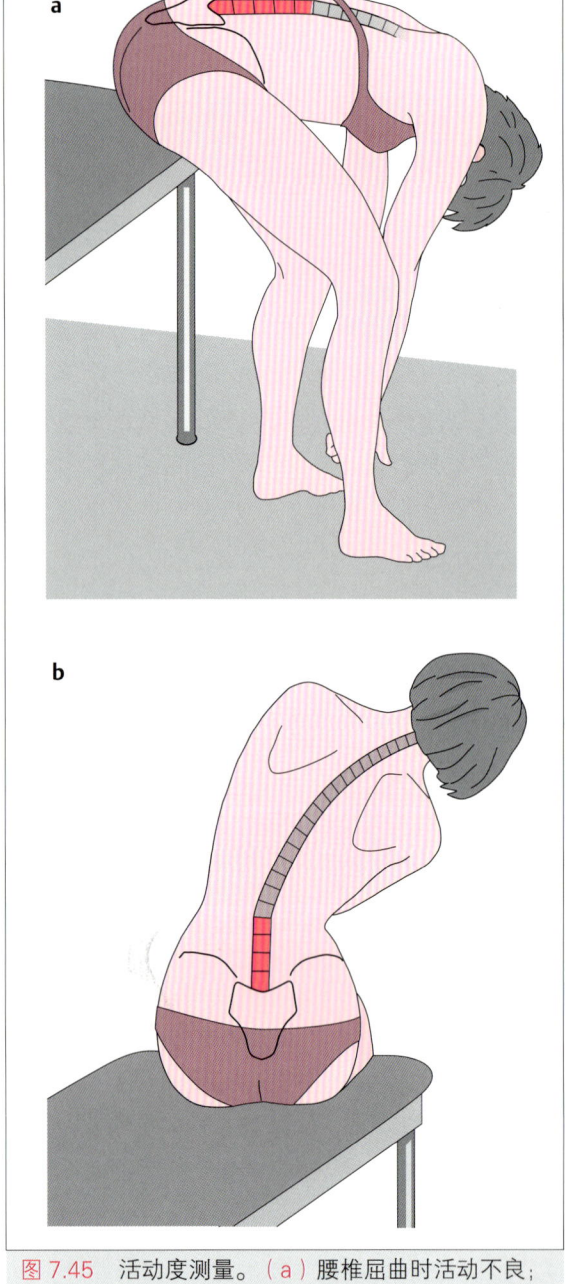

图 7.45　活动度测量。（a）腰椎屈曲时活动不良；（b）右侧屈时 L1-L2 的活动过度

锥状肌（图 7.46）
- 位于腹直肌前下方，走行于耻骨联合与白线之间。
- 于腹斜肌腱膜内走行。
- 起到固定白线的作用。

腹横肌（图 7.47）
- 将下方的六根肋骨与胸腰筋膜连接到腹直肌鞘和耻骨联合上。
- 其上部在水平方向上走行；下部形成稍微弯曲的拱形，向前—内—下方向走行。
- 在脐的下方，其肌纤维延伸到腹直肌鞘的浅层；在脐上方，其走行至腹直肌鞘的深层。

神经支配：第七至第十二肋间神经，髂腹下神经和髂腹股沟神经。

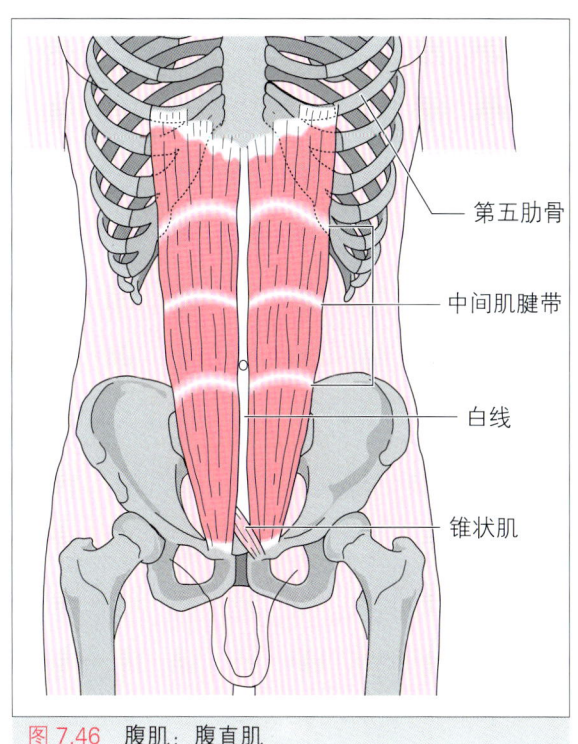

图 7.46　腹肌：腹直肌

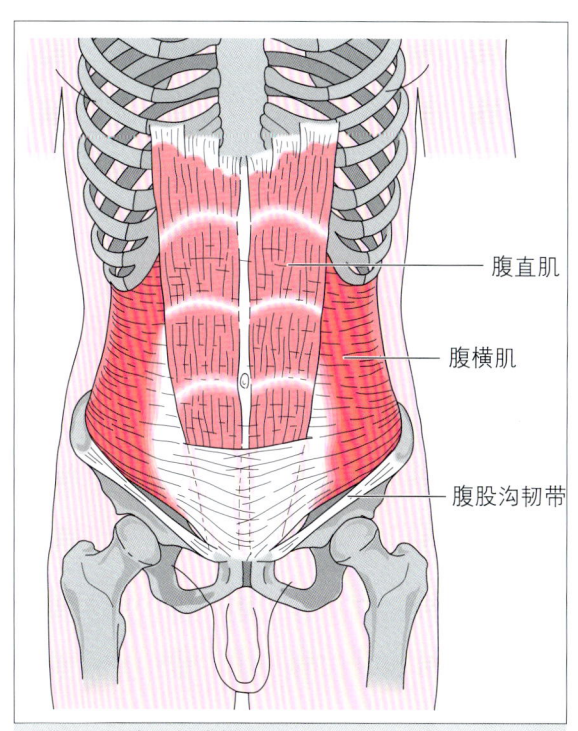

图 7.47　腹肌：腹横肌

腹内斜肌（图7.48）

- 该肌肉将下方的三根肋骨与髂嵴、髂前上棘和腹股沟韧带的外侧部分连接起来。
- 肌纤维的走行方向为从外下方到内上方。
- 该肌肉参与腹直肌鞘的形成，位于腹肌中层。
- 该肌肉的后面与胸腰筋膜交织在一起。
- 提睾肌从内斜肌分离出来，与精索一起穿过腹股沟管。

神经支配：第五到第十二肋间神经，髂腹下神经和髂腹股沟神经。

腹外斜肌（图7.48）

- 该肌肉将下部肋骨与腹直肌鞘、腹股沟韧带和髂嵴连接起来。
- 肌纤维的走行方向为从外上方到内下方，下部从肚脐垂直向下延伸。
- 上方肌纤维与前锯肌呈锯齿样交错。
- 与对侧腹内斜肌交织。
- 代表腹肌的浅层，通过广泛的腱膜拉紧腹白线。

神经支配：第五到第十二肋间神经，髂腹下神经和髂腹股沟神经。

腰方肌（图7.49）

- 髂肋部分：肌纤维垂直走行于最后一根肋骨和髂嵴之间，位于最后面。
- 腰肋部分：肌纤维斜向走行于最后一根肋骨与腰椎的肋突之间，位于最前方。
- 髂椎部分：肌纤维斜向走行于肋突与髂嵴之间，位于肋椎部分和髂肋部分之间。

功能：通过牵拉第十二肋，腰方肌向后牵拉胸部，从而帮助呼气。相反，也可以帮助吸气，因为腰方肌可以将肋骨固定于后方，作为膈的固定端。

如果腰方肌的骨盆端固定，双侧收缩可以引起腰椎伸直，单侧收缩则引起侧屈。如果其固定端为上方，则腰方肌将会提升同侧的骨盆。

神经支配：腰丛的肌支和第十二肋间神经。

腹直肌鞘

这包括以下三层：

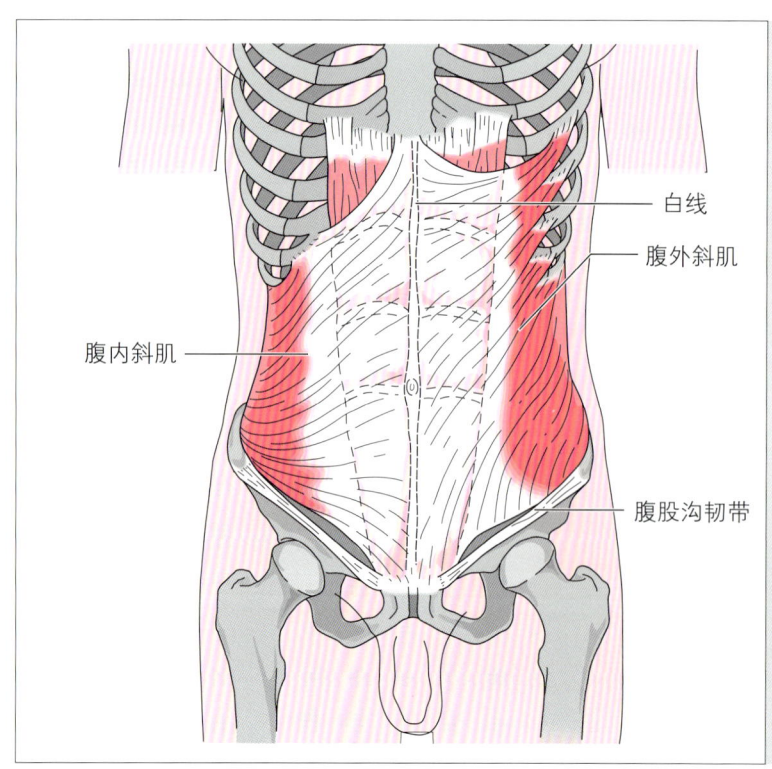

图7.48 腹肌：腹部斜肌

- 后筋膜层=后层。
- 肌层。
- 前筋膜层=前层。

后层（图 7.50a）

- 在后层的上部，腹直肌鞘由腹内斜肌腱膜的后层，腹横肌腱膜和腹横筋膜组成。
- 腹直肌后腱膜不与后层融合，而是在其上滑动。
- 后层止于肚脐下约5厘米的弓状线处，因为在该处腱膜延伸至前层。
- 在弓状线的下方，腹直肌鞘仅由腹横筋膜和腹膜组成。
- 继续延伸至腹股沟韧带和股筋膜。

前层（图 7.50b）

- 在腹直肌前部延伸。
- 在弓状线以上，腹外斜肌腱膜和腹内斜肌腱膜的前层参与形成前层。
- 在弓状线以下，该层由腹斜肌和腹横肌的腱膜组成。

- 在内侧和腱性交叉处，腹直肌与前后层融合。

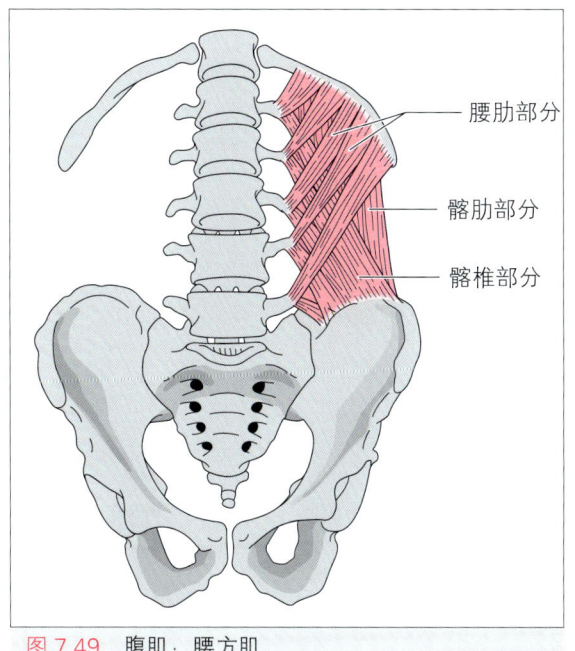

图 7.49 腹肌：腰方肌

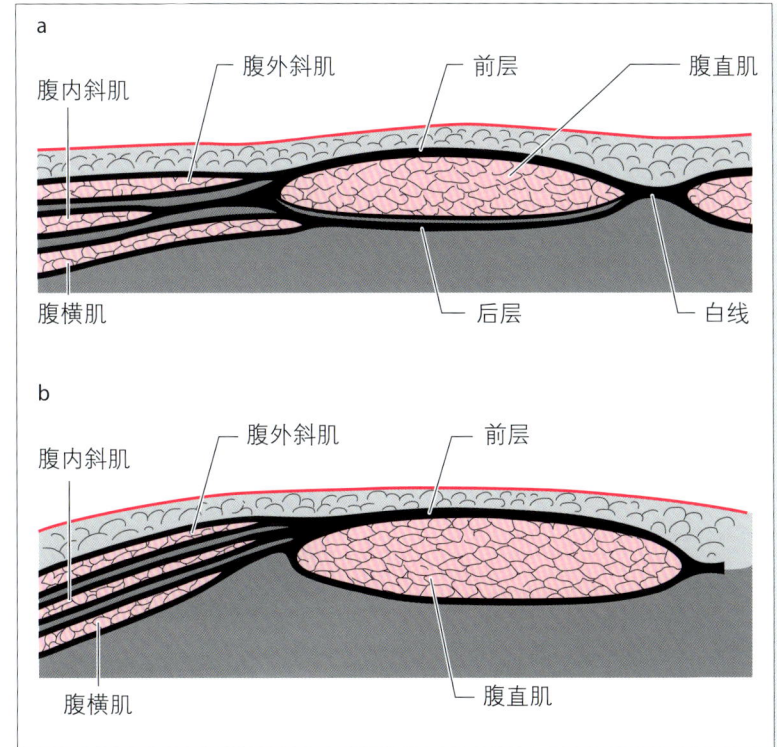

图 7.50 腹直肌鞘。（a）弓状线以上；（b）弓状线以下

腹肌的功能

屈曲（图 7.51）

骨盆固定时，腹直肌为躯干最有力的屈肌。腹直肌由腹部斜肌支撑。当腹直肌在胸部端固定时，其可以拉动前侧骨盆向上运动，相当于骨盆的伸展，并可以进一步导致腰椎的屈曲。

通过肌腱交叉及其与腹直肌鞘前层的连接，个别节段可以独立工作。

腹内压

腹横肌和膈肌同时收缩，对盆底的肠道和肌肉造成压力（腹内压），从而被动地牵拉骨盆和泌尿生殖器膈。

抬起重物时腹内压可以稳定躯干，纵向走行的脊柱肌肉和盆底肌可以支持这项活动。

竖脊肌紧张会阻止屈曲，此时腹肌将肋骨下拉，从而支持呼气。

旋转（图 7.52）

位于对角线位置的肌肉，如左侧腹外斜肌或右侧腹内斜肌收缩时，躯干将向右旋转。

侧屈（图 7.53）

侧屈是由同侧腹内/外斜肌和腰方肌共同收缩产生的。同侧腹直肌支持该运动。

腹部支撑系统

- 在向各个方向牵拉腹部肌肉时，腹直肌、腹直肌鞘、腹白线和腹外斜肌腱膜的下部纤维呈垂直交叉。
- 同侧的腹外斜肌与对侧的腹内斜肌交错提供对角方向支撑。腹白线和双侧腹直肌鞘作为其支持面。
- 腹横肌与腹斜肌水平走行的纤维提供水平方向的支撑。腹横肌的上部纤维使腹上角缩小，促进呼气。

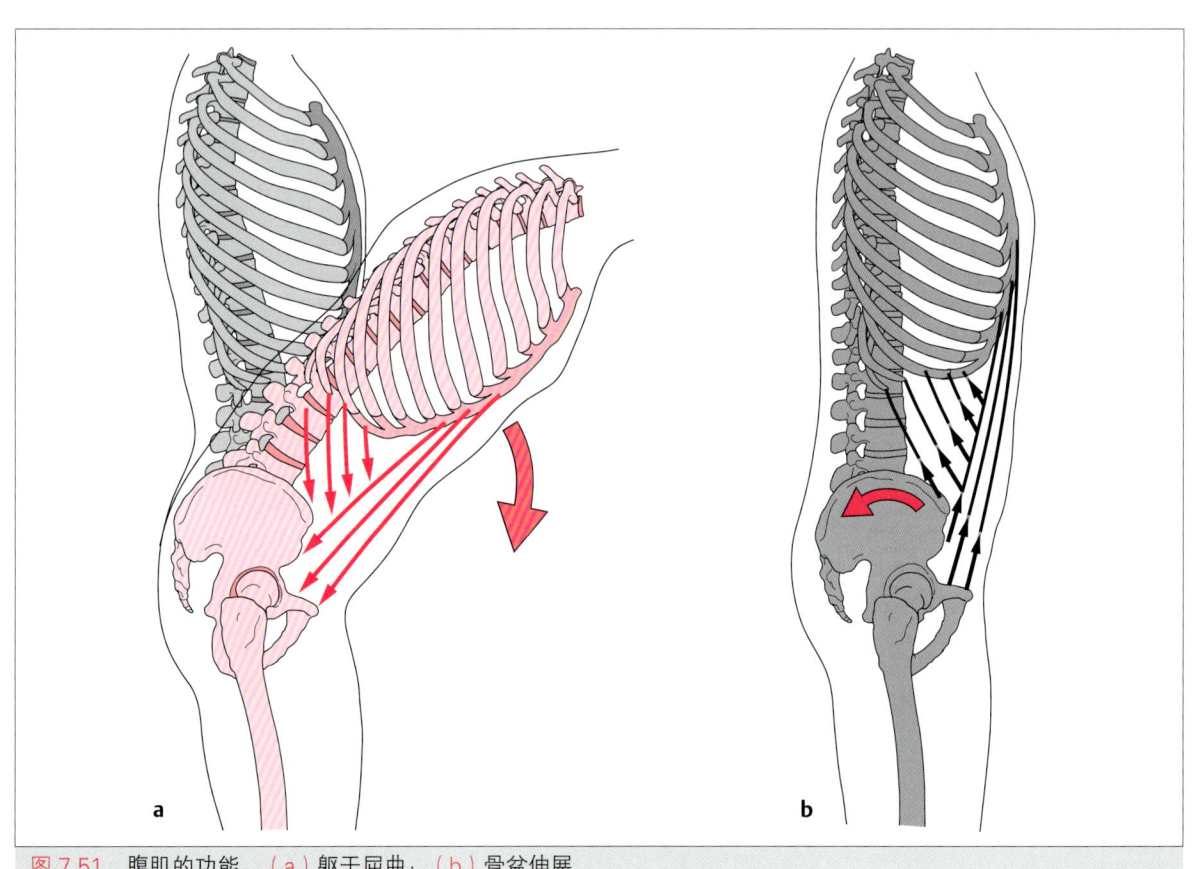

图 7.51　腹肌的功能。（a）躯干屈曲；（b）骨盆伸展

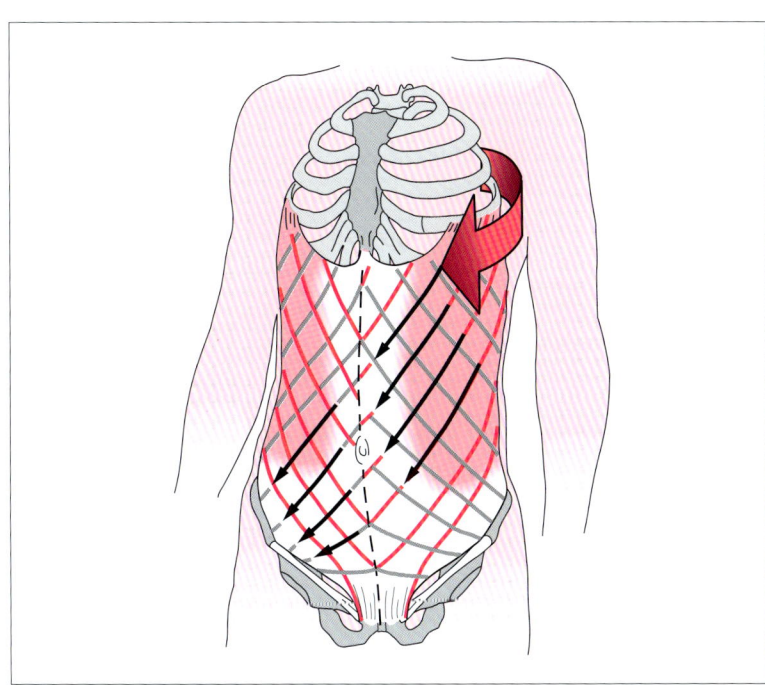

图 7.52 腹肌的功能：旋转

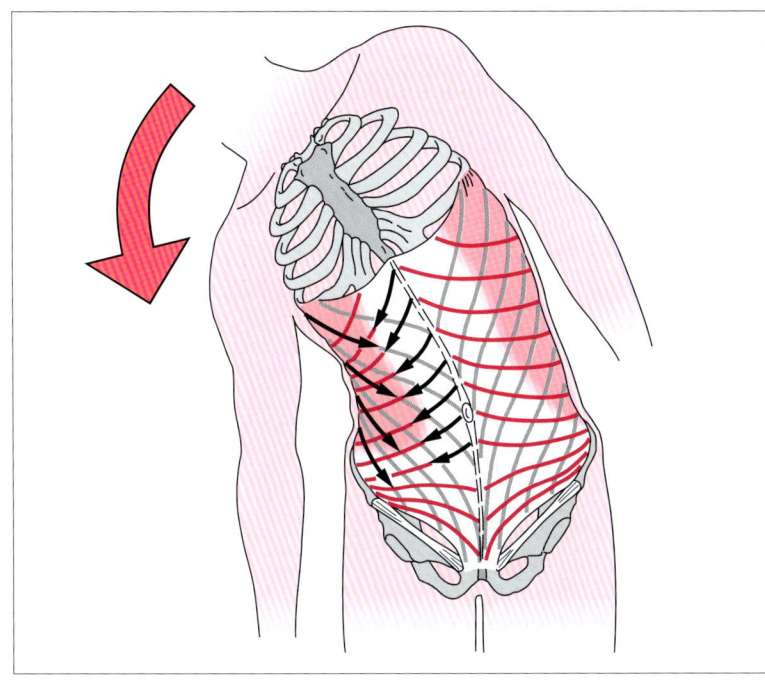

图 7.53 腹肌的功能：侧屈

> **实践要点**
>
> 腹直肌分离是腹斜肌持续功能障碍的标志，这就是这些肌肉训练计划非常重要的原因。为了提高有效性，腹部肌肉的训练要针对相应的解剖结构。在选择训练项目时，需要意识到骨盆和胸部之间腹肌的伸展。因此，如 Klein-Vogelbach（1991）提出的，功能性腹肌训练计划，胸部和骨盆之间的等长运动是最佳的，如"蛙"式训练（图 7.54）。这样的运动对腿和手臂的训练也是有效的，因为四肢可作为杠杆臂将力作用于骨盆和胸腔，从而增加了力的消耗。

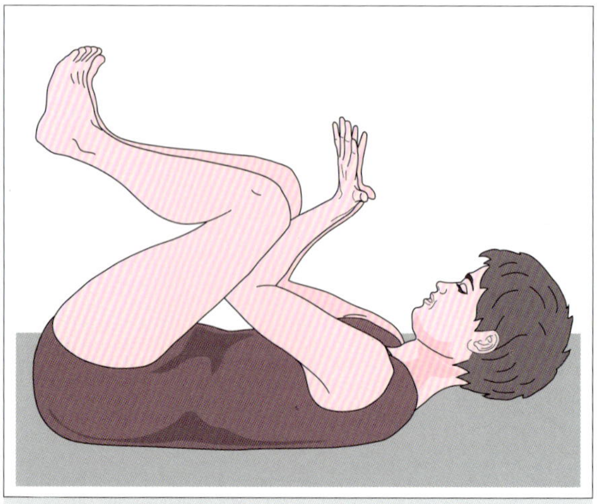

图 7.54 功能性腹肌训练："蛙"式训练

姿势不良导致的肌张力改变（图 7.55）

了解肌肉的运动轨迹，练习者可以推断哪些肌肉缩短了，而哪些则由于错误的姿势被拉伸了。例如，骨盆上方胸廓向侧方的横向移动，称为向右侧移，对下列腹肌的影响如下：

- 使左侧腹外斜肌和右侧腹内斜肌斜肌收缩。
- 右侧腹外斜肌、左侧腹内斜肌、两侧的腰方肌和腹直肌处于持续紧张的状态。

背部的浅层肌肉

背阔肌（图 7.56）

- 分别按照各区域起点的位置为这四个部分命名：肩胛骨下角的肩胛骨部分，从下六个胸椎和所有腰椎的棘突到胸腰筋膜的椎骨部，下三对肋骨的肋骨部分，以及髂嵴后部的髂骨部分。
- 形成腋后皱襞并在止于肱骨前旋转180°，所以髂骨部分止于肱骨小结节嵴前上方的最远端。

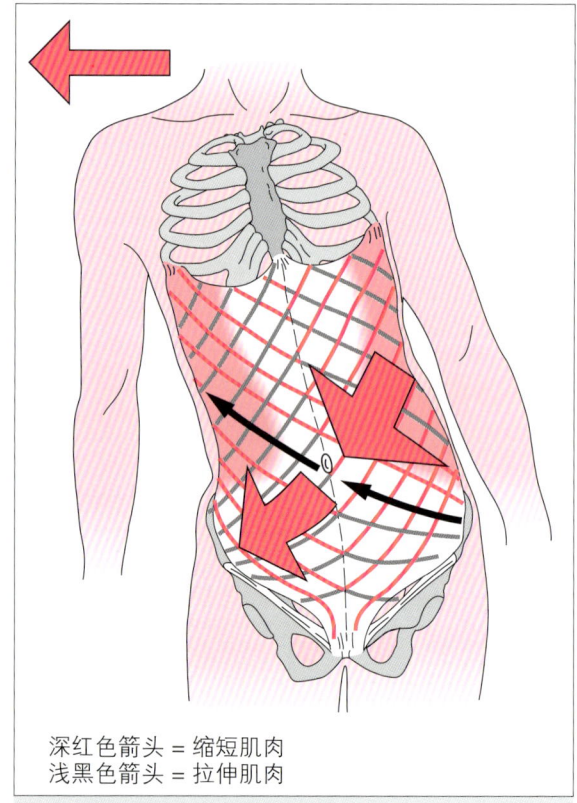

深红色箭头 = 缩短肌肉
浅黑色箭头 = 拉伸肌肉

图 7.55 不良姿势导致的肌张力变化

功能：
- 使上肢内收，伸展和内旋。
- 以肱骨为固定端，肌肉的肩胛骨部分可引起肩胛骨外旋，肋部有助于吸气。
- 咳嗽时，肋骨固定，形成膈的固定端。
  神经支配：胸背神经。

后锯肌（图 7.56）
- 该肌肉穿过胸腰段筋膜移行为第十二胸椎和上三个腰椎棘突的腱膜。
- 止于下方四根肋骨的下缘。

功能：
- 向下牵拉肋骨。
- 通过固定肋骨，为膈提供固定端。
  神经支配：第九至第十二肋间神经。

原生背肌

称为"原生"，是由于这些"真正的"或者"固有的"背肌与胚胎发育有关，其在肌肉发育的初期就占据了这些位置。

原生背肌由不同长度的肌纤维束组成：短的肌纤维只连接一或两个运动部分，而最长的肌纤维则可连接 10 个。但是，没有从骨盆连接到枕骨的。这些肌肉受到脊神经后支的支配。

1. 外侧肌束

a）竖脊肌群：

腰髂肋肌（图 7.57）
- 连接髂嵴后部和骶骨与第六至第九肋骨。
- 位于最外侧。

胸最长肌（图 7.57）
- 其多样化的肌纤维束从骶骨、髂后上棘、下 6~7 个胸椎棘突，以及第一腰椎和第二腰椎的椎体，延伸到所有腰椎和胸椎的横突以及至第二到第十二肋的肋角。

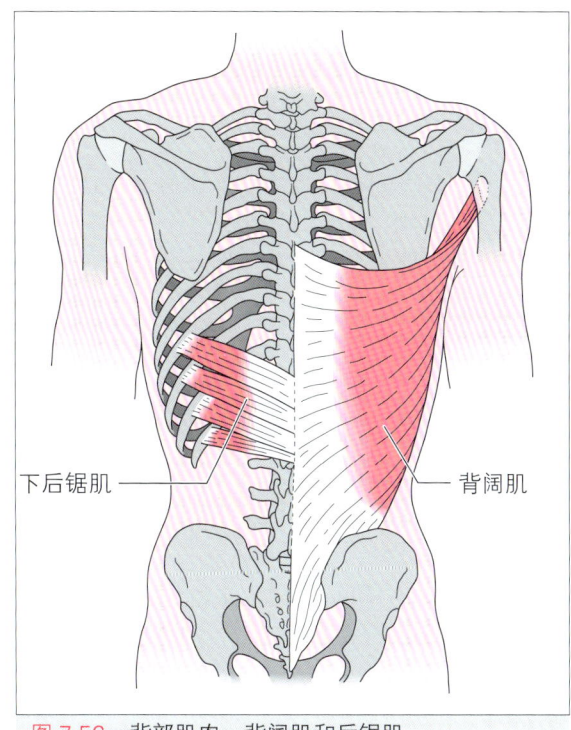

图 7.56 背部肌肉：背阔肌和后锯肌

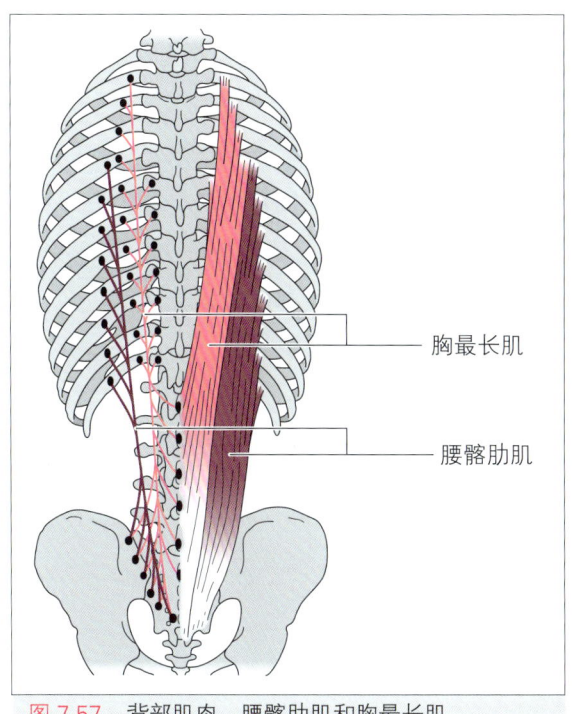

图 7.57 背部肌肉：腰髂肋肌和胸最长肌

- 形成竖脊肌最长的部分。
- 在两侧髂骨间有较强的腱膜，是腰椎筋膜的重要组成部分。

神经支配：同一节段水平的脊神经的外侧支。

b）交叉肌群：

腰外侧横突间肌（图 7.58）

- 走行于肋突间。

神经支配：同一节段水平的腰丛前支的分支。

腰内侧横突间肌（图 7.58）

- 连接乳突。

神经支配：同一节段水平的脊髓神经的内侧支。

2. 内侧肌束

a）脊柱肌群：

腰棘间肌（图 7.58）

- 连接相邻的棘突，直到骶骨。

神经支配：同一节段水平的脊神经内侧支。

b）横突棘肌群：

多裂肌（图 7.59）

- 向侧方延伸到棘间肌。
- 从骶骨和腰椎乳突开始由外下方向内上方延伸到棘突，期间跨越3~4个节段。
- 部分纤维融入竖脊肌腱膜。
- 在骶骨区域，与骶髂后韧带有联系。
- 对于腰椎节段稳定性具有关键作用。

神经支配：相同节段水平的脊神经的后支。

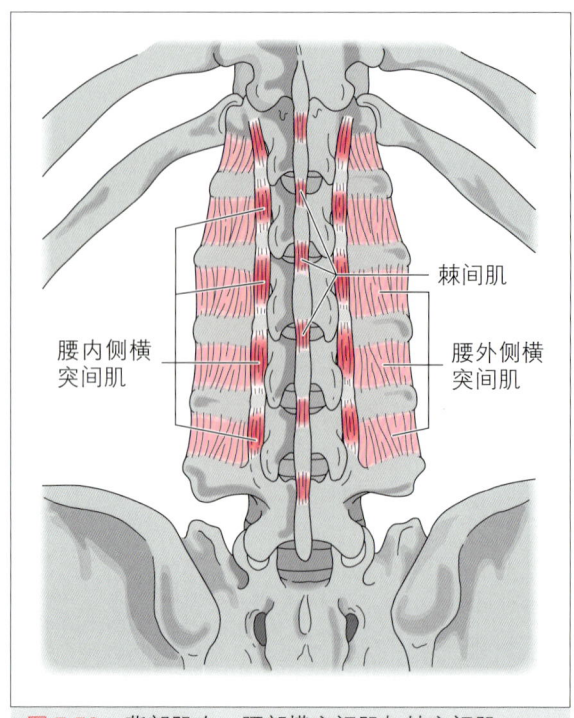

图 7.58 背部肌肉：腰部横突间肌与棘突间肌

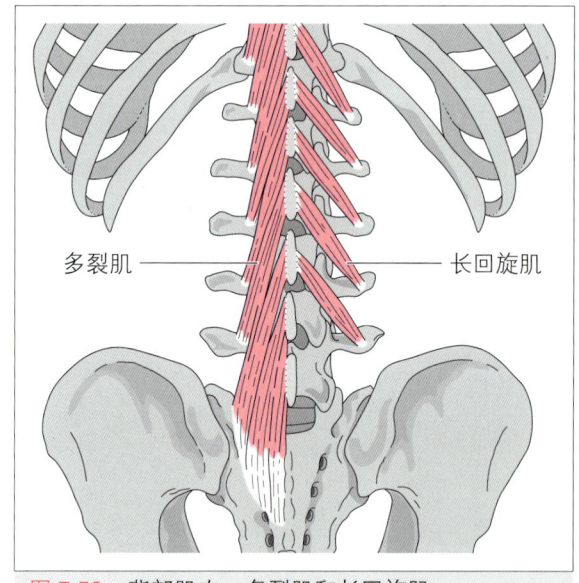

图 7.59 背部肌肉：多裂肌和长回旋肌

长回旋肌（图 7.59）

- 这些肌肉在椎弓上从肋突延伸到棘突的基底部，经过两个运动节段。
- 长回旋肌并不总是在腰椎出现。

　　神经支配：相同节段水平的脊神经后支。

> **病理改变**
>
> 　　在半椎板（半椎体）切除术中，相应运动节段的长回旋肌附着点被破坏。

背部肌肉的功能

伸　展

　　由于该肌肉群位于运动轴的后面，因此都可以引起伸展。在这方面，骶群肌肉是最强的。这些肌肉可以使伸展运动的终末阶段保持稳定，即将椎骨伸展形成的弧形保持在适当的位置。

　　站立位前屈起身时，腘绳肌和臀肌通过伸展骨盆参与其中。通过该点之后，背部肌肉才会变得活跃。

侧　屈

　　通过单侧收缩，竖脊肌群的所有部分都参与这一运动。在竖脊肌中，由于髂肋肌止于肋骨的最外侧从而产生最大的力。位于内侧的肌肉，如棘肌和棘突间肌，只有少量的参与。

旋　转

　　所有斜向走行的肌纤维束，特别是棘横肌群，均具有旋转功能。

　　棘横肌群是脊椎支持系统的重要组成部分。由于肌纤维长度不一，部分水平，部分倾斜，不仅可以稳定节段、强化小关节，而且可以实现任意方向的运动。

　　短肌群的另一个重要功能是参与脊柱的本体感觉形成。这些肌肉可以为脊柱位置的控制和脊柱的协调运动提供反馈。

> **实践要点**
>
> 　　与肌肉有关的关节紊乱的比例是非常高的，表明有效的肌肉系统对关节平衡十分重要。
>
> 　　治疗的首要目标是使关节恢复协调的运动，其次是加强本体感觉的康复。例如，可以利用针对棘横肌群的稳定和旋转刺激的特殊分节训练来实现这些目标。

7.8 躯干的筋膜

胸腰筋膜

是一类位于后背部深层肌肉的支持带，分为深、浅两层。

- 筋膜浅层向中间延伸至胸椎、腰椎和骶椎的棘突以及髂嵴外侧面。该部分筋膜强韧，是背阔肌和下后锯肌的起点。
- 筋膜深层将后肋、肋缘和髂嵴彼此相互连接，并分隔腰方肌和竖脊肌。该部分筋膜作为同区域背肌、腹内斜肌和腹横肌的起点。
- 在骨盆区域，骶髂后韧带于筋膜处形成加强带，一直延续至骶结节韧带和腘绳肌。

腹部筋膜

- 腹部筋膜浅层表浅地覆盖于腹前壁，并向上外侧连接腋筋膜。
- 腹横筋膜是腹内侧筋膜。走行于腹直肌后壁，在腰方肌上方延伸，以薄层的形成覆盖于膈的腹面。在髂嵴区域，与包绕在髂腰肌周围的髂筋膜相连。

7.9 马尾（图 7.60）

- 脊髓末端，也就是脊髓圆锥，位于第二腰椎水平。在该水平以下的椎管内，有硬膜囊、神经根和包含血管丛和脂肪组织的硬膜外组织。图 7.60 显示神经根，在这里被称为马尾神经和终丝，被硬膜囊包绕。
- 硬脊膜形成硬膜囊，延伸至第二骶椎，并形成扇形终丝的硬膜部分与骶骨骨膜相连。

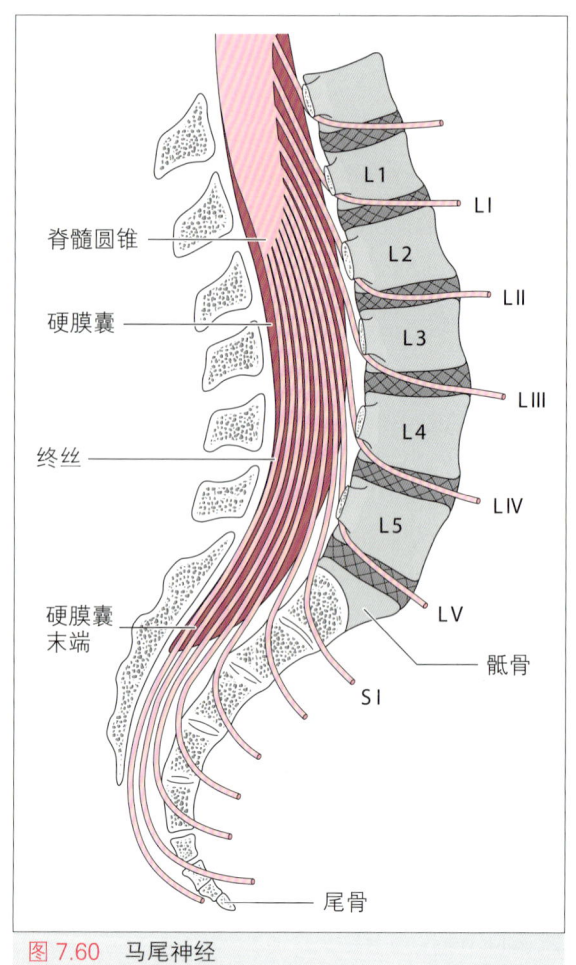

图 7.60 马尾神经

神经根走行

- 在神经根出口区域，硬膜囊内形成的突起被称为根袖。感觉神经根（后根）和少量运动神经根（前根）走行于其内。每条神经根都被脊髓蛛网膜、软脊膜和硬脊膜包围。根袖松散地固定在两个地方：在硬膜裂孔（硬膜囊的出口处）和椎间孔的外侧边界处。
- 神经根在椎管内以不同的角度急剧向下延伸。在上腰椎，神经根在硬膜囊处形成约80°的角，几乎水平穿过椎间孔，并在椎管内走行一小段。下腰椎神经根以10°~20°的锐角离开硬膜囊，并在侧隐窝内走行一段较长的距离（图7.61）。
- 神经根通过椎间孔成对离开椎管。
- 在骶区，神经根通过骶前孔离开椎管。

> **实践要点**
>
> 牵引时椎管会伸展。然而，因为神经根在硬膜囊中具有一定的冗余长度，当它在硬膜囊中滑动时，本身不会受硬膜袖张力增加的影响。由于硬膜张力的改变，患者有时会出现头痛，因为硬脊膜在枕骨大孔处与硬脑膜相融合。

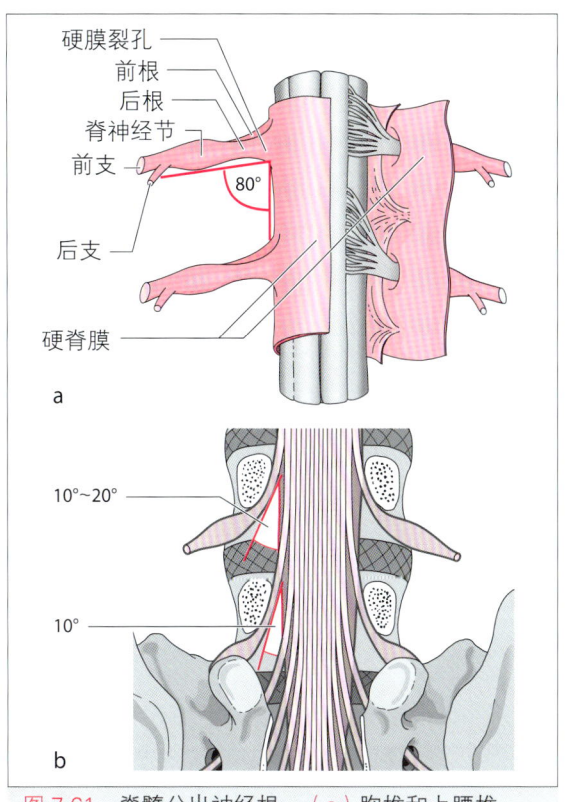

图7.61 脊髓分出神经根。（a）胸椎和上腰椎；（b）下腰椎

神经根及其与椎间盘的关系（图 7.62）

L5 神经根起于上一个椎间盘侧隐窝（L4-L5）的硬膜裂孔，然后从 L5 椎体下外侧进入椎间孔。弯曲的位置正对 L5-S1 椎间盘上方。这意味着其非常靠近两个椎间盘。

一旦 L5-S1 椎间盘脱出，根据脱出的方向，L5 和 S1 神经根都会受影响。

> **病理改变**
>
> 在一些罕见的中央型腰椎间盘脱出病例中，通常是 L3-L4 或 L4-L5 水平，马尾会受压，而此时腰椎管内所有的神经根都会被挤压在一起。
>
> 症状：膀胱和肠道括约肌功能障碍，鞍区麻木，跟腱反射消失。因为几个小时内即可发生不可逆的损伤，所以必须立即进行手术。

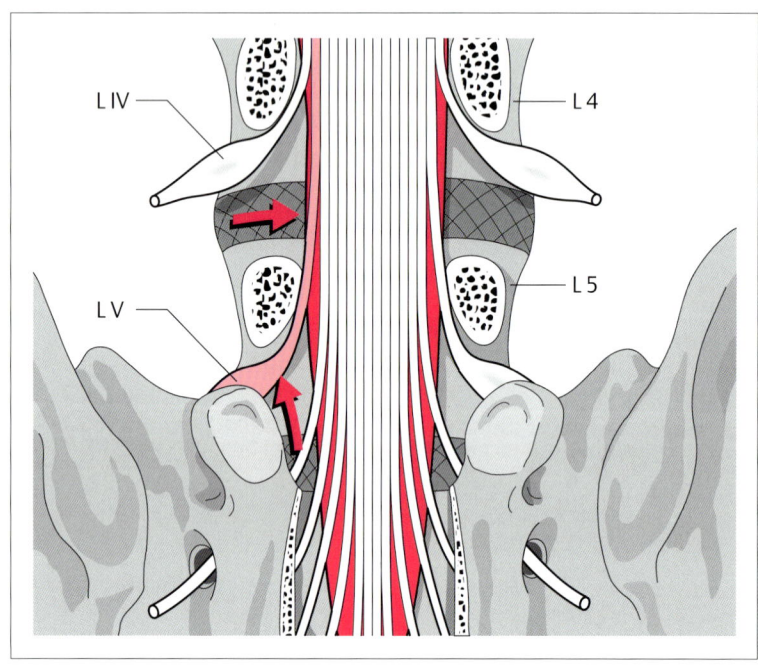

图 7.62 下腰段神经根的走行

7.10 腰丛（图 7.63）

- 由L1-L5脊神经前支构成，或许有来自T12的小分支。
- 前支相互交织，之后才发出肌支。
- 腰丛走行于肋缘前方的腰大肌纤维之间。
- L1前支与第12肋间神经、L2前支相吻合，在远端分为髂腹下神经（T12-L1）和髂腹股沟神经（L1-L2）。
- 生殖股神经来源于L1和L2分支的吻合。
- 股外侧皮神经来源于L2-L3的吻合。
- 股神经和闭孔神经来源于L2-L4的吻合。

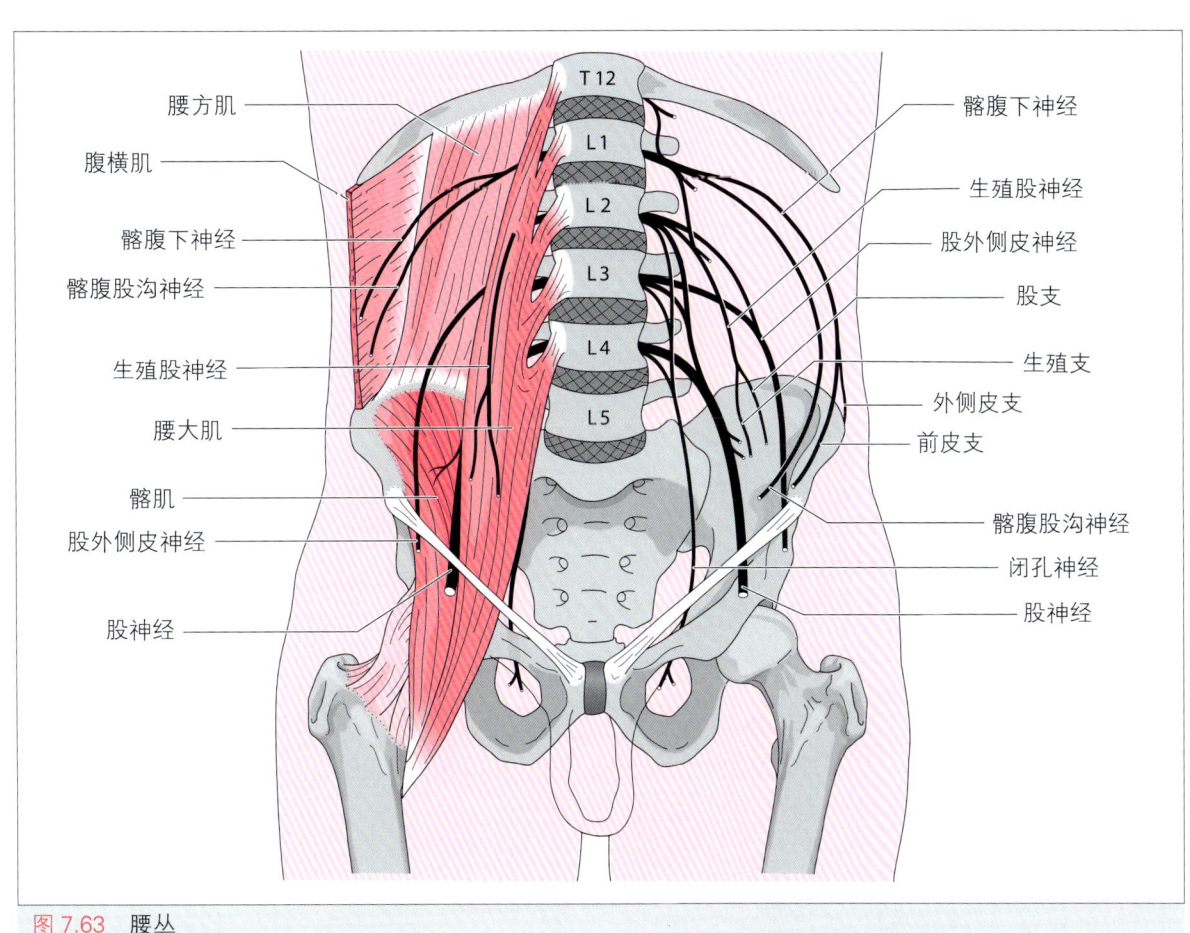

图 7.63　腰丛

神经走行

髂腹下神经——T12-L1（图 7.64）

- 在 L1-L2 水平穿过腰大肌。
- 穿过腰方肌，走行于肾后面的脂肪组织内。
- 随后穿过腹横肌。
- 在腹横肌和腹内斜肌之间沿髂嵴走行。
- 发出两条运动支，支配腹横肌和腹内斜肌；一条感觉支，即外侧皮支，支配髂前上棘下方卵圆形区域的皮肤。
- 前皮支穿过位于髂前上棘前面的腹外斜肌腱膜，分布于耻骨联合上方区域的皮肤。

髂腹股沟神经——L1（图 7.64）

- 与髂腹下神经同样起自L1，两者并行，髂腹股沟神经的位置更深。
- 支配腹横肌和腹内斜肌。
- 在髂前上棘附近，穿过腹外斜肌的腱膜，向内走行于腹股沟管内，发出前侧感觉皮支，支配耻骨联合区域、阴囊或大阴唇以及大腿内侧一小部分区域的皮肤。

> **病理改变**
>
> 如果有肾疾病，髂腹下神经和腹股沟神经分布区域常出现疼痛和感觉异常。

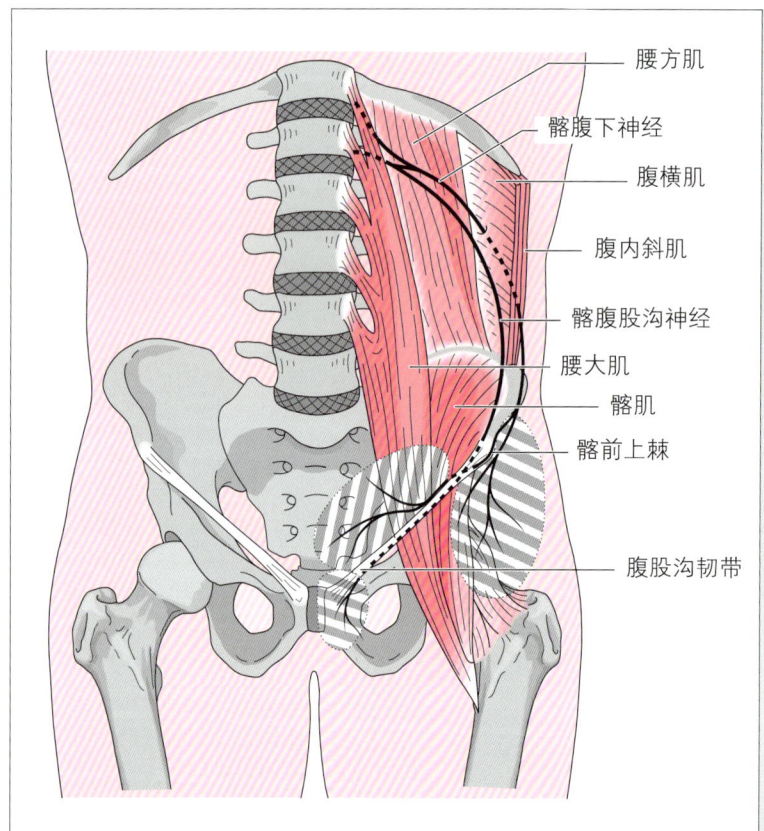

图 7.64 髂腹下神经和髂腹股沟神经的走行。阴影区 = 神经支配的皮肤区域

生殖股神经——L1-L2（图 7.65）

- 向下穿行于腰大肌前方的筋膜。
- 在腹股沟韧带下方穿过血管间隙。
- 然后分出支配腹股沟区的股支（感觉支），以及向内侧支配提睾肌和生殖器（阴囊或阴唇）区域皮肤的生殖支（混合支）。

股外侧皮神经——L2-L3（图 7.65）

- 是纯感觉神经。
- 穿过腰大肌，走行于腰方肌前方，远端走行至髂嵴。
- 在此从髂肌前方延伸至髂前上棘。
- 然后在腹股沟韧带下方走行至大腿前侧，有 75°~90° 的转角。
- 在大腿处分出几条分支，支配从大腿前外侧至膝关节水平的皮肤。
- 在髋关节伸展时被拉紧，屈曲时放松。

> **病理改变**
>
> 大腿前部的麻木、刺痛、灼痛感提示卡压综合征，该症状可因腰带或牛仔裤过紧而触发。
>
> 下腹部明显肥胖（"壶形腹"）也会压迫神经。

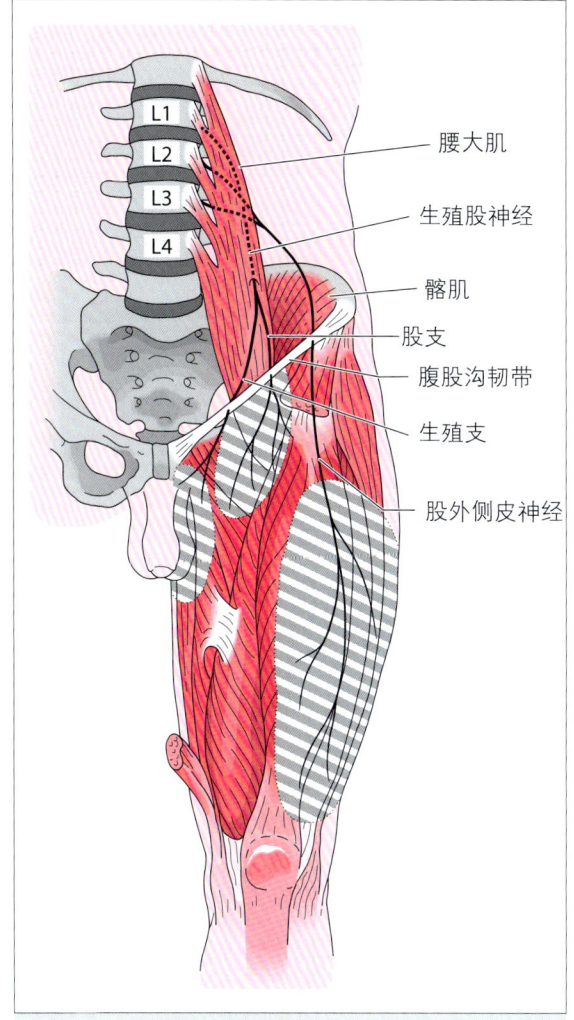

图 7.65 生殖股神经和股外侧皮神经的走行。阴影区 = 神经支配的皮肤区域

股神经——L1-L4（图 7.66）

- 从腰大肌外侧的后方向下走行。
- 为腰大肌和髂肌间的腰大肌筋膜覆盖
- 在腹股沟韧带近端发出肌支，支配髂腰肌；另一条肌支经过股动脉下方到达耻骨肌。
- 股神经沿髂腰肌穿过肌肉间隙。
- 在腹股沟韧带下方分出一条外侧支、一条内侧支以及一组深部终末支，每支都含有运动纤维和感觉纤维。
- 运动支走行于缝匠肌外侧。前皮支穿过缝匠肌，走行至大隐静脉。
- 发出分支行至耻骨肌和长收肌，感觉支行至大腿内侧皮肤。深部支由许多不同长度的运动支构成，支配股四头肌。另外，隐神经属于深部支。

隐神经（图 7.66）

- 是最长的股神经分支。
- 和股动脉一起穿过收肌管，然后沿缝匠肌后缘走行。
- 在股骨内侧髁近端发出髌下支，支配膝关节以及膝内侧至胫骨粗隆下方皮肤区域。
- 在小腿内侧面，前、后分支支配小腿内侧皮肤，并向下延伸至足内侧缘。

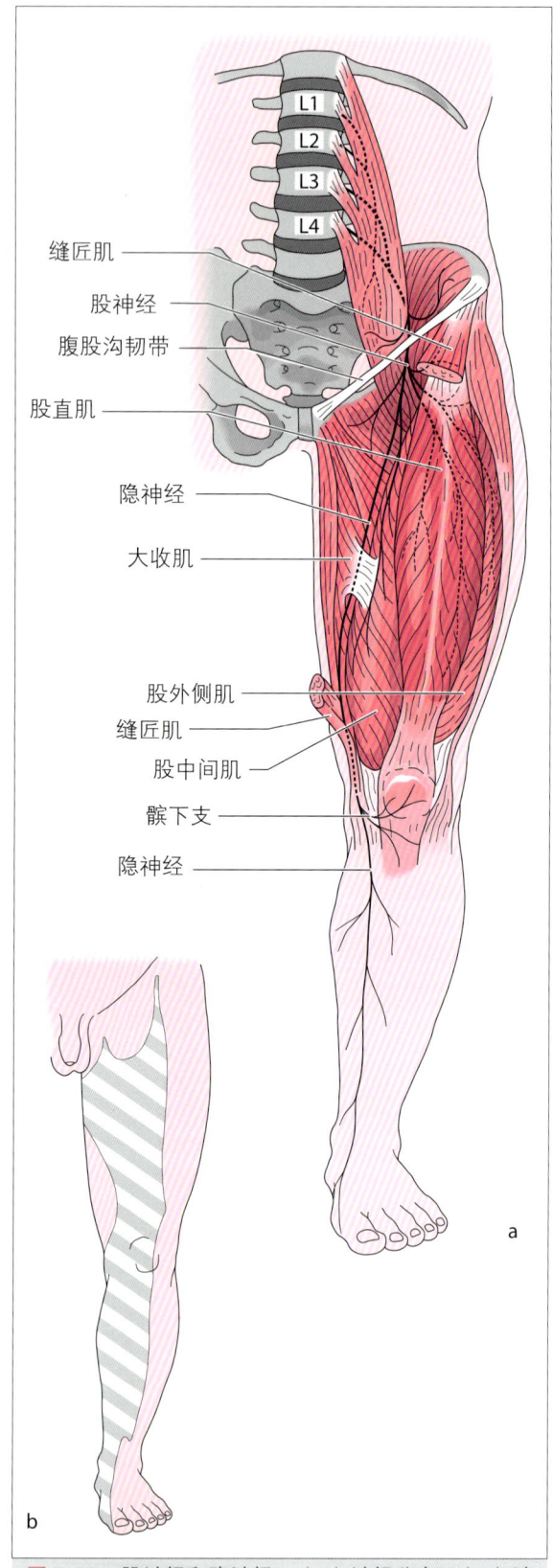

图 7.66 股神经和隐神经。（a）神经分布；（b）神经支配的皮肤区域

闭孔神经——L2–L4（图 7.67）

- 沿腰大肌内侧缘下行。
- 穿过骶髂关节进入真骨盆的闭膜管，神经、动脉和静脉均在管内走行。
- 在闭膜管内，闭孔神经分为前、后两支：
- 后支走行于短收肌和大收肌之间，并发出运动支支配闭孔外肌和大收肌。
- 前支走行于短收肌前方，支配耻骨肌、长收肌、短内收肌和股薄肌。终末端为支配大腿远端和内侧区域皮肤的感觉皮支。

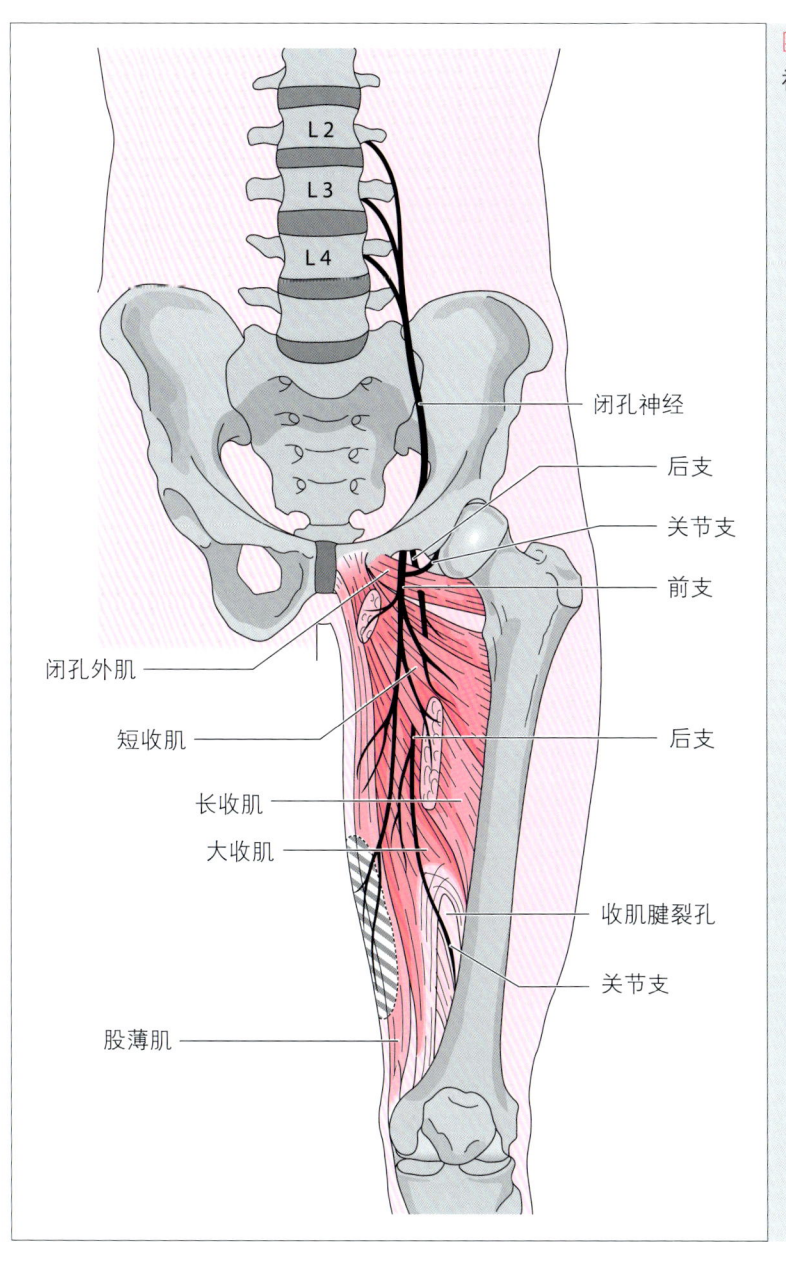

图 7.67 闭孔神经的走行。阴影区 = 神经支配的皮肤区域

第8章

骨盆和髋关节

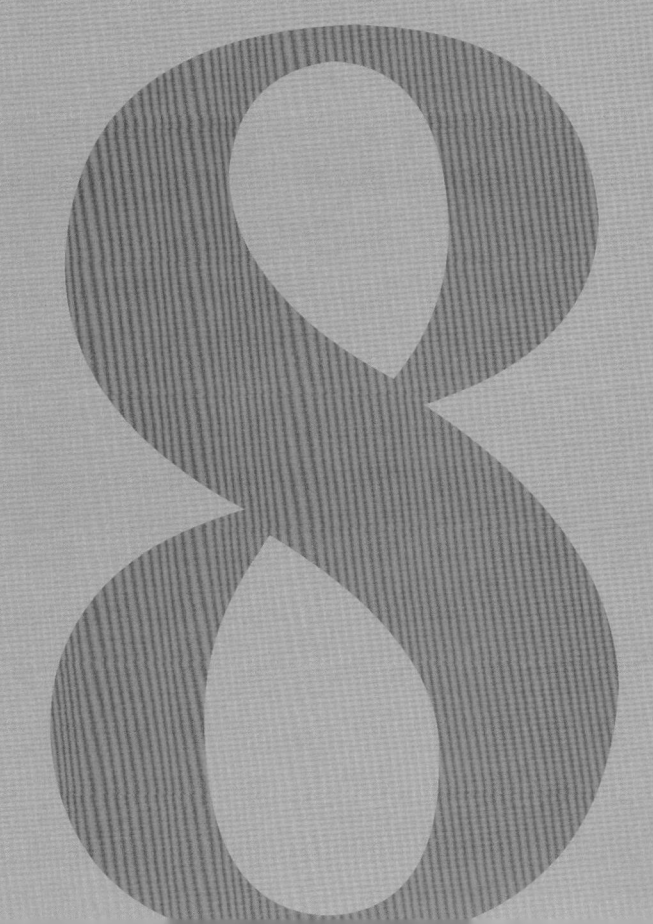

8 骨盆和髋关节

8.1 骨盆和髋关节体表标志触诊

8.1.1 骨盆后方的触诊

髂嵴（图 8.1）

为骨盆的上缘，可用示指桡侧或三个长指的指尖进行触诊。其后方向下弯曲，最终形成髂后上棘（PSIS）。

由外向内可触诊以下肌肉（图 8.2）：

腹外斜肌

可直接在髂嵴进行触诊。

腹内斜肌

该肌肉位于背阔肌外缘和腹外斜肌后缘之间的髂嵴后端，形成的三角形（背阔肌外缘、腹外斜肌后缘与髂嵴）称为下腰三角。

髂后上棘（图 8.3）

为髂嵴后方的终点，宽而粗糙。将拇指分别放在两侧髂后上棘尖的下方，以明确两侧的差异。

如果存在骶骨凹，髂后上棘通常位于凹陷的下方。若想快速找到髂后上棘，可将指尖置于髂嵴外侧并尽可能向外张开拇指，此时拇指周围的区域即为髂后上棘。

> **实践要点**
>
> 髂后上棘周围皮下脂肪与髂嵴内小的游移的增厚区域是纤维性的，皮下脂肪内的脂肪结节有时会有疼痛。

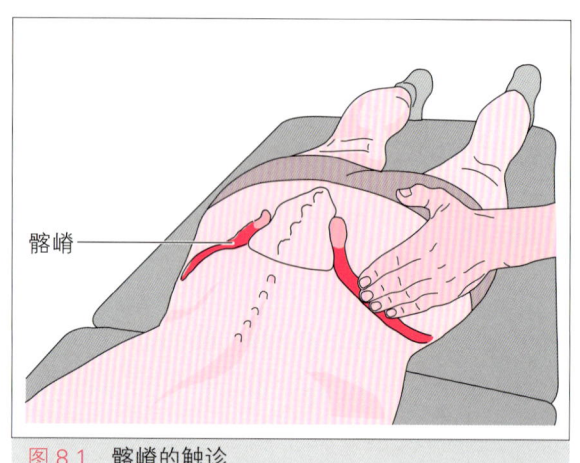

图 8.1 髂嵴的触诊

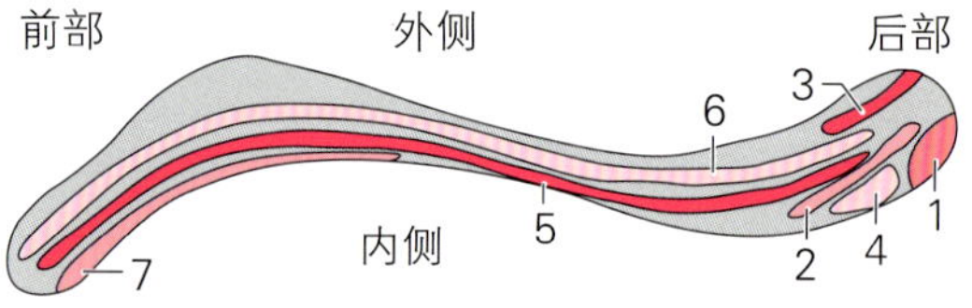

图 8.2 附着于髂嵴的肌肉的触诊

1= 竖脊肌
2= 腰方肌
3= 背阔肌
4= 髂腰韧带
5= 腹内斜肌
6= 腹外斜肌
7= 腹横肌

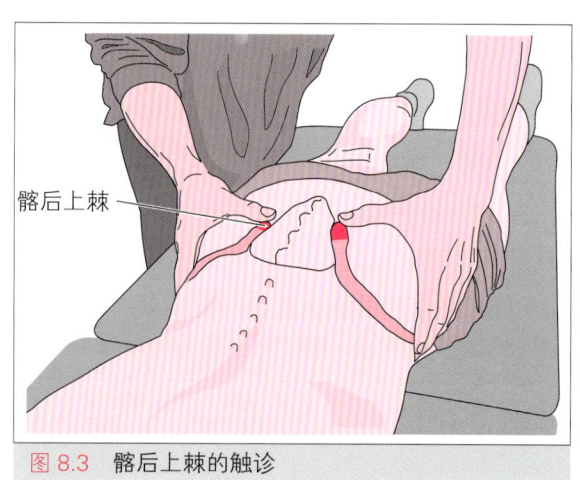

图 8.3 髂后上棘的触诊

骶骨沟（图 8.4）

位于 PSIS 的内上方。短的骨间骶髂韧带覆盖其上；骶髂关节（SIJ）位于其深部，不易触诊。

于垂直于纤维走行方向进行触诊可以判断该韧带的紧张程度。骶骨活动试验可用于检查检查者的手指是否真的处于骶骨沟内。手指置于骶骨沟处，指尖触及髂骨边缘，另一只手放在同侧髂前上棘（ASIS）处，向后有弹性地轻推髂骨使其移向骶骨——由此可判断指尖的位置（图 8.5）。

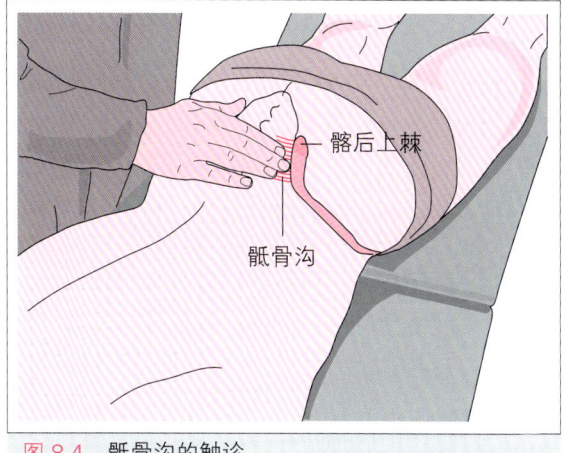

图 8.4 骶骨沟的触诊

实践要点

对比双侧骶骨沟的深度和韧带张力的差异，可以确定 SIJ 是否存在错位。同样，如果骶骨活动试验中髂骨并未移动，或者相反，移动过大，都意味着需要进一步检查以确认是否有功能障碍。

骶骨下角（图 8.6）

臀裂顶端水平，略微分开示指和中指，并将其置于臀裂侧面下方约 1.5 cm 处，一边一个手指。可于手指正下方的区域中找到骶骨下角，以此评估骶骨的角度与倾斜度。

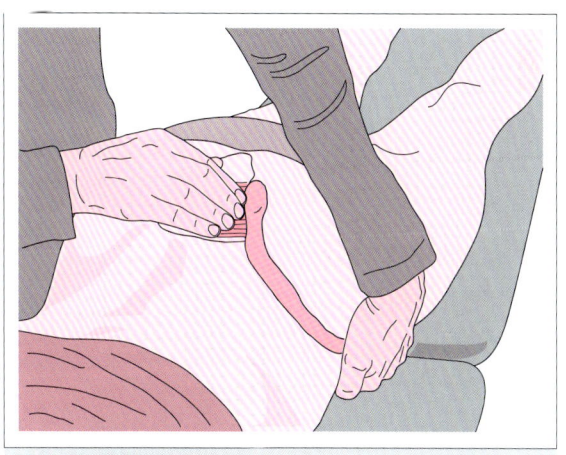

图 8.5 骶骨活动试验

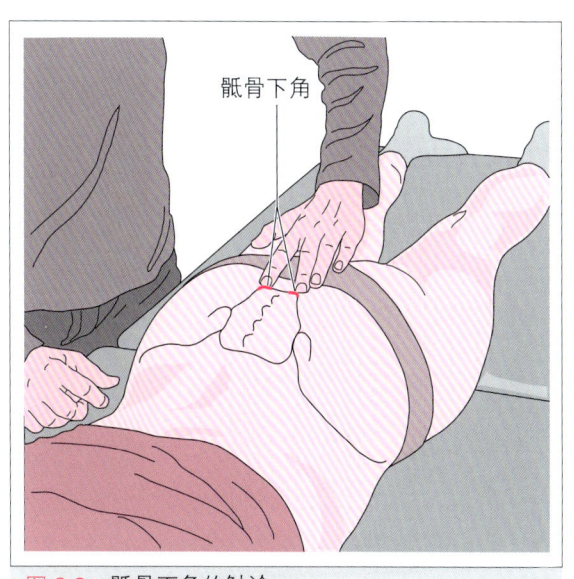

图 8.6 骶骨下角的触诊

尾骨（图 8.7）

沿臀裂将示指由上向下放置，触诊尾骨的弧度。必要时可能需要行直肠指诊。

> **实践要点**
>
> 可通过臀裂区域的触诊来检查脱肛导致的尾骨向前成角。直肠指诊可确诊。

坐骨结节

于臀肌内侧三分之一处，深触诊可扪及一宽大的隆起，即为坐骨结节。

骶结节韧带（图 8.8）

该韧带由坐骨结节向内上方走行，宽且坚韧。在复杂病例中，可双侧同时触诊，评估两侧韧带张力的差异，并诱发疼痛。在骶骨活动试验中，其张力明显升高。

▷ 详见章节 8.4.7：骶骨的运动。

腘绳肌群（图 8.9）

腘绳肌群的共同起点位于坐骨结节上方。股二头肌长头起始位置表浅，覆盖其他肌肉且走行于外侧。随后是半腱肌以及深层的半膜肌，两者均走行于内侧。抗阻屈膝时易触及。

臀大肌（图 8.10）

选取 PSIS 上方两指宽处的一点，与大转子连线，即可确定臀大肌上缘。像伸展臀部一样等长收缩该肌肉，由于可追踪到股骨的臀肌粗隆，即可确认其肌纤维向外斜行。

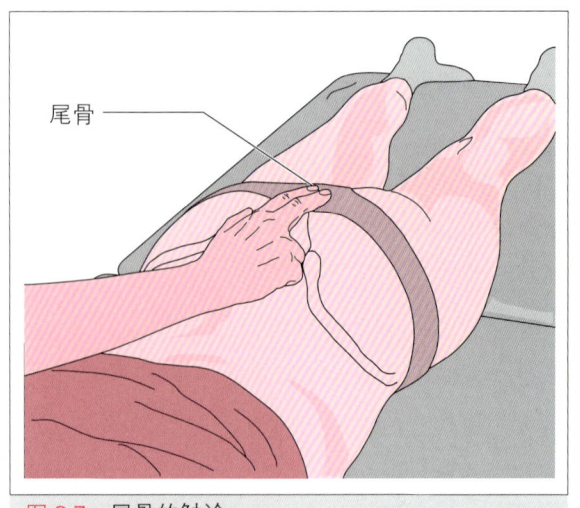

图 8.7　尾骨的触诊

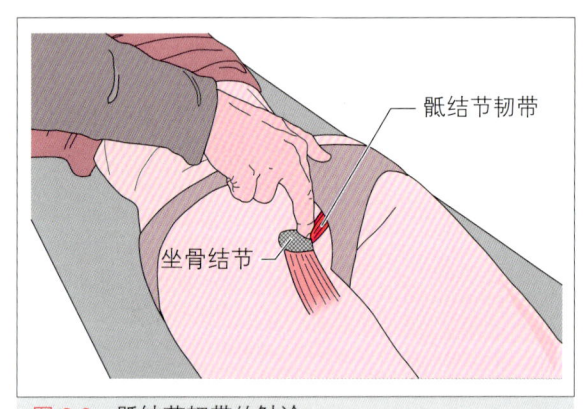

图 8.8　骶结节韧带的触诊

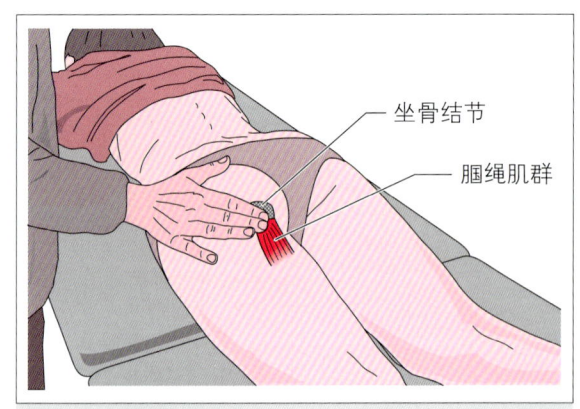

图 8.9　腘绳肌群的触诊

臀大肌下缘由斜后方穿过臀沟。臀沟并不是臀大肌的下缘，而是相当于一条从髂胫束到坐骨结节并固定于皮肤的强化纤维带。

梨状肌（图 8.11a）

可在两条线的辅助下予以定位：一条是从 ASIS 到骶骨下角，另一条是从 PSIS 到大转子上缘。两线交点处可触诊到一坚固的结构，肌肉—肌腱交界处即位于此。该肌肉约三分之一由肌腱构成，附着于大转子末端后内侧。

梨状肌上孔（图 8.11b）

连接 PSIS 和大转子末端，梨状肌上孔即位于该线中点和中内侧三分之一交点之间的上方。臀上神经和血管由此穿行。

梨状肌下孔（图 8.11b）

PSIS 和坐骨结节连线中点外下方可见梨状肌下孔。臀下静脉，阴部、臀下和坐骨神经穿行此孔。

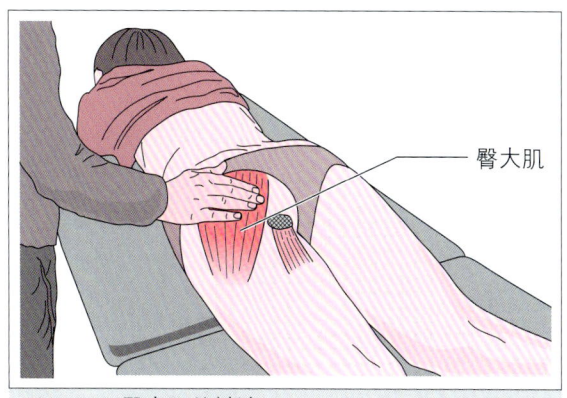

图 8.10 臀大肌的触诊

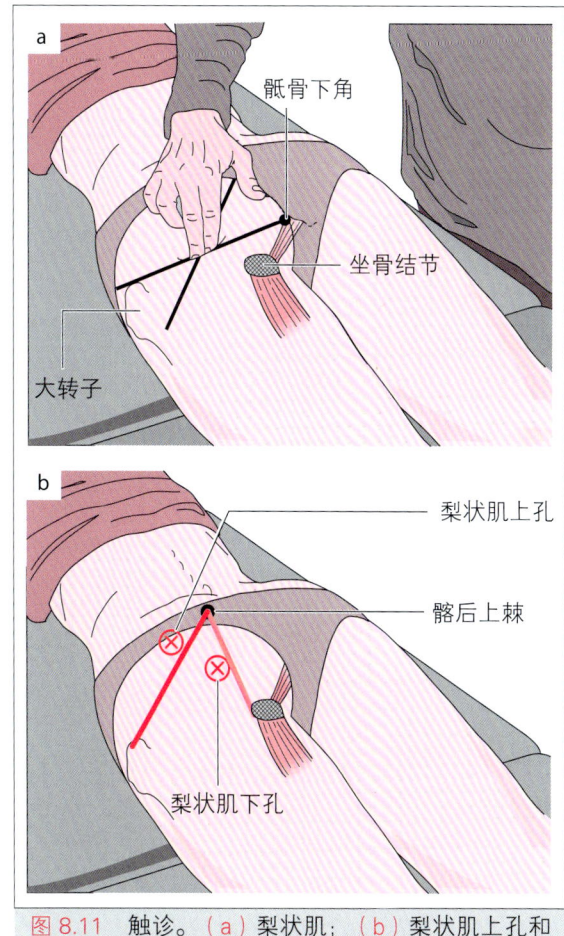

图 8.11 触诊。（a）梨状肌；（b）梨状肌上孔和梨状肌下孔

坐骨神经（图 8.12）

坐骨神经穿过闭孔内肌腱、上/下孖肌以及股方肌。

于坐骨结节和大转子连线的中点可以隐约触及一条与手指宽度相当的条索样结构，即为该神经。表面有臀大肌覆盖。

8.1.2 骨盆外侧触诊

大转子

检查者将拇指放在 ASIS 上，其余手指伸向后下方，感受大转子区域。为了达到检查的目的，需要让患者的腿部来回旋转，从而使大转子在触诊手指下来回滑动。

于大转子处可触及以下肌肉起止点。

臀中肌（图 8.13）

尤其是在髋关节等长收缩外展的情况下，可以很清楚地触及臀中肌后缘，并可追踪到其位于大转子的附着点。其附着点位于大转子顶端外侧 2~3 指宽的位置。

其前腹与阔筋膜张肌紧密接触。臀中肌向上展平，因此其后缘与 PSIS 和大转子顶端的连线相对应。

臀小肌（图 8.13）

起始于髂嵴后方约一掌宽的位置，在臀中肌下方，止于大转子顶端。

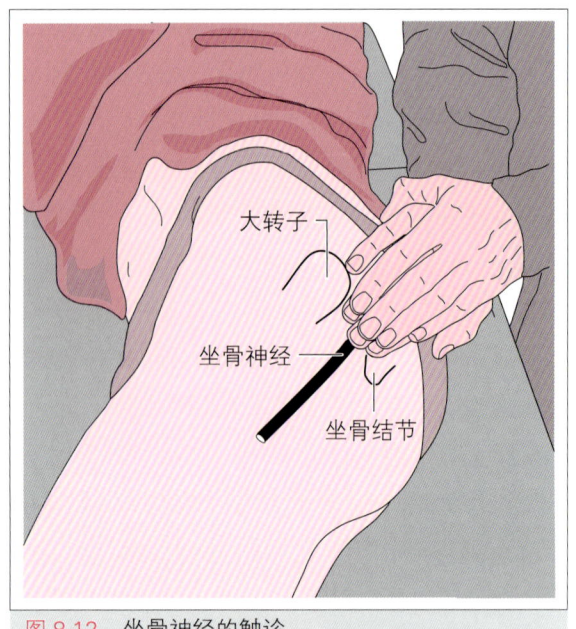

图 8.12 坐骨神经的触诊

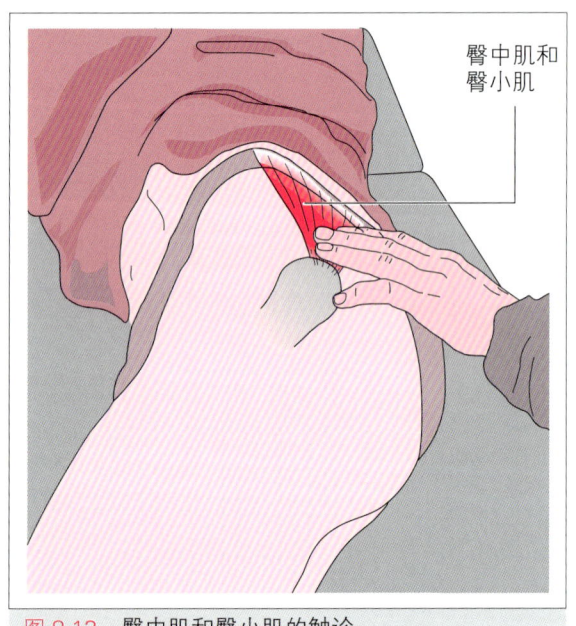

图 8.13 臀中肌和臀小肌的触诊

梨状肌（图 8.14）

在大转子顶端后部可触及梨状肌的止点。其肌腱非常坚韧,可以很轻松地显现肌纤维大致呈水平方向。

转子窝肌群（图 8.15）

位于梨状肌正后方,附着于股骨转子间。检查者将指尖置于大转子后缘,从大转子顶端开始由上至下横向触诊肌肉纤维。

以下肌肉不能单独识别,因为该群肌肉的止点紧密结合在一起并具有同样的功能：

- 闭孔内肌。
- 闭孔外肌。
- 上/下孖肌。
- 股方肌。

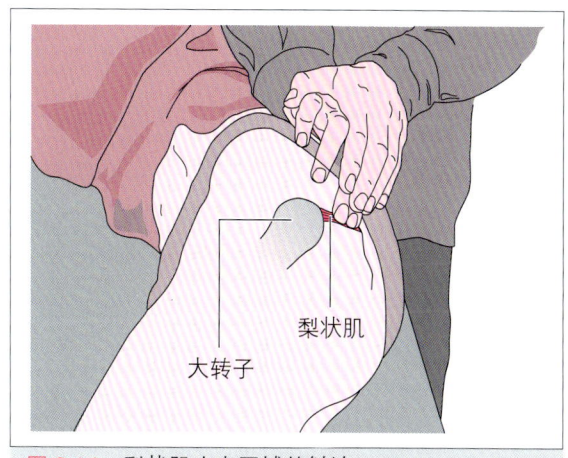

图 8.14　梨状肌止点区域的触诊

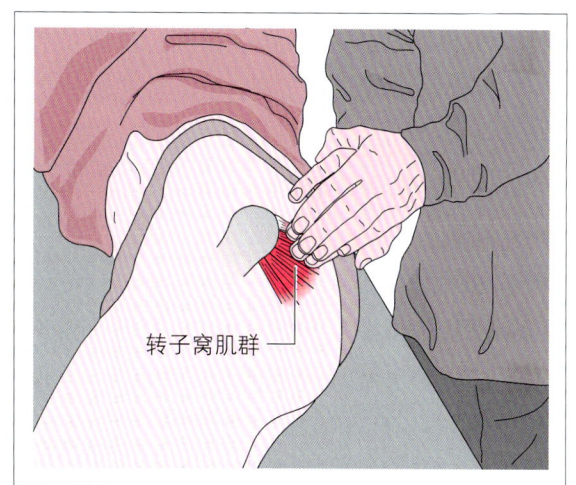

图 8.15　转子窝肌群的触诊

8.1.3 骨盆前方触诊

髂前上棘（图8.16a）

双手拇指在髂嵴前方尽量伸展，其余指尖置于髂嵴。此时，髂嵴上方的凸起即为髂前上棘。

从站姿开始测量腿的长度。将拇指置于髂前上棘，从下方开始测量不同水平高度的差异，此时注意须确保踝关节和膝关节处于同一水平。

> **实践要点**
>
> **骶髂关节功能障碍与腿长短的区别（图8.16b，c）**
>
> PSIS 和 ASIS 的高度差是区别骶髂关节功能障碍与腿长短的重要检查。应在站位下进行检查。
>
> 例如，如果左侧的 PSIS 和 ASIS 升高到相同的高度，主要原因是腿长；如果右侧的 PSIS 低于左侧而 ASIS 却高于左侧，则说明骶髂关节存在功能障碍。因此，在评价腿长短时，只考虑 ASIS 或髂嵴是不准确的。

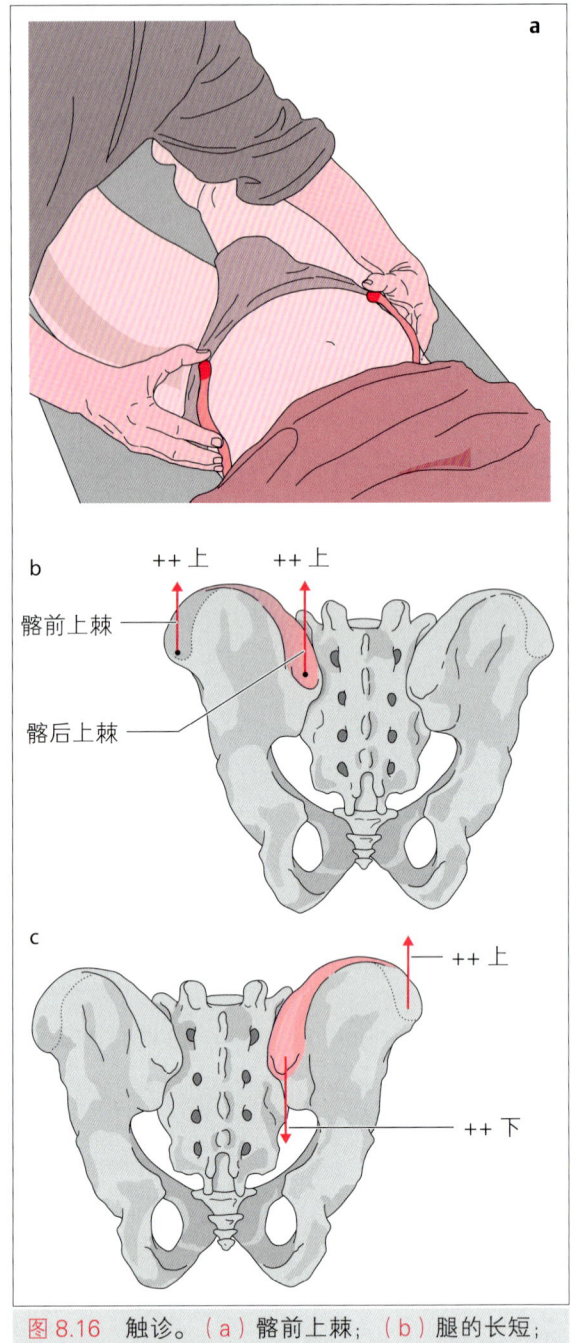

图8.16 触诊。（a）髂前上棘；（b）腿的长短；（c）骨盆扭转

起于 ASIS 的肌肉有：

缝匠肌（图 8.17）

位于髂前上棘内侧下方，即使放松状态下也可轻易扪及。必要时，肌肉紧张可使髋关节屈曲，利于触诊。

阔筋膜张肌（图 8.18）

位于髂前上棘外侧，比缝匠肌厚，在松弛状态下较易触及。髋关节抗阻外展时，该肌肉紧张，更易触及。

外侧股三角

阔筋膜张肌为外侧缘，缝匠肌为内侧缘，共同构成一个倒"V"形结构，即股外侧三角。股深动脉与股静脉穿行于此三角的深层，而股直肌亦可于此处触及。

腹股沟韧带（图 8.19）

腹股沟韧带由 ASIS 顶端内侧走行至耻骨联合。

应垂直于纤维走行方向进行触诊。该韧带摸起来并不是均匀的条索，而是由很多细小的结缔组织桥连接在一起形成的纤维结构。这些纤维组织来源于腹肌腱膜，与上方韧带和下方股部筋膜相互交织构成。

病理改变

腹型肥胖可对腹股沟韧带产生压力。走行于附近区域的神经可能会受影响。

▷ 详见章节 7.10：腰丛。

实践要点

由于靠近精索，在耻骨联合附近进行触诊时必须小心。

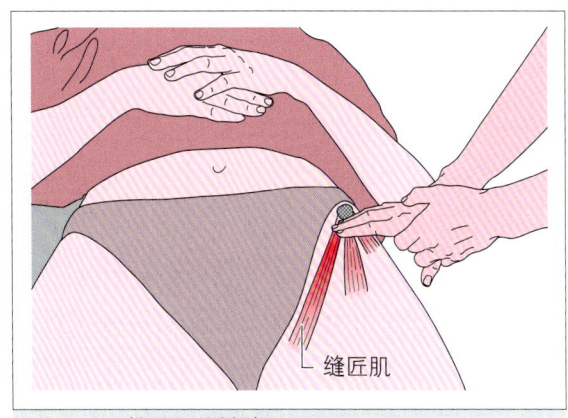

图 8.17　缝匠肌的触诊

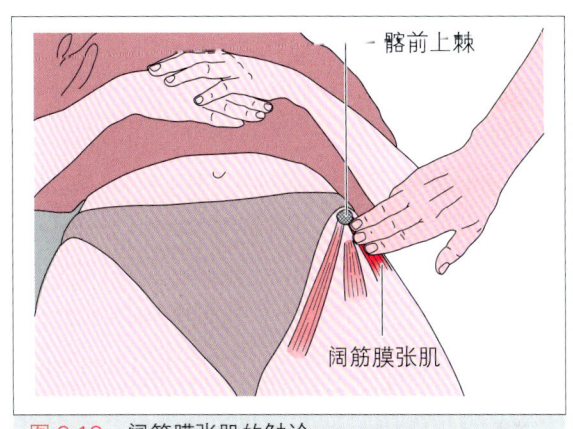

图 8.18　阔筋膜张肌的触诊

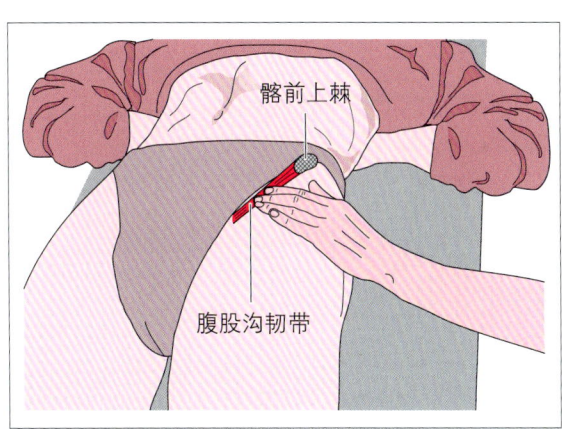

图 8.19　腹股沟韧带的触诊

耻骨联合（图 8.20）

从上方的耻骨联合上缘开始触诊。谨记以下内容：

- 高度差：将手指放在耻骨联合上方两侧，双侧耻骨结节应在相同高度。
- 对称性：将示指和中指分别放在耻骨左、右两侧的上方。嘱患者将左、右两条腿交替由臀部向下伸，这样就可以评价活动的对称性。单侧活动受限可使对称性消失。
- 腹直肌止点处的疼痛：垂直于肌肉纤维走行方向触诊，向腹股沟韧带方向触诊时（可能出现疼痛）。

以下肌肉离开耻骨后可触及：

长收肌（图 8.21）

患者屈髋屈膝，治疗师在膝关节处施加阻力。当患者腿内收时，可见该肌肉，并在大腿内侧区域扪及一圆形突出的条索，可追溯到耻骨上支。

股薄肌（图 8.22）

位于长收肌后下方，并且是唯一跨越膝关节的内收肌。因此，可通过抗阻屈膝与其他内收肌相区别。

短收肌（图 8.22）

位于股薄肌后下方。

大收肌（图 8.22）

由耻骨下支和坐骨结节发出时宽而平坦，不易触诊。有时可于腘绳肌后内侧扪及。

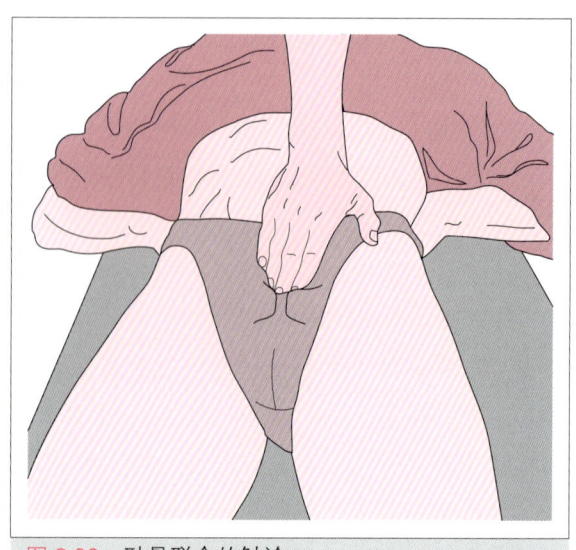

图 8.20　耻骨联合的触诊

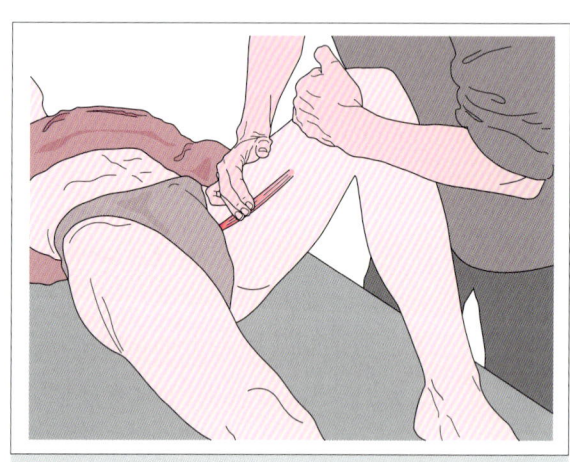

图 8.21　长收肌的触诊

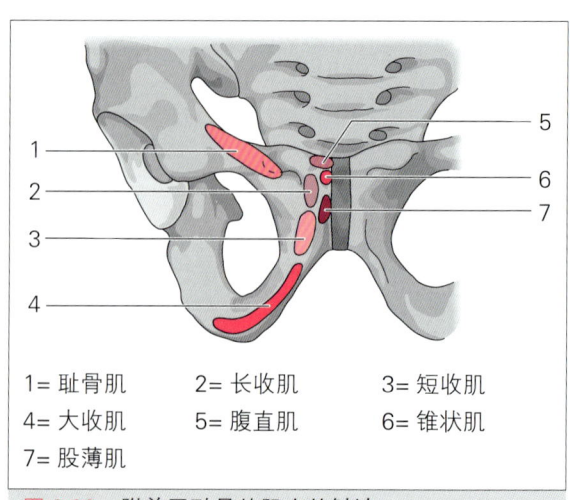

1= 耻骨肌　　2= 长收肌　　3= 短收肌
4= 大收肌　　5= 腹直肌　　6= 锥状肌
7= 股薄肌

图 8.22　附着于耻骨的肌肉的触诊

内侧股三角（图 8.23）

缝匠肌和长收肌构成内侧股三角。三角尖端指向下方，股动脉平分该三角。大隐静脉和淋巴结穿行其内浅层，深层为髂耻囊。

小转子（图 8.24）

为了触诊，膝关节必须明显屈曲外旋，并且充分绷紧。髂腰肌在小转子的附着点可用四指于腹股沟内侧下方一掌宽处沿股骨方向向深部触诊，此时感觉小转子就像一个因肌肉紧张而变得明显的突起。

在体形较大的个体中，这种触诊会非常痛苦，因此不易触及。此时，最好触诊腹股沟区域的肌肉。

股直肌（图 8.25）

将厚毛巾卷垫在膝关节下方使髋关节屈曲以放松大腿的筋膜，此时阔筋膜张肌与缝匠肌有助于定位。股直肌在这两块肌肉之间的深部，可于 ASIS 下方 2~3 指宽处扪及。膝关节伸展可使股直肌紧张，从而明确肌肉走行，因为髋关节的屈曲会使这一区域内所有的肌肉紧张起来，从而增加触诊的困难。

> **实践要点**
>
> 股外侧皮神经于缝匠肌与阔筋膜张肌共同构成的 V 形结构中穿行，为感觉神经。一旦触诊时强度过大，则可能造成从大腿外侧到膝关节的灼烧样疼痛。

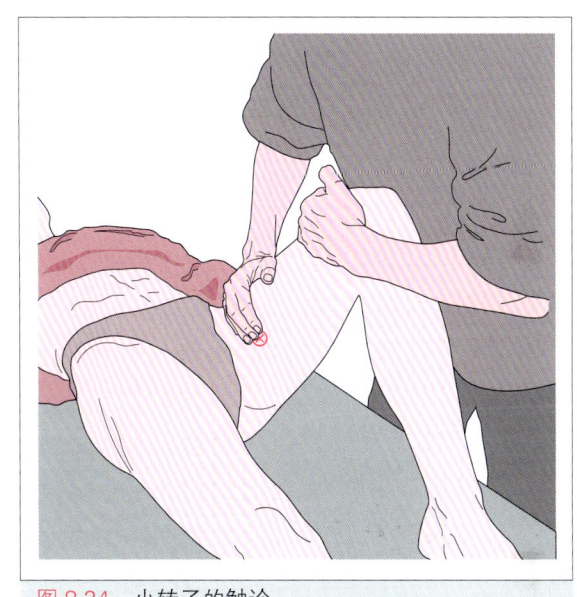

图 8.24　小转子的触诊

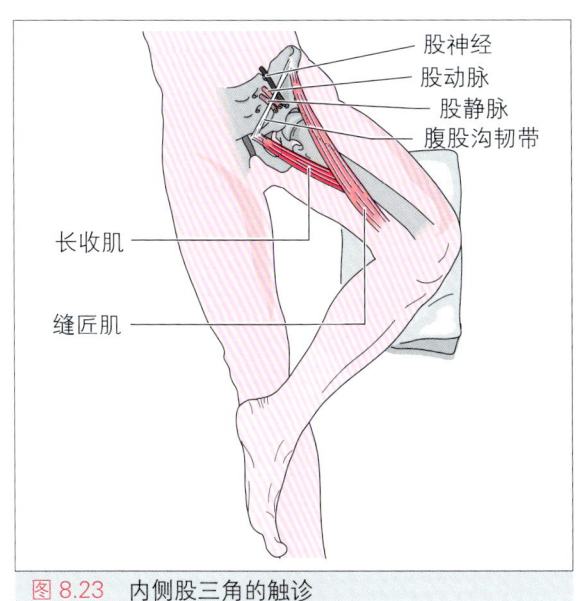

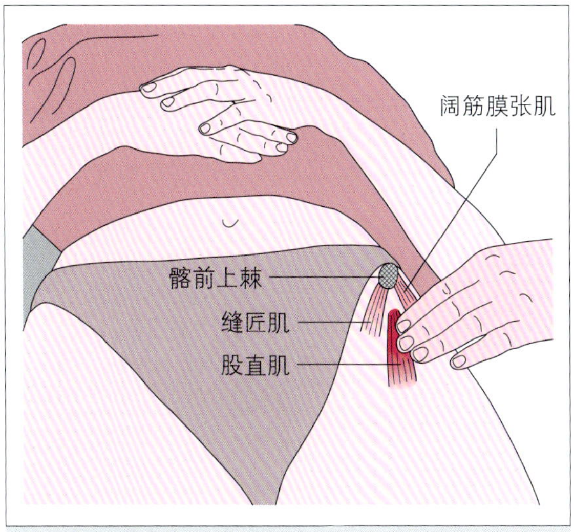

图 8.23　内侧股三角的触诊

图 8.25　股直肌的触诊

股动脉（图 8.26）

约在腹股沟韧带中点下方走行。将腿置于轻微外旋的体位可方便触诊。操作时需将中指与无名指向深部触诊。

耻骨肌（图 8.27）

位于股动脉内侧。其起止范围非常广，从耻骨肌线至耻骨联合。通过抗阻内收，可在腹股沟韧带后方的深部扪及。

髂腰肌（图 8.28）

走行于腹股沟外侧到股动脉的肌肉间隙中。抗阻屈曲髋关节，可在深部扪及。

▷ 详见章节 7.1：腰椎和腹部体表标志的触诊。

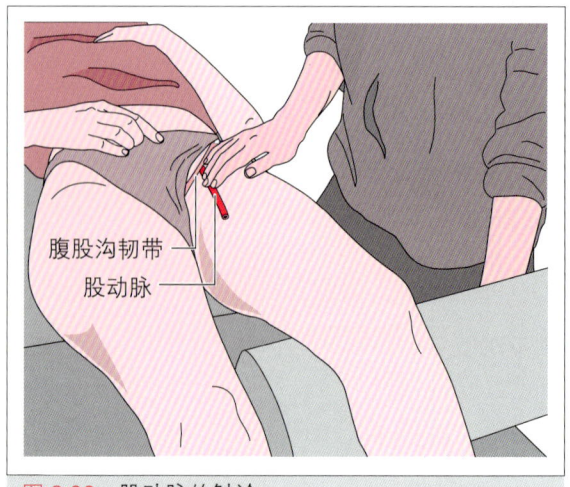

图 8.26 股动脉的触诊

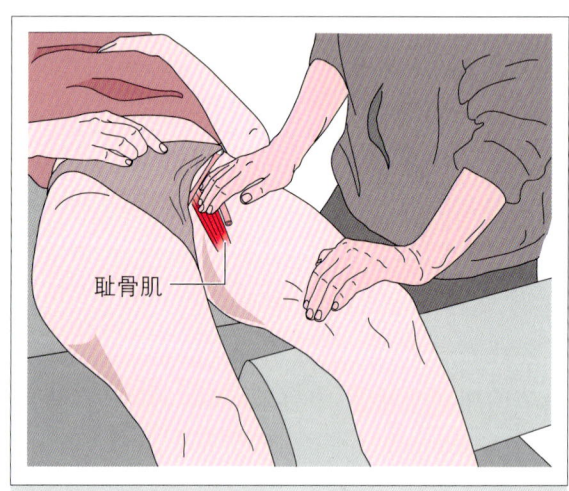

图 8.27 耻骨肌的触诊

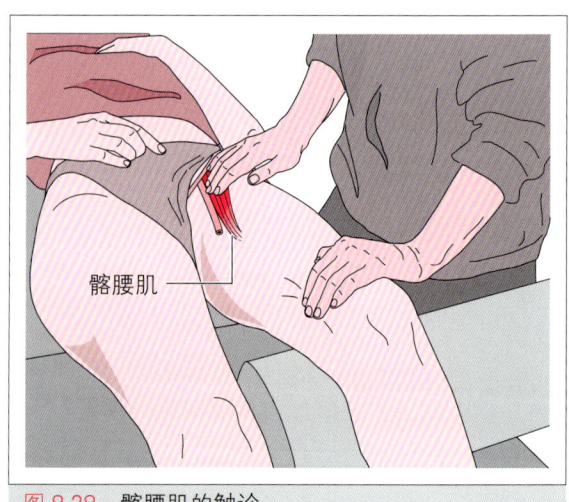

图 8.28 髂腰肌的触诊

股静脉（图 8.29）

位于股动脉内侧。

髋关节（图 8.29）

股骨头位于股动脉下方。因此，于此处触摸动脉搏动是一个很好的辅助定位手段。伸膝时更易定位股骨头，因为此动作会使股骨头转向前，碰到位于腹股沟的触诊手指。

淋巴结（图 8.29）

浅表淋巴结位于腹股沟中部的皮下脂肪组织内，摸起来就像是一些可以来回移动的细小的、无痛的不规则增厚。

病理改变

腹股沟区疼痛

许多潜在原因可导致腹股沟区疼痛：

淋巴结肿大可能意味着下肢或泌尿生殖系统炎症。

牵涉痛：泌尿生殖系统的器官（病变）经常引起腹股沟区疼痛。妇科的疼痛通常与月经周期有关，而其他器官（病变）则更易引起绞痛。

腹股沟疝和股疝都可能和腹股沟疼痛有关，发生于腹股沟韧带的上方或下方，可还纳，咳嗽时增大。

单条神经分支的压迫可能由血肿造成。腹型肥胖可能会损伤腹股沟韧带处的神经，疼痛也可发生在肾、腹股沟或髋关节等的手术后。

腰丛神经刺激也应被作为一个病因纳入考虑，T12-L1 支配此处皮节。

血管源性疼痛与压力相关（间歇性跛行）。

向耻骨结节放射的疼痛可能是由单腿直立，频繁的微创伤，腹部、骨盆或腿部肌肉失衡，以及身体静力学改变造成的。

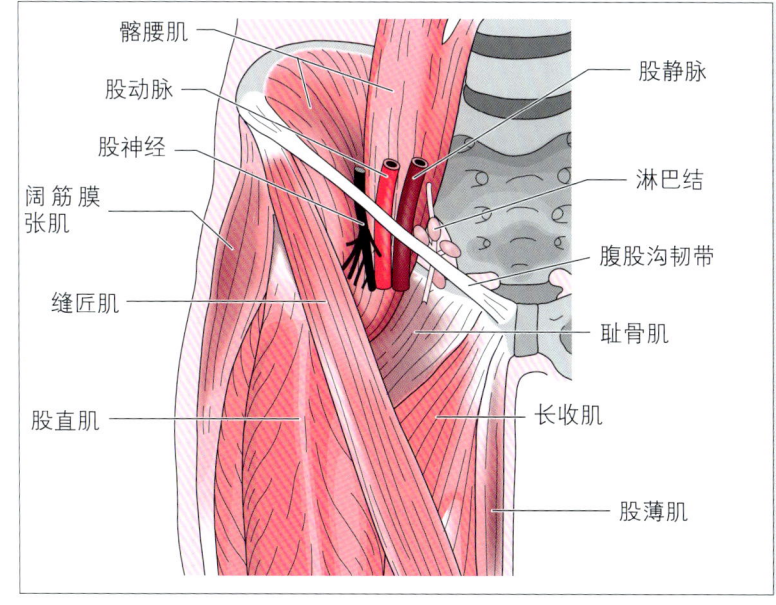

图 8.29 腹股沟区的触诊

8.2　X线影像和CT

8.2.1　骨盆下肢整体观（站立位前后位影像）（图8.30）

以下参考线有助于确定下肢长度和骨盆倾斜度的不同，参考线之间相互平行或呈水平。

- 股骨头线：两侧股骨头上缘连线。
- 髂嵴线：两侧髂嵴最高点连线，并通过第四腰椎椎体。
- 骶骨水平线：通过骶骨上缘的水平线。
- 中线：通过骶骨和耻骨联合的垂线。
- 耻骨联合：
  - 没有间断，没有骨棘。
  - 联合处宽度：正常可达6 mm。
  - 关节间隙：边缘光滑。
- 骶骨：4个骶孔的边缘平滑且两侧对称。
- 髂骨：两侧对称。
- 股骨：球状股骨头。
- 髋关节：关节间隙4~5 mm，关节表面平滑。
- 闭孔：两侧对称，轻微呈椭圆形。

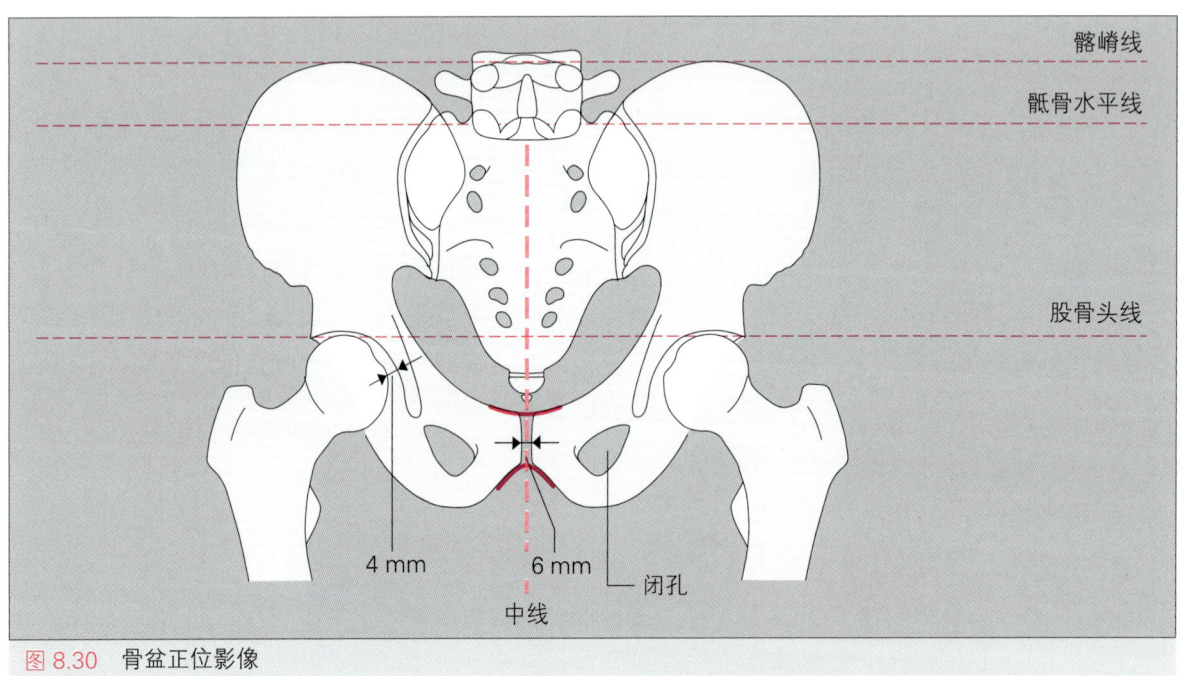

图 8.30　骨盆正位影像

骶髂关节

骶髂关节形状复杂，评估困难。前后位影像仅能显示一小部分图像。在侧位影像上可见关节轮廓平滑，关节间隙约 3 mm，对关节后部的显示更清晰。斜向约 30°投照位影像对关节中下部显示更为清晰，CT 和 MRI 对骶髂关节的显示效果较好。

起始位：以约内旋 20°的体位站立，消除股骨的前倾。

股骨颈轴线

股骨颈轴线穿过股骨头中点并与股骨颈上部轮廓保持等距。

股骨干轴线

股骨干轴线通过股骨髓腔。

颈干角（CCD 角）（图 8.31）

颈干角是股骨颈轴线与股骨干轴线形成的夹角。婴儿时期为 150°，成年人正常值为 125°~130°。随着年龄的增加（50~60 岁），角度变小。

▷ 见章节 8.7.6：股骨的角度。

髋臼入口平面（图 8.31）

从髋臼顶部骨质上缘到下缘画一条线。该线代表髋臼平面，并且该线与水平线形成一个夹角，在新生儿为 60°，10 岁时为 45°~50°，成年人约为 40°。

这个角度的测量并不总是十分精确，盆腔位置的改变如骨盆旋转，对其会有影响。如疑有关节脱位或发育不良，可进一步行人工造影、Lauenstein 投照位和闭孔投照位影像，对关节各部分的显示效果可能更佳。

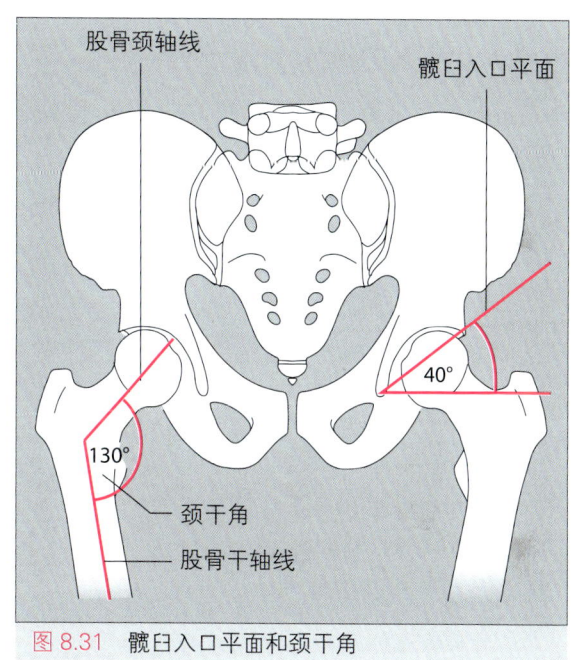

图 8.31 髋臼入口平面和颈干角

病理改变

髋关节退行性改变（图 8.32）

软骨破坏导致关节间隙变窄。

髋臼边缘出现骨赘。

股骨头失去一致性，可能导致股骨头坏死。

软骨下硬化、囊性变，软骨下囊肿形成。

股骨头骨骺滑脱（图 8.33a）

骺板增宽。

股骨头相对股骨颈脱离。

Legg–Calvé–Perthes 病（股骨头骨骺骨软骨病）（图 8.33b）

股骨头向外侧移位，导致关节间隙显著增宽。

股骨颈缩短。

后期：形成蘑菇样股骨头。

颈干角（CCD 角）改变（图 8.34）

髋外翻：颈干角大于 135°。

- 骨小梁方向改变：纵向的压力骨小梁增加，横向的张力骨小梁减少。

髋内翻：颈干角小于 120°。

- 松质骨的特点是具有高度发达的张力骨小梁和压力骨小梁，压力骨小梁非常靠近股骨颈内侧。

骨折：

内侧股骨颈骨折：骨折线在关节囊内。

外侧股骨颈骨折：骨折线在关节囊外且靠近大转子。

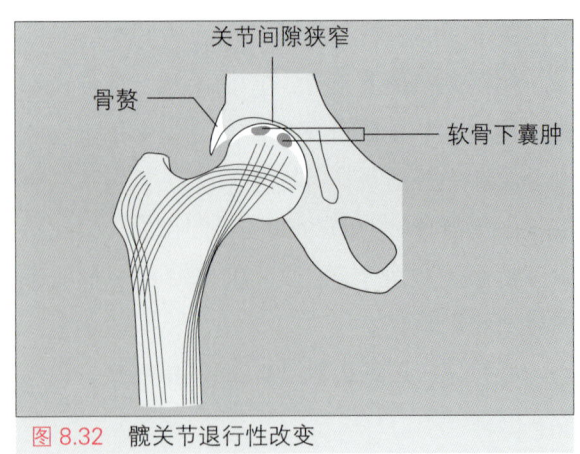

图 8.32 髋关节退行性改变

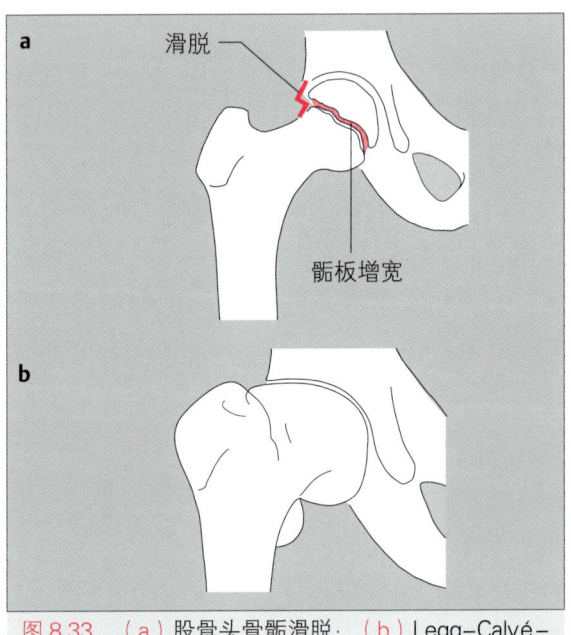

图 8.33 （a）股骨头骨骺滑脱；（b）Legg–Calvé–Perthe 病股骨头坏死后期

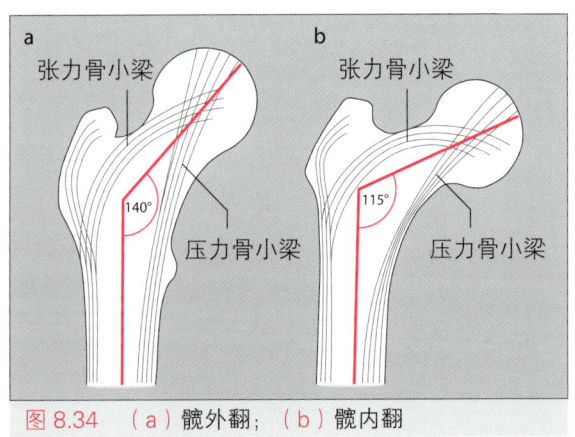

图 8.34 （a）髋外翻；（b）髋内翻

8.2.2 骨盆下肢整体观（站立位侧位影像）

正常值（图 8.35）：
- L5 为梯形，其后方位置更低。
- 骶骨角是沿骶骨底画线与水平线之间的夹角，正常值为 45°。
- 主要负荷作用于骶骨底后方。
- 髋关节的横轴位于骶骨岬的前方。
- 左右髂前上棘与耻骨联合上缘位于同一额状面。
- 骶尾角：10°~30°。
- 骨盆倾斜角：是骨盆入口平面与水平面之间的夹角。正常值为 50°~60°。

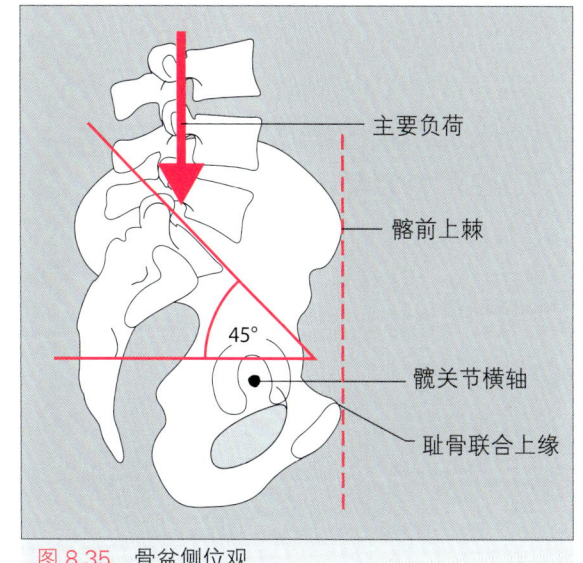

图 8.35 骨盆侧位观

病理改变

骨盆后倾（图 8.36a）

这种骨盆将会导致第五腰椎间盘磨损和撕裂。

骶骨岬相对于髂骨抬高。

骶骨变竖直，骶骨角小于 45°。

腰椎前凸减少。

主要负荷作用于 L5-S1 椎间盘。

髋关节的横轴明显位于骶骨岬的前方。

两侧髂前上棘明显位于耻骨联合上缘的后方。

骨盆前倾（图 8.36b）

不恰当的负荷导致髋关节受到严重影响，容易出现退行性变。

骶骨岬位于骨盆深处。

第五腰椎椎体和椎间盘发生明显楔形变。

腰椎前凸增加。

骶骨近乎水平，骶骨角大于 45°。

主要负荷位于 L5-S1 关节突关节，骶髂关节和髋关节。

髂前上棘明显位于耻骨联合上缘前方。

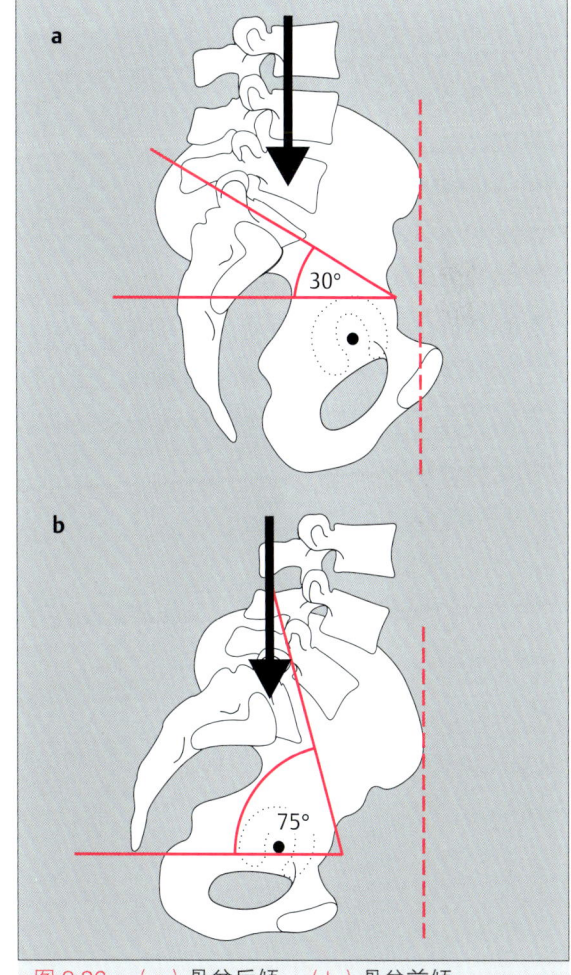

图 8.36 （a）骨盆后倾；（b）骨盆前倾

8.2.3 髋关节发育不良和脱位的诊断

超声已经成为诊断婴儿骨盆病变的常用方法，小儿出生 3 个月后可以接受 X 线检查。

中心边缘角（CE 角）（图 8.37a）

股骨头上方的髋臼顶可通过中心边缘角予以评估。中心边缘角是由穿过股骨头中心的垂线与从股骨头中心到髋臼顶部边缘的连线构成的夹角。

正常值：4~13 岁，20°；14 岁以上，25°。该垂线始终位于另一条线的内侧；如果角度小于正常值，疑有髋关节发育不良。

髋臼角（图 8.37a）

髋臼角是由双侧 Y 形软骨中心连线与髋臼面上下缘连线所形成的夹角，有助于确定股骨头上方的髋臼顶是否缺如。

正常值：新生儿，29°；3~4 岁，15°；15 岁以上，小于 10°。

Ombrédanne 交叉（图 8.37b）

- Hilgenreiner 线：两侧耻骨 Y 形软骨上方连线，为交叉的水平线。
- Perkin 线：双侧髋臼顶部外缘垂直线。

这几条线在每侧各分出 4 个象限。为了确定是否发生了半脱位，应该关注股骨头骨化中心处于哪个象限。

正常：骨化中心位于内下象限。髋关节半脱位时骨化中心位于外下象限，髋关节脱位时位于外上象限。

Ménard–Shenton 线（图 8.37b）

股骨颈内侧轮廓和耻骨的闭孔上缘构成平滑的圆弧线。如果股骨头脱位或颈干角发生变化，该线会出现分支或间断。

> **病理改变**
>
> **髋关节发育不良**
>
> 髋关节发育不良时，髋臼发育缺陷，髋臼角大于正常值，股骨头缺少覆盖。股骨头可向上，向外或向后脱位。
>
> 更多与股骨颈前倾同时出现。

▷ 见章节 8.2.4：Rippstein Ⅱ 位观。

> **实践要点**
>
> 以下体格检查结果表明，髋关节发育不良：
>
> 患侧腿出现短缩，双腿无法做踏车动作。
> 大腿和臀沟不对称。
> 外展受限。

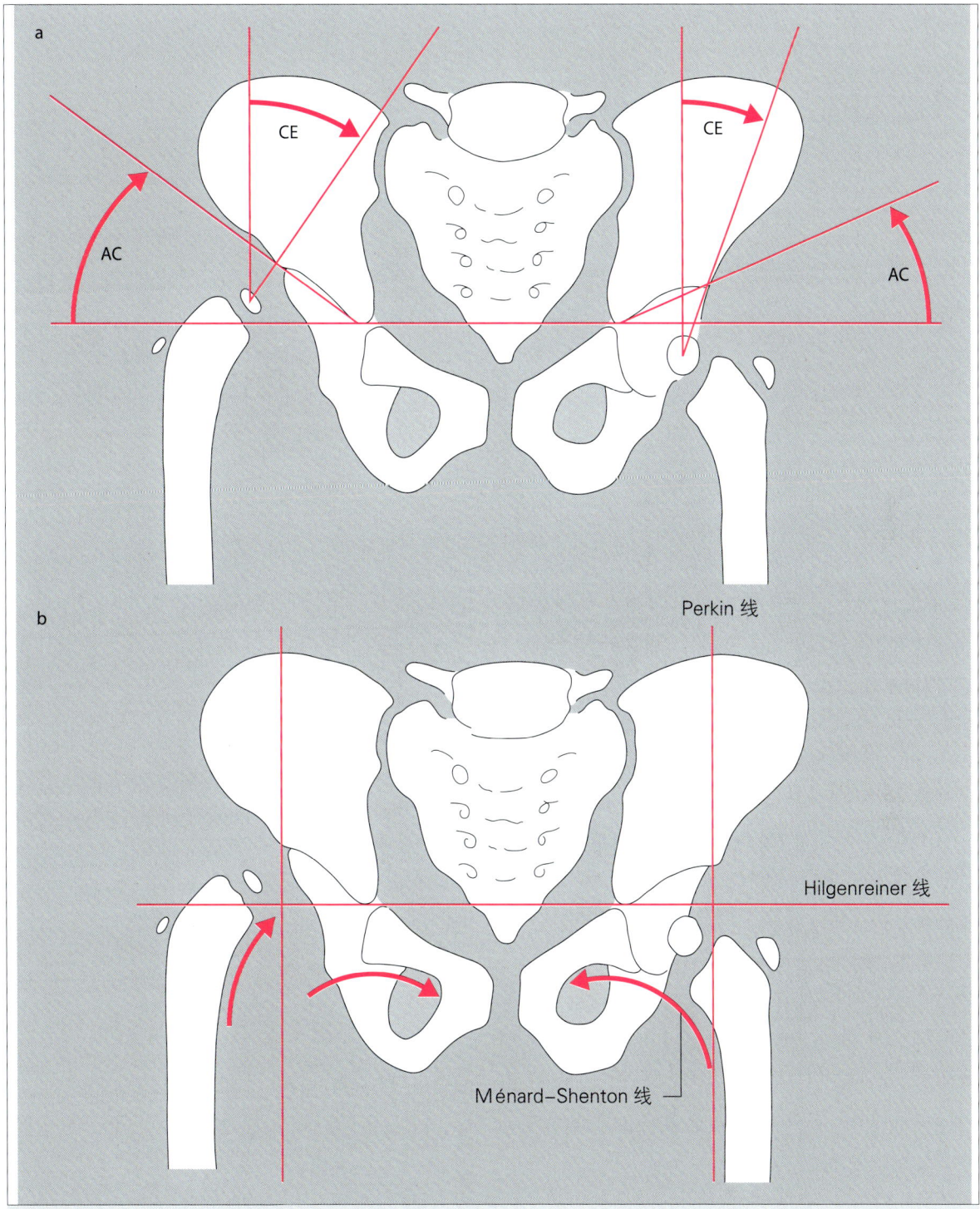

图 8.37 （a）CE 角和 AE 角。左髋：正常，右髋：发育不良。（b）Ombrédanne 交叉和 Ménard-Shenton 线。左髋：正常；右髋：脱位

8.2.4 Rippstein II 位观（图 8.38a）

股骨前倾角（图 8.38b）

水平面观中，股骨颈轴线与两侧股骨髁之间的连线形成的夹角。新生儿为 30°~40°；随着成长，角度下降，10 岁时约为 25°，成人约为 12°。

要更好地呈现股骨前倾角，患者需采取特殊体位：髋关节屈曲 90°、外展 20°，可显示前倾角。

要确定实际角度，必须查阅转换表。

> **病理改变**
>
> **股骨颈前倾角**
>
> 如果前倾角过大，如前倾角在 25° 时停止成长，股骨头相对髋臼过度向前，可导致髋关节外旋。为了代偿，步行过程中需要过度内旋。

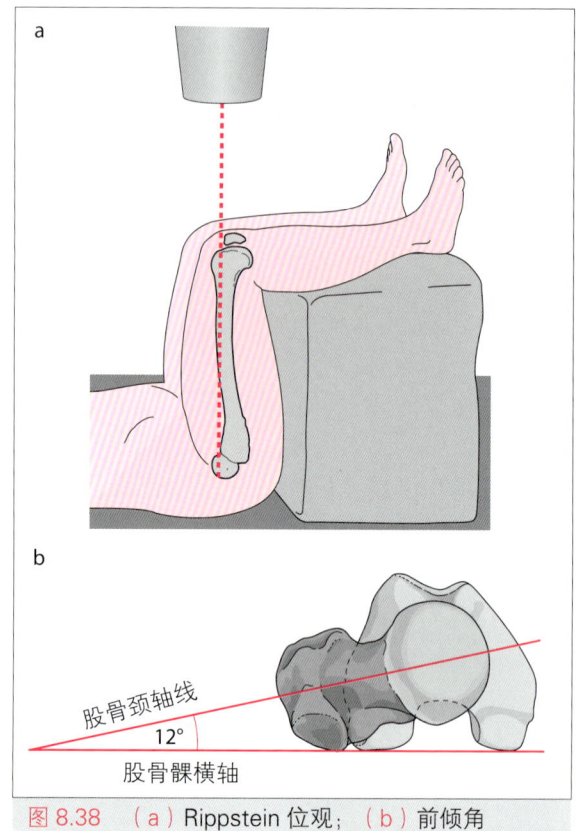

图 8.38 （a）Rippstein 位观；（b）前倾角

8.2.5 CT

CT 扫描可以显示横截面影像，根据不同的密度，软组织和骨骼都可以强化。

前倾角（图 8.39）

横断面影像可显示髋臼的前倾角（髋臼前开口角度），即髋臼前后边缘连线和通过髋臼后缘的矢状轴构成的夹角，可以提供股骨头前方覆盖的信息。

正常：10°~15°。因此，髋臼的连线始终位于矢状轴内侧。

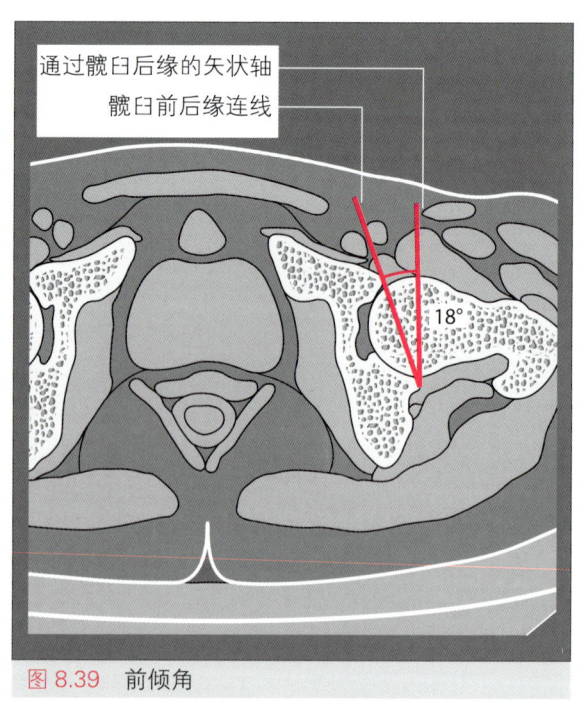

图 8.39 前倾角

8.3 骨盆环

8.3.1 骨盆的骨性结构

骨盆环是一个环状骨性结构，位于脊柱和下肢之间，支撑脊柱，连接双下肢。

骨盆由两块髋骨和一块骶骨组成。髋骨由髂骨、坐骨和耻骨组成，于 Y 形软骨处融合。Y 形软骨在髋关节窝凹面处填补了三者之间的缝隙，通常在 16 岁前骨化。

骨盆分为大骨盆和小骨盆。从骶骨岬到耻骨联合上缘的连线，相当于两者之间的分界线。

髂骨（图 8.40~42）

由髂骨翼和髂骨体组成。

髂骨翼

臀 面

- 是髂骨的外表面。
- 有若干凸起作为臀肌的起始点：
  - 臀下线：髋臼上方。
  - 臀前线：位于中部。
  - 臀后线：位于臀面后部。

髂 嵴

- 为髂骨边缘向上的弓形突出。
- 顶部有三个嵴状凸起：
  - 外缘：是背阔肌和臀中肌的起点，腹外斜肌的止点。
  - 中间区：是腹内斜肌的起始点。
  - 内缘：是腹横肌下半部的起始点，腰方肌的止点。

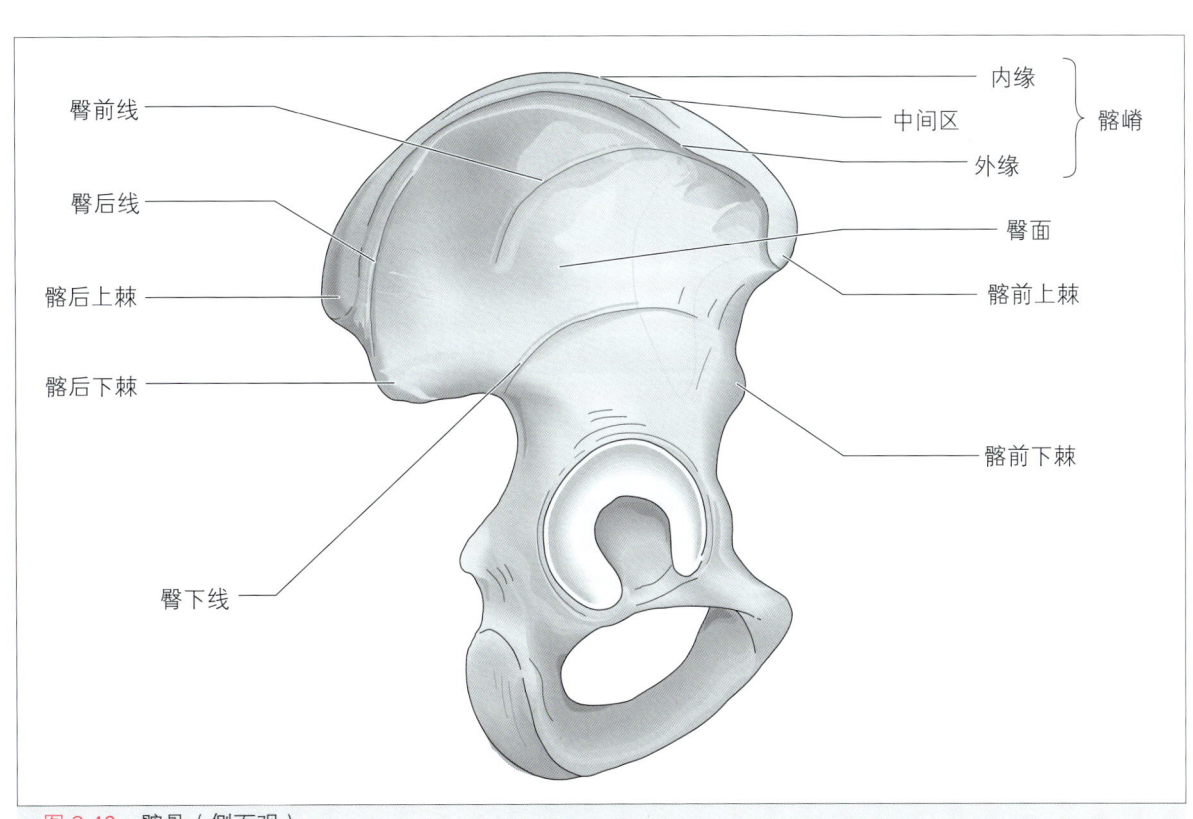

图 8.40　髂骨（侧面观）

- 髂前上棘：在髂嵴前部，也是若干结构的起点：缝匠肌自此向下走行；阔筋膜张肌起于稍外侧；腹股沟韧带起于中间。
- 腹股沟韧带：向耻骨结节方向走行，延伸到耻骨支的部分略宽。通过腹股沟间隙。腹肌从外上方与腹股沟韧带连接，大腿的筋膜从下方与腹股沟韧带连接。
- 髂前下棘：位于髂前上棘下方约2 cm。股直肌起源于此。
- 肌间隙：髂骨的前侧与腹股沟韧带和耻骨上支共同围成一条通道。该通道被髂耻弓分为两部分（包括外侧的肌间隙和内侧的血管间隙）。以下结构通过肌间隙：髂腰肌，外上方的股外侧皮神经，内侧区域的股神经。髂耻囊位于肌间隙下部（图8.41）。
- 血管间隙：内有股动脉、股静脉和淋巴导管通过。腔隙韧带由自腹股沟韧带向外发出的扇形纤维构成，构成其内侧缘；髂耻弓构成其外侧缘（图8.41）。
- 腹股沟管：前壁为腹外斜肌腱膜，上壁为腹横肌。长约5 cm，内有精索或子宫圆韧带走行。
- 髂嵴后端：为髂后上棘（图8.42）。
- 髂后下棘：位于髂后上棘下方三指宽处。

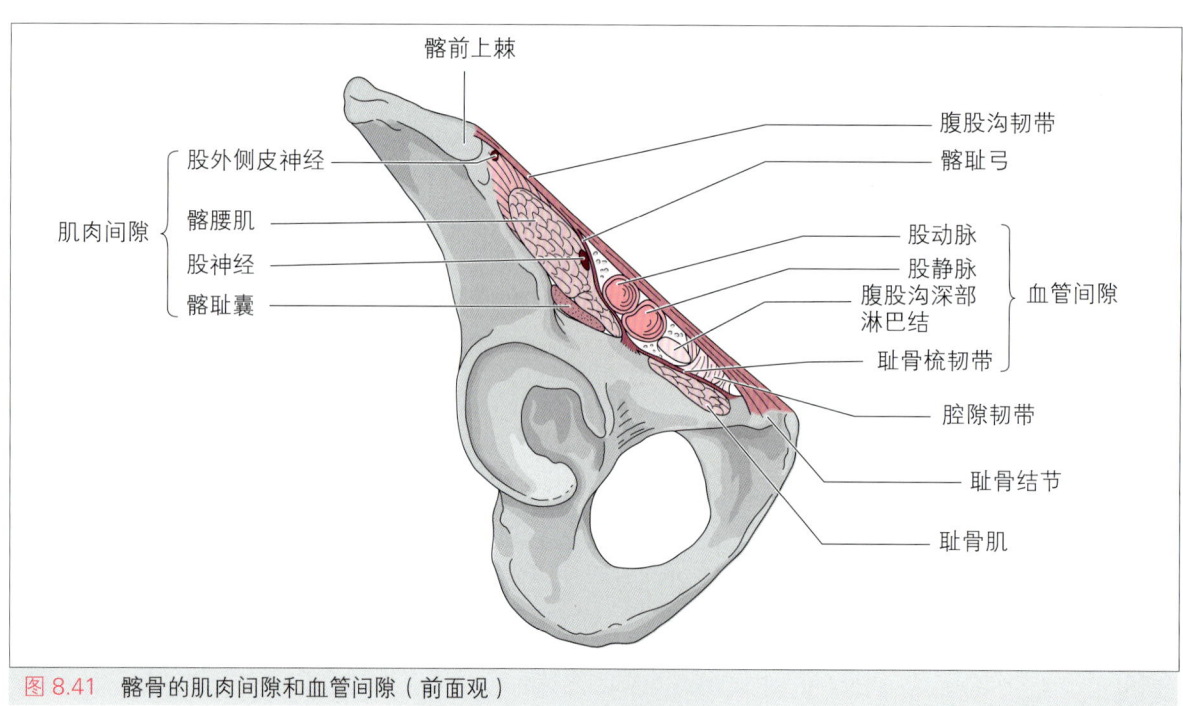

图8.41　髂骨的肌肉间隙和血管间隙（前面观）

髂 窝
- 是髂骨内侧的凹陷，髂肌的起始点。
- 骶髂关节的耳状面位于其后下方。
- 髂骨粗隆：位于髂骨耳状面的后上方，为后侧短韧带的止点。

髂骨体（图 8.42）
- 构成了髋臼顶。
- 弓状线将髂骨体和髂骨翼分开；相当于分界线，把大骨盆和小骨盆分开。

坐骨（图 8.43）

坐骨体
- 构成髋臼后部。

- 是闭孔后缘。

坐骨棘
- 位于坐骨体后方，是上孖肌与骶棘韧带的起点。
- 坐骨小切迹位于坐骨棘下方，有软骨覆盖，是闭孔内肌的止点。
- 坐骨大切迹位于坐骨棘上方。

坐骨结节
- 位于下方，是腘绳肌和大收肌的起点。
- 骶结节韧带自此向内侧骶骨方向走行。

坐骨支
　构成闭孔下界。

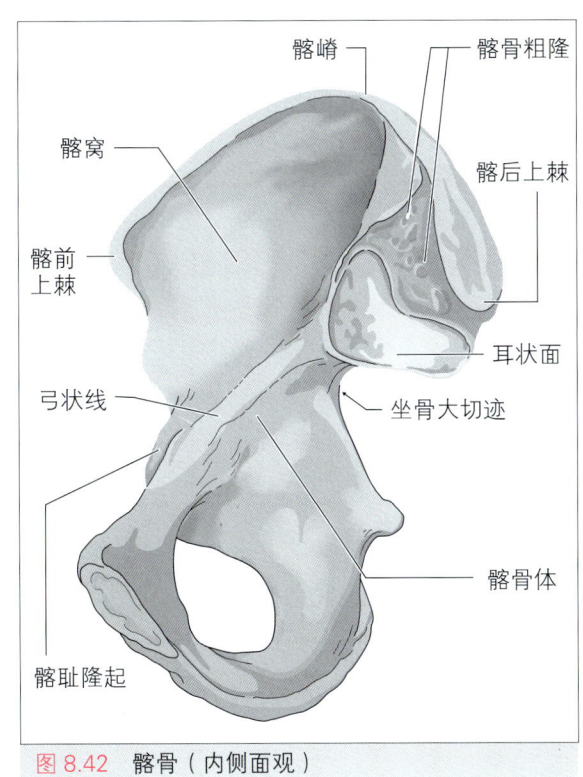

图 8.42　髂骨（内侧面观）

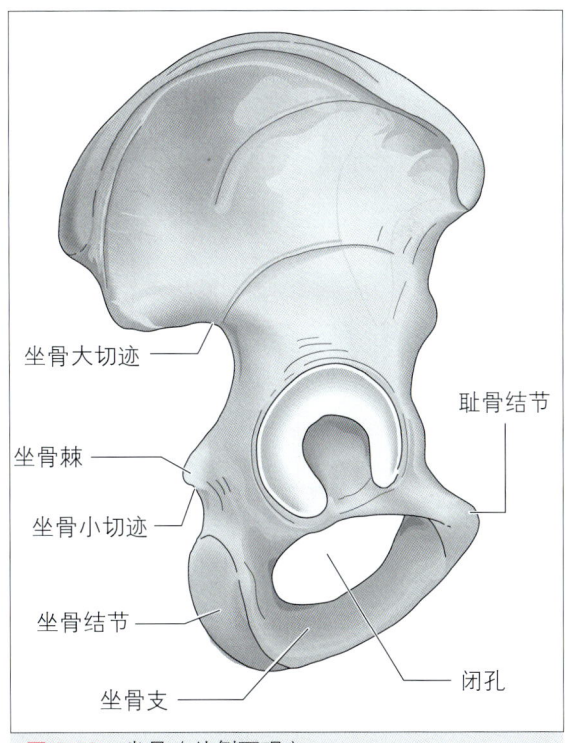

图 8.43　坐骨（外侧面观）

耻骨（图 8.44）

耻骨体
- 构成髋臼前部。
- 构成耻骨结节。
- 在髂耻隆起处形成耻骨上支。

耻骨上支
- 构成闭孔上缘。
- 突出的上缘形成耻骨梳，是耻骨肌的起点。
- 向上并入弓状线。

闭孔嵴

  是耻骨结节与髋臼切迹前缘的骨嵴。

闭孔沟
- 是闭孔嵴下方的凹槽。
- 构成闭膜管上缘。
- 闭膜管长约3 cm，自后方向上外侧走行。闭孔神经和闭孔血管从中穿过，闭膜管的脂肪体形成结缔组织和脂肪垫。

耻骨下支
- 其内侧面构成耻骨联合面。
- 构成闭孔下缘，并与坐骨支相连。

耻骨弓 / 耻骨下角

  耻骨下支和耻骨联合形成弧形，在女性称为耻骨弓，角度为90°~100°；在男性称为耻骨下角，约70°。

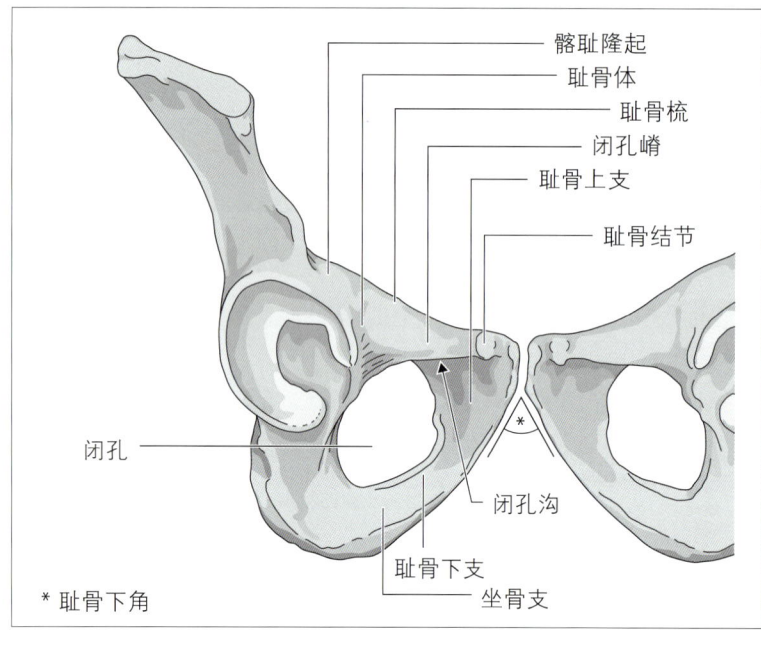

图 8.44　耻骨（前面观）

闭孔膜（图 8.45）

- 覆盖闭孔。
- 由不同层次和方向的致密结缔组织相互交织而成。
- 内有血管和神经穿过。
- 是盆底肌的止点，闭孔肌的起点。

骶骨（图 8.46~49）

- 在人类进化过程中，五块椎骨融合成一块。
- 骶骨呈楔形，上端宽而厚，下端薄而窄。
- 骶骨呈向外凸出的曲线，顶点在S3水平。

骶骨底（图 8.46）

- 是骶骨的上端，向前突出形成骶骨岬。
- 通过椎间盘连接到第五腰椎。
- 上关节突向上与第五腰椎（下关节突）构成关节连接。

骶骨尖（图 8.46）

- 是骶骨的尖状下端。
- 通过一个小的关节盘连接尾骨。

骶骨的外表面（图 8.47）

- 骶骨的外表面有纵向排列的嵴。
    - 骶正中嵴相当于棘突。
    - 两个骶中间嵴由关节突融合而成。
    - 两个骶外侧嵴：代表副突。

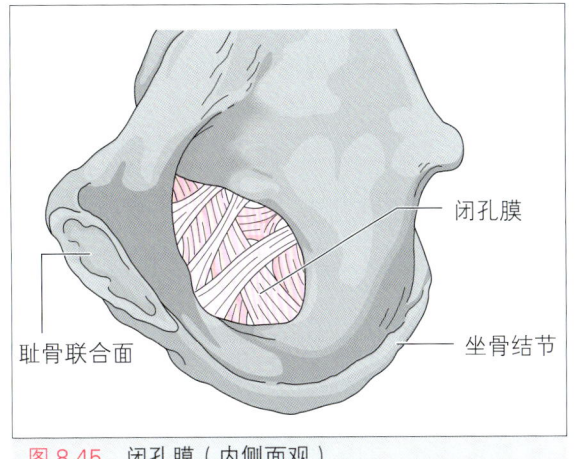

图 8.45　闭孔膜（内侧面观）

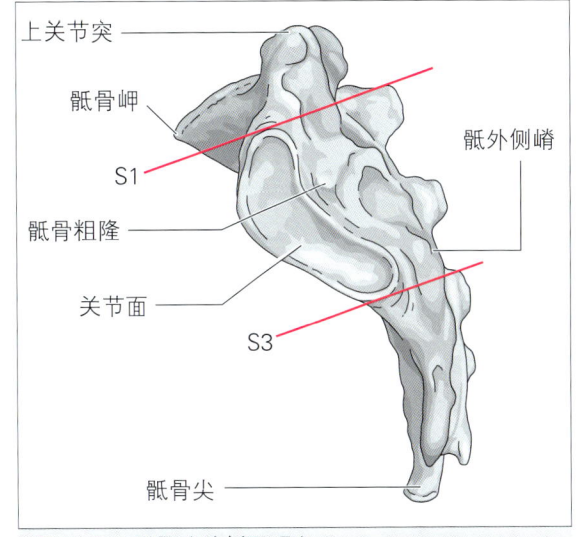

图 8.46　骶骨（外侧面观）

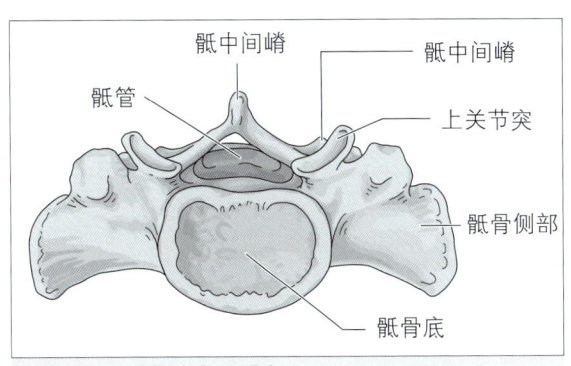

图 8.47　骶骨（上面观）

- 骶角（图8.48）：
  - 向外突起，形成骶管末端的后外侧。
  - 是退化的第五骶椎关节突。
- 骶管（图8.47，图8.48）
  - 是椎管的尾部延续。
  - 终于骶管裂孔，位于第四骶椎下方。
- 骶后孔
  - 是骶后神经的八个出口。
- 骶骨侧部
  - 是肋突融合的结果。
  - 骶髂关节的关节面——耳状面位于其上方，并向下延伸至第三骶椎。
- 骶结节
  - 是骶髂后韧带的止点。
  - 位于耳状面后方。

盆面（图 8.49）

- 可见四条横线，即横嵴，位于相当于椎间盘的位置。
- 有八个骶前孔，参与构成骶丛的神经由此孔穿过。

尾骨（图 8.50）

- 由三或四个退化的椎体融合而成。
- 第一尾椎横突短，尾骨角代表残存的关节突。不直接与骶骨接触，而是通过韧带连接。
- 尾骨的上表面，即关节面，通过骶尾关节连接骶骨尖。

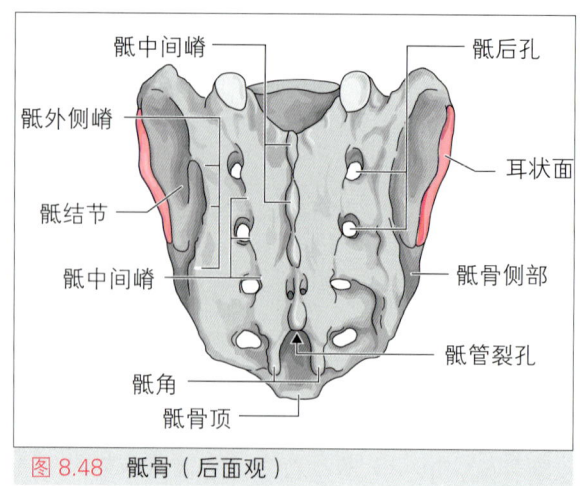

图 8.48　骶骨（后面观）

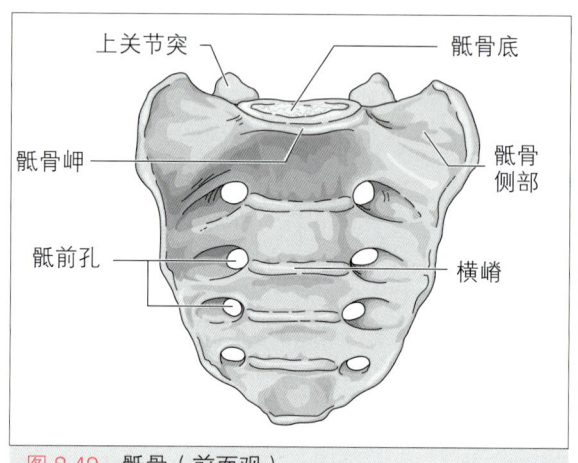

图 8.49　骶骨（前面观）

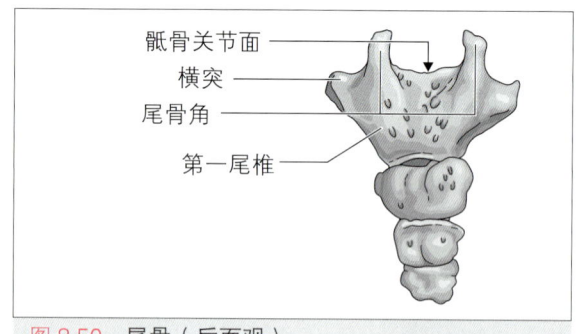

图 8.50　尾骨（后面观）

8.3.2 骨盆的性别差异

女性骨盆（图 8.51a）
- 骨盆入口为横椭圆形。
- 骨盆出口宽。
- 髂骨翼大且向外延伸。
- 闭孔呈三角形。
- 耻骨联合宽而低。
- 耻骨弓约为100°。

男性骨盆（图 8.51b）
- 开口呈心形。
- 小骨盆的直径比女性小。
- 髂骨翼陡峭。
- 闭孔为椭圆形。
- 耻骨联合高而窄。
- 耻骨角为70°~80°。

骨盆外测量

这些测量结果可以用来描述小骨盆的大小和形状。

骨盆环的测量如下：

- 转子间距（图8.52a）：大转子上最外侧的点之间的距离，正常为31~32 cm。这种测量并不属于直接的骨盆测量，但可以推断骨盆形状。
- 髂前上棘间距（图8.52a）：两侧髂前上棘之间的距离，正常约25 cm。
- 髂嵴间距（图8.52a）额状面上髂嵴顶点最外侧的距离，正常约28 cm。

这些测量值减少 3 cm 以内为正常。明显减少则提示骨盆狭窄，可能会影响女性分娩。

- 骶耻外径（图8.52b）：耻骨联合上缘与L5棘突之间的距离，正常约20 cm。

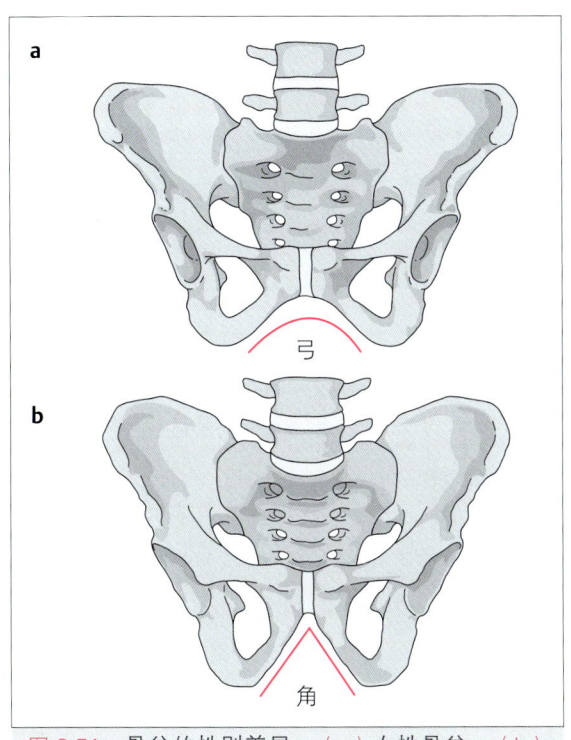

图 8.51 骨盆的性别差异。（a）女性骨盆；（b）男性骨盆

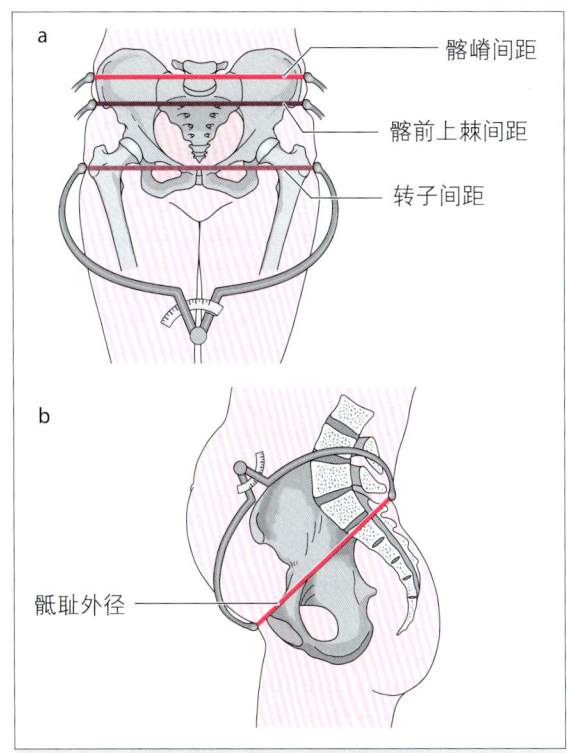

图 8.52 骨盆外测量。（a）股骨转子间距，髂前上棘间距和髂嵴间距；（b）骶耻外径

骨盆内测量（图 8.53）

骨盆内测量可以通过超声检查来实现，可提供骨性边界的数据。

骨盆入口是产道最窄的部分，下肢伸展时变大：

- 真结合径：骶骨岬与耻骨联合上缘之间的距离，正常约11 cm。
- 对角径：骶骨岬与耻骨联合下缘之间的距离，正常约13 cm。
- 斜径：骨盆的对角线直径，是骶髂关节和对侧骶髂隆起之间的距离。
- 横径：两端髂耻缘之间的最大距离，正常为13 cm。

屈髋可使骨盆出口扩大，这对于分娩的第二产程很重要。因此，世界上很多人都是蹲着生孩子的：

- 直径：骨盆出口的直径约9 cm；由于尾骨的弹性，直径可以增加到11 cm。
- 横径：坐骨结节之间的距离，约11 cm。

8.3.3 力的分布

骨盆环具有重要的力学功能，分散来自上方和下方的作用力。

力的效应

站立位的压力分布（图 8.54）

体重被施加于骶骨岬。力量通过骶髂关节传递到髋臼。当力量分布于髋关节时，产生一个向下的较大分力（图 8.54a）和一个横向的小分力（图 8.54b）。向下的力使髋关节产生压缩负荷，而横向分力对耻骨联合产生拉伸负荷。

坐位的压力分布（图 8.55）

坐位时，体重作用于骶岬并传递到骶髂关节。但此时，作用力不指向髋臼，而是指向坐骨结节。在力的分布中，可以确定水平方向分力和垂直方向分力，垂直分力使坐骨结节受压，而水平分力则使耻骨联合受压。

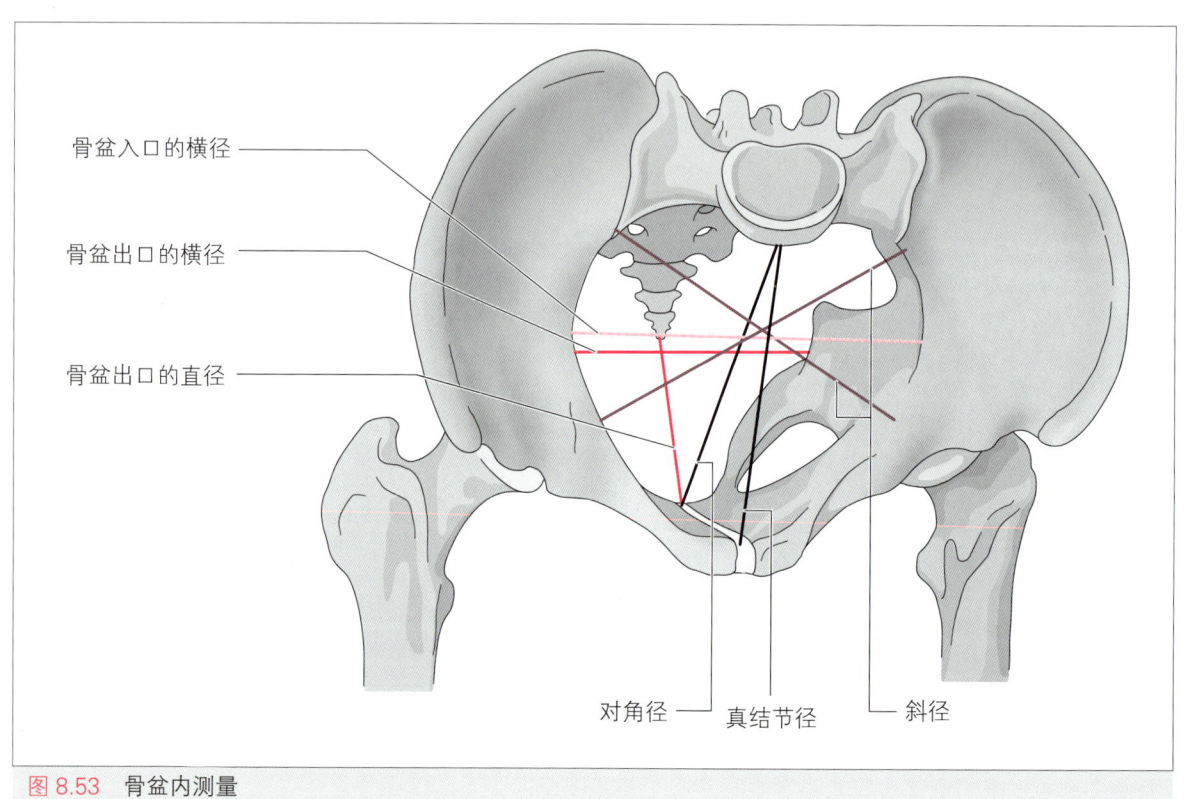

图 8.53　骨盆内测量

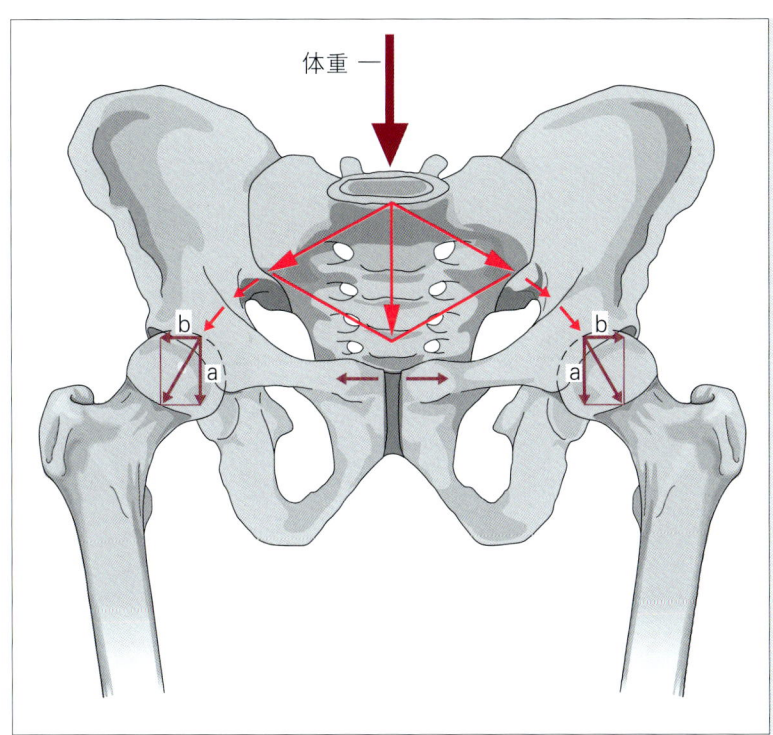

图 8.54 站立位的压力负荷分布

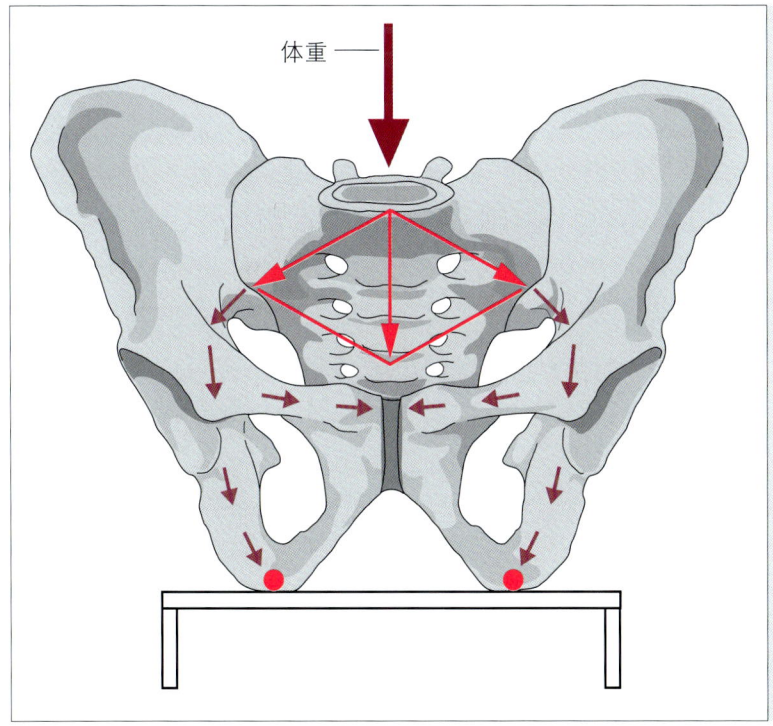

图 8.55 坐位的压力负荷分布

骨小梁（松质骨）结构

力的分布影响骨小梁结构的排列和密度。

骨小梁在骨盆环的轨迹（图 8.56）

从耳状面的上部区域，力向外延伸至坐骨大切迹后缘，并与坐骨连成一条线，进一步向髋臼后方延伸。在耳状面内侧，弓状线的密度表示它传递的力的大小。

从耳状面下方向外侧，骨小梁在臀上线的水平发散，形成弓状线，进一步延伸到髋臼的上方。

骨小梁束延伸至坐骨下方，一部分朝向坐骨结节，另一部分向前朝向耻骨支。

股骨近端骨小梁的分布（图 8.57）

压力的轨迹与股骨头的关节面垂直，并进一步延伸到股骨颈的内侧面和轴区（亚当斯拱）。

张力骨小梁起自股骨头内侧，穿过近端区域的压力骨小梁，呈弧形通过股骨颈上方，再沿股骨颈向下外方向走行，与走行于大小转子之间的张力骨小梁相交叉。

在 X 线影像中，在这些骨小梁之间有一个低密度的区域，称为 Ward 三角。

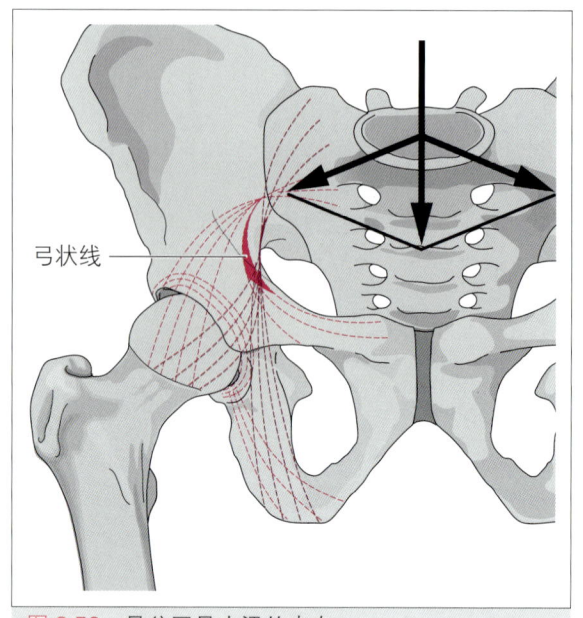

图 8.56 骨盆区骨小梁的走向

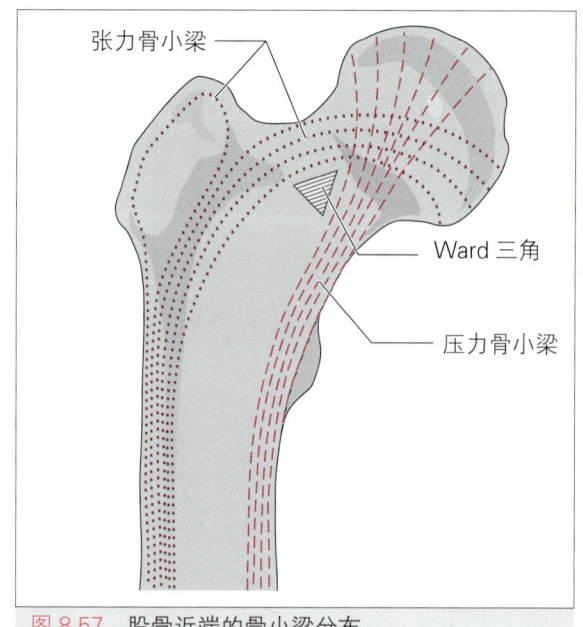

图 8.57 股骨近端的骨小梁分布

> **病理改变**
>
> **髋内翻**
>
> 股骨颈的弯曲应力非常大，密集排列的张力骨小梁明显呈弧形，但压力骨小梁垂直向下，见图 8.34。
>
> **髋外翻**
>
> 在股骨颈近端区域，有明显的压力骨小梁向下垂直走行，而张力骨小梁明显减少。

楔形骶骨（图 8.58，图 8.59）

骨盆带必须稳定才能向下肢传递重力，稳定性的维持有赖于韧带、肌肉和楔形骶骨。

从额状面来看，骶骨呈楔形，下端变窄，夹在双侧髋骨之间。从横断面来看，骶骨嵌入骨盆带。骶骨的稳定有赖于较强的后侧韧带以及骶髂关节和耻骨联合处的韧带连接。

病理改变

不稳定性

如果韧带在某一点失去稳定性，整个骨盆环的强度都会受损。在妊娠期间，激素释放会导致女性骨盆带韧带松弛，使其在分娩过程中更加柔韧。这种松弛在出生后必须正常化，否则仍不稳定。

耻骨联合分离（图 8.60）

在分娩过程中，可能发生耻骨联合分离。X 线影像和触诊可以显示 5 cm 以上的耻骨联合分离。

治疗方法：应用牢固的转子带。

创伤

跌坐，两侧坐骨结节着地时，髂骨被推向上方，嵌入骶骨。在骨盆骨折中，骨盆的承重能力可能会消失，从而导致稳定性的丧失。

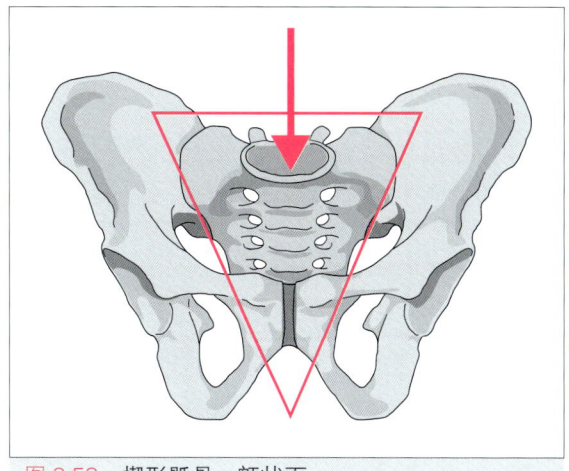

图 8.58　楔形骶骨：额状面

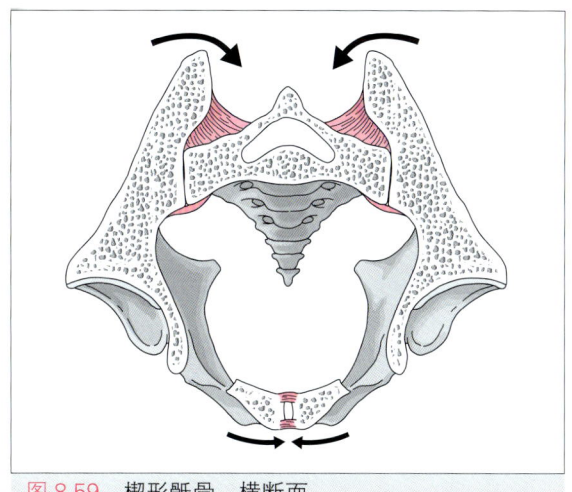

图 8.59　楔形骶骨：横断面

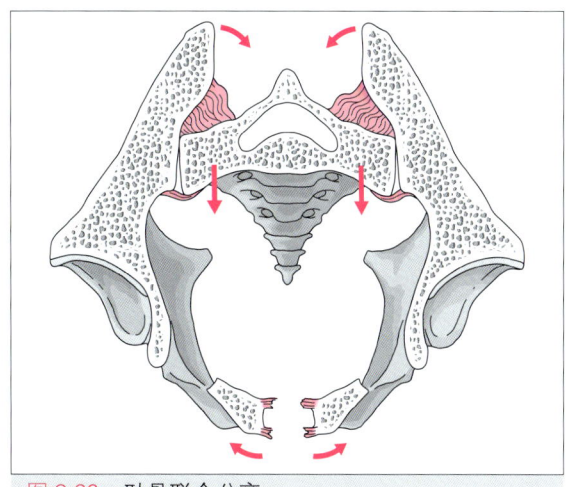

图 8.60　耻骨联合分离

8.4 骶髂关节

8.4.1 关节面

定位（图 8.61）

骶骨和髂骨的耳状面外观为"C"形或飞去来器形,并且两关节面相互对应。耳状面下部比上部长约 1/3。关节末端称为"缘"。

在成人,耳状面从第 1 骶椎延伸至第 3 骶椎。上下缘之间的弯折处位于第 2 骶骨水平。关节面长 6~8 cm,宽 2~3 cm。

位　置

上下缘相交形成 100°~120° 夹角。关节倾斜,上缘在上方,下缘在后方。Kapandji（2008）描述了脊柱和耳状面形态间的关系。扁平背的人脊柱曲度不明显;而当脊柱曲度明显时,耳状面上下缘间的角度可达 90°。

外观（图 8.62）

耳状面不均匀且凹凸不平,此关节面的特征多样。在横断面上,骶骨耳状面上部凸起,中部凹凸不平,下部中央处凹陷。

骶骨侧透明软骨层相对髂骨侧较厚。

十二三岁后,骶髂关节形态固定,之前关节面都是扁平的。

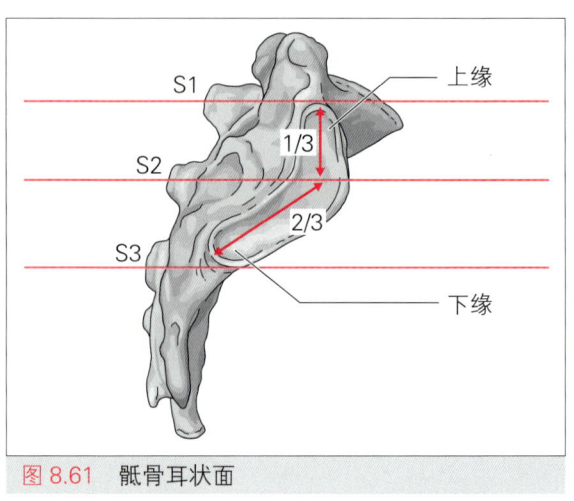

图 8.61 骶骨耳状面

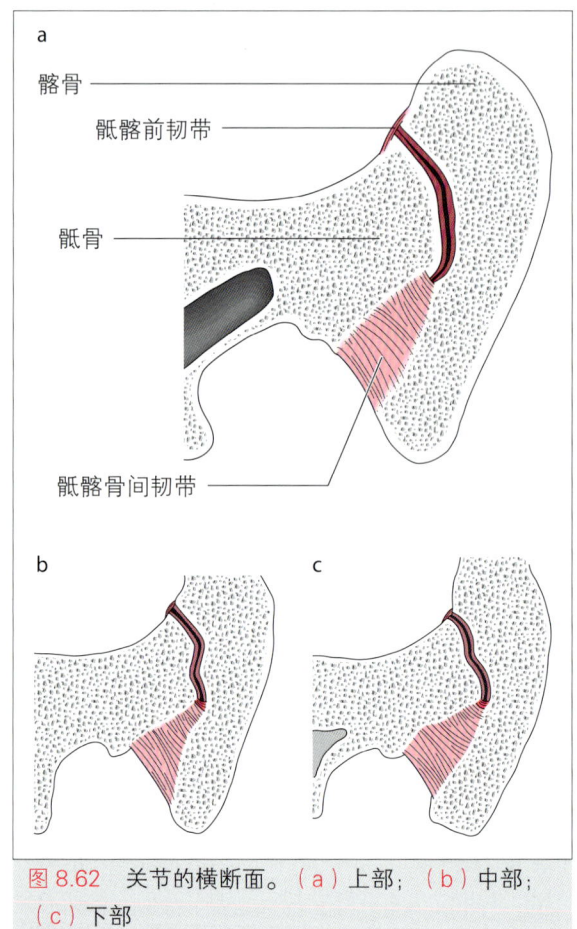

图 8.62 关节的横断面。（a）上部;（b）中部;（c）下部

男性和女性关节面的差异

在男性，骶髂关节面有许多明显的凹陷和凸起，意味着需要很大的力才能使两关节面之间发生相互运动。因此，男性的骶髂关节非常稳定且几乎不会发生运动。此关节为微动关节（图 8.63）。

在女性，骶髂关节面上的凹陷和凸起相对较少。骶骨楔入骨盆环，通过肌肉、韧带稳定关节。此种类型的关节称为应力闭合关节，关节活动性较好。

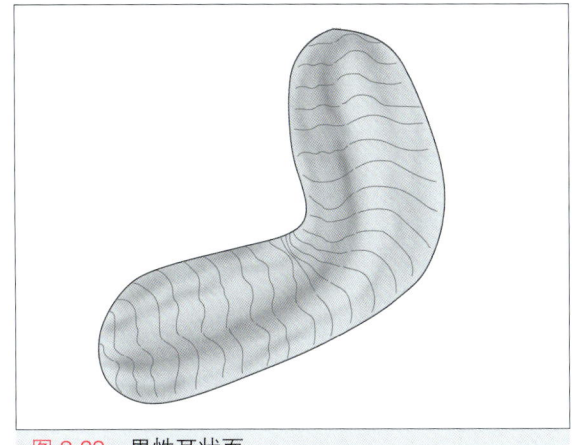

图 8.63　男性耳状面

> **实践要点**
>
> **关节诱发试验**（图 8.64a）
>
> 疼痛诱发试验在诊断中有重要意义。为了在关节上均匀施力，患者应取仰卧位，检查者双臂交叉，手掌压在双侧髂前上棘处均匀发力。患者如感觉疼痛，提示骶髂关节紊乱，可通过进一步诱发试验加以证实。
>
> **关节分离试验**（图 8.64b）
>
> 为实现关节各部分同步分离，将一只手放在髂前上棘处，另一只手的手指放在骶骨沟处。施加轻微的侧向压力，感觉压力传导至关节，骶髂关节发生侧方运动。

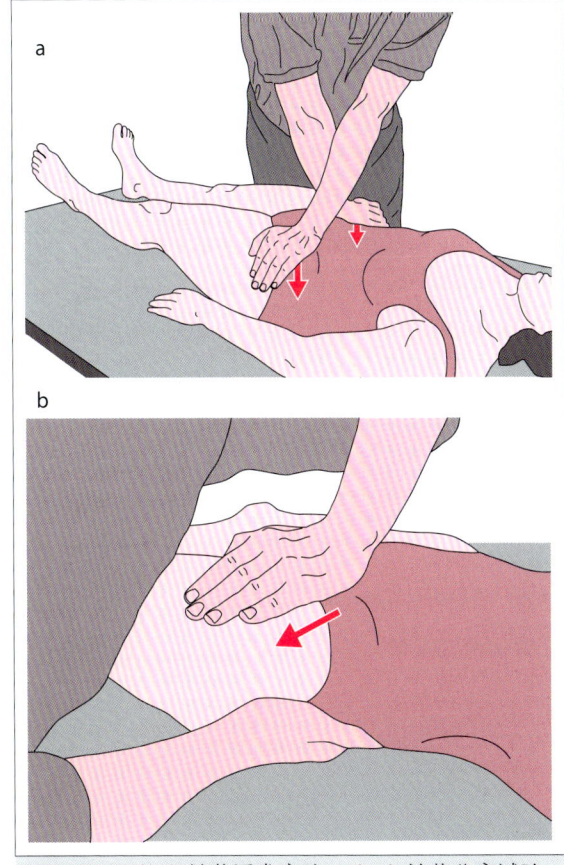

图 8.64　（a）关节诱发实验；（b）关节分离试验

8.4.2 关节囊

关节囊附着于骨—软骨交界处，未形成明显关节窝。

骶髂前韧带、骶髂骨间韧带与纤维层融合。

8.4.3 韧带

除了前面提到的因素、骶骨楔形外形和关节面的特殊构造，大量的韧带系统也参与维持关节稳定。

骶髂后韧带（图 8.65）

部分纤维束短、厚；部分较长，连接髂骨和骶骨；其间可见不同的斜行纤维束。最长的下行纤维束构成长的骶髂后韧带。参与构成骶结节韧带和尾骨韧带。

骶髂骨间韧带（图 8.65）

此韧带由短纤维束组成，连接骶髂关节囊并填充骶骨沟。纤维束在关节上部较密集。

骶髂前韧带（图 8.66）

骶髂前韧带较薄且连接关节囊。在骨盆骶骨第一至第三骶前孔水平，由髂骨向骶骨走行。

此韧带纤维有两种走行方向：前上方和前下方。韧带上部连接髂腰韧带。

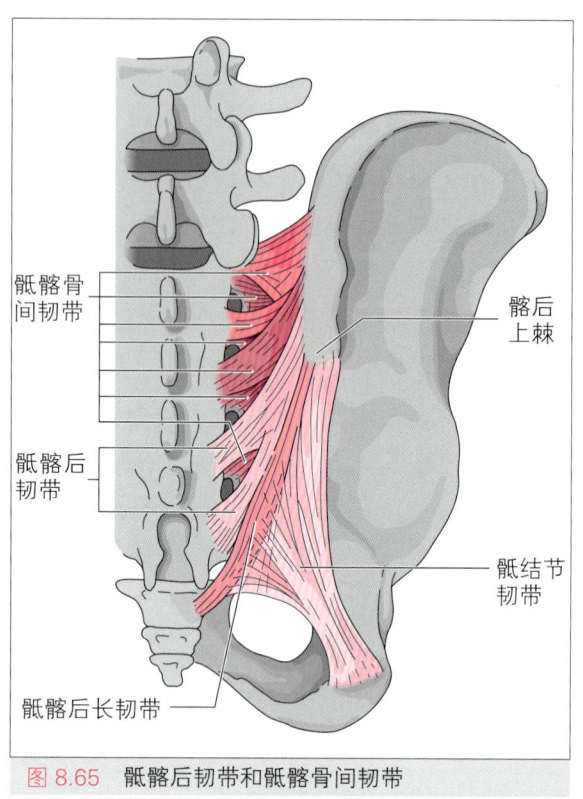

图 8.65 骶髂后韧带和骶髂骨间韧带

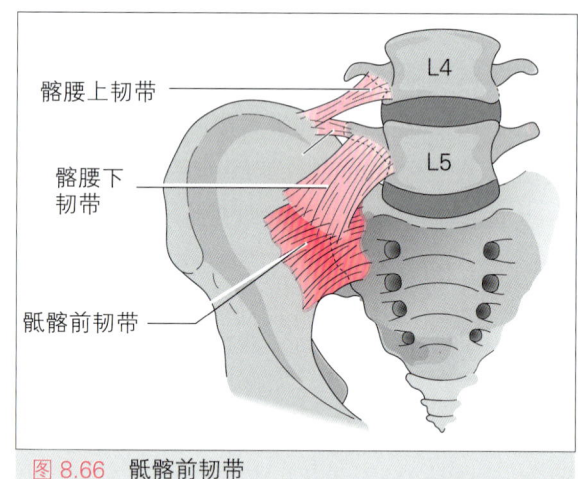

图 8.66 骶髂前韧带

骶棘韧带（图 8.67）

骶棘韧带起自骨盆骶骨下外侧和尾骨基底部，止于坐骨棘。

骶棘韧带在骶结节韧带上方跨过并在此处与之连接。

骶棘韧带与坐骨大切记围成坐骨大孔。坐骨小孔位于其下方，有阴部神经和闭孔内肌腱穿过。

骶结节韧带（图 8.68）

骶结节韧带呈三角形。骶结节韧带的长纤维与骶髂后长韧带相互缠绕，连接髂后上棘、坐骨结节和骶嵴后方。较短的纤维从骶骨尖后方、骶骨外侧、尾骨延伸至坐骨粗隆和坐骨支。因此，骶结节韧带以短纤维为轴实现旋转。左右两侧韧带像领带一样环绕尾骨。

该韧带围成坐骨小孔，在骶棘韧带下方交叉。股二头肌腱部分纤维从下方连接该韧带。梨状肌腱膜连接该韧带上部。该韧带对骶髂关节的稳定性和运动性起重要作用。

髂腰韧带

髂腰韧带是骶髂前韧带向上的延续，将第五腰椎固定于髂骨。

▷ 详见章节 7.4：腰椎韧带，图 7.33。

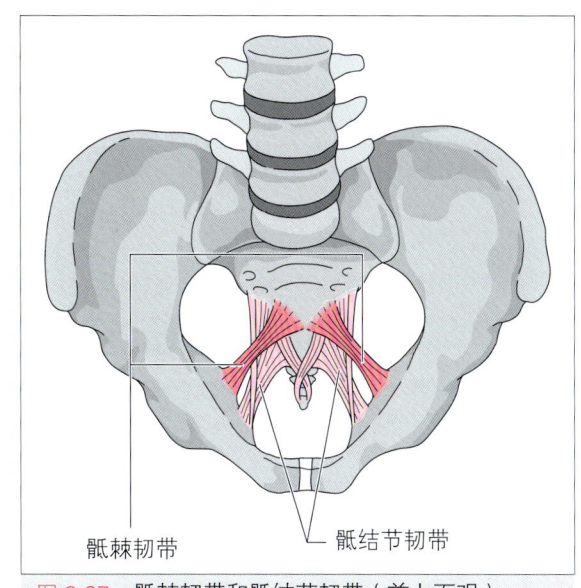

图 8.67　骶棘韧带和骶结节韧带（前上面观）

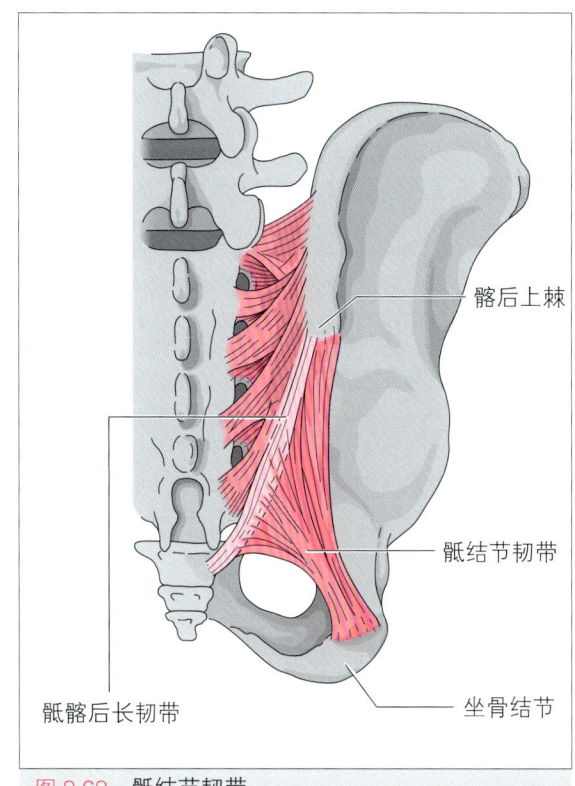

图 8.68　骶结节韧带

韧带的功能

上述韧带有稳定和限制骶髂关节运动的作用。例如，骶结节韧带和骶棘韧带对限制转动起重要作用。

▷ 详见章节 8.4.6：运动轴。

> **病理改变**
>
> 髂骨或骶骨长期错位会使韧带结构紧张。
>
> 例如，如果骶结节韧带紧张，会影响骶髂关节的运动性，受影响的一侧的运动减少达 40%。

> **实践要点**
>
> **韧带诱发试验**（图 8.69）
>
> 患者取仰卧位，屈髋，沿股骨纵轴向髋关节如下几个方向施加压力，触及相应韧带：
>
> 膝关节朝对侧髋关节方向：髂腰韧带。
>
> 膝关节朝同侧肩方向：骶结节韧带。
>
> 膝关节朝对侧肩方向：骶髂后韧带、骶棘韧带。
>
> 触诊时，建议患者保持对应体位 5~10 s，同时触诊相应的韧带。

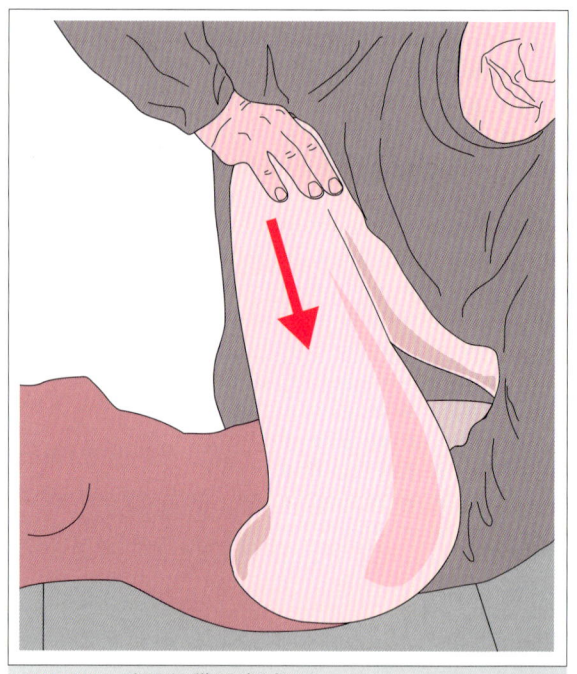

图 8.69　髂腰韧带诱发试验

8.4.4 血液供应

动脉血供（图 8.70）

骶髂关节有多条动脉供血。动脉间形成吻合，终末动脉较少。

髂内动脉
- 由髂总动脉于S1、S2水平发出。
- 髂内动脉向骶髂关节发出分支，尤其是关节中部。
- 髂内动脉进入小骨盆，发出内脏分支和其他分支。

髂腰动脉
- 源于髂内动脉。
- 于腰大肌后方走行，并供应腰大肌和该区域的其他肌肉。
- 腰椎分支供应最后的运动节段（L5/S1），并发出分支供应骶髂关节上部。
- 髂肌分支供应髂肌和臀部肌肉。

臀上动脉
- 为髂内动脉的末端动脉。
- 发出几条分支供应骶髂关节后外部和前下部。
- 穿过梨状肌上孔。
- 发出分支供应臀部肌肉。

骶外侧动脉
- 源于髂内动脉。
- 供应骶髂关节中部和下部。
- 与骶正中动脉形成吻合。骶正中动脉由主动脉于L4水平直接发出。
- 穿过骶前孔，供应骶前孔和骶管。

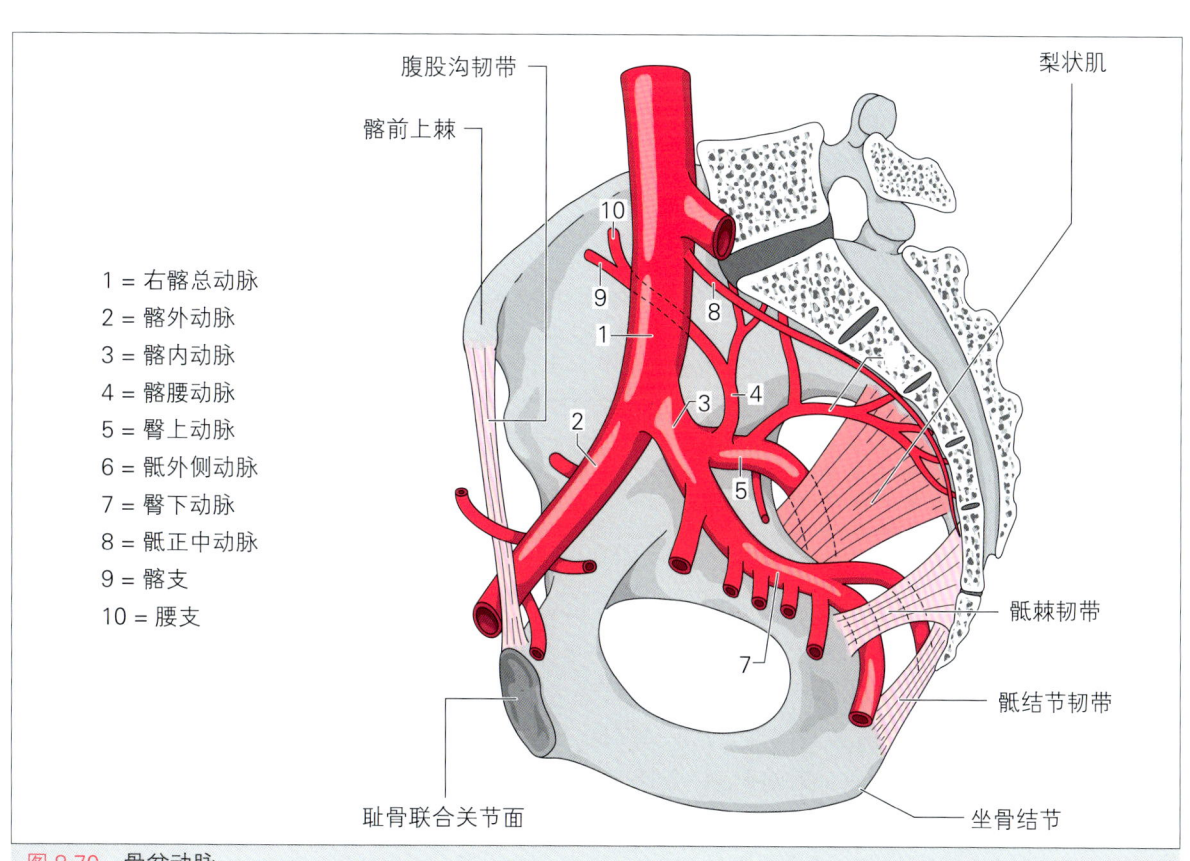

1 = 右髂总动脉
2 = 髂外动脉
3 = 髂内动脉
4 = 髂腰动脉
5 = 臀上动脉
6 = 骶外侧动脉
7 = 臀下动脉
8 = 骶正中动脉
9 = 髂支
10 = 腰支

图 8.70 骨盆动脉

静脉系统

静脉与同名动脉伴行。静脉系统收集骶管、小骨盆内的内脏、骶髂关节及其附近结构的静脉血。骨盆内的静脉没有瓣膜。

8.4.5 神经支配

骶髂关节的神经支配来自 S1 神经根，也可能来自 S2 神经根。此外，臀上神经（L4-L5）发出分支支配骶髂关节，部分分支止于臀大肌的附着处。S3、S4 节段支配骶结节韧带和骶棘韧带。Fortin 等（1999）描述了许多粗的有髓神经纤维，意味着在关节囊状韧带中存在密集的受体。

8.4.6 运动轴

关于运动轴的位置有许多不同的看法。多数学者认为运动轴的交点位于 S2 水平骶髂骨间韧带处，或位于关节两缘交汇处后方。

冠状轴（额横轴；图 8.71）

此运动轴在 S2 水平，围绕此轴可正转和反转，也称为屈曲和伸展。

垂直轴（图 8.72）

步行时，骶骨围绕此轴旋转；站立位时此轴垂直，并且将骶骨分成左右两半。围绕此轴可发生微小的旋转运动。另外两轴穿过骶髂关节。

斜轴（图 8.73）

Greenman（2004）提出，除了水平轴，两个斜轴也穿过骶骨，称为扭转轴。右轴从右上缘到左下缘，由右、上、前到左、下、后。左轴从左上缘到右下缘。步行时围绕此轴发生扭转。

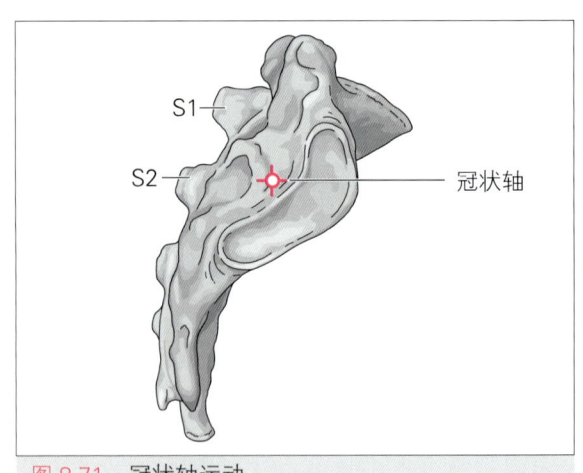

图 8.71 冠状轴运动

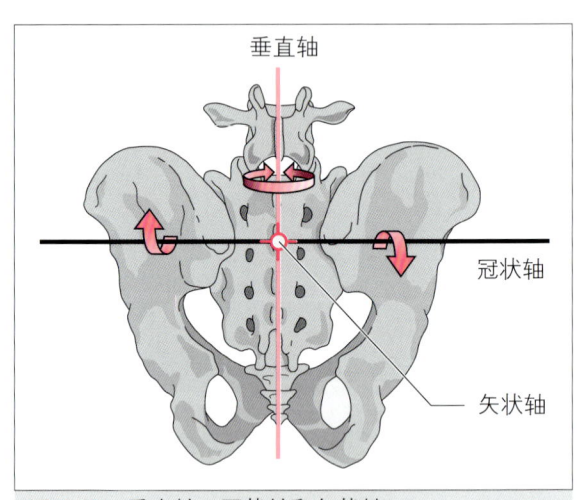

图 8.72 垂直轴，冠状轴和矢状轴

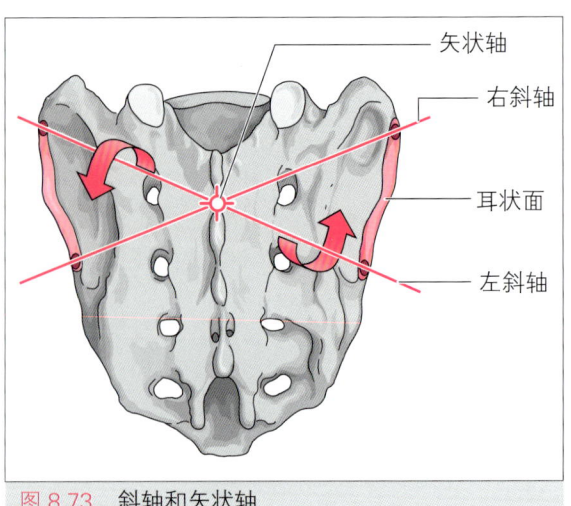

图 8.73 斜轴和矢状轴

矢状轴（图 8.73）

由前向后穿过 S2，并且前文所述的运动轴大致也在该点相交。骶骨在此轴上是左右平衡的。此轴可发生侧向旋转偏差。例如，骶骨底右侧可以比左侧高。

8.4.7 运动

转　动

骶骨的运动（图 8.74）

骶骨岬向前下方运动，骶骨尖向后上方运动。骶髂关节有向后下方的轻微弧形滑动。

持续运动

先后出现下列运动：
- 上后方韧带张力增加，髂骨翼聚拢，导致坐骨结节偏离，即内收运动（图8.75）。
- 这导致腰椎过度前凸。

限制转动的因素

限制扭转运动的因素包括骶棘韧带、骶结节韧带、部分腹侧和背侧骶髂韧带的张力。内收运动受限于臀中肌、臀小肌和腘绳肌。

髂骨的运动（图 8.76）

髂骨的运动相当于骨盆在髋关节处运动的延伸。相对骶骨，髂骨向后下方运动，即后旋。在骶髂关节处，髂骨相对骶骨向前上方滑动。

> **实践要点**
>
> **运动触诊**
>
> 髂骨向后方的运动通过髂前上棘的触诊很容易确认。内收运动时，于坐骨结节处可触及偏离，于髂嵴上缘处可触及聚拢。

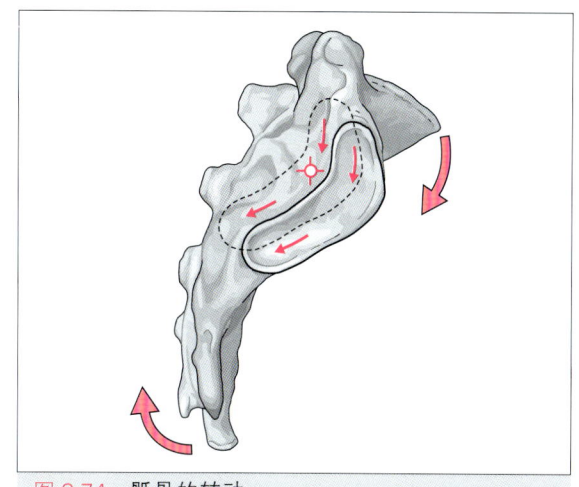

图 8.74　骶骨的转动

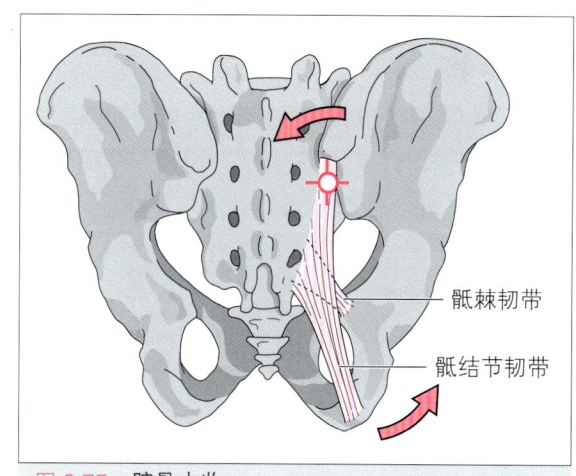

骶棘韧带

骶结节韧带

图 8.75　髂骨内收

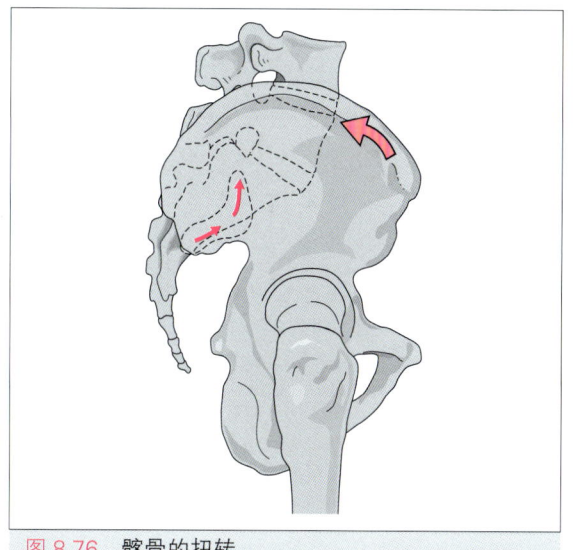

图 8.76　髂骨的扭转

逆转动

骶骨的运动（图 8.77）

骶骨岬向后上方转动，骶骨尖向前下方转动。在骶髂关节内，骶骨向前上方滑动。

持续运动

- 髂骨翼分离而坐骨结节聚拢，即外展运动（图8.78）。
- 腰椎前凸减少。

限制逆转动的因素

骶髂后韧带下部和骶髂前韧带上部会限制逆转动。

髂腰韧带、内收肌上部、回旋肌和腰方肌限制外展运动。

髂骨的运动

髂骨的运动相当于骨盆在髋关节处运动的延伸。相对骶骨，髂骨向前下方运动，即前旋。在骶髂关节处，髂骨相对骶骨向后下方滑动。

扭转（旋转—侧屈联合）（图 8.79）

步行时主要发生扭转运动。在一个步态周期中，左侧足跟着地时，扭转运动发生在右斜轴，左侧髋骨向后旋转，右侧髋骨向前旋转。

骶骨底同时向右倾斜，此运动相当于旋转—侧屈联合运动（扭转）。

关节活动度

关节活动度较小且有较大的个体差异。精确测量这种复杂的联合运动是极其困难的。

但是关节的运动是可触及的，围绕每个轴约有 2° 的运动。此关节不能发生主动运动。在后方观察骨盆、大腿运动或从上方观察脊柱运动，也可以获得骶髂关节运动信息。

> **病理改变**
>
> **交锁**
>
> 骶髂关节交锁有多种因素，如妊娠和分娩的静态紊乱、内脏器官反射或步行时的突然失稳。

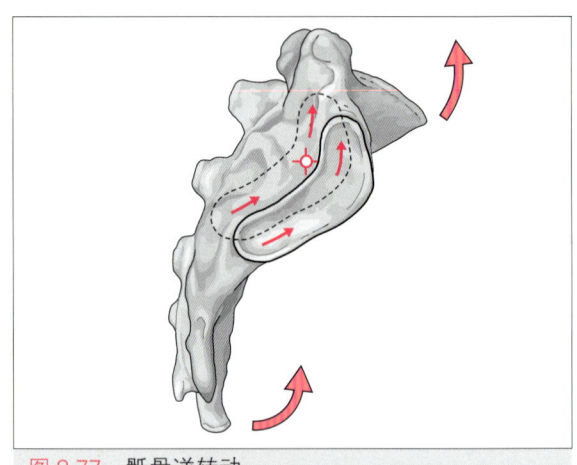

图 8.77 骶骨逆转动

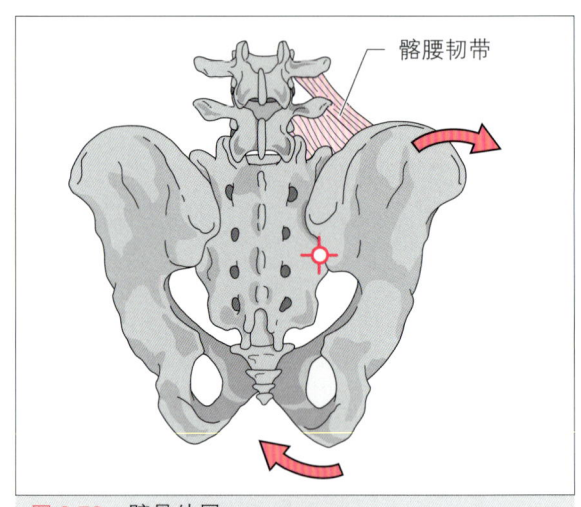

图 8.78 髂骨外展

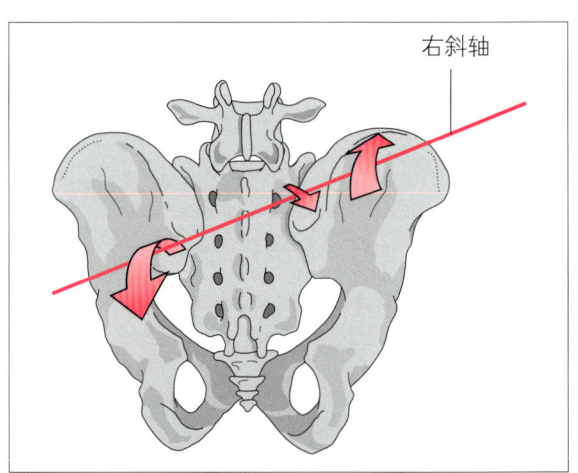

图 8.79 围绕右斜轴的运动

> **实践要点**
>
> **骶髂关节检查**
>
> 对骶髂关节的检查应左右对比进行，重点为关节不对称、个体差异，以上情况较常见。以下为检查重点：解剖标志不对称，终末感显著不同，组织顺应性改变和诱发疼痛。

站立位的运动

双腿负重（图 8.80）

双腿站立时，来自上下方的压力使转动趋势加强。重力作用于骶骨底前缘并推动骶骨岬向后，与转动趋势一致。

后方的压力作用于骨盆并延伸至股骨头。髋关节运动轴明显位于骶髂关节运动轴前方，推动髂骨向后，相当于骶髂关节的转动。

单腿站立（图 8.81）

单腿站立时，支撑侧的髂骨内收，重心转移至支撑侧，同时伴髂骨后旋。此外，由于重力的作用，骶骨发生转动。未支撑侧髂骨前旋下沉。

地面反作用力对支撑侧髂骨产生一个向上的力。

步行时的运动（图 8.82）

步行时，骶髂关节发生持续微小的变化。右腿迈步时，以下动作连续出现（Greenman，1990）：

- 右侧髂骨向后运动，沿纵轴向左旋转；左侧髂骨向前运动。此外，围绕左斜轴发生扭转运动，同时骶骨底向左侧倾斜。
- 迈步相中期，右侧髂骨向前运动，左侧髂骨向后运动。骶骨向右旋转，同侧骶骨底略下降。

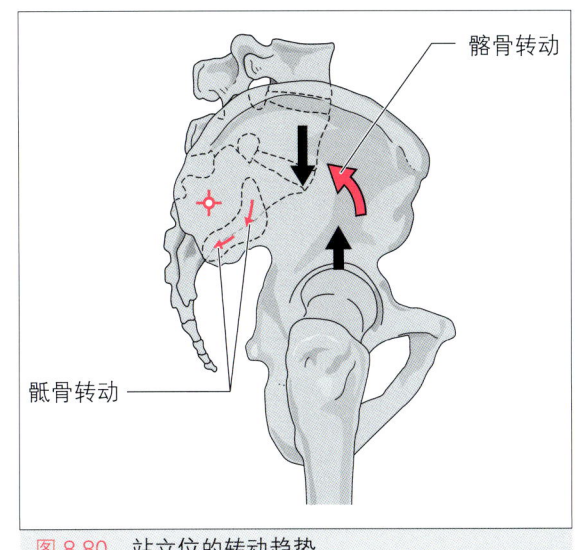

图 8.80 站立位的转动趋势

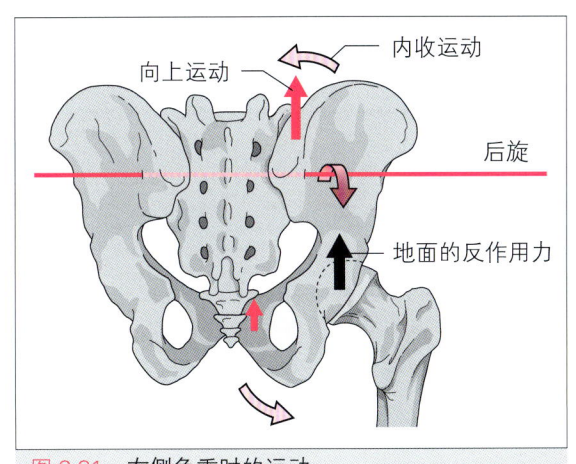

图 8.81 右侧负重时的运动

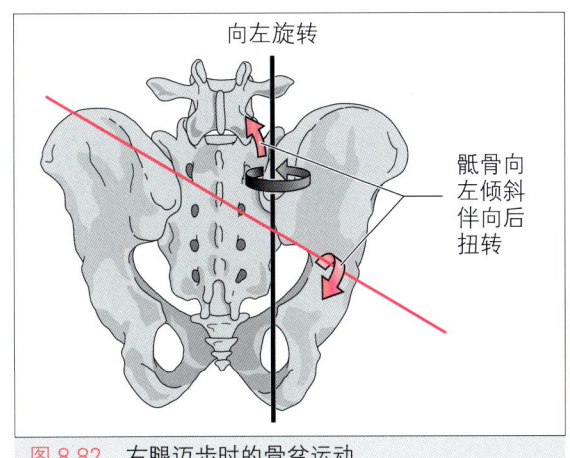

图 8.82 右腿迈步时的骨盆运动

参与骶髂关节运动的肌肉

1. 转动

竖脊肌

　　竖脊肌远端纤维经过 S2，导致骶骨底向前运动。

腘绳肌和大收肌（图 8.83）

　　腘绳肌和大收肌向下拉坐骨结节，使髂骨相对骶骨向后运动。

腹直肌（图 8.83）

　　腹直肌向上牵拉耻骨，导致髂骨相对骶骨向后运动。

2. 内收运动

腰方肌

　　腰方肌向内侧拉髂骨翼，相当于髂骨的内收运动。

耻骨肌、短收肌和长收肌

　　上述肌肉起点位于髋关节轴心下方，因此肌肉收缩会向外牵拉耻骨。

骨盆转子肌肉

　　外旋肌群向外侧拉动骨盆后部。

3. 逆转动

背阔肌（图 8.84）

　　起点处背阔肌纤维牵拉髂骨向前移动。

缝匠肌、阔筋膜张肌、股直肌和内收肌（图 8.84）

　　上述肌肉收缩，使骨盆向前下方运动。

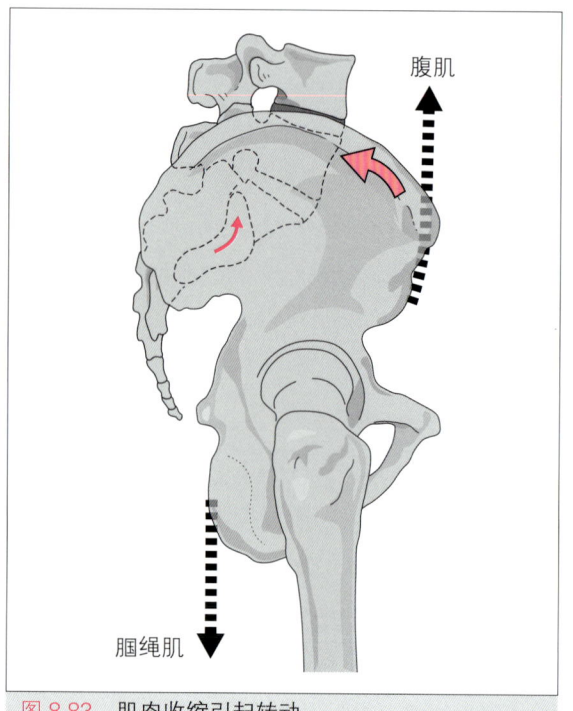

图 8.83　肌肉收缩引起转动

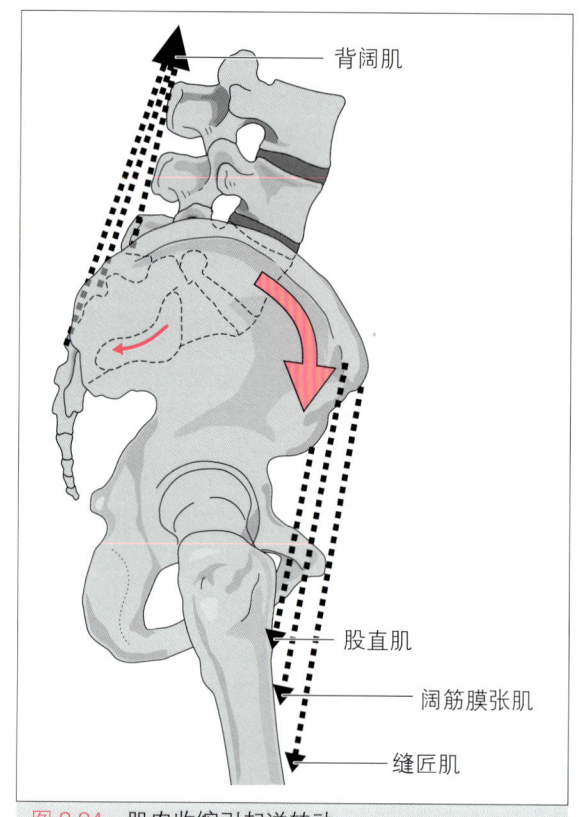

图 8.84　肌肉收缩引起逆转动

4. 外展运动

臀中肌、臀小肌和臀大肌上部纤维

上述肌肉收缩引起髂骨翼向外侧运动。

半腱肌和半膜肌

上述肌肉收缩引起坐骨结节向内侧运动。

▷ 参见章节 7.3：腰椎；章节 8.8：骨盆和髋关节的肌肉。

实践要点

因果链

1. 突然施力，如剧烈跳跃时，会引起骶骨旋后，导致闭锁。由于后方的压力，髂骨处于后倾位。上述情况的发生导致前方肌肉被牵拉，肌肉附着点受到激惹。

易受激惹的肌肉如下：
- Gerdy 结节处的阔筋膜张肌。
- 鹅足处的缝匠肌。
- 股直肌：
  - 胫骨粗隆。
  - 髌骨升高导致髌尖综合征。
  - 由于髌股关节压力增加和反复关节渗出，导致髌骨软化症。

对关节的影响如下：
- 髋关节：髋臼移向近端，腿变短。臀肌后部纤维紧张导致髋关节外旋。
- 膝关节：有内翻趋势，导致膝关节内侧受压和外侧过伸。
- 足：胫骨后移，踝关节背屈受限，前足内翻，内侧高足弓。

然而，因果链表明骶髂关节的功能紊乱与上述每个关节都有关系；如逆行性创伤更多作用于腓骨近端，进而使股二头肌紧张，导致髂骨后移。

2. 若髂骨前倾，意味着腘绳肌有很强的拉力，进而出现刺激症状，导致以下功能障碍：
- 内侧半月板处的半膜肌（存在反复渗出的可能）。
- 鹅足处缝匠肌（鹅足滑囊炎）。
- 股二头肌：
  - 向近端牵拉腓骨，导致腓骨长肌张力增高，进而骰骨内旋。
  - 小腿骨间膜紧张。
  - 血管受压，如腓动脉和胫动脉，导致血液循环障碍。

对关节的影响：
- 髋关节：髋臼移向远端，腿变长。臀肌前部纤维紧张导致髋关节内旋。
- 膝关节：有外翻趋势，膝关节外侧间隙压力增大，内侧结构过伸。
- 足：胫骨前移，踝关节跖屈受限，前足外翻，扁平足。

8.4.8 稳定结构

筋膜（图 8.85）

筋膜覆盖关节，有助于提高稳定性。在骶髂关节区，纤维从后方到上方交叉，跨骶髂关节（SIJ）呈对角相互连接。

胸腰筋膜

胸腰筋膜为薄膜状纤维结构，纤维横向走行，分为三层。

- 浅层：胸腰筋膜浅层附着于胸椎和骶椎的棘突，连接棘上韧带。
- 中层：胸腰筋膜中层穿过腰椎的横突间韧带和横突尖，附着于最下方的一根肋骨和髂嵴。
- 深层：胸腰筋膜深层附着于腰椎的横突，走行于竖脊肌外侧和腹肌的侧方。

臀筋膜

臀筋膜起于髂嵴并跨过臀中肌。筋膜纤维束在臀大肌区内走行。在骶骨上的附着点处，纤维束与胸腰筋膜相互交织。

阔筋膜

阔筋膜部分纤维经过骶髂关节和臀筋膜。这意味着胸腰筋膜以大转子为界，在大腿外侧区纵向排列，向下移行为髂胫束的一部分。

韧带

骶髂骨间韧带（图 8.86a）

骶髂骨间韧带具有非常重要的稳定作用。其位于关节囊后方，充填整个骶骨沟使其成为一个致密组织。这些韧带都是短纤维的，它们中间的一部分在关节各个方向运动中都处于紧张状态。

骶结节韧带和骶棘韧带（图 8.86b）

骶髂关节有转动趋势，因此强韧的韧带有助于稳定关节运动。

髂腰韧带

连接骶髂前韧带，共同稳定骶髂关节前方。连接髂骨，限制髂骨向后下方移动。

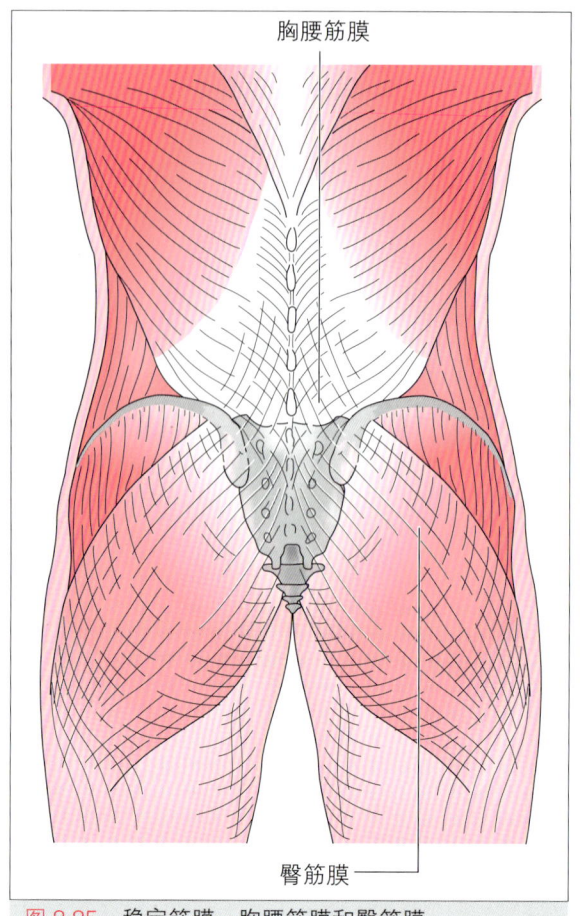

图 8.85　稳定筋膜：胸腰筋膜和臀筋膜

肌　肉

臀大肌（图 8.87）

臀大肌是唯一位于骶髂关节后方的肌肉，因此可帮助稳定关节。纤维走行与关节线约成直角，对关节施加压力。

向上与胸腰筋膜、髂骨、骶骨、尾骨骶结节韧带相连接，主要影响骨盆环。

梨状肌（图 8.87）

走行接近于水平，从后方将骶骨牵拉向髂骨，增加关节压力。

竖脊肌

多数竖脊肌的纤维止于骶骨沟中部，只有若干较长的纤维走行至骶骨下端，并与骶结节韧带相连接。

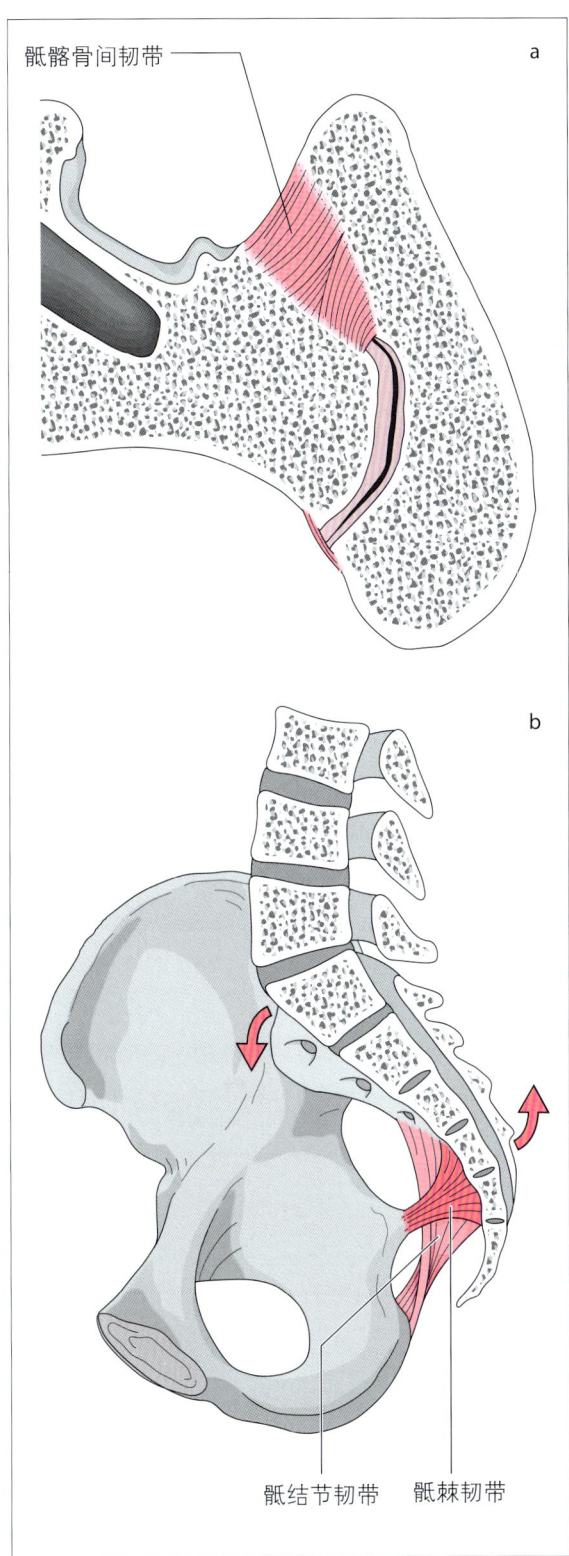

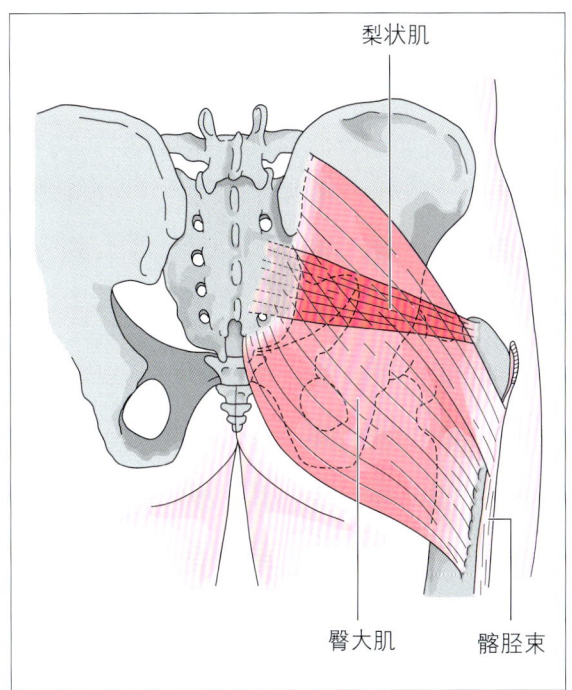

图 8.87 维持稳定的肌肉：臀大肌和梨状肌

图 8.86 维持稳定的韧带。（a）骶髂骨间韧带；（b）限制转动的韧带：骶结节韧带和骶棘韧带

实践要点

关节和肌肉的检查

若干因素会影响骶髂关节的活动性，应该通过各种测试来评估关节或肌肉是否存在运动障碍。检查关节运动时，需要评估其滑动能力，通过固定一个关节并活动另一个关节来实现。检查肌肉时，需要从弹性和强度方面进行评估。

骶髂关节不稳时的肌肉训练

在骶髂关节不稳定时，臀大肌、竖脊肌、梨状肌均需要训练。由于这些肌肉力量的训练都会导致骶髂关节的反复运动，而这又是禁忌的，因此骨盆环必须保持固定。这时需要一个骨盆支撑带，在大转子水平位置横向加固，这样训练才有保障。

8.4.9 颅骶连接（图 8.88）

骶骨和尾骨代表颅骶系统的下端。硬脊膜附着于枕骨大孔周围，前硬脊膜附着于 C2 和 C3 水平处。另外，在 S2 水平和尾骨后方有附着。

硬脊膜只有部分弹性，因此骨盆区域的位置变化会对颅骨产生影响；相反，颅骨的改变也会影响骨盆区域。

病理改变

分娩或外伤导致的功能障碍，可通过颅区影响脊柱下部，反之亦然。例如，如果枕骨髁向前上方移位，同侧骶骨将向后上方移位，则对侧向前下方移位。

实践要点

治疗方法

处理骶髂关节功能紊乱时，应该常规检查和治疗上颈椎和颅骨，因为只有这样才能达到颅骨和骨盆之间平衡。

此外，协调颅骨和骨盆之间的所有隔膜也很重要，如口底的舌骨上肌、第一肋水平的颈胸膈（胸廓入口）、胸腰部的膈和盆膈。

8.5 耻骨联合（图 8.89）

8.5.1 关节面

耻骨的关节面是扁平的，呈椭圆形，有非常薄的透明软骨层。

耻骨间盘由纤维软骨构成，附着于软骨覆盖的关节面上。中部的纵向裂缝形成关节腔，间隙内充满滑液。耻骨间盘前宽后窄，通过胶原纤维的方向调节压力和张力变化。

8.5.2 运动轴和运动

耻骨联合是骨盆运动链的一部分。这意味着骨盆的运动总是会影响耻骨联合，反之亦然。

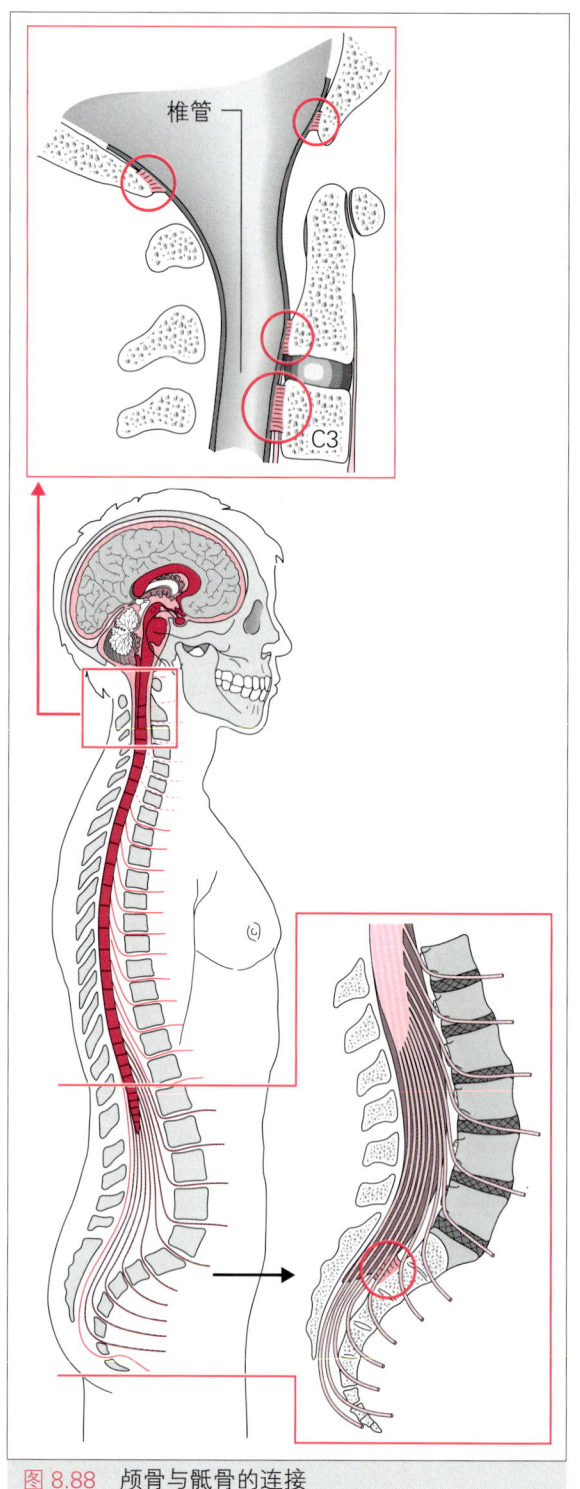

图 8.88　颅骨与骶骨的连接

运动轴（图 8.90）

耻骨联合围绕三个运动轴运动：
- 矢状轴。
- 额状轴。
- 纵轴。

运动方向和范围

耻骨联合是一个微动关节，在行走时发生移位和旋转运动。支撑腿侧的耻骨向上方移动 1~2 mm，跟随髂骨的后旋运动。女性的这种旋转为 2 mm，男性较少。摆动腿一侧的耻骨下沉。

8.5.3 韧带

韧带与椎间盘融合。

耻骨前韧带（图 8.91a）

位于前方，由横向纤维束组成，纤维束由浅表的斜行纤维和纵行纤维加强。起源于腹外斜肌、腹直肌和锥状肌腱膜，以及长收肌和股薄肌。

耻骨后韧带（图 8.91a）

位于后方，韧带薄而宽。

耻骨上韧带（图 8.91b）

连接两侧耻骨结节，并与腹股沟韧带相连接。

耻骨下韧带（图 8.91b）

位于关节下方耻骨弓处。

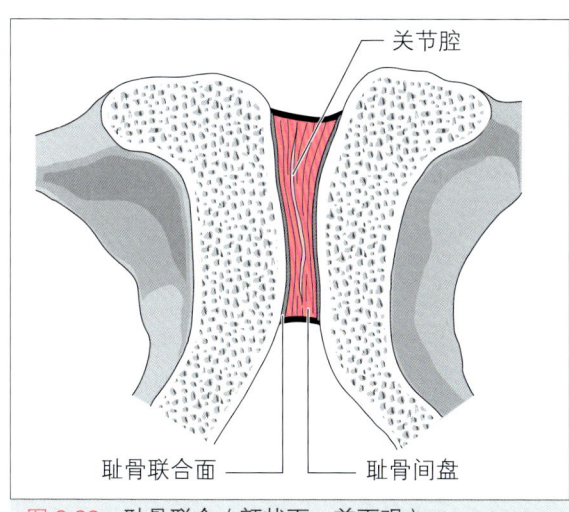

图 8.89　耻骨联合（额状面，前面观）

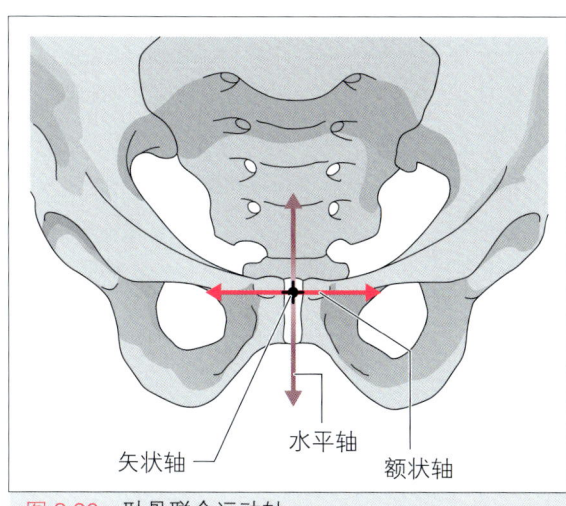

图 8.90　耻骨联合运动轴

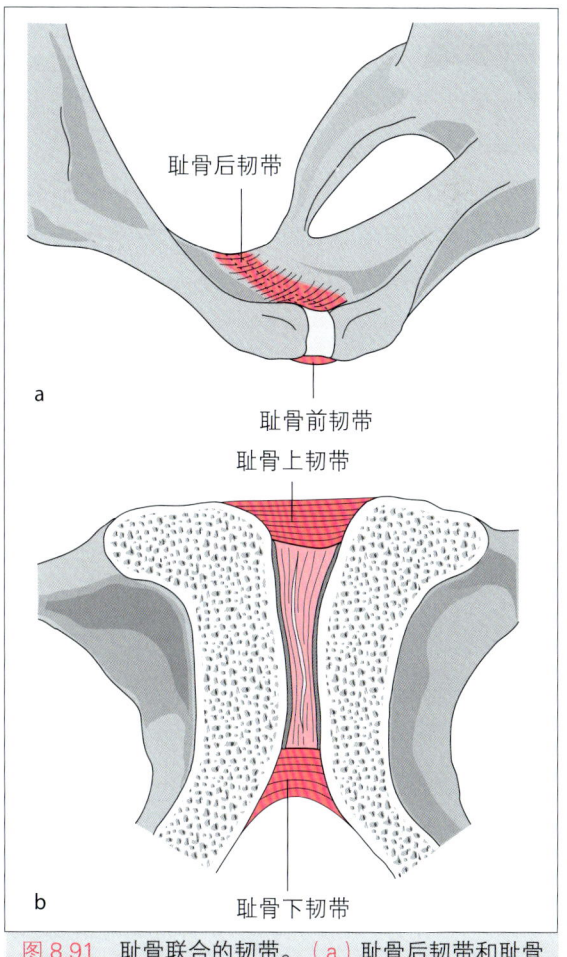

图 8.91　耻骨联合的韧带。（a）耻骨后韧带和耻骨前韧带；（b）耻骨上韧带和耻骨下韧带

8.5.4 维持稳定性的肌肉

腹 肌

腹外斜肌、腹直肌和锥状肌，与上方的韧带相连接。

内收肌群

耻骨肌、长收肌，与前方的韧带连接。

> **实践要点**
>
> **检查**
>
> 耻骨区出现功能障碍时，应进行以下评估：
>
> - 触诊腹肌和内收肌的张力和扳机点。
> - 触诊腹股沟韧带的张力变化和疼痛。
> - 检查一侧耻骨是否高于另一侧。
> - 迈步时评估双侧耻骨运动是否对称。
>
> **耻骨联合松动（耻骨联合分离）**
>
> 耻骨联合分离的典型症状包括在髋关节活动时的运动过度性疼痛，尤其是外展时；行走时耻骨联合的疼痛会放射至腹股沟和腰部。加强周围肌肉和使用骨盆支持带进行外部固定的方法可以缓解患者症状。

8.6 骶尾关节

8.6.1 关节面

关节面扁平，有椎间盘。

8.6.2 韧带

骶尾后韧带（图 8.92）

沿骶正中嵴后方浅层走行。

骶尾关节间韧带（图 8.92）

该韧带纤维束短，位于关节后方。

骶尾外侧韧带（图 8.92）

连接横突与骶骨下角，马尾神经在该韧带和骨之间走行。

骶尾前韧带（图 8.93）

该韧带实际上是前纵韧带的延续，分为两部分。纤维在第三、第四尾椎水平处相互交叉。

尾骨间韧带（图 8.93）

此韧带连接尾骨下部和外侧突。

8.6.3 运动轴和运动

围绕水平轴进行屈曲和伸展。尾骨随骶骨同步运动，运动范围有限。

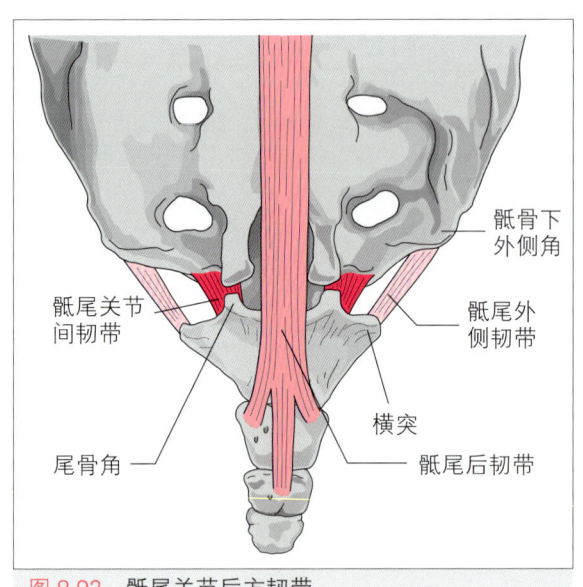

图 8.92 骶尾关节后方韧带

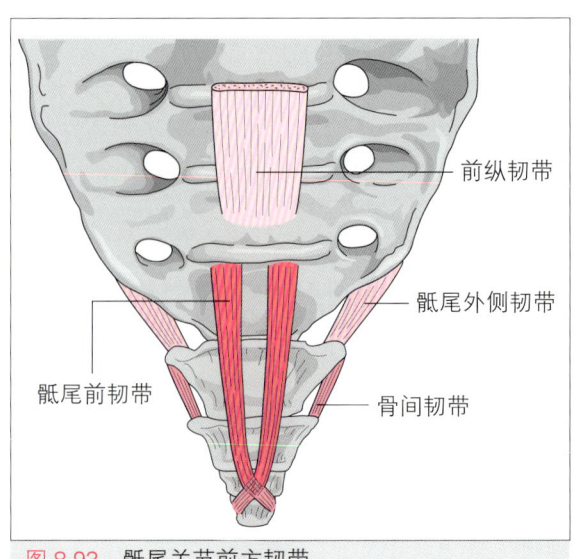

图 8.93 骶尾关节前方韧带

8.6.4 维持稳定的肌肉

以下肌肉起到稳定关节的作用：
- 提肛肌。
- 坐骨尾骨肌。
- 臀大肌。

病理改变

尾骨功能障碍几乎总是发生在前方；以下是可能的原因：
- 产伤。
- 脊柱功能障碍。
- 跌倒。
- 头部外伤。

实践要点

创伤后治疗

跌倒时导致尾骨损伤，使其向前弯曲，并引起臀后区域疼痛，在久坐或负重时（如排便）加重。指诊可以触及尾骨弯曲的部位。需要经直肠进行治疗，放松坐骨尾骨肌和韧带，减小骶尾关节压力，使骶尾关节复位。

8.7 髋关节

8.7.1 关节面

髋臼（图 8.94）

由三部分组成：
- 上方：髂骨。
- 前方：耻骨。
- 下方：坐骨。

Y 形软骨在 14~16 岁闭合，形成凹形关节窝。其外侧缘称为髋臼缘，朝向前—外—下方。髋臼入口平面与冠状面成 40°角，与水平面成 10°~15°的前倾角。未完全包裹股骨头。

髋臼唇（图 8.95）

是由结缔组织和纤维软骨构成的三角形结构，像环一样包绕髋臼，并固定在髋臼边缘底部，尖端指向关节。髋臼唇的上后方宽约 1 cm，前下方宽约 0.5 cm。可以增加关节窝的空间，在运动过程中可发生变形。

髋臼切迹

髋臼下缘有一个明显的压痕，即髋臼切迹，代表耻骨、坐骨之间的分界。髋臼横韧带由此通过。

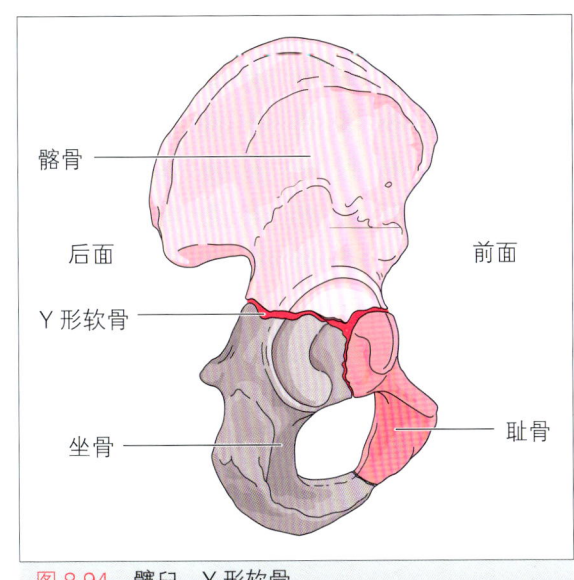

图 8.94　髋臼：Y 形软骨

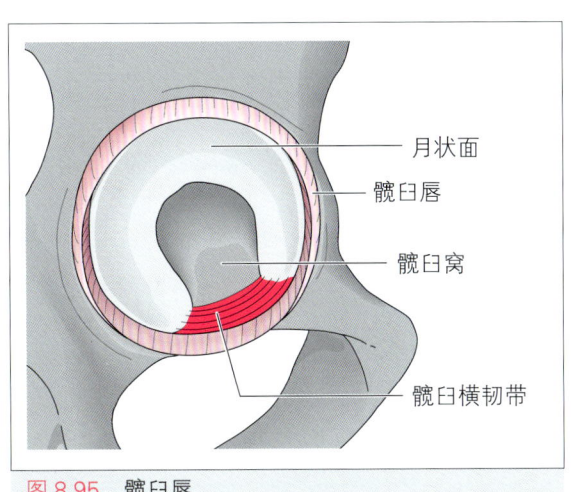

图 8.95　髋臼唇

月状面（图 8.96）

为月牙形关节面，有软骨覆盖。由后向前走行，每端各有一个角。中部的软骨较厚，尤其是在髋臼顶部前外侧，比前角和后角更厚，约为 3 mm。

髋臼窝（图 8.97）

髋臼窝是位于月状面内侧 3~4 mm 的一个凹陷，由疏松的脂肪结缔组织、髋臼脂肪垫和股骨头韧带所填充。这一脂肪垫弥补了周围软骨覆盖层的差异。腔隙的一小部分是真空的，有助于保持关节稳定。髋臼横韧带封闭下方的间隙。

股骨头（图 8.98）

头部为球形，形成髋关节的关节面。

股骨头凹

股骨头凹是位于股骨头后下象限的凹陷，无软骨覆盖，股骨头韧带附着于此。

软骨覆盖面

软骨层厚度为 4 mm，最坚固的软骨层位于股骨头凹的上方；中下方明显变薄，表面逐渐变窄，与股骨颈形成不规则的边界。表面分为四个象限。

与月状面的接触面积随关节位置的变化而变化。股骨头软骨覆盖面只有部分与月状面有接触。例如，髋关节内收时，接触点向中间移动，月状面的内侧缘到达股骨头凹的软骨边缘。

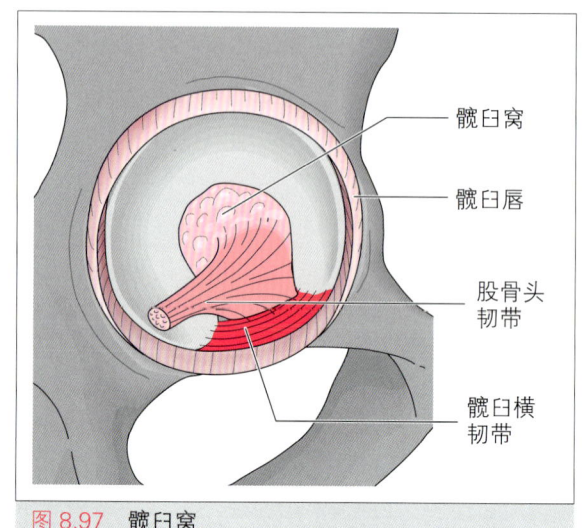

图 8.97 髋臼窝

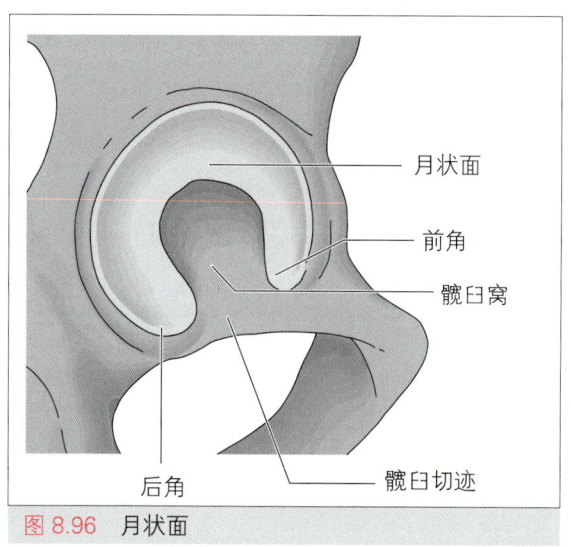

图 8.96 月状面

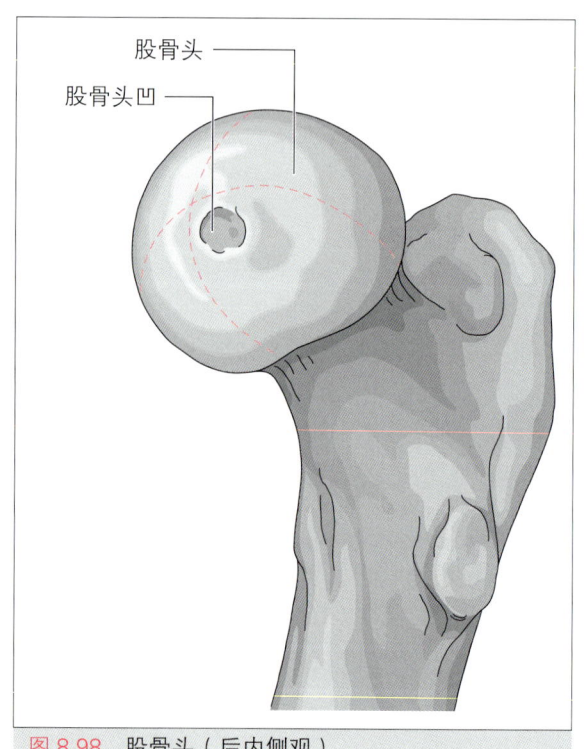

图 8.98 股骨头（后内侧观）

> **病理改变**
>
> **软骨保护区**
>
> 关节软骨只有在一定生理范围内间歇受压，反复承受弹性压力的刺激，才能保存。从长远来看，关节软骨只能存在于发生力传递的一定范围内。

> **实践要点**
>
> 在骨关节炎的早期，一个重要的治疗目标是通过不同位置的关节功能活动训练增加关节和软骨的营养。

关节周围的股骨结构（图 8.99，图 8.100）

股骨颈
- 连接股骨头和股骨干。
- 远端向前方为转子间线，向后方为转子间嵴。

大转子
- 是一个骨隆起。
- 是肌肉的附着点。
- 转子窝位于内侧。

小转子
- 位于转子间线内侧。
- 是髂腰肌的止点。

转子间线

　　前方转子间连线。

转子间嵴

　　后方转子间连线。

转子窝

　　是位于大转子后内侧的凹陷。

粗线
- 纵向走行于股骨干的后方。
- 是许多肌肉的附着点。

臀肌粗隆
- 为臀大肌附着点。
- 粗线向上延伸形成。

耻骨肌线
- 是耻骨肌附着点。
- 由粗线向小转子下方延伸形成。

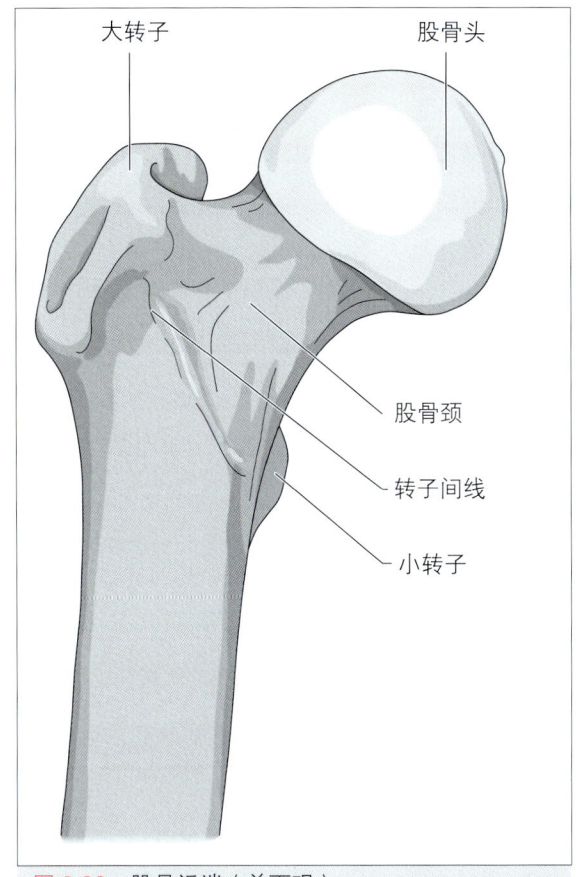

图 8.99　股骨近端（前面观）

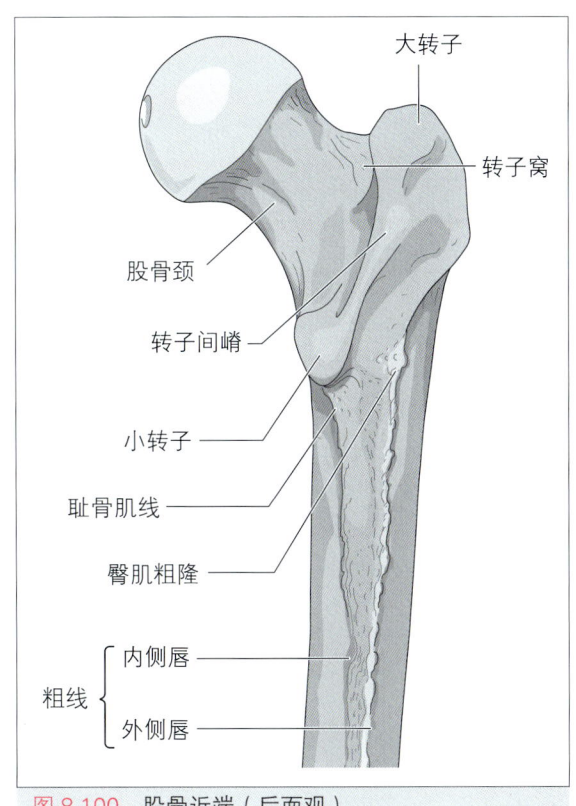

图 8.100　股骨近端（后面观）

8.7.2 关节囊

纤维层（图 8.101，图 8.102）

纤维层是一层厚壁而坚固的膜，由走行方向不同的纤维束组成，如纵向和对角线方向。胶原纤维含量为 70%~80%，弹性纤维约占 5%。

附着于髋臼骨缘、髋臼横韧带和股骨前缘的转子间线，向后方附着于股骨颈内侧约 1 cm 的转子间嵴。转子间嵴与转子窝均位于关节外。

纤维层有许多感受器，为中枢神经系统提供位置、运动和偏移的信息。

滑膜（图 8.102）

滑膜附着于髋臼唇基部的外边缘，从髋臼唇的锥形边缘延伸进入关节间隙，并在关节囊和盂唇之间形成了一个小的环形凹陷，即边缘隐窝。只有下方的滑膜附着于盂唇尖。

滑膜附着于股骨前侧的骨—软骨交界处，形成小的囊袋。随后向后延伸 1.5 cm 至转子间嵴近端。在股骨颈周围，尤其是外侧、内侧、前侧，滑膜形成滑膜皱襞，即系带膜囊。其走行于股骨颈上的止点处与股骨头的骨—软骨连接处，引导血管进入股骨头，并为股骨颈供血。滑膜包裹股骨头韧带。这些滑膜起源于髋臼底部，在髋臼切迹和髋臼窝处封闭髋关节（图 8.103）。

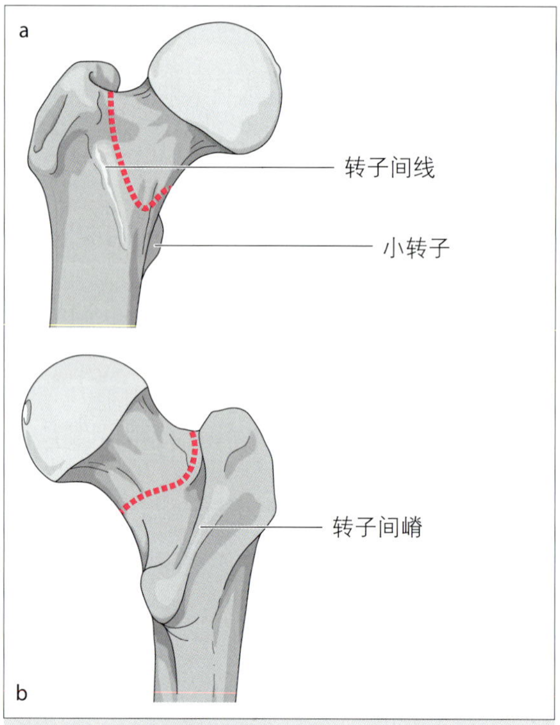

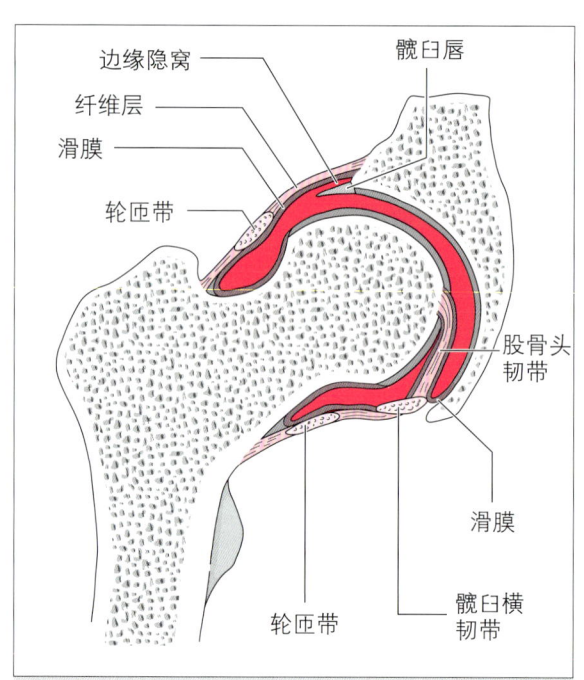

图 8.101　纤维层的附着点。（a）股骨前侧；（b）股骨后侧

图 8.102　滑膜（从髋臼中取出股骨头，以更好地呈现）

病理改变

关节囊模式

在骨性关节炎中,如果整个关节囊受累,每个关节都有其特有的运动受限模式,影响其运动序列和活动度。对于髋关节,关节囊模式是内旋/伸展→外展→屈曲。

全髋关节成形术

在全髋关节成形术中,部分囊—韧带的位置发生改变。这意味着在静态和动态条件下,该部位失去了一个重要的调节机制。

8.7.3 韧带

关节内和关节外的韧带是有区别的。

关节内韧带(图 8.104)

股骨头韧带

股骨头韧带也被称为股骨圆韧带,为扁平韧带,位于关节囊内,被滑膜包裹,长约 3 cm,宽约 1 cm。

纤维束从月状关节面的前后角和髋臼横韧带的上缘延伸到髋臼窝。与闭孔动脉的髋臼支伴行,为股骨头供血(图 8.112)。

在髋关节屈曲/内收/外旋体位时处于紧张状态。

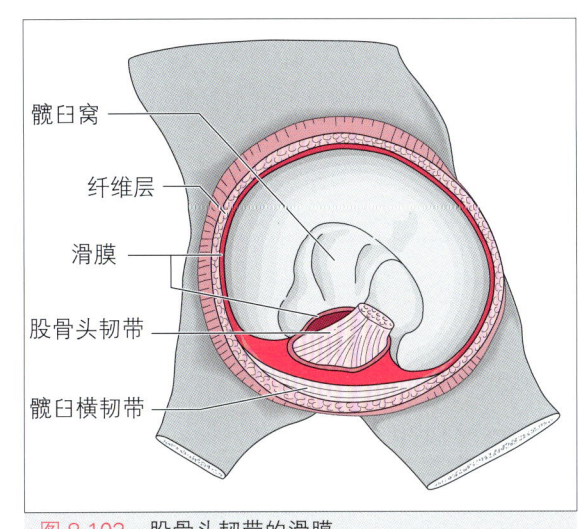

图 8.103 股骨头韧带的滑膜

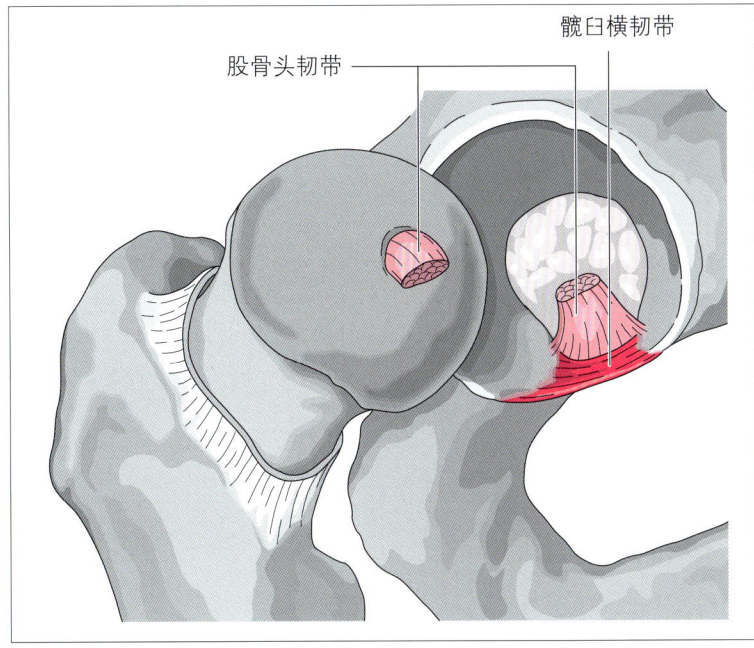

图 8.104 关节内韧带:股骨头韧带与髋臼横韧带

髋臼横韧带

该韧带连接髋臼切迹，从下方支持股骨头。该韧带外层与关节唇的末端连接，内层与月状关节面的角连接，宽约 1 cm。

关节外韧带（图 8.105）

髂股韧带

髂股韧带呈 V 形，其尖端位于髂前下棘，并在此处与股直肌融合。沿转子间线附着：

- 横部：上束（贝尔蒂尼韧带）横向走行，是人体内最强的韧带。厚度可达 1 cm，抗拉强度为 350 kg。
- 降部：较薄的下束走行至转子间线的下半部。其纤维呈螺旋状走行。在右髋，其向左转；在左髋，其向右转。外旋这部分韧带并未扭转，处于松弛的状态。

耻股韧带

耻股韧带起于髂耻隆起和闭孔嵴，并在此处与耻骨肌腱交织，随后延伸至转子间线下方，并在下方与髂股韧带交错，与关节囊和轮匝带连接。

在前方，髂股和耻骨韧带形成"Z"形，具有以下结构：

- 髂股韧带横部。
- 髂股韧带降部。
- 耻股韧带。

髂耻囊（图 8.106）

髂股韧带和耻股韧带之间的关节囊很薄。在此处，髂耻囊位于关节囊的上方。10%~15%的人的髂耻囊与关节腔相通。该囊呈椭圆形，向远端可以延伸至小转子。髂腰肌腱走行于其上方。

> **病理改变**
>
> 潜在的感染引起的炎症反应（化脓性滑囊炎），导致该滑囊在运动时产生疼痛，尤其是当髂腰肌收缩时。
>
> 静态的姿势变化也会引起滑囊炎。因为其反复的刺激有时会使其呈慢性发展。

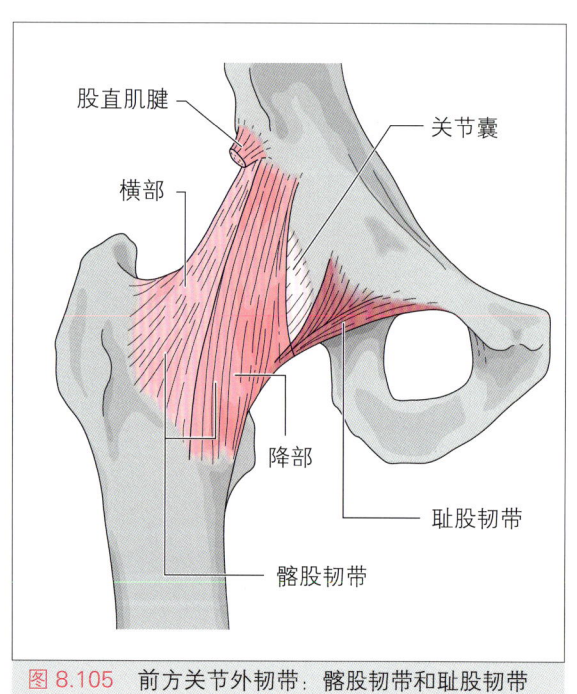

图 8.105　前方关节外韧带：髂股韧带和耻股韧带

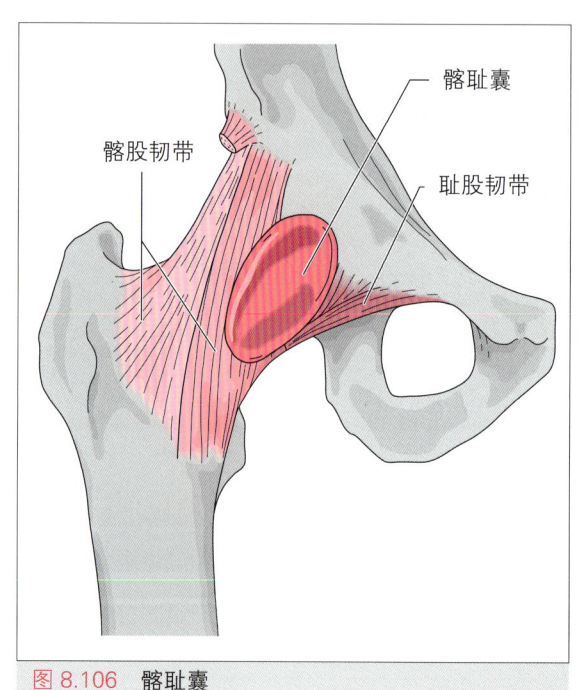

图 8.106　髂耻囊

坐股韧带（图 8.107）

坐股韧带起于髋臼后下缘与坐骨结节上缘。向上外侧螺旋走行,止于大转子和轮匝带内侧。该韧带上有个小凹槽,为闭孔外肌的止点。

坐股韧带与髂股韧带的外侧交织。

轮匝带（图 8.107）

轮匝带是一个韧带环,包含三条关节外韧带的所有纤维。附着在关节囊上,紧紧包裹着股骨颈。与囊外韧带一起对关节施加压力。

韧带的功能（图 8.108，图 8.109）

既能使关节运动,又能限制关节过度活动,从而使关节稳定：

- 伸展：在伸展过程中,韧带扭转并导致关节闭合,将伸展限制在10°~15°。
- 屈曲：在微屈位,所有的韧带松弛。直到有明显屈曲时,髂股韧带的横部才变得紧张。
- 旋转：在外旋位,髂股韧带横部和耻股韧带变得紧张；在内旋位,坐股韧带和髂股韧带降部变得紧张。屈曲时韧带松弛,使得外旋角度增加。
- 外展：在外展位,部分髂股韧带降部、耻股韧带以及坐股韧带下部会变得紧张。
- 内收：在内收位,髂股韧带横部防止发生动作偏离。

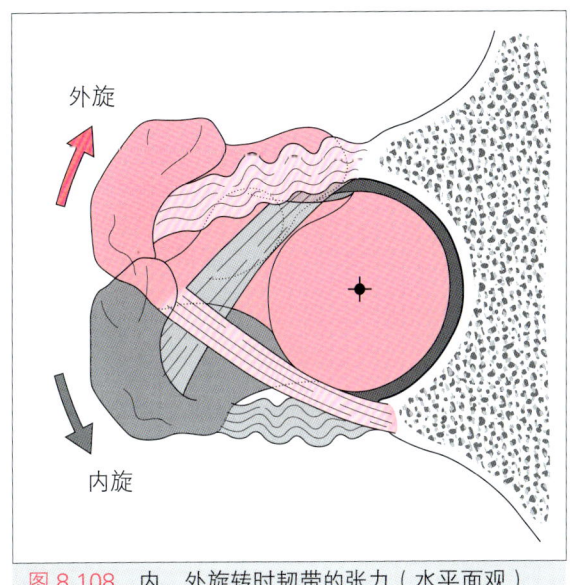

图 8.108　内、外旋转时韧带的张力（水平面观）

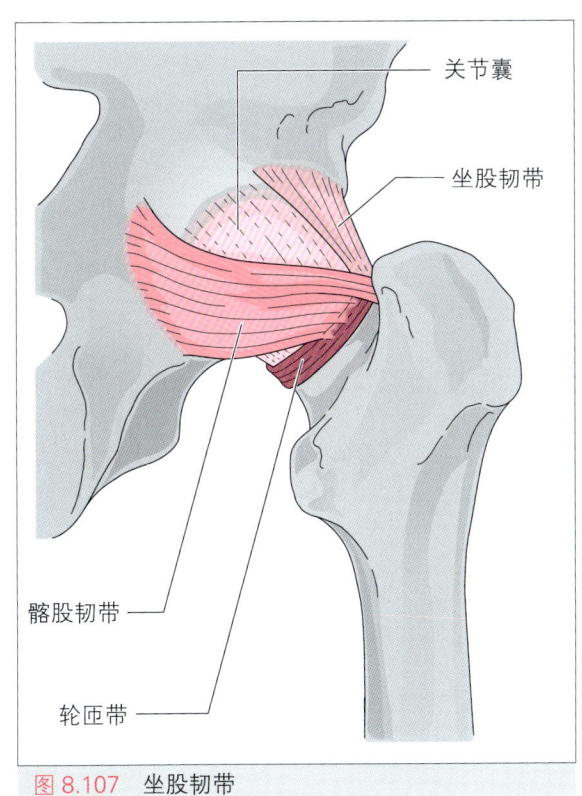

图 8.107　坐股韧带

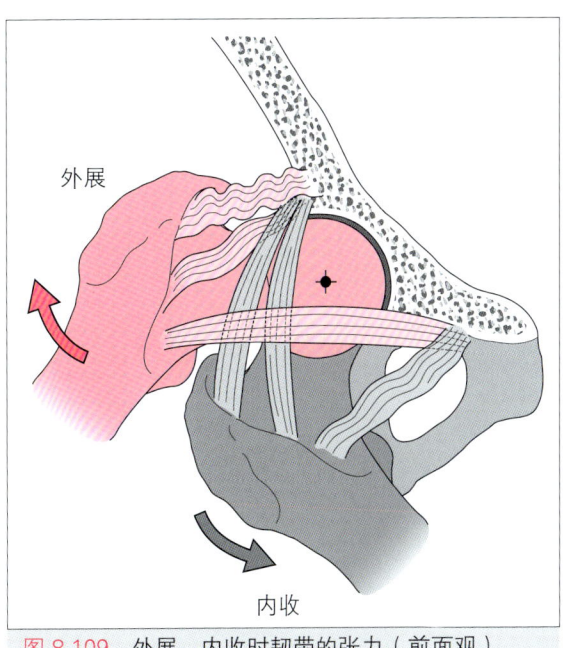

图 8.109　外展、内收时韧带的张力（前面观）

休息位

在休息位,关节囊—韧带装置松弛,滑液分布状况良好。患者在疼痛时会自动调节至这个舒适的体位。

髋关节的休息位约为屈曲30°,外展15°~20°,外旋5°~10°。

锁定位

在锁定位,关节囊—韧带装置最大限度地紧张,关节不能活动。髋关节最大伸展内旋时,内收或外展就会呈现锁定状态。

> **病理改变**
>
> **薄弱点**
>
> 各韧带相互交织的区域为髋关节稳定性的薄弱点,尤其是在髂股韧带和耻股韧带之间,如其前侧。
>
> **获得性髋关节脱位**
>
> 使髋关节脱位需要很大的力量。例如,耻骨前脱位,这时髋关节需要极度外旋,并以髋臼缘和唇作为支点,股骨头自关节内向前脱出。下肢被迫处于外旋位,并且不能负重。

> **实践要点**
>
> **关节囊—韧带复合体的治疗**
>
> 减轻疼痛(图 8.110,图 8.111)
>
> 为了减轻疼痛,需要在患者休息位应用牵引进行治疗。牵引只需拉紧关节囊,因为过度拉伸会引起不适。休息位约为屈曲30°、轻微外旋和外展位。在这个位置牵引时可以感觉到弹性。
>
> **增加活动度**
>
> 与减轻疼痛的方法不同,改善活动度需要在关节囊的各个部分进行牵引治疗,并在运动末端进行。应从较小的牵引力开始,随后逐步增加,并且要有间歇。

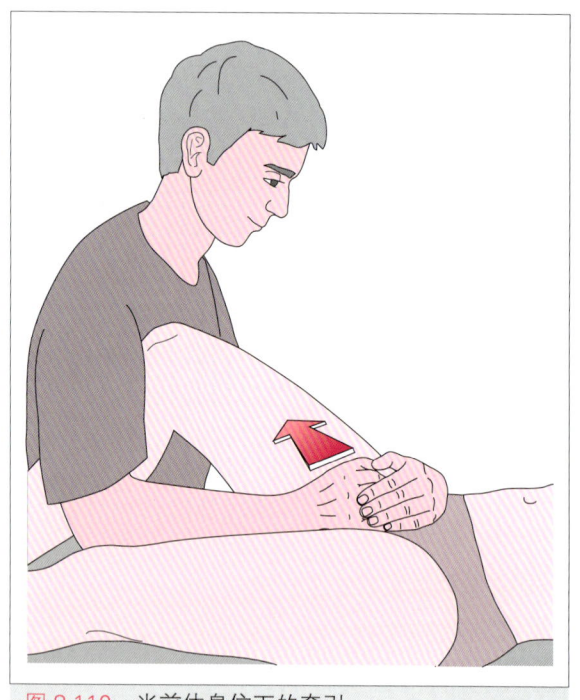

图 8.110　当前休息位下的牵引

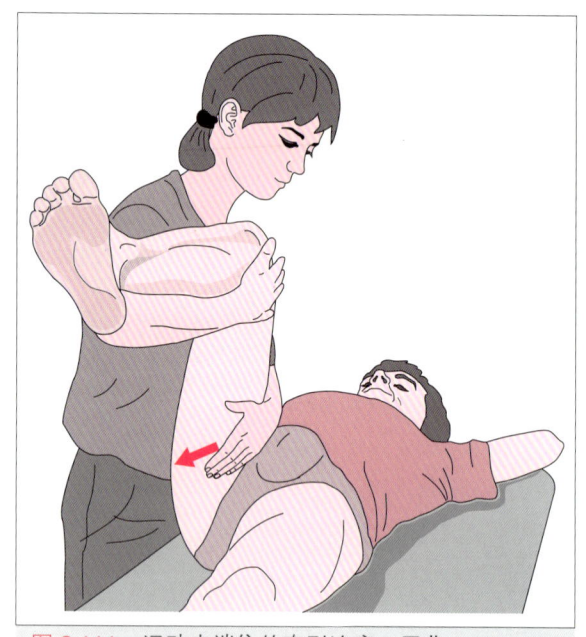

图 8.111　运动末端位的牵引治疗:屈曲

8.7.4 血液供应（图 8.112）

股动脉

- 是髂外动脉的延续。
- 起于血管间隙，并在其内部向外延伸。
- 约于腹股沟韧带下方三指处，股动脉向后外侧发出股深动脉，进而分出旋股外侧动脉。

旋股外侧动脉

- 其升支沿着转子间线向上外侧走行，向股骨颈方向发出了几条分支；这些分支在滑膜下走行，穿入股骨头附近的骨—软骨交界处。
- 其横支供应大转子区。
- 其降支向膝关节延伸。

　　股动脉的剩余部分也被称为股浅动脉，不会向周围区域发出任何主要分支；向收肌管远端延伸。

旋股内侧动脉

- 其从股深动脉发出，与旋股外侧动脉在同一水平。
- 在股骨颈内侧走行，在髂腰肌腱处向后方转弯。
- 其深支向上延伸并发出分支至大转子和股骨颈。
- 髋臼支向下走行到股骨颈，与闭孔动脉吻合，并发出分支到髋臼前部。

臀上动脉和臀下动脉

- 源自髂内动脉。
- 供应髋臼的后上方和下方。

闭孔动脉

- 髋臼支越过髋臼切迹进入关节的下方。
- 其随股骨头韧带向更远处走行。
- 为关节窝、脂肪垫和股骨头提供血液供应。

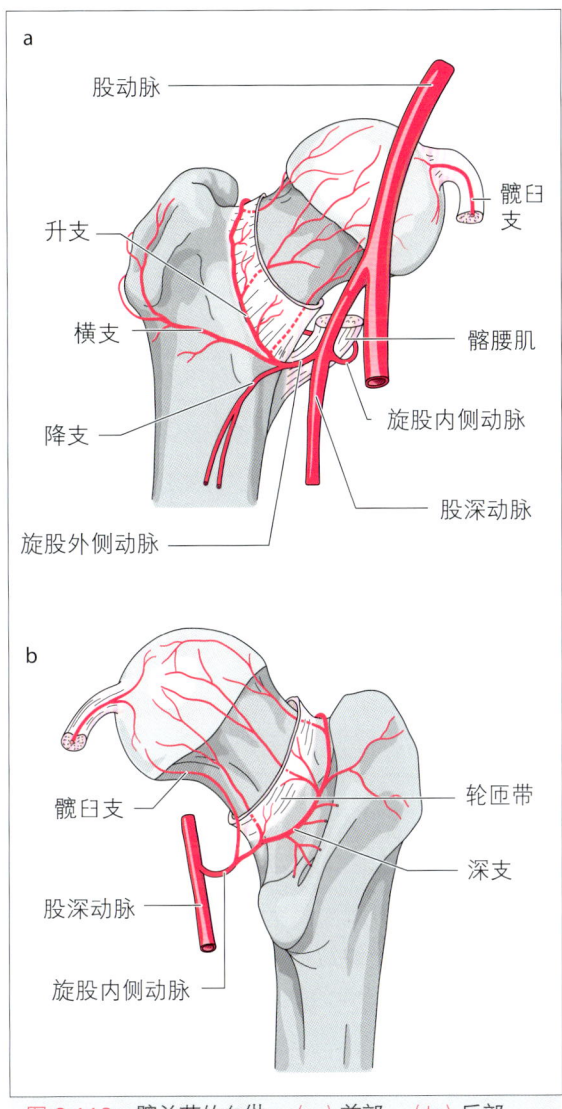

图 8.112 髋关节的血供。（a）前部；（b）后部

病理改变

　　股骨颈骨折，如果骨折线在囊内，股骨头的血供可能会中断，营养只能通过股骨头韧带来传递。而该韧带会随着年纪增长而老化，由于营养不良则可能发展为坏疽。在这种情况下，可以置入假体。与此相比，如果骨折线在囊外，营养状况会好很多。

8.7.5 神经支配（图 8.113）

股神经

在旋股外侧动脉远端，股神经发出一条分支到关节前部区域。

闭孔神经
- 副闭孔神经从 L3-L4 神经根走行到髋关节下方。
- 更远的分支延伸至膝关节。

坐骨神经
- 在梨状肌下孔前分出到髋关节的关节支。
- 支配髋关节后侧区域。

臀上神经

向关节上外侧发出一条小分支。

股方肌神经
- 穿过坐骨大孔。
- 发出分支至股方肌和髋关节的下后方。

8.7.6 股骨区域的成角

CCD 角（图 8.114）

CCD 角由股骨颈轴和股骨干轴形成：
- 股骨颈轴穿过股骨头中点，到股骨颈周边的距离大致相同。
- 股骨干轴线大致在股骨干髓腔。

在新生儿中，该角为 150°；2 岁以后该角度逐渐变小，在生长末期达到 125°～130°；随着年龄的增长，可能会继续减小。

影响 CCD 角变化的因素
- 使角度减小（内翻）的因素：包括体重、外展肌、股直肌、腘绳肌、长收肌，以及来自下方的地面反作用力（图 8.115）。

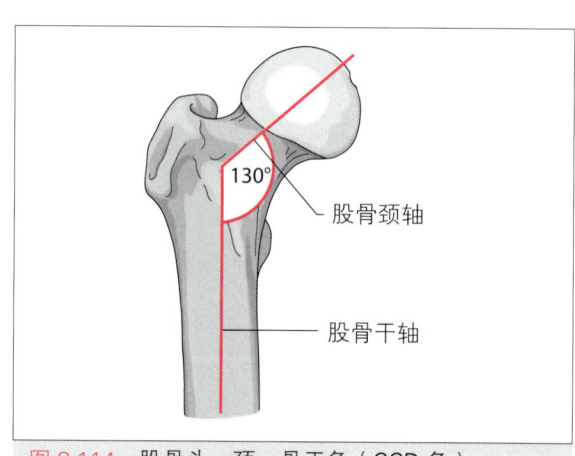

图 8.114 股骨头—颈—骨干角（CCD 角）

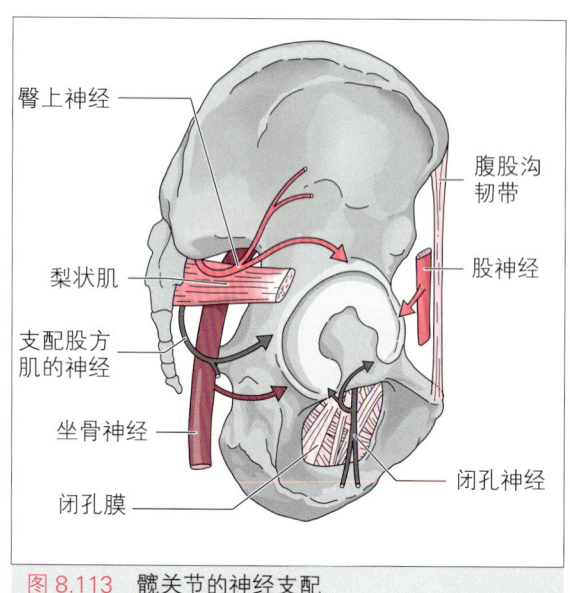

图 8.113 髋关节的神经支配

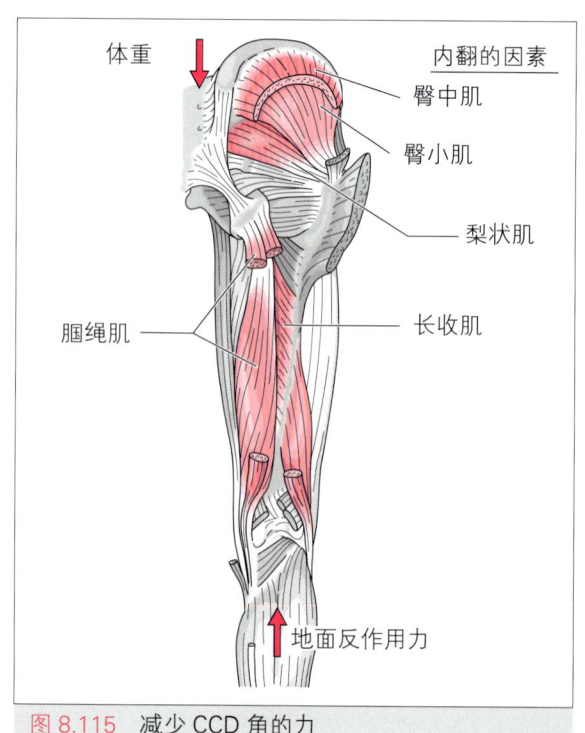

图 8.115 减少 CCD 角的力

- 使角度增加（外翻）的因素：包括横向走行的内收肌，延伸到髂胫束的两块肌肉（臀大肌和阔筋膜张肌），骨盆转子肌和髂腰肌的横束。

病理改变

角度的改变（图 8.116）
- 髋外翻：大于 135°。
- 髋内翻：小于 120°。

▷ 见章节 8.7.8：生物力学。

前倾角（图 8.117）

股骨颈轴线与股骨髁横轴线形成的，向前方开口的夹角。

股骨外观的发育

新生儿的前倾角是 30°~40°；出生后，前倾角逐渐变小，在 10~14 岁时角度减小到 18°；成人正常约为 12°。

角度变化及其影响（图 8.118）

如果前倾角度大于正常值，会导致大腿内旋增加。相反，则会增加外旋。

髋臼近端或胫骨远端扭转可以代偿。

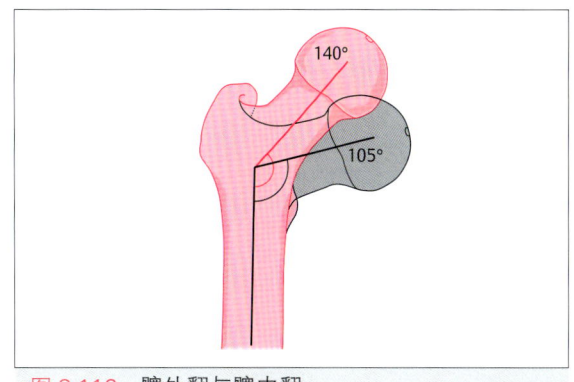

图 8.116　髋外翻与髋内翻

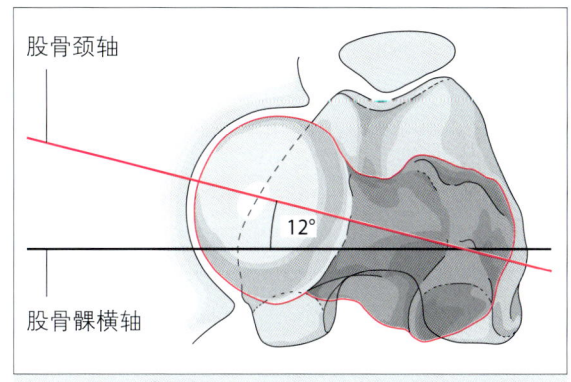

图 8.117　前倾角

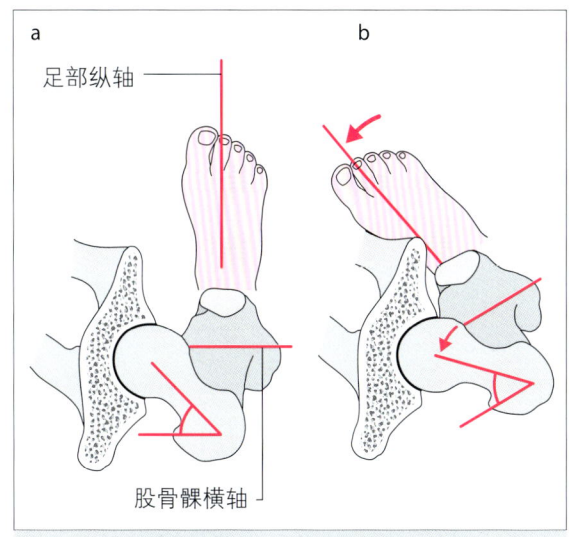

图 8.118　前倾增加。（a）股骨头位于前方；（b）股骨头位于中间

实践要点

肉眼可见的旋转（图 8.119）

如果外旋能力明显受限，则应该考虑有股骨扭转问题，如前倾角的增加、旋转的中心点改变。应检查双下肢全长，髌骨和足的纵轴是否居中。

足向内侧旋转，原因并不总是前倾角度的增加。髌面朝向正前方，但足部纵轴有明显偏离，则可能是胫骨向内侧扭转造成的。评价以踝与胫骨近端横轴的相对位置为基准，其角度应为 30°，向内侧开口。

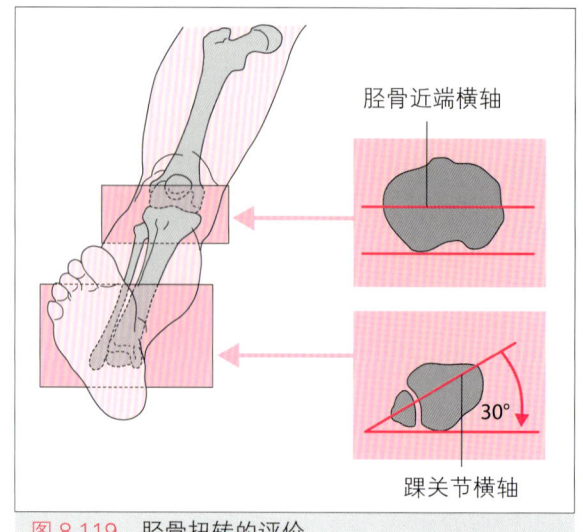

图 8.119　胫骨扭转的评价

8.7.7　运动和运动轴

运动轴（图 8.120）

髋关节为三轴球窝关节。所有的轴线在髋关节的轴心点处以直角相交，即股骨头中心：

- 冠状轴：用于屈曲和伸展。
- 矢状轴：用于外展和内收。
- 纵轴：旋转。请注意，旋转轴并不对应于股骨干轴，而是位于其内侧。

日常生活中的动作少有单独围绕一个轴完成的。通常，运动是在各个瞬时变化的轴向上组合起来的。

运动方向和范围

屈曲/伸展（图 8.121）

- 主动：从中立位分别为 130°~140°/10°~15°。
- 被动：从中立位分别为 150°/15°。

通常通过仰卧位托马斯试验来评估患者的伸展；对侧膝关节弯曲，直到骨盆向相反方向倾斜 12°；如果下肢平放，会有 10° 的伸展。膝关节屈伸状态下髋关节活动的生理差异

膝关节屈曲时，髋关节最大屈曲约 130°，但髋关节伸展的能力显著降低。膝关节伸展时，髋关节屈曲约 90°，最大伸展 15°。

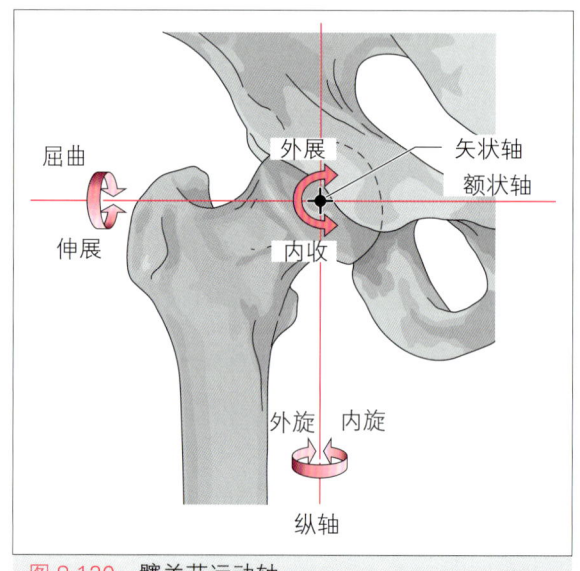

图 8.120　髋关节运动轴

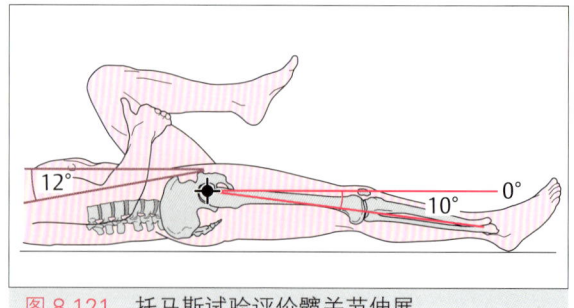

图 8.121　托马斯试验评价髋关节伸展

这是由于膝关节做屈伸运动时肌肉受拉伸，导致膝关节屈曲时腘绳肌的弹性降低，膝关节伸展时股直肌弹性降低所致。

> **病理改变**
>
> **屈曲挛缩**（图 8.122）
>
> 在托马斯试验中，如果受测腿可屈曲而不能被动伸展，证明存在屈曲挛缩。

外展／内收（图 8.123）
- 主动：从中立位分别为30°~40°／20°~30°。
- 被动：每个方向增加10°。

　　前方韧带和内收肌张力增加可限制外展。

　　髋关节屈曲时内收更好，因为韧带松弛。

外旋／内旋（图 8.124）
- 主动：从中立位分别为40°~50°／30°~40°。
- 被动：每个方向增加10°。

　　旋转很难在仰卧位和中立位进行评估。应在屈髋90°并屈膝时进行测量，并以大腿作为参照。此位置下韧带松弛，关节具有良好的活动能力。

　　替代方法：俯卧位膝关节屈曲90°，仍以大腿作为参照。此位置下由于韧带紧张，关节可能运动较少。

关节活动度正常的前提

　　髋关节的协调性和最大运动的前提是关节囊—韧带结构的弹性良好，股骨头的中心位于关节窝内，以及周围肌肉良好的协调性。

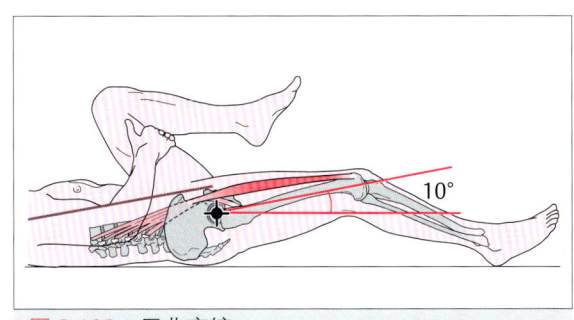

图 8.122　屈曲挛缩

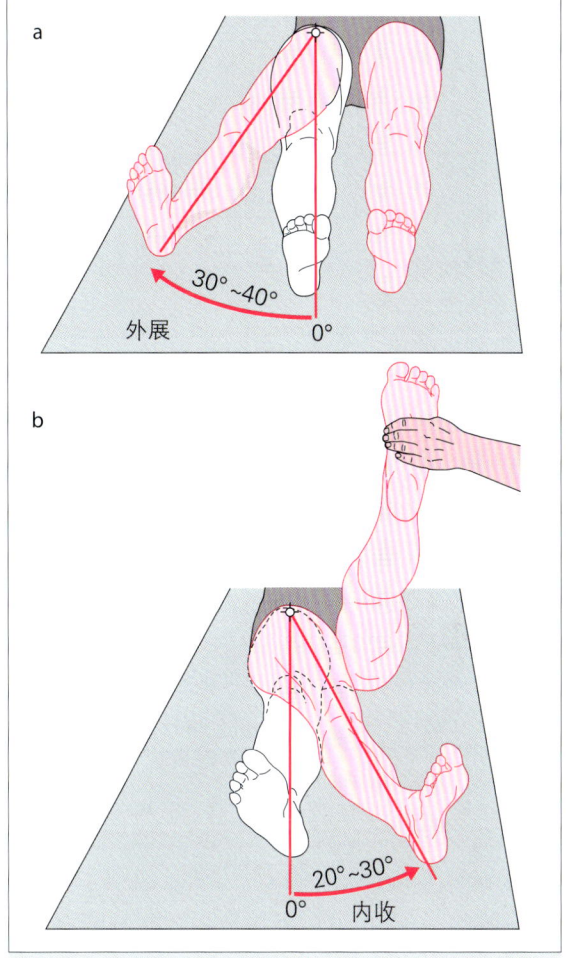

图 8.123　髋关节的运动。（a）外展；（b）内收

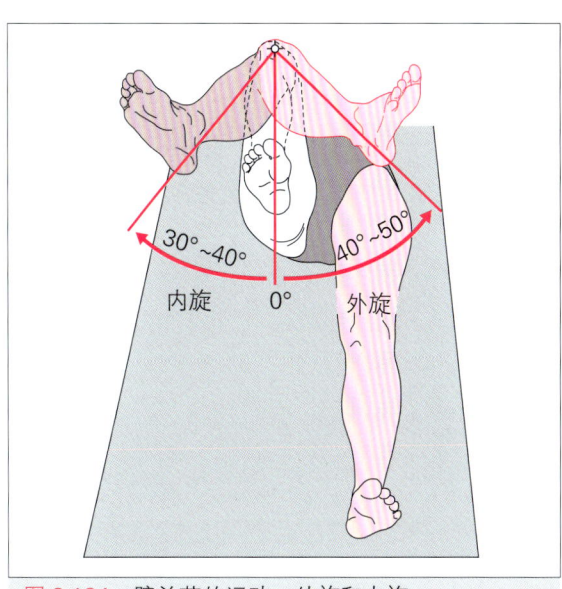

图 8.124　髋关节的运动：外旋和内旋

病理改变

骨性关节炎

骨性关节炎患者易发生屈曲、外旋和内收的挛缩。下肢功能性缩短，可通过骶髂关节和腰部区域的变化，如骨盆旋转、脊柱前凸和侧屈等予以代偿。由于步长变化和外展肌减弱而出现跛行，从而降低步行效率。骨性关节炎的第三阶段可见明显的运动受限。

由于疼痛引发活动减少，关节面的软骨改变，因此关节的营养状况也会随之发生改变。这样就形成了恶性循环。患者更多的是感受到腰椎和骶髂关节的代偿运动和疼痛，而很少注意到这是由髋关节伸展受限造成的。随着骨性关节炎的进展，髋关节屈曲受限而功能减退，日常运动受影响，患者主诉无法坐低椅子或穿袜子。

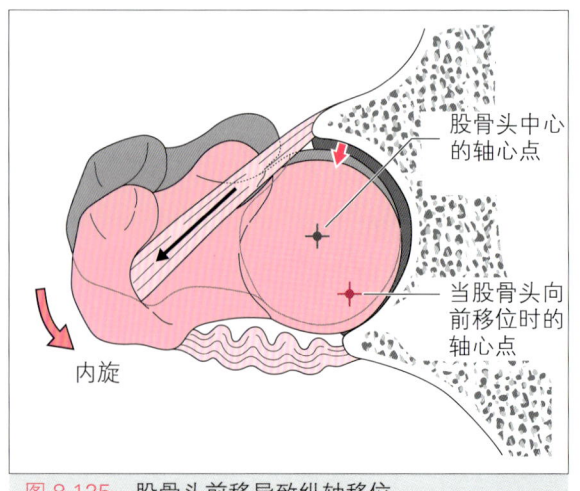

图 8.125 股骨头前移导致纵轴移位

实践要点

运动受限的治疗（图 8.125，图 8.126）

为了保证正确的治疗方向，必须找到灵活性降低的原因（如关节或肌肉）。

根据延展性和疼痛程度检查关节囊—韧带结构，并评估股骨头的中心位置。例如，如果股骨头太靠前，则内旋受限，因为轴心点此时也随之前移，使得关节囊—韧带结构的后部在运动中过早处于紧张状态。这意味着有必要将股骨头置于中心以改善关节灵活性。这种治疗是通过屈髋、屈膝 90° 时于膝关节后方施加的推力，结合髋臼顶部减压共同作用实现的。

肌肉需要根据其弹性、耐受力和协调性进行评估。

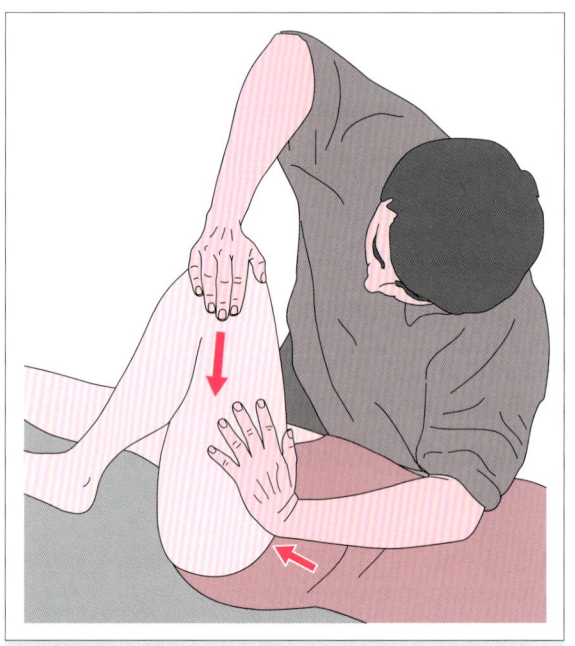

图 8.126 股骨头向前移位时的治疗

8.7.8 生物力学
用 Pauwel 公式计算力的平衡

Pauwels（1973）描述了如何确认力的平衡。除此之外，他还基于患者单腿站立时的二维静态模型确定了力的平衡。如今三维方法也应用于生物力学研究中。由于球窝关节有三个轴，所以必须根据平衡状态计算三个力矩，关节合力的方向和大小势必根据位置和负荷状态而改变。

单腿站立的关节力学（图 8.127）

根据杠杆定律在额状面对髋关节进行评估，一级杠杆即支点介于阻力和动力之间：

- 支点：髋关节。
- 阻力：体重。重心转移到自由腿的一侧，试图拉动骨盆向下。
- 动力：站立腿的外展肌群使骨盆保持平衡。
- 阻力臂：从支点到负荷（阻力）的连线。
- 动力臂：从支点到动力的连线。

由于动力臂比阻力臂短得多，动力必须更大才能产生一个平衡的力矩，即在这个平面上稳定关节。杠杆定律规定：动力 × 动力臂 = 阻力 × 阻力臂。

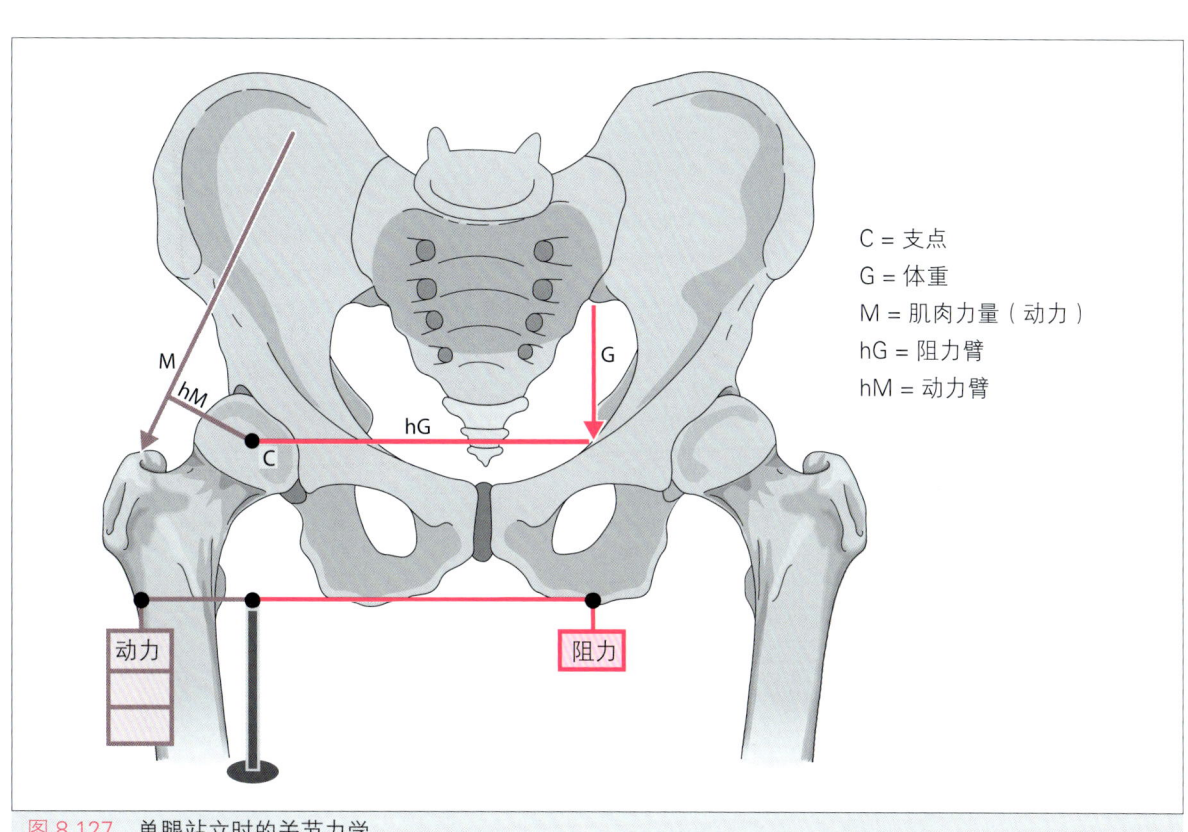

C = 支点
G = 体重
M = 肌肉力量（动力）
hG = 阻力臂
hM = 动力臂

图 8.127 单腿站立时的关节力学

关节负荷的计算（图 8.128）

关节的实际负荷是关节作用力的合力。为了计算力的大小和方向，用力的平行四边形法则来确定肌肉力量和体重的总和。

体重是第一个向量。其大小是已知的，由相应的箭头长度表示。沿其作用线移动，直到与肌力的作用线相遇。

肌力是第二个向量。其大小来源于杠杆法则。利用从受力点发出的两个向量，形成力的平行四边形并画出对角线，表示合力，大小对应于箭头的长度。作用线始终贯穿关节轴心。

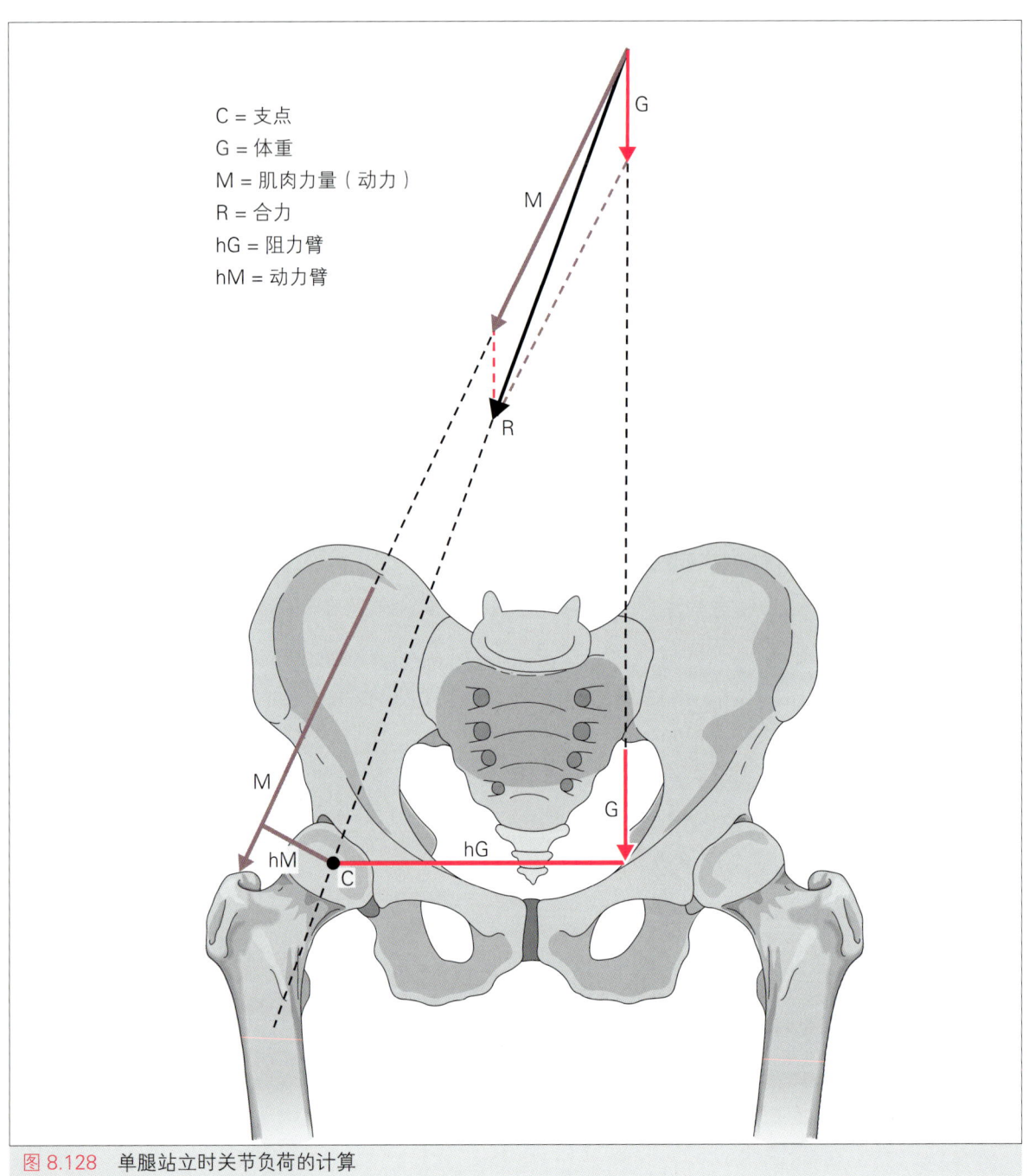

图 8.128 单腿站立时关节负荷的计算

髋关节负荷的体内测量

德国柏林弗莱尔大学的 Bergmann（1993）开发了一种具有内置传感器的假体。在股骨颈安装了三个应变仪和一个迷你发射器来测量三维作用力。

腿伸展时抬起放下（图 8.129a）

Bergmann（1993）测量患者直腿抬高时，髋关节的负荷是体重的 160%。放下腿同时用力下压时，负荷可达体重的 250%。

抗阻运动（图 8.129a）

抗阻外展时，负荷为 2~3 倍体重；抗阻内旋时，负荷上升至体重的 2 倍。

助力运动（图 8.129a）

助力运动对关节的压力最小，为体重的 50%。

双腿对称站立（图 8.129a）

双腿对称站立时，负荷为体重的 80%~100%。

用支撑/拐杖走路（图 8.129a）

支撑行走不意味着关节没有负荷，此时负荷的测量结果为体重的 180%；只有在反复强调要求受试者减轻腿部负重后，测量结果才会减少。赤脚走路只比穿鞋走路稍微减少压力。

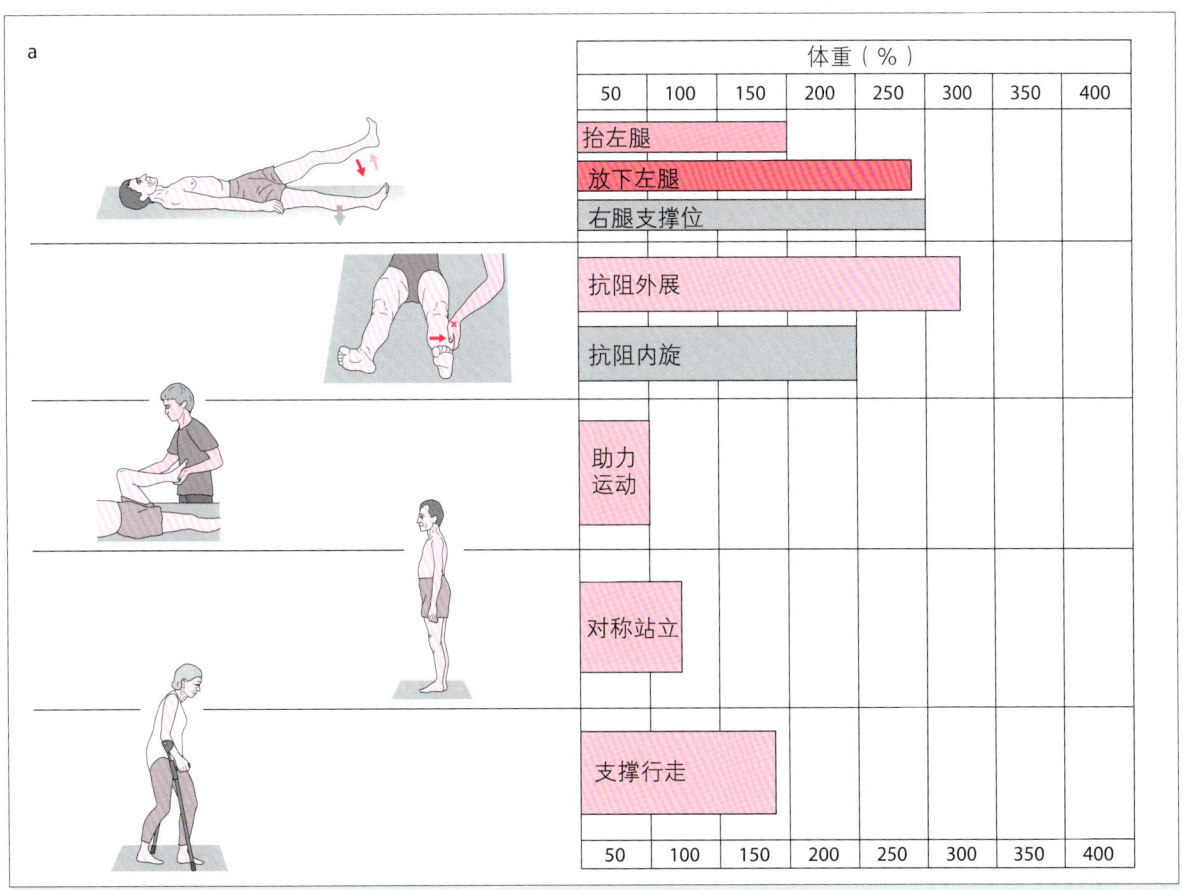

图 8.129　各种动作中关节负荷的测量

与没有支撑的行走相比，对侧使用手杖可将负荷减少 20%~25%。

髋关节负荷的测量（图 8.129b）

- 坐位：体重的30%。
- 站立：体重的200%~300%。
- 爬楼梯：
  - 上楼：体重的350%。
  - 下楼：体重的400%。
- 慢跑：体重的400%。
- 功率自行车90~100 W：体重的75%（问题在上下自行车）。
- 桥式运动：体重的200%~300%。

> **实践要点**
>
> **手术后**
>
> 全髋成形术后，需要降低假体周围骨的应力，这样更有利于骨骼密集和坚固的生长，因此运动训练应采取部分负重。过高的关节负荷可能会阻碍假体多孔表面的骨骼生长。扭转负荷主要导致假体松散。因此全髋成形术后避免 2~3 倍体重的负重。

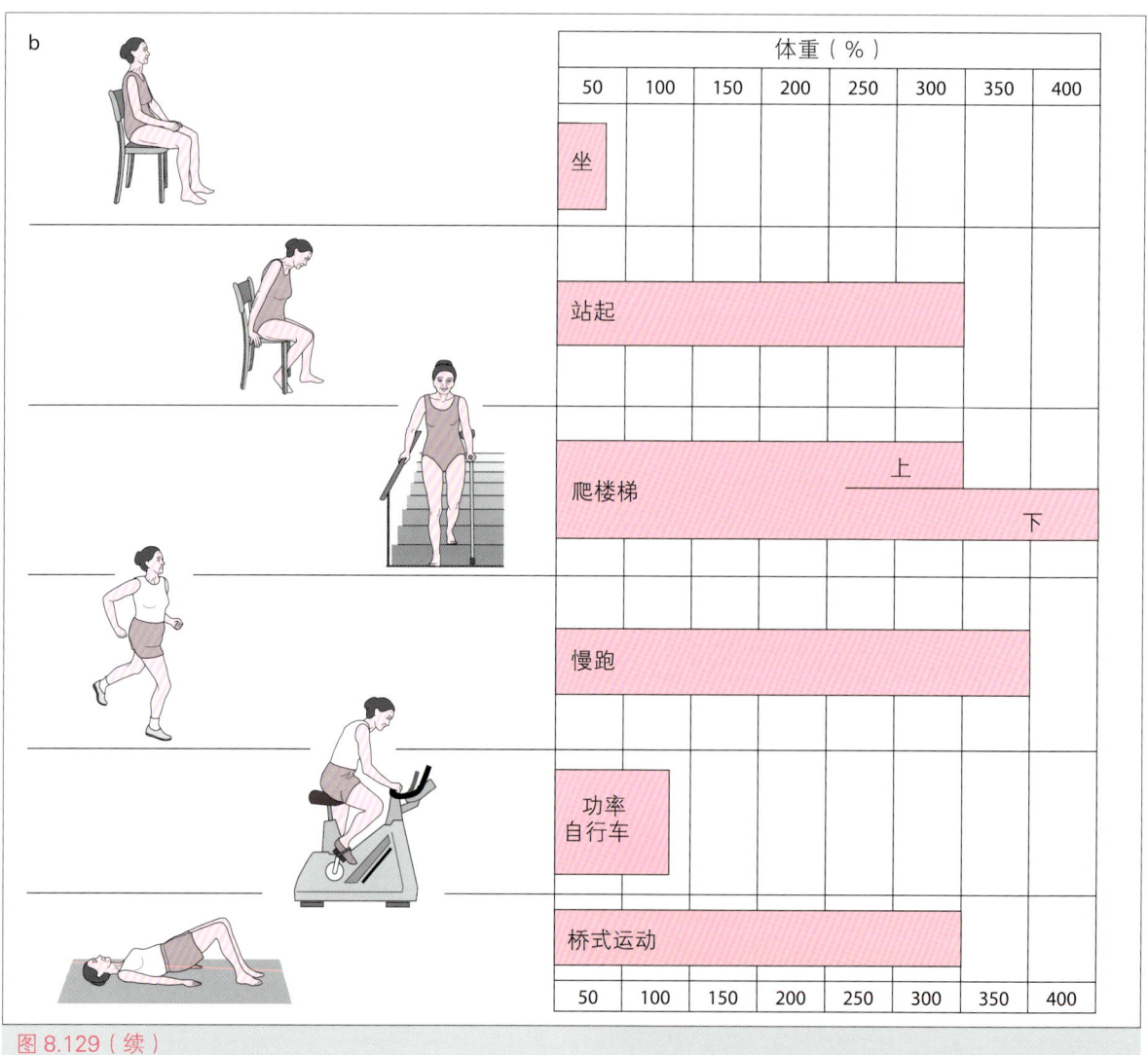

图 8.129（续）

病理改变

颈干角（CCD 角）的大小影响动力臂长度和拉伸方向，从而改变关节负荷。

髋外翻

动力臂缩短，阻力臂不变，为了保持平衡，肌肉必须消耗更多能量。这意味着该矢量以及由此产生的关节合力增加。外展肌群作用线斜率更高，从而使得合力方向改变，斜率更高且更加接近髋臼缘。

关节的总负载变大，长远会造成软骨过度使用和损伤（图 8.130）。

由于力点被推向支点的方向，故应通过缩短阻力臂予以代偿。这意味着躯干靠近支撑腿，即 Duchenne 跛行（图 8.131）。外展肌群保持平衡所需要的力减小，从而也减小了关节负荷。

如果没有代偿，并且臀中肌和臀小肌的力量不足以稳定骨盆，则产生 Trendelenburg 跛行（图 8.131），骨盆在自由腿一方下沉，从而使髋关节受压，非常痛苦。

骨性关节炎

错误负荷的后果即为骨性关节炎。从长远来看，应力区和无负荷区都有骨赘生长，也有骨刺形成。另外，会形成软骨下囊肿。软骨下囊肿是在压力区域的圆形囊肿，包含松质骨的无序骨片，并有硬化边界。

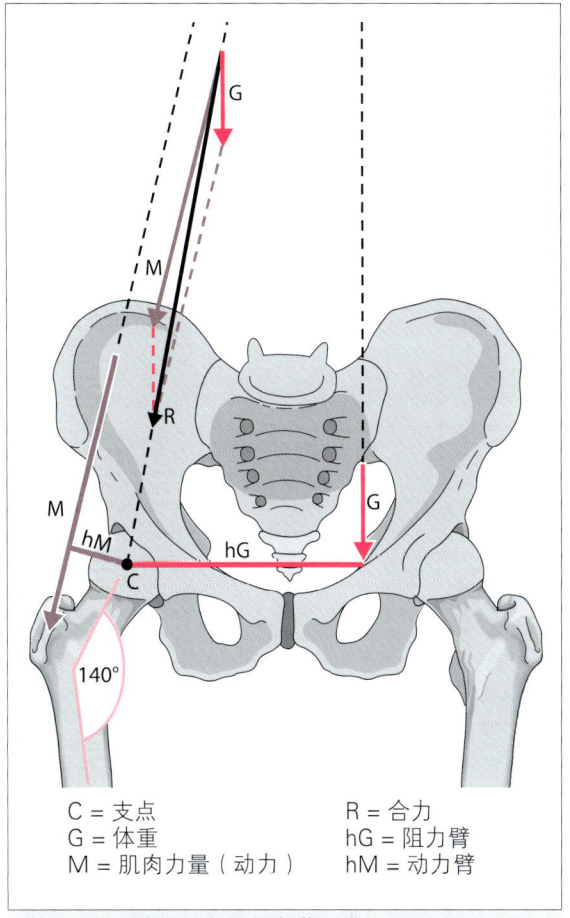

C = 支点　　　　　　R = 合力
G = 体重　　　　　　hG = 阻力臂
M = 肌肉力量（动力）　hM = 动力臂

图 8.130　髋外翻的关节负荷

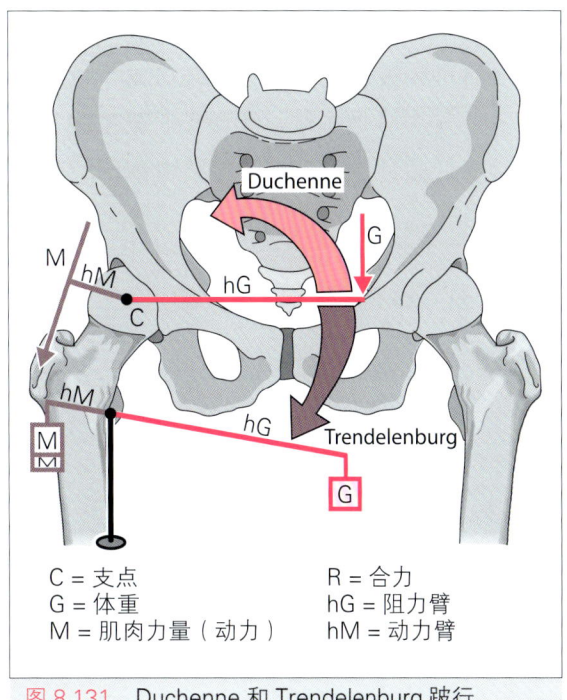

C = 支点　　　　　　R = 合力
G = 体重　　　　　　hG = 阻力臂
M = 肌肉力量（动力）　hM = 动力臂

图 8.131　Duchenne 和 Trendelenburg 跛行

髋内翻（图 8.132）

动力臂延长，外展肌群无须太多肌力即可保持骨盆平衡，故外展肌群作用线的斜率变缓。

结果：关节上的合力变得更小且偏向内侧。在适当的时候，会在股骨颈内侧产生弯曲应力。

实践要点

手杖（图 8.133）

为避免或减轻关节压力，患者应在对侧使用手杖。在站立相，从拐杖到支点的距离是 40 cm，阻力臂为 15 cm，动力臂则为 5 cm。拐杖的力量是外展肌力的 8 倍。这意味着在手杖方向施加相对较小的力即可显著减小外展肌群力量，从而减轻关节的压力。

8.7.9 髋关节的稳定性

表面覆盖

由于股骨前倾和髋臼前倾，在中立位时，股骨头并未被髋臼完全覆盖，如其有软骨覆盖的前上部即未被覆盖。这意味着，在这个位置，股骨头不是最佳居中位。实现表面覆盖需要三个动作：屈曲约 70°，轻微外展和外旋。

关节闭合（图 8.134）

通过以下结构确保关节闭合。

髋臼唇

弥补了股骨头边缘的不均匀，并以锥形端包裹股骨头。

关节囊

关节囊厚实而坚固，纤维层中的纤维束向多个方向延伸。

韧 带

上述所有的韧带都有助于稳定关节。在这方面，轮匝带通过其与关节囊和韧带的连接发挥重要作用。

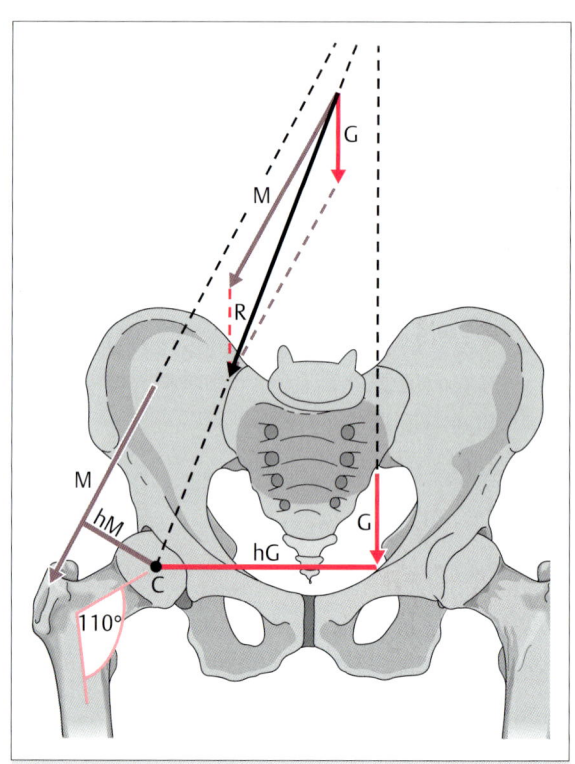

图 8.132 髋内翻的关节负荷

肌 肉

纵向分量与股骨颈轴线重合的肌肉将股骨头牵向前上方，从而使其居中。包括梨状肌、臀中肌和臀小肌以及闭孔外肌。臀大肌和阔筋膜张肌的滑动及其与阔筋膜的连接也有助于保持股骨头居中。

关节上方通过骨盆转子肌保持稳定。髂腰肌直接走行于股骨头前上方，从而稳定髋关节。

韧带和肌肉对于关节闭合非常重要且互为补充。前方的韧带非常坚韧，但肌肉不多；相反，后方的肌肉则占主导地位。

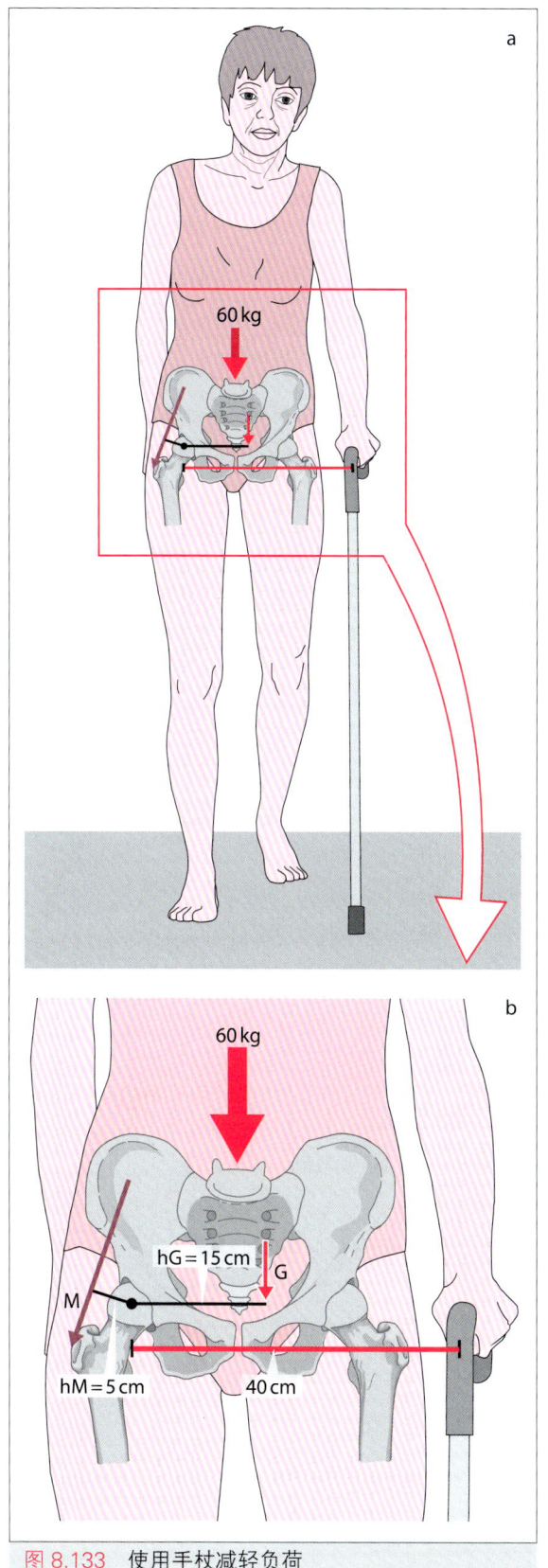

图 8.133 使用手杖减轻负荷

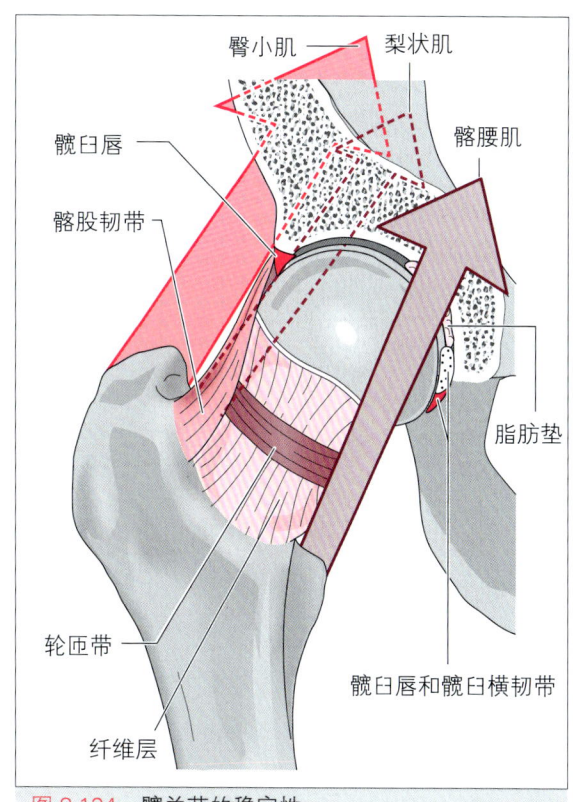

图 8.134 髋关节的稳定性

8.8 骨盆和髋关节周围的肌肉

8.8.1 盆膈（图8.135）

肛提肌

- 该肌肉宽而薄。
- 可分为几个不同的部分，偶有部分重叠。
- 髂尾肌连接腱弓和尾骨。
- 耻骨直肠肌在直肠和耻骨前方周围走行。
- 耻尾肌由长纤维组成，连接耻骨和尾骨，于肛缘和泌尿生殖道开口处走行。
- 闭孔膜的纤维带向肌肉扩散。
- 提肛肌进入前列腺筋膜和阴道壁，影响其张力。
- 肛门括约肌由肛提肌肌纤维形成，包绕在直肠周围，与尾骨、骶尾韧带连接，也与会阴横肌相连接。肌肉平时处于松弛状态，主要作用是闭合肛门。
- 神经支配：S3-S4。

坐骨尾骨肌

- 将坐骨棘、骶结节韧带与骶骨下段、尾骨连接起来。
- 下部与臀大肌融合。
- 与提肛肌后部相连。
- 其上缘与梨状肌下缘共同构成坐骨神经沟，坐骨神经从此处穿过。
- 对骶骨和腱索的位置有影响。
- 神经支配：S4-S5。

> **实践要点**
>
> **肌肉张力改变的后果**
>
> 坐骨尾骨肌张力过高可能阻碍骶骨运动，并导致骶髂关节功能障碍；通过硬膜囊的牵拉作用，可能会对颅骨膜系统造成不利影响。
>
> 耻骨位置的改变或腹肌过度紧张会影响盆膈张力。

8.8.2 尿生殖膈

尿生殖膈由筋膜和肌肉构成，分深、浅两层，分布于左、右两侧耻骨。

会阴深横肌（图8.136）

- 位于深层，横过尿生殖膈的前方。
- 向前附着于耻骨联合，向上附着于会阴体。
- 内有尿道和阴道穿过，围绕此裂隙，连接球海绵体，构成最外层的括约肌。
- 对膀胱形成广泛的支撑。
- 会阴体是肛门括约肌和尿道括约肌相交的点。

会阴浅横肌（图8.136）

- 为一窄小的肌肉，位于深层后缘。
- 连接会阴体和坐骨结节。
- 沿坐骨支边缘向前延伸，形成坐骨海绵体肌。
- 神经支配：阴部神经。

尿生殖膈的功能

- 收缩引起盆底抬高。
- 与胸腰部的膈一起，参与腹部支撑。
- 充当小骨盆内器官的吊床，防止器官下降。
- 参与直肠和膀胱的闭合机制。
- 在生殖中起作用。
- 参与分娩过程。
- 起到向后传递压力的作用。
- 对骶骨、尾骨、耻骨的运动和位置有影响，因此这些结构位置的变化会影响盆底的张力。

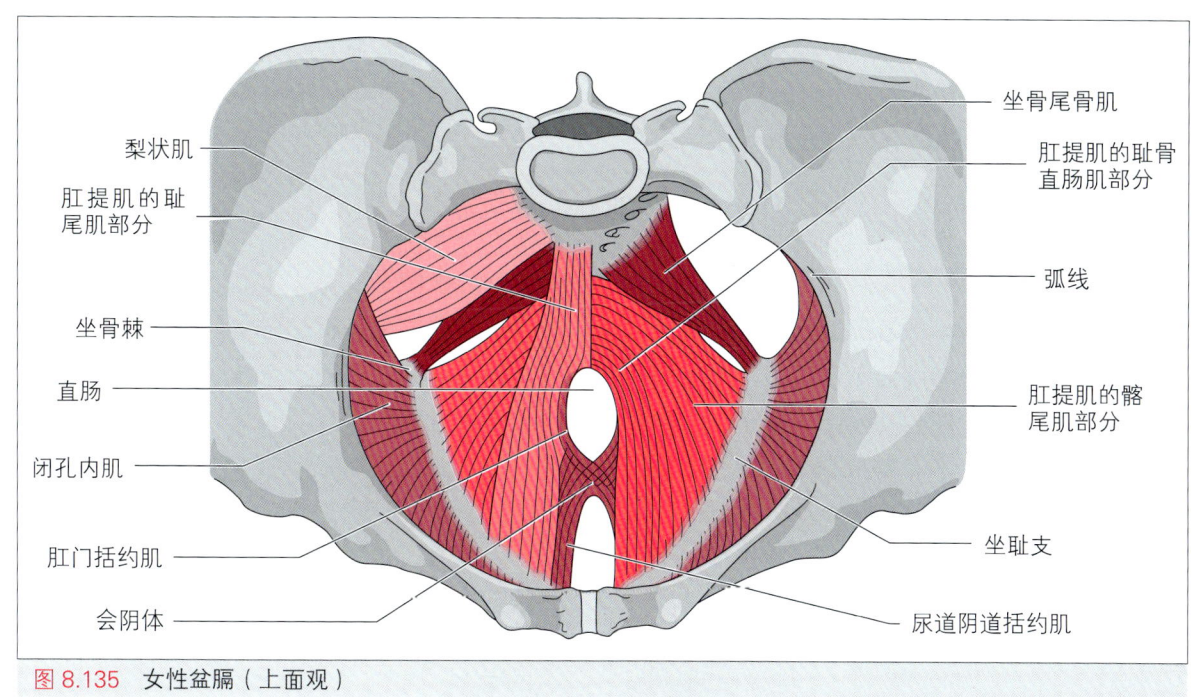

图 8.135 女性盆膈（上面观）

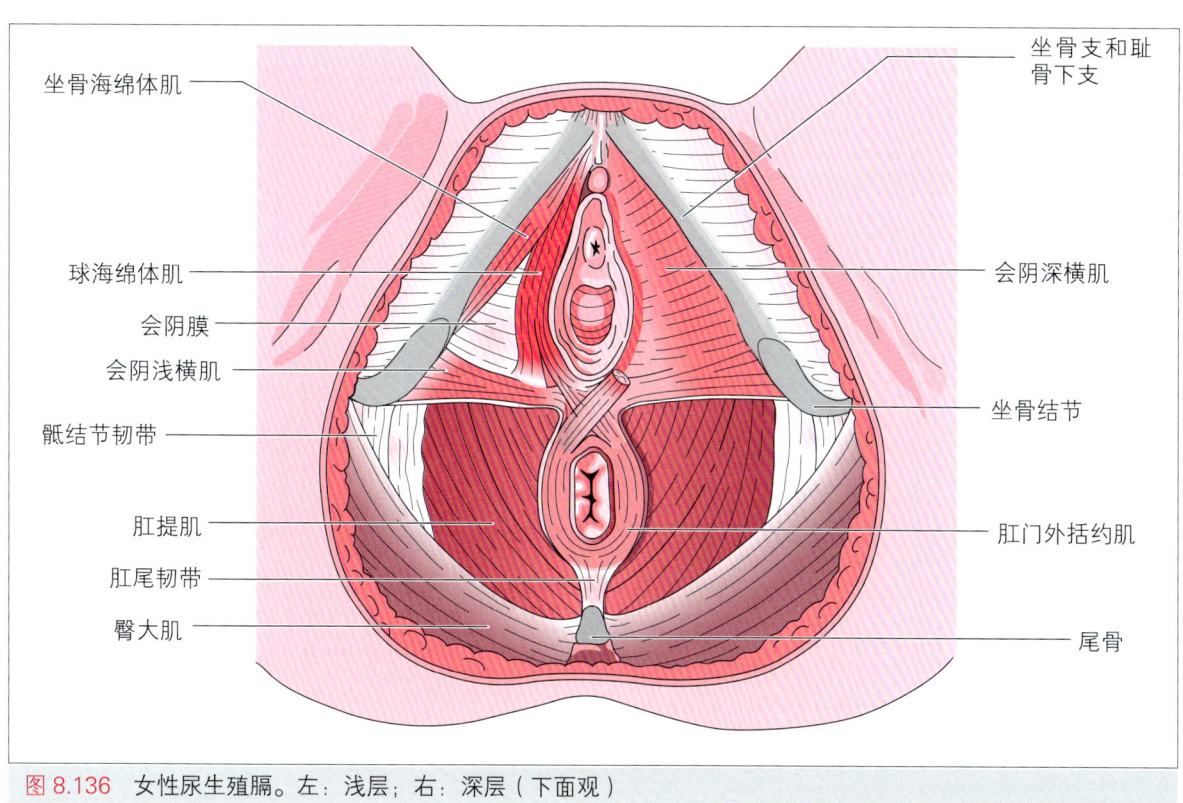

图 8.136 女性尿生殖膈。左：浅层；右：深层（下面观）

病理改变

盆底功能不全和尿失禁（图 8.137）

膀胱、直肠和女性生殖器，通过韧带结构悬挂、连接至骶骨、髂骨和耻骨的内壁。随着时间的推移，韧带松弛导致盆底肌负担过重，发生内脏向下移位。

通过垂直下降，子宫压迫膀胱，改变尿道的位置。破坏了膀胱的闭合机制，表现为膀胱无力。其他导致失禁的原因包括泌尿生殖道手术，由于静脉引流减少，水肿没有充分排出，从而限制了闭合机制。此外，由于过度拉伸，骨盆底肌肉的神经支配常受到干扰。

前列腺增生（图 8.138）

前列腺增生可引起尿路梗阻，由于前列腺位于膀胱的正下方，当其增生时可能会压迫尿道口。

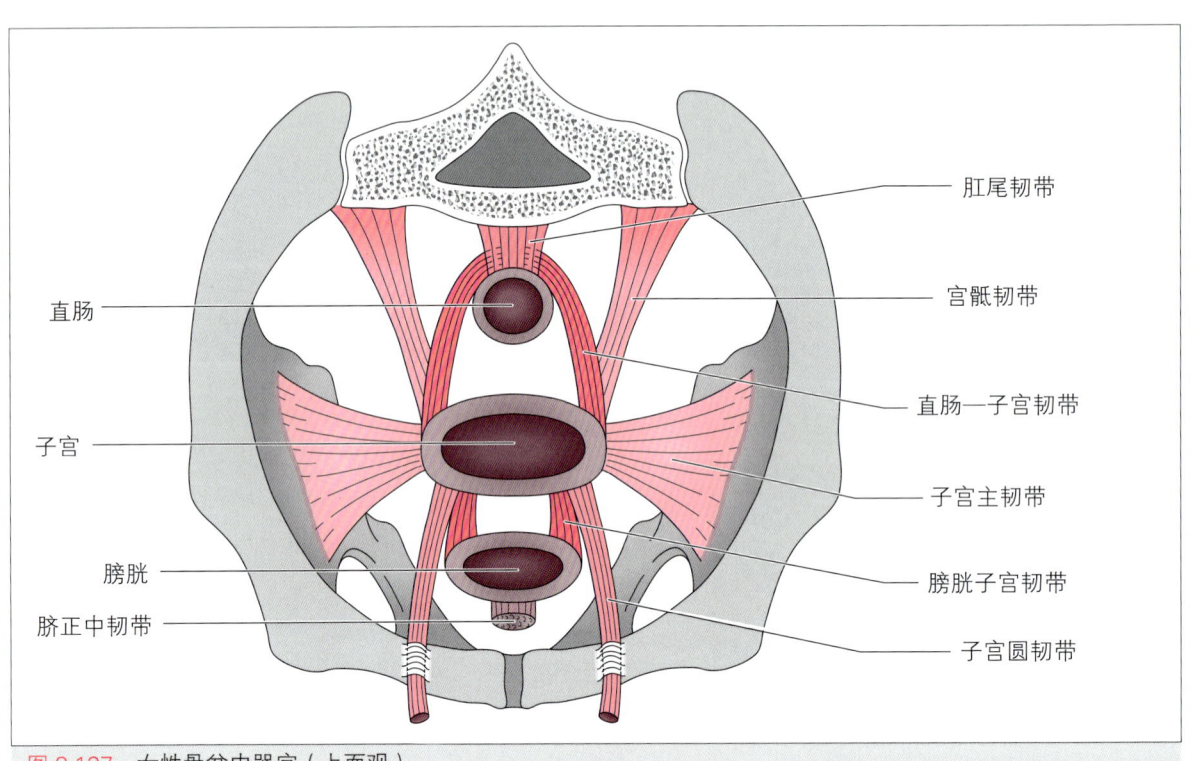

图 8.137 女性骨盆内器官（上面观）

> **实践要点**
>
> 盆底锻炼
>
> 泌尿生殖道手术后，应及早开始盆底运动，以预防尿失禁。训练可以促进血液流动和静脉功能，涉及神经再训练，并可能对泌尿生殖器官的位置保持发挥作用。训练内容可以是延长排尿间隔，增加膀胱容量，提高括约肌的强度。
>
> 然而，训练不是简单地在各种体位下挤压臀部，而是骨盆运动感觉的训练。例如坐位时对坐骨结节施加压力，乘坐电梯时屏住呼吸，或本体感觉神经肌肉促进技术里的骨盆前方上提/后方下降。

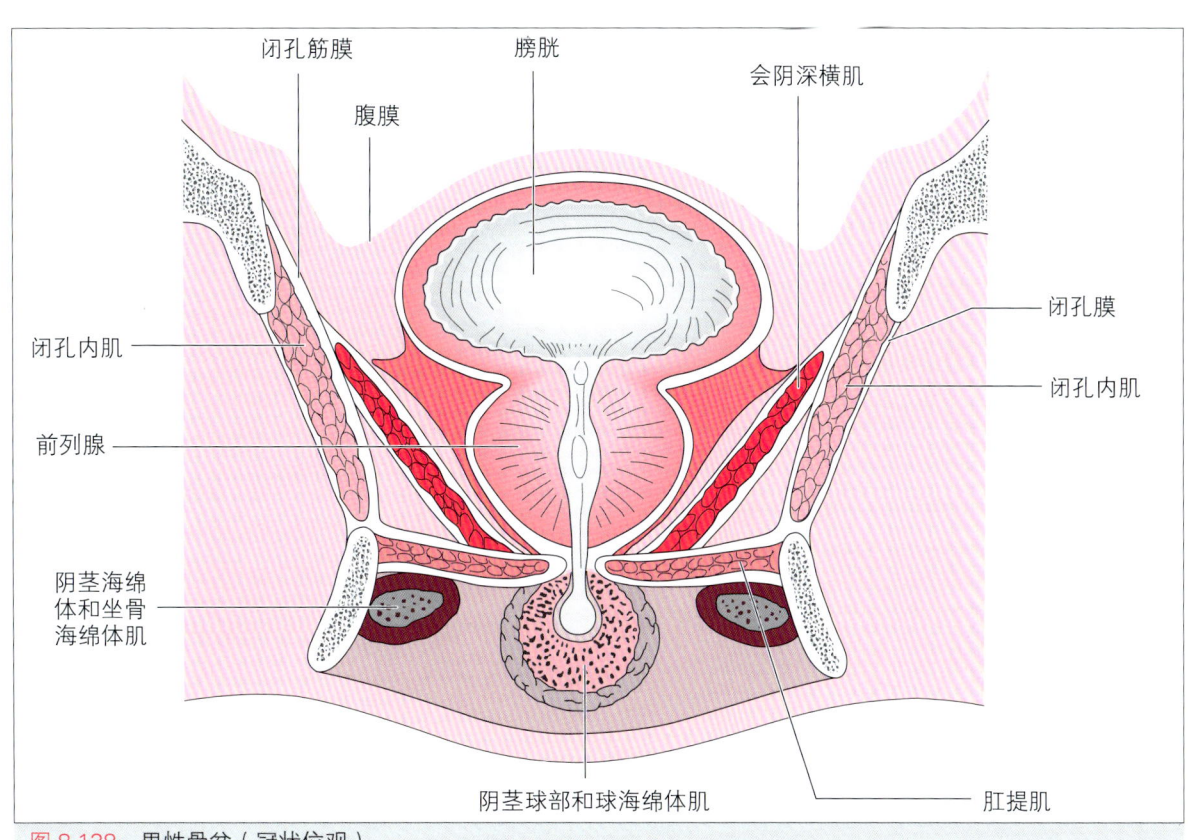

图 8.138　男性骨盆（冠状位观）

8.8.3 髋关节屈曲肌群

髂腰肌（图 8.139）

- 通过腹股沟韧带下方，向前止于股骨头。
- 以股骨头作为旋转中心向后移，具有很大的提升高度。
- 具有较大的生理横截面，是最强大的屈髋肌。
- 交感干的交通支在其腱弓下通过，连接腰骶神经丛。

腰大肌

- 起于第十二胸椎至第四腰椎，构成脊柱和下肢之间重要的功能联系。
- 浅层起于椎体外侧，少量纤维连接纤维环。
- 深层起于肋突。
- 腰丛位于深层和浅层腰大肌之间。
- 少量纤维与膈肌正中弓状韧带交织。

腰小肌

- 有些人有腰小肌。
- 连接第十二胸椎体、第一腰椎体、髂筋膜。

髂肌

- 较厚，呈板状。
- 起于髂前上棘，向远端止于小转子，有时远至转子间线内侧。
- 功能：
  ○ 屈曲：髋关节最强的屈肌，运动开始至结束均参与。该肌与其他屈髋肌做功存在区别，髋关节屈曲超过90°时，髂腰肌是唯一做功的肌肉。
  ○ 旋转：关于其是否参与旋转尚有争议。然而，如果考虑肌肉走向与旋转轴的关系，肌肉由前内侧至后外侧走行，导致中立位时髋关节外旋。
  ○ 腰椎伸展：下肢固定，髂腰肌收缩可伸展腰椎。然而，如果背肌被动拉伸阻止腰椎伸展时，髂腰肌和腹肌一起可屈曲躯干。
  ○ 侧屈和旋转：髂腰肌单侧收缩时，引起腰椎向同侧侧屈和向对侧旋转。
- 神经支配：股神经（T12-L3）。

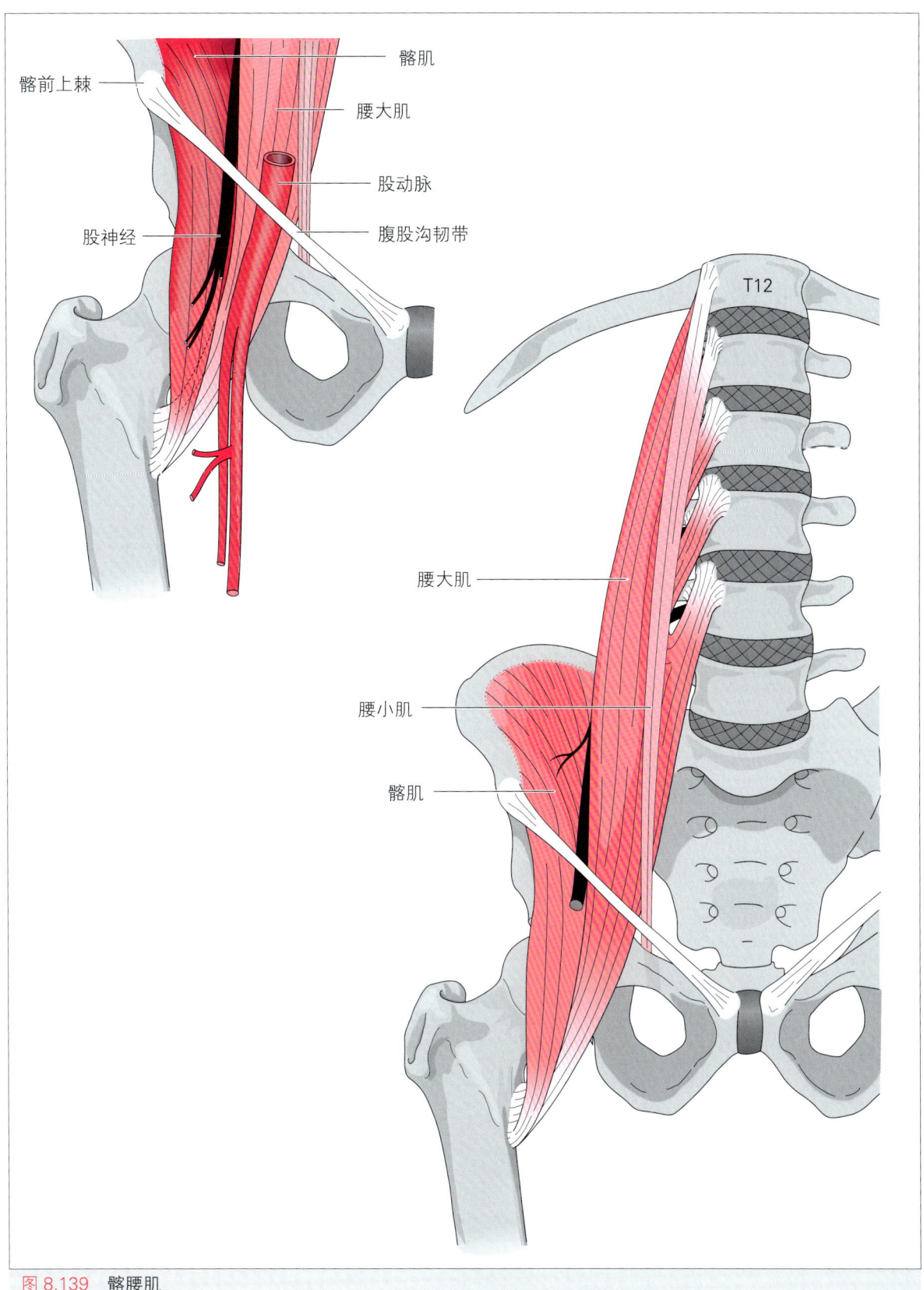

图 8.139 髂腰肌

髂腰肌的杠杆原理（图 8.140）

髂腰肌距股骨头中心 4 cm。阻力是腿的重量，当膝关节伸展时，腿的重心距髋关节约 40 cm。

两个力臂的比例意味着肌肉力量是腿重量的 10 倍，腿重是体重的 1/6，或 110 N。因此肌肉力量是 110 N 的 10 倍（1 100 N），是体重的 1.5 倍。

当腿进一步抬高时，腿重的力臂减小，髂腰肌的效率提高，髋关节的负荷减小。

以很小的角度牵拉肌肉，几乎全部的力都会导致关节的压缩。

股骨头作为滑轮：髂腰肌由后向前越过股骨头，然后再向后止于小转子，对股骨头产生向后的压力。

因此，有些标本股骨头前方有一小沟。

实践要点

最大的负荷出现在抬腿第一阶段。如果髋关节不允许负重，那么此阶段存在潜在的危险。为了降低风险，必须缩短力臂或减轻腿的重量，如使用另一条腿。

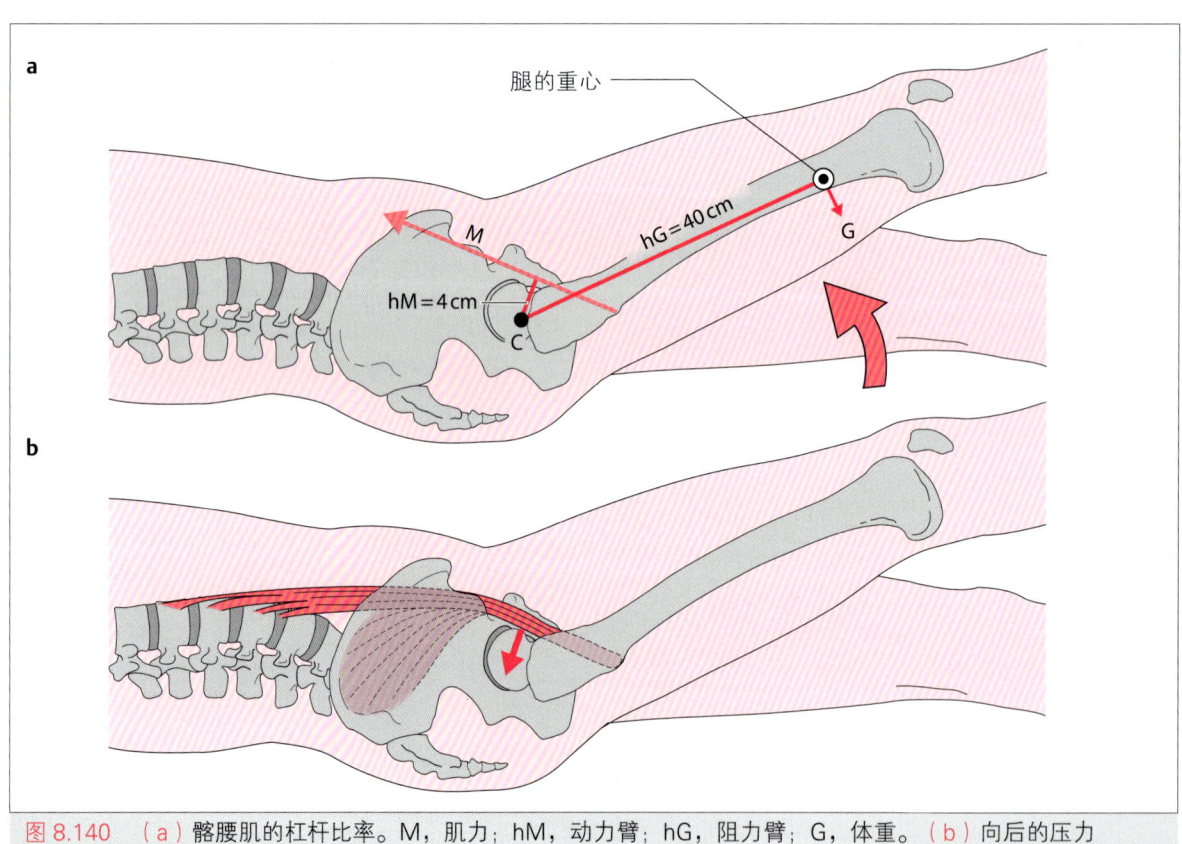

图 8.140 （a）髂腰肌的杠杆比率。M，肌力；hM，动力臂；hG，阻力臂；G，体重。（b）向后的压力

股直肌（图 8.141）

- 起于髋关节附近。较宽的部分起自髋臼缘上缘，并与关节囊纤维层形成连接。圆形肌腱起自髂前下棘。
- 阔筋膜张肌和缝匠肌覆盖股直肌起点处。
- 于距髌骨上方约一掌宽处肌肉移行为肌腱。
- 终末肌腱移行为髌韧带。
- 功能：
  - 髋关节：屈髋是最重要的功能。肌肉在膝关节上被拉伸得越多（如屈膝时），屈髋效果越明显。还参与髋关节外展。
  - 膝关节：伸展。
- 神经支配：股神经（L2–L4）。

实践要点

髋关节手术，如全髋关节成形术，根据髋臼的大小，切除部分关节囊韧带结构。这意味着股直肌的起点区域被部分切断，术后患者很难紧绷股四头肌。

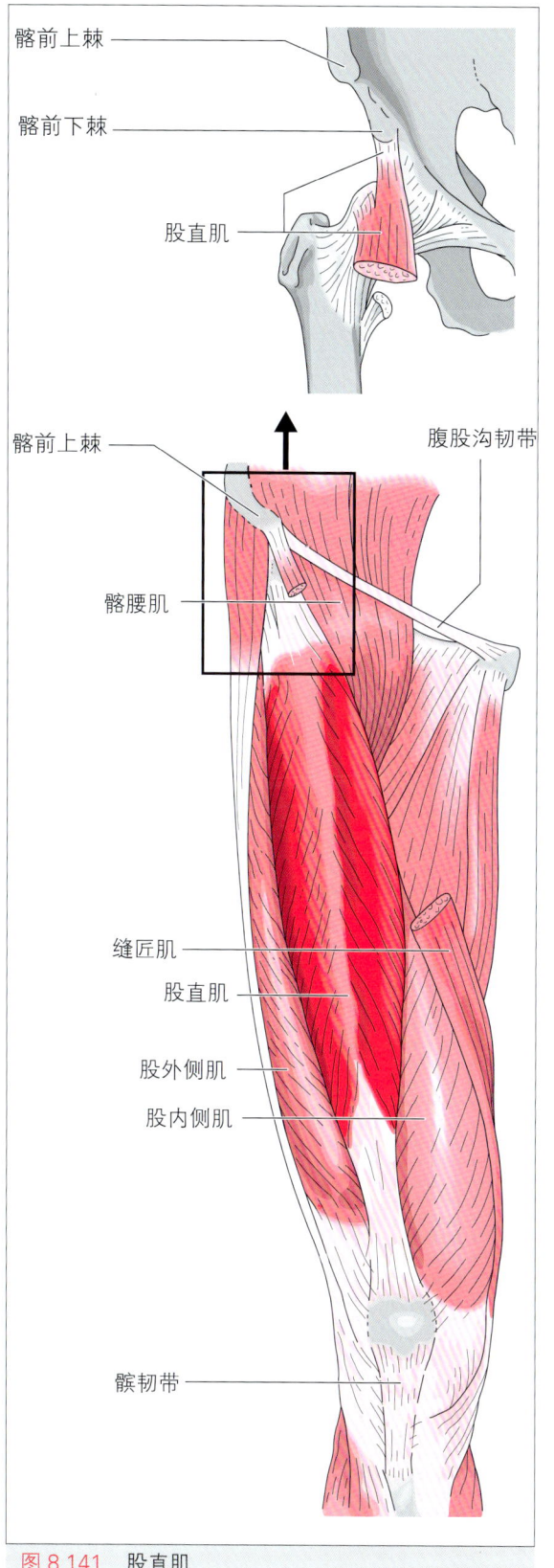

图 8.141　股直肌

阔筋膜张肌（图 8.142）

- 位于臀中肌前方，从进化的角度看，衍生于臀中肌。
- 通过大转子前方，向远端延续为髂胫束和阔筋膜。
- 功能：
  ○ 屈曲/外展/内旋。
  ○ 通过与髂胫束连接，稳定膝关节外侧。
  ○ 稳定髋关节。阔筋膜张肌从前侧、臀大肌从后侧行至阔筋膜上1/3处，覆盖整条大腿。延续为髂胫束，一条非常坚固的纵向腱膜带，止于胫骨。髂胫束纤维的中央部分也延伸至髂嵴。阔筋膜张肌和臀大肌通过与髂胫束的连接，将股骨头固定于髋臼（图8.143）。
- 神经支配：臀上神经（L4/L5）。

病理改变
弹响髋 整个外侧筋膜张力过大，尤其是髂胫束张力过大，可导致弹响髋。髋关节屈曲和伸展时，髂胫束滑过大转子，导致髋关节出现弹响，并可能诱发滑囊炎。

实践要点
屈髋挛缩试验（图 8.144） 屈髋肌主要包含Ⅰ型胶原纤维，属于紧张性肌纤维（慢肌纤维），具有持久的力量、较慢的收缩速度和良好的毛细血管供应。 托马斯试验中，将腿垂在检查台边，可评价髂腰肌、股直肌和阔筋膜张肌的柔韧性。髂腰肌短缩使髋关节屈曲，股直肌缩短使膝关节伸展，阔筋膜张肌短缩使髋关节外展。

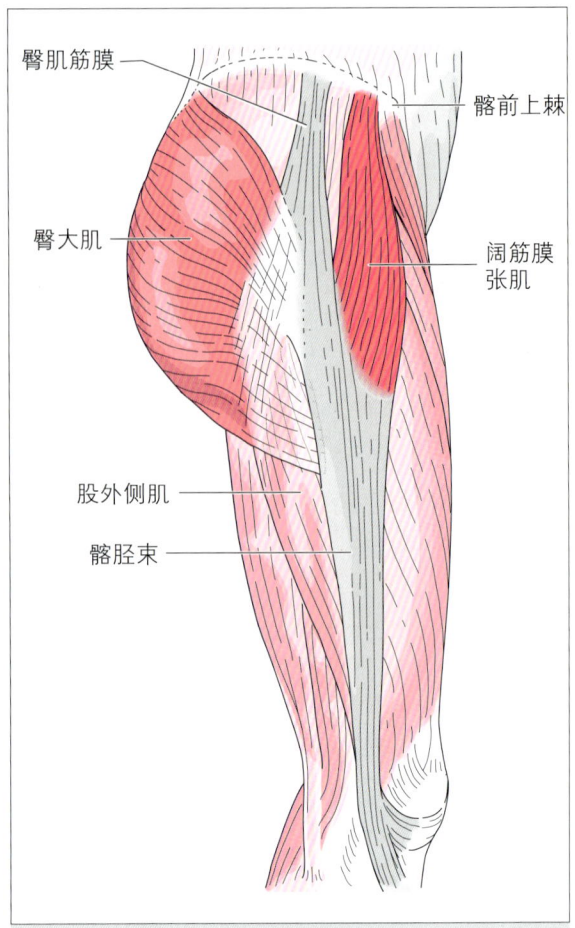

图 8.142　阔筋膜张肌

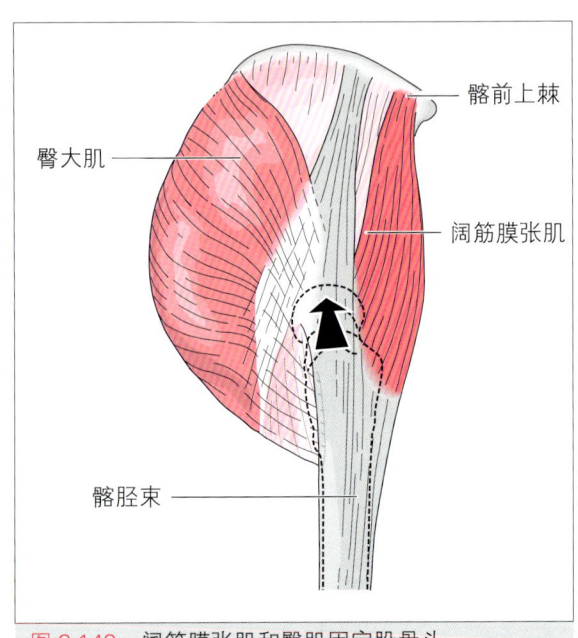

图 8.143　阔筋膜张肌和臀肌固定股骨头

缝匠肌（图 8.145）
- 为双关节肌。
- 肌纤维很长。
- 由大腿近端前外侧螺旋状走行至其远端内侧。
- 止点处肌腱参与构成鹅足。
- 功能：
  ◦ 屈曲/外展/外旋。
  ◦ 屈曲和内旋膝关节。

    神经支配：股神经（L2-L3）

其他屈髋肌（图 8.146）

以下肌肉辅助屈髋：
- 耻骨肌。
- 长收肌。
- 短收肌。
- 股薄肌。
- 臀中肌和臀小肌。

根据屈肌的功能对其进行分类

根据其功能不同，屈髋肌可分为两组：
- 屈曲/外展/内旋：部分臀中肌、臀小肌和阔筋膜张肌。
- 屈曲/内收/外旋：髂腰肌、耻骨肌、股薄肌、长收肌和短收肌。

骨盆位置改变对肌力的影响

骨盆的位置影响屈肌肌力。骨盆前屈和腰椎前凸增加，髂腰肌、股直肌和缝匠肌处于短缩的位置，无法最佳施加其力量。因此，大部分臀中肌和臀小肌起着屈肌的作用，因为在髋关节屈曲的位置，两肌肉明显位于运动轴前方。

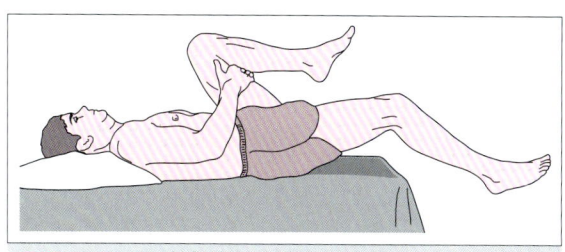

图 8.144 屈髋挛缩试验提示髂腰肌和股直肌的柔韧性下降

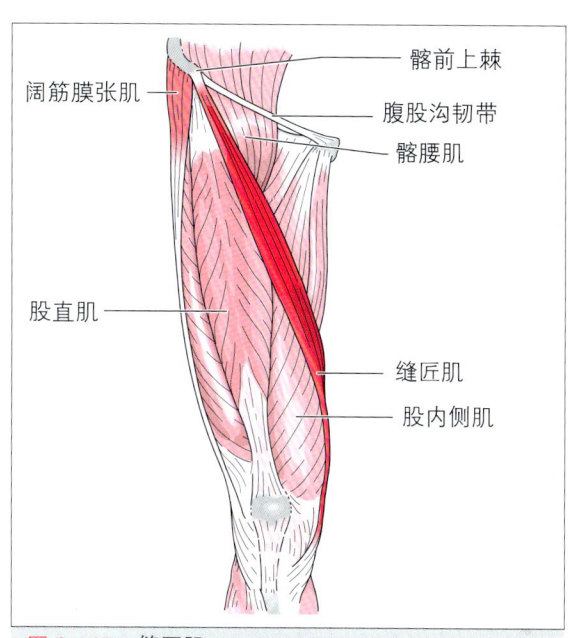

图 8.145 缝匠肌

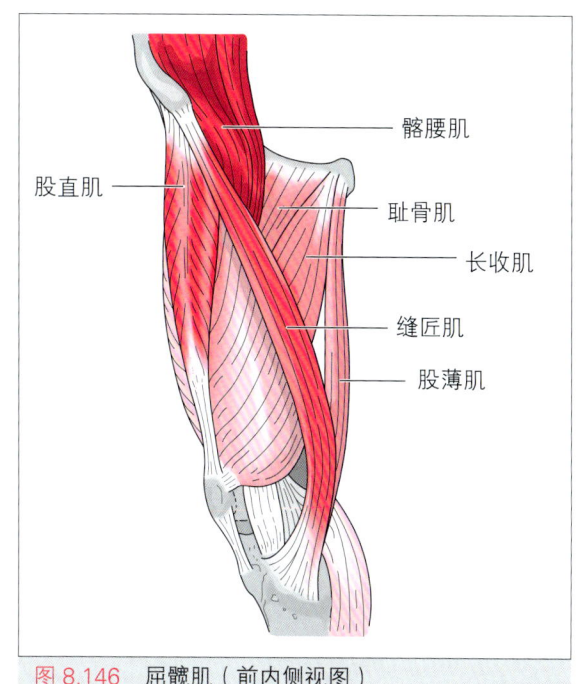

图 8.146 屈髋肌（前内侧视图）

8.8.4 髋关节伸展肌群

臀大肌（图 8.147）

- 为胸腰筋膜的延续。
- 上部连接髂胫束，连接处有明显的凹陷。
- 后部止于臀肌粗隆和股骨粗线。
- 连接外侧肌间隔。
- 连接股外侧肌。
- 结缔组织膜包绕肌束并形成许多间隔。
- 阔筋膜在肌肉下缘形成缰绳状外观，支撑肌肉。坐位下，横向纤维紧张，并向上和向外牵拉肌肉。皮下脂肪组织填充坐骨结节下方。
- 功能：
  - 伸展：需要1~2倍体重的力量来激活肌肉，髋关节屈曲约90°时最有效。股骨端固定时，肌肉收缩引起伸展运动，如从坐位或蹲位站起，躯干由屈曲到伸展。骨盆端固定时，肌肉收缩产生以下运动，如上台阶、爬山和快速奔跑。
  - 外旋：该肌肉为强大的外旋肌。
  - 为自主拮抗肌。由于其分布范围广，部分纤维位于矢状轴上方，可引起髋关节外展；而另一部分纤维位于矢状轴下方，可引起髋关节内收（图8.148）。
  - 通过与髂胫束的连接，可使股骨头向中心靠拢（图8.143），并且稳定膝关节。
- 神经支配：臀下神经（L4-S1）。

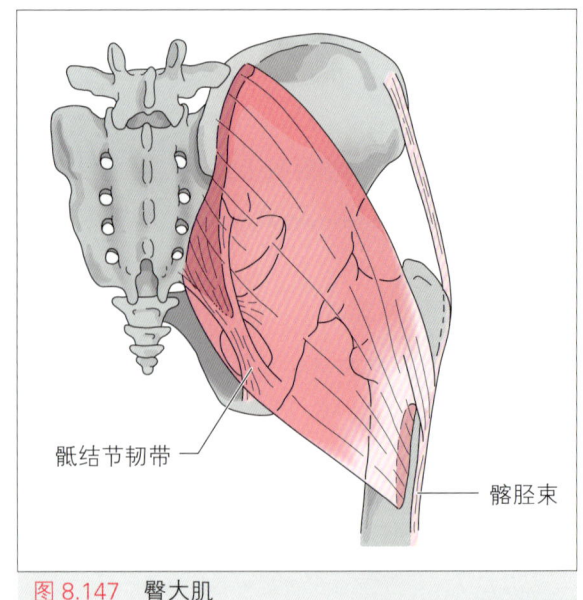

图 8.147 臀大肌

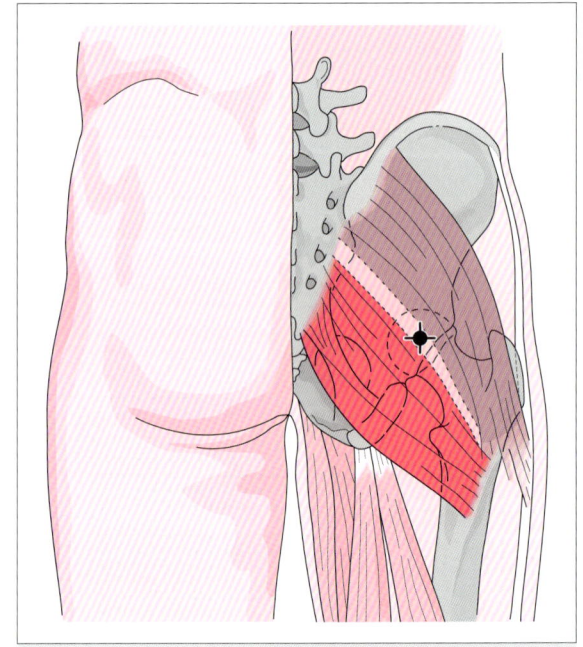

图 8.148 自主拮抗肌：臀大肌的外展和内收。棕色：外展；红色：内收

腘绳肌

股二头肌长头（图 8.149）

- 以坐骨结节为转折点，部分肌纤维连接骶结节韧带。
- 坐骨结节处的起点较表浅。与半腱肌连接形成共同的起点。
- 走行于股外侧肌内侧，由外侧肌间隔分离。
- 在膝关节，构成腘窝的外侧边界。

半腱肌（图 8.149）

- 连接骶结节韧带。
- 走行于半膜肌形成的沟内。
- 在大腿下1/3处，移行为长末端肌腱。

半膜肌（图 8.150）

- 在起点下方，肌肉扩展为腱膜，覆盖上述两块肌肉。
- 其肌纤维由上外侧至下内侧走行。
- 肌肉内侧相对外侧更早移行为肌腱，继续向远端走行。
- 在膝关节处，止点向五个不同方向展开附着。见章节9.3.5：内侧功能复合体；图 9.97。
- 构成腘窝的内侧界。

腘绳肌的功能

- 腘绳肌的功率约相当于臀大肌的2/3。
- 腘绳肌所有部分均可伸展髋关节。
- 股二头肌引起髋关节外旋。
- 半腱肌和半膜肌引起髋关节内旋。
- 股二头肌引起膝关节屈曲和小腿外旋，半腱肌和半膜肌引起小腿内旋。

神经支配：坐骨神经（L5–S2）。

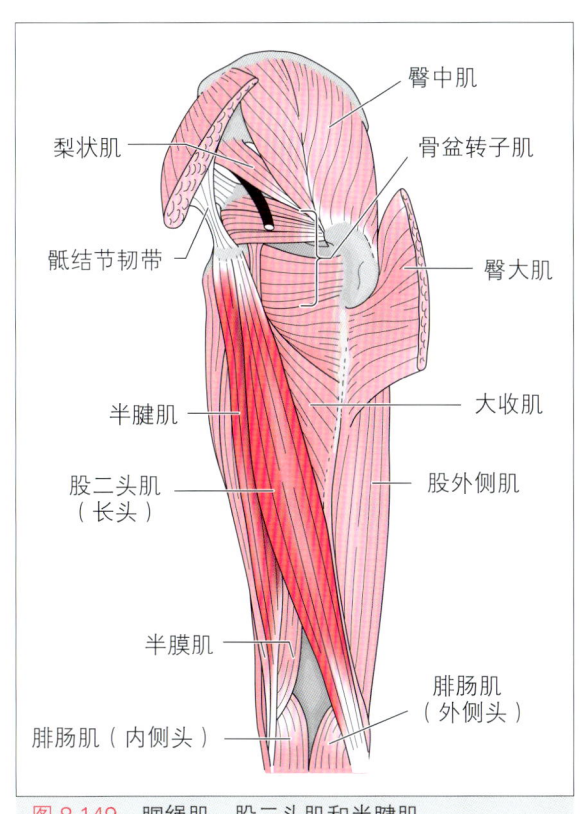

图 8.149　腘绳肌：股二头肌和半腱肌

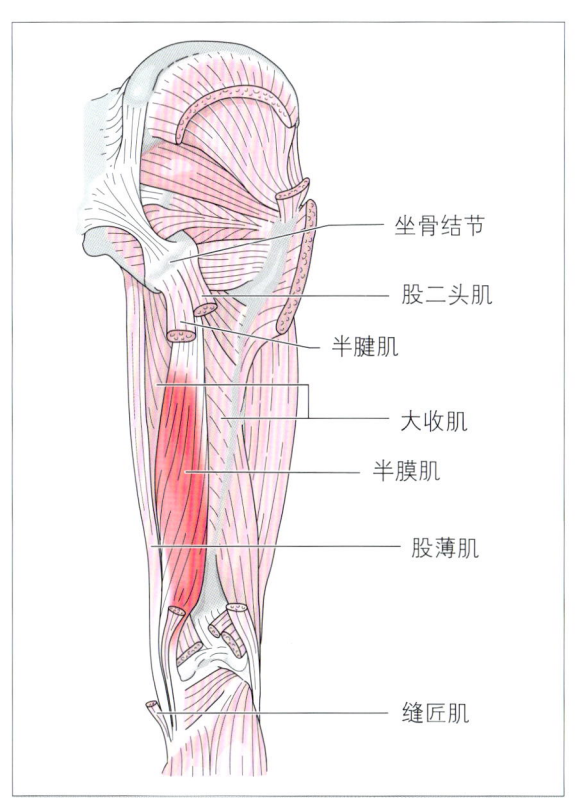

图 8.150　腘绳肌：半膜肌

矢状面稳定性（图 8.151）

- 当患者以舒适的姿势站立时，重心位于髋关节中心的后方。髂股韧带和阔筋膜张肌限制进一步伸髋。
- 若经重心的垂线穿过髋关节中心时，屈肌和伸肌都会放松，打破平衡将导致不稳定。
- 若骨盆处于微屈的位置，腘绳肌会起到稳定骨盆的作用。
- 只有髋关节进一步屈曲，臀大肌才会变活跃。

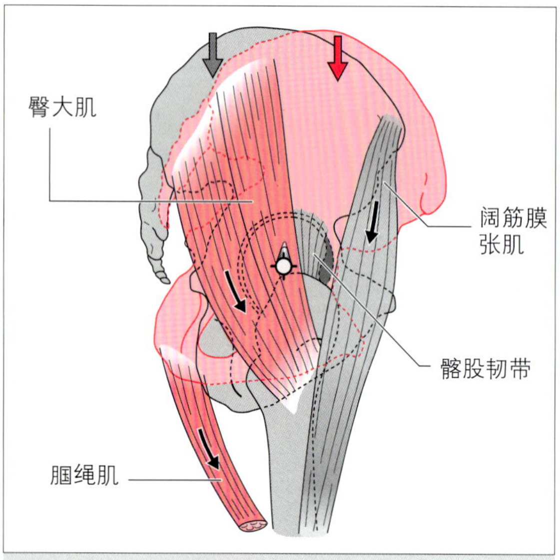

其他伸髋肌（图 8.152）

以下肌肉辅助伸髋：
- 臀中肌和臀小肌。
- 大收肌。
- 短外旋肌（如梨状肌和闭孔肌）。

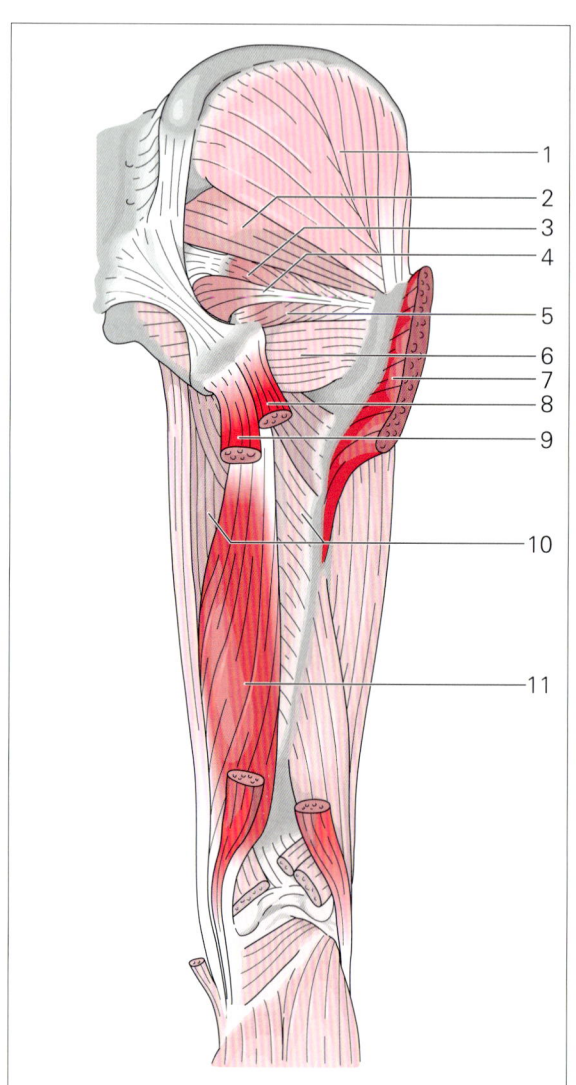

图 8.151 矢状面稳定性。灰色：身体重心位于关节中心后方。红色：身体重心位于关节中心前方

图 8.152 髋关节伸肌

1 = 臀中肌　　2 = 梨状肌　　3 = 上孖肌
4 = 闭孔内肌　5 = 下孖肌　　6 = 股方肌
7 = 臀大肌　　8 = 股二头肌（长头）
9 = 半腱肌　　10 = 大收肌
11 = 半膜肌

8.8.5 髋关节外展肌群

臀中肌（图 8.153）

- 其前部纤维螺旋向后走行至大转子后部纤维的顶端。
- 后三分之一被臀大肌覆盖。
- 止点位于大转子的侧面。
- 臀中肌转子囊位于肌腱与大转子之间。

臀小肌（图 8.154）

- 臀中肌覆盖于臀小肌的上方。
- 臀小肌向前走行至大转子，臀小肌转子囊位于肌腱和骨之间。
- 功能：
  - 外展：这两块外展肌在维持身体平衡中起着重要的作用：站立位，该肌群远端固定，可防止摆动迈步侧骨盆下降。此时，外展肌群做离心运动。当骨盆端固定时，外展肌群使髋关节外展。
  - 对盆骨倾斜的影响（图 8.155）：从侧面看，可以很容易地辨别纤维成分的分布和屈伸轴之间的关系。如果纤维走向在轴的前方，则屈曲髋关节；如果位于后方，则伸展髋关节。
  - 旋转：前部纤维使髋关节内旋；后部纤维使髋关节外旋。
  - CCD角度的大小影响臀中肌和臀小肌做功效果：
    - 髋外翻改变了肌纤维的走向，使其变得更陡，不利于外展和维持稳定，因为此时力矩短。
    - 髋内翻时，肌肉几乎呈水平走行。这个力矩适中，但是无效，因为此时肌肉的起点与止点由于股骨颈的下降而相互靠近。
- 神经支配：臀上神经。

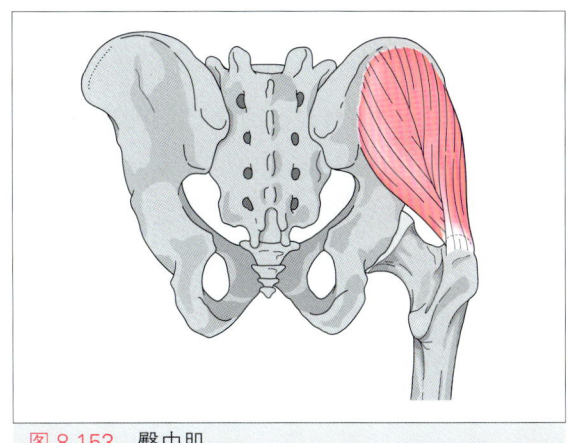

图 8.153 臀中肌

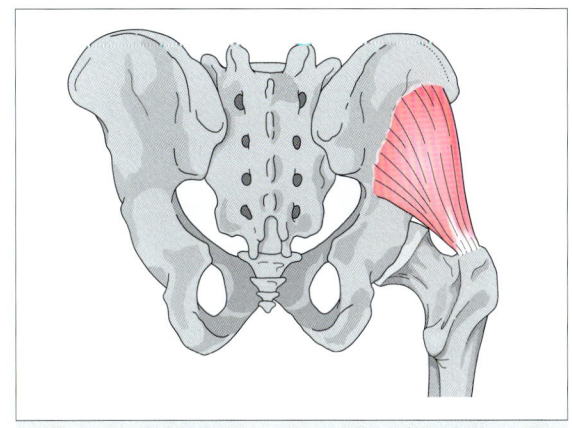

图 8.154 臀小肌

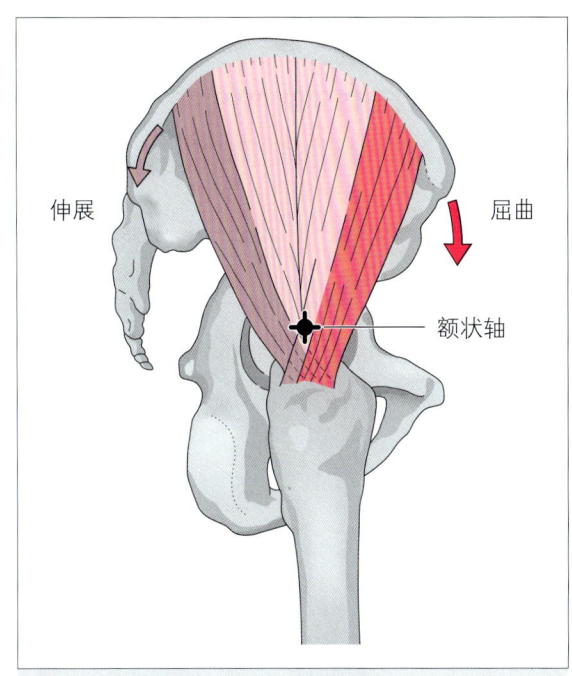

图 8.155 臀中肌对盆腔倾斜的影响

梨状肌（图 8.156）

- 梨状肌在骶髂关节上方向前下走行。
- 梨状肌几乎水平穿过坐骨大孔，并将其分为梨状肌上孔和梨状肌下孔。
- 梨状肌上孔内有臀上动脉、静脉和臀上神经通过，其间充满了结缔组织。
- 梨状肌下孔内有臀下血管、阴部和臀下神经通过，坐骨神经也由此通过。
- 梨状肌与骶棘韧带连接。
- 功能：
  - 外展：在中立位，梨状肌使髋关节屈曲和外旋。
  - 在髋关节屈曲60°时，梨状肌的功能发生反转。此时梨状肌相对于旋转轴的走向发生改变：伸展位时，梨状肌后移，髋关节外旋；屈曲位时，梨状肌前移，髋关节内旋。梨状肌在冠状轴上的走向也发生了改变：在屈曲约60°处，其在大转子处的止点明显下移，这就是梨状肌在这个位置作为伸肌的原因。
  - 稳定骶髂关节：见章节8.4.8：稳定结构。
- 神经支配：骶丛（L5–S2）。

病理改变

梨状肌综合征

梨状肌综合征导致坐骨神经受刺激，有以下原因：
- 梨状肌和周围组织血肿和水肿。
- 肌肉的高张力。
- 血管扩张：臀下静脉位于该肌肉下方。扩张的血管易向外突出从而对坐骨神经产生巨大的压迫。如果这种情况持续很长时间，可能会发展为神经瘤，需要很长时间才能消退。

实践要点

梨状肌综合征的检查与治疗

为了确定梨状肌是否导致患者坐骨神经痛的原因，可直腿抬高约70°，观察是否会引起疼痛。在此位置，使髋关节内旋、外展。该姿势可以使梨状肌放松，疼痛减轻，屈曲角度可以继续增加；相反，外旋/内收会使疼痛增加。

为了增加坐骨神经的空间，必须降低梨状肌的张力。可以通过纵向牵伸或抑制性按压手法来实现。随后不要忘记对坐骨神经予以松动。

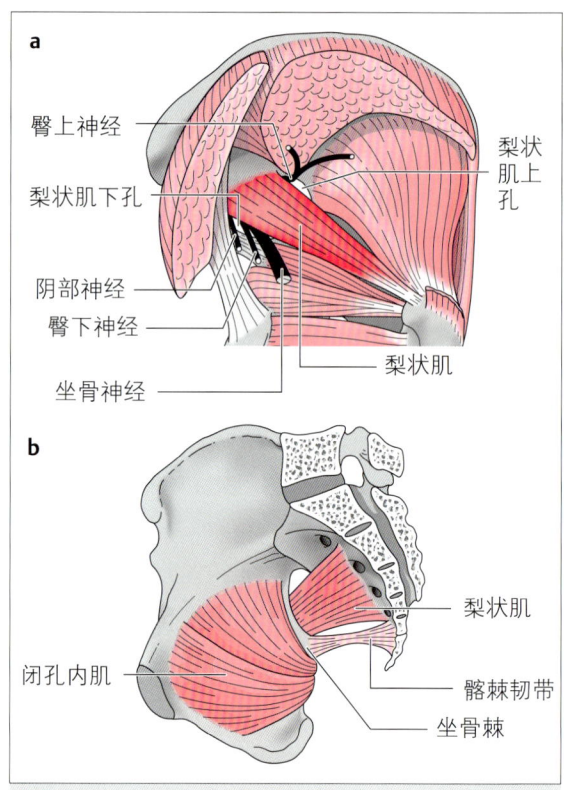

图 8.156 梨状肌。（a）上面观；（b）骨盆内侧面观

其他外展肌

- 阔筋膜张肌。
- 臀大肌（上部）。

骨盆在冠状面的稳定性（图 8.157）

在站立和行走过程中，髋关节发生各种程度的屈曲，外展肌群保证了其在冠状面的稳定性，可防止自由腿侧骨盆的下降：

- 如果部分体重落在横轴的后面，骨盆由髂股韧带、阔筋膜张肌和臀中肌的前部保持稳定。
- 如果经重心的垂线穿过旋转中心，则臀中肌和臀小肌稳定骨盆，就像患者腿稍微弯曲时一样。
- 随着屈曲角度的增加，臀大肌的上部和梨状肌发挥作用。

> **病理改变**
>
> 走路时，必须保持骨盆接近中立位以支撑体重并稳定骨盆。臀中肌和臀小肌力量的减弱要特别注意——当其不能维持骨盆时，骨盆在自由腿侧下降——Trendelenburg 征。

▷ 参见章节 8.7.8：生物力学。

8.8.6 髋关节内收肌群

耻骨肌（图 8.158）

- 与髂腰肌一起，形成V形凹陷，即髂耻窝，其内有血管向远端走行。
- 后表面与髋关节前部的韧带、短收肌和闭孔外肌相连。
- 功能：内收/前屈/外旋。
- 神经支配：股神经，也可能是闭孔神经。

长收肌（图 8.158）

- 毗邻收肌管入口，管内有股动脉和股静脉通过。

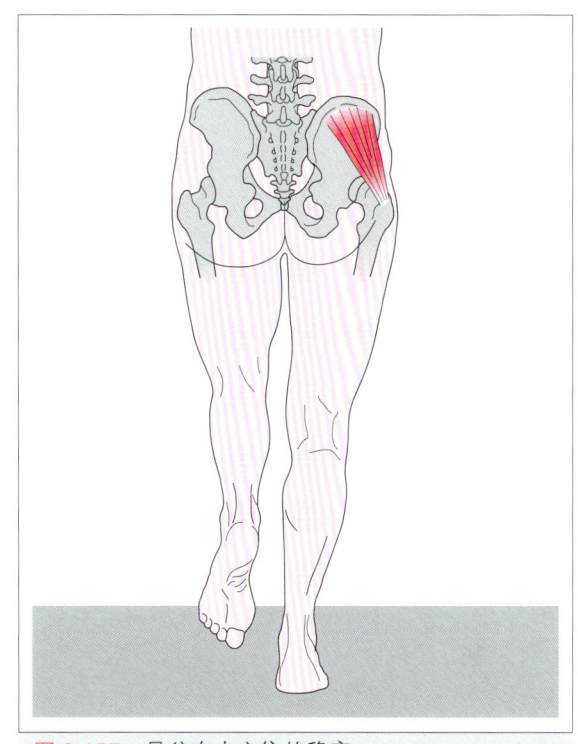

图 8.157　骨盆在中立位的稳定

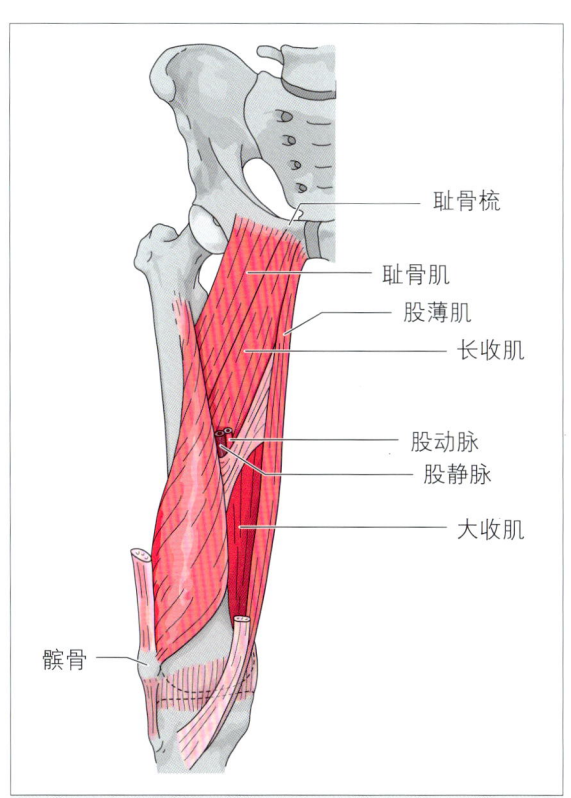

图 8.158　髋关节内收肌群：耻骨肌，长收肌，股薄肌（前内侧观）

- 与缝匠肌和腹股沟韧带一起，形成V形的股内侧三角，内有股动脉、静脉和淋巴管通过。
- 功能：
  - 内收。
  - 从中立位屈曲髋关节至70°；超过此范围，使髋关节伸展。
  - 外旋：如果考虑该肌肉（从前内侧到后外侧）相对于旋转轴的走向，则可以解释此功能（图8.159）。
- 神经支配：闭孔神经前支（L2–L4）。

股薄肌（图8.158）
- 位于耻骨下支上的起点较宽，随后变窄。
- 该肌肉跨过两个关节，止于胫骨前内侧和鹅足。
- 功能：
  - 内收/屈髋至50°；超过此范围后，使髋关节伸展。
  - 使膝关节屈曲和内旋。
- 神经支配：闭孔神经前支（L2–L4）。

短收肌（图8.160）
- 与大收肌一起，形成深层内收肌层。
- 功能：见长收肌。
- 神经支配：见长收肌。

大收肌（图8.161）
- 大收肌位于最后方，其后表面与腘绳肌相接触。
- 为最强大的内收肌。
- 分布呈展开的扇形。
- 分为三个部分：近端部分横向延伸，也被称为小收肌；中间部分有宽大的止点——整个股骨嵴；远端部分在股骨内侧髁上走行至内收肌结节。
- 大收肌与股内侧肌构成前内侧肌间隔，连同腱膜和其他止于股骨嵴的肌肉，共同形成收肌管的上部。血管通过该管向远端走行。收肌管的远端是裂缝状的开口，即收肌腱裂

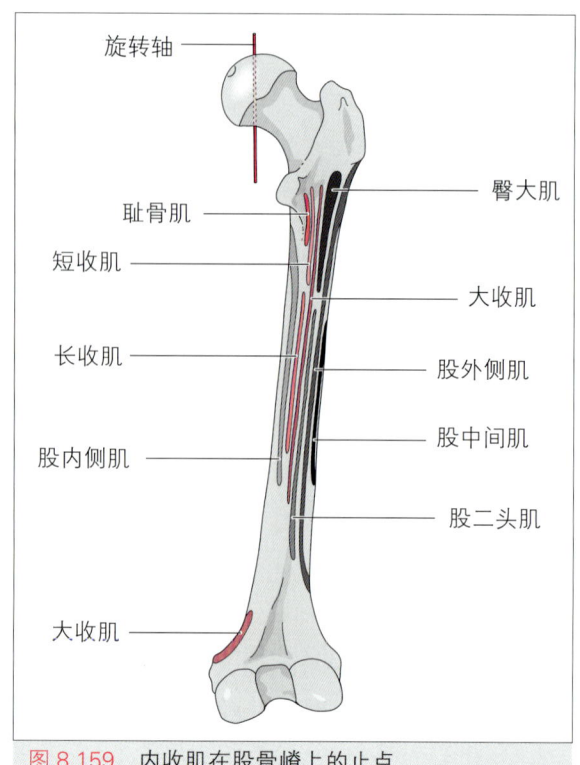

图8.159 内收肌在股骨嵴上的止点

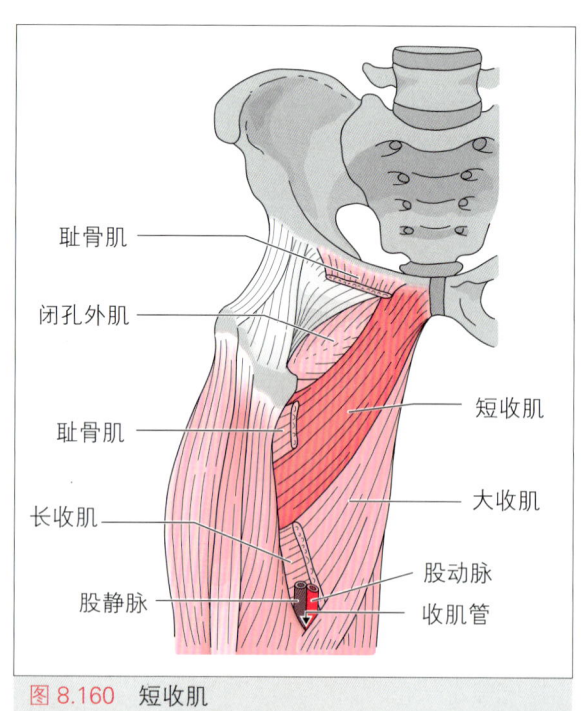

图8.160 短收肌

孔，位于大收肌的深层和浅层之间。
- 功能：
  ◦ 在整个运动过程中，特别是肌肉的髁上部分，内收/强力伸展髋关节；大收肌的近端部分产生外旋，远端部分产生内旋。
  ◦ 内收和外展之间的相互作用，对于维持骨盆的平衡有着重要作用，因为只有两个肌群之间有良好的平衡，才能保持骨盆的稳定。
- 神经支配：双神经支配：上方区域由闭孔神经后支（L3–L4）支配，下方区域由坐骨神经的胫骨部分（L4–L5）支配。

其他内收肌

- 腘绳肌。
- 臀大肌（下束）。
- 股方肌。

8.8.7 髋关节外旋肌群

位于臀下部区域，被称为骨盆转子肌。该肌肉群向纵轴后方走行，因此可作为外旋肌。

该肌群从上到下由下列肌肉排列组成：
梨状肌（图 8.162）
  ▷ 参见章节 8.8.5：髋关节外展肌群。
闭孔内肌（图 8.162）
- 由短而宽的肌肉部分和长的末端肌腱组成。
- 起点为闭孔膜内侧。
- 该肌肉在坐骨小切迹周围急转，此时坐骨小切迹作为旋转中心，该区域的表面覆盖软骨。
- 与盆膈和孖肌相连。
- 与骨性的闭孔沟一起，构成从外上方向内下方走行的闭膜管，内有闭孔神经和血管通过。
- 功能：
  ◦ 中立位：外旋/内收和伸展。
  ◦ 髋关节屈曲约90°时：外展。
- 神经支配：存在个体差异，可由骶丛、臀神经以及阴部神经支配。

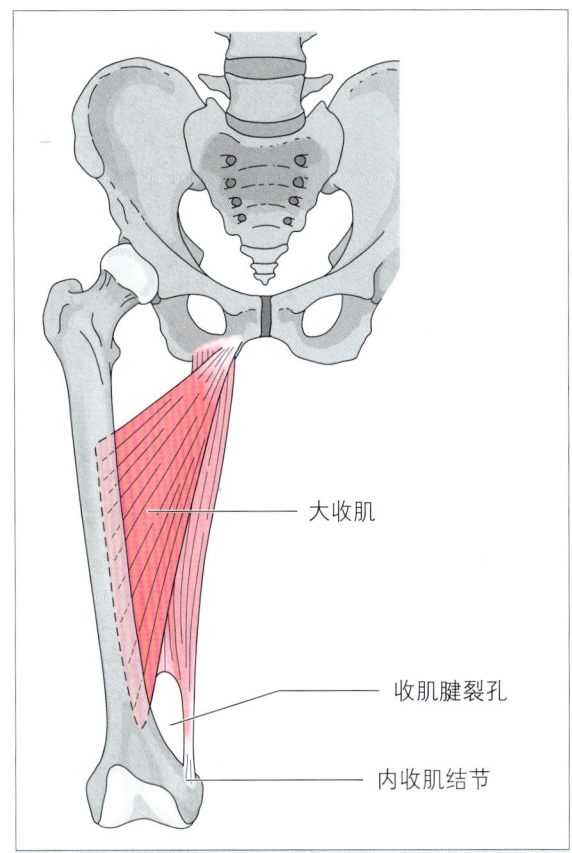

图 8.161 大收肌（前内侧观）

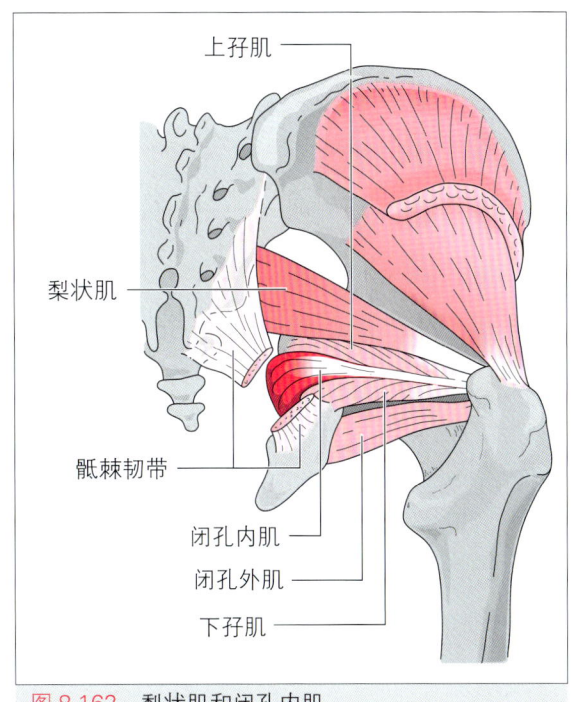

图 8.162 梨状肌和闭孔内肌

孖肌（图 8.163）
- 其原属于闭孔内肌，因此被统称为三头肌。
- 于闭孔内肌上下方走行；两肌肉的肌腱与闭孔内肌终端肌腱相汇合。
- 功能：
  - 中立位：外旋/内收和伸展。
  - 髋关节屈曲约90°时：外展。
- 神经支配：存在个体差异，可由骶丛、臀下神经和阴部神经。

闭孔外肌（图 8.164）
- 与闭孔膜的外表面相连。
- 轮匝肌发出部分纤维。
- 在股骨颈周围形成螺旋状的弧形，与坐股韧带一起形成包围股骨颈的"8"字形结构。
- 由股方肌覆盖。
- 功能：稳定股骨头，外旋/略微内收髋关节。
- 神经支配：闭孔神经（L3–L4）。

股方肌（图 8.165）
- 位于下孖肌后方，可能黏附在下孖肌上。
- 功能：
  - 外旋/内收髋关节。
  - 可以将腿从屈曲到伸展，反之亦然。
- 神经支配：臀下神经和坐骨神经的胫骨部分。

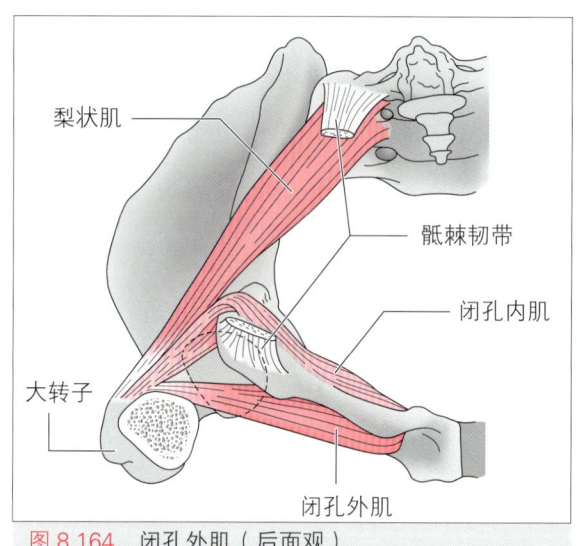

图 8.164 闭孔外肌（后面观）

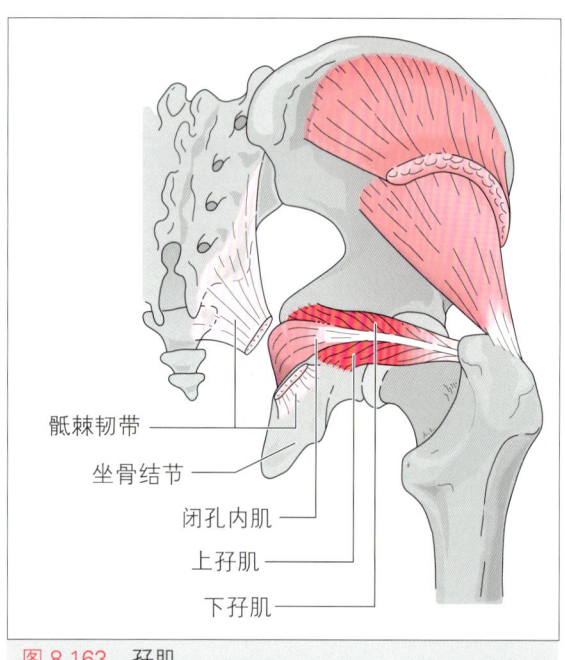

图 8.163 孖肌

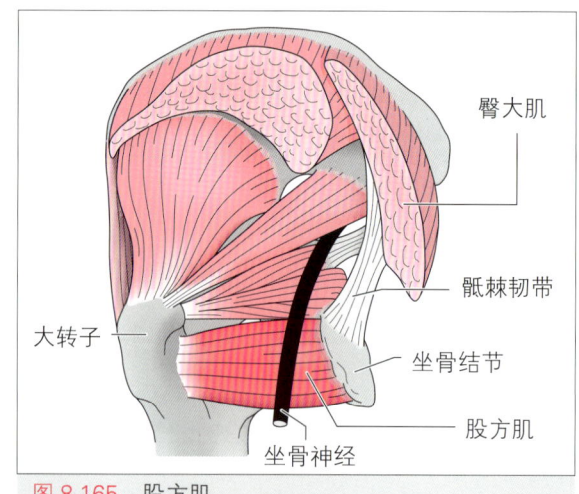

图 8.165 股方肌

其他外旋肌

- 臀大肌是最强的外旋肌，提供了约三分之一的总作用力。
- 臀中肌和臀小肌（后部）。
- 部分内收肌。
- 缝匠肌。
- 股二头肌。
- 髂腰肌。

在屈曲约 60° 时，可以做最大限度的外旋。如果将外旋肌群解剖，则会发现以下不同情况（图 8.166）：

- 梨状肌、闭孔内肌、臀大肌、臀中肌和臀小肌的主要作用是外旋，其向心力（稳定关节）的作用很小。
- 耻骨肌、股方肌和闭孔外肌，是形成向心力的主要力量。

肌肉功能的逆转（图 8.167）

在内旋过程中，会发生旋转肌功能的逆转。在该位置，由于与旋转轴关系的变化，内收肌的一部分、闭孔外肌和耻骨肌可以成为内旋肌。

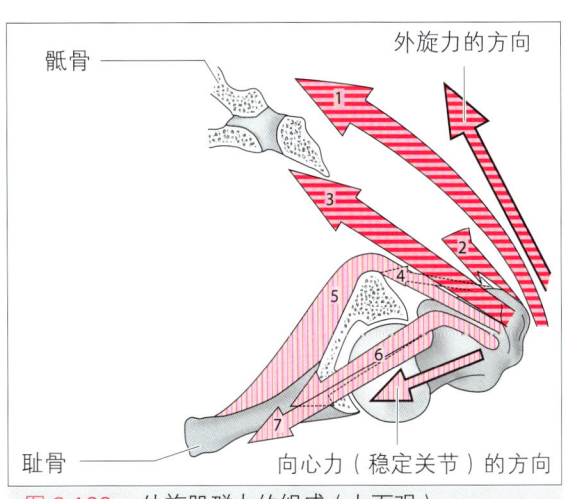

图 8.166 外旋肌群力的组成（上面观）
1 = 臀大肌　　2 = 臀中肌和臀小肌
3 = 梨状肌　　4 = 股方肌
5 = 闭孔内肌　6 = 闭孔外肌
7 = 耻骨肌

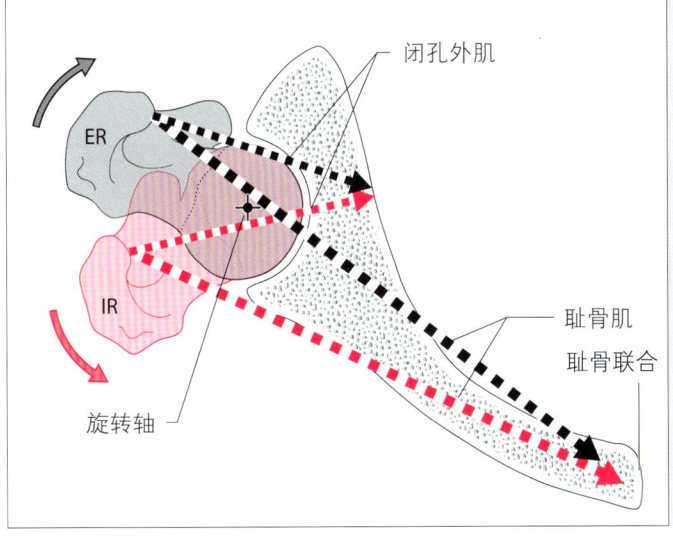

图 8.167 肌肉功能反转：闭孔外肌和耻骨肌。
ER = 外旋；IR = 内旋

8.8.8 髋关节内旋肌群（图8.168）

很少有肌肉引起内旋，内旋力只有外旋力的三分之一：

- 臀中肌和臀小肌（前束）。
- 阔筋膜张肌。
- 大收肌（远端）。

8.9 骨盆—髋部的神经支配

8.9.1 骶丛（图8.169）

- 骶丛可分为坐骨神经丛（L4~S3）和阴部神经丛（S2~S4）。
- 起自L4~S3脊神经的前支。
- L4和L5的前支形成腰骶干，进入小骨盆。
- 分为前、后两部分，分别向前、后方走行。
- 前方分支形成坐骨神经的胫骨部分，后方分支形成常见的腓骨部分。
- 骶丛走行于梨状肌前方。
- 各分支在通过梨状肌下孔之前短暂汇合。

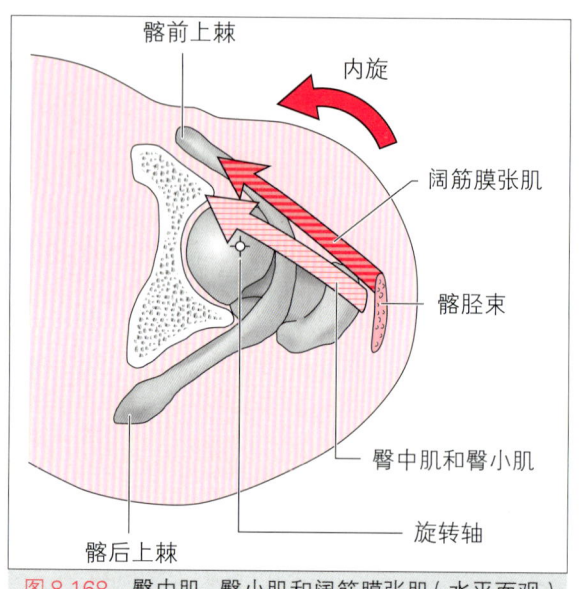

图8.168 臀中肌、臀小肌和阔筋膜张肌（水平面观）

病理改变

骶丛麻痹

- 骶骨骨折，特别是波及骶骨孔时，可能导致神经过度紧张，甚至可能破坏部分神经丛，导致神经功能障碍。
- 肿瘤：子宫癌、前列腺癌和结直肠肿瘤压迫神经丛。
- 髋关节手术：在全髋关节成形术中，强力牵拉和内旋会使假体头从髋臼中脱出，可能会导致患者部分神经丛被过度牵拉。
- 妊娠期间，胎儿的头部或臀部可能会处于一个不利的位置，使神经丛受压。

实践要点

为了诊断骶丛病变，必须对足部和小腿的肌肉以及髋部伸肌和外展肌进行功能测试。这是将骶丛麻痹与坐骨神经损伤区分开的唯一方法。

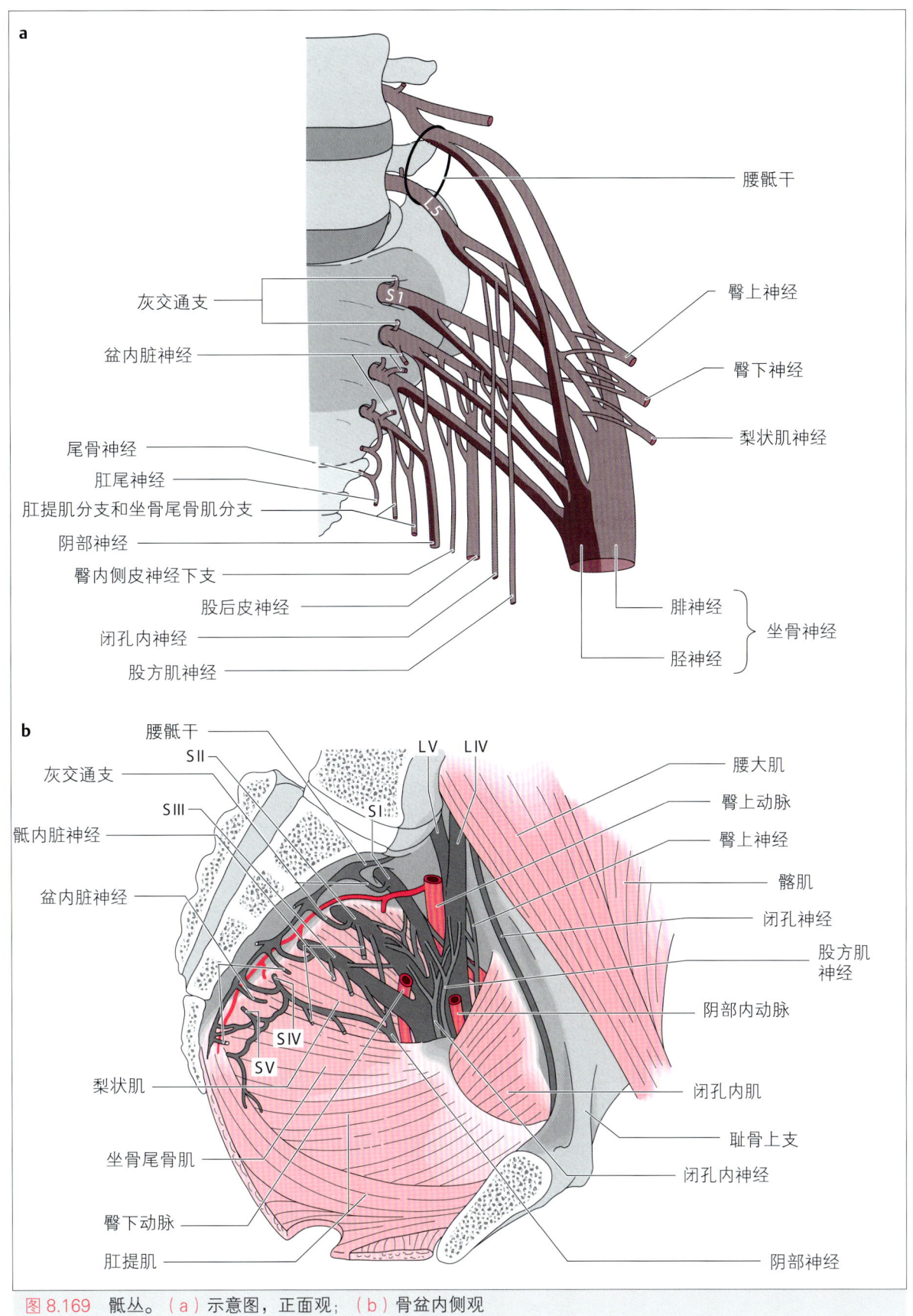

图 8.169 骶丛。（a）示意图，正面观；（b）骨盆内侧观

骶丛的分支

臀上神经（L4~S1；图 8.170）

- 起源于 L4~S1 前支的后部分支。
- 通过梨状肌上孔。
- 随后，臀上神经在臀中肌和臀小肌之间（臀肌间隙）的结缔组织内走行。
- 支配臀中肌、臀小肌、阔筋膜张肌和部分髋关节的关节囊。

臀下神经（L5~S2；图 8.170）

- 起源于 L5~S2 前支的后部分支。
- 于梨状肌下孔的后内侧穿出骨盆，连接坐骨神经。
- 部分分支支配臀大肌，个别分支进入髋关节关节囊。

坐骨神经（L4~S3；图 8.171）

- 坐骨神经是周围神经中最长、最粗壮的。
- 来自骶丛，通过梨状肌下孔穿出骨盆。
- 向侧方走行，穿过闭孔内肌、孖肌和股方肌的肌腱。
- 随后通过臀大肌下方的一个充满脂肪组织和血管的空间——臀下间隙。
- 在大腿近端三分之一处，坐骨神经走行至大腿后部。
- 在腘窝水平——可近可远——该神经分为两条终末支，即胫神经和腓总神经。
- 支配腘绳肌和小腿与脚部的所有肌肉。

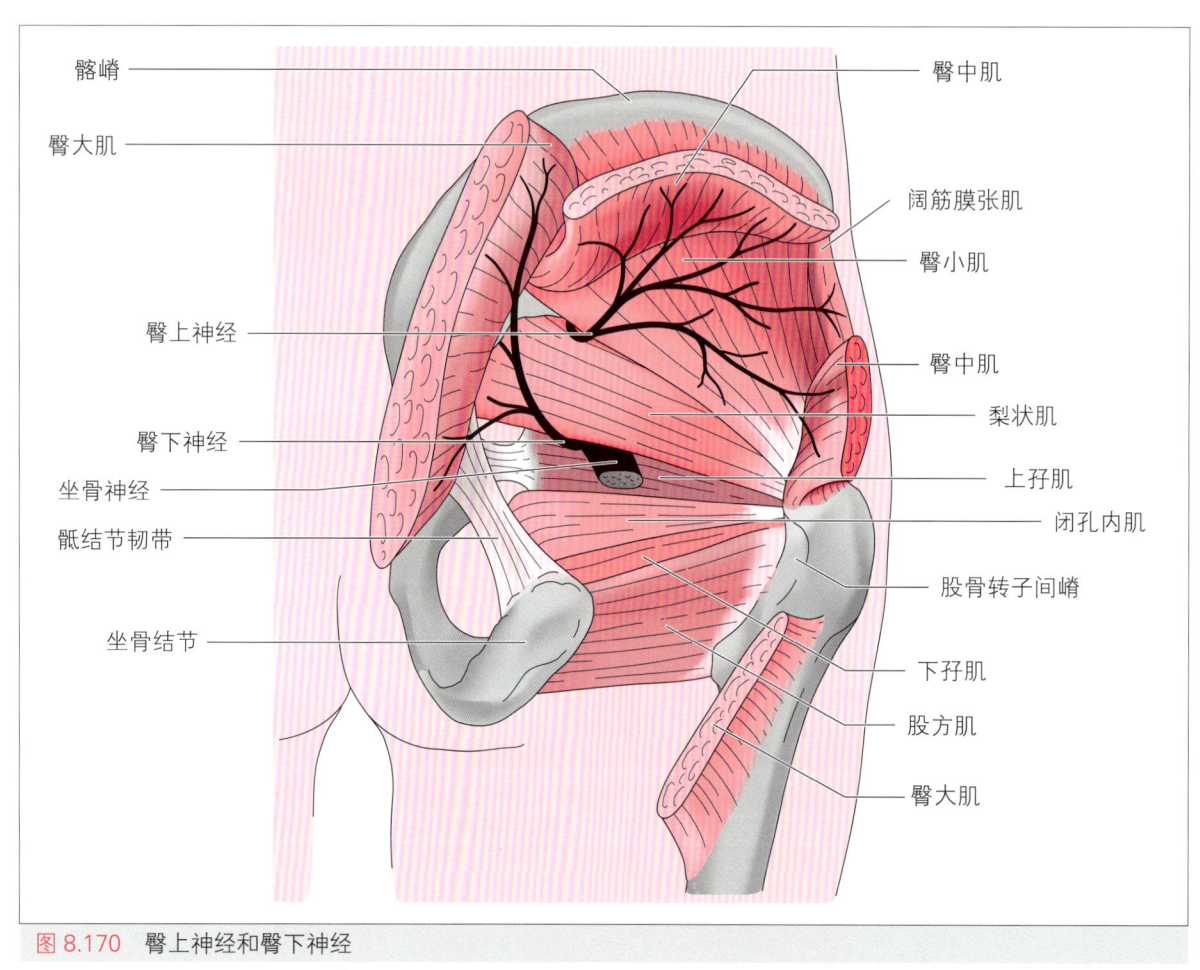

图 8.170　臀上神经和臀下神经

第 8 章 骨盆和髋关节

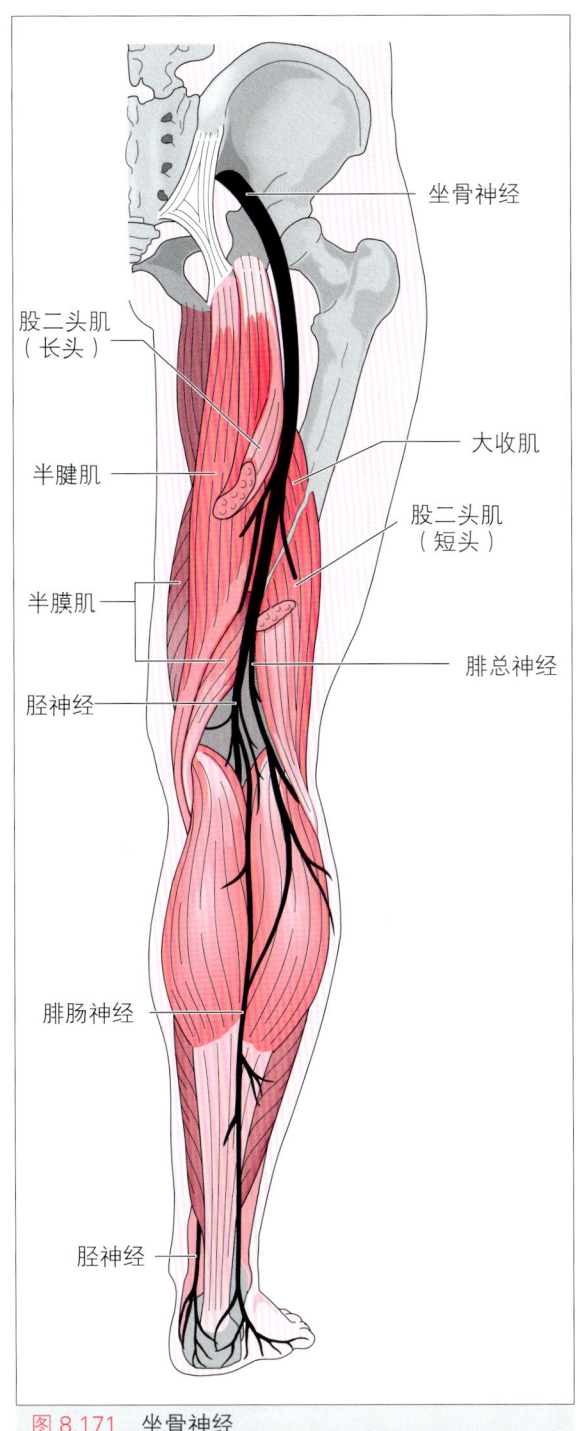

图 8.171 坐骨神经

病理改变

坐骨神经损伤

可能有很多原因：

- 邻近区域的手术。
- 肿瘤和骨折后的血肿。
- 臀下间隙的炎症。
- 肌肉注射导致损伤：
  - 由于直接针刺或注射后液体外漏造成神经压迫，进而影响神经的血液供应。针刺的同时患者立即会感受到烧灼样放射痛。
  - 神经附近的血管损伤、血肿形成，引起神经受压，针刺与症状发生之间可能有几小时或几天的时间。
  - 毒性损伤引起的神经刺激。周围神经可能表现出毒性反应，由止痛剂、抗风湿药物或抗生素引起的炎症所致。患者描述快速出现伴有运动感觉缺失的疼痛。

实践要点

检查

在坐骨神经完全丧失功能的情况下，仅有的保留屈膝功能的屈肌是由股神经支配的缝匠肌和股薄肌。在步态分析中，可见足踝部缺乏稳定性，而臀部和膝关节可以通过臀部肌肉和股神经支配的肌肉来稳定。

阴部神经（S1-S4；图 8.172）

- 起源于S1-S4的前支。
- 含交感神经和副交感神经纤维。
- 通过梨状肌下孔，在坐骨棘附近穿过较小的坐骨孔，然后向前进入闭孔内肌筋膜所形成的阴部管内。
- 支配骨盆和尿生殖膈，髂尾肌，臀部，肛门和生殖器官。

> **病理改变**
>
> 在骑自行车的过程中，阴部神经内侧支受到座椅的压迫，导致受压迫区域出现暂时的感觉障碍和阳痿。

股后皮神经（S1-S3；图 8.172）

- 起源于S1-S4的前后支。
- 与臀下神经一起穿过梨状肌下孔，随后在大腿中间向后进一步走行至腘窝。
- 发出分支到臀沟附近的皮肤，并在其进一步向腘窝走行过程中支配整个大腿后部。

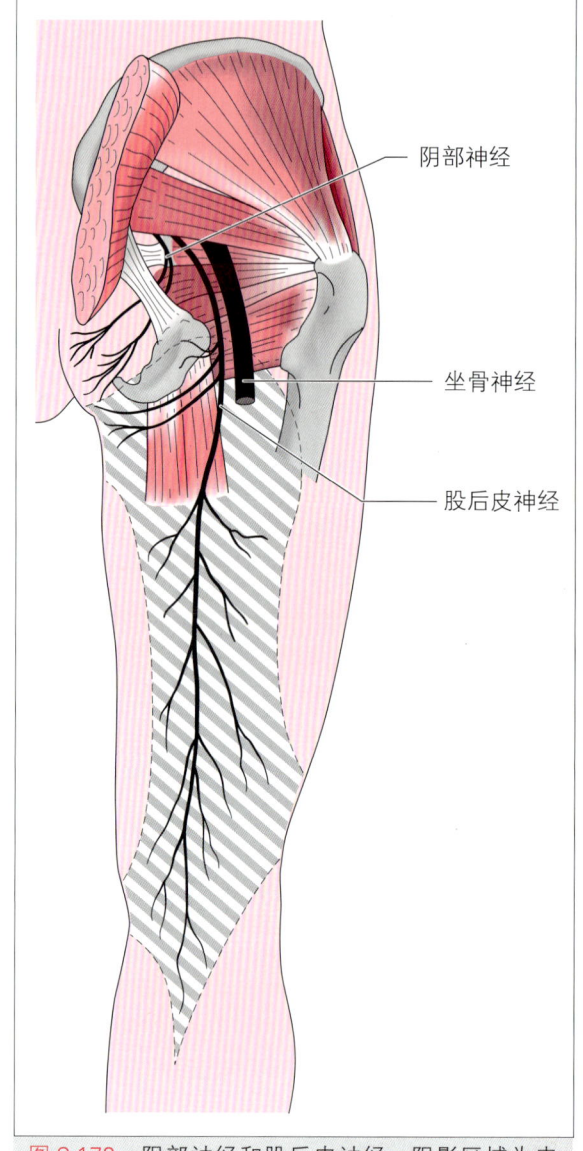

图 8.172　阴部神经和股后皮神经。阴影区域为皮神经支配区域

第 9 章
膝

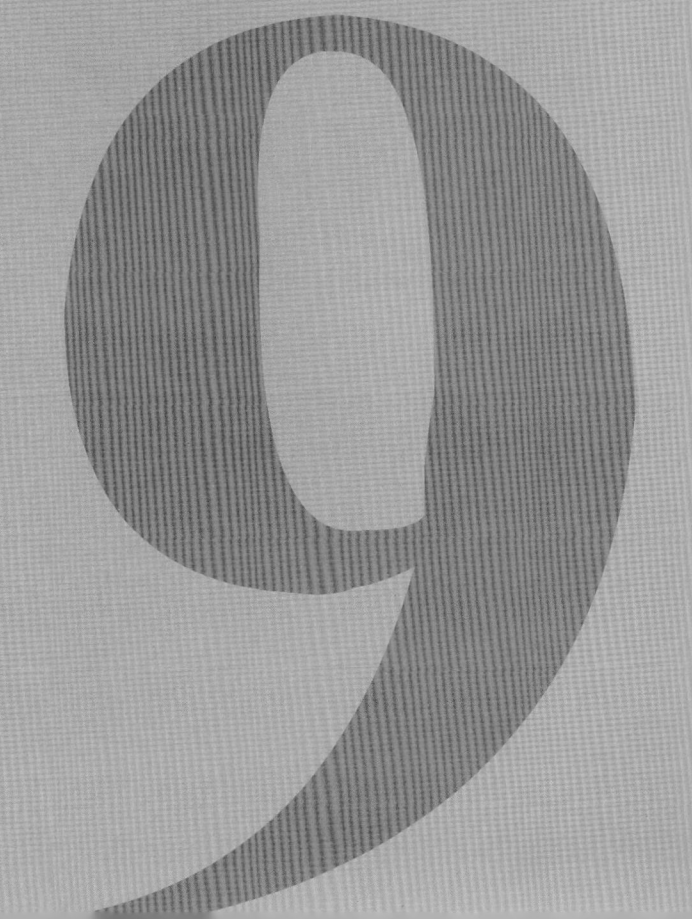

9 膝

9.1 膝关节触诊

膝关节触诊可在不同的体位下进行：前方和中部的触诊采用仰卧位，需在患者膝关节下方垫一小卷；侧方触诊采用侧卧位；后方触诊则采用俯卧位。

9.1.1 膝关节前方触诊

髌骨（图 9.1，图 9.2）

触诊髌骨表面；股直肌部分纤维覆盖髌骨向远端走行，有时此处的滑囊会凸起。

所有髌骨边缘的结构都应仔细触诊。

股直肌腱广泛分布于整个髌底。为了便于触诊，可将髌尖向髌骨面方向按压，使髌底上抬，肌腱张力增加。此时，可在髌骨上缘触诊肌纤维的走行。

股内侧肌与外侧肌的肌腱分别位于髌骨的前内侧与前外侧。

髌尖值得特别关注。对髌底施加压力，髌尖稍上抬，此时髌韧带紧张，并可触摸到髌韧带的附着区域。

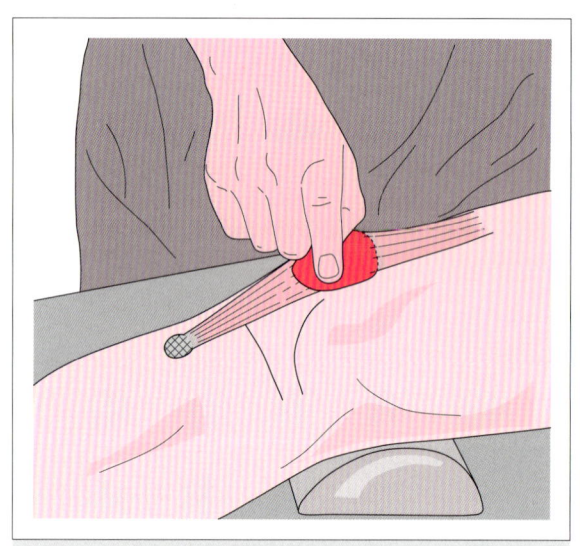

图 9.1 髌骨表面的触诊

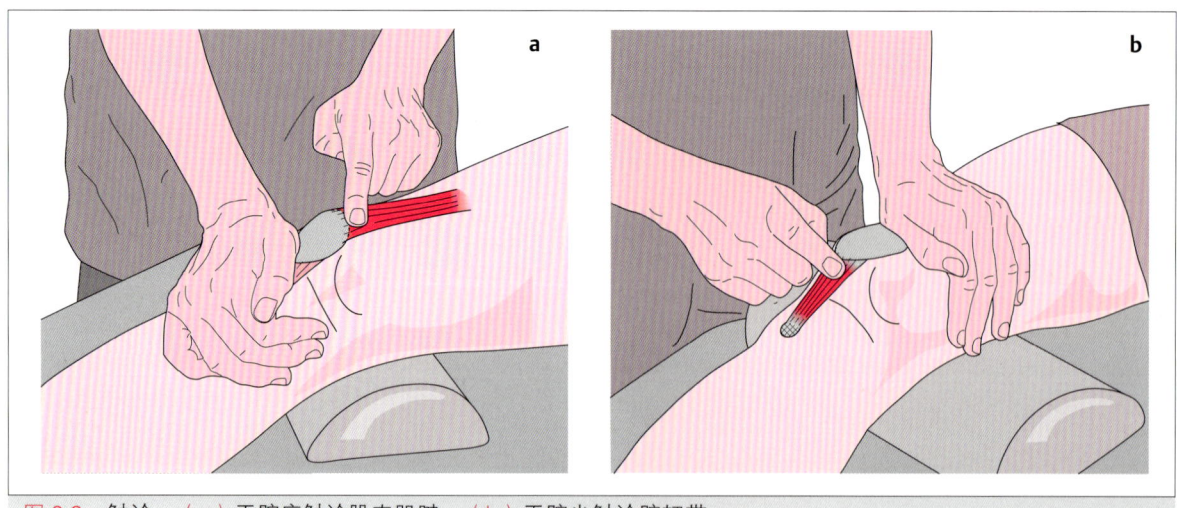

图 9.2 触诊。（a）于髌底触诊股直肌腱；（b）于髌尖触诊髌韧带

髌韧带（图 9.3）

该韧带从髌尖下方稍外侧延伸至其止点。纵向触诊韧带的内侧缘与外侧缘，横向触诊其纤维走行。

胫骨粗隆（图 9.4）

胫骨粗隆是髌韧带的附着点，是胫骨上位于髌尖下方 3~4 指宽的一个清晰可触的骨性突起。

> **实践要点**
>
> 分别在休息位和屈伸位时触诊，可发现如髌骨外移等异常倾斜和移位，有时可触及捻发音。

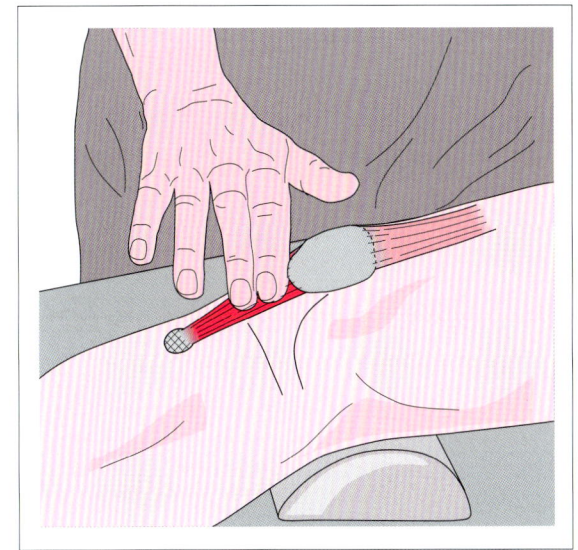

图 9.3　髌韧带的触诊

> **病理改变**
>
> **髌腱炎（弹跳膝）**
>
> 髌韧带位于髌尖的附着部位对压力的变化非常敏感，膝关节在抗阻伸展时疼痛尤为严重。其中，部分原因是运动独有的，如突然减速，比赛场地和鞋的质地以及二者之间适应性的因素。另一些因素则是体质性的，如肌肉排列不齐或力量失衡。所有这些原因都会对髌韧带产生不利影响。
>
> **奥—施病（胫骨粗隆骨软骨病）**
>
> 异常钙化导致胫骨粗隆粗糙、红肿，有触痛。

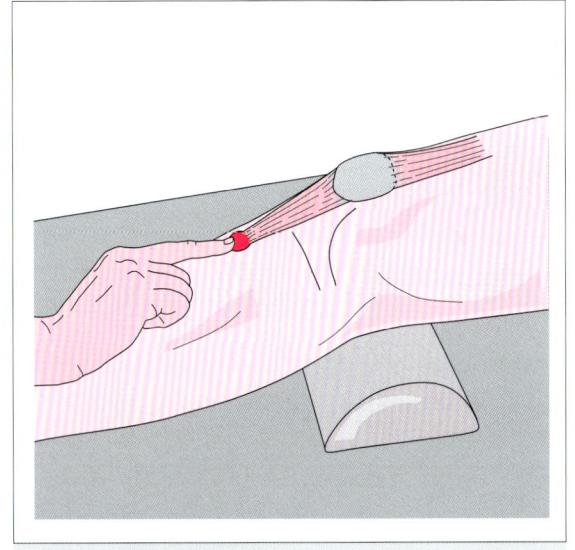

图 9.4　胫骨粗隆的触诊

髌下脂肪垫（图 9.5）

膝关节屈曲时，在髌腱两侧的凹陷处可以触诊深层的脂肪垫。膝关节伸展时，关节间隙缩小，脂肪垫被挤压向前，髌腱内、外侧分别出现一个凸起。

> **实践要点**
>
> **脂肪垫肥厚**
>
> 膝关节伸展时，脂肪垫相对突出。可以左右对比评估两侧肿胀程度。脂肪垫肥厚是膝关节静态负重能力变弱的标志。

髌上囊（图 9.6）

股直肌腱与髌底之间约 8 cm 范围内，皆可触及隆起的髌上囊。触诊方向由下向上。

股直肌（图 9.7）

在大腿的中部区域可触诊一明显的肌肉块，尤其是伸膝时。肌肉—肌腱移行处位于髌底上方一掌到一掌半宽处。从下往上触诊时，可以很明显地感觉到肌肉高于肌腱，尤其是在股直肌收缩、膝关节伸展时。

股外侧肌（图 9.8）

股外侧肌部分被髂胫束覆盖，肌肉—肌腱移行处位于髌骨外上缘 2~3 指宽处。末端肌腱与股直肌之间有一个小间隙。股外侧肌腱止于髌骨外上缘，肌腱宽 1~1.5 cm。

> **病理改变**
>
> **膝关节肿胀**
>
> 髌骨周围的肿胀通常提示炎症在纤维层。此种类型的炎症是柔软可压动的，不会波及关节。关节积液在关节内。浮髌实验：膝关节伸展，肌肉放松；积液位于髌骨下方；下压髌骨时，髌骨下沉，随后又浮起至原来的位置。

▷ 见章节 9.3：膝关节；图 9.63。

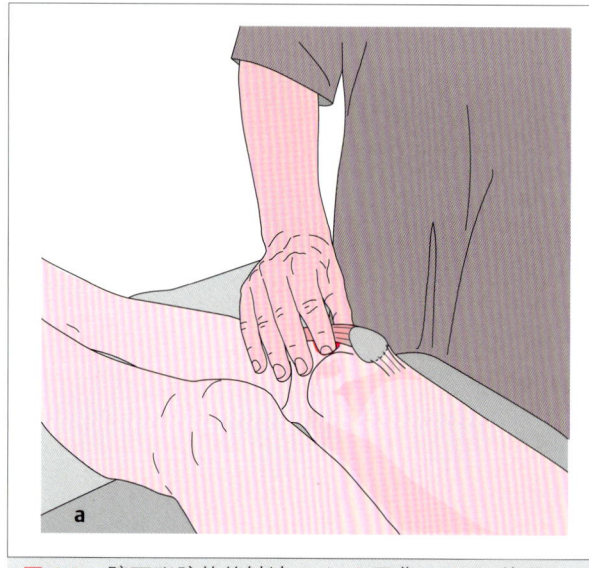
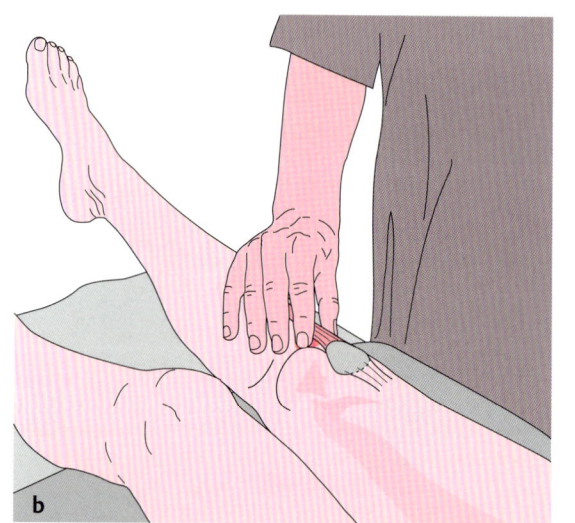
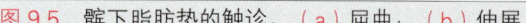

图 9.5 髌下脂肪垫的触诊。（a）屈曲；（b）伸展

股内侧肌（图 9.9）

股内侧肌位于股部远端内侧，末端向外凸起。下部纤维几乎水平走行，因此触诊肌肉走行必须自上而下。

其末端的肌腱最短，为 0.5~1 cm，与股直肌内侧缘间隙隔开。附着点位于髌骨上内侧缘。

> **实践要点**
>
> 股直肌和股外侧肌含紧张性肌（慢肌）纤维的比例较大，趋于缩短，张力较大。
>
> 然而，股内侧肌具有较高比例的位相性肌（快肌）纤维，张力较小。对于膝关节，舒适的体位是轻微屈曲。由于股内侧肌主要在运动末段起作用，所以其萎缩非常快。这是显而易见的，因为髌骨内上方出现了一个明显的凹陷。左右侧比较可感受张力的变化。
>
> 尽管没有严重的症状，但这种萎缩可被认为是膝关节问题的第一个征兆。

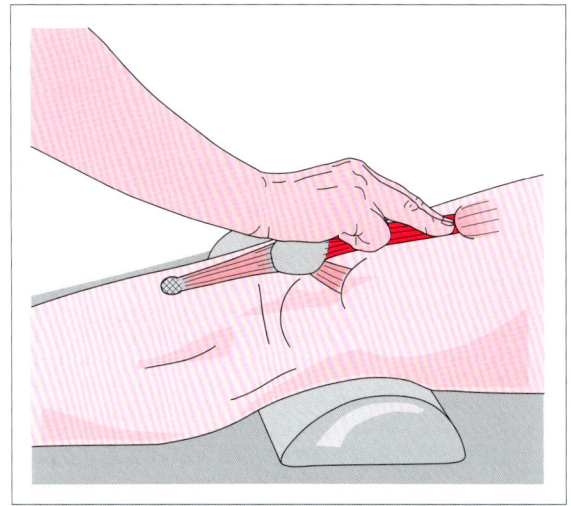

图 9.7　股直肌肌肉—肌腱移行处的触诊

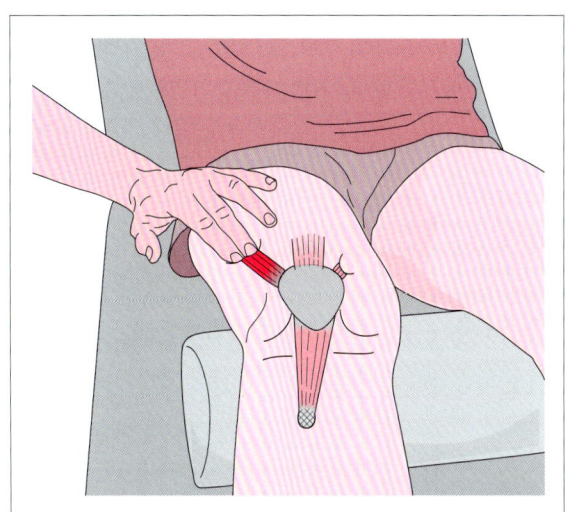

图 9.8　股外侧肌肌肉—肌腱移行处的触诊

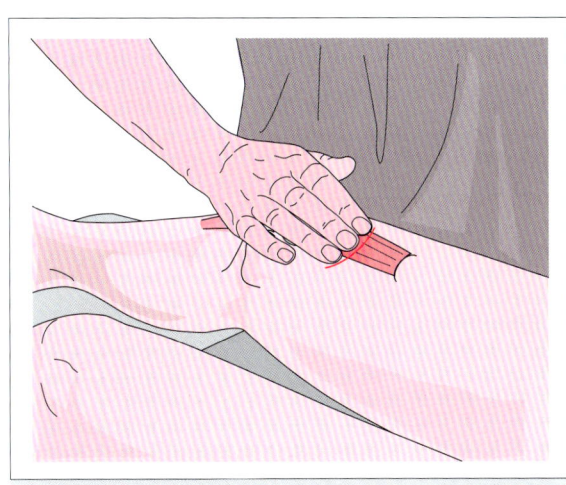

图 9.6　髌上囊的触诊

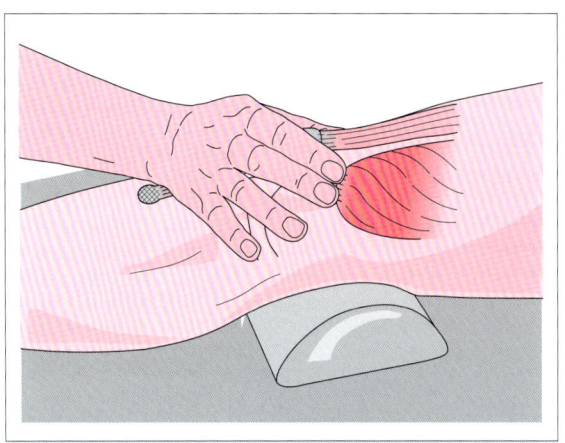

图 9.9　股内侧肌肌肉—肌腱移行处的触诊

9.1.2 膝关节内侧触诊

内侧关节间隙（图 9.10）

紧邻髌韧带内侧的凹陷，上界是股骨内侧髁，下界为胫骨平台。关节间隙位于该区域的深处。此处只有关节囊覆盖，并且半月板的前角位于关节内，因此便于触诊。进一步向内侧，情况发生了变化，股直肌和髌韧带跨越关节间隙，半月板填充关节间隙。

在关节运动的同时进行触诊，可以出现摩擦感或不协调。

内侧半月板（图 9.11）

膝关节屈曲 90°，小腿的重量将关节间隙稍微拉开，更容易触及。

一只手将小腿外旋或内旋，另一只手的拇指或示指触诊关节间隙，体会半月板前角的缩进：外旋时远离触诊手指，内旋时挤压手指。

> **实践要点**
>
> 半月板损伤时可出现关节间隙的松弛，新发的交叉韧带断裂也可以出现疼痛，因此必须进行鉴别诊断。

支持带

是平坦的结构，由深层和浅层纤维组成。

髌内侧横向支持带（图 9.12）

- 髌股部分：是从髌骨内侧缘到股骨内侧髁之间横向走行的韧带。将髌骨外侧缘向内推，内侧缘支持带的附着点会变得紧张，此时有利于辨别其与周围结构。
- 髌胫部分：沿着对角线从髌骨一侧向下内侧延伸，走行在纵向韧带下方，不易触及。

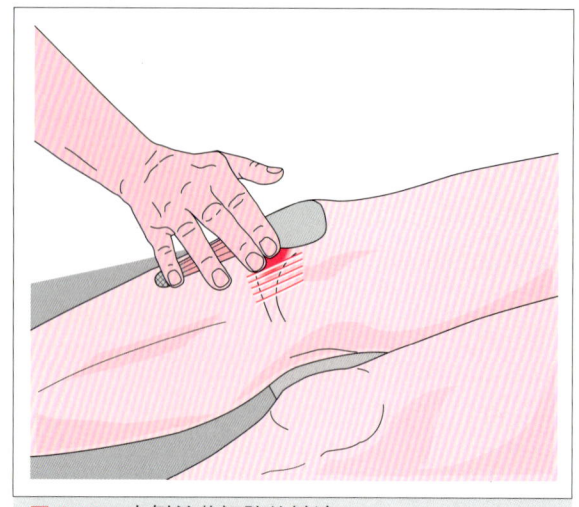

图 9.10　内侧关节间隙的触诊

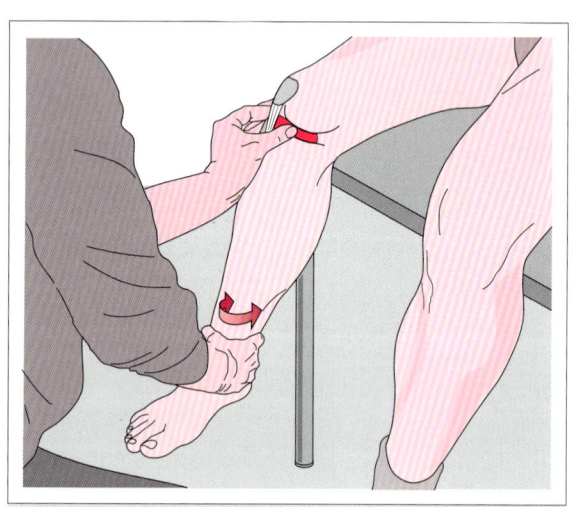

图 9.11　内侧半月板的触诊

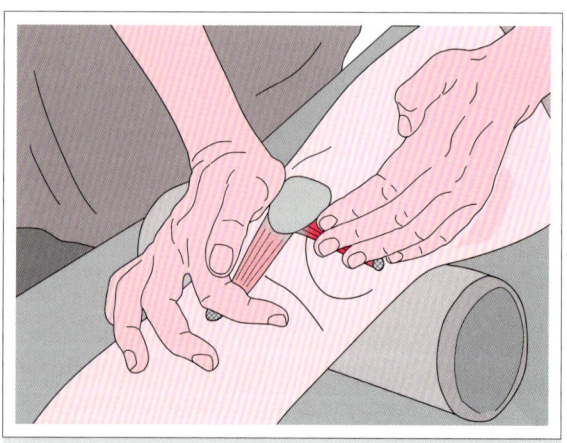

图 9.12　内侧横向支持带髌股部分的触诊

> **实践要点**
>
> 髌骨外推试验可检查横向支持带的紧张度。用两个拇指向外推髌骨，左右两侧进行比较。前提条件：股四头肌必须完全放松（图 9.13）。

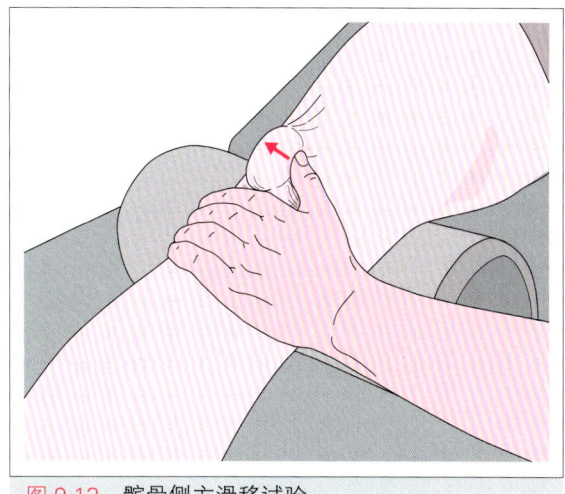

图 9.13 髌骨侧方滑移试验

髌内侧纵向支持带（图 9.14）

在关节间隙，在髌韧带内侧缘内约 1 cm 的位置可触及一个小的凸起。在韧带和支持带之间唯一可触及的结构是关节囊，很柔软。

从这一点开始，沿着肌纤维向上触诊至股内侧肌，向下触诊至胫骨边缘及其远端 1~1.5 cm 处。

再向内侧是胫侧副韧带。

胫侧副韧带（图 9.15）

于支持带内侧以远约 2 cm 处可触及内侧副韧带。是纵向纤维束，从关节间隙后上到前内侧走行。上方附着于股骨内侧髁，下方附着于胫骨。位于胫骨处的止点由鹅足覆盖。

在关节间隙水平处，向后方才能触及纤维走行。

韧带后缘很难触及，因其为鹅足覆盖。

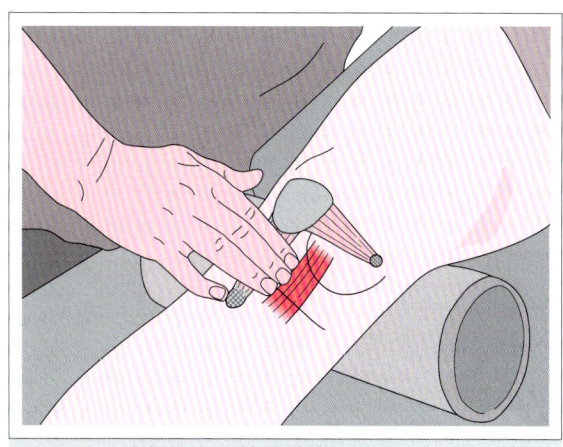

图 9.14 内侧纵向支持带前缘的触诊

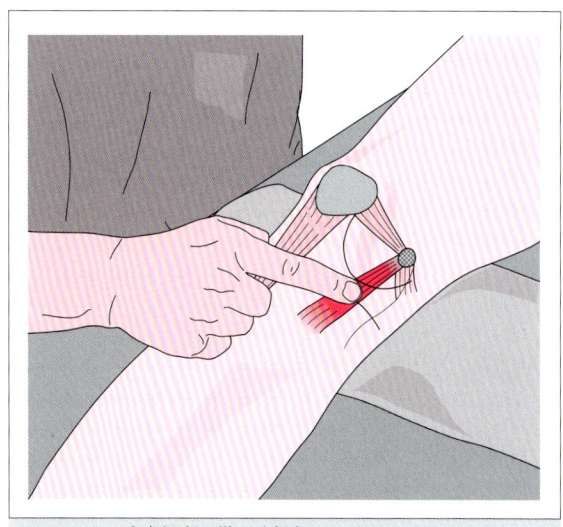

图 9.15 内侧副韧带的触诊

鹅足（图 9.16）

以胫骨结节为参照，在其稍下内侧可触及一个软垫。从近端到远端共约三指宽，从内侧到外侧约两指宽。以下步骤有助于触诊：将手平放在小腿内侧，用力向上推，当手掌滑至小腿近端 1/3 处，示指的桡侧缘会碰到明显增厚且向后上方延伸的肌肉，即鹅足。

在此处无法辨别每块肌肉的止点（缝匠肌、股薄肌和半腱肌），继续向腘窝方向触诊才有可能区别上述肌肉。

鹅足囊位于肌腱和胫骨之间，只有肿胀时才有可能触及。

内收肌结节（图 9.17）

位于股骨内上髁后方。从前方关节间隙开始触诊，沿着股骨内侧髁边缘，在髌底水平可触及一个骨性突起。大收肌腱附着于此，坚韧，呈圆形，肌肉收缩使髋关节内收时便于触诊。

9.1.3 膝关节外侧触诊

外侧关节间隙（图 9.18）

以髌韧带外侧缘为参照。其外上方为股骨外侧髁，外下方为胫骨平台。外侧关节间隙的上、下界由股骨外上髁和胫骨平台构成，紧邻髌韧带，是一个小凹陷。

进一步触诊，半月板位于胫骨和股骨之间，使触诊更加困难。

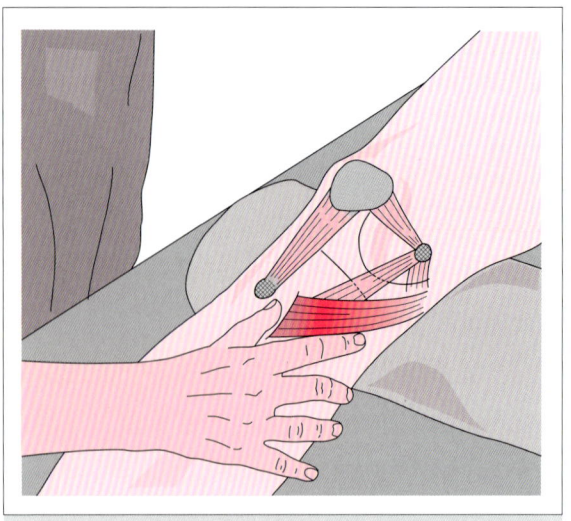

图 9.16 鹅足的触诊

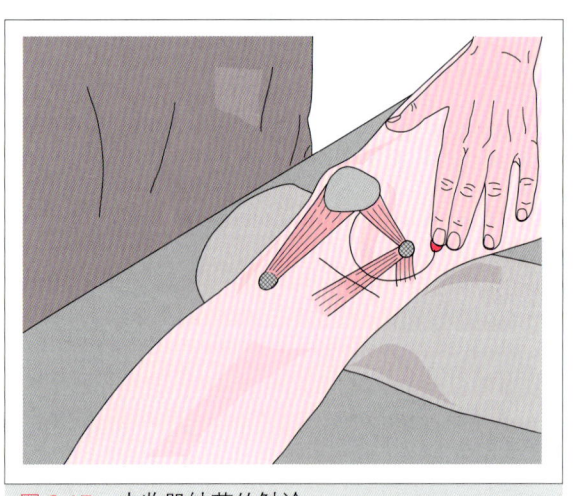

图 9.17 内收肌结节的触诊

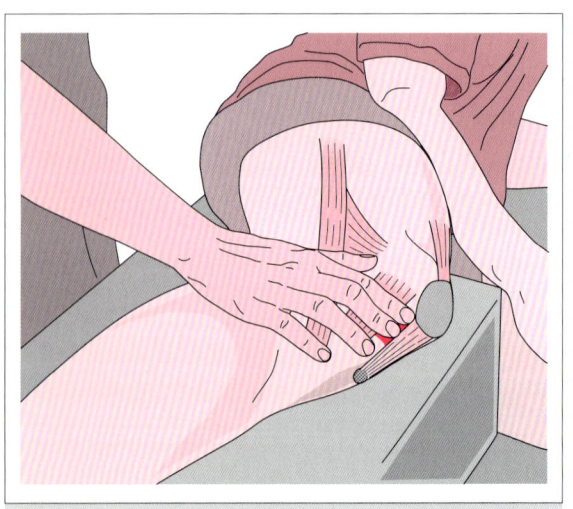

图 9.18 外侧关节间隙的触诊

支持带

髌外侧横向支持带（图 9.19）

- 髌股部分从髌骨外侧缘向股骨外侧髁延伸。在髌骨附近容易触诊；在股骨外侧髁区域，其位于纵向支持带的深层。
- 髌胫部分斜向前外侧走行，在髌骨外侧缘容易触及。

髌外侧纵向支持带（图 9.20）

在外侧关节间隙水平，距离髌韧带外侧缘半指到一指宽，边缘较髌韧带软，与髌韧带之间有一个小间隙。

在关节间隙水平进一步触诊，稍用力即可触及斜行的髂胫束。支持带与髂胫束相互融合，因此其外侧缘不易触及。

髂胫束（图 9.21）

髂胫束的边缘较易触及，为扁平结构，位于纵向支持带外侧约一指宽处。由后外侧到前内侧斜向走行。止于髂胫束结节（Gerdy 结节），即胫骨外侧髁胫骨结节的上外侧约两指宽处。

向上可进一步触及阔筋膜张肌。

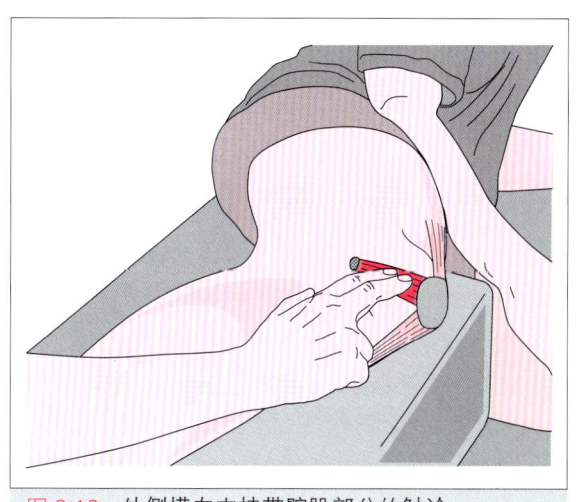

图 9.19　外侧横向支持带髌股部分的触诊

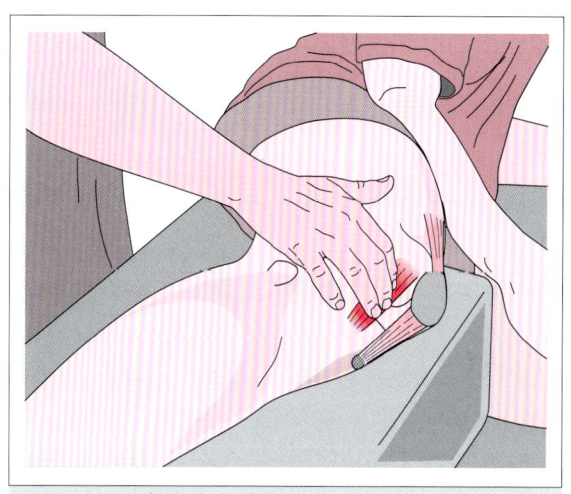

图 9.20　外侧纵向支持带前缘的触诊

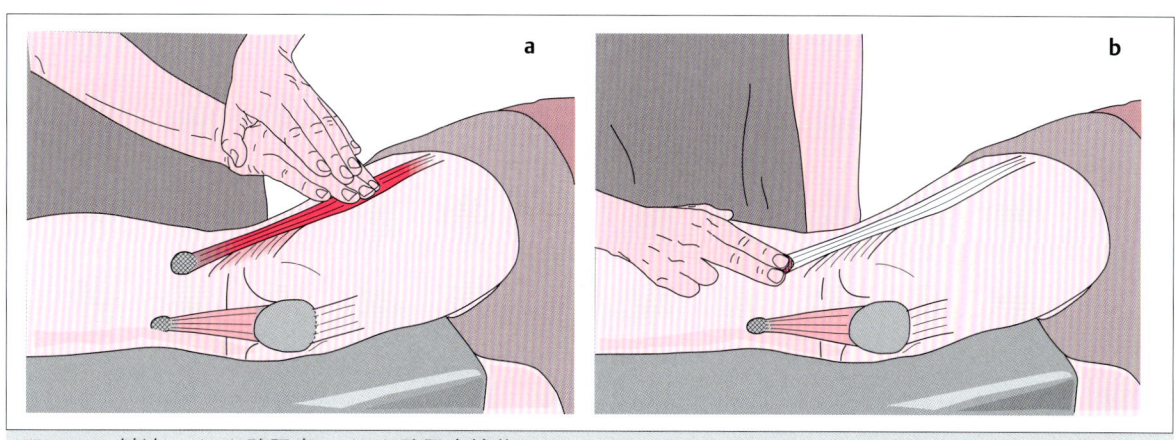

图 9.21　触诊。（a）髂胫束；（b）髂胫束结节

腓侧副韧带（图 9.22）

紧邻髂胫束外侧，为圆形铅笔粗细的纤维束，起于股骨外侧髁，向下延伸至腓骨头，从前上到后下斜向走行。

行"4"字试验时，髋关节和膝关节屈曲，髋关节最大限度外旋，该韧带被拉紧，较易触及。

腓骨头（图 9.23）

可在膝关节间隙后外侧的下方两到三指宽处触及腓骨头的轮廓。侧副韧带与股二头肌分别从前上方和后上方延伸到这里，形成"V"形结构。

腓骨头前韧带（图 9.24）

为一条短韧带，从腓骨头水平延伸至胫骨。在腓骨头前方纵向触诊。

弓状韧带（图 9.25）

起自腓骨头后缘，应向上内侧触诊。由于其位置较深，所以只有在腓骨头的起始处可以触及，其余部分由于腓肠肌外侧头的重叠覆盖而无法触及。

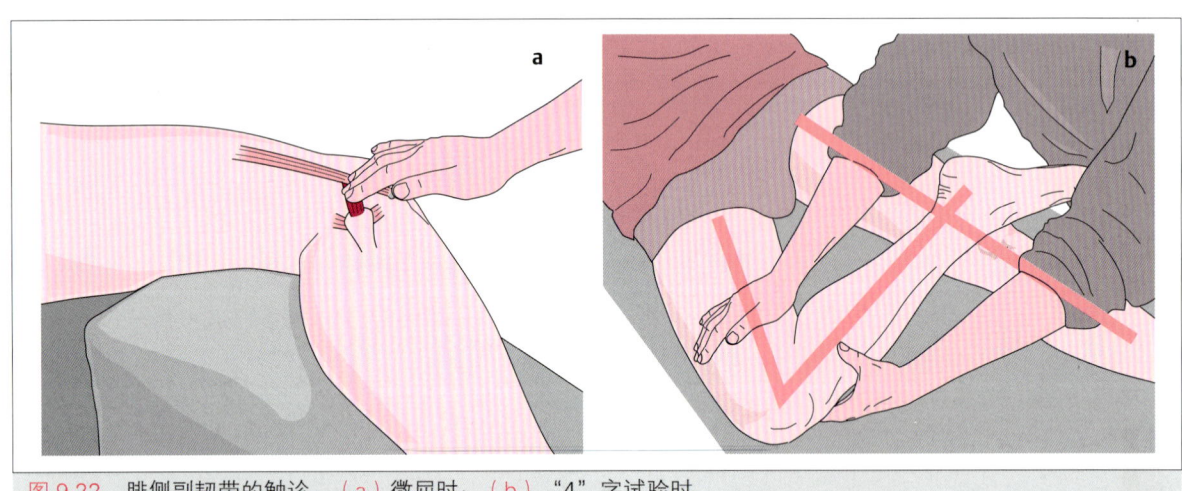

图 9.22 腓侧副韧带的触诊。(a) 微屈时；(b) "4"字试验时

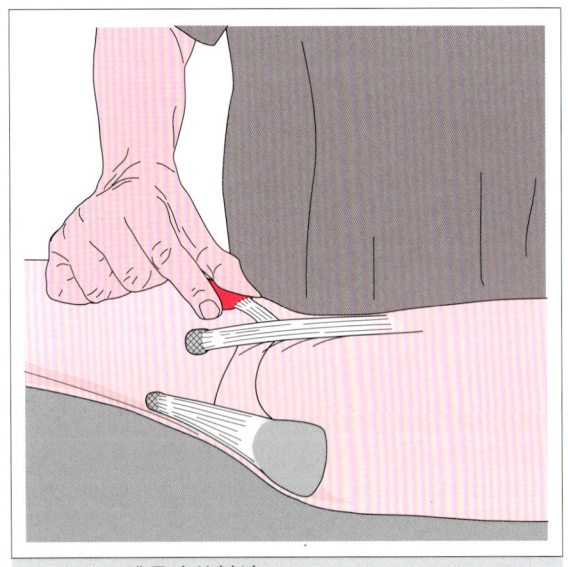

图 9.23 腓骨头的触诊

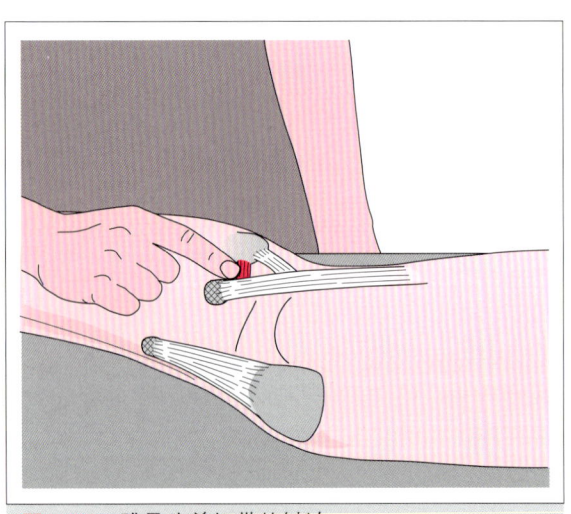

图 9.24 腓骨头前韧带的触诊

腘肌（图 9.26）

起于股骨外侧髁侧副韧带附着点的正前下方。在侧副韧带下向后下方向延伸，其较宽的肌腱直接位于股二头肌腱下方。腓肠肌的头部妨碍其止点的触诊。

腓总神经（图 9.27）

于股二头肌腱上缘的腘窝内可触及纵向、结实的细纤维束，可以追溯至腓骨头，在腓骨头前方走行于浅层。

> **病理改变**
>
> 腓总神经位于腓骨颈部的表面，很容易受到压迫，如用绷带或交叉双腿，导致局部感觉障碍和短暂的足下垂。

股二头肌（图 9.28）

其肌腱在膝关节的上外侧区域很容易触及。与腓骨头相连的肌肉部位特别容易辨认，而与胫骨相连的部位则不那么容易辨认。绷紧肌肉，屈曲膝关节，可使肌腱更突出。

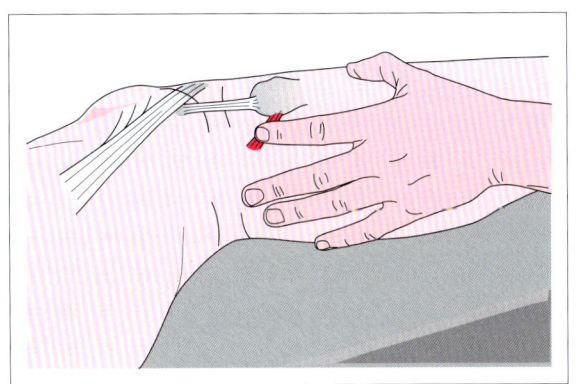

图 9.25　弓状韧带的触诊

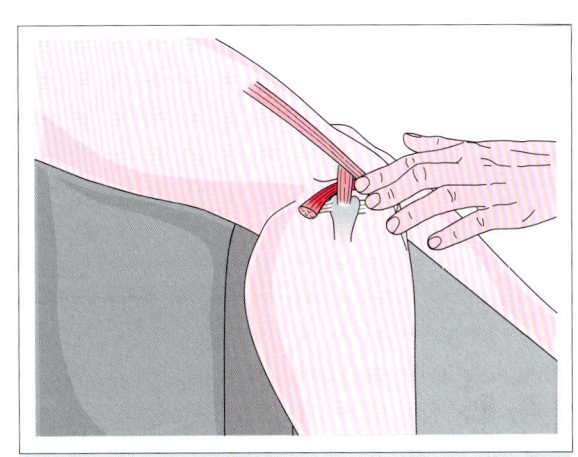

图 9.26　股骨外侧髁处腘肌起点的触诊

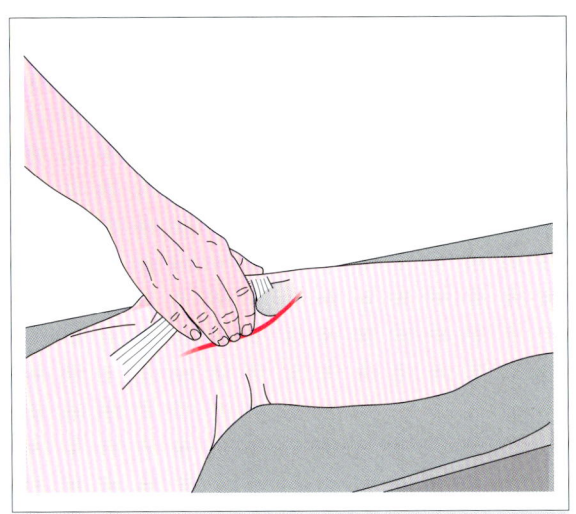

图 9.27　腓总神经的触诊

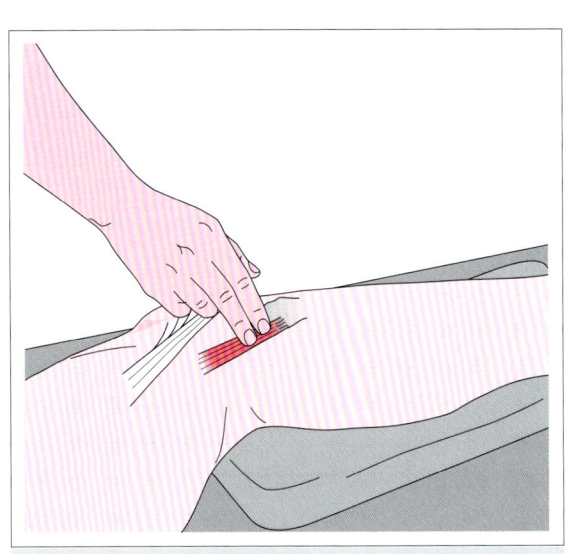

图 9.28　股二头肌的触诊

外侧半月板（图 9.29）

检查者将示指与中指放在髌韧带外侧、膝关节间隙的前方，使患者小腿被动内旋，可触及退回到关节的半月板前角。

外旋时，半月板前角将会触碰到检查者手指。也可以在交替被动屈伸膝关节时进行触诊，伸展时前角触碰手指；屈曲时前角退回到关节内。

> **实践要点**
>
> **半月板损伤**
>
> 半月板损伤时，伸膝前移与屈膝后移均产生疼痛。此时应对半月板进行进一步检查以明确诊断。

9.1.4　膝关节后方触诊

半腱肌（图 9.30）

该肌肉收缩使膝关节屈曲，其肌腱在腘窝内侧区域位置表浅。该肌肉走行于前内侧，可触及其位于胫骨前方的止点。

半膜肌（图 9.31）

腘窝内于半腱肌腱内外侧的深层，可触及半膜肌。其内侧缘（指向膝关节内侧缘）窄而硬，此为腱部；外侧缘（肌部）软且宽。肌肉收缩时隆起，使膝关节屈曲。

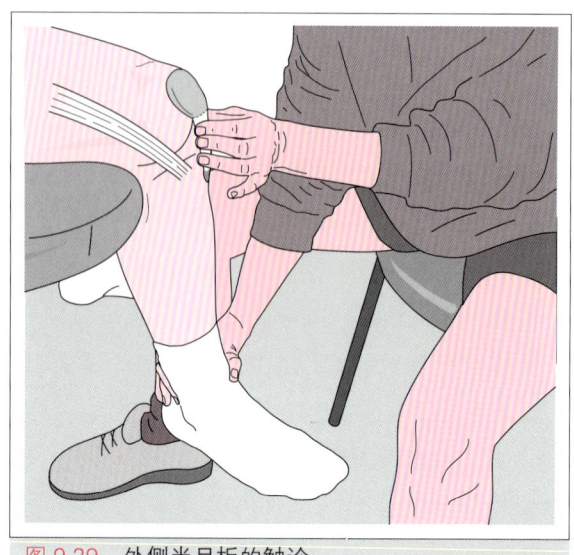

图 9.29　外侧半月板的触诊

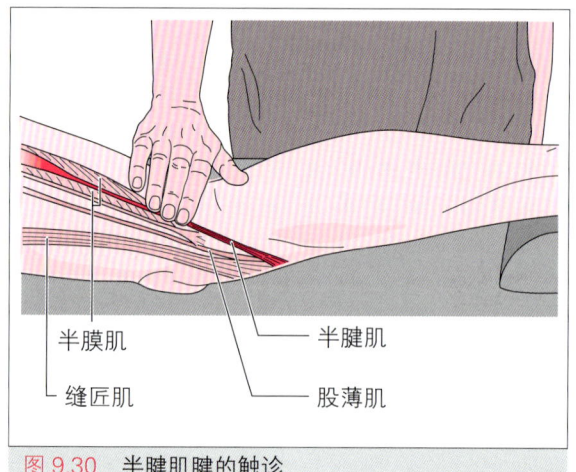

图 9.30　半腱肌腱的触诊

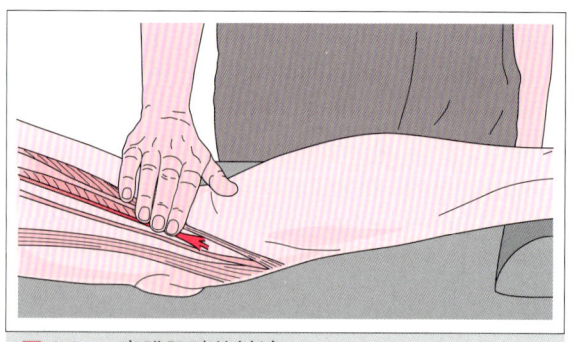

图 9.31　半膜肌腱的触诊

股薄肌（图9.32）

肌腱位于半腱肌腱的内侧，膝关节内侧区域深部。该肌肉如同坚硬的细线，因而可沿其向远端追踪。

缝匠肌（图9.33）

肌腱宽且表浅。因此在股薄肌前内侧触诊时为一扁平肌束。

腓肠肌（图9.34）

只有当膝关节明显屈曲时，才能触及腓肠肌的两个头，因为膝关节伸展时腘窝的筋膜处于紧张状态。

检查者示指与中指指尖置于腘窝皱襞水平的股二头肌腱处，将患者膝关节置于最大屈曲位。踝关节跖屈时，腓肠肌外侧头的肌肉部分会在外侧髁上方明显凸出。用同样的方法亦可找到内侧头，但此时需以半膜肌腱作为定位标志。

胫神经（图9.35）

膝关节屈曲时，可于腘窝中部触及绳索样结构，即胫神经。

腘动脉（图9.35）

与胫神经伴行，走行于深方。膝关节至少屈曲90°时方能感受其脉搏搏动。需深触诊。

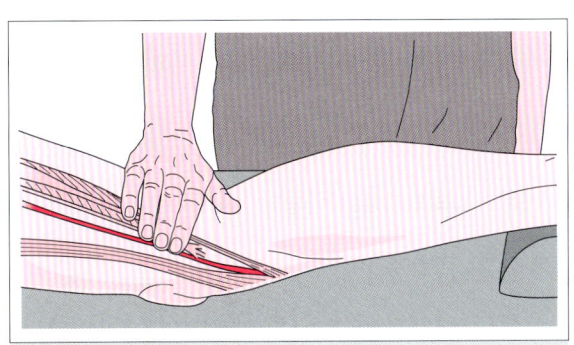

图9.32　股薄肌的触诊

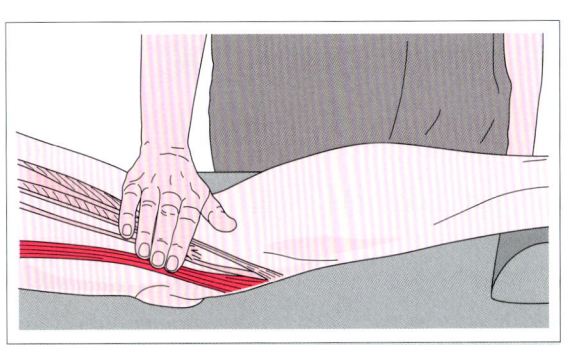

图9.33　缝匠肌的触诊

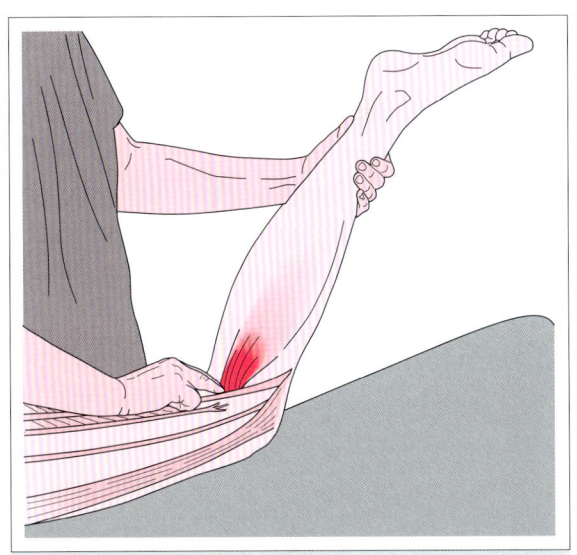

图9.34　腓肠肌内侧头的触诊

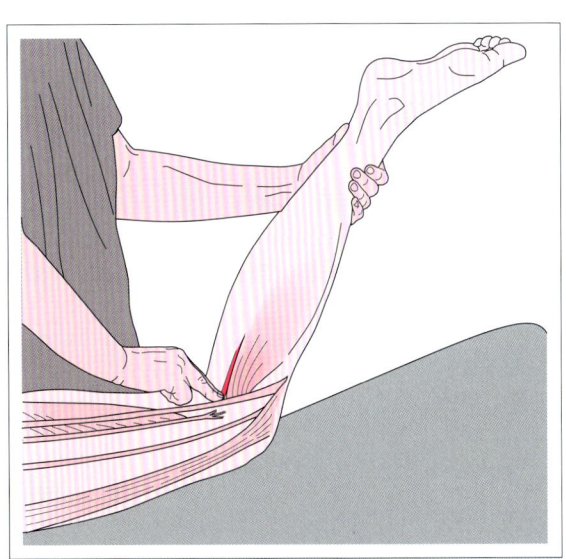

图9.35　腘窝处胫神经与腘动脉的触诊

9.2 膝关节 X 线影像

9.2.1 前后位观

正常表现（图 9.36）

- 关节间隙宽度：3~5 mm，内侧较外侧稍宽。
- 外侧髁：外侧有一个小沟，腘肌腱走行其中。
- 髁间隆起：内侧髁间结节高于外侧。
- 胫骨内侧关节面：总体高于外侧
- 腓骨小头：约三分之一为胫骨髁覆盖。
- 髌骨：位于股骨髁上的模糊投影，形状差异很大。
- 髌骨位置评价：居中=正常；外侧移=半脱位。
- 腓肠豆：为位于腓肠肌外侧头的籽骨。表现为股骨外侧髁上高密度的圆形区域。

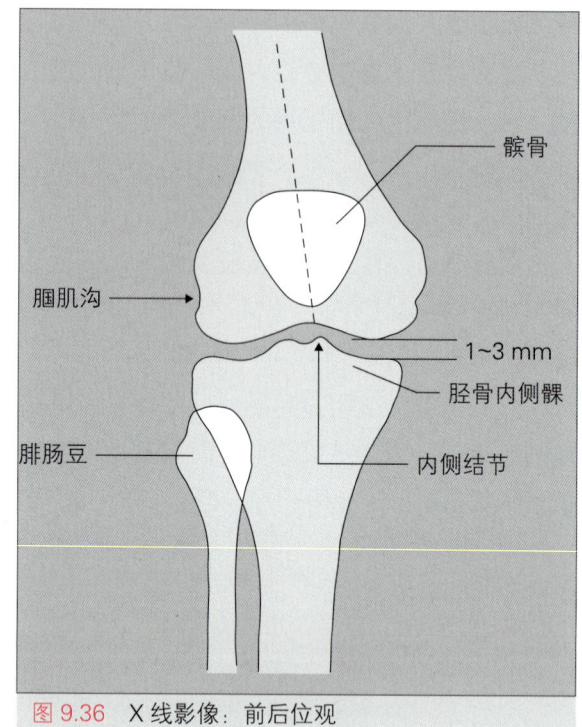

图 9.36 X 线影像：前后位观

病理改变

损伤

X 线检查可发现骨折、韧带撕脱骨折、骨软骨骨折以及脱位（如腓骨头或髌骨）。

退行性变（图 9.37）

骨赘和外生骨。

剥脱性骨软骨炎表现为骨体缺失，股骨内侧髁边缘硬化。

骨坏死表现为轻度的软骨下增厚，股骨髁扁平化。

腘肌腱、髌下脂肪垫（霍法脂肪垫）、髌上以及髌下深部滑囊的韧带附着处钙化。

骨囊肿

Rauber 征：半月板损伤（合并骨刺形成），在胫骨平台相应位置出现骨膜沉积。

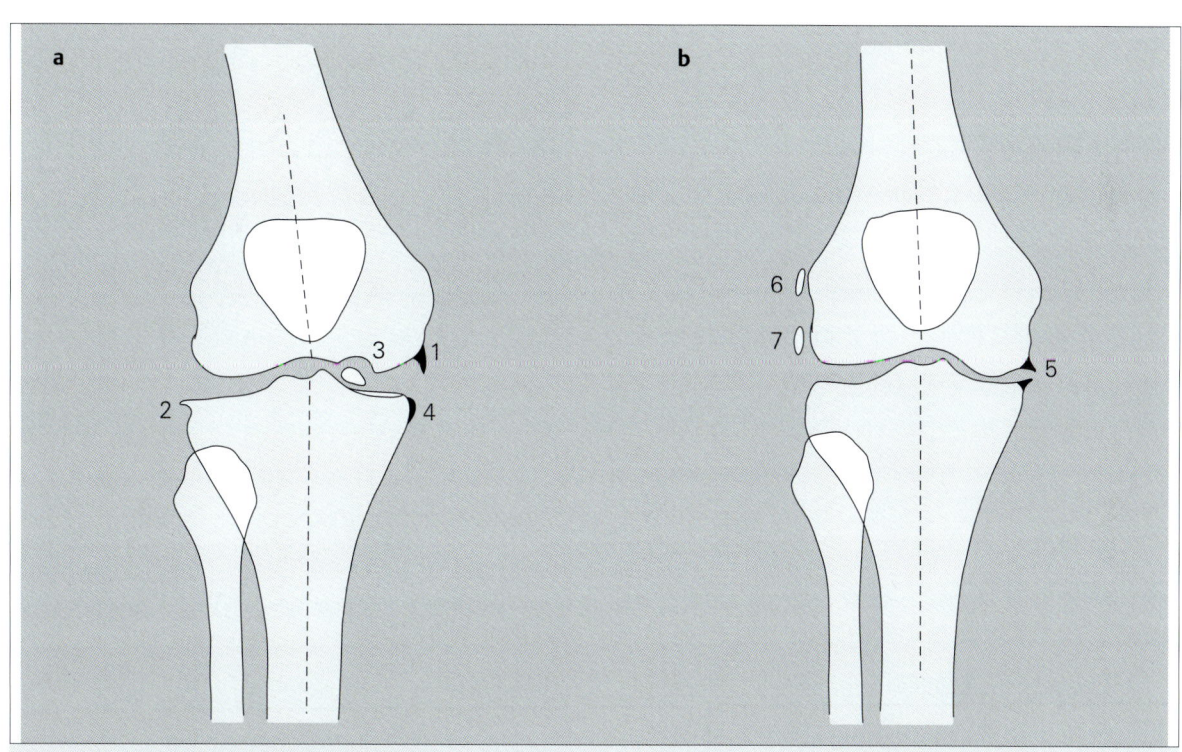

图 9.37 X 线影像：退行性变的前后位现

1= 骨赘　　　　　　　　　2= 压力侵蚀，胫骨平台外侧缘硬化
3= 剥脱性骨软骨炎　　　　4= Rauber 征
5= 骨赘形成，关节间隙变窄　6= 尺侧副韧带钙化
7= 腘肌腱钙化

9.2.2 侧位观（图 9.38）

体位：侧卧位膝关节屈曲 30°，侧向投影。

正常表现

- 距胶片盒较远的股骨髁边缘模糊。
- 内侧和外侧髁边缘沟显示小的凹痕——内侧位于股骨髁上三分之一处，而外侧位于中间三分之一处。
- 内侧胫骨平台呈凹形，胫骨后部有一明显的陡坡样表现。
- 外侧胫骨平台呈凸起的弧形，走行至胫骨后部。
- Blumensaat线（髁间窝顶）又称压力线，与股骨干轴成40°角。
- 髌骨位置：髌尖大致位于Blumensaat线的延长线上。
- 髌股关节间隙宽度：3~5 mm。
- 髌骨的股面呈凹形。内外侧关节面边缘重叠，可以看到两条明显的边界线。

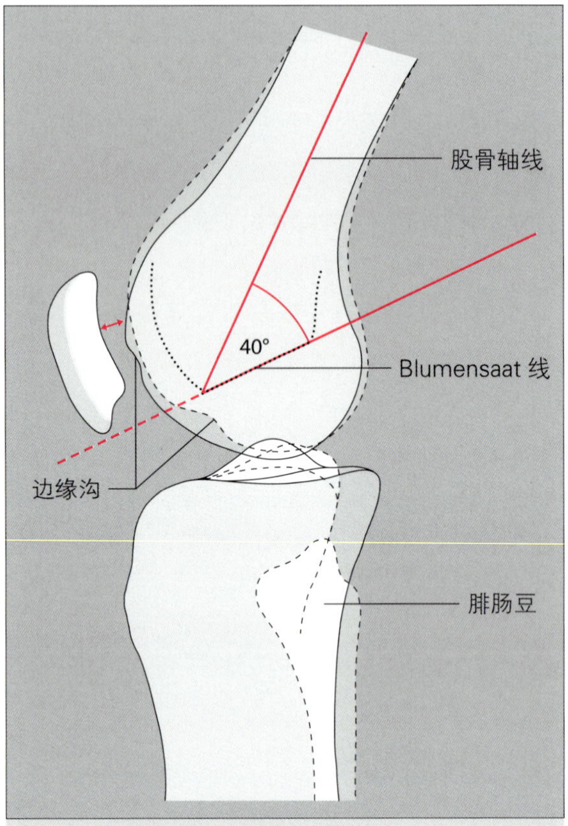

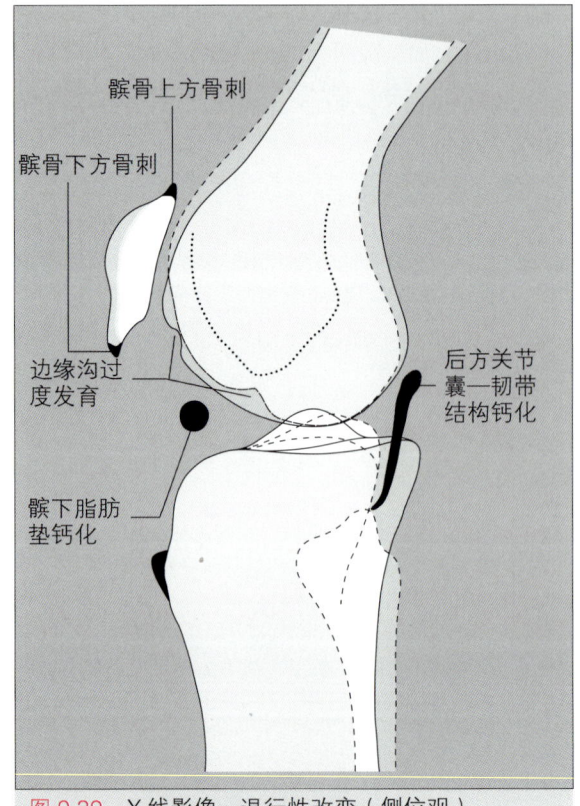

图 9.38 膝关节 X 线影像：侧位观

病理改变（图 9.39）

边缘沟过度发育提示十字韧带存在问题，此时正常的滚动—滑动运动受到干扰，致使运动（如伸展）突然结束。

钙化会发生在如髌下脂肪垫、十字韧带走行区域以及关节囊背侧等区域（如腘斜韧带和腘弓状韧带）。

股四头肌腱止点处（髌骨上方骨刺）、位于髌尖的髌韧带止点处（髌骨下方骨刺）以及胫骨平台处（胫骨结节骨骺炎）的纤维骨化。

图 9.39 X 线影像：退行性改变（侧位观）

9.2.3 水平位观

水平位观（日出或平视图）显示髌骨及与其相对应的股滑车沟（股骨的髌面）之间的水平截面。通过该体位的检查，可以对发育不良、关节炎改变以及确定髌骨中心等予以评估。

体位：仰卧位，膝关节屈曲60°，X线平行于髌骨后表面从下向上照射。

髌骨的评估

正常表现（图9.40）

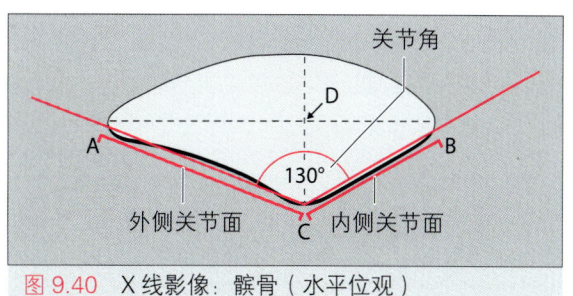

图9.40　X线影像：髌骨（水平位观）

- 外侧面比内侧面长且走行更为平缓。髌骨关节面指数（Brattström）的测定提供了准确结果：外侧面长度与内侧面长度比=1.7：1
- 髌骨深度指数（Ficat）确定了髌骨深度：AB：CD=3.5~4.3
- 关节角：130°±10°

滑车（股骨髌面）的评价

正常表现（图9.41）

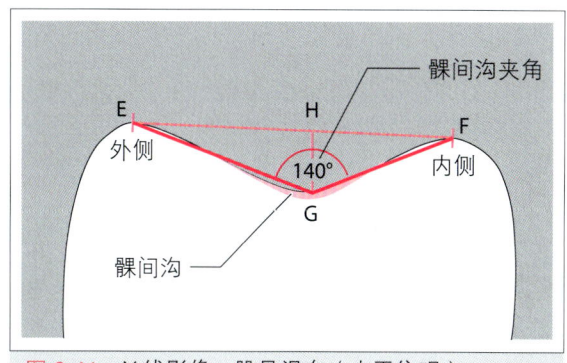

图9.41　X线影像：股骨滑车（水平位观）

- 股骨外侧髁略高于内侧髁。
- 髁间沟呈通道状，位于中间偏内侧。
- 髁间沟夹角（Brattström角）：140°±5°。
- 通过髁深度指数（Ficat）来确定髁间深度：EF：GH=5.3±1.2。

髌骨与滑车相互关系的评价

正常表现（图9.42）

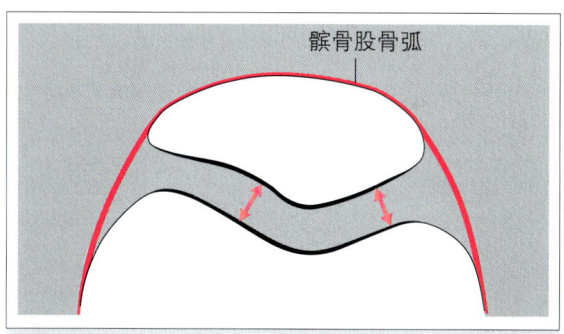

图9.42　X线检查：髌骨与股骨滑车的位置关系（水平位观）

- 髌骨与双侧髁的颊部外侧共同构成平滑的曲线，即髌骨股骨弧。
- 髌股面到滑车之间的间隙对称。

病理改变（图 9.43）

退行性改变

部分关节间隙狭窄。

由于负荷过重，导致软骨下硬化的增加。

发育不全与发育不良

滑车发育不全，髁间沟和外侧髁扁平化，甚至髁间沟缺失。

股骨滑车外侧髌面扁平化，导致髌骨向外侧移位，从而使髌骨股骨弧中断。该移位提示髌骨脱位。

髌骨发育不良包括内侧髌骨面异常陡峭的"Jägerhut（猎帽）髌"或"二分髌骨"（髌骨分离）。

髌骨内侧发育不全，使得髌骨内侧关节面短且凸出，关节角呈 90°~100°。

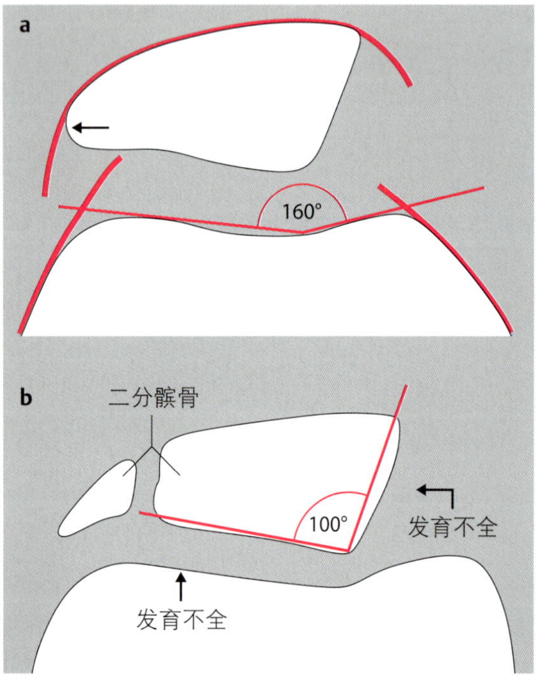

9.3 膝关节

9.3.1 骨性结构与关节面

股骨（图 9.44，图 9.45）

内侧髁和外侧髁

- 股骨远端增宽，移行为股骨内侧髁和外侧髁。
- 在后部区域，深且宽的髁间窝将内、外侧髁分开。
- 双侧髁的外侧面各有一小凸起，是内上髁和外上髁。

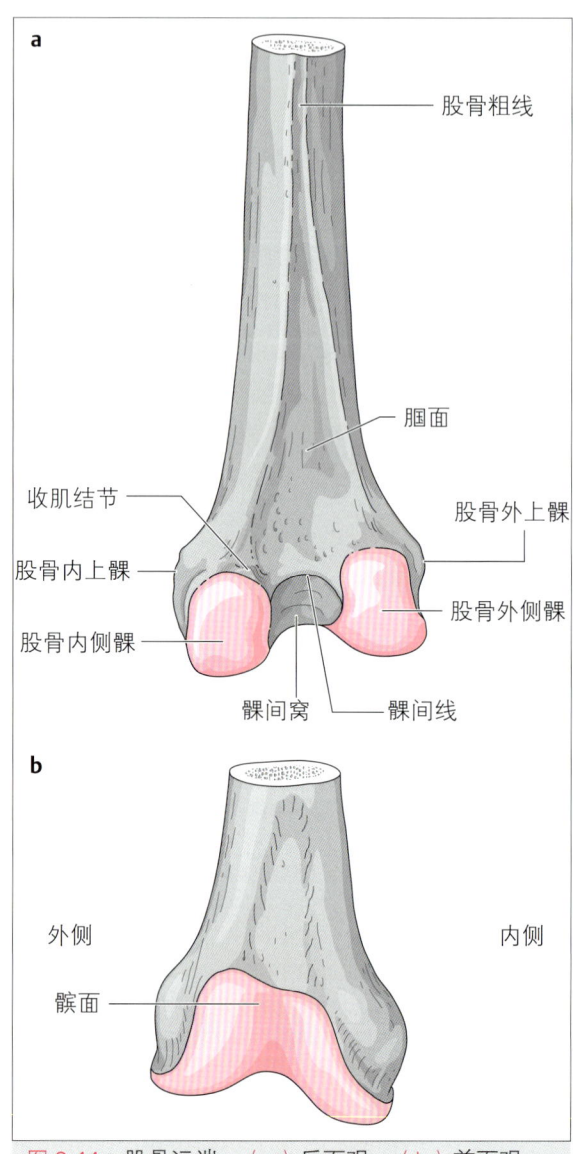

图 9.44 股骨远端。（a）后面观；（b）前面观

图 9.43 X线影像：病理变化。（a）"猎帽髌"畸形导致髌骨外侧移位；（b）股骨外侧髁和髌骨内侧面发育不全以及"二分髌骨"

- 内侧髁末端为收肌结节，为大收肌止点。
- 在冠状位，内侧髁较外侧髁略长。因此，站立时存在6°的偏移角（股骨轴与下肢力线轴之间的夹角）。
- 在水平位，外侧髁较内侧髁短且宽。

腘　面

- 由股骨粗线的内侧唇和外侧唇构成，以倒V形向双侧上髁分离。
- 其下界是将内外侧髁连接在一起的骨嵴——髁间线。

股骨滑车（股骨髌面）

- 前面，髁突终止于髌面，水平位呈心形，中间有一垂直宽沟。
- 两侧为髁突颊部，外侧颊部较内侧更为明显。

股骨渐屈线（图9.46）

　　在侧面，髁突后方曲线的直径逐渐减小。例如，内侧髁半径从前方的38 mm减小到后方的17 mm，而外侧髁的半径从60 mm减小到12 mm。

　　髁突的轮廓像一个螺旋，但有多个中心。由曲率中心形成的曲线叫做渐屈线。渐屈线的前端与上髁大致重合，后端与髁间窝平齐。

软骨覆盖的关节面（图9.47）

　　两侧髁突所覆盖的软骨层厚度相同，为5~7 mm。

　　股骨髌面构成髌骨的滑动面。在髁突与髌面之间的过渡部分可见小隆起，即内、外侧髁髌线，亦称边缘沟。它们是在最大伸展位时因受到半月板前角边缘的压力发展进化而来。内侧髁髌线较外侧更偏向近侧。

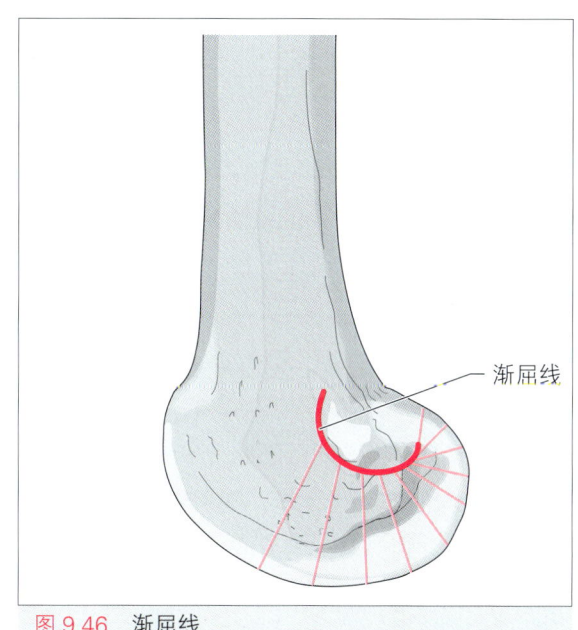

图 9.46　渐屈线

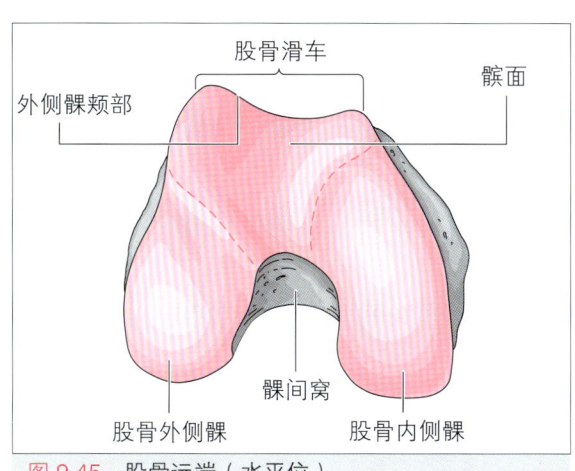

图 9.45　股骨远端（水平位）

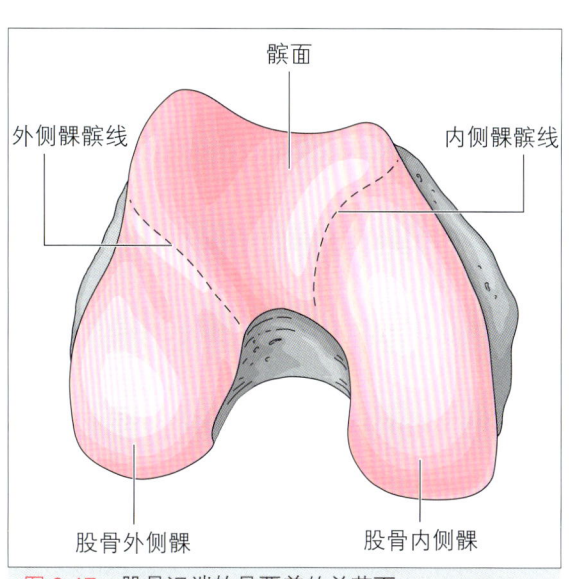

图 9.47　股骨远端软骨覆盖的关节面

> **病理改变**
>
> **剥脱性骨软骨炎**
>
> 多发于内侧髁内侧软骨下软骨的无菌性坏死。
>
> 小块软骨（游离体）软化并可能脱落，股骨髁上出现相应缺失。脱落的游离体则可能导致关节交锁。
>
> 其致病原因是膝关节生物力学部分应力的增加。这种应力的增加可能是由反复的错位或细微创伤导致的。其他可能的致病原因包括遗传和激素水平等。

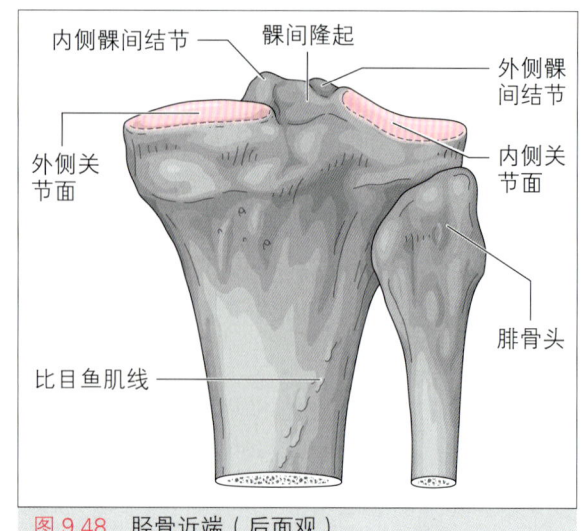

图 9.48　胫骨近端（后面观）

胫　骨

胫骨平台（图 9.48，图 9.49）

- 胫骨上方部位称为胫骨平台。
- 向后倾斜9°。
- 胫骨平台关节面为上关节面，分为内、外侧关节面。
- 被没有软骨覆盖的髁间隆起分隔开。
- 髁间隆起为明显的凸起，随后在髁间前方和后方区域分别向前与向后变平。
- 关节面到隆起的过渡区域，髁间隆起——内侧与外侧髁间结节——非常明显。
- 两个关节面均呈椭圆形。内侧面在矢状与冠状位均为凹形；外侧面在冠状位呈凹形，而在矢状位呈凸形。

股骨内侧髁与外侧髁（图 9.50）

- 胫骨近端在内侧和外侧形成内侧髁和外侧髁。
- 格尔蒂结节（Gerdy结节）是胫骨外侧髁前部明显的突出，为髂胫束止点。
- 胫骨粗隆位于格尔蒂结节下方，朝向胫骨中部，为髌韧带的止点。
- 腓关节面位于胫骨外侧髁下方后外侧，略突出，与腓骨头相对应。

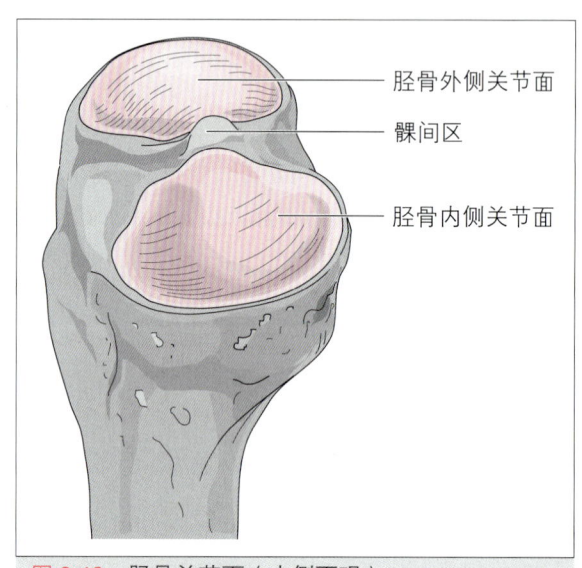

图 9.49　胫骨关节面（内侧面观）

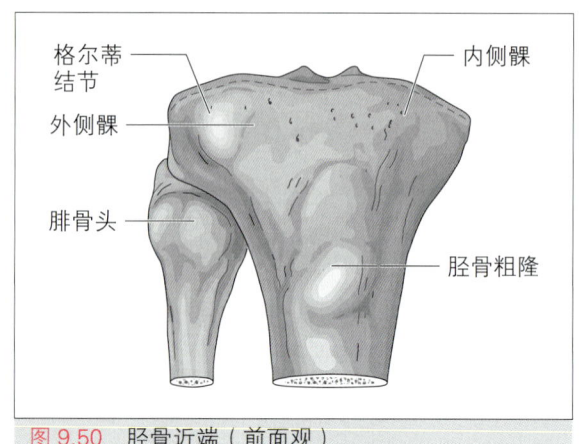

图 9.50　胫骨近端（前面观）

胫骨上软骨覆盖的关节面（图 9.51）

　　胫骨平台上胫关节面软骨厚 5 mm，外侧较内侧薄。

　　在后方，薄层关节软骨向后方和远端延伸，覆盖胫骨平台边缘。膝关节屈曲时，若外侧半月板向前移动，则后角在胫骨平台的这部分滑行。

髌骨（图 9.52）

- 髌骨是最大的籽骨。
- 从椭圆形到圆形、心形，形状不同。
- 近端较宽（髌底），通常下方变尖（髌尖）。
- 股四头肌止于近端髌底，部分长纤维随即向上越过髌骨，其延续部分从髌尖到胫骨粗隆构成髌韧带。

前　面

- 所有相位下观察髌骨前面都略微凸起。
- 表面粗糙，并有股直肌腱辐射样分布所形成的垂直走行的凹陷，很多血管于此穿行。

髌骨关节面（图 9.53）

- 亦称为髌后关节面。
- 为髌股关节的髌关节面。
- 一条垂直的骨嵴将其分为宽阔的外侧部分和狭窄的内侧部分，外侧部分凹陷，内侧部分凹或略凸。

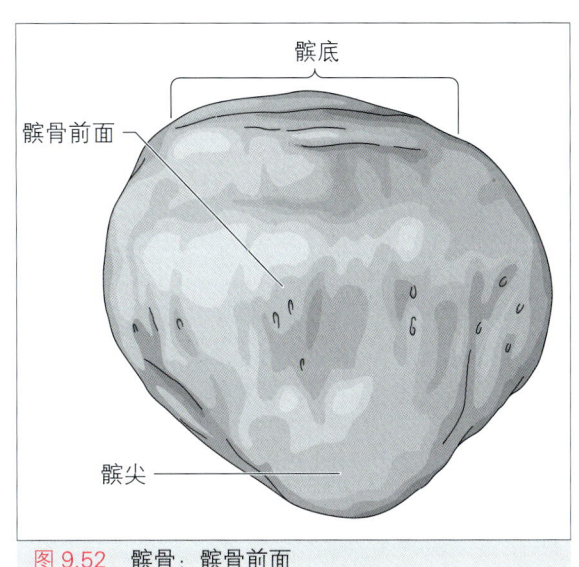

图 9.52　髌骨：髌骨前面

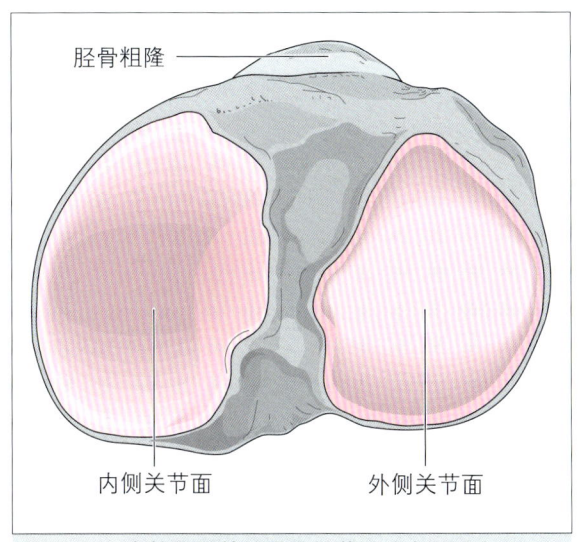

图 9.51　有软骨覆盖的胫骨关节面（上面观）

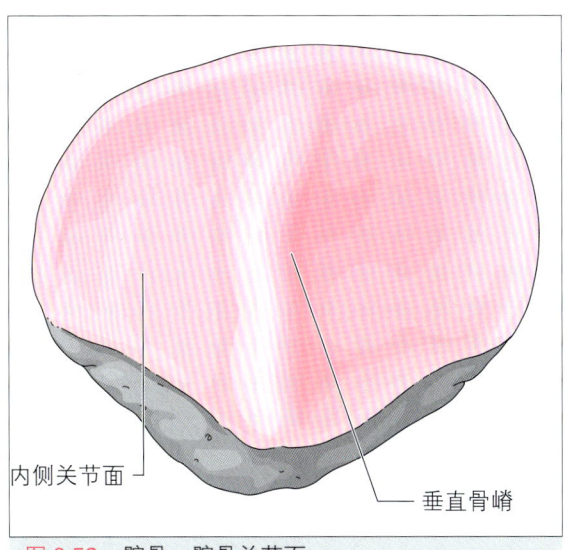

图 9.53　髌骨：髌骨关节面

髌骨水平位观（图9.54）

- 髌骨呈三角形，髌尖指向关节。
- 外侧缘厚度不同，较为平坦，内侧缘较外侧缘厚。
- 内侧与外侧关节面夹角（关节面夹角或髌骨张开角）为120°~140°。
- 若髌后关节面的骨嵴位于股骨髌面的凹槽内，则髌骨位置居中。

软骨覆盖的关节面

中间区域的透明软骨层最厚，约6 mm；髌尖则没有软骨覆盖。髌后关节面与股骨髌面共同构成了髌股关节。

> **病理改变**
>
> **髌骨脱位**
>
> 髌骨和股骨髌面发育不良导致髌骨不稳定，使髌骨反复出现侧方半脱位或脱位。这会令股骨外侧髌面的关节面压力超负荷，随后发生髌股关节炎。患者多描述膝盖突然"失控"。通常情况下，脱位在发生后即可自发纠正。
>
> 治疗：改善股骨滑车（股骨髌面）内髌骨平衡，以防退变进展。因此，任何存在的肌肉失衡都应得到纠正。手术矫正包括分离外侧支持带和收紧内侧关节囊。

松质骨（骨小梁）的结构

股骨远端（图9.55）

可见两类骨小梁：部分压力骨小梁近乎垂直进入髁突的皮质骨；张力骨小梁相对薄弱，由内向外延伸，垂直于压力骨小梁。

胫骨近端（图9.55）

在胫骨平台区域，压力骨小梁从胫骨平台垂直向下走行。此外，部分骨小梁经略微弯曲的路径由髁间隆起向下延伸。张力骨小梁从胫骨内侧髁延伸到外侧髁，横向走行。张力骨小梁明显较薄弱。

髌骨（图9.55）

在矢状位，沿股四头肌腱的牵拉方向形成相应的强而弯曲的张力骨小梁。此外，在髌后关节面，可见压力骨小梁向关节表面走行。

在水平位可见横向排列的张力骨小梁和垂直于髌骨关节的压力骨小梁。

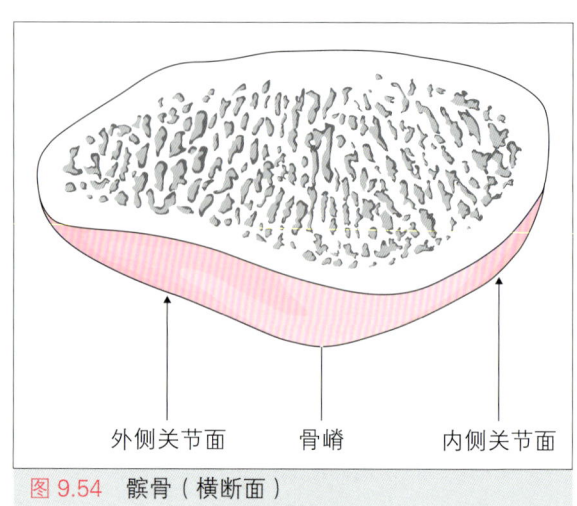

图9.54 髌骨（横断面）

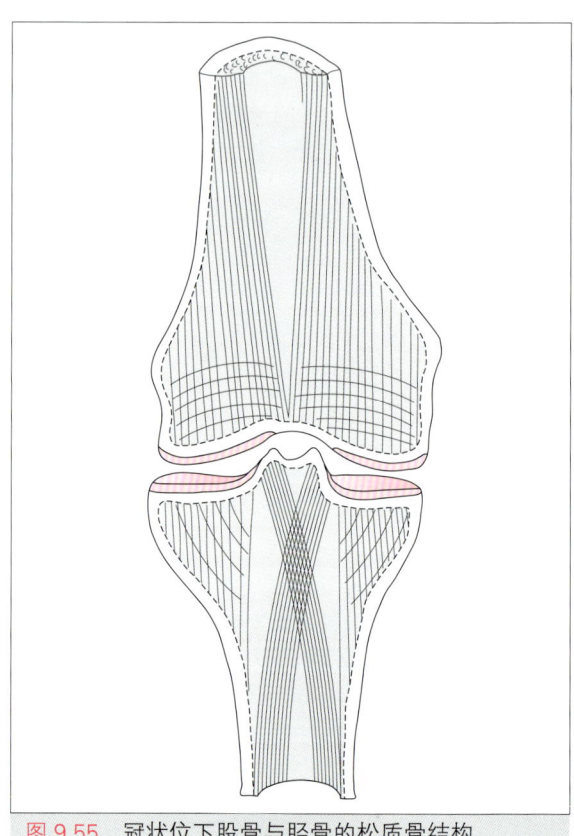

图9.55 冠状位下股骨与胫骨的松质骨结构

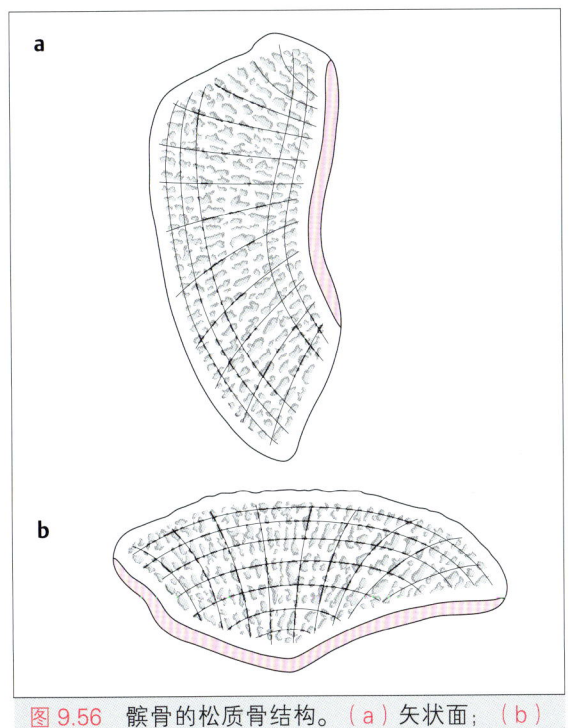

图 9.56 髌骨的松质骨结构。(a) 矢状面；(b) 水平面

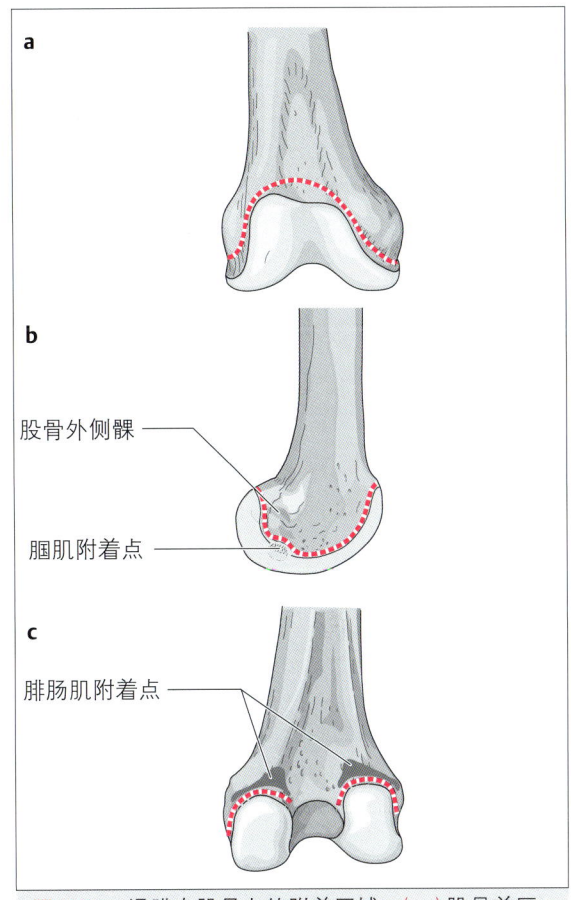

图 9.57 滑膜在股骨上的附着区域。(a) 股骨前区；(b) 股骨外侧区；(c) 股骨后区

9.3.2 关节囊

滑膜（图 9.57，图 9.58）

滑膜富含血管和隐窝凹陷。

滑膜在股骨的附着点紧邻骨—软骨交界处，在髌骨表面近端约 1 cm 处构成髌上囊。髌上囊延伸至髌骨上缘。从内侧髁和外侧髁的骨—软骨交界处延伸至髌骨侧缘。滑膜覆盖脂肪垫，从髌骨下缘延伸至半月板前角上缘的上方。

向后延伸并附着于股骨髁近端，恰好位于腓肠肌起点下方，形成滑囊，称为极冠。

在胫骨的前面、中间和侧面附着于胫骨平台的骨—软骨交界处。向后附着于胫骨内、外侧面的前方，并围绕髁间区的骨—软骨界面。从进化角度来看，十字韧带从膝关节后方发起。因此，十字韧带仅在前方被滑膜覆盖，属于关节滑膜外（结构）。

滑膜从胫骨平台延伸至半月板下缘，并继续从半月板上缘近端延伸至股骨髁。

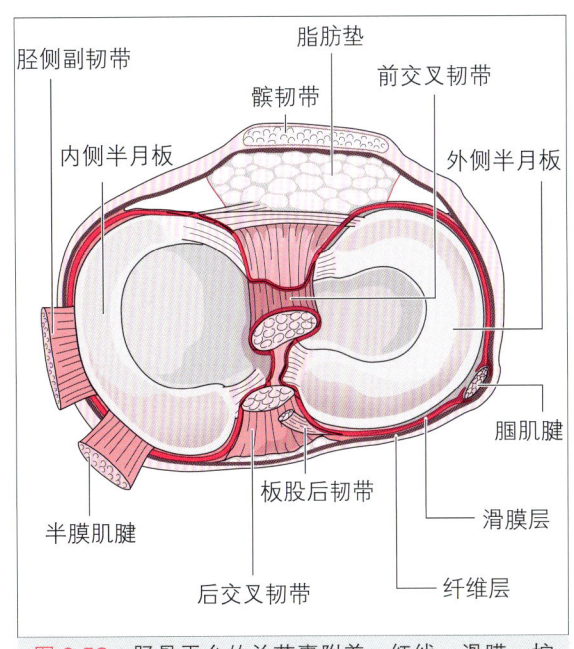

图 9.58 胫骨平台的关节囊附着。红线：滑膜；棕线：纤维层

纤维层（图 9.59）

纤维层与滑膜几乎一起覆盖所有区域。以下情况除外：

- 在胫骨平台水平，纤维层的附着线距胫骨平台边缘远端约1 cm。
- 在后方连接髁间区，因此不走行于滑膜前方。
- 在外侧髁区域，纤维层沿着半月板基底上外侧缘走行。在胫骨区域，纤维层向下延伸至半月板基底下外侧缘，所以半月板嵌于纤维层中。

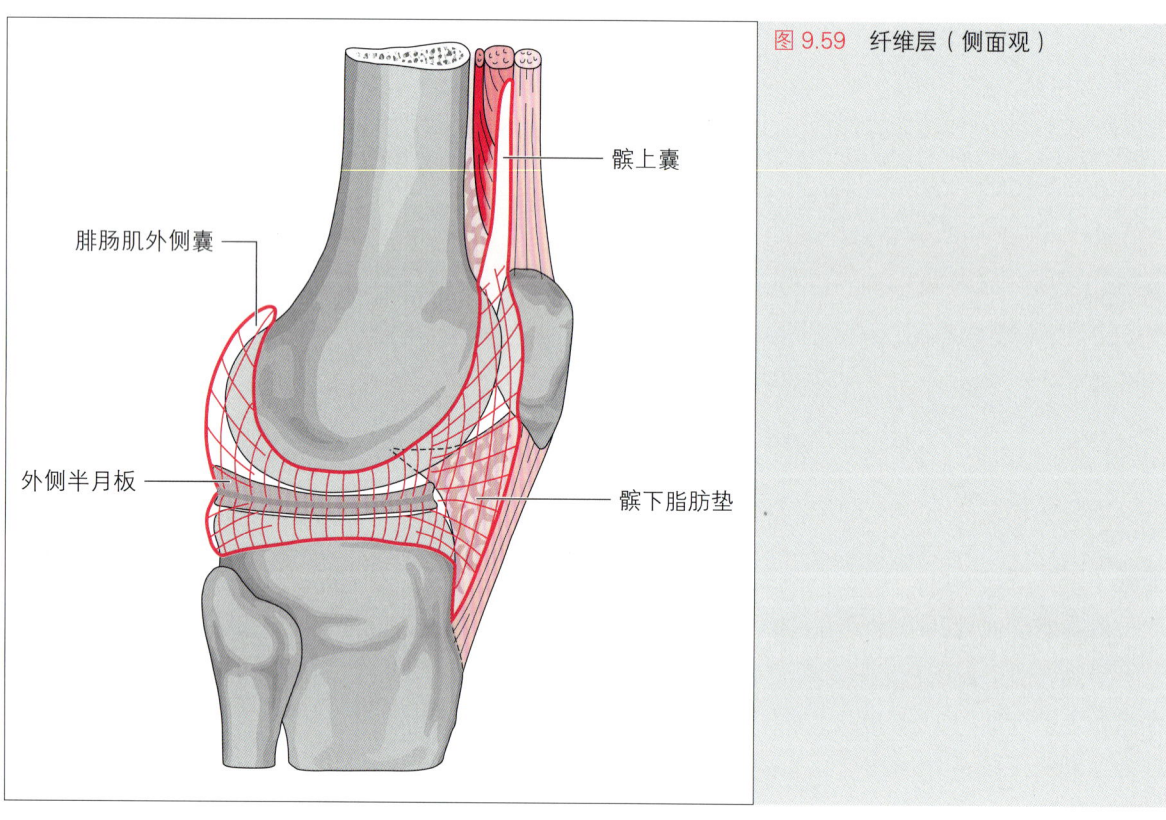

图 9.59　纤维层（侧面观）

滑囊（图9.60）

关节囊在多处形成滑囊。这意味着关节囊内存在足够大的运动储备空间，以便进行大幅度运动而不导致关节囊撕裂。

髌骨旁滑囊

在股骨的骨—软骨交界处和外侧髌骨表面，关节囊形成若干小的滑囊。

腘肌滑囊

位于骨与腘肌腱之间的滑囊，此滑囊总是与关节囊相通，称之为腘肌滑囊。

腓肠肌腱滑囊

关节囊在腓肠肌头和股骨髁之间外翻形成滑囊，即极冠。

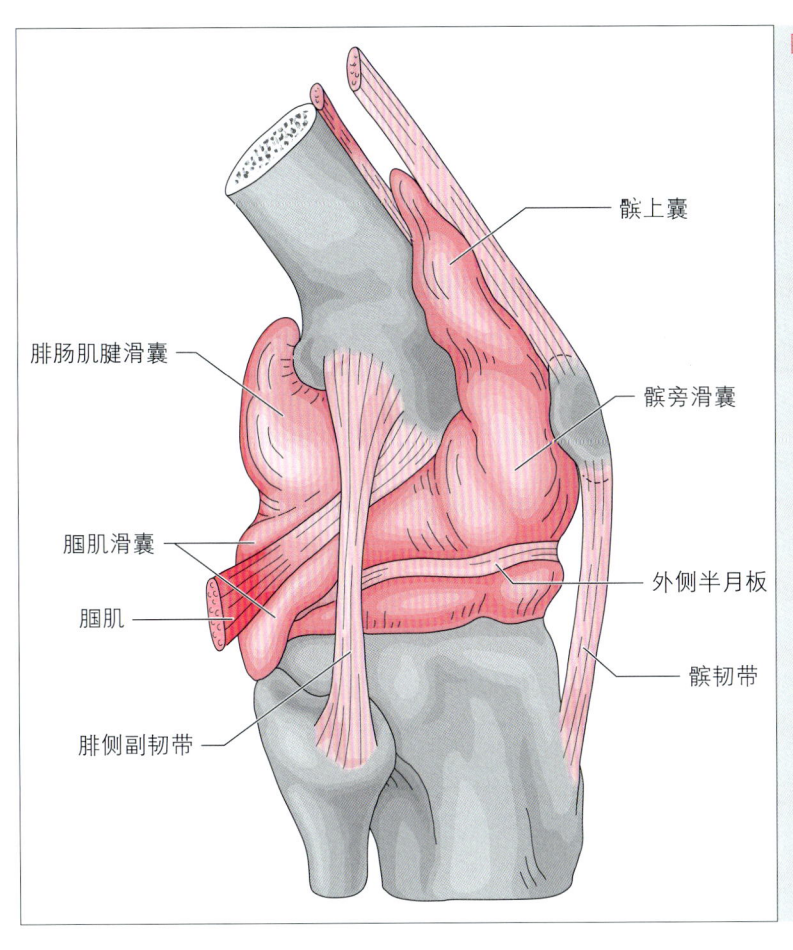

图9.60 滑囊（膨胀的膝关节，侧面观）

髌上囊（图 9.61）

在髌骨前上方，关节囊形成了最大的滑囊。髌上囊起于髌骨近端的股骨表面，深层向上方走行；在距离髌底上方 10~12 cm 处，下降形成浅层，固定于髌底。

髌上囊位于股直肌腱深层并附着于此。在远端，髌上囊浅层与股骨间填充着脂肪结缔组织。来自于股四头肌的膝关节肌纤维靠近髌上囊并附着于其上。这意味着股四头肌直接影响髌上囊的运动：肌肉收缩或放松都会引起滑囊的两层相对滑动。

髌上囊的伸展（图 9.62）：膝关节屈曲至 80°之前，髌上囊的张力无明显变化。然而从这个位置开始，滑膜上下层出现相互滑动。滑囊必须完全伸展开，以达到最大的屈曲角度。

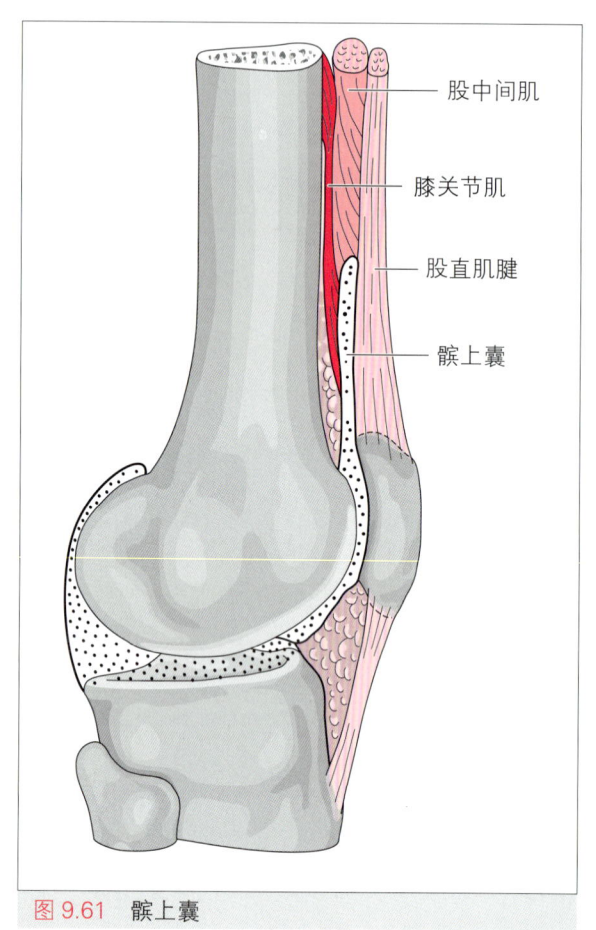

图 9.61　髌上囊

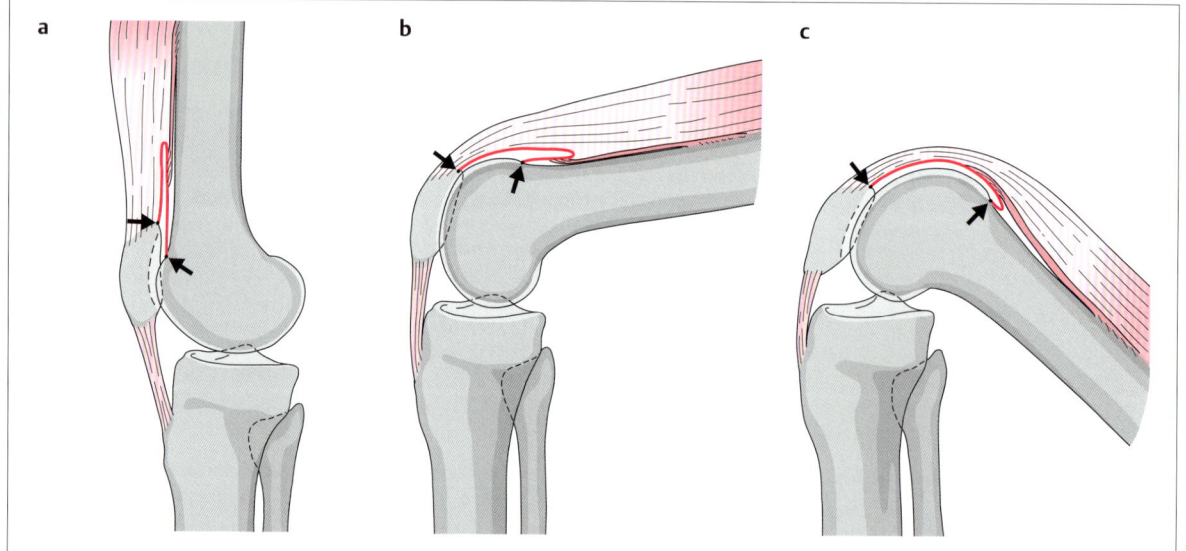

图 9.62　髌上囊的伸展。（a）中立位时（0°），髌上囊在骨—软骨交界处滑囊的固定点正好位于髌骨近端 1/3 处；（b）在屈曲前 80°时，该固定点仅向髌骨近端轻微移动，髌上囊只是最低限度地伸展；（c）进一步屈曲至 135°时，固定点明显移向髌骨近端，髌上囊的滑膜延伸至全长

病理改变

关节积液

由于不恰当的负荷和其他炎性刺激，滑膜产生更多的液体，从而形成关节积液。渗出的后果是滑囊过度伸展，导致关节内毛细血管受压。此外，由于滑膜炎，白细胞进入关节并释放溶酶体酶，后者会侵蚀关节软骨并导致其破坏。

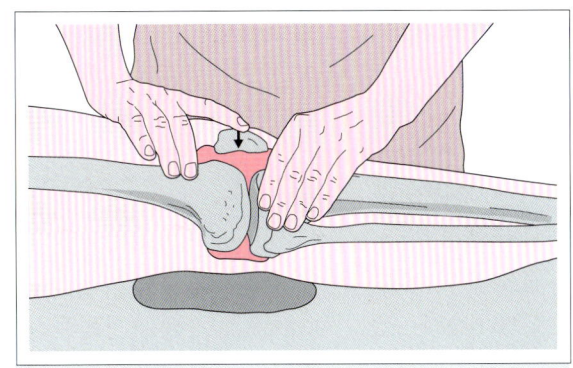

图 9.63　浮髌试验

实践要点

检查

有渗出时，腿部保持轻微屈曲位，以便于关节囊放松，从而使关节内液体承受的压力最小。随着运动，关节液会随膝关节位置的改变发生移动。被动牵伸膝关节时，腓肠肌头部挤压极冠，迫使关节液流向髌上囊。膝关节屈曲时，因为股四头肌伸展，髌上囊变扁平，使关节液向后流动。

浮髌试验（图 9.63）

浮髌试验可用于检查是否存在关节积液。将患腿压至最大伸直位，使滑液全部积聚于髌骨后方，导致髌骨上浮。施加压力后髌骨将会下沉，但压力解除后髌骨很快回弹受压之前的位置。

运动受限

只有当膝关节屈曲超过 80° 时，髌上囊才会明显伸展。如果髌上囊发生粘连，屈曲会限制在 80°。为了预防或减少前、后关节囊发生粘连，尽早开始运动在术后康复中很有意义。

股四头肌的影响

股四头肌张力训练使得覆盖在膝关节周围肌肉上的深层滑膜与浅层滑膜相对滑动，从而防止粘连。

此外，股四头肌对被关节液充填的滑囊施加外部压力。肌肉泵的作用可使关节液流向周围软组织，从而加快关节液的吸收。

9.3.3 中央功能复合体

半月板（图 9.64，图 9.65）

半月板外观呈 C 形或近似环形，是纤维软骨结构，外厚内薄。每侧半月板分为前角与后角。半月板内部位于关节腔内，基底部朝向外侧。半月板上表面为凹形，以便与股骨髁相吻合；下表面几乎是平的，与胫骨平台相接。半月板将股骨与胫骨之间的关节分割成股骨半月板部分和半月板胫骨部分。

两侧半月板前角以髌骨半月板韧带的方式与髌骨侧面相连接。

膝横韧带连接两侧半月板前角并延续至髌下脂肪垫。

内侧半月板

内侧半月板呈 C 形。前角通过板胫前韧带固定于髁间前区，后角则通过板胫后韧带固定在髁间后区。

在半月板中间的 1/3，关节囊带状纤维束附着在半月板基底部的上、下方，在此处与半月板的最外层交织在一起。在后内侧区域，胫侧副韧带随着半月板和半膜肌走行至半月板后角。

外侧半月板

外侧半月板呈环形。与内侧半月板一样，其前、后角通过板胫前、后韧带固定于胫骨平台中部。在这里，也有关节囊带状纤维束附着于基底部。

板股后韧带从外侧半月板后角走行至股骨内侧髁内侧，与后交叉韧带平行。腘肌与后角相连接。

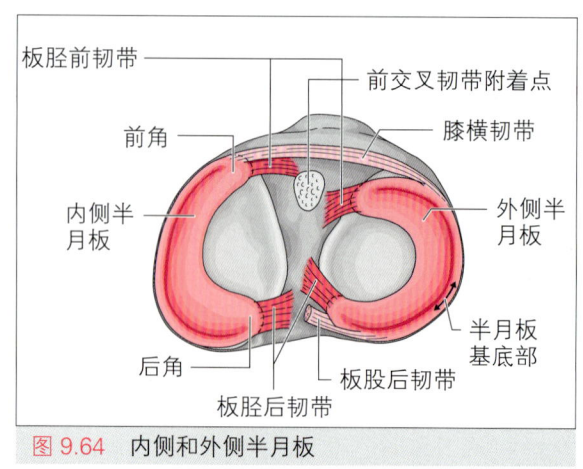

图 9.64 内侧和外侧半月板

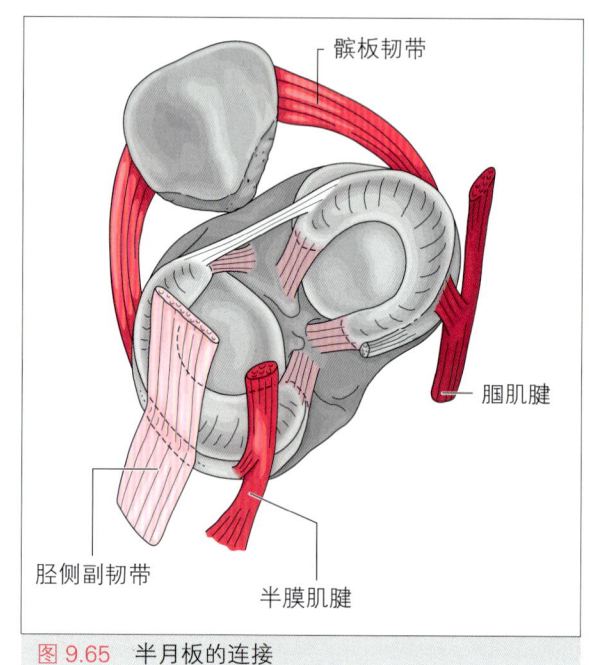

图 9.65 半月板的连接

组织学（图 9.66）

半月板主要由Ⅰ型胶原纤维构成，弹性纤维很少。软骨细胞嵌于胶原纤维之间。

在电子显微镜下，可以分为以下3层：
- 第一层：覆盖在半月板表面很薄的一层纤维网。
- 第二层：层状纤维束像格子一样排列，纤维以不同的角度相互交织在一起。
- 第三层：最厚的一层，由圆形排列的纤维束组成。在半月板的底部，关节囊的结缔组织进入第三层纤维，并相互交织在一起。

半月板的营养（图 9.67）

从营养的角度，半月板可分为3个不同区域：
- 半月板内侧2/3的部分靠滑液扩散来滋养。
- 来自纤维层的血管为半月板基底部供血。在内侧半月板，更多血管随着胫侧副韧带到达基底部。
- 来自周围结构的血管进入半月板边缘约2 mm。半月板中间的血管密度明显低于关节囊的血管密度。
- 前角和后角接受来自于胫骨平台的，与半月板胫骨韧带伴行的血管供血。
- 半月板的中央部位距离营养源最远，因此营养状态最差，也最容易出现功能障碍。

半月板的感受器

本体感受器和游离神经末梢位于靠近基底部的半月板的第三层，以及前角和后角。特别是后角，含有高密度的本体感受器。

帕西尼（Pacini）小体负责传递运动和速度的信息。高尔基（Golgi）体负责传递应力的变化；这两种感受器发出的信号由 Ib 型传入纤维传导，抑制运动神经元放电，以确保运动序列的平稳控制。

游离神经末梢识别化学刺激。化学物质（如炎症产物）需积累到一定浓度才能引起反应。

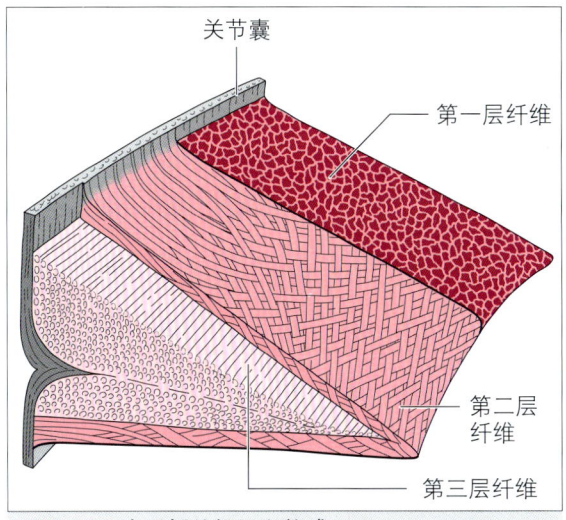

图 9.66　半月板的组织学构成

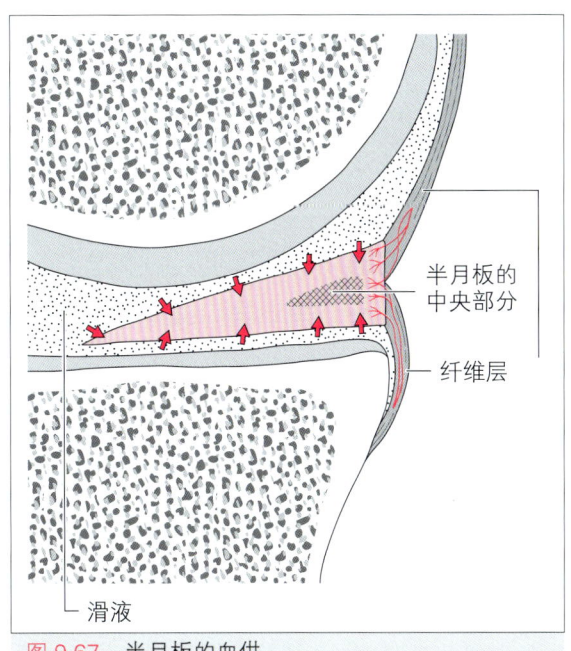

图 9.67　半月板的血供

运动过程中半月板的位移

屈曲（图 9.68）

半月板被股骨髁推向后方。内侧的半膜肌和外侧的腘肌在屈曲运动时起主要作用。

伸展

股骨髁在胫骨平台上把半月板推向前方。

总之，内侧半月板的移动距离为 6 mm；外侧半月板欠牢固，移动距离约为内侧半月板的 2 倍。由于前后角的固定和其余部分的运动，半月板在移动中会变形。

> **病理改变**
>
> **伸展受限**
>
> 半月板损伤的常见症状是膝关节伸展受限和疼痛。部分破裂的半月板卡在股胫关节间隙，引起关节交锁。伸展受限的程度因人而异。抖动或移动可能消除关节交锁症状。
>
> 半膜肌和腘肌也可以引起膝关节伸展受限；运动时半膜肌和腘肌放松，可以使半月板向前移动。

旋转（图 9.69）

半月板随股骨髁运动而移动。例如，胫骨内旋时，内侧半月板在胫骨平台上前移，而外侧半月板后移。胫骨外旋时则相反。

半月板的功能：

- 半月板可弥补股骨髁与胫骨平台间的不对称，并且提高关节的稳定性。
- 半月板通过减少点接触应力来吸收峰值应力，并将压力转化为环形的拉伸应力，即半月板的吸收震荡。
- 半月板的前、后角限制膝关节过度屈曲和伸展，并且减慢旋转运动的速度。
- 半月板分散滑液，从而改善关节软骨的营养。
- 半月板通过自身本体感受器影响肌张力。

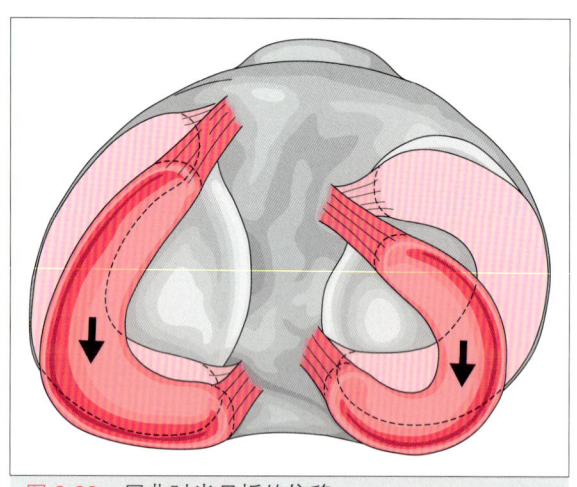

图 9.68　屈曲时半月板的位移

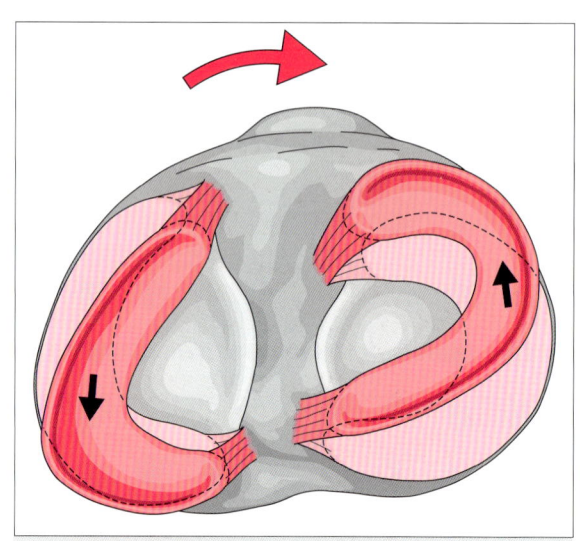

图 9.69　胫骨外旋时半月板的位移

病理改变

半月板神经节囊肿

由于营养紊乱或过度使用，半月板基底部形成神经节样结构。这些结构可以明显向外扩张。外侧半月板比内侧半月板更容易受累。治疗包括神经节切除，有时会切除部分半月板以防止复发。

半月板损伤（图 9.70）

尽管许多测试都可用于检测半月板损伤，但是它们都不够准确，只有几项研究相结合才能提供可靠的诊断。

半月板损伤有各种形式，如纵向、水平向和放射状撕裂或破裂；其他的则根据损伤的部位来命名，如前角或后角瓣状撕裂。

桶柄状撕裂：临界负荷区位于半月板中间 1/3 和后角连接处，此处会吸收后移时产生的巨大压力。该点发生纵向撕裂，并向前扩张，结果在半月板内部产生一个大洞，所以内部（桶柄状）会脱位。

后角瓣状撕裂：源于临界负荷区的纵向撕裂，并进一步向关节内部撕裂。

半月板切除术

目前认为半月板的功能非常重要。半月板保留技术，如半月板修复或半月板部分切除术已经得到应用。有血管的区域恢复潜力最好。大量研究发现，半月板部分切除术后骨关节炎的发病率明显低于半月板全切术后。

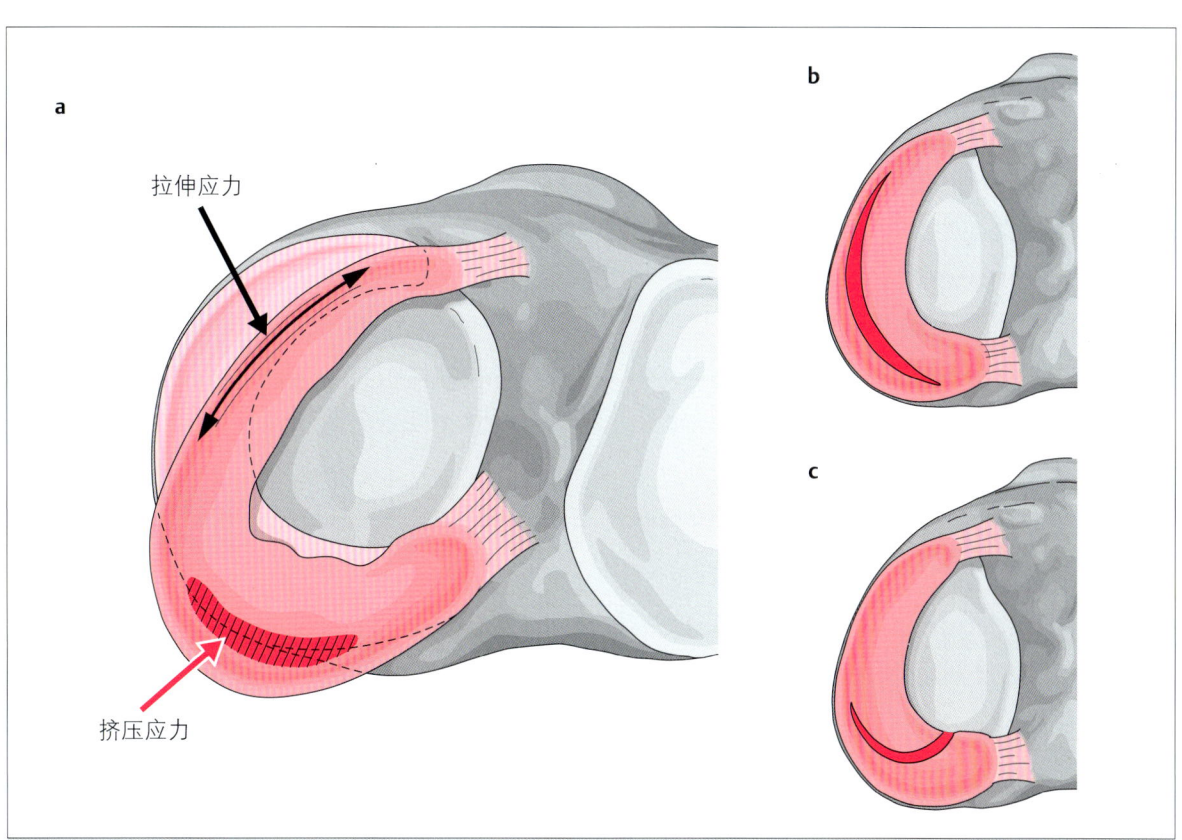

图 9.70 （a）内侧半月板损伤的临界负荷区；（b）桶柄状撕裂；（c）后角瓣状撕裂

前交叉韧带（图 9.71，图 9.72）

前交叉韧带始于股骨外侧髁后方的一个椭圆形区域，长 1.5~2 cm，向前下内侧走行，与髁间窝的顶部平行。在胫骨髁间前区的髁间内侧结节前，前交叉韧带变得更宽，横截面呈三角形，比韧带其他任何区域的横截面都要宽。

韧带纤维的长度和强度不同。功能上可分为两条不同的纤维束：前内侧束和后外侧束。前内侧束的起点靠上，止于胫骨平台前内侧。后外侧束的起点靠下，止点靠后。这两束纤维共同发育且彼此缠绕。后外侧纤维束较前内侧纤维束短。前束纤维连接内侧半月板的板胫前韧带。

功 能

运动限制（图 9.73）

因为前内侧束被挤压在股骨髁间窝顶部（或股骨凹槽），所以在膝关节伸展时它是被拉紧的。

在实际屈曲时，两束纤维相互缠绕，后外侧束向前扭转至前内侧束下方。这是因为屈曲运动改变了股骨上纤维束附着点的位置。通过这种扭转，之前平坦分散的纤维排列形成一条圆链状的韧带，更加紧张。

此外，前交叉韧带在内旋过程中也变得紧张，因为其环绕后交叉韧带。由于被股骨髁间窝顶部顶住，前交叉韧带在最大外旋位时被拉长。

稳定性

前交叉韧带可防止胫骨向前半脱位，即防止股骨相对胫骨后移。当主要稳定装置（膝关节侧副韧带）失效时，它与后交叉韧带一起维持膝关节的内侧和外侧稳定性（作为辅助稳定装置）。

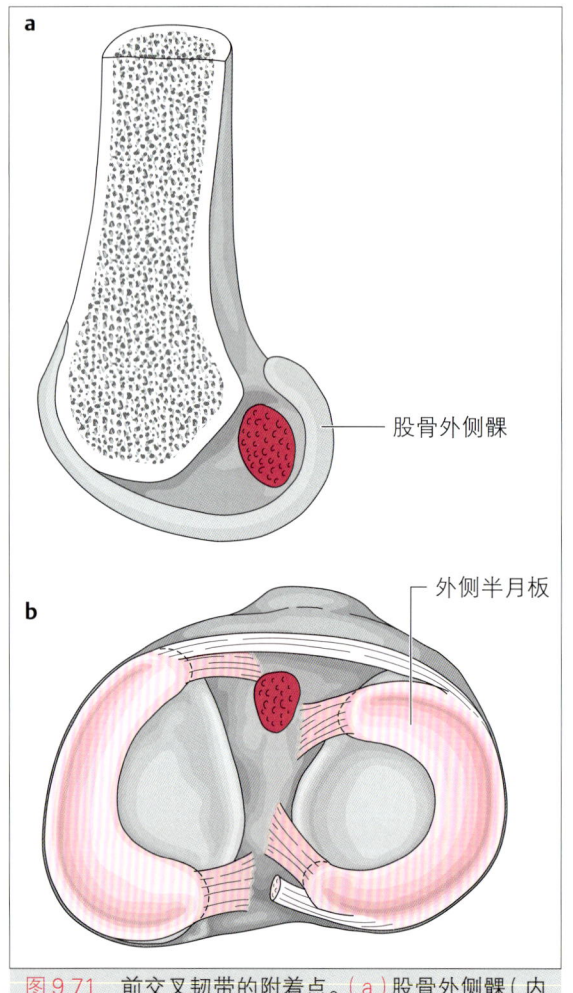

图 9.71 前交叉韧带的附着点。（a）股骨外侧髁（内侧视图）；（b）胫骨平台

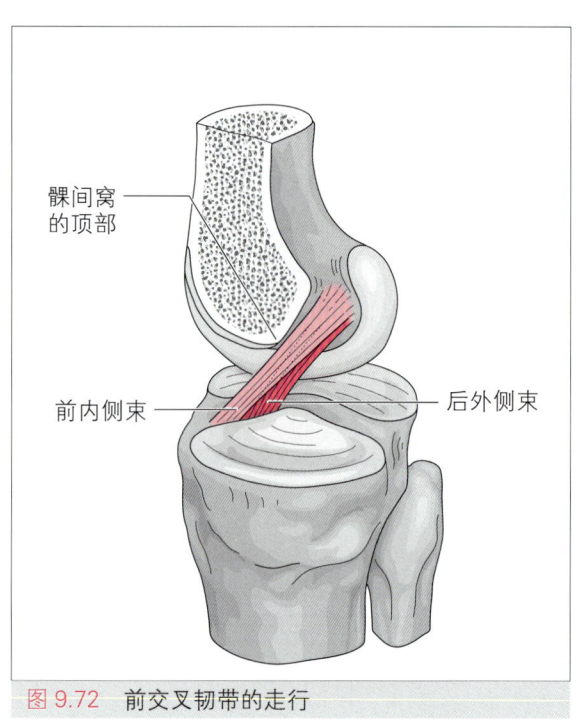

图 9.72 前交叉韧带的走行

第 9 章 膝

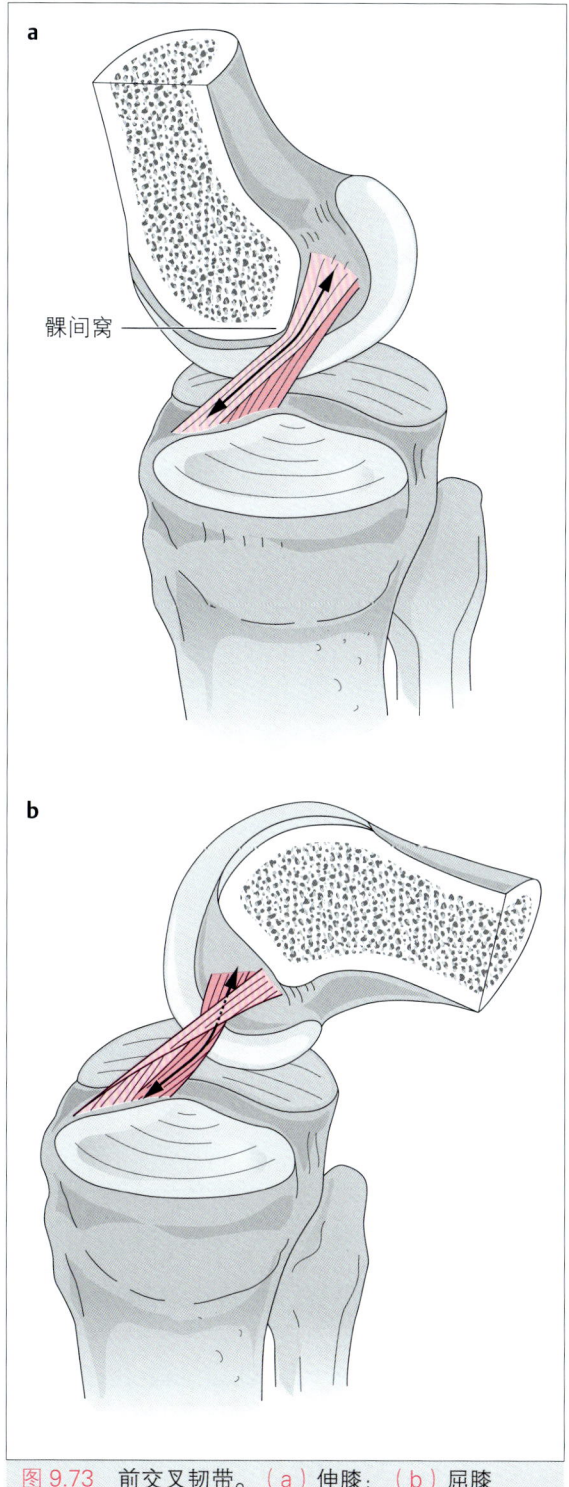

图 9.73 前交叉韧带。（a）伸膝；（b）屈膝

滚动—滑动运动的协调性

前交叉韧带与后交叉韧带一起参与协调滚动—滑动运动。

▷ 参见章节 9.3.10：运动轴与运动。

病理改变

前交叉韧带损伤及其后果（图 9.74）

前交叉韧带撕裂导致的膝关节不稳定称为"前抽屉"征，因为胫骨向前移位。这意味着滚动—滑动运动模式的改变。主要的滚动运动丧失，导致股骨在膝关节内外侧的支撑点病理性后移。股骨向前滑动不再与滚动同时发生，而是被一种不稳定的追赶动作所取代。随着时间的推移，半月板的后角常会使滚动运动减慢，从而处于过度受压的状态。

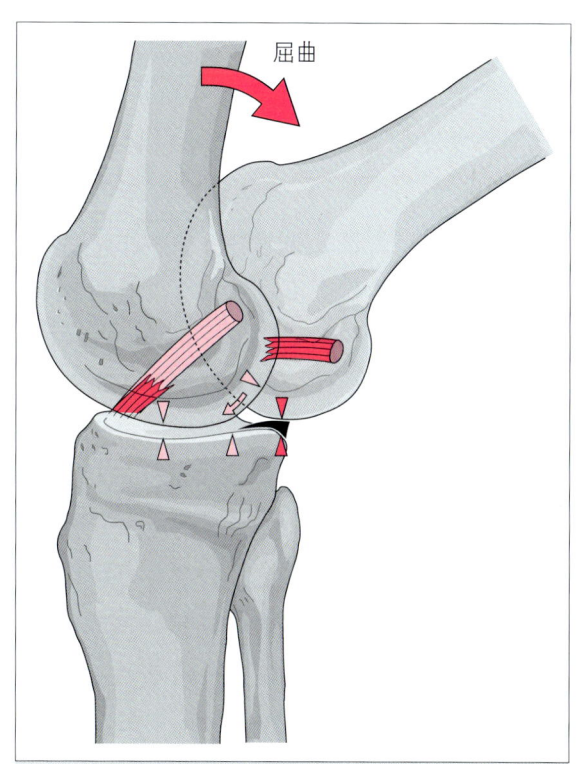

图 9.74 前交叉韧带断裂时，滚动—滑动动作丧失

367

实践要点

前交叉韧带断裂试验（图 9.75，图 9.76）

拉赫曼（Lachman）试验（图 9.75）：该测试可以检查前交叉韧带的不稳定。膝关节轻微屈曲时，胫骨发生前移（前抽屉征）。

侧方轴移试验（图 9.76）：在此试验中，前交叉韧带滑动—滚动之间的不匹配变得非常明显：

- 中立位时，胫骨未见移位（图 9.76a）。
- 随着屈曲角度的增加，股骨逐渐向后滚动，而胫骨保持在前抽屉位置。髂胫束位于横向屈曲轴前方（图 9.76b）。
- 屈曲约 40° 时，髂胫束滑动至横向屈曲轴的后方，并将相对股骨而言在错误位置上的胫骨迅速拉回正常的位置（图 9.76c）。

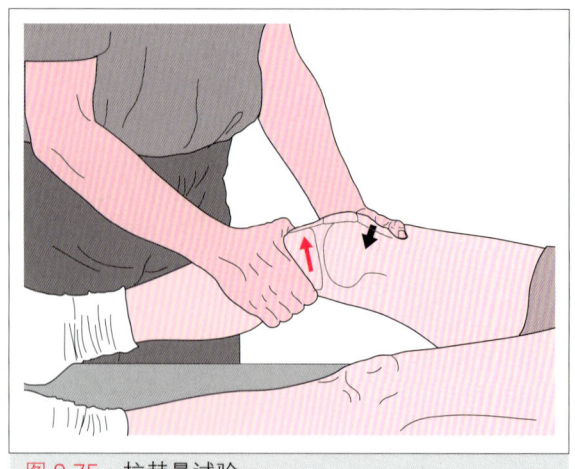

图 9.75　拉赫曼试验

病理改变

交叉韧带手术（图 9.77）

前交叉韧带损伤经常使用髌腱的中间 1/3 部分进行重建。从关节稳定性和活动度来看，韧带达到最佳功能的前提条件是附着点的计算。因为韧带走行必须符合解剖学条件，所以最好保留部分韧带。即使是在股骨钻孔这样微小的变化，也会对前交叉韧带的张力产生明显的影响。

切口成形术

根据钻孔的位置，有时不得不凿开髁间窝顶部（切口），以防止置入物撞击顶部。一般来说，术后即可获得良好的抗撕裂能力。然而 6 周后，这种通过重塑得到的能力会显著降低；只有在 1 年后，前交叉韧带才会达到其正常承载能力的 90%。

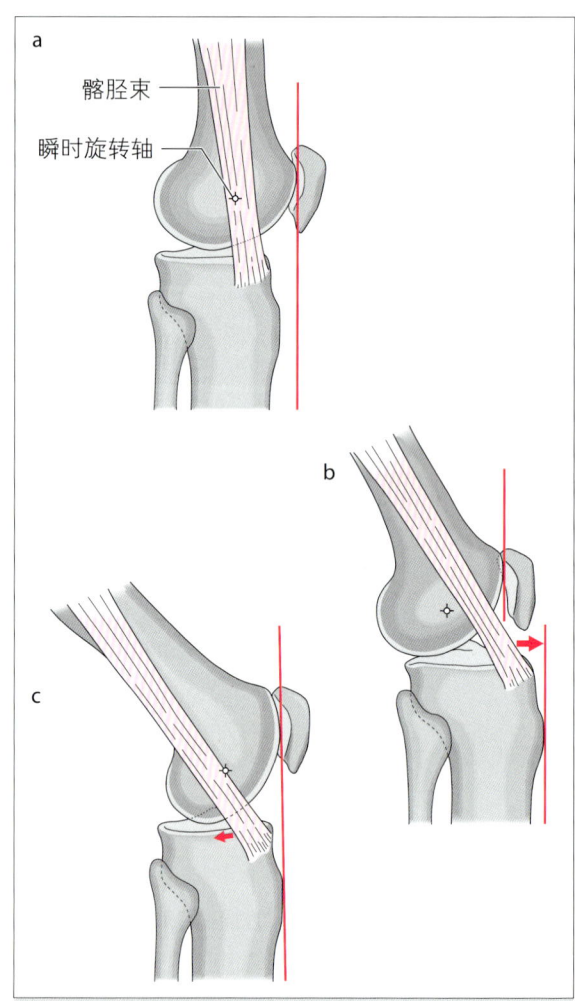

图 9.76　前交叉韧带稳定性试验：侧方轴移。（a）中立位（0°）；（b）屈曲 20°；（c）屈曲 40°

后交叉韧带（图 9.78，图 9.79）

后交叉韧带起于股骨内侧髁内侧面。在中立位，其起始区域呈水平方向，向后外侧走行，止于胫骨髁间后区和胫后缘。其垂直于前交叉韧带，长度仅为前交叉韧带的 3/5。后交叉韧带是膝关节内最强大的韧带，被称为"膝关节的中央稳定器"。

后交叉韧带主要由两条纤维束组成：后内侧束和前外侧束。后内侧束附着于胫骨髁间后区最后方；前外侧束横向附着于外侧半月板附近的髁间区。

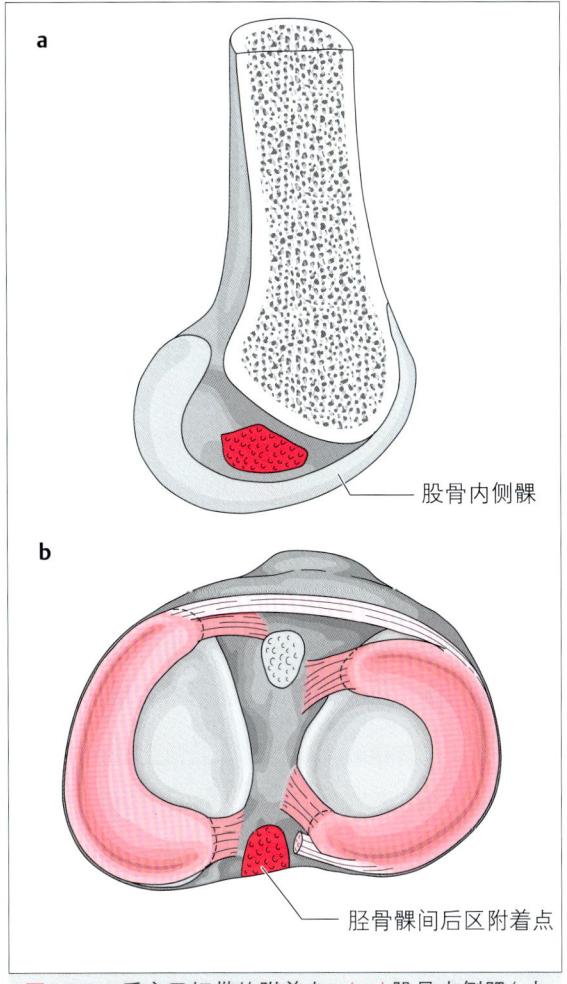

图 9.78　后交叉韧带的附着点。(a) 股骨内侧髁（内侧视图）；(b) 胫骨平台

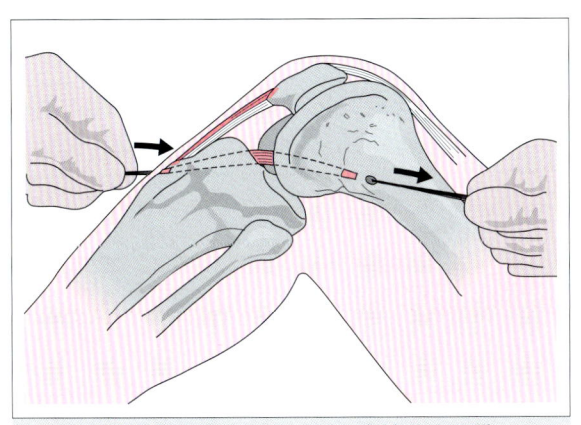

图 9.77　使用髌腱的中间 1/3 重建前交叉韧带

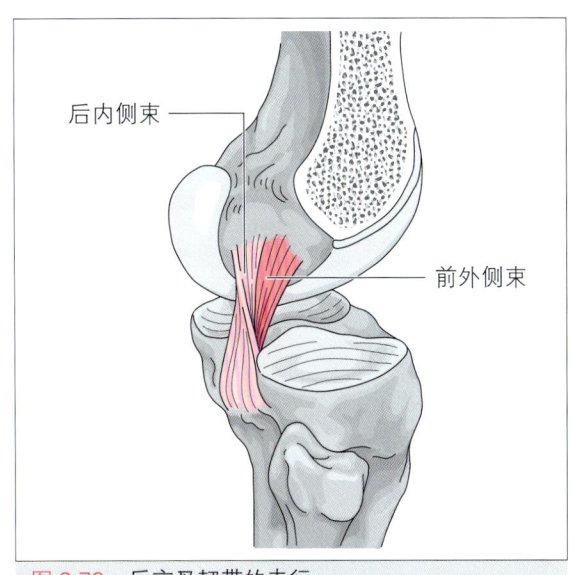

图 9.79　后交叉韧带的走行

功　能

运动限制

两束纤维的张力存在差异；后内侧束主要在伸展位时紧张。屈曲时，两束纤维彼此扭转导致张力增加（图 9.80）。与前交叉韧带一起，限制胫骨内旋。

稳定性

后交叉韧带防止胫骨平台后移。反之，站立位时可以防止股骨相对于胫骨的前移。

滚动—滑动运动的协调性

该韧带有助于协调滚动—滑动运动。

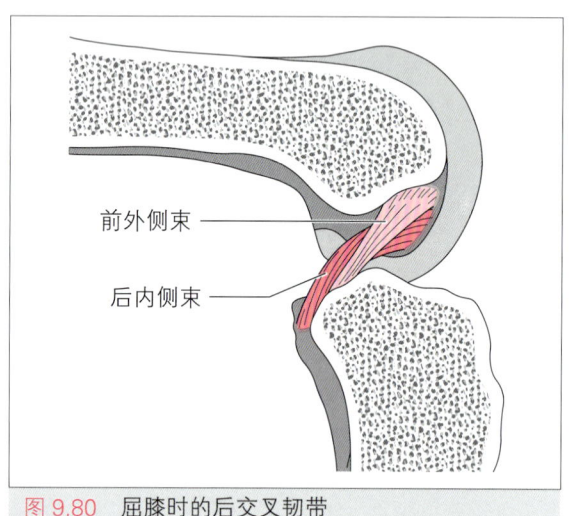

图 9.80　屈膝时的后交叉韧带

实践要点

后交叉韧带断裂

后交叉韧带断裂可出现后抽屉试验阳性。例如，屈膝坐位时，腘绳肌牵拉使胫骨移位，可诱发后抽屉试验阳性。股骨髁撞击半月板前角，提前终止运动，同时导致半月板向前方轻度移位。

重力试验（图 9.81）用于检查后交叉韧带的稳定性。患者于仰卧位双膝屈曲 90°，双足放在垫子上，比较两侧胫骨结节的位置。患侧的胫骨平台略微下沉，自发性出现后抽屉征。若出现这种情况，后交叉韧带可能断裂。

后交叉韧带损伤的后果

股骨前移导致前交叉韧带变得松弛，因为前交叉韧带位于股骨和胫骨的附着点彼此靠近。当膝关节从伸直到屈曲时，前交叉韧带缺乏应有的张力来最佳地完成滚动—滑动运动。

由于股骨前移导致腓侧副韧带持续紧张，从而引起腓骨头处的疼痛。韧带诱发试验可以证实这种情况。韧带自身的张力也会导致其前移。

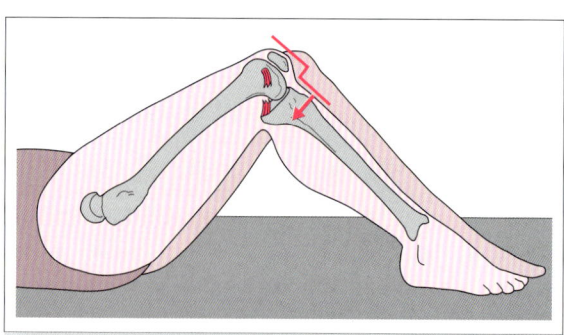

图 9.81　后交叉韧带稳定性试验：重力试验

交叉韧带的走行

矢状面观（图 9.82）

两条韧带的走行不同：

- 当膝关节处于伸直位时，交叉韧带与水平面轻微成角（倾斜）。前交叉韧带与水平面夹角约为40°，后交叉韧带的夹角约为20°。
- 当膝关节处于屈曲位时，后交叉韧带的方向会发生显著变化，几乎与地面垂直；而前交叉韧带只是比之前伸直位时略微倾斜。

冠状面观

当膝关节伸直并处于旋转中立位时，从前方看，两韧带彼此交叉。胫骨内旋时这种现象会更明显，因为两韧带变得紧张且彼此包绕在一起。胫骨和股骨的关节面也通过这种方式相互靠近。

而当胫骨外旋时，两韧带的位置彼此平行。

水平面观（图 9.83）

从水平面看，两韧带的走行是互相平行的。交叉韧带在胫骨上的附着点位于矢状面上，而在股骨上的附着点位于冠状面上。

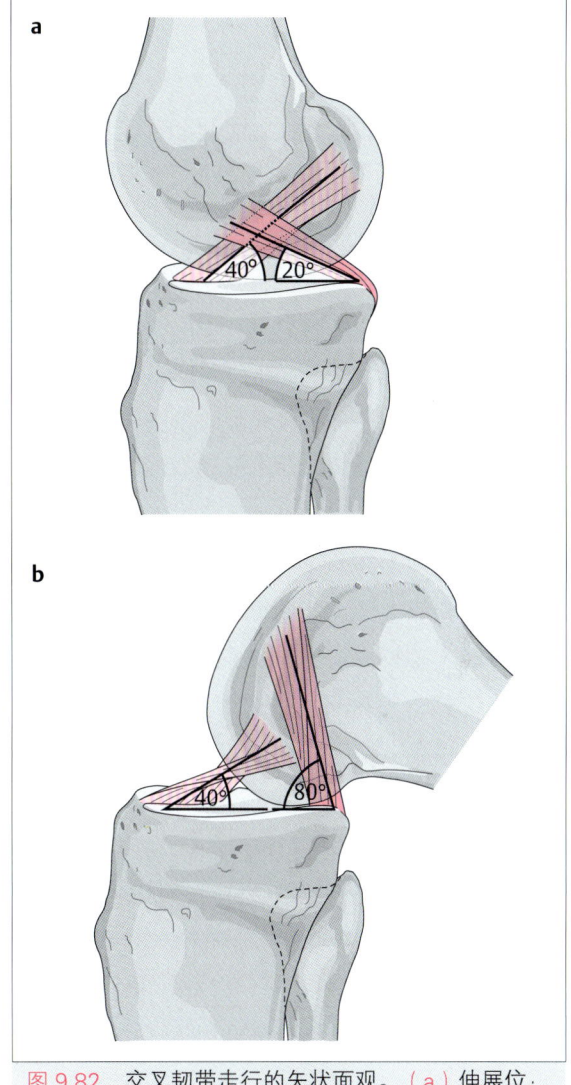

图9.82 交叉韧带走行的矢状面观。（a）伸展位；（b）屈曲位

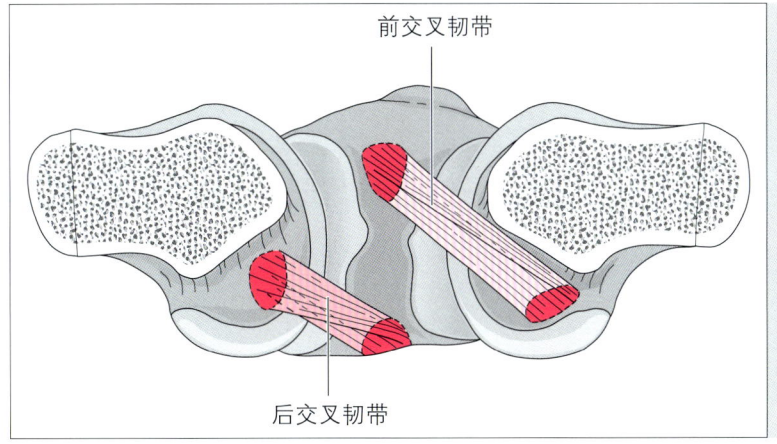

图9.83 交叉韧带走行的水平面观（股骨远端左右分开）

9.3.4 前方功能复合体

髌骨（图 9.84）

许多结构与髌骨连接，因此能确定其位置：

- 从上向下，股直肌延伸到髌底，部分纤维跨过髌骨。这些纤维继续走行进入髌韧带，大部分在胫骨粗隆与髌尖之间建立连接。
- 股四头肌从内上方和外上方靠近髌骨。
- 横向支持带从外侧缘和内侧缘延伸至上髁和胫骨。在外侧，可以发现髂胫束纤维。
- 作为在支持带下更深的第二层，髌板韧带在髌骨边界和半月板之间建立连接。

这种支撑系统的合力决定了髌骨的位置。只有当髌骨居中时，才能最理想地完成动作。

功能（图 9.85）：屈曲时因髌骨减少了股骨髁的位移，使后交叉韧带和后侧关节囊的应力降低，故具有稳定作用。

由于其位置增加了股四头肌及其力矩的力臂，从而使伸肌结构的力矩增大。在计算髌骨切除术后发生的杠杆作用的变化时，这一点尤为明显。此外，髌骨保护股直肌腱免受过度摩擦。

由于透明软骨层较厚，与滑液的润滑作用相结合，使得髌股关节的摩擦力大大降低。

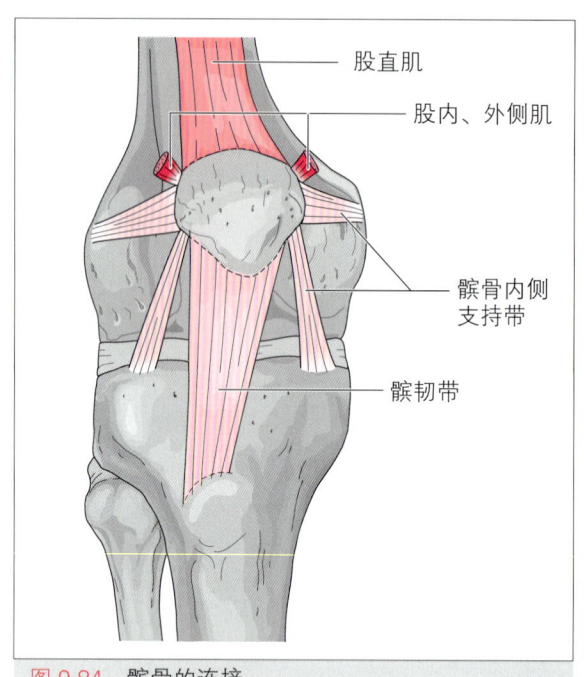

图 9.84 髌骨的连接

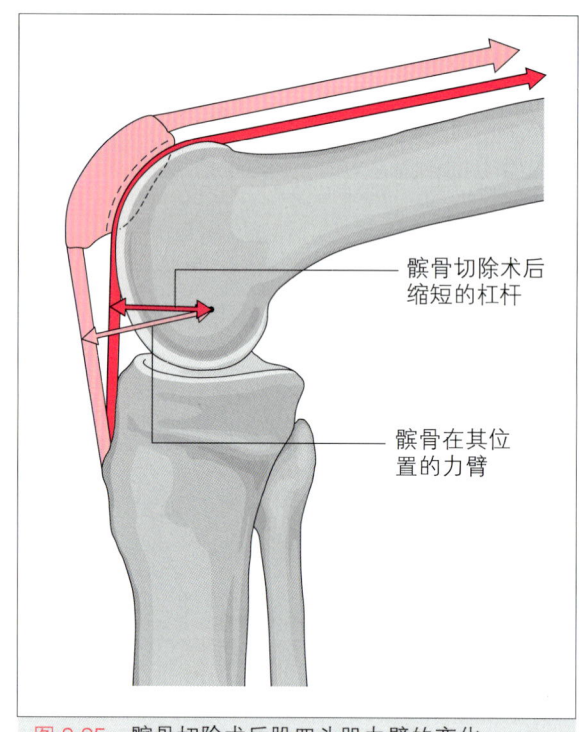

图 9.85 髌骨切除术后股四头肌力臂的变化

髌韧带（图 9.86）

该韧带从髌尖到胫骨粗隆。胫骨粗隆为明显骨性突起，位于髌尖远端 3~4 指处。

该韧带厚约 5 mm，近端宽约 3 cm，远端宽约 2 cm。从近到远沿由内向外斜向走行。纤维束的外侧部分比内侧部分深约 2 cm。

髌下深囊位于髌韧带、胫骨和 Hoffa 脂肪垫（髌下脂肪垫）之间。另一个滑囊，即髌下皮下囊，则位于髌韧带前侧表浅部位。

> **病理改变**
>
> **奥斯古德—施莱特（Osgood–Schlatter）病（胫骨粗隆炎）**
>
> 在胫骨粗隆，这种无菌性的骨坏死形成了较厚的骨赘。
>
> 通常会影响那些抱怨膝关节出现压力性疼痛，尤其是爬楼梯或进行其他类似的膝关节受压活动后的孩子们。
>
> **髌骨外侧挤压综合征**
>
> 在该综合征中，髌骨移向外侧。
>
> 原因通常是肌肉失衡，如髂胫束过度紧张和股内侧肌萎缩。患者在下坡和长时间静坐时主诉疼痛。

> **实践要点**
>
> 侧压综合征的治疗包括消除肌肉失衡，如松解外侧结构和加强股内侧肌。此外，可以通过贴扎技术使髌骨向内侧移动。

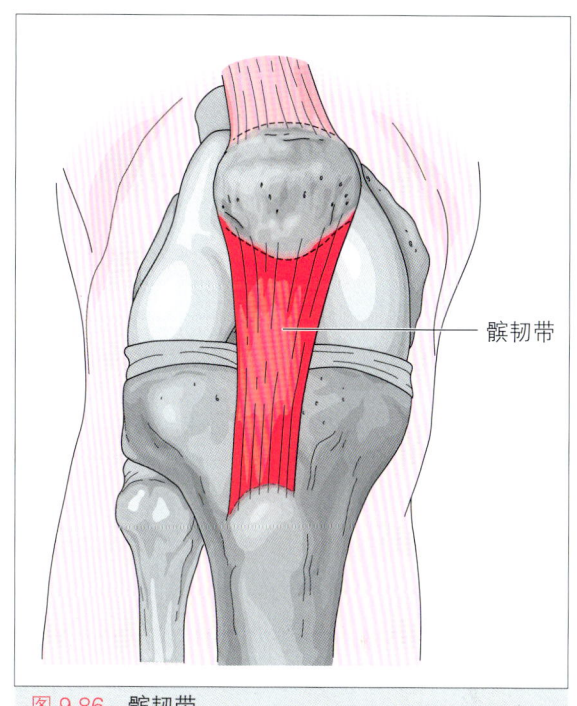

图 9.86 髌韧带

— 髌韧带

股四头肌（图 9.87，图 9.88）

股四头肌的五个部分（如下）覆盖整个大腿前部。

股直肌

由于其起止点，该部分股四头肌形成了骨盆和膝关节之间的连接。位于股中间肌沟中，外侧为其他股肌。

末端肌腱呈扁平状，为股四头肌中最长的部分。肌腱最长可一直延伸至髌底，部分表浅纤维越过髌骨至胫骨粗隆。

髌上囊的前部附着于股直肌腱，当肌肉松弛或收缩时移位。

股直肌具有耐力优势，支撑腿部维持直立姿势。此时，慢肌纤维趋于"缩短"。

股中间肌

该肌肉为股四头肌的最深层。部分纤维连接于髌上囊深层，其他部分与股直肌腱延伸至髌底。

膝关节肌

该肌肉与髌上囊深层相融合。部分纤维来自股中间肌，另一部分是独有的起于股前侧关节囊皱襞上几厘米的纤维（图 9.61）。

股外侧肌

这是股四头肌中最大的。起于股骨粗线外侧唇，与臀大肌纤维合并形成巨大肌索。此外，纤维起于髂胫束，覆盖肌肉的外侧。

末端肌腱起于髌底外上方约 4 指处，其他纤维延伸至髌骨外侧支持带。第三部分纤维向内侧和远端延伸，交叉越过髌骨和股内侧肌纤维，止于胫骨粗隆。

股内侧肌

该部分肌肉具有速度和力量，并具有快速收缩纤维的优势，并趋于"松弛"。

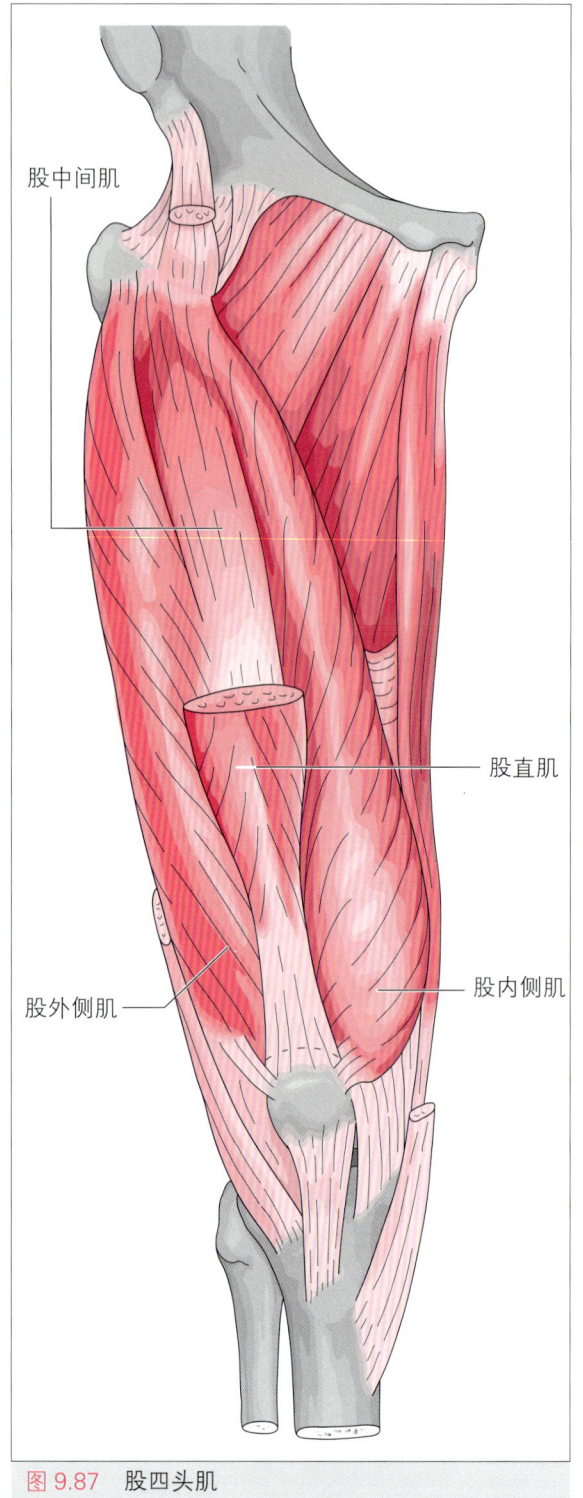

图 9.87　股四头肌

该肌肉由向远处延伸并止于髌骨内上缘的纤维组成。部分纤维进入髌骨支持带，从而与胫骨内侧髁相连。一些细小纤维斜向走行，越过髌骨至髂胫束止点。

最低的横向纤维束称为股内斜肌。该肌肉没有伸肌的功能，能将髌骨拉向内侧，从而将髌骨置于股骨滑车（髌股面）内。股内侧肌萎缩，从而失去了维持髌骨位置的能力，使股外侧肌失衡，导致髌骨偏向外侧。

此外，股内侧肌也向关节囊发出部分纤维。

功能：开链运动时，如膝关节伸展，股四头肌移向胫骨前侧，也使胫骨前移。

闭链运动时，如站立时屈曲膝关节，通过离心收缩减缓膝关节屈曲，从而预防扭伤。

随着单腿站立时膝关节屈曲程度的增加，由于向下的压力，使得胫骨平台向前下倾斜，因而股骨髁向前下方移位。股四头肌将股骨髁拉向后方。此外，髌骨被压入相应的股骨滑车沟（髌面）。该压力在膝关节屈曲时非常大。

神经支配：股神经（图 9.89）。

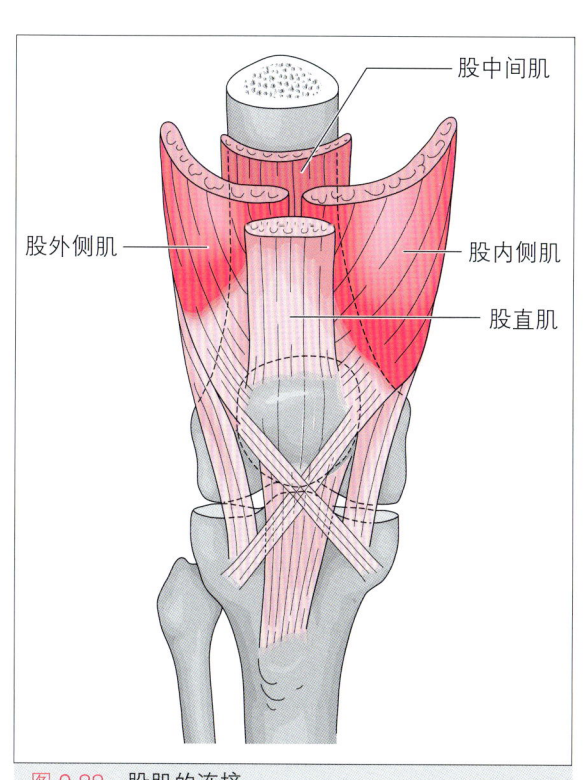

图 9.88 股肌的连接

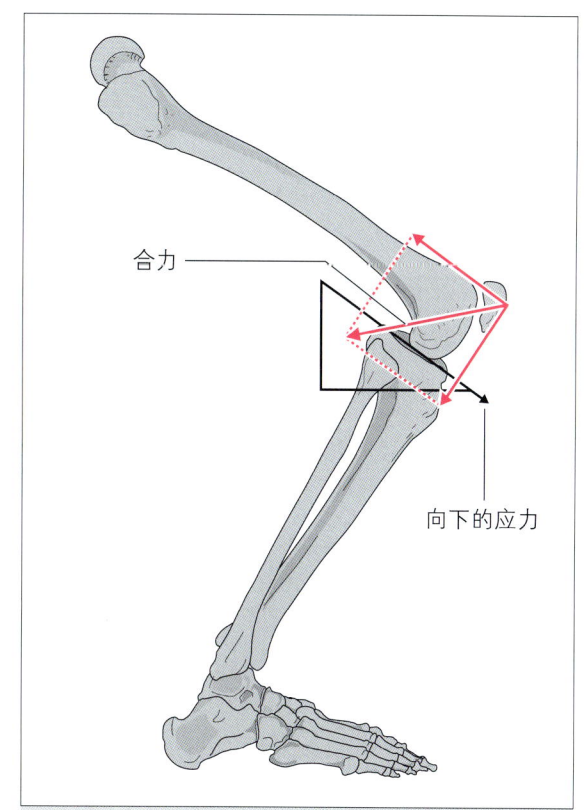

图 9.89 股四头肌在屈曲中的作用

> **实践要点**
>
> **检查**
>
> 股四头肌萎缩通常见于持续性损伤，甚至在不适消失后。在关节损伤并需要保护时，抑制股四头肌是有意义的，因为此肌活动时会对关节形成应力。因此，萎缩是本体感觉反馈机制紊乱的标志，可以保护关节。例如，在屈曲约 40° 时将胫骨拉向前方。尤其是前交叉韧带损伤后，应避免采用这个位置。
>
> **股四头肌的训练**
>
> 合适的闭链运动计划对本体感受器有重要影响，包括位置觉、运动觉和压力觉。为保护置入物或在半月板手术后，应限制运动。可以进行以下闭链运动（远端固定）：膝关节屈曲 30° 时，上身向各个方向倾斜，同时使用两组秤来评估重量分布；在两个小平衡垫或平衡板上进行稳定性练习。闭链运动为行走打下基础，使患者逐步适应日常生活活动中的应力。

脂肪垫和滑膜皱襞

髌下脂肪垫（图 9.91）

髁间前区和髌韧带内侧的间隙为一较大的脂肪垫占据。此脂肪垫也被称为 Hoffa 脂肪垫，形似四棱锥，底部位于髌韧带内侧。脂肪垫面对关节的一侧有滑膜。

脂肪垫由脂肪球和疏松的结缔组织组成。脂肪垫血管与一些支持带良好地填充了髌韧带和前交叉韧带之间的空隙。因此，在自体韧带移植重建后，脂肪垫对于血运重建起重要作用。另外，其具有本体感受器，因此可整合到膝关节的控制机制中，亦可平衡膝关节内的压力。

膝关节的 Q 角（股四头肌角，图 9.90）

即髂前下棘与髌骨中点的连线向下延长，与髌骨至胫骨粗隆的连线所构成的角。男性该角度约为 10°，女性为 15° ±5°。

由于这个角度，髌骨有向外脱位的趋势。股骨髌面明显突起的外髁和股内侧斜肌的拉力抵消了这个趋势。

> **病理改变**
>
> 膝外翻时 Q 角较大，是因为胫骨粗隆位于外侧。由于这种变化，向外侧的分力更大，对外髁的要求更高。

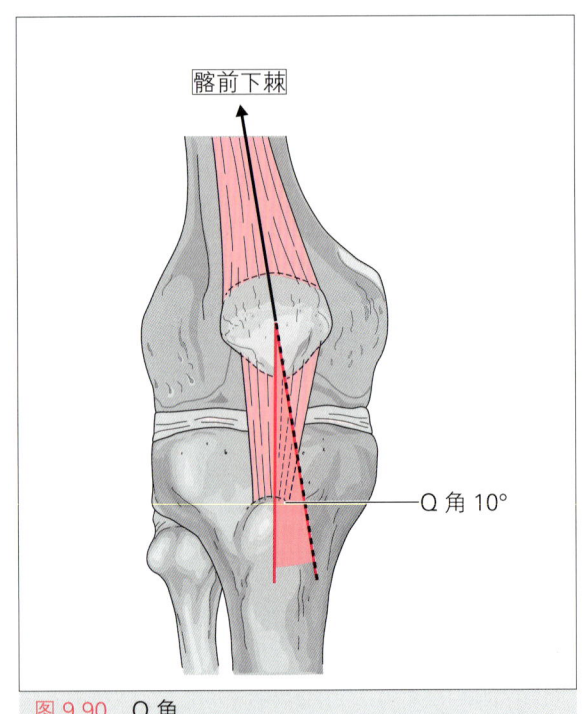

图 9.90　Q 角

病理改变

Hoffa 综合征

脂肪垫肥厚与膝关节紊乱如半月板损伤或炎症有关。当潜在的疾病治愈后，肿胀通常会消退。

当膝关节被固定时，脂肪垫会增厚。纤维化会导致其丧失流动性和可塑性。由于脂肪垫的重要作用，将其全部切除对关节非常不利，因此局部切除更为可取。

实践要点

Hoffa 脂肪垫肥大的诊断

患者描述疼痛治疗无效，过伸会诱发持续疼痛，以及偶发卡压。膝关节屈曲时，髌韧带肿胀明显，可被触诊。

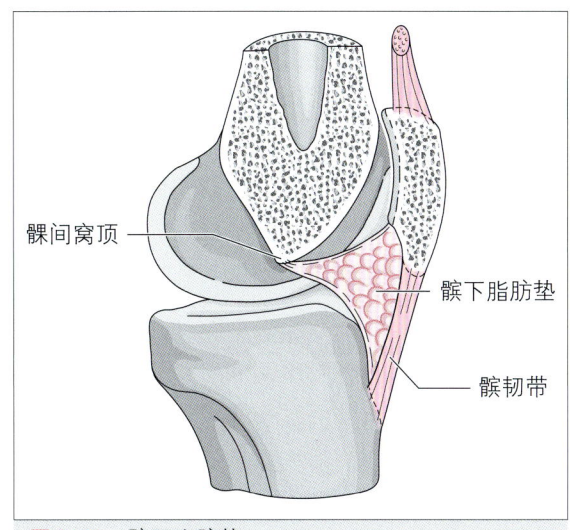

图 9.91　髌下脂肪垫

滑膜皱襞（图 9.92）

这些皱襞是胚胎时期存在并逐渐退化的滑膜隔，是脂肪垫周围滑膜的隔膜。

髌上滑膜皱襞

沿着髌骨上边界从内侧到外侧，呈新月形走行。形成隔膜，将髌上囊与关节间隙的其余部分分开。在这种情况下，关节囊止于髌底上方约 2 cm 处。

髌内滑膜皱襞

这是髌骨内侧垂直走行的滑膜皱襞，具有髌股关节半月板的功能，与髌下脂肪垫的滑膜汇合。

髌下滑膜皱襞

加强脂肪垫的表面，纤维束从髌尖行至髁间窝的深处并固定，附着在交叉韧带滑膜的前部。

翼状皱襞

起于髌骨外侧面，并形成脂肪垫的外侧界。

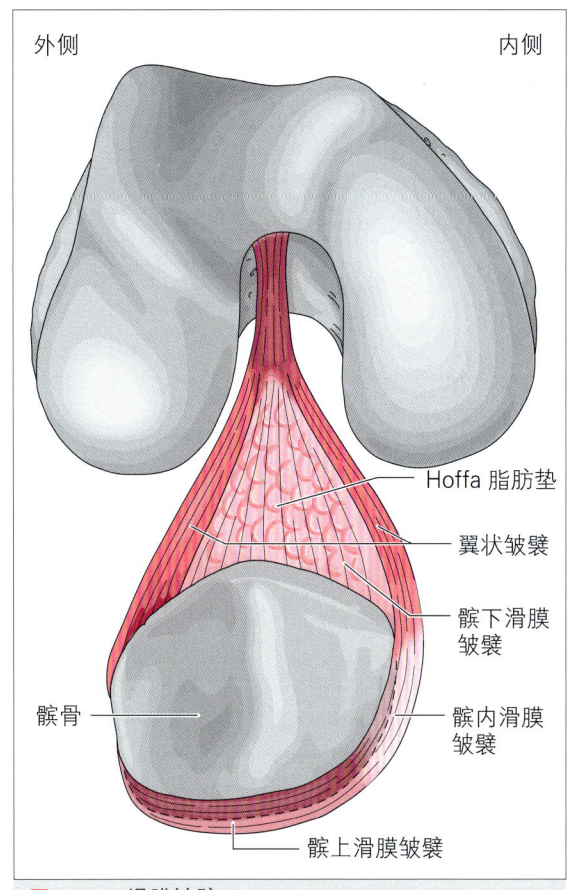

图 9.92　滑膜皱襞

病理改变
滑膜皱襞综合征
滑膜皱襞综合征又称内侧皱襞综合征，表现为皱襞异常肥大。在游泳运动员中较为常见，因此又被称为"蛙泳膝"。受影响的人认为踢腿会导致症状，尤其在膝关节内侧复合体，导致结构的增厚和瘢痕产生。膝关节屈曲时，髌内侧滑膜皱襞可如弦般收紧，并在髌骨内侧面下方被卡住，导致软骨应力性损伤。患者主诉运动时疼痛。治疗包括关节镜下切开滑膜皱襞或切除。

功能：该韧带起稳定作用，可抵消外翻和外旋应力。伸展过程中，该韧带所有部分均呈紧绷状态。屈曲过程中，在前部，长纤维松弛而胫骨后侧副韧带继续拉紧。这是由于该韧带与后移的半月板相连，并且与屈曲时拉动半月板的半膜肌腱相连。

股板部和胫板部仅在屈曲期间松弛。然而，随着屈曲加剧，由于韧带起点远离其附着点并且半月板后移，以上两部分逐渐紧张。

伸展时，其稳定功能由鹅足和半膜肌决定。

9.3.5 内侧功能复合体

胫侧副韧带（图 9.93）

该韧带具有沿不同方向延伸的长度不同的纤维。

纵向纤维束起于内上髁，随后沿前上方斜行至胫骨内表面的远端。该纤维长 9~11 cm，胫骨上的附着点被浅表的鹅足部分所覆盖。在前方，该纤维与纵向支持带连接。

长纤维中混合的是韧带的较短部分，由上髁走行至内侧半月板以及由半月板走行至胫骨。因此，该部分被称为韧带的股板部和胫板部。

此外，还有部分纤维带是副韧带的一部分，从股骨上髁后部靠近内收肌结节处，向远端后方斜行至内侧半月板后角和关节囊。从下面看，走行至胫骨近端和上方的纤维也与半月板和关节囊斜向相接。韧带的这些部分称为胫后侧副韧带。该部分与半膜肌相连并参与腘斜韧带的构成。

在该韧带的起源区域，内收肌纤维走行至侧副韧带。

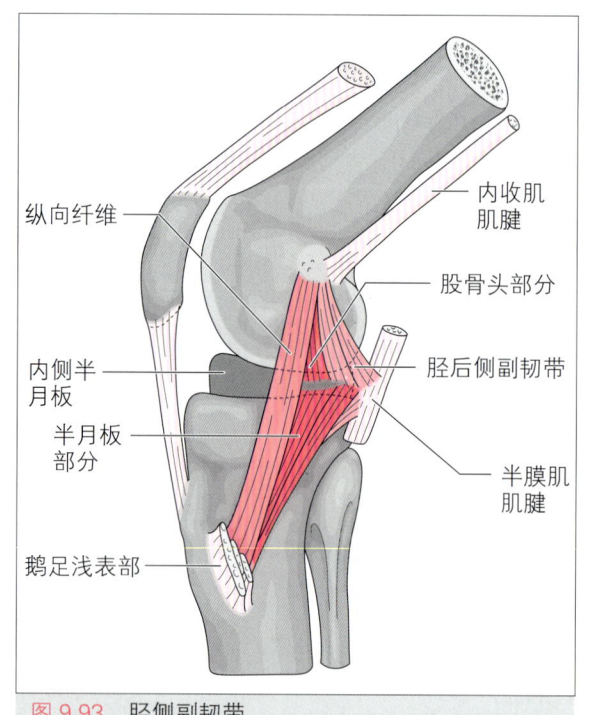

图 9.93　胫侧副韧带

实践要点

测试韧带的稳定性

当向伸展状态的膝关节施加外翻应力时，关节内侧应无间隙。

伸展受限时测试韧带

膝关节屈曲约 20° 并且轻微外旋时施加外翻应力，应存在弹性间隙。如果情况与上述情形不符，则伸展受限的原因可能为韧带弹性下降。

髌骨内侧支持带（图 9.94）

- 可以分为表面纤维层，纵向延伸层和横向深层：
  - 内侧纵行髌骨支持带是股内侧腱膜向远端的延伸。纤维起于胫骨内髁并走行至鹅足下部。该支持带加强了髌韧带和副韧带前部的关节囊。
  - 内侧横向髌骨支持带可分为走行至内上髁的髌股内侧韧带，和走行至胫骨内髁前表面并辐射纤维至内侧半月板前角的髌胫内侧韧带。
- 功能：该支持带位于屈伸轴的前方，因此起前稳定器的作用，但其稳定作用不明显。

鹅足（图 9.95）

缝匠肌

- 在止点区域形成鹅足的浅表部分。
- 缝匠肌的腱下囊位于其附着点与其他肌腱附着点之间。

  神经支配：股神经。

股薄肌

- 肌腱位于缝匠肌和半腱肌之间。
- 肌肉与肌腱交界处位于大腿下三分之一处。
- 神经支配：闭孔神经。

半腱肌

- 其在半膜肌形成的凹槽内走行。
- 肌肉与肌腱交界处位于大腿中部。

- 其止点形成鹅足最低的部分。
- 神经支配：胫神经。

鹅足囊位于鹅足和胫侧副韧带之间，部分鹅足纤维呈放射状走行至小腿深筋膜。

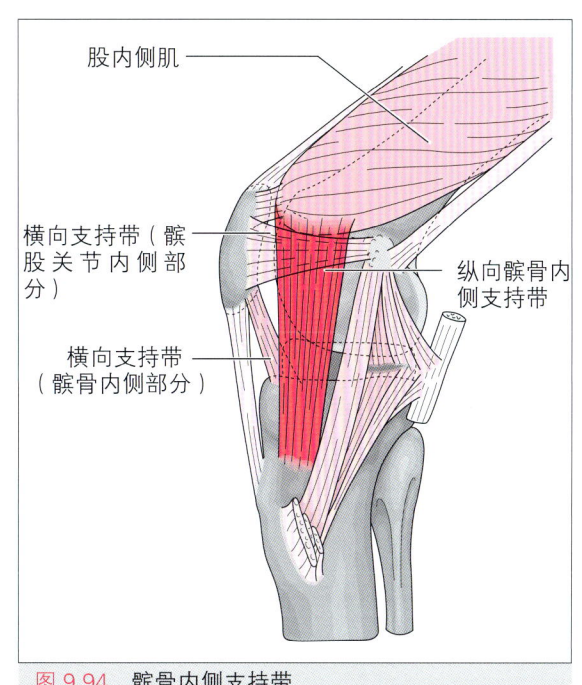

图 9.94 髌骨内侧支持带

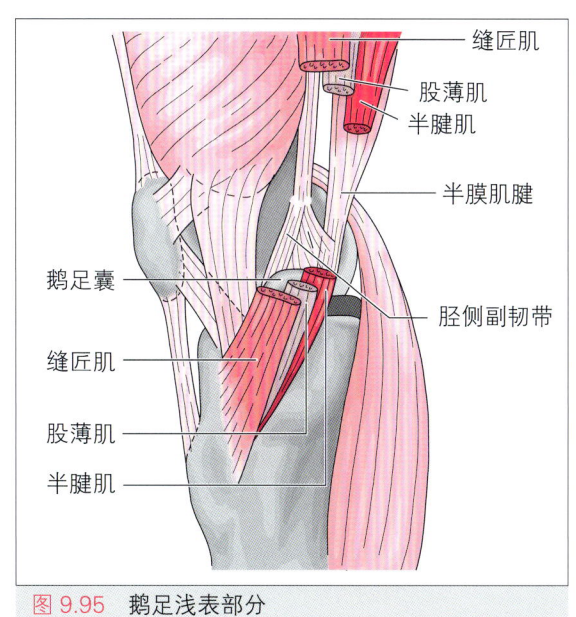

图 9.95 鹅足浅表部分

鹅足的功能（图 9.96）：
- 膝关节屈曲/胫骨内旋。
- 稳定：中立位，肌腱位于侧副韧带上方，并且可以加强韧带抵抗外翻应力的能力。膝关节屈曲时，肌腱改变其走行路线，与胫骨几乎成直角。因此，当骨盆端固定时，肌腱向后牵拉胫骨内侧。这样，肌腱可以加强前交叉韧带的作用。肌腱还可以稳定胫骨的外旋。

半膜肌（图 9.97）
- 该肌肉根据止点的不同分为五束：
    1. 肌纤维分别走行到膝关节囊后部、内侧半月板后角，以及内侧膝关节囊韧带。
    2. 肌纤维直接附着于胫骨内缘。
    3. 肌纤维与沿胫骨前下方走行的侧副韧带长纤维平行。
    4. 肌纤维走行至腘绳肌腱膜。
    5. 肌纤维斜行参与腘绳肌腱的形成。
- 功能：主要起稳定作用。
    ○ 膝关节伸直时，肌腱的最大部分平行于侧副韧带和鹅足。因此，该肌肉是后内侧角的稳定肌。
    ○ 由于该肌肉附着于侧副韧带和内侧半月板，即使在侧副韧带松弛时，该肌肉也会在各种屈曲位置跨越关节的后内侧部分。
    ○ 膝关节屈曲时，该肌肉与胫骨近乎成直角，以防止过度外旋。
    ○ 有助于稳定胫骨后部的前交叉韧带。
- 运动：屈曲/内旋。
- 神经支配：胫神经。

9.3.6 外侧功能复合体

腓侧副韧带（图 9.98）

由股骨外侧髁向下后方止于腓骨头。该韧带与关节囊之间有一个约 1 cm 的间隙，内包含结缔组织、血管、腘肌腱和一个小滑囊。

韧带后部与腘弓状韧带连接，构成腓短副

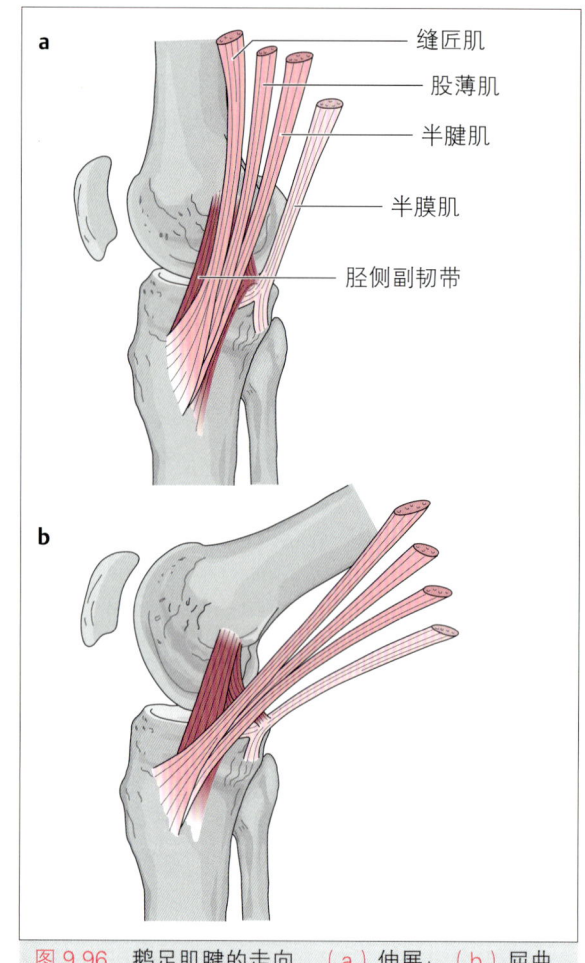

图 9.96　鹅足肌腱的走向。（a）伸展；（b）屈曲

韧带。

功能：与髂胫束、腘肌腱、部分股二头肌腱和腘弓状韧带一起，防止膝关节内翻。

膝关节伸展时，腓侧副韧带紧张。从屈曲 20° 开始，腓侧副韧带放松，此时动态稳定变得更加重要。

侧副韧带的转动稳定（图 9.99）

在中立位，胫侧副韧带的纵向纤维向前下方延伸，而腓侧副韧带的纵向纤维向下、稍微向后延伸。从侧面看，两韧带交叉。

胫骨外旋时，韧带的胫骨止点相对远离股骨止点，韧带紧张。此种情况意味着当十字韧带松弛时，侧副韧带保持关节旋转稳定。

内旋时，韧带止点的运动轨迹几乎平行，侧副韧带松弛，十字韧带保持关节旋转稳定。

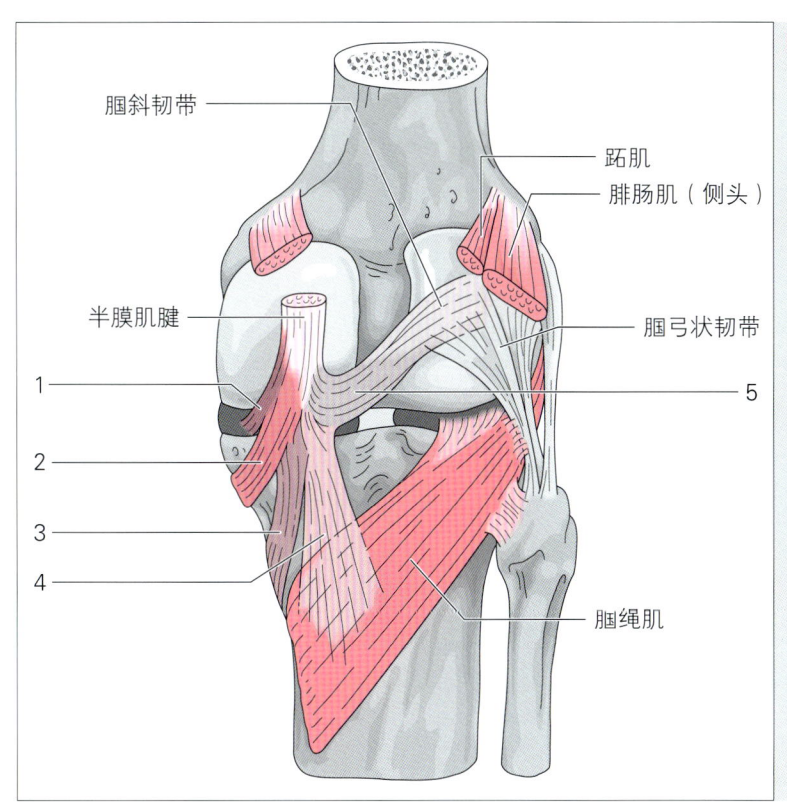

图 9.97　半膜肌的附着处

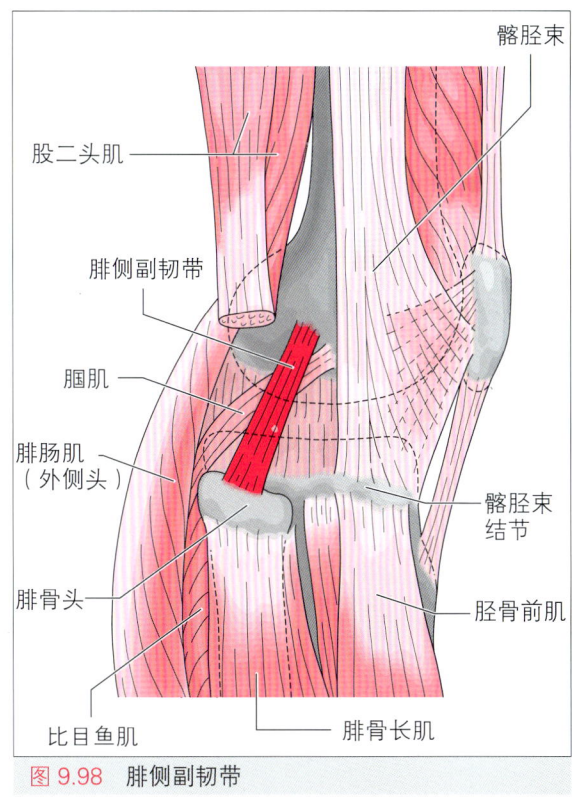

图 9.98　腓侧副韧带

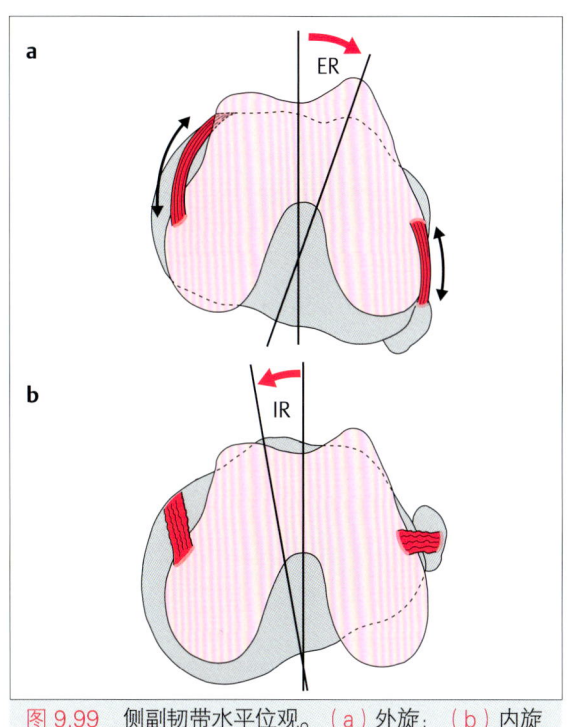

图 9.99　侧副韧带水平位观。（a）外旋；（b）内旋

髌骨外侧支持带（图 9.100）

- 由浅层和深层构成：
  - 外侧纵向支持带由股外侧肌和髂胫束纤维构成，止于胫骨外髁前方，靠近髂胫束结节。
  - 外侧横向支持带包括外侧髌胫韧带和外侧髌股韧带。外侧髌股韧带始于髌骨外侧，止于股骨外侧髁。支持带向下外延伸，止于胫骨外髁前方，并且与邻近的纵向纤维连接。部分纤维连接外侧半月板前角。
- 功能：有助于膝关节前外侧的稳定。

> **病理改变**
>
> **髌骨脱位**
>
> 膝关节外侧结构的张力容易增加，髌骨与其连接，导致髌骨被向外牵拉。这种偏心压力作用于髌骨与外侧髁面之间，增加了髌骨后方压力。随着时间推移，会导致软骨损伤。如果物理治疗不能纠正这种不平衡，可通过手术来缓解外侧区域的紧张，如纵向支持带分离（横向释放）。

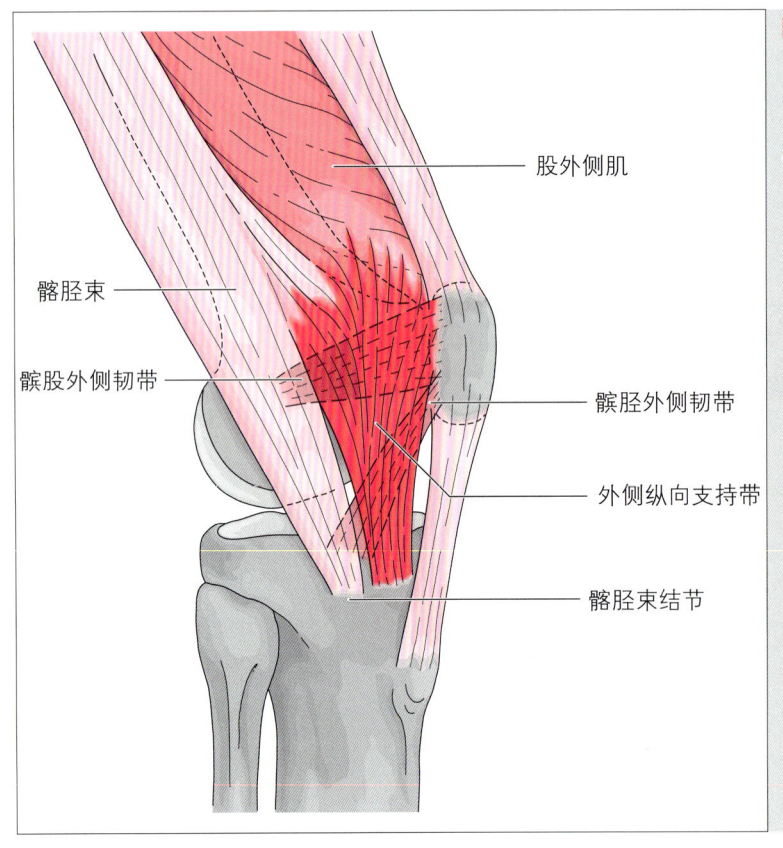

图 9.100　髌骨外侧支持带

髂胫束（图 9.101）

位于膝关节囊外侧。前方与股外侧肌腱膜和外侧支持带构成广泛连接，后方与股二头肌连接。

大部分纤维止于 Gerdy 结节（髂胫束结节）。部分纤维由此处向远端加入胫骨前腱膜。在髌骨底水平，其他纤维加入纵向支持带和髌骨外缘。

功能：髂胫束对膝关节前外侧区域起重要作用。当膝关节处于 0°~40° 位时，髂胫束在膝关节屈伸轴前方，此时髂胫束对抗屈曲；进一步屈曲，髂胫束在屈伸轴后运动，防止胫骨前移，同时也可防止外侧胫骨平台前移，进而稳定内旋。

股二头肌（图 9.101）

- 股二头肌附着点共分三部分：
  - 表层部分主要止于腓骨头。
  - 中间层部分向前直接跨越侧副韧带，止于胫骨外侧髁。
  - 深层部分由短纤维组成，由侧副韧带后内侧止于胫骨。
- 腓总神经走行于股二头肌内侧缘。见章节 9.4：神经结构。
- 功能：
  - 与前交叉韧带协同运动，稳定膝关节后外侧区域，防止胫骨前移。
  - 限制内旋。
  - 运动时，引起膝关节屈曲和外旋。
- 神经支配：坐骨神经的胫骨部分。

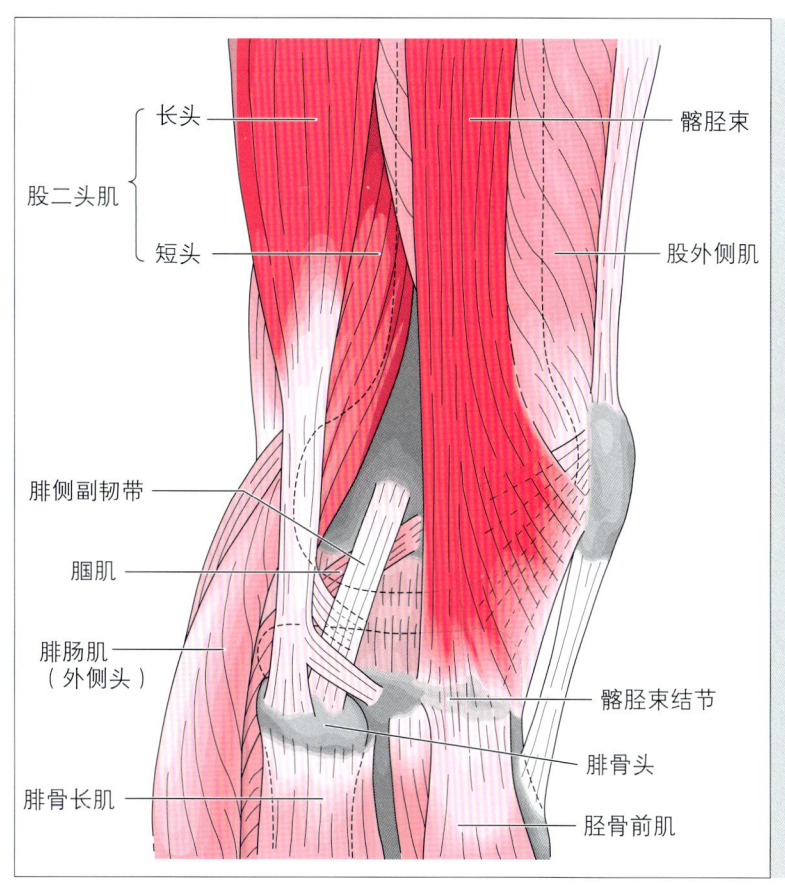

图 9.101 髂胫束和股二头肌

9.3.7 后方功能复合体

腘斜韧带（图9.102）

从半膜肌内侧角止于股骨外侧髁内侧。有若干纤维斜向上延伸，正好在腓肠肌的下方。

腘斜韧带上有许多孔隙供血管和神经通过。增强关节囊后部，两者有广泛的连接。膝关节屈曲时，腘斜韧带松弛，伸展时紧张。

腘弓状韧带（图9.102）

该韧带分两部分向关节后外侧延伸。始于腓骨头，越过腘肌腱，止于关节囊后外侧，与腘斜韧带连接。

若腓肠肌外侧头附着处的髁突囊处存在腓肠豆（籽骨），可有一窄小的韧带，即豆腓韧带，由腘弓状韧带分出，止于籽骨和髁突囊。

腘弓状韧带稳定和保护膝关节后外侧，主要防止过伸。

> **病理改变**
>
> **膝反张**
>
> 膝关节过伸时，后部关节囊韧带结构承受拉伸应力，同时半月板前角受压。一般情况下，韧带薄弱可能是造成此种情况的原因。
>
> 但是，若单侧关节过伸，需要对后交叉韧带进行进一步的稳定性测试。后交叉韧带断裂，可能会导致膝过伸。

腘肌（图9.103，图9.104）

- 腘肌腱：
  - 起点：股骨外侧髁上腓侧副韧带附着处的前下方。
  - 连接关节囊：部分起点位于关节囊。
  - 走行：走行于外侧髁处的沟内，穿过腓侧副韧带下方。腓侧副韧带和腘肌腱之间有一个小滑囊。

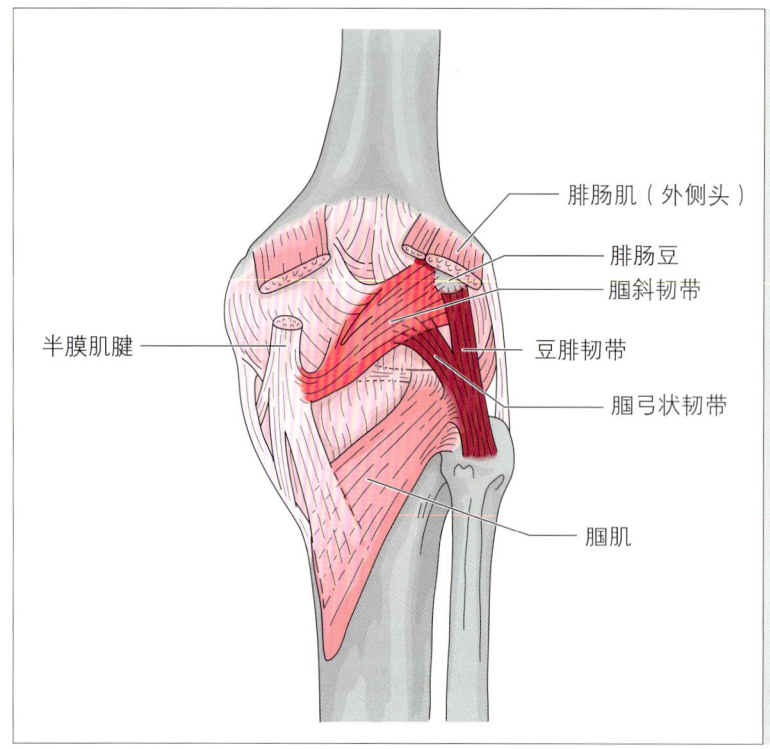

图9.102　腘斜韧带和腘弓状韧带

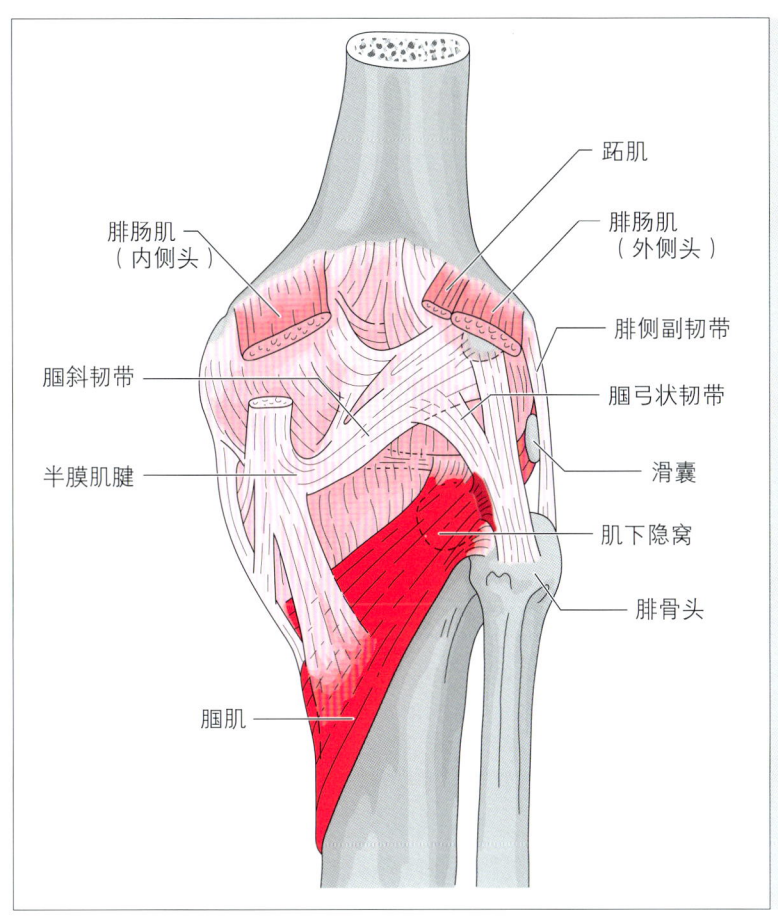

图 9.103　腘肌

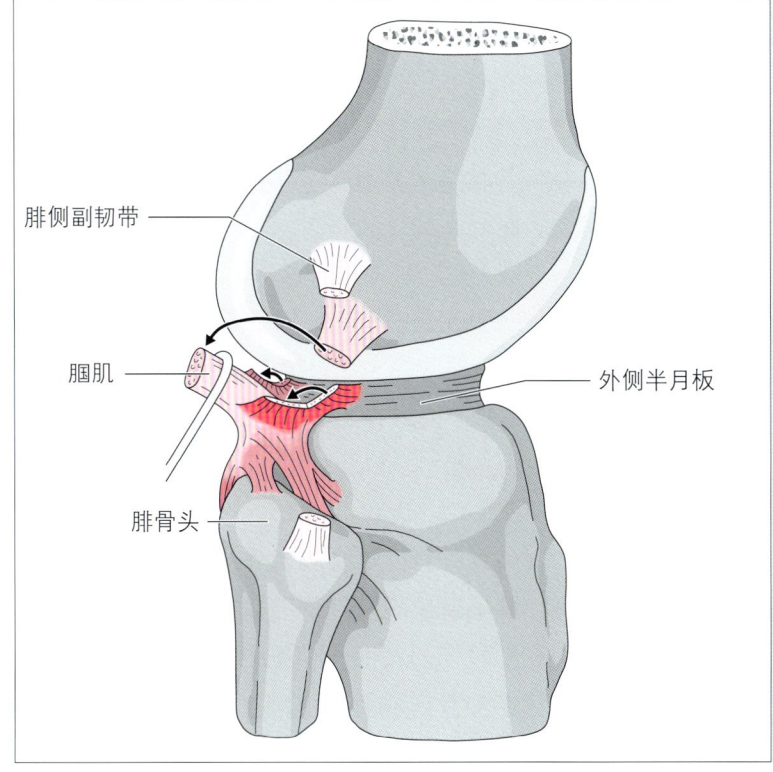

图 9.104　后外侧角的腘肌连接（黑色箭头表示肌腱断开并向后翻）

- 止于胫骨边缘下后方。
- 肌下隐窝处有一小滑囊，位于腘肌腱和胫骨粗隆之间，并与关节囊连接。
- 腘肌半月板纤维束：
  - 腘肌腱膜与外侧半月板形成连接。
  - 此纤维束宽2~2.5 cm。
  - 大部分纤维延伸至关节囊和半月板后角。
  - 向前分出一条分支，伴随腘肌腱止于外侧半月板基底部。
  - 上述两部分纤维连接关节囊和肌下隐窝。
- 腘肌腓骨纤维束：
  - 长、宽各约2 cm。
  - 分为两部分：一部分止于腓骨头后内侧，此处位于腘弓状韧带下方。
  - 大部分纤维向前延伸止于腓骨头内侧，其中少量纤维止于胫骨。
- 关节远端，腘肌与腘弓状韧带形成连接。
- 腘肌在腘窝深处斜向远端内侧延伸，并为腓肠肌覆盖。
- 功能：
  - 腘肌对膝关节后外侧稳定起重要作用。膝关节屈曲时可限制股骨向前滑动，限制膝内翻。
  - 限制胫骨外旋。
  - 大腿固定，小腿放松，腘肌收缩使胫骨内旋。
  - 限制过伸。
- 神经支配：胫骨神经。

腓肠肌（图 9.105）

- 包括两个头：外侧头、内侧头。
- 附着于股骨髁后末端关节囊。
- 连同比目鱼肌、跖肌、腓肠肌的两个头和小腿三头肌，最后以跟腱的形式止于跟骨。
- 肌肉肌腱结合处约位于小腿中部，内侧头相对外侧头较深。
- 功能：
  - 稳定性：紧张后关节囊，对膝关节后部稳

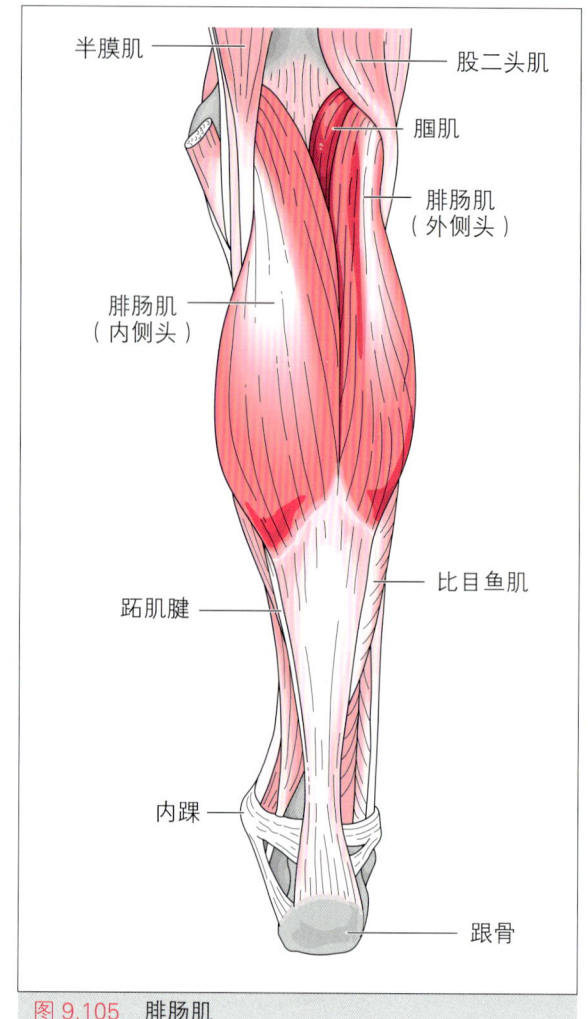

图 9.105　腓肠肌

定起重要作用；与腘肌一起，限制膝过伸。
  - 膝关节：屈曲。
  - 上踝关节：跖屈，站立时，前足固定，比目鱼肌收缩，足跟抬离地面。
- 上述肌肉由S1脊髓节段支配。
- 神经支配：胫神经。

腓肠豆

为籽骨，位于腓肠肌外侧头肌腱附着处下方，膝关节出现该籽骨的概率为20%，尤其是存在膝过伸的女性。腓肠肌在膝关节伸展时起到稳定关节作用，会受其自身不利的力臂影响。腓肠豆可改善力臂。

跖肌（图 9.105）
- 肌腹短而窄小，在腘窝内移行为长的末端肌腱。
- 功能
  - 屈曲。
  - 膝关节屈曲时，防止血管过度弯曲或弯折。
- 神经支配：胫神经。

9.3.8 血液供应

腘动脉（图 9.106，图 9.107）
- 腘动脉为股动脉向下的直接延续，位于内收肌下方。
- 于腘窝内走行，在膝关节处分为五条主要分支：
  - 膝上内侧动脉、膝下内侧动脉。
  - 膝上外侧动脉、膝下外侧动脉。
  - 膝中动脉。
- 膝内侧和外侧动脉在膝关节和髌骨处形成吻合，供应髌骨和髌韧带。
- 膝中动脉分为前支和后支。后支进入关节上方，供应前角和后角，也供应胫骨平台处的半月板和十字韧带。

膝关节的所有血管形成大量的吻合。这些血管吻合网保证了关节囊—韧带结构的充足血供。

另一方面，虽然有许多小的吻合，但许多动脉末端分支为功能性动脉。这意味着血供减少，因此很难恢复。例如，膝中动脉为末端功能动脉，供应前交叉韧带；韧带重建时，该区域血供很难恢复。

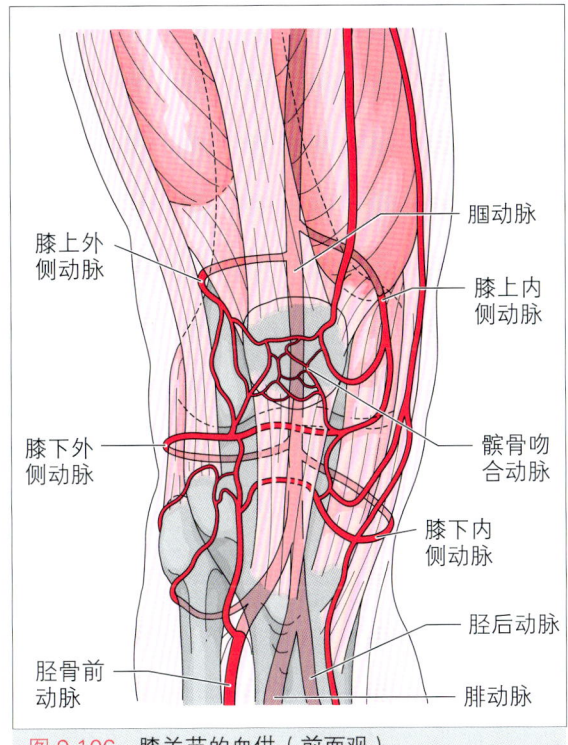

图 9.106 膝关节的血供（前面观）

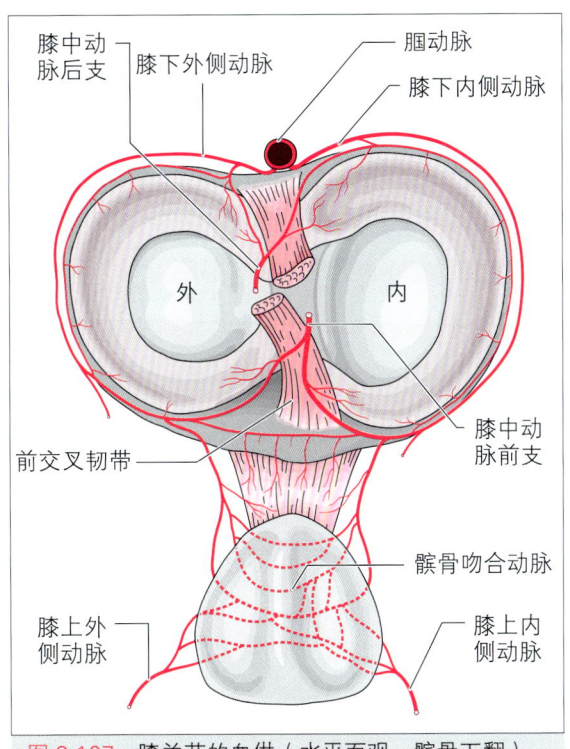

图 9.107 膝关节的血供（水平面观，髌骨下翻）

腘窝处腘动脉分支（图9.108）
- 走行：走行于腘窝深处、关节囊上方，与腘静脉和胫动脉伴行。
- 分为胫前动脉、腓动脉和胫后动脉，胫后动脉在此处穿过比目鱼肌腱弓。
- 胫前动脉在伸肌筋膜室的走行：位于踝水平，移行为足背动脉。
- 腓动脉在屈肌筋膜室深处向足部走行：向远端通过腓骨肌上支持带，延续为足跟部分支。
- 胫后动脉的进一步走行：在小腿三头肌深面、胫骨后方、内踝后方，分出分支至足底。

小腿筋膜室内的血管和神经（图9.109）

从侧面看，小腿的深筋膜、前肌间隔和后肌间隔均位于深层，上述每部分都固定在腓骨上。形成四个骨筋膜室：

- 第一筋膜室容纳腓骨肌和腓浅神经。
- 第二筋膜室为伸肌筋膜室，容纳胫骨前血管和腓深神经。位于小腿骨间膜上方，在胫骨前肌和𧿹长伸肌之间。
- 第三筋膜室为浅层屈肌筋膜室，容纳小腿三头肌。
- 第四筋膜室为屈肌筋膜室，深筋膜将其与第三筋膜室分开。容纳腓动静脉，胫后动静脉和胫神经。趾长屈肌、趾短屈肌和胫骨后肌位于此间隔。

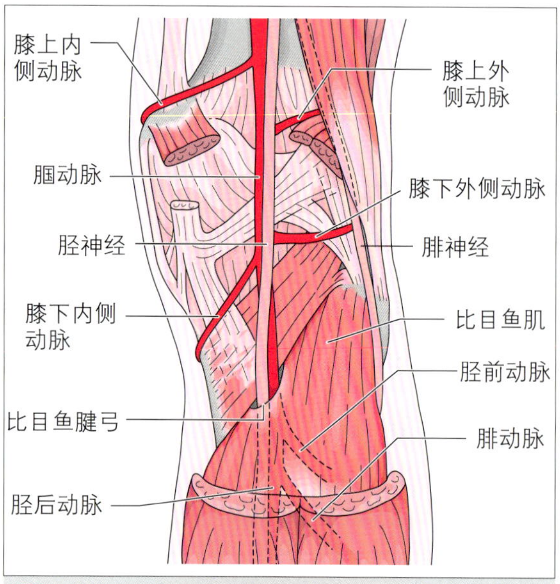

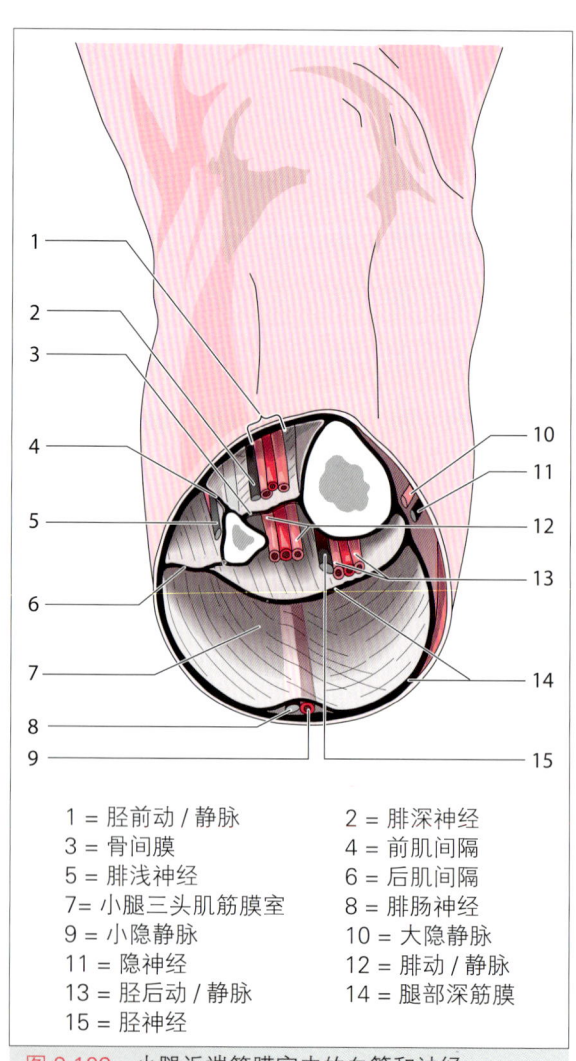

图9.108 腘窝内的腘动脉分支

图9.109 小腿近端筋膜室内的血管和神经

1 = 胫前动/静脉　　2 = 腓深神经
3 = 骨间膜　　　　4 = 前肌间隔
5 = 腓浅神经　　　6 = 后肌间隔
7 = 小腿三头肌筋膜室　8 = 腓肠神经
9 = 小隐静脉　　　10 = 大隐静脉
11 = 隐神经　　　　12 = 腓动/静脉
13 = 胫后动/静脉　　14 = 腿部深筋膜
15 = 胫神经

9.3.9 神经支配

关节支（图 9.110，图 9.111）

- 关节支源于闭孔神经后支。
- 胫神经关节支：部分分支支配膝关节下内侧区域，并且有两条分支支配后关节囊韧带。丛状分支支配膝关节内侧。
- 腓总神经关节支：部分分支支配膝关节背外侧区域，另一些支配膝关节前外侧区域。
- 股神经关节支支配髌骨骨膜和前、内、外侧关节囊韧带。
- 隐神经的一小部分关节分支支配关节囊内侧区域。

膝关节感觉神经支配

鲁菲尼（Ruffini）小体

　　该小体收集运动范围、运动速度和关节囊压力增加的信号。主要分布于纤维层。

帕西尼（Pacini）小体

　　能迅速收集信息并传递这些信息（如运动延迟或加速时）。主要存在于纤维层、脂肪垫和半月板的血管化区域。

高尔基（Golgi）体

　　感受组织张力的变化，并通过抑制性运动神经元保护受影响的结构，从而防止进一步的张力增高。高尔基体存在于半月板、韧带、韧带和肌腱与关节囊的连接处。

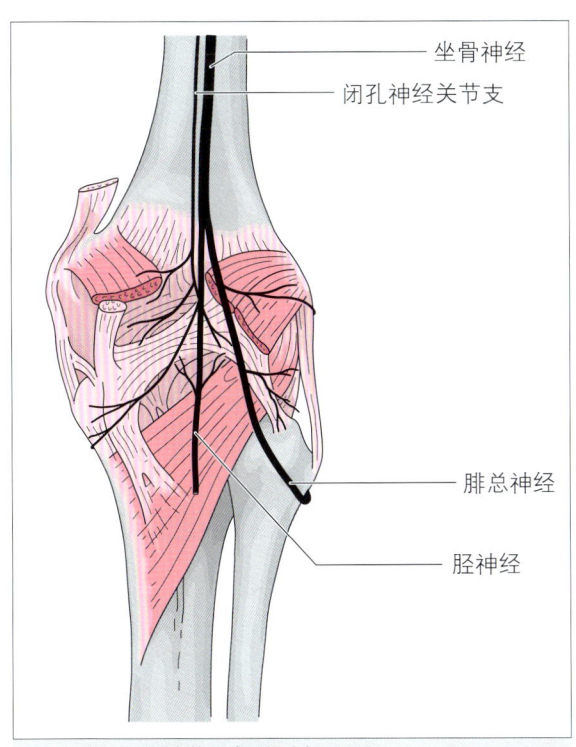

图 9.110　膝关节后部的神经支配

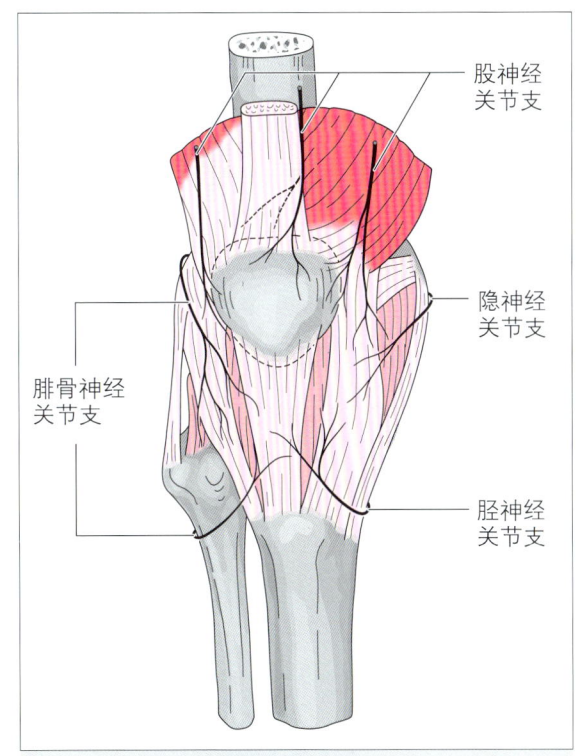

图 9.111　膝关节前部的神经支配

9.3.10 运动轴和运动

运动轴

屈曲/伸展轴（图9.112）

屈曲和伸展运动围绕额状轴发生。与十字韧带和副韧带的瞬时交点相对应。运动轴不是恒定的，是随着运动而发生变化的，伸展时约位于股骨内上髁下方一指宽处，在屈曲时呈弧形向后方移动。

旋转轴（图9.113）

穿过髁间隆起的内侧结节。

膝关节的运动

屈曲/伸展（图9.114~116）

主动：从中立位起，屈曲140°，伸展10°。

被动：从中立位起，屈曲160°，伸展15°。

与髋关节在伸展位时相比，膝关节在髋关节屈曲位时的运动范围更大。股直肌在膝关节屈曲时被拉伸，但能够做最大限度的运动。如果在髋关节伸展位再进一步拉伸该肌肉，则膝关节的运动范围减小。在屈曲功能检查中，仰卧位和俯卧位的运动范围是不同的。

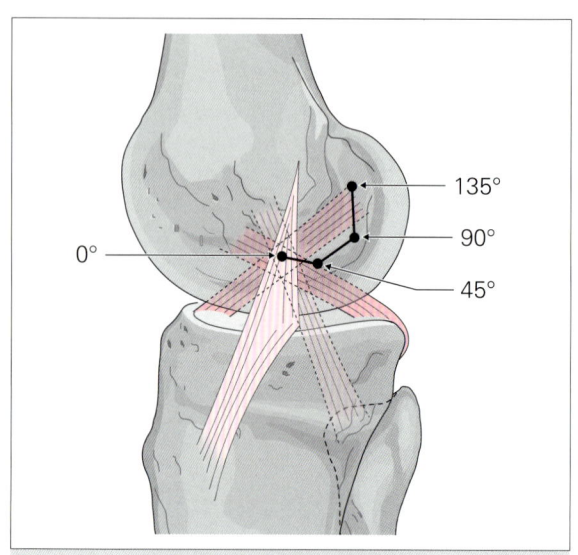

图9.112 各个位置下膝关节的额状轴

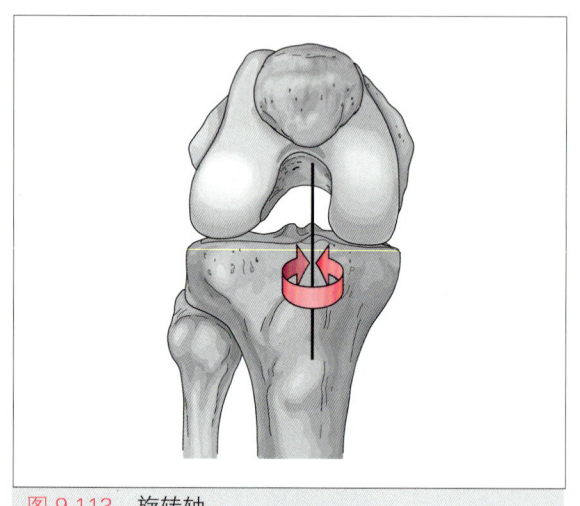

图9.113 旋转轴

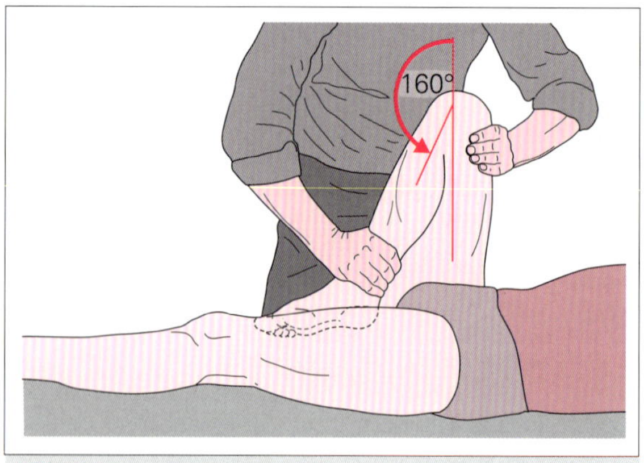

图9.114 仰卧位被动屈曲

在屈曲和伸展运动末端可以伴有轻度的旋转，屈曲必然导致小腿的内旋，伸展必然导致外旋。这意味着，为了实现最大限度的屈伸运动，必须保证旋转运动的自由。

滚动—滑动运动（图 9.117）

在屈伸运动中，膝关节的滚动—滑动运动受十字韧带与副韧带的相互作用的控制。

屈曲时，两个关节表面上有相同数量的接触点。随着屈曲的增加，这些接触点向后移动。由于股骨上接触点后移的距离远大于胫骨，因此除滚动运动之外，必须有滑动运动。因此，股骨上的接触点之间的距离大于胫骨上的接触点。在屈曲开始时，滚动—滑动运动对应于 1∶2，也就是说股骨上的路径几乎是胫骨上的路径的 2 倍。屈曲结束时，股骨上的路径约为胫骨的 4 倍，对应于 1∶4 的比例。

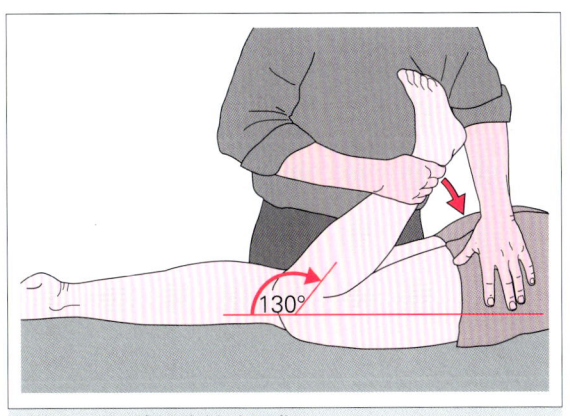

图 9.115　俯卧位被动屈曲

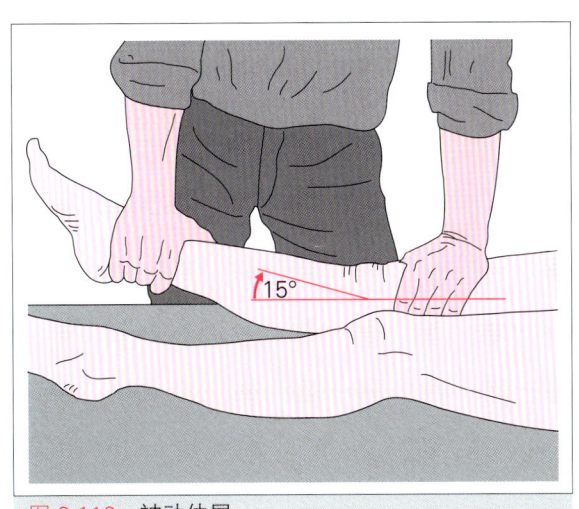

图 9.116　被动伸展

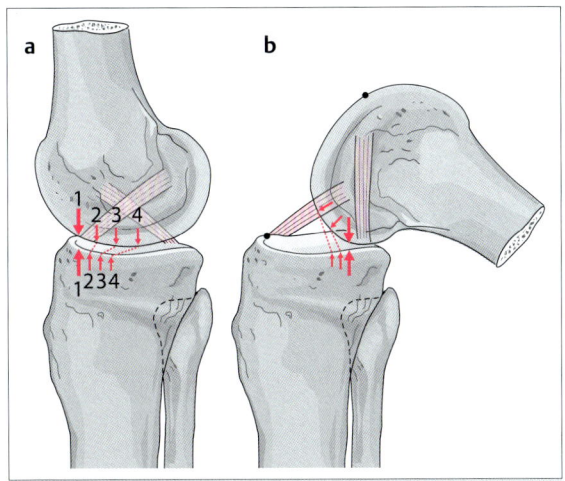

图 9.117　滚动—滑动运动。（a）屈曲起始位；（b）屈曲终末位

外旋/内旋（图 9.118）

主动：从中立位起，外旋 45°，内旋 30°。

被动：从中立位起，外旋 50°，内旋 35°。

膝关节的旋转运动仅在屈曲时才可发生，主要原因是在伸展位时关节囊和韧带的张力大。旋转主要发生在膝关节半月板。侧副韧带抑制外旋运动；与外侧副韧带相比，内侧副韧带对外旋的抑制作用更大。十字韧带主要抑制内旋运动。

外侧半月板具有更高的活动性，外侧髁在旋转过程中移动的距离更长。外旋时，胫骨外侧髁在半月板下向后移动。内侧髁向前移动较短的距离。这种移位的减少，原因在于内侧髁间结节高于隆起，代表了内侧髁运动的一种缓冲。

在旋转过程中，髌骨处于其滑动的卡槽内，而胫骨粗隆向旋转的方向移动。

旋转是一种为适应不平衡形势并保持稳定的重要运动。

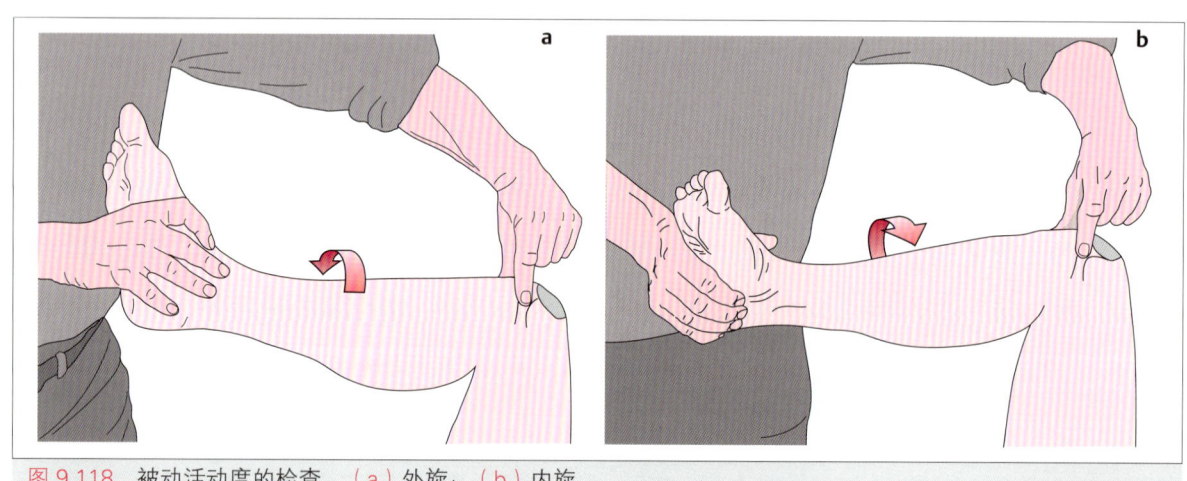

图 9.118　被动活动度的检查。（a）外旋；（b）内旋

终端旋转（图 9.119）

在伸展末期会自动发生终端旋转。股骨固定，胫骨外旋约 5°。该活动围绕一个大致通过前十字韧带在内侧髁间止点区域的旋转轴进行。胫骨外侧髁明显绕轴向后旋转。胫骨内侧髁仅向前旋转极小的范围。

终端旋转在某种程度上是由于关节面形状的差异（内侧髁长于外侧髁）和前交叉韧带前内侧束的张力引起的。通过此旋转，胫骨平台内侧向股骨外侧髁移动，导致小腿外旋。

髌股关节的运动

髌骨在六个不同的方向自由运动，髌骨是活动端，股骨是固定端。运动分为平移和旋转运动。

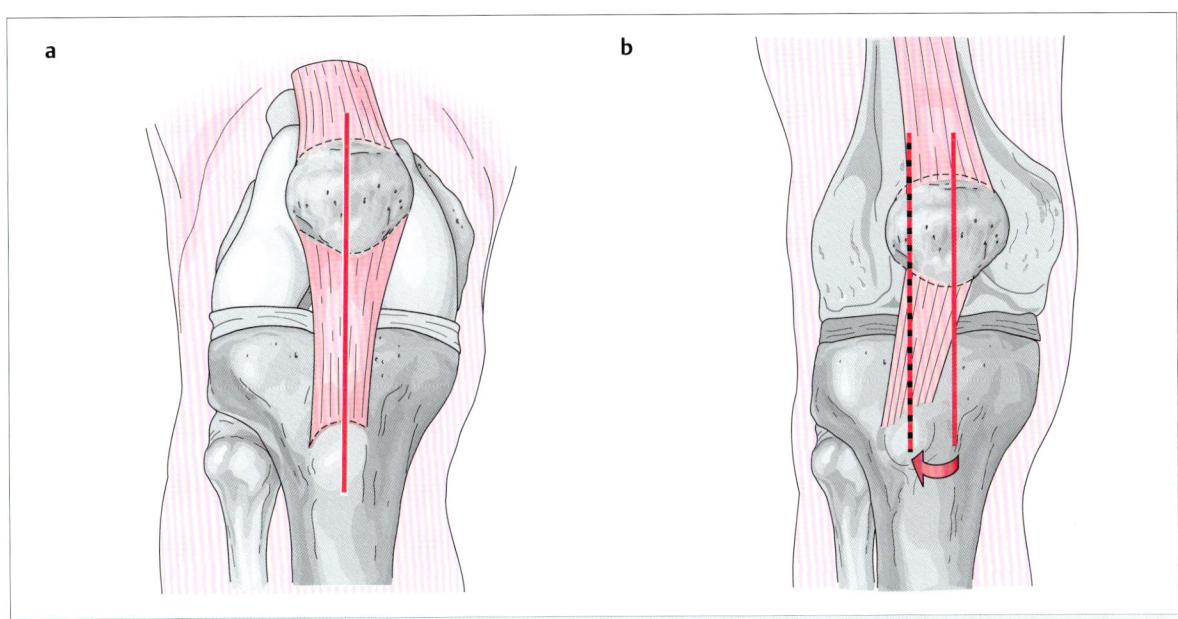

图 9.119 通过胫骨结节的垂线。（a）屈曲位；（b）伸展位，胫骨结节位移 = 终端旋转

平移运动（图 9.120）

平移运动与上/下方向的位移有关。例如，在站立位，股四头肌放松时髌骨处于一个低点。当股四头肌紧张时，髌骨会上移 1~1.5 cm。

髌骨可向其他方向移位，在内—外和前—后方向上运动。

在被动测试水平移动距离时，以健康侧为标准进行比较是非常重要的，因为个体之间是存在差异的。位移平均值：上：1 cm；下：2~3 cm；内：1 cm；外：2 cm；前：0.5 cm。后移位的测试可在运动过程中进行，或对股骨髌面进行压缩试验。

旋转运动（图 9.121）

旋转运动中，运动围绕通过髌骨中间的矢状轴发生。髌底向内侧旋转时，髌尖向外侧旋转，反之亦然。

第二条轴是纵轴，髌骨围绕此轴向后外侧和后内侧旋转。

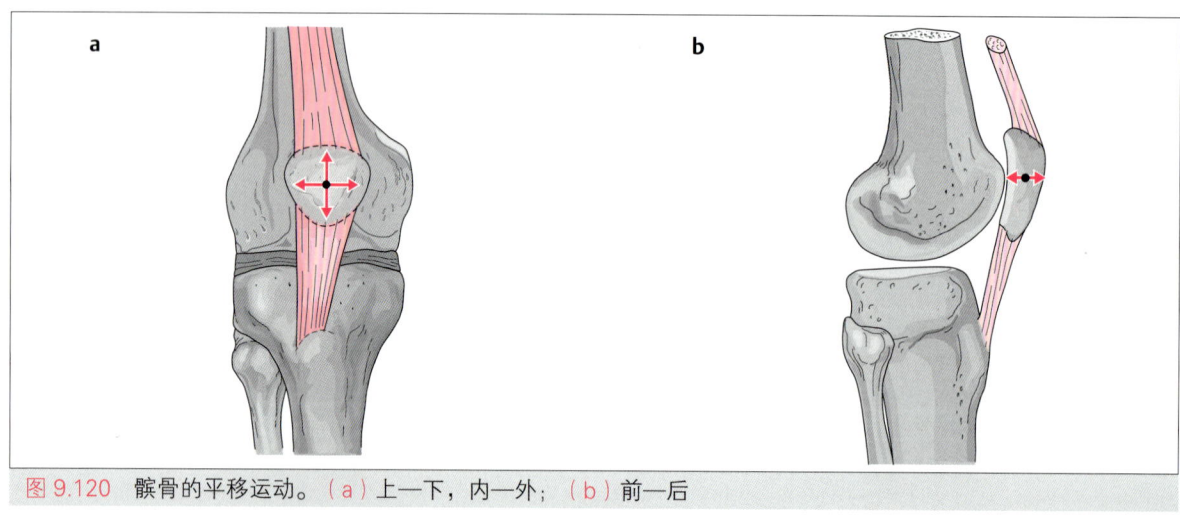

图 9.120　髌骨的平移运动。（a）上—下，内—外；（b）前—后

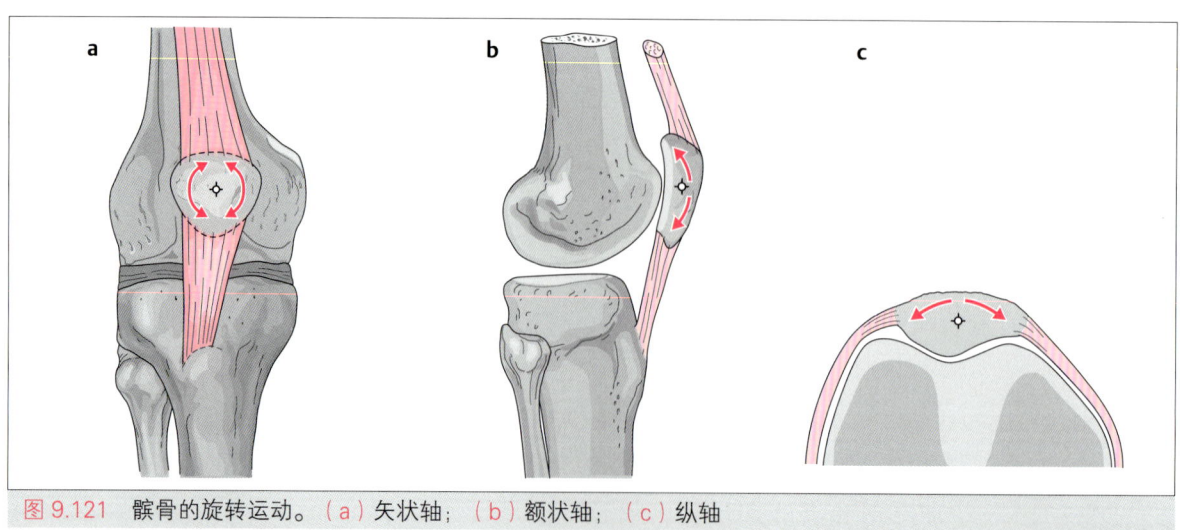

图 9.121　髌骨的旋转运动。（a）矢状轴；（b）额状轴；（c）纵轴

第三条轴是额状轴，围绕此轴，髌底向后移动时，髌尖向前移动，反之亦然。围绕此轴的旋转运动程度最小。在膝关节屈曲和伸展时，可对这些运动进行检测。

这些运动是相互关联而不是各自独立的。在屈曲过程中，髌骨在股骨髌面的髁间向远端滑动，可移动约 8 cm 的距离。该活动需要髌上囊和髌下深囊展开。此外，围绕矢状轴发生最小的侧移和旋转，并且髌底接近髁突。

> **实践要点**
>
> **功能检查**（图 9.122）
>
> 在膝关节的屈曲和伸展过程中，可触及髌骨的运动。检查时要注意逃避运动，如平移和旋转运动。检查髌骨相对于股骨髌面的平移运动：近—远，内—外，前—后。因为这些测试会影响髌骨的位置及其运动质量，所以这些检查可提示关节的滑动能力和附着在髌骨上的肌肉、肌腱的张力。

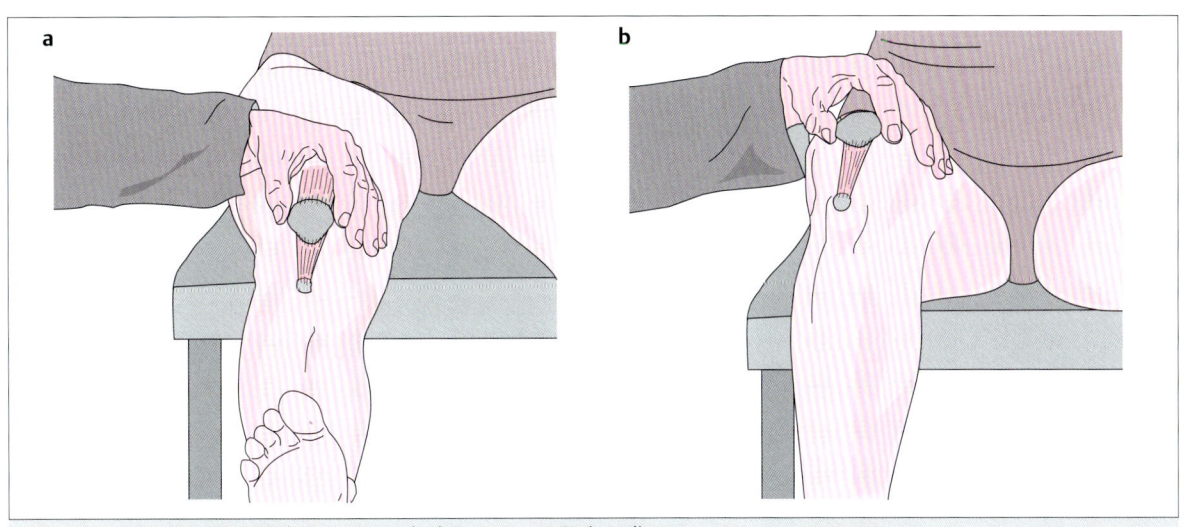

图 9.122　髌骨运动的触诊。（a）最大伸展；（b）最大屈曲

9.3.11 生物力学

下肢轴线

矢状面

重力线通过大转子中心（转子点）、膝关节内侧的后方区域及上踝关节的前部区域。

病理改变

膝过伸

重力线前移。在终点位，股骨髁向后滑移增加，与胫骨前抽屉试验的不稳定方向相一致。

额状面（图 9.123）

下肢力线通过髋关节、膝关节、上踝关节的中心。股骨干轴线与下肢力线之间的夹角为6°。在小腿，下肢力线和胫骨轴线重合。

股骨干轴与胫骨干轴成174°角（股胫角）。

如果下肢力线与标准一致，关节软骨负荷均匀，韧带的张力也是正常的。此外，维持关节稳定的肌肉处于平衡状态。

病理改变

膝内翻（图 9.124a）

膝关节位于下肢力线的外侧，股胫角增大。内侧关节复合体受压，会导致内侧关节面的破坏。外侧关节复合体中，髁部不再闭合，腓侧副韧带和关节囊外侧受压。髂胫束和股二头肌紧张。重力线落在足的内侧缘，导致足弓的降低。

膝外翻（图 9.124b）

膝关节位于下肢力线的内侧，股胫角减小。外侧关节复合体的负荷过大。胫侧副韧带、关节囊的内侧和鹅足被拉伸。重力线落在足的外侧缘，使该处负荷增大。

实践要点

膝内翻的主要治疗原则是通过训练来加强阔筋膜张肌和股二头肌，从而将膝关节移向下肢力线（内侧）。此外，足弓的改变是显著的，因为足内侧的负荷增加表明膝关节内侧区域承受更大的压力。因此，应从近端和远端纠正这种畸形。

第 9 章 膝

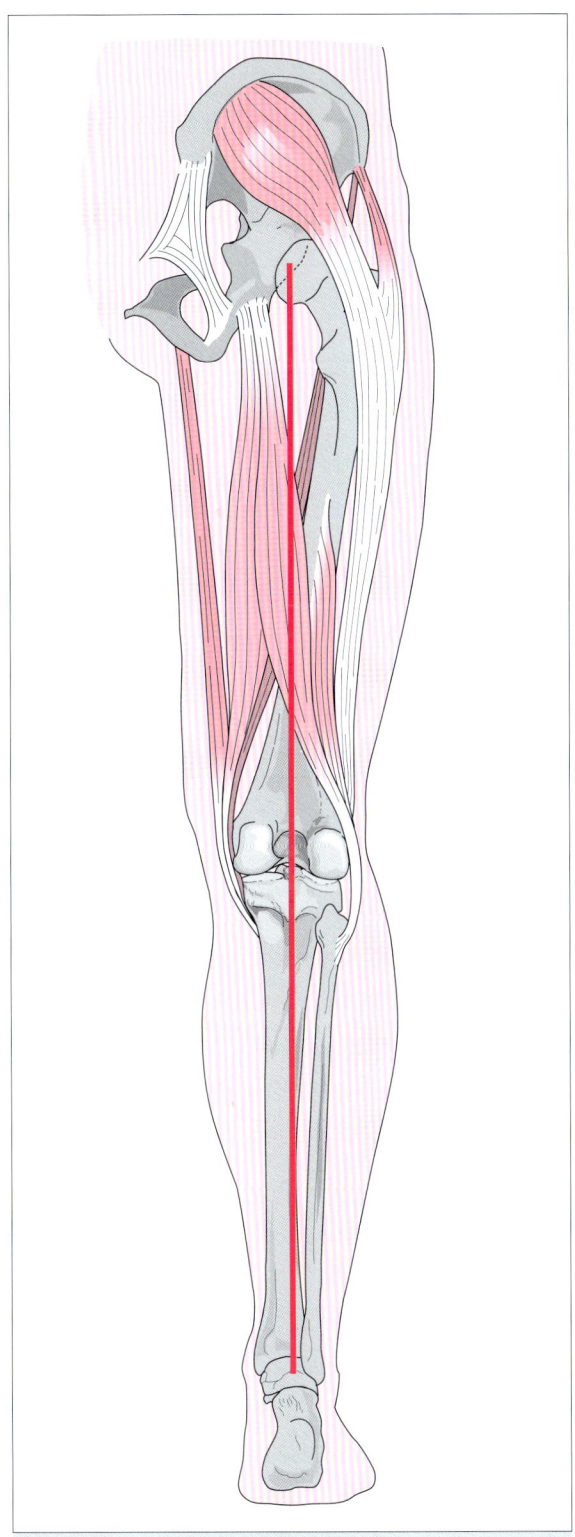

图 9.123 下肢力线的正常走向

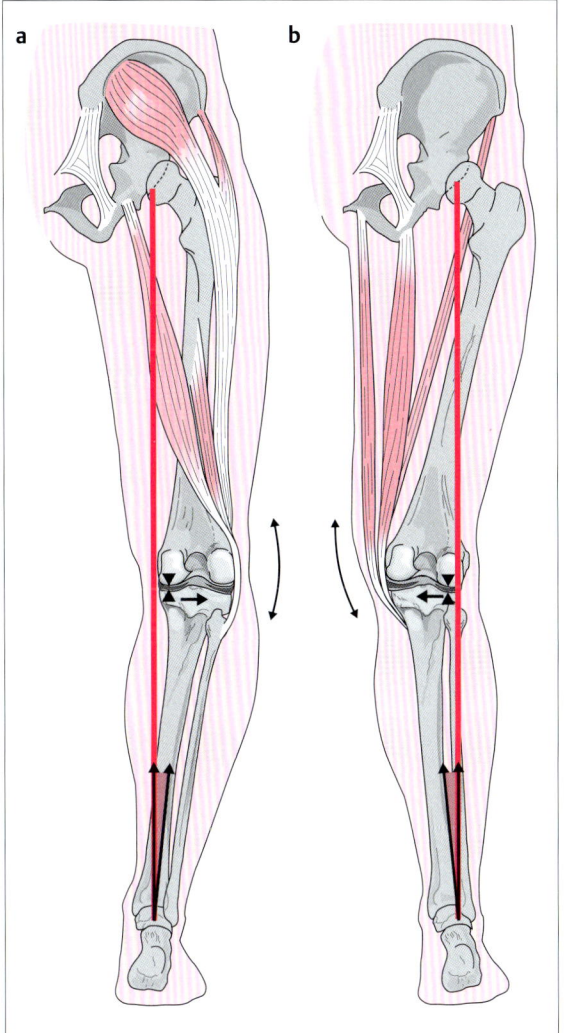

图 9.124 偏离正常下肢力线。(a)膝内翻；(b)膝外翻

冠状面（图 9.125）

对胫骨近端和胫骨远端的横轴，应通过其相互关系来进行评价。两横轴形成 30° 的夹角。在足部可观察到，足部解剖纵轴线从矢状面向外偏离约 30°。该角度由胫骨扭转所形成，此扭转朝向外侧并且主要发生在胫骨近端。

> **实践要点**
>
> 胫骨向外扭转增加导致足部功能性纵轴显著向外偏。患者的步态提示明显的外旋。如果髌骨的位置在前部，那么其原因可能是胫骨外扭转增加。蹬地动作将主要发生在踇趾内侧缘，随时间推移，此处将过度使用并出现疼痛。
>
> 典型的代偿方式是髋关节的内旋，这会使情况完全反过来。当大腿向内转动、小腿向外转动时，膝盖便会受到一个剪切力，再次导致超负荷和疼痛。

髌骨后压力

肌肉—韧带的力量与重力的矢量共同构成了髌股关节的载荷。这就意味着，除了重力，各种力的杠杆和垂直、水平方向的拉力一样，都发挥作用。因此，所有附着在髌骨上的结构都对关节压力有影响。

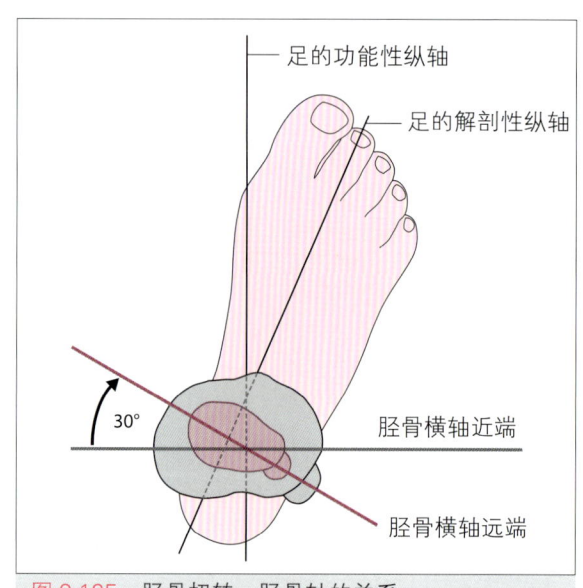

图 9.125　胫骨扭转：胫骨轴的关系

伴随运动（图 9.126）

在股骨的髌面，来自髌骨的接触压力在膝伸展时是最小的，在膝屈曲时逐渐增大。

下蹲时会发生以下情况：
- 轻度屈曲（10°~15°）：髌后压力突然急剧升高，但并不会达到峰值。
- 随着屈曲角度的增加，压力随之增加。如果重心很靠后，负荷臂就会延长，就会消耗更大的力，压力会增加到体重的10倍。
- 通过重心前移，缩短了负荷臂，压力得到缓解。

在屈曲 50° 时，随着重心向后移动，压力可增加至 2 400 N。一旦重心向前移位，压力就会减少至 860 N。

正常的髌骨可以承受很大的压力。然而，髌骨形状变化、不利的高度调整，以及作用于髌骨上的拉力的方向变化，都可能对压力分布产生不利的影响。

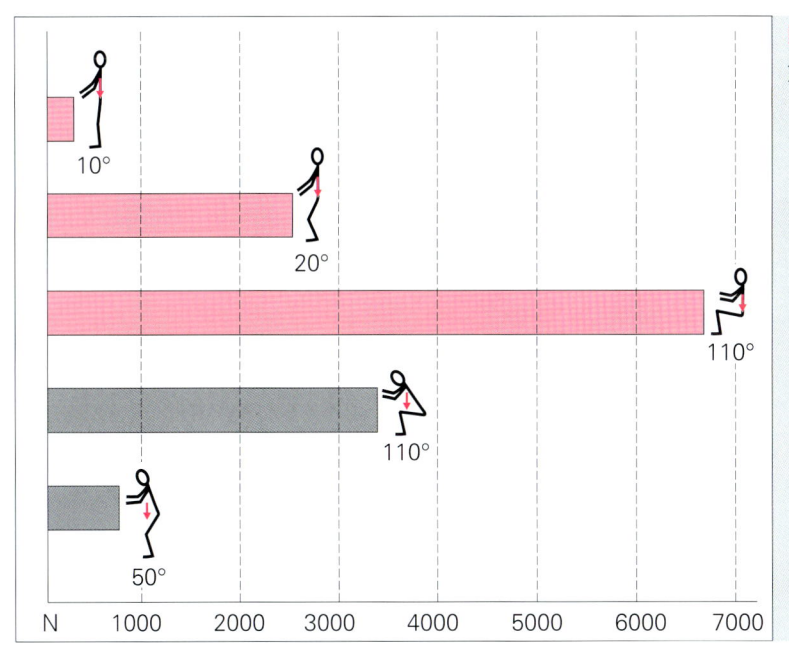

图 9.126 髌后压力变化。红色条：重心后移；灰色条：重心前移

病理改变

髌股关节疼痛综合征

髌骨的解剖改变，如发育异常、下肢力线移位、韧带松弛、肌力不平衡，都会导致髌股关节压力不均衡。症状为髌骨关节面触痛、关节深部疼痛，尤其是爬楼梯、蹲坐、久坐时，以及"失控"的症状，髌骨受压时下肢可能会打弯。

软骨软化症

软骨磨损未经处理，预期的负荷没有减少，可导致软骨软化症。除了先前描述的髌股关节疼痛综合征的症状，还会出现复发性关节渗出物，即软骨坏死的分解产物，引起滑膜炎。因此会发生以下恶性循环：压力增加→软骨软化→关节软骨坏死的分解产物→慢性滑膜炎→滑液成分的变化→软骨营养障碍→软骨细胞死亡。

应力面（图 9.127）

髌骨和部分股骨髌面都能够受力。受力面略小于实际接触面积，而关节表面哪部分用于力的传递取决于关节的位置。

运动过程中的接触面

- 在中立位上，只有髌骨远端最接近顶点的小部分与股骨髌面相接触。
- 随着屈曲角度增加，髌后接触区域向上方移动，而股骨的接触区域向下方移动。屈曲90°时，该接触面横向位于髌底上方，并且位于股骨髌面的远端。
- 屈曲超过90°时，髌骨横跨髁间窝。只有髌骨关节面的最外侧部分和髁突有连接，并且嵴部延伸至髁间窝。

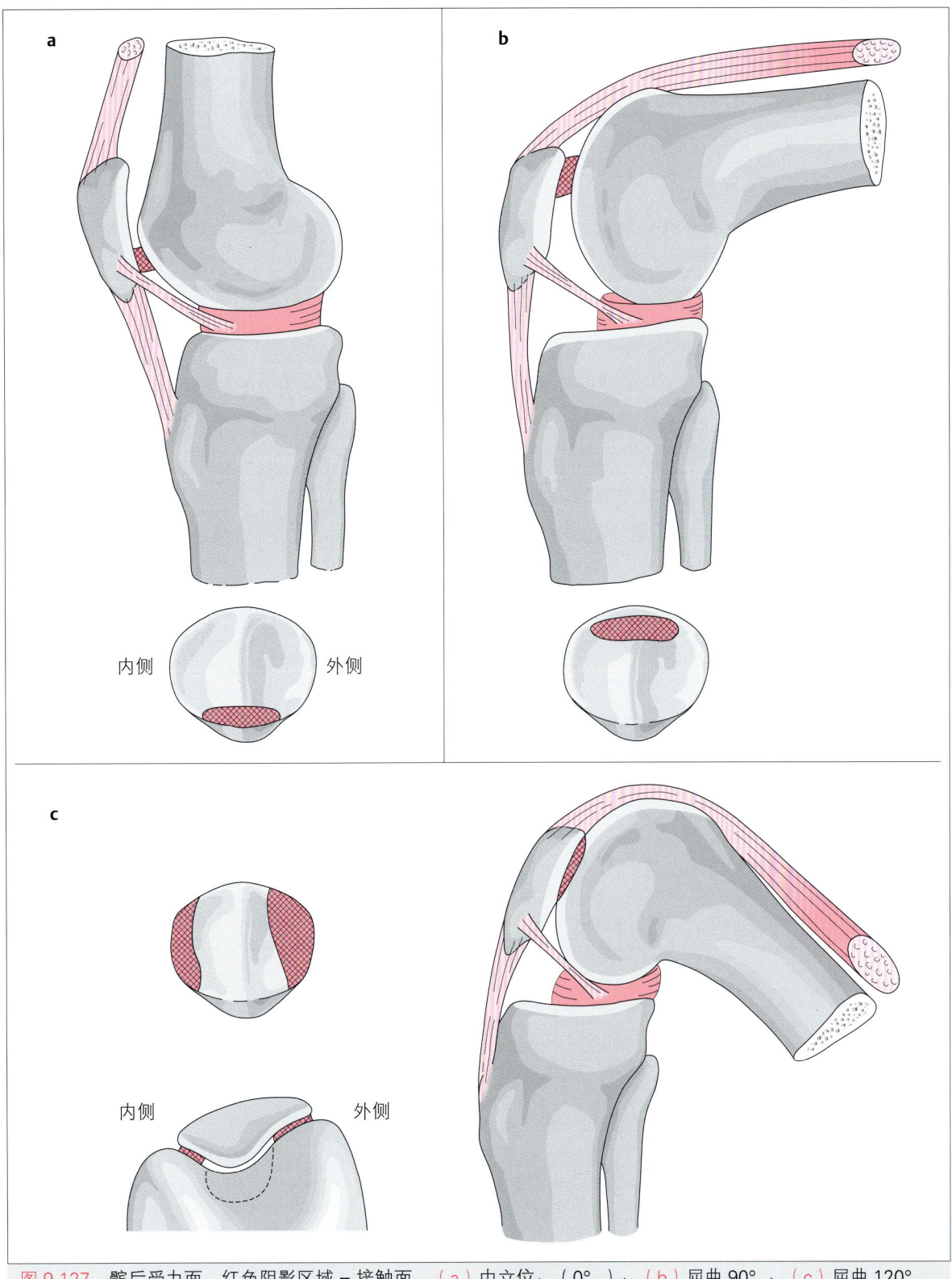

图 9.127 髌后受力面。红色阴影区域 = 接触面。（a）中立位；（0°）；（b）屈曲 90°；（c）屈曲 120°

9.4 神经

9.4.1 坐骨神经终末支

- 在腘窝上部，坐骨神经走行于半膜肌和二头肌之间。
- 在腘窝处，该神经末端分为两条终末支——腓总神经和胫神经，尽管两者在近端的坐骨神经干处就已由结缔组织总鞘包绕在一起。

腓总神经（L4–S2；图 9.128）

- 沿着二头肌内侧缘和腓骨头周围表面向前走行。
- 在此之后，该神经延伸至小腿外侧筋膜室，该筋膜室位于腓骨长肌的两个起点之间。
- 该筋膜室以小腿后肌间隔与屈肌群分开，通过小腿前肌间隔与伸肌群分开。
- 在此筋膜室内，腓总神经分为腓浅神经和腓深神经。

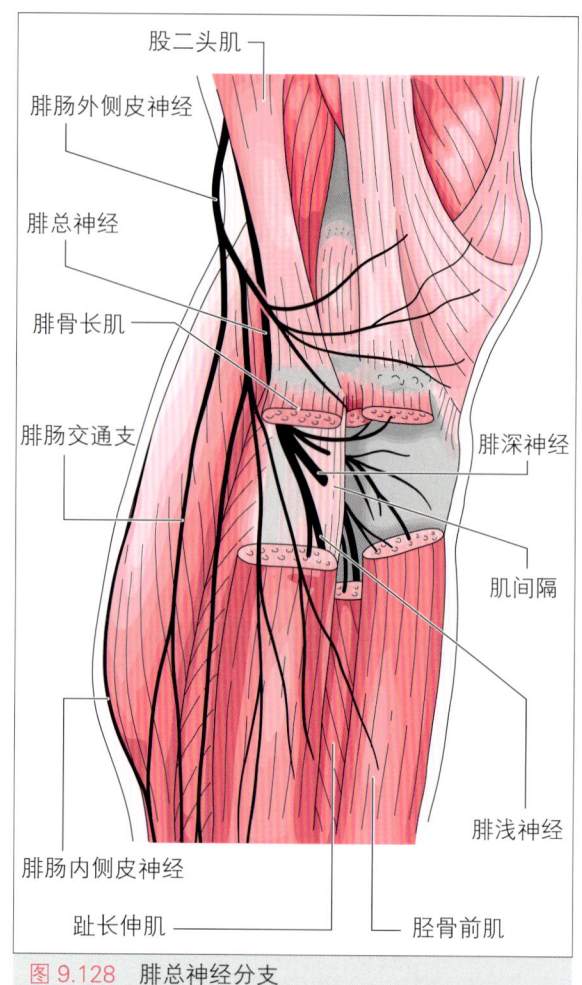

图 9.128　腓总神经分支

> **病理改变**
>
> **压力损伤导致腓神经麻痹**
>
> 单纯性腓神经麻痹最常见的原因是神经在腓骨头处受压。在此处，该神经直接位于腓骨上，因此很容易被损伤。跷二郎腿，失去知觉或残疾人不能正确定位，手术后或夹板、石膏的压力，都可以造成神经受压。
>
> 腓神经麻痹时，小腿外侧和足背部的感觉将会受影响。活动受限包括趾长伸肌、腓骨肌和所有足背屈肌（足下垂）。足下垂时，踝关节不能主动背屈，进而发展为高抬腿步态（足下垂步态）。

腓深神经（图 9.129，图 9.130）

- 穿过小腿前部肌间隔后，支配小腿伸肌群，为运动神经。
- 于胫骨前肌和踇长肌之间的骨间膜上向远端延伸。
- 后从上伸肌支持带的下方通过并在此分为外侧支和内侧支。
- 支配足趾部伸肌，以及踇趾和第二趾之间的一小部分皮肤。

腓浅神经（图 9.129，图 9.130）

- 于趾长伸肌和腓骨长肌之间通过。
- 在外踝上一掌宽处，分为走行至内侧的足背内侧皮神经和延伸到外侧的足背中间皮神经。
- 支配腓骨肌和小腿前部与足背部的大面积皮肤。

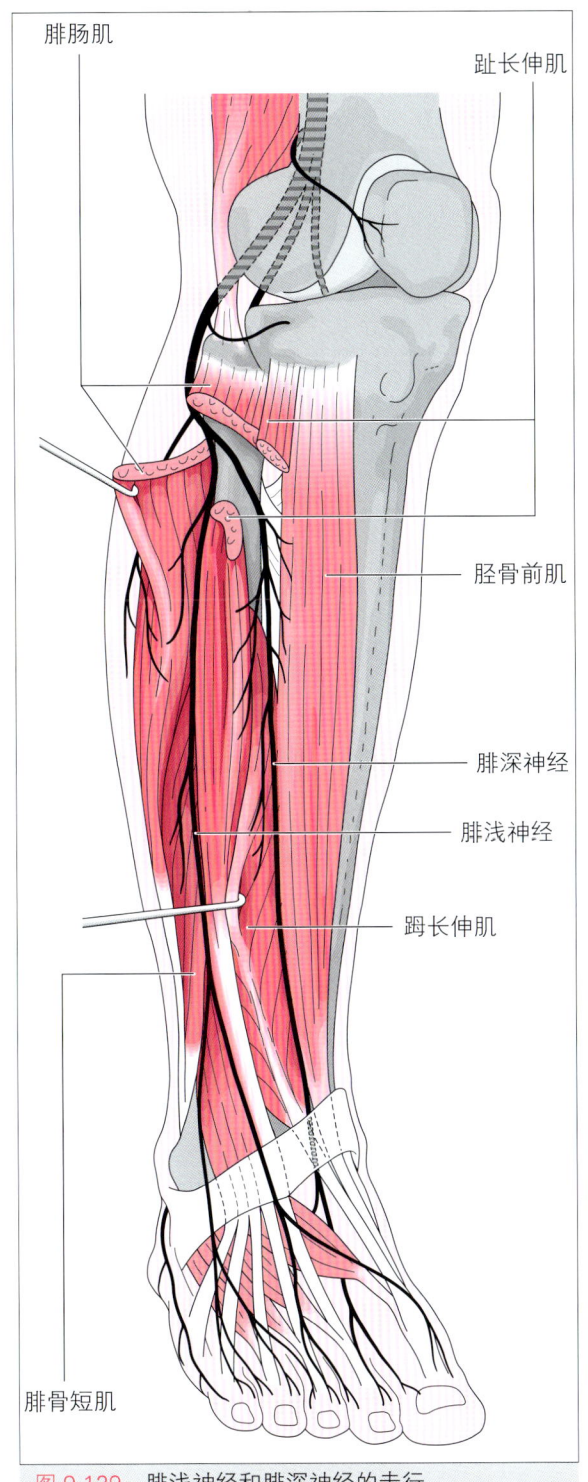

图 9.129 腓浅神经和腓深神经的走行

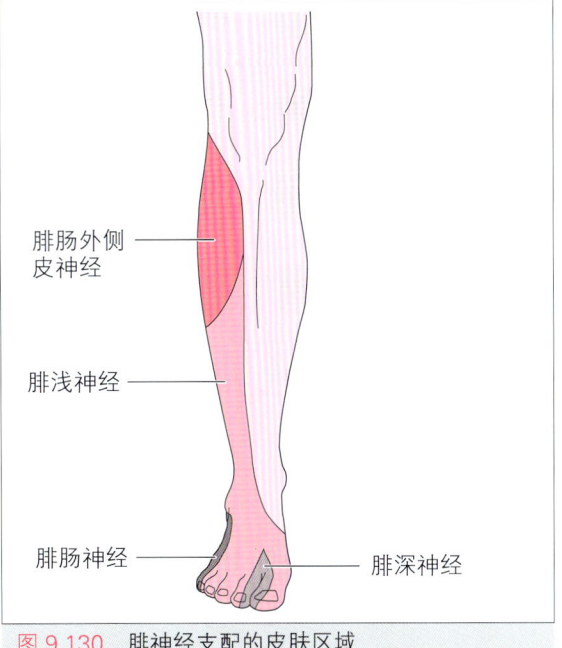

图 9.130 腓神经支配的皮肤区域

胫神经（L4-S3；图 9.131，图 9.132）

- 纵向走行通过腘窝。
- 在腘窝内，该神经分为支配腓肠肌和比目鱼肌的肌支，以及腓肠内侧皮神经。
- 沿腓肠肌头部向下走行至比目鱼肌腱弓；在此处，走行到小腿后深筋膜内，在趾长屈肌和𝪢长屈肌之间走行。
- 随着这些肌腱进一步向远端延伸至内踝，在此处弯曲向后。
- 在踝的远端，分为内侧和外侧足底神经。
- 胫神经支配小腿三头肌、胫骨后肌和两块长屈肌，以及足跟区和足底大部分区域的皮肤。

腓肠神经（图 9.132~134）

- 在腘窝中，胫神经分出感觉支——腓肠内侧皮神经，在腓肠肌两个头之间的浅层向远端走行。
- 在腘窝中，腓总神经分出腓肠外侧皮神经，沿小腿外侧走行至外踝。
- 腓肠外侧皮神经与腓肠内侧皮神经通过腓肠交通支连接，在跟腱水平上形成腓肠神经。
- 随后，该神经沿着跟腱外侧缘延伸到足的外侧缘。
- 腓肠神经支配着小腿背外侧和足外侧边缘的皮肤。

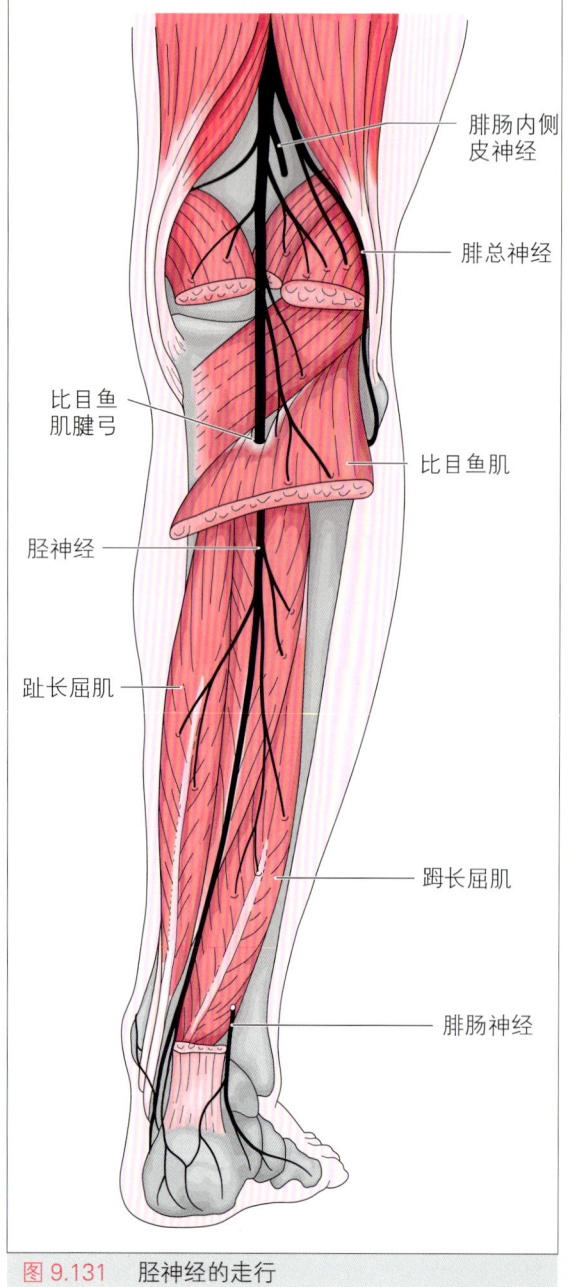

图 9.131　胫神经的走行

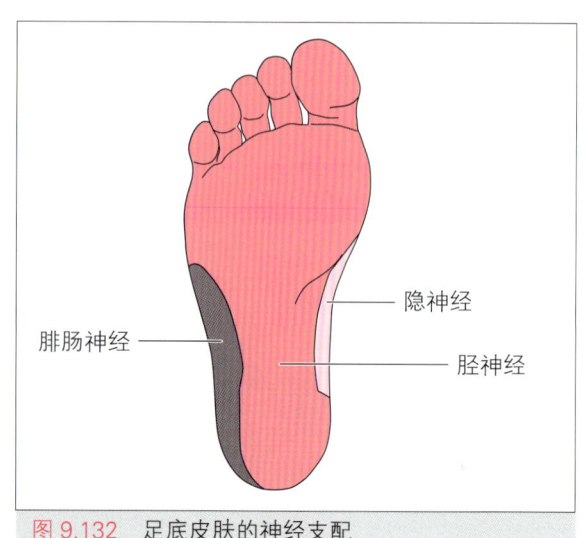

图 9.132　足底皮肤的神经支配

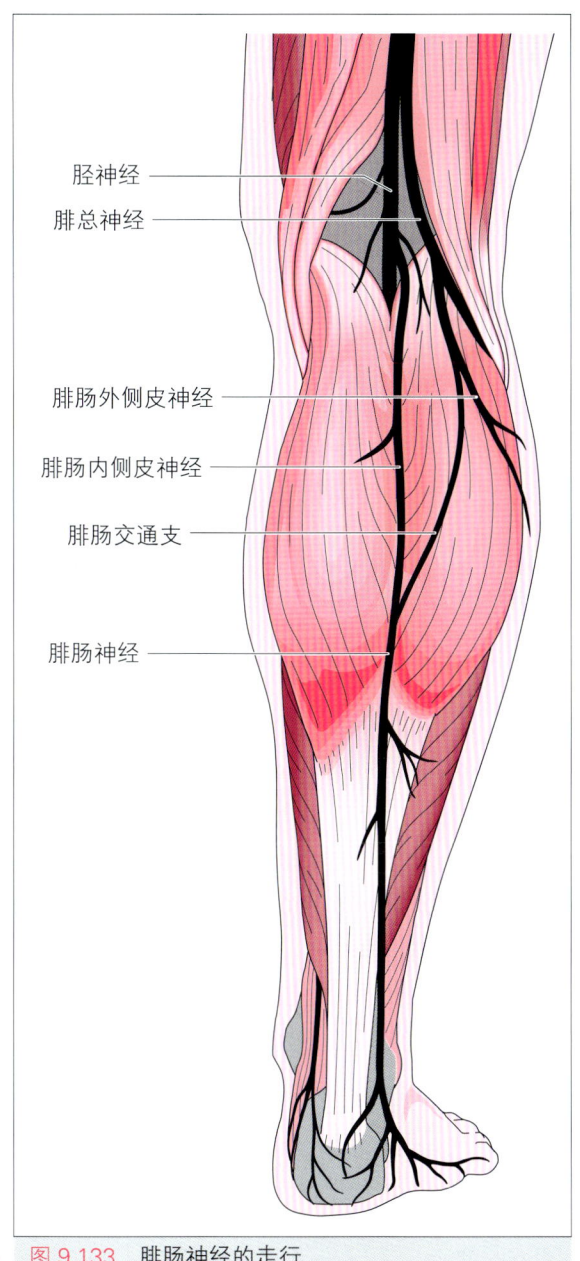

图 9.133 腓肠神经的走行

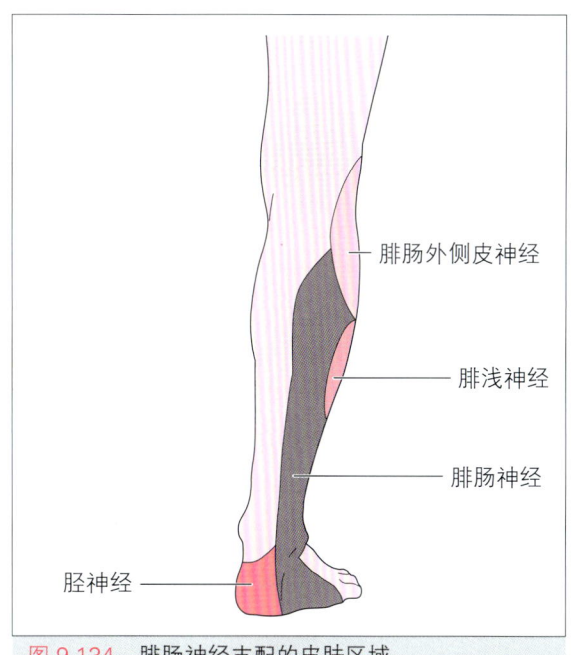

图 9.134 腓肠神经支配的皮肤区域

第10章

足踝

10 足踝

很多学者提出，踝关节和胫距关节的概念并不一致。解剖学家认为，需要明确踝关节的解剖结构和功能，重要的是要了解将踝关节视为何种功能单位。许多美国解剖学家认为踝关节仅指胫距关节，主要功能是背屈和跖屈，并把其他运动范围归为足部其他关节的功能。

与此相反，德国解剖学家认为（本书中的观点）应将踝关节功能性地视为上踝关节和下踝关节。上踝关节是胫距关节，将在章节10.3中叙述。下踝关节由后部和前部组成，对应距下关节（距跟关节）和距跟舟关节，这些将在章节10.5中详细讨论。使用这种分型方法可以更形象地说明足踝复杂的、多关节复合运动模式。

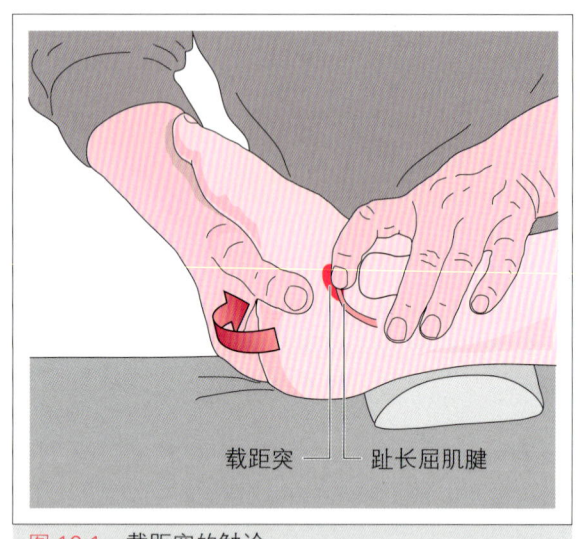

图10.1 载距突的触诊

10.1 足踝触诊

10.1.1 足踝内侧

内 踝

内踝是足踝内侧区域中最明显、最突出的骨性标志，可以作为对其他部位检查的定位标志。

载距突（图10.1）

跟骨的载距突位于内踝尖下方约一指半处。沿载距突的上缘可以触及距下关节。被动内外翻足部，可以更好地触及距下关节间隙，因为此时关节间隙会张开。载距突下有一个纵向凹槽，趾长屈肌腱走行于该凹槽中。

舟骨（图10.2）

沿载距突向远端偏下方向，可以触及一个明显的突起，即舟骨结节。胫骨后肌腱从小腿后侧延伸至此，再向足内下走行。从足内侧检查，舟骨的宽度约为一横指。

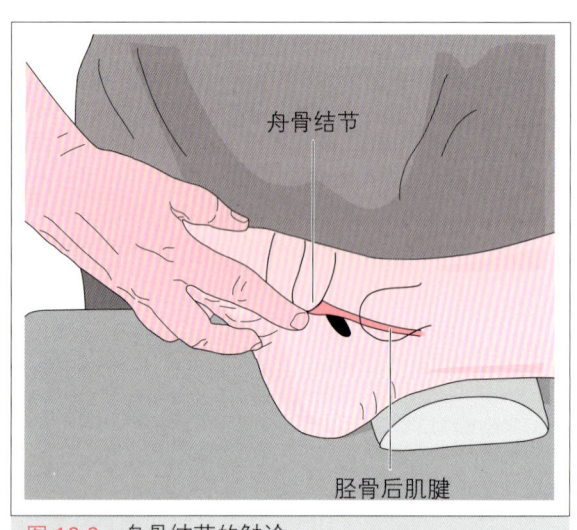

图10.2 舟骨结节的触诊

距跟舟关节（图 10.3）

在小腿前胫骨前肌腱与内踝之间，踝关节间隙下一指处，可以触及舟骨的近侧缘。通过被动内翻和外翻，检查者可以清楚地触及距跟舟关节间隙。

舟楔关节（图 10.4）

舟骨远端是舟楔关节的关节间隙。从内侧触诊可以更好地检查略有倾斜的舟楔关节。

第一跖跗关节（图 10.5）

继续向远端触诊，第一跖骨基底是下一个骨性突起。第一跖楔关节在第一跖骨基底近端。牵引第一跖骨，可以使关节间隙变宽，更容易触诊。

胫骨前肌腱止于第一跖楔关节内侧，所以沿胫骨前肌的走行方向进行触诊，有助于找到第一跖楔关节。

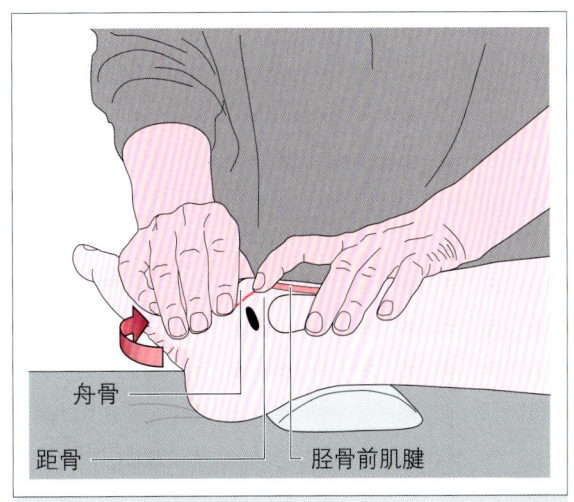

图 10.3　舟骨和距骨头之间的关节间隙的触诊

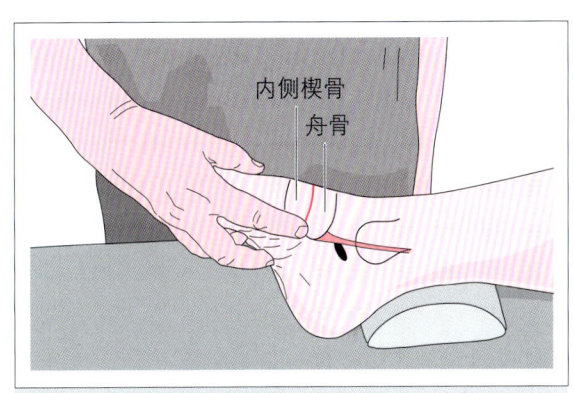

图 10.4　舟骨和内侧楔骨之间的关节间隙的触诊

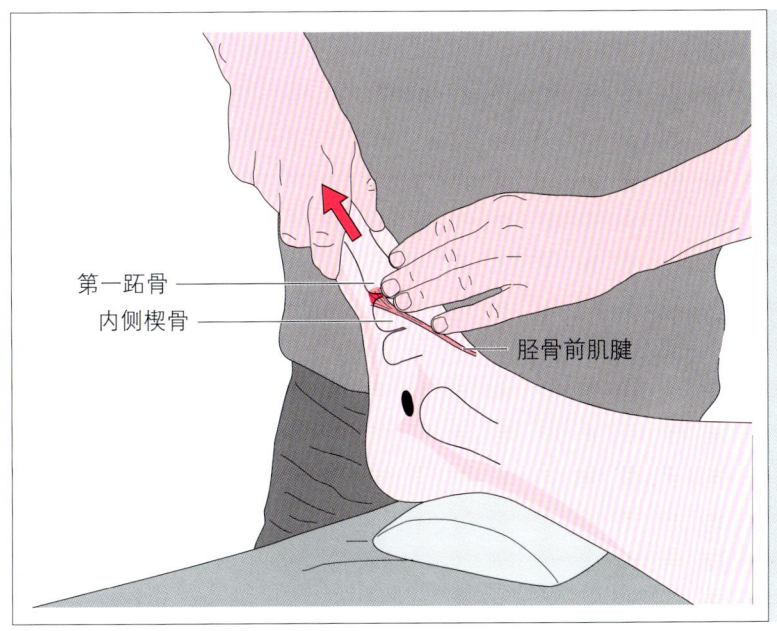

图 10.5　内侧楔骨与第一跖骨基底之间的关节间隙的触诊

第一跖趾关节（图 10.6）

第一跖骨与近节趾骨之间的关节间隙可以通过牵引踇趾来达到更好的触诊结果，该关节间隙可以被动牵引达到 1 cm。

通过向远端持续牵引踇趾，检查者可以更好地触诊整个增宽的关节间隙。

内踝定位指南（图 10.7）

被动将踝关节达到最大背屈，将示指、中指和无名指放置于踝前间隙。无名指对应距骨头，中指对应舟骨，示指对应内侧楔骨。

跟舟足底韧带（图 10.8）

此韧带从载距突前侧延伸到舟骨下缘，也被称为弹簧韧带，只有从内侧缘可以被触诊。

三角韧带（图 10.9）

韧带呈扇状延伸，由于它位于支持带的深面，所以只有部分能被触及。三角韧带由四部分组成：两束止于距骨，一束止于舟骨，一束止于跟骨。

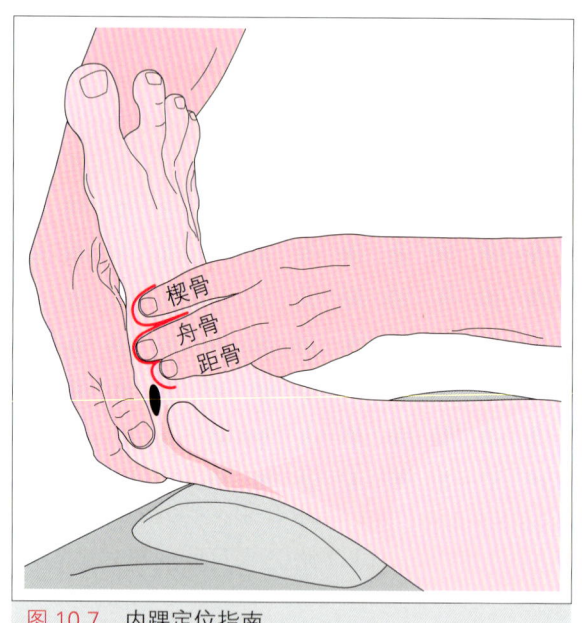

图 10.7　内踝定位指南

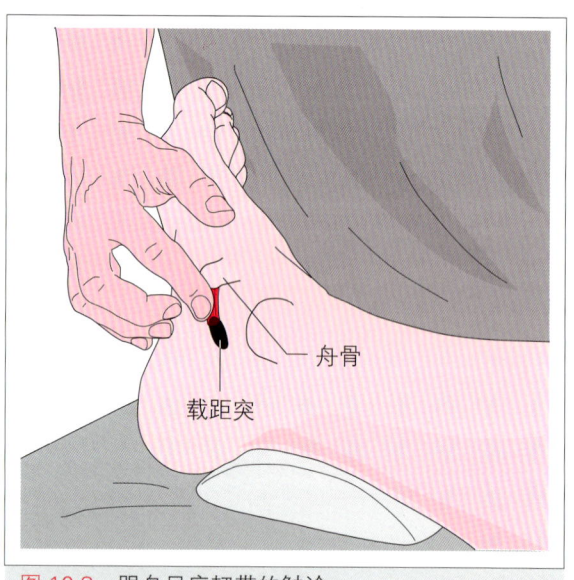

图 10.8　跟舟足底韧带的触诊

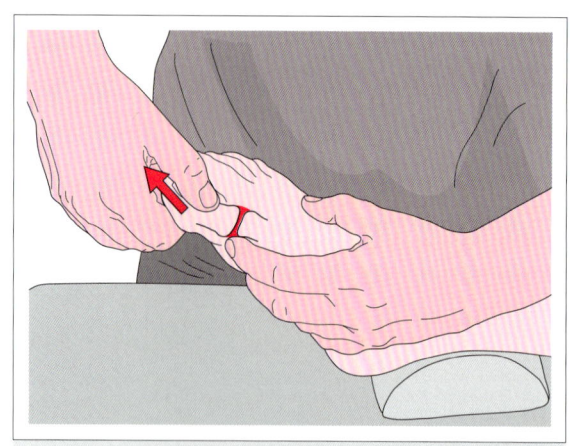

图 10.6　第一跖骨和第一近节趾骨之间的关节间隙的触诊

胫距前韧带（图 10.10）

此韧带从内踝前方延伸至距骨颈。被动跖屈踝关节使韧带绷紧，可以更好地触诊。

胫舟韧带（图 10.11）

此韧带起于内踝，止于舟骨背面和舟骨结节，位于胫骨后肌腱的深层。可以通过被动外翻使韧带绷紧来触诊。

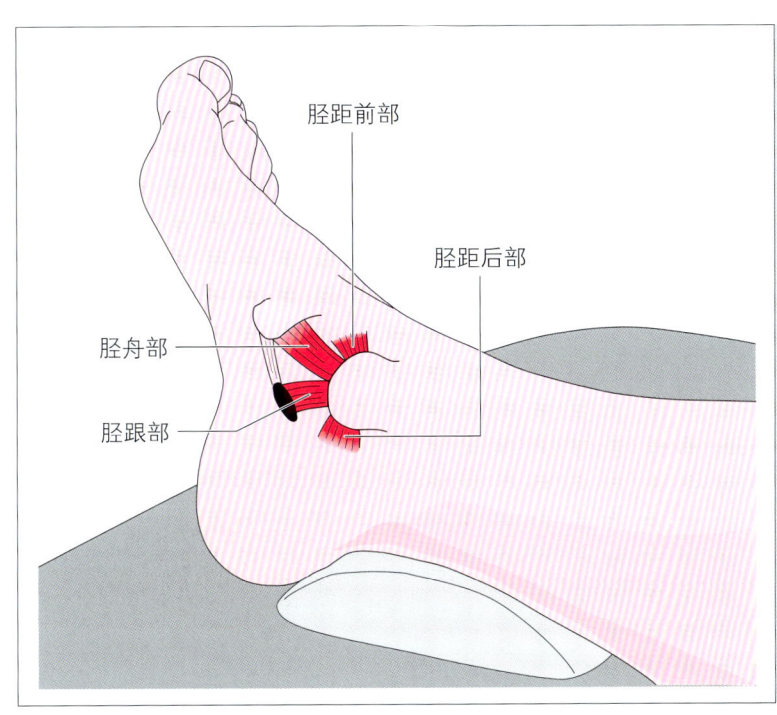

图 10.9　三角韧带的触诊

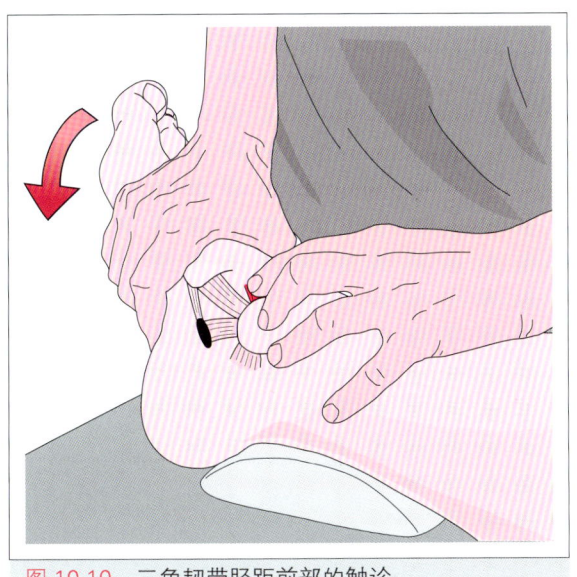

图 10.10　三角韧带胫距前部的触诊

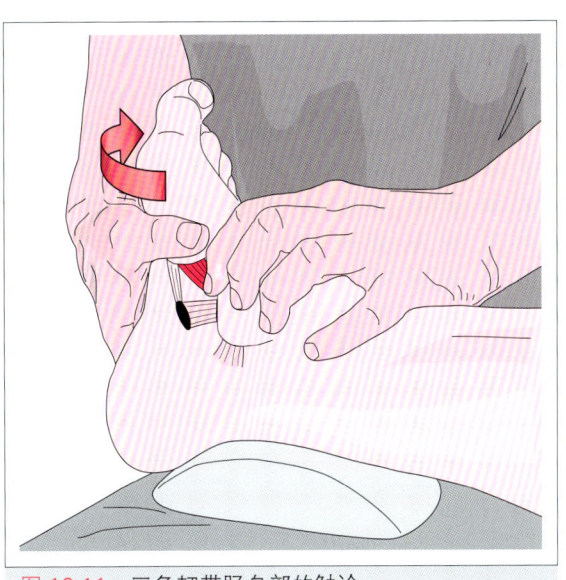

图 10.11　三角韧带胫舟部的触诊

胫跟韧带（图 10.12）

此韧带延伸至载距突侧面，并完全被屈肌支持带覆盖。被动外翻使其绷紧，更容易触诊。

胫距后韧带（图 10.13）

三角韧带的后部延伸至距骨后内侧结节，很短并几乎是水平的。被动背屈踝关节可以使其绷紧。

胫骨后肌（图 10.14）

胫骨后肌腱位于内踝的后方，并从内踝后转向前方，越过载距突向前延伸至舟骨结节。跖屈和旋后时肌腱可以非常清晰地突出，使其可被触诊。

由于胫骨后肌表层有诸多结构，其在足底的走行部分无法被触及。

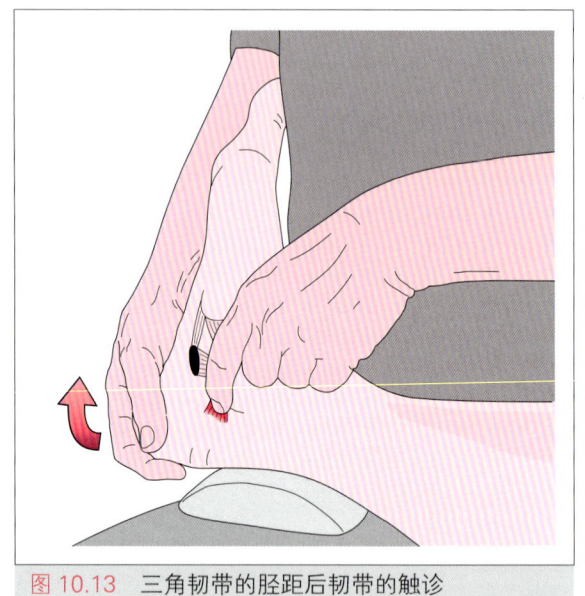

图 10.13　三角韧带的胫距后韧带的触诊

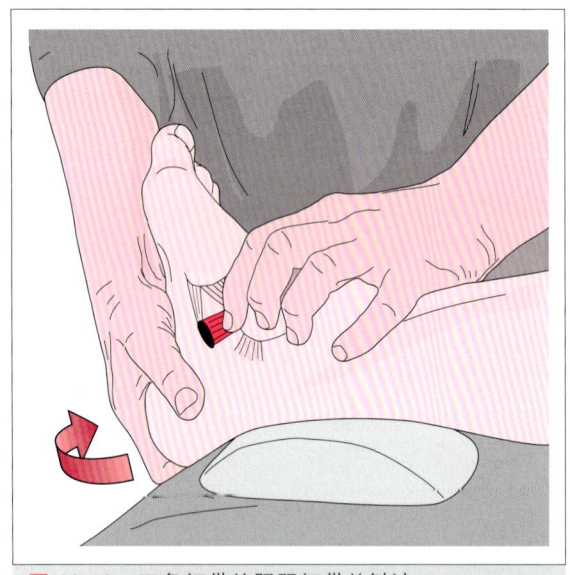

图 10.12　三角韧带的胫跟韧带的触诊

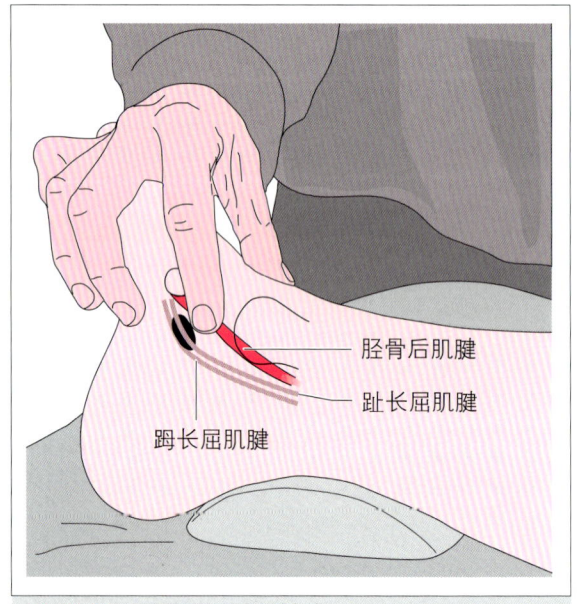

图 10.14　胫骨后肌腱的触诊

趾长屈肌（图 10.15）

肌腱先位于内踝后方，然后向前下行于内踝下方。载距突下有一个几乎与其长轴平行的骨性凹槽，屈趾时可以被较为容易地识别。

趾长屈肌的远端走行于足底深处，故远端不能被扪及。

跨长屈肌

跨长屈肌腱走行在载距突下方的深处，因此在这个区域触诊是有困难的。

跨长屈肌腱在踝关节处可以更容易被触及。通过使跨趾屈曲，有助于确定跨长屈肌腱位于屈肌结构的最后方。

胫后动脉

在内踝后缘和跟腱之间可以触及胫后动脉搏动。胫后动脉位于趾长屈肌腱和跨长屈肌腱之间。

帮助记忆内踝后肌腱解剖位置的小技巧：由前至后，如下（引自 Dos Winkel；图 10.16）：

- Tom =胫骨后肌。
- Dick =趾长屈肌。
- and=胫后动脉，胫神经。
- HARRY=跨长屈肌。

10.1.2 足背

踝关节的关节间隙（图 10.17）

从小腿近端向远端触诊，当指尖达到在胫骨前缘时，被动地将足部跖屈，宽大的距骨滑车刚好可以在指尖触及，而背屈时则消失。

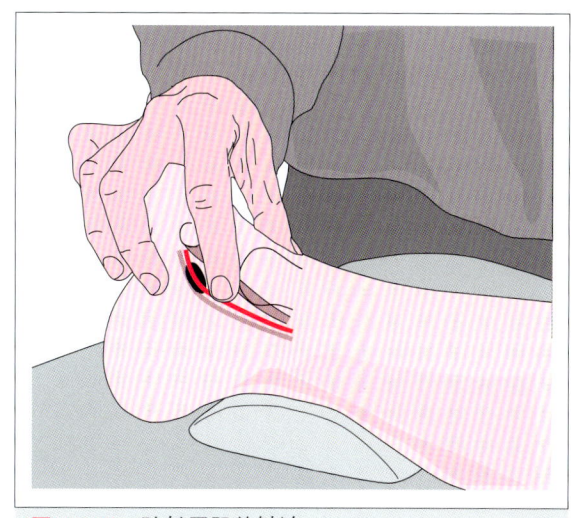

图 10.15 趾长屈肌的触诊

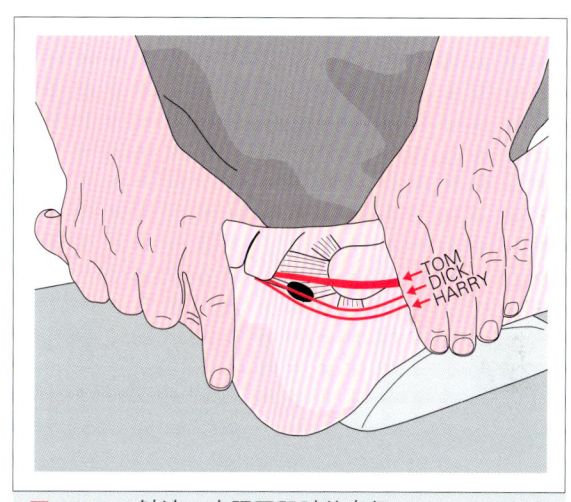

图 10.16 触诊：内踝区肌腱的走行

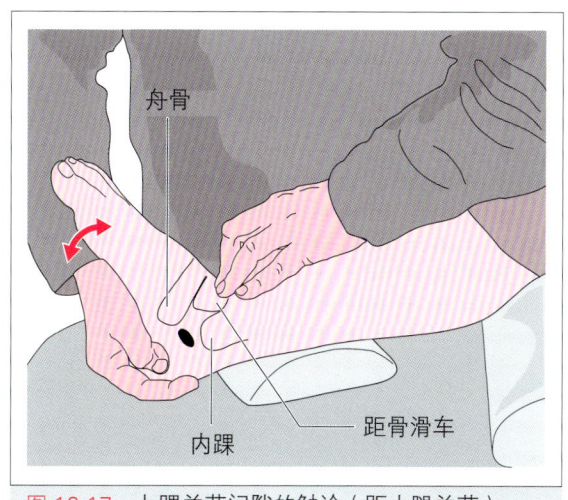

图 10.17 上踝关节间隙的触诊（距小腿关节）

胫骨前肌（图 10.18）

胫骨前肌腱是足背内侧最明显的肌腱，止于第一跖趾关节内侧，很容易识别。当踝关节背屈和旋后时，胫骨前肌更易被触及。

踇长伸肌（图 10.19）

踇长伸肌腱位于胫骨前肌腱的外侧。当踇趾背屈时，可以清楚地看到。

足背动脉（图 10.20）

位于踇长伸肌和趾长伸肌腱之间，位于踝前皮下，所以很容易触及其搏动。

有部分人（12%~15%）足背动脉缺失。

趾长伸肌（图 10.21）

位于足背的最外侧，在伸肌支持带下分为四束，分别止于相应的远节趾骨。如果在足趾伸展时对其施加阻力，趾长伸肌腱可以被明显看到。

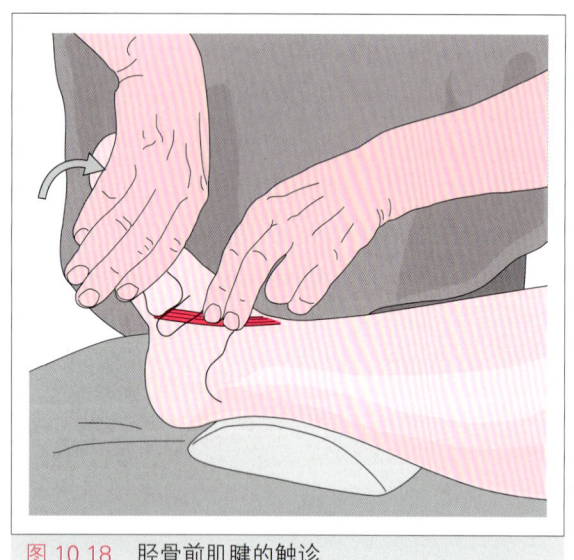

图 10.18　胫骨前肌腱的触诊

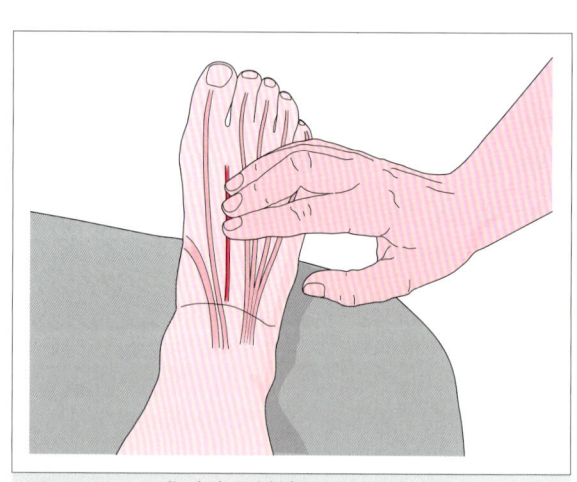

图 10.20　足背动脉的触诊

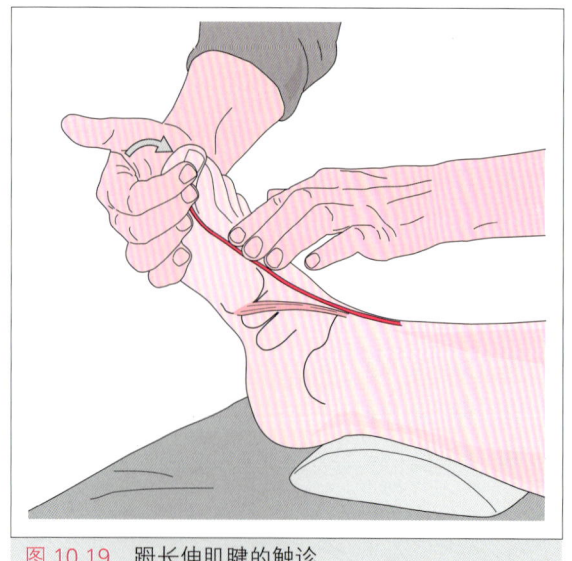

图 10.19　踇长伸肌腱的触诊

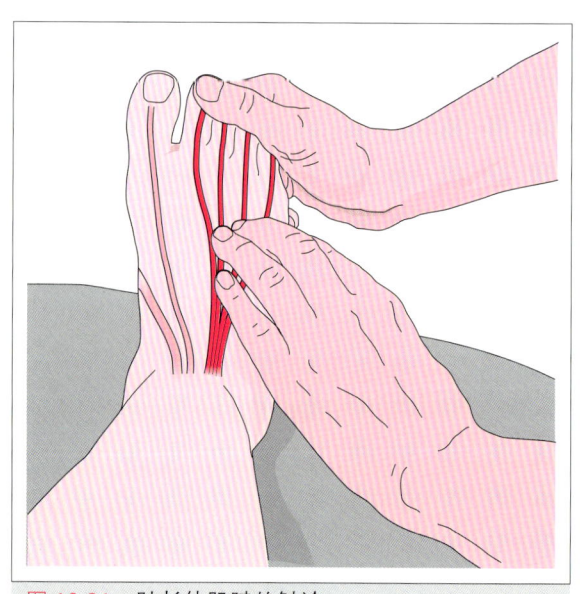

图 10.21　趾长伸肌腱的触诊

远端关节（图 10.22）

中足关节比较难触诊。因此，要掌握各关节的解剖位置和体表投影：

- 内侧和中间楔骨之间的关节，可以通过第一和第二跖骨向近端的延伸来检查。中间楔骨比内侧或外侧楔骨更小，因为第二跖骨较长。
- 中间和外侧楔骨间关节，可以通过第二和第三跖骨向近端的延伸来检查。
- 沿第三、第四跖骨之间的间隙向近端，可以触及舟骨、骰骨之间的关节间隙，同理可以触及外侧楔骨和骰骨之间的关节间隙。
- 通过从远端向近端触诊各跖骨，可以找到跗跖关节。跗跖关节位于跖骨近端基底突出的近端。牵引各跖骨干可以使跗跖关节增宽利于触及。

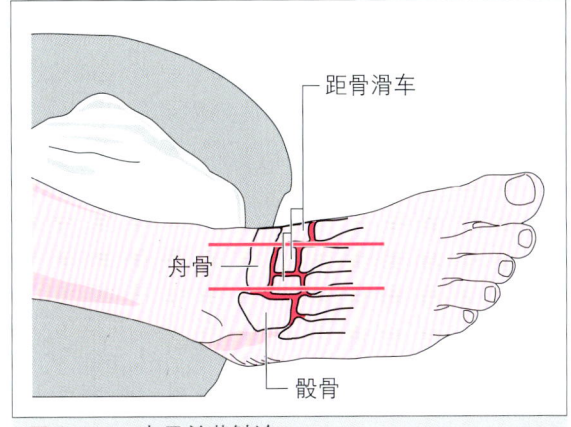

图 10.22 中足关节触诊

10.1.3 足踝外侧

外 踝

（在矢状位）外踝位于内踝后方，并向远侧延伸。踝关节间隙有约 15° 的后倾。检查者将拇指和示指分别置于内外踝，假想内外踝连线为踝关节间隙时，可以非常明显看到。

跗骨窦（图 10.23）

跗骨窦是位于踝关节前外侧与距骨颈外侧之间的一个凹陷。

跗骨窦是趾短伸肌的起点。跟骨可以通过跗骨窦被触及。跟骰关节位于跗骨窦的下方偏远端。

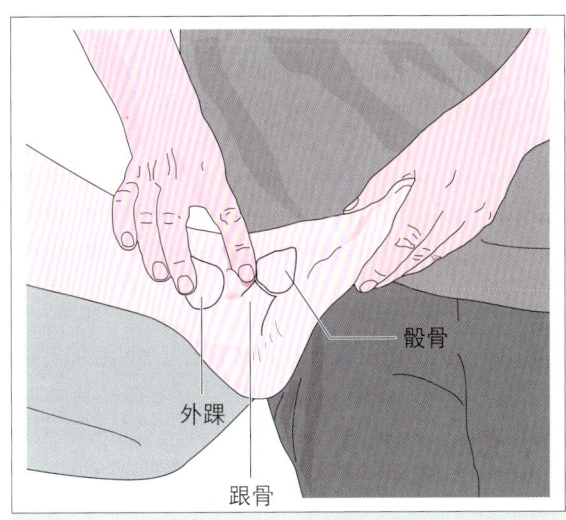

图 10.23 跗骨窦的触诊

部分分歧韧带延伸到跟骰关节背侧（图 10.24）。如果使骰骨向内侧倾斜，分歧韧带更容易被触及。分歧韧带止于舟状骨，因此触诊时手指只要沿足内侧移动即可。距骨颈外侧位于跗骨窦内。该区深层是距跟韧带，很难被触及。

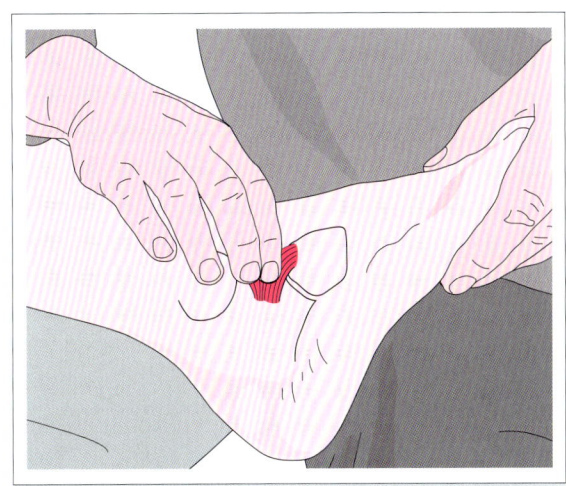

图 10.24 分歧韧带的触诊

骰 骨

第五跖骨的基底向外侧突出，只有约三分之一与骰骨接触。趾短伸肌周围的软组织位于骰骨处，有的趾短伸肌比较肥厚，局部形成隆起，偶尔有蓝色光泽。于趾短伸肌腱的下方可以触及骰骨。

距腓前韧带（图 10.25）

此韧带在外踝前方可以被触及。它止于距骨颈。踝关节跖屈且内翻时更容易被触及。

跟腓韧带（图 10.26）

韧带起于外踝尖下，向后下延伸至跟骨。被动内翻踝关节时可使其紧张。

距腓后韧带（图 10.27）

韧带起于外踝后侧，在水平方向上向后延伸到距骨后结节外侧。背屈和内翻可使其紧张。

> **实践要点**
>
> 在应力作用下检查这些韧带时，不稳定的韧带会使相应关节间隙增宽。相反，当韧带撕裂时，无法触及踝关节与相应跗骨之间的连接组织。

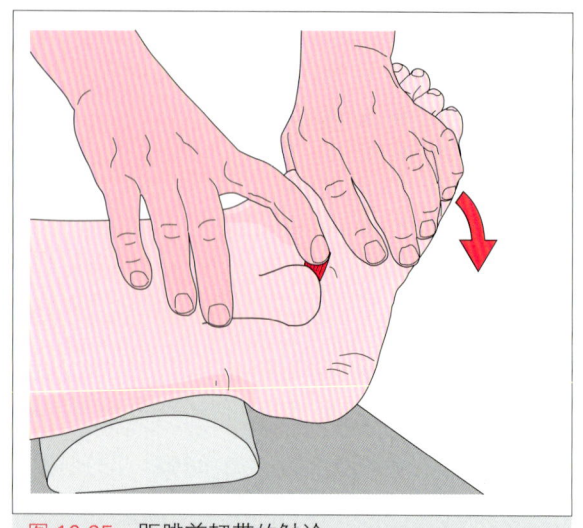

图 10.25　距腓前韧带的触诊

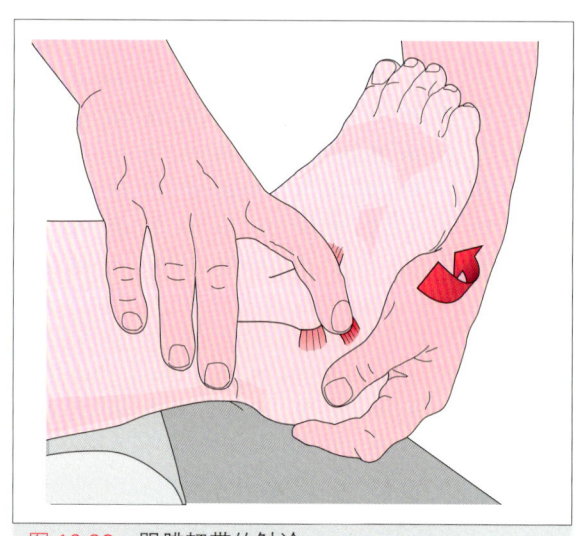

图 10.26　跟腓韧带的触诊

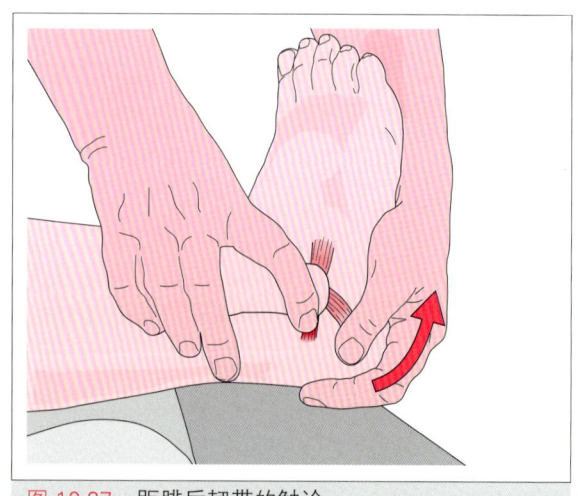

图 10.27　距腓后韧带的触诊

腓骨滑车（图 10.28）

腓骨滑车位于跟骨下方、外踝尖的稍前方，是一个可触及的小骨性凸起。

腓骨滑车将腓骨长短肌的肌腱分开。腓骨短肌腱走行于滑车上方，腓骨长肌走行于滑车下方，支持带将其固定于滑车上，外面有腱鞘包裹。因此，在这一区域的肌腱并不容易触及。

腓骨短肌（图 10.29）

腓骨短肌腱走行于外踝后的骨性凹槽里，然后向前方浅表走行，止于第五跖骨的基底。

腓骨长肌（图 10.30）

在踝关节水平，腓骨长肌腱位于腓骨短肌腱浅面，然后向远端走行于腓骨滑车下方，在骰骨下方转向足底。由于软组织的覆盖，腓骨长肌止于跖骨底与楔状骨底的止点不能被触及。

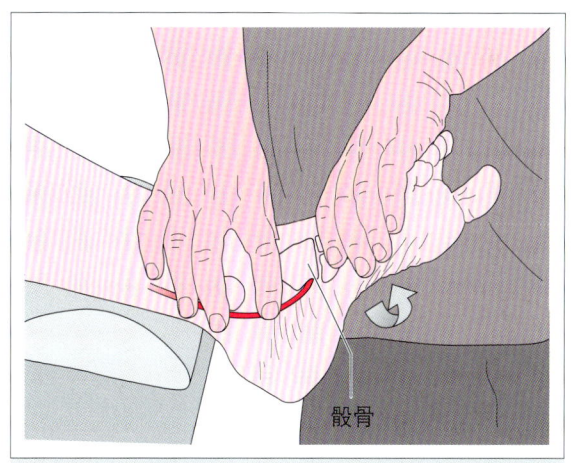

图 10.29 腓骨短肌腱的触诊

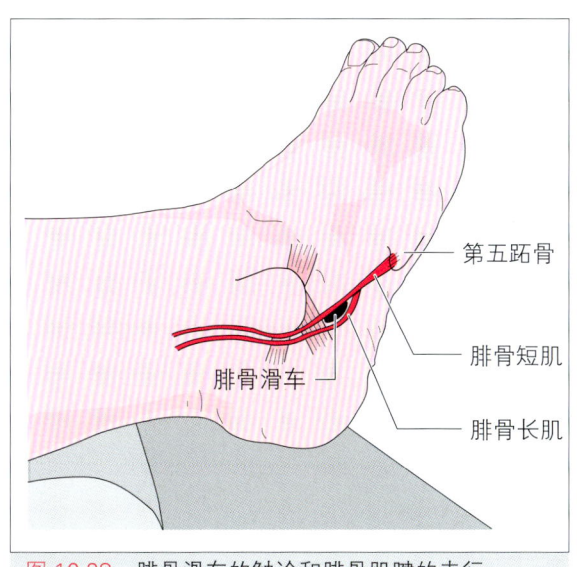

图 10.28 腓骨滑车的触诊和腓骨肌腱的走行

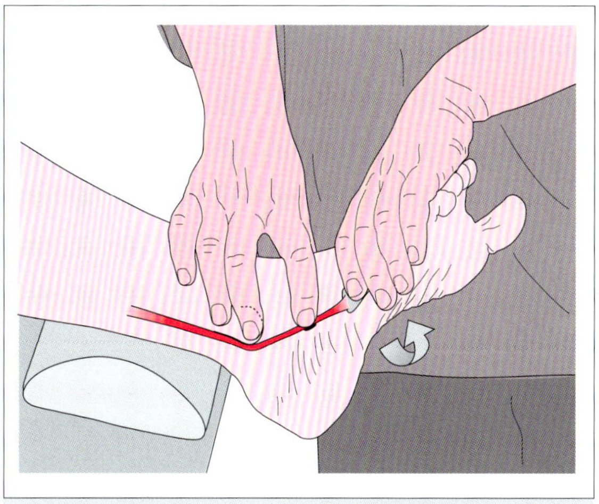

图 10.30 腓骨长肌腱的触诊

10.1.4 足跟

跟腱(图 10.31,图 10.32)

可以在多个方向对跟腱进行检查:
- 从小腿中部的肌肉与肌腱过渡处的近端开始触诊。垂直于纤维方向横向触诊。踝关节跖屈状态下,可以更清楚地触及肌肉与肌腱的过渡区域。
- 下一个触诊重点为距跟骨结节的止点处近端2~3指的区域。垂直于肌腱方向并沿着肌腱进行检查,感知其是否存在增生、压痛区域和正常区域。跟腱在这个区域易于撕裂。
- 沿跟腱内侧和外侧纵向进行检查(图10.33)。
- 在跟骨结节的止点处,应在其表面检查所有腱纤维止点。

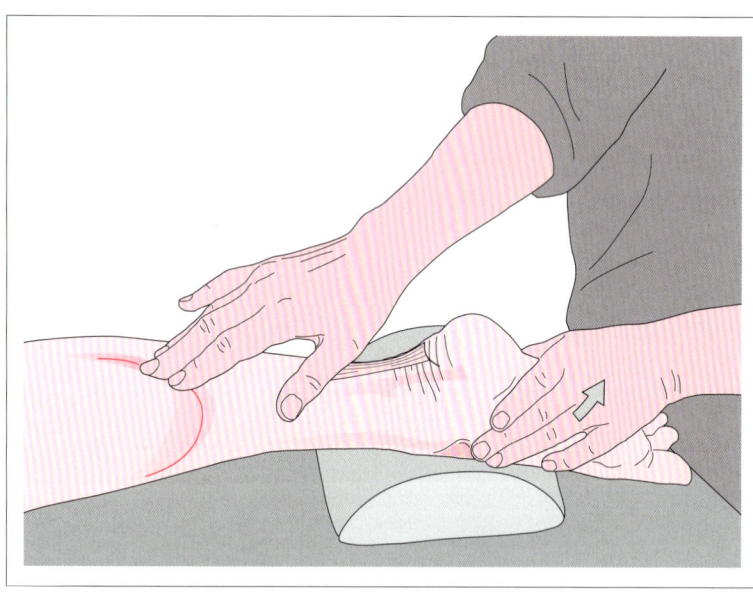

图 10.31 腓肠肌的肌肉—肌腱交界处的触诊

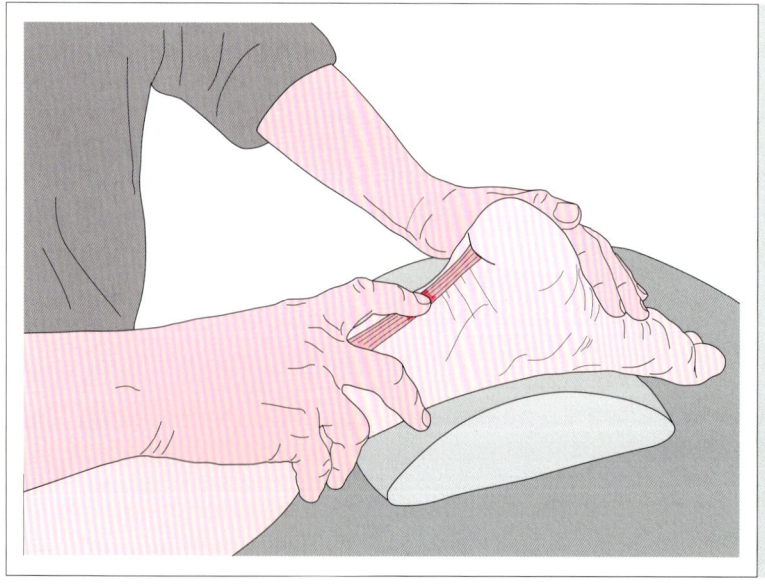

图 10.32 跟腱容易受伤区域的触诊

> **实践要点**
>
> **肌腱断裂**
>
> 跟腱部分或完全断裂时，撕裂的表面不光滑，尤其容易出现在肌腱有明显磨损的部位，而且压痛非常明显。
>
> 肌腱完全断裂的患者常诉说好像小腿被猛烈地打了一下，伴随疼痛和撕裂声，这是由腓肠肌急剧收缩导致的。

跟骨滑囊

在跟腱止点附近有两个滑囊，一个位于跟腱和跟骨之间，另一个位于皮肤和跟腱之间。

> **病理改变**
>
> **滑囊炎**
>
> 导致滑囊炎的原因可能为不舒适、紧绷的鞋子，硬的鞋垫，直接外伤或其他类似原因。

10.1.5 跖面（图 10.34）

脚底胼胝体的形成可提示患者步态是否正常。

这些胼胝体显而易见，触诊时硬而粗糙。

跟骨结节

跟骨于足底面有两个骨性突起：内侧结节和外侧结节。对此进行触诊是很重要的，因为这两个结节分别为跖腱膜和小趾趾外展肌的附着点。

跖腱膜（图 10.35）

跖腱膜非常坚韧，中部非常坚固，内侧和外侧相对柔软。它向远端展开呈"V"形并止于足趾。

纵向和斜向多方向进行触诊，在其表面寻找疣、肿物和压痛点。应该在放松和紧张状态下分别评估跖腱膜张力的变化。

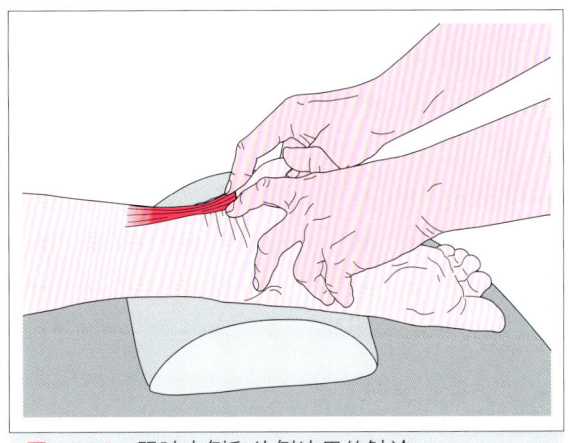
图 10.33　跟腱内侧和外侧边界的触诊

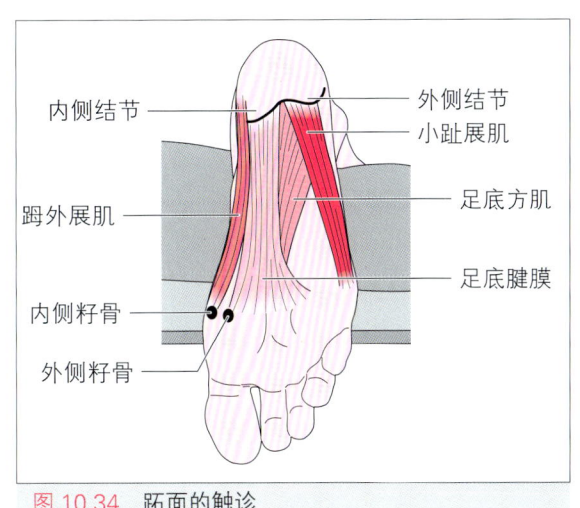
图 10.34　跖面的触诊

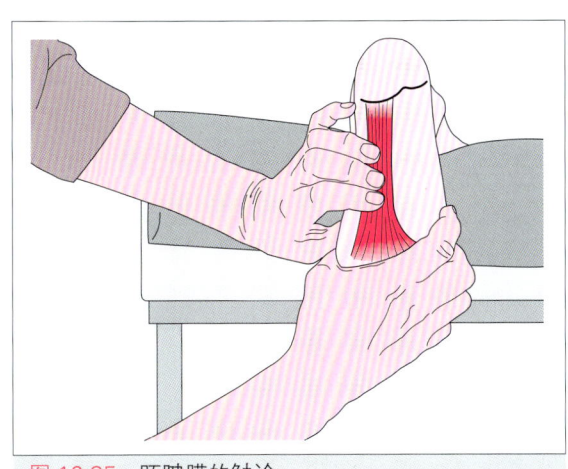
图 10.35　跖腱膜的触诊

病理改变

疣

足底疣区域不大,经常出现角化。通常位于在足底负重增加的区域,负重时疼痛加重。

姆外展肌(图 10.36)

姆外展肌的肌腹位于足内侧面,毗邻跖腱膜,姆趾抗阻外展时可更清楚地看到姆外展肌。

小趾展肌(图 10.37)

小趾展肌位于足底外侧缘,毗邻跖腱膜,小趾外展时其肌腹可被识别。

跖骨头(图 10.38)

可以通过足底跖骨头下的胼胝体大小和疼痛程度评估足底压力。

病理改变

扁平足

扁平足时,可发现第二和第三跖骨头下皮肤明显变厚和硬化。由于足横弓塌陷,跖骨头与地面接触过多,压力增大,导致胼胝体形成。

足底最突出的区域——第一跖骨头和第一跖趾关节(MTP)——容易发生姆外翻。

籽 骨

第一跖骨头下可以触及2块籽骨,分别被姆短屈肌内侧和外侧头包裹。

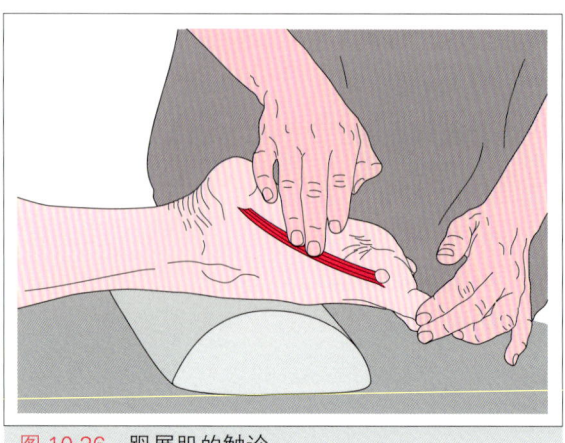

图 10.36 姆展肌的触诊

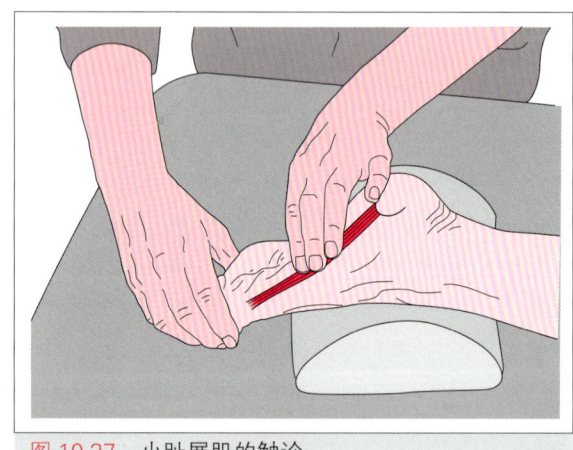

图 10.37 小趾展肌的触诊

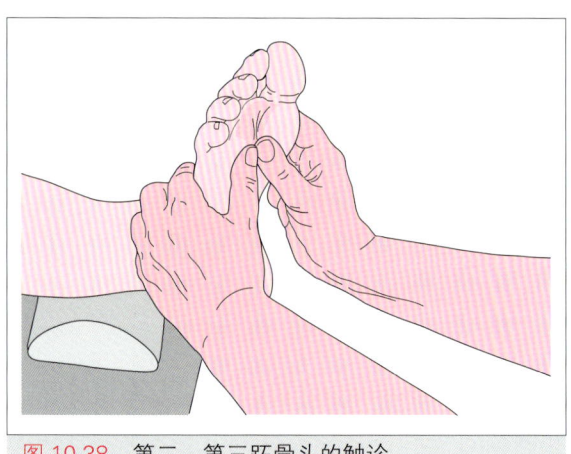

图 10.38 第二、第三跖骨头的触诊

病理改变

籽骨炎

行走过多时，肌腱持续收缩，负荷超过籽骨的承受能力会导致籽骨炎。为了缓解籽骨在行走推进期的压力，可以使用缓冲压力的足垫。

扁平足

跖骨外展会引起跖骨头内缘的肿胀。由于压力和摩擦，可能产生滑囊炎，伴随疼痛。

莫顿（Morton）神经瘤（图 10.39）

是第三、第四跖骨头间的第三跖骨底固有神经附近的瘢痕组织增厚形成的。由于压力，神经会发生微小损伤，神经瘤可由反应性损伤修复所致。穿比较紧的鞋时，跖骨头被压在一起，跖骨头间压力增大，也会导致病变发生。前足挤压实验：将前足从双侧给予挤压，会在神经瘤处产生刺痛。

▷ 见章节 10.15：足踝关节的神经结构。

10.2 X 线影像

10.2.1 前后位观（图 10.40）

患者取站立位或坐位时脚尖向前，在中立位摄取标准 X 线片。

在踝的前后位片上可以观察距骨在踝穴中的位置。由于距骨和跟骨的重叠，距下关节不易评估。

为了评估关节位置，需确定以下角度：

- 胫骨远端关节面：约92°。该角度由胫骨干的轴线和距骨滑车顶部的线形成，接近直角。
- 胫骨角：50°~65°。滑车线与沿胫骨踝关节面的线所形成的角度，开口向下。

进一步评估
- 踝关节关节间隙宽度：各向宽度相同，约 3 mm。

- 踝关节的构造：腓骨尖端位于胫骨远端1~1.5 cm。
- 关节连接表面光滑尖锐。
- 骨小梁排列正常。

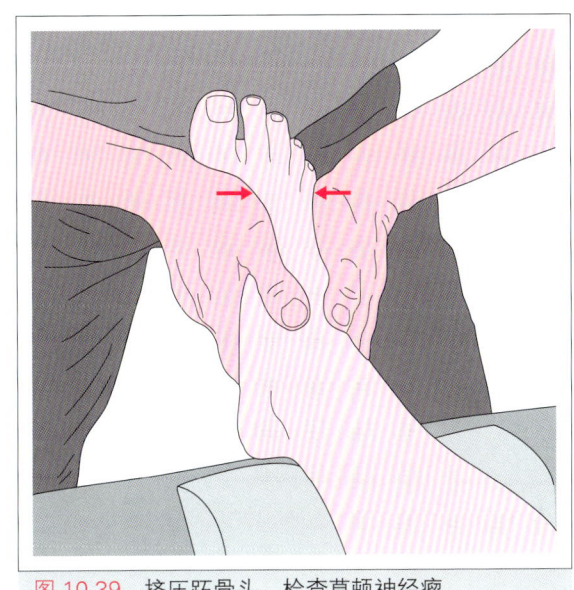

图 10.39 挤压跖骨头，检查莫顿神经瘤

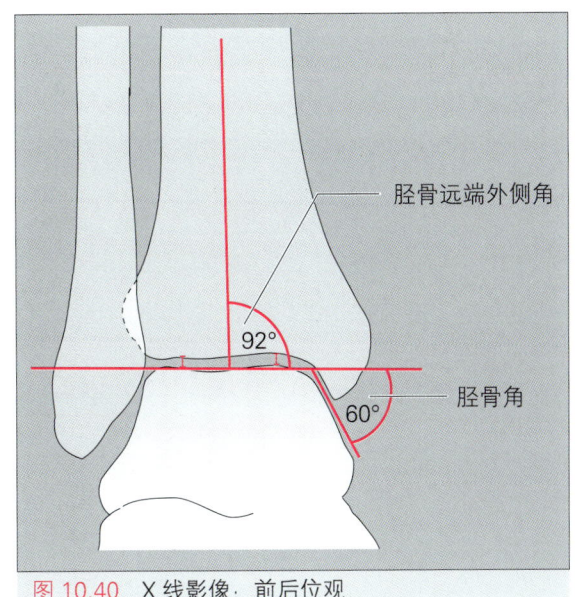

图 10.40 X 线影像：前后位观

10.2.2 侧位观（图10.41）

评　估

- 上踝关节（胫距关节）：
  - 关节间隙宽度：3~4 mm。
  - 距骨滑车和胫骨远端的轮廓：光滑均匀。
- 距骨：距骨倾角：20°~25°，为距骨颈纵轴与地面的成角，开口向后。
- 下踝关节（距下关节和距舟关节）：
  - 观察跗骨管：圆形或椭圆形。
  - 距骨与舟骨之间的关节间隙约2 mm。
- 跟骨：
  - 跟骨倾角：约40°，为跟骨纵轴与地面所形成的角，开口向前。
  - 跟骨结节角：30°~40°。该角开口向后，是跟骨结节上缘与跟距关节面（跟骨前后突连线）形成的夹角。

10.2.3 跖背观（图10.42）

图10.42非常好地展示了中足和前足区域。

以下角度显示了各骨之间的正确位置：

- 距骨轴与跟骨轴的夹角：20°~30°，为距骨颈轴线与跟骨纵轴所形成的角，开口向远端。
- 第一、第二跖骨间角：第一和第二跖骨纵轴的夹角，小于8°（图10.147）。
- 姆外翻角：第一跖骨纵轴和第一近节趾骨纵轴之间形成的向远端开放的角，小于20°。

进一步的评估

- 跗骨间、跖骨间、跖跗、跖趾和趾间关节的关节间隙宽度：1.5~2.5 mm。
- 籽骨位于在跖骨头下方，表现为椭圆形区域。内侧籽骨稍微偏向中线而外侧籽骨远离中线。

10.2.4 应力位观（图10.43，图10.44）

如果疑有韧带断裂，应该摄应力位踝关节片。

由于超声和磁共振成像检查不需要施加应力，因此近来这一体位的应用越来越少。

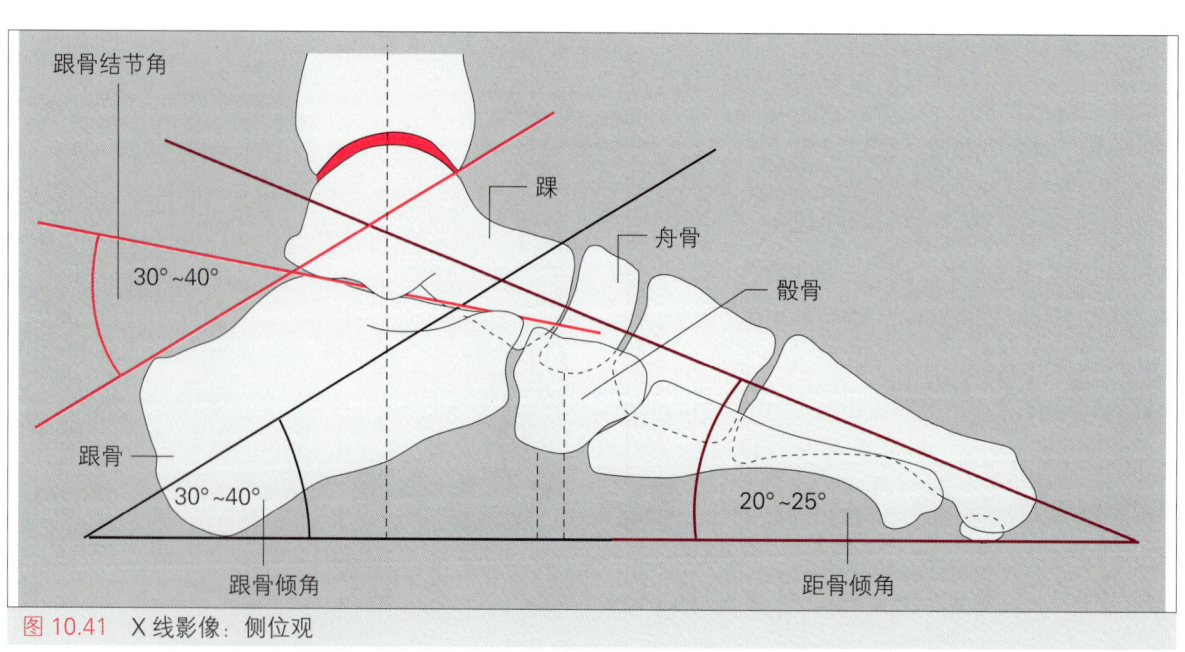

图10.41　X线影像：侧位观

距骨倾角的评估

在前后位片中，小腿轻微内旋可以使整个踝关节成像更清晰。检查者将足跟和轻度内旋的距骨固定，然后向外侧推动远侧小腿，以观察距骨与小腿之间的变化。

正常倾角：5°。随着关节松弛度的增加而增加，所以左右两侧对比更重要。

> **病理改变**
>
> 倾角的大小可以推测是否只有距腓前韧带撕裂，在这种情况下倾角约为10°。如果倾角在15°以上，则跟腓韧带和距腓后韧带可能同时受损。在距腓关节远处，距骨的倾斜也更明显。

前方稳定性的评估

在侧面观中，支撑足的足跟置于脚凳上，从前方将胫骨向后推。在X线片上，测量胫骨后缘到滑车的距离，从侧面评估距骨与胫骨的相对位置关系。

正常位移：双侧2~4 mm。如果软组织松弛，分离可以更明显。

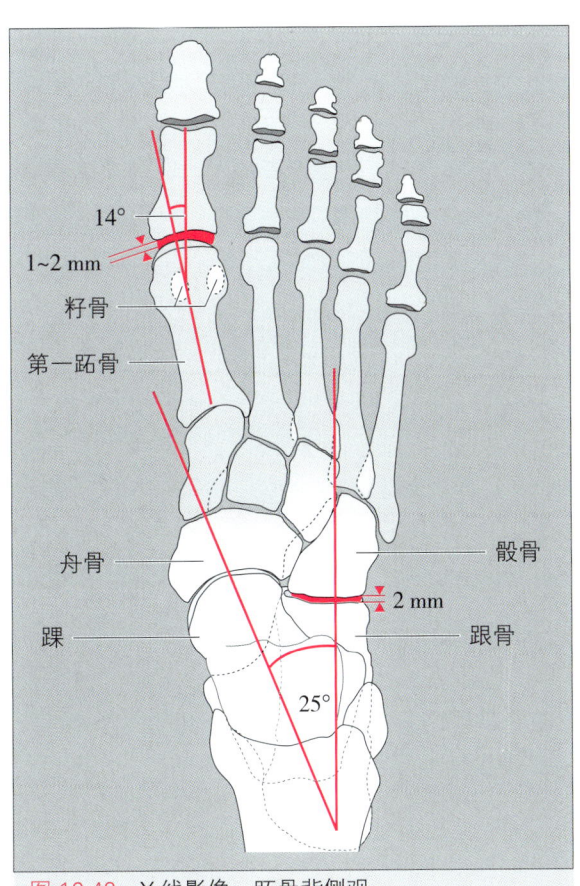

图10.42 X线影像：跖骨背侧观

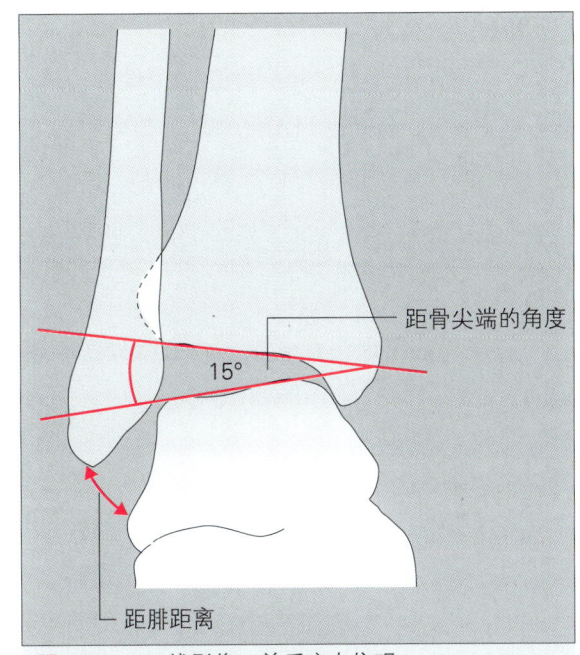

图10.43 X线影像：前后应力位观

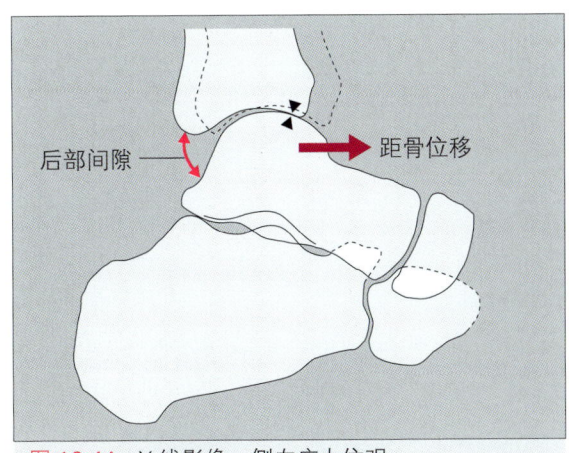

图10.44 X线影像：侧向应力位观

病理改变（图 10.44~46）

1. 使用 150 N 的应力使距骨位移超过 7 mm 并保持 30 秒，表明韧带断裂。
2. 如果距骨向内侧脱位大于 3 mm，提示下胫腓联合韧带损伤。
3. 骨折：
   - 跟骨骨折（图 10.45）：会使跟骨结节角变小，甚至可能因跟骨塌陷而反向成角。
   - Weber 骨折分类：骨折线在关节间隙水平（Weber B）；骨折线在关节间隙水平以上（Weber C）。
   - 距骨颈骨折：骨折线通过距骨颈。由于血供不足，骨折愈合难度增加，预后不佳。
   - 跖骨骨折也称为行军骨折。
   - 第五跖骨基部的撕脱，有时会伴随严重的软组织扭伤。
   - 足趾骨折。
4. 慢性多发性关节炎：影像学表现为关节间隙狭窄，边缘皮层糜烂和软骨下囊肿，还有近期发现的类似踇外翻的足部畸形。主要影响跖骨头，第五跖趾关节和第一趾间关节。
5. 踇外翻（图 10.46）：第一跖趾关节的外翻角大于 20°，第一和第二跖骨的跖骨角在 10° 以上，反映了跖骨间的分离。第一跖骨头相对于籽骨向内侧移位。

副跗骨

通常部分出现在骨化中心。副跗骨是不稳定的，必须与骨折区分开来。例如：
- 副舟骨（外胫骨）：见于舟骨内侧。
- 副三角骨：见于距骨的后突。
- 副骰骨：见于骰骨背侧缘。

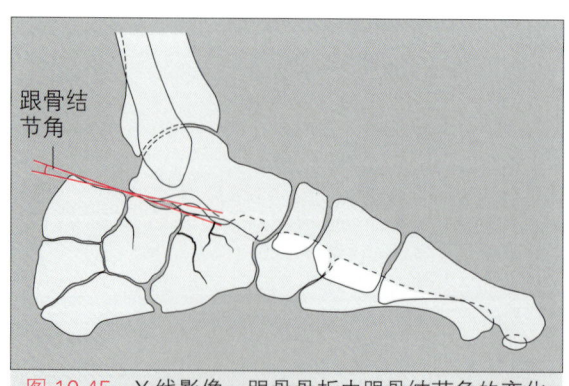

图 10.45　X 线影像：跟骨骨折中跟骨结节角的变化

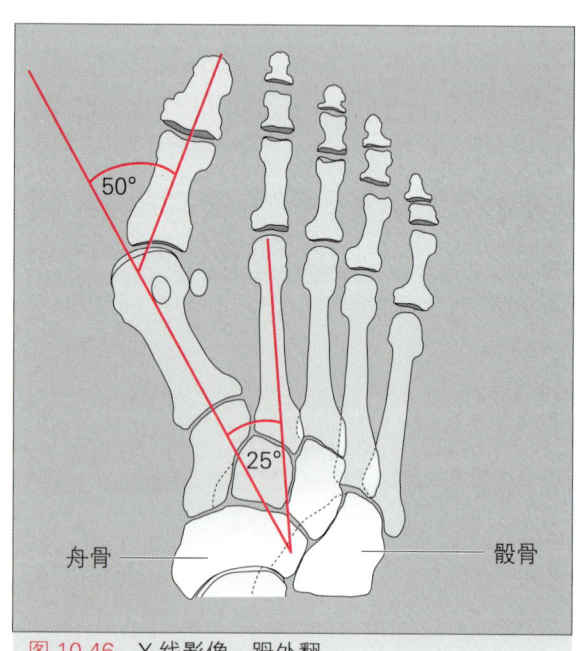

图 10.46　X 线影像：踇外翻

10.2.5 磁共振成像（MRI）（图 10.47）

磁共振成像作为一种现代成像技术，不仅在评估韧带损伤方面发挥重要作用，而且在检测骨软骨病变（软骨表面骨折）方面也具有重要作用，因为这些病不能通过常规的放射学手段进行诊断。

韧带损伤表现为不连续和变厚，可能并不总是有代表性。

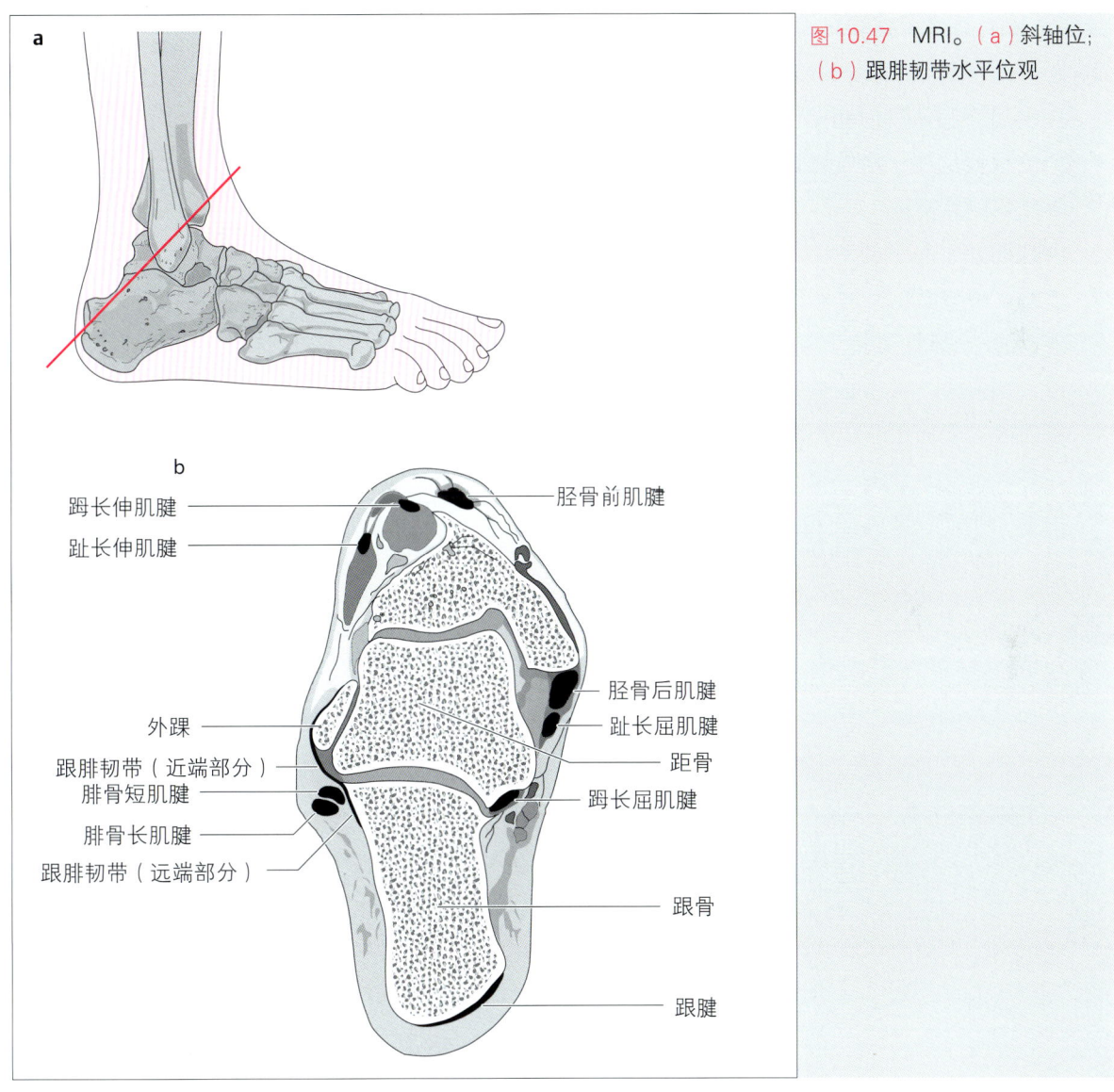

图 10.47 MRI。（a）斜轴位；（b）跟腓韧带水平位观

10.3 踝关节（胫距关节）

10.3.1 骨性结构和关节

距骨（图 10.48~50）

距骨体

- 距骨滑车位于距骨体的上面。前部比后部宽约0.5 cm。有三个关节面：
  - 距骨滑车的上表面与胫骨连接，呈凸形。在中间，有从后内侧向前外侧稍微倾斜延伸的很浅的沟。沟轻微向内侧倾斜，外侧界比内侧界略长。
  - 内踝面几乎是平的，与胫骨的内踝关节面连接。关节面在矢状面上向外倾斜30°。
  - 外踝面与腓骨连接，是凹陷的，呈三角形，面向下。关节面的定位：上部位于矢状面内；下部几乎是水平的，位于侧突。
  - 在外踝面的后缘有一个小的嵴，将表面分出另一个面，即Fawcett面，为距腓后韧带的起点。参见章节10.4：胫腓关节。
- 距骨后突：距骨体后端。姆长屈肌腱沟将其分为后内侧髁和后外侧髁。

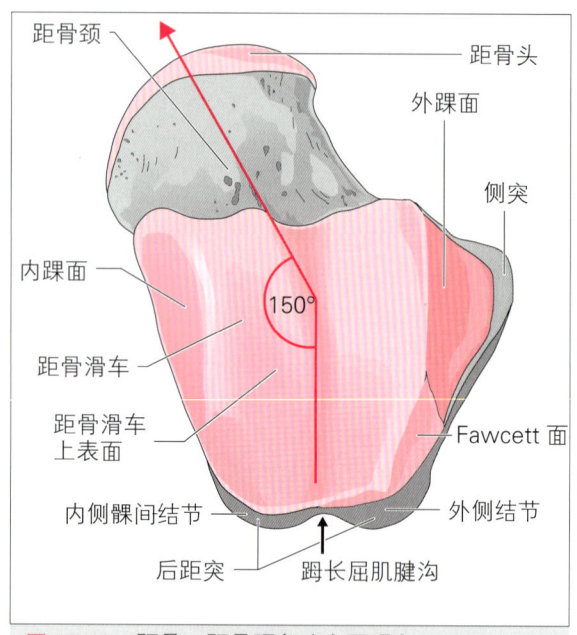

图 10.48　距骨，距骨颈角（上面观）

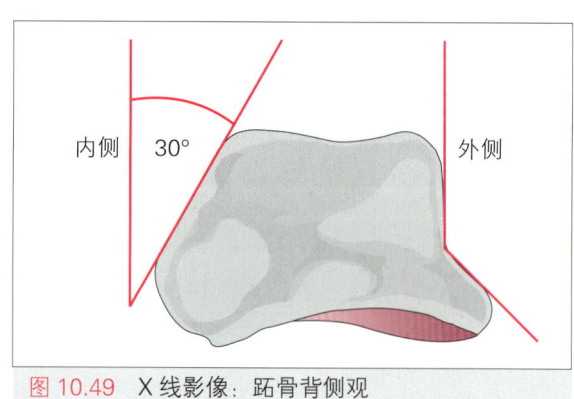

图 10.49　X线影像：跖骨背侧观

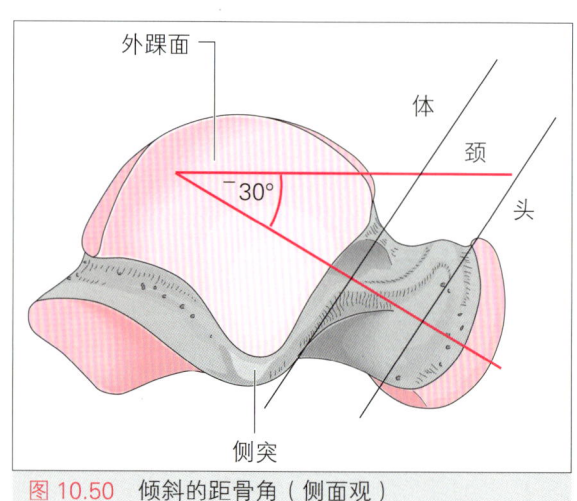

图 10.50　倾斜的距骨角（侧面观）

距骨颈

- 距骨颈轴线与滑车沟轴线形成150°的内侧角。
- 距骨颈与穿过距骨体的水平线成向下倾斜30°的角（倾斜角）。
- 在跖侧，其特征为距骨沟与跟骨沟一起形成跗骨管（图10.78）。

距骨头

完全被软骨覆盖并形成与舟骨和跟骨的关节面。

▷ 参见章节 10.5：距下（距跗骨）关节。

> **病理改变**
>
> **剥脱性骨软骨炎**（图 10.51）
>
> 距骨上最常见的发生部位是内侧缘周围。症状是肿胀、疼痛和关节运动时的弹响。症状轻微时，可以进行保守治疗，如休息和制动。当损伤严重时，如形成游离体，应该进行手术治疗：切除损伤部位直到软骨下骨。

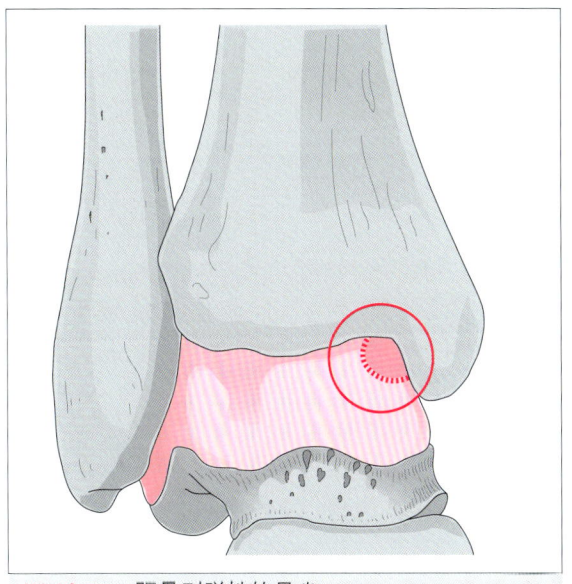

图 10.51　距骨剥脱性软骨炎

胫骨（图 10.52，图 10.53）

内踝关节面

- 位于踝关节内侧。
- 与距骨内踝面构成关节。
- 向下内侧倾斜30°，对应距骨关节面。
- 关节面有轻微凹凸。
- 胫骨表面与腓骨关节面相连，覆盖于距骨上。

胫骨下关节面

- 与距骨滑车上关节面构成关节，与距骨滑车关节面相比，小约三分之一。
- 呈凹的四边形。
- 有中间嵴与距骨的滑车沟相对应。

踝　沟

- 位于踝后纵向走行的沟。
- 形成骨纤维通道的底部，胫骨后肌腱、趾长屈肌腱和踇长屈肌腱走行于其中。

腓骨（图 10.52，图 10.53）

外踝的关节面

- 位于外踝内侧。
- 与距骨构成关节。
- 关节面呈三角形；上方呈矢状面方向，下方几乎水平。

外踝窝

- 是外踝关节面后方的凹陷。
- 是距腓后韧带和关节囊的起点。

腓骨肌腱沟

- 位于外踝外面，容纳腓骨肌腱。
- 在肌腱向前走行转弯处有软骨覆盖。

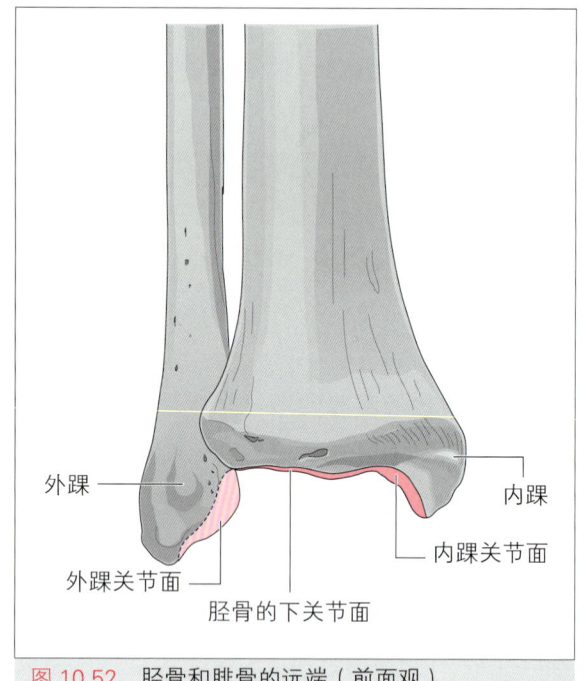

图 10.52　胫骨和腓骨的远端（前面观）

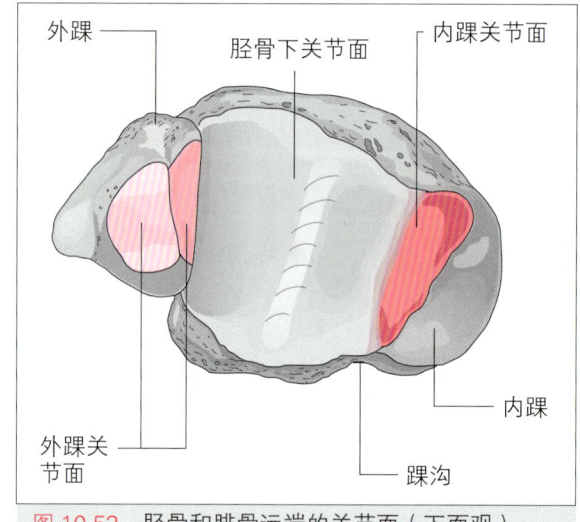

图 10.53　胫骨和腓骨远端的关节面（下面观）

10.3.2 松质骨（骨小梁）的结构（图 10.54）

胫骨后侧的骨小梁向前延伸，呈略凹陷的弓。小梁弓连续穿过距骨体、颈部和头部，以及舟骨和楔骨，直到第一至第三跖骨。

胫骨前方的骨小梁形成略凹的曲线，并向距骨体和跟骨结节的背侧部分延续。

在跟骨，压力骨小梁从跗骨窦斜向前下方至骰骨。

止于跟骨结节的跟腱对跟骨后方骨小梁产生牵拉。

另外，由于跖长韧带的牵拉作用，足底区域骨小梁部分倾斜延伸向后上方，并沿前方和稍上方延伸到骰骨和第四、第五跖骨。

跟骨中间的小部分区域骨小梁很少。

在中足区域，骨小梁从舟骨和内侧楔骨侧向延伸并穿过纵向束。

跖骨有三条骨小梁：

- 纵向。
- 在跖骨的底部和头部，从近端内侧到远端外侧，以及从远端内侧到近端外侧的斜向交叉束。
- 跖骨基底有部分横向骨小梁。

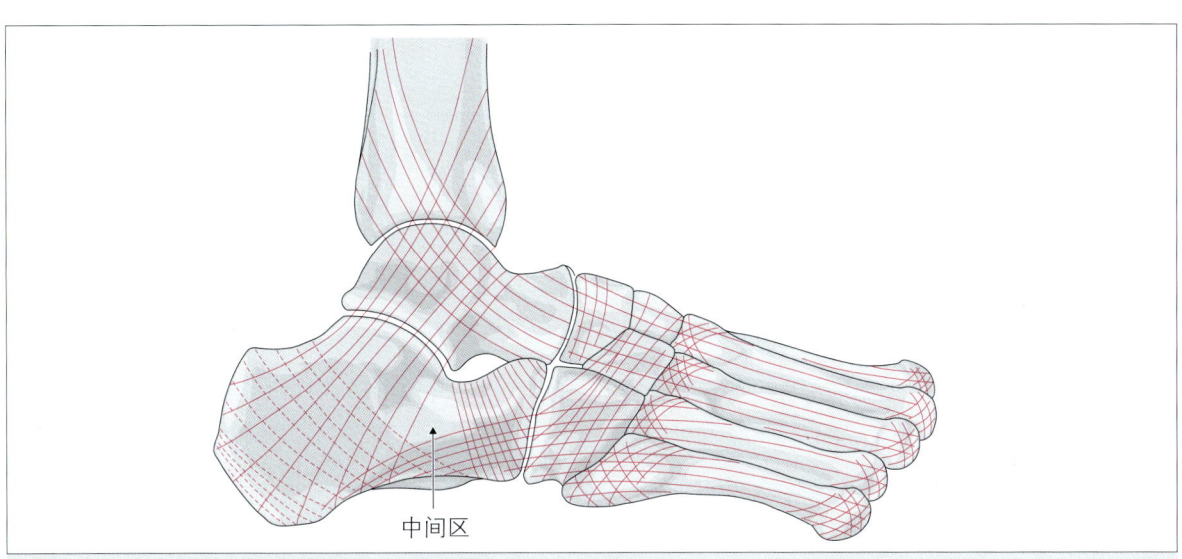

图 10.54　骨小梁的走行。实线：压力骨小梁；虚线：张力骨小梁

10.3.3 关节囊（图10.55，图10.56）

关节囊分为滑膜层和纤维层，二者一同附着于骨—软骨交界区。只有一个附着处是例外的，即附着于距骨颈的关节囊位置稍远。

在其前部、后部、后内侧和背外侧区，滑膜突入关节腔，形成滑膜皱襞。

特别是在前部区，关节囊大部分为伸肌腱鞘和下部的伸肌支持带所覆盖，形成凹陷。关节囊的后部比前部更厚一些。

侧副韧带分别附着于关节囊的内侧和外侧。

> **病理改变**
>
> 渗出（图10.57）
>
> 上踝关节（胫距关节）的渗出可以通过与伸肌腱相邻的踝前区域的明显隆起来识别。踝关节的轮廓不再清晰，而是很模糊。

> **实践要点**
>
> 渗出液会充满整个关节间隙并使关节囊膨胀。正因如此，当韧带受伤时，关节虽然不稳定，但是检查起来也可能显得很稳定。而且，由于产生很明显的疼痛，此时稳定性测试是不可行的。因此，应该采取措施，如指导进行足部小肌肉运动和抬高腿部以减轻肿胀并使渗出物吸收，以便48小时后进行检查。

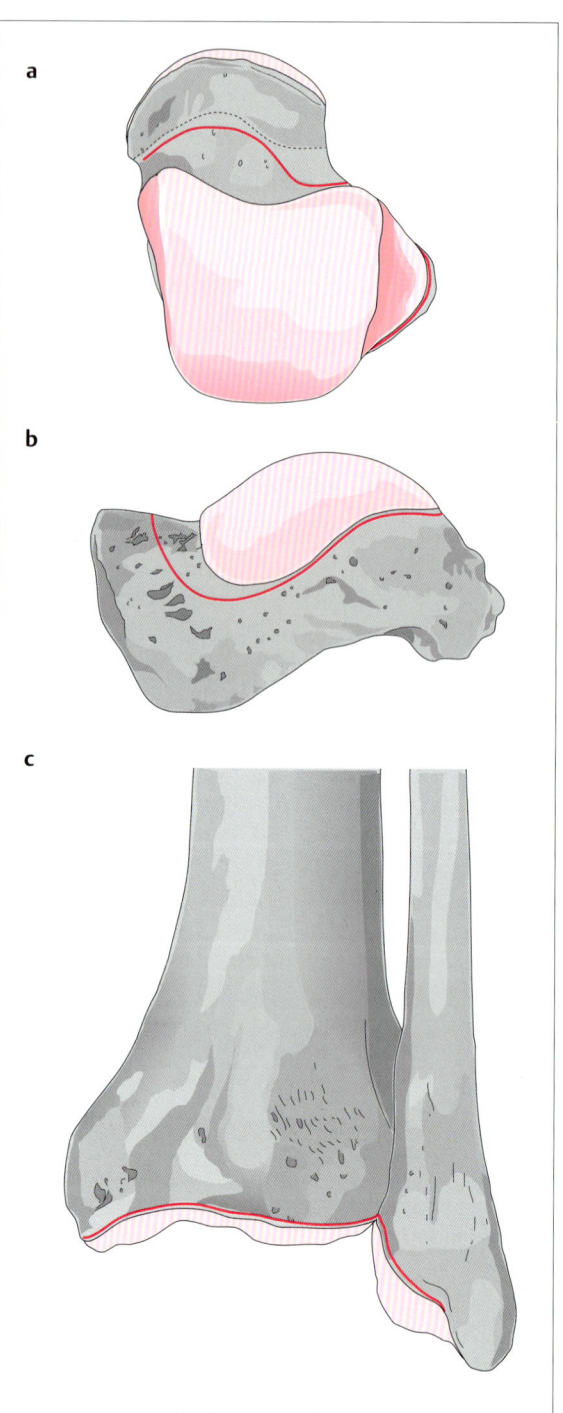

图10.55 关节囊止点。（a）距骨：上面观；（b）距骨：内侧面观；（c）胫骨和腓骨远端：后面观

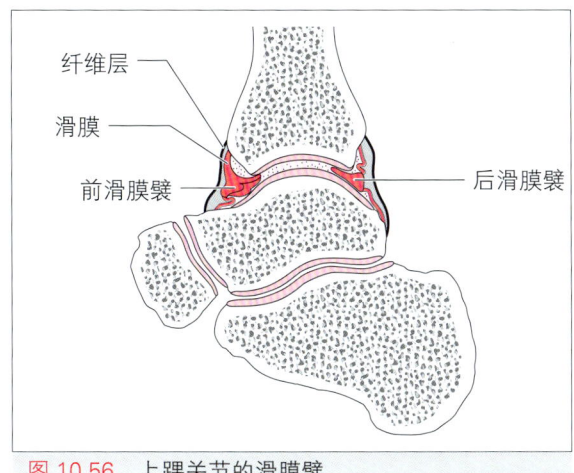

图 10.56 上踝关节的滑膜襞

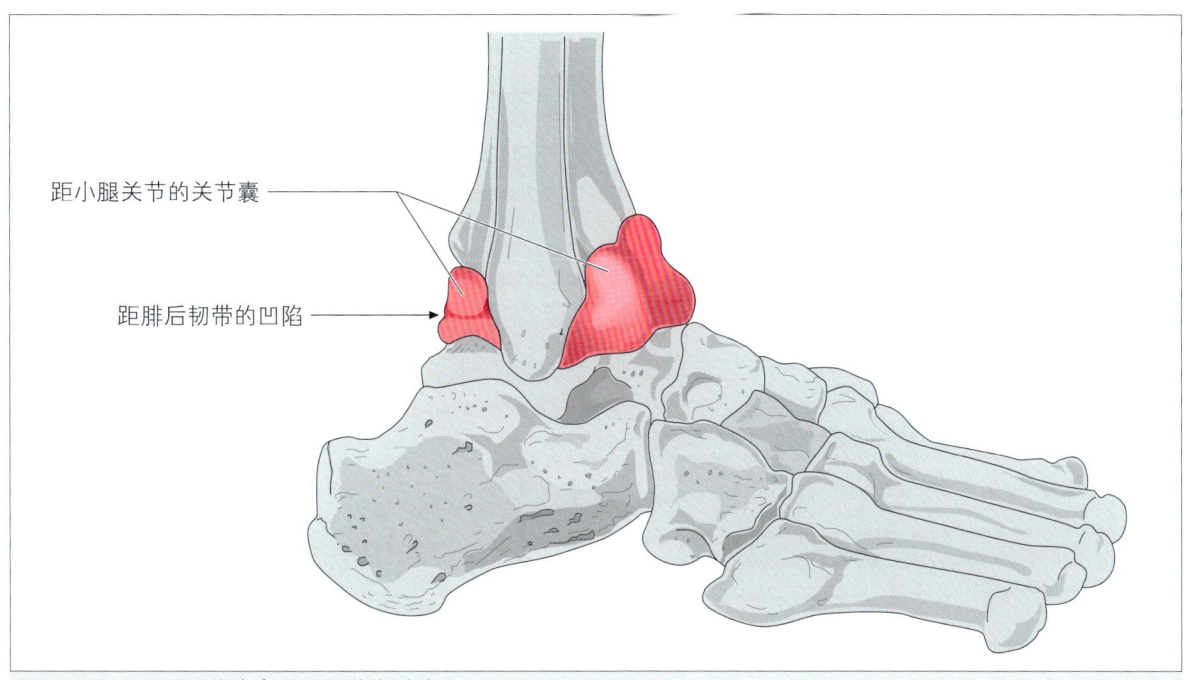

图 10.57 上踝关节渗出导致关节囊肿胀

10.3.4 韧带

踝关节内侧韧带（图 10.58，图 10.59）

踝关节内侧韧带因形似三角而被称为三角韧带。韧带由四部分纤维束组成，部分纤维束重叠。韧带穿过上（胫距）和下（距下关节和距跟舟）踝关节与跟骨和舟骨连接。胫距连接只稳定上踝关节。

三角韧带的胫跟部

该韧带从内踝尖延伸至载距突，与跟舟足底韧带连接。垂直走行部分是浅表韧带最强的部分。下部较宽（内踝处 1 cm，止点处 1.5 cm），长 2~3 cm，厚 3 mm。

三角韧带的胫舟部

从内踝前缘延伸到舟骨的上面和内侧，并继续延伸至跟舟足底韧带。韧带前部的纤维几乎完全覆盖较深层的胫距前韧带。

三角韧带的胫距前部

深层纤维于关节囊上走行并与其融合。韧带从踝前部几乎水平延伸至距骨颈后部，靠近关节囊的止点。

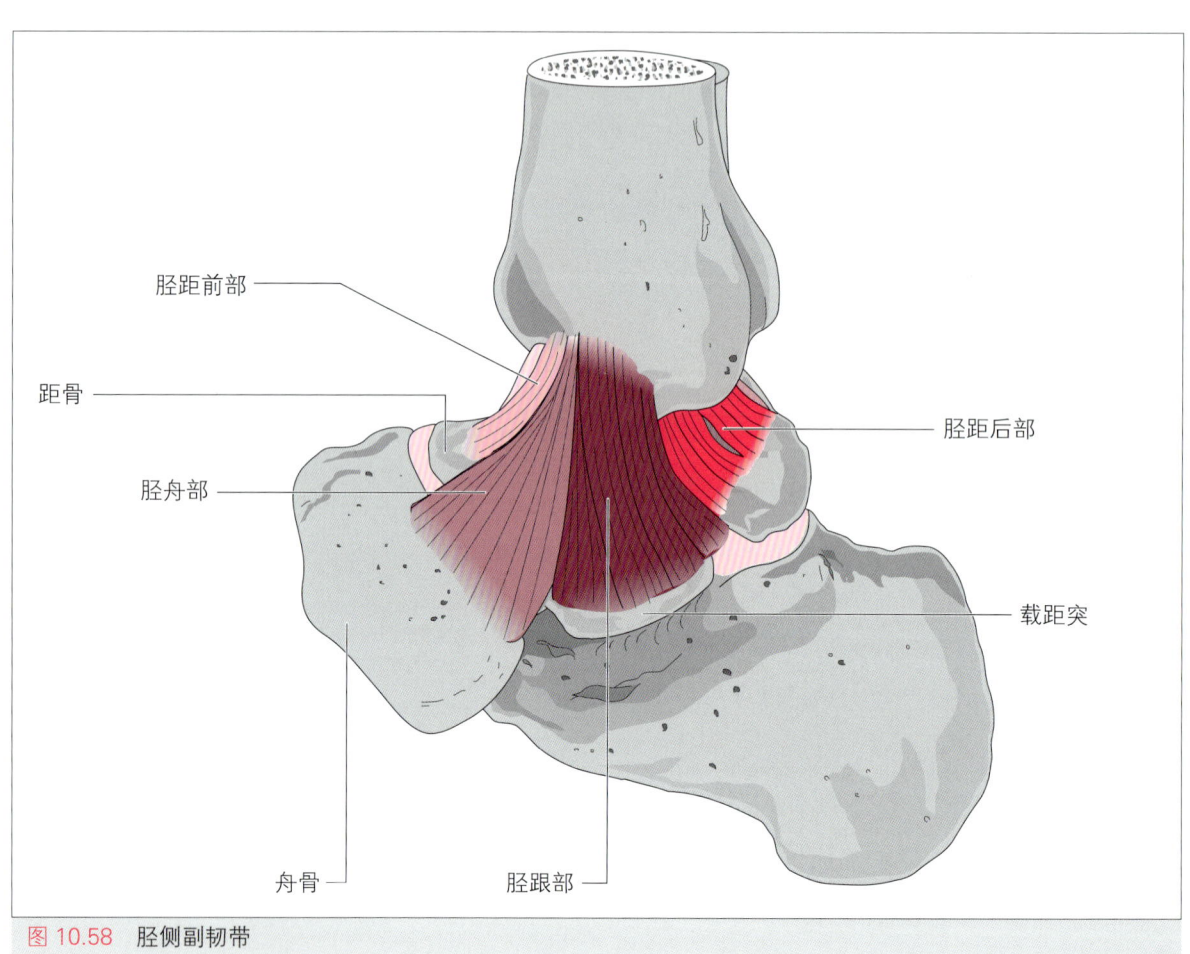

图 10.58 胫侧副韧带

相反，浅表纤维在内侧距骨颈下方的走行更垂直。

三角韧带的胫距后部

韧带比较深，纤维从内踝后面向后下方延伸，止于靠近距突后部内侧结节的关节囊。

韧带与关节囊相融合，胫距后韧带长和宽各约 1.5 cm，厚 1 cm，这是整个韧带中最厚和最强的部分。

相反，浅表韧带厚度略小，但更长，一直延伸到跟骨内侧结节的后端。

韧带的功能：稳定内侧并防止距骨的侧向移动。韧带的前部和后部还限制距骨前方和后方运动。

胫距后韧带的深部和胫跟韧带限制背屈。胫距前韧带和胫舟韧带的浅表部分限制跖屈，而三角韧带的胫跟部限制跟骨外翻。

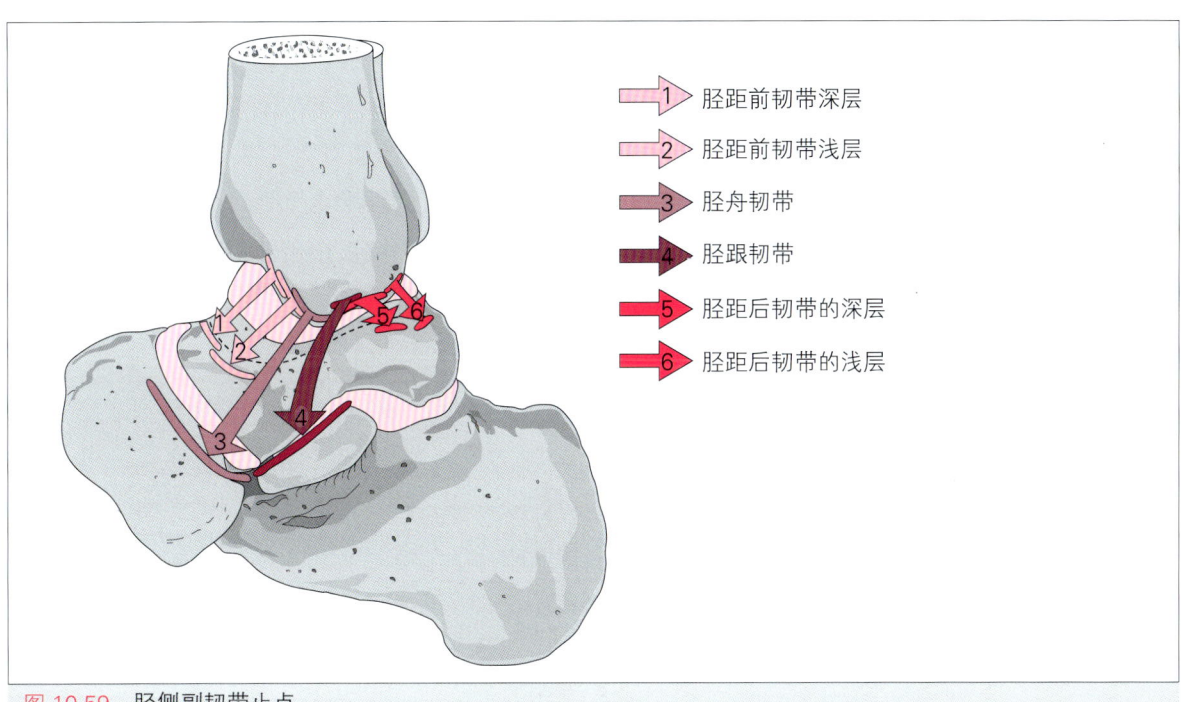

图 10.59　胫侧副韧带止点

1　胫距前韧带深层
2　胫距前韧带浅层
3　胫舟韧带
4　胫跟韧带
5　胫距后韧带的深层
6　胫距后韧带的浅层

踝关节的外侧韧带（图 10.60~63）

外侧韧带因为特别容易受伤，所以临床上更应多加关注。

距腓前韧带（图 10.60）

韧带长 1.5~2 cm。纤维的表层比深层更大、更强。有小血管穿过两层间的间隙走行。

韧带起于外踝关节面前下方。上部与下胫腓前韧带连接，下部与跟腓韧带连接。

韧带止于距骨体，紧邻关节囊止点并与之融合。

在中立位，韧带几乎水平走行。跖屈时被拉长，并且有从上—外—后方向下—内—前方的倾斜。

跟腓韧带（图 10.61）

韧带长约 3 cm，厚约 3 mm，自外踝关节面下缘向后外侧延伸至跟骨外侧粗糙区域（跟腓韧带结节）的后下方。该结节位于后方，清晰可见，略高于腓骨滑车。

腓骨肌腱位于韧带浅层，并横跨韧带。肌肉和韧带之间可有滑动。部分纤维与腱鞘缠绕，这就是在腓骨肌紧张时为什么此韧带会承受更大的张力。

跟腓韧带跨过胫距关节，与距跟外侧韧带走行不一样，两条韧带间有脂肪组织。

韧带在跟骨外翻位、踝关节外翻和背屈时拉紧。

距腓后韧带（图 10.62）

这是一条非常坚固的韧带，从腓骨延伸到距骨止点处。水平走行，长约 3 cm，厚 5~8 mm。腓骨上的起点在踝窝下方和后方。纤维有不同的走行，短纤维止点位于距骨外踝面附近的小沟中，长纤维止于距骨后突的外侧结节。上部的浅表纤维向足内侧延伸，与三角韧带胫距后部的纤维连接；下部纤维参与构成𧿹长屈肌腱沟。

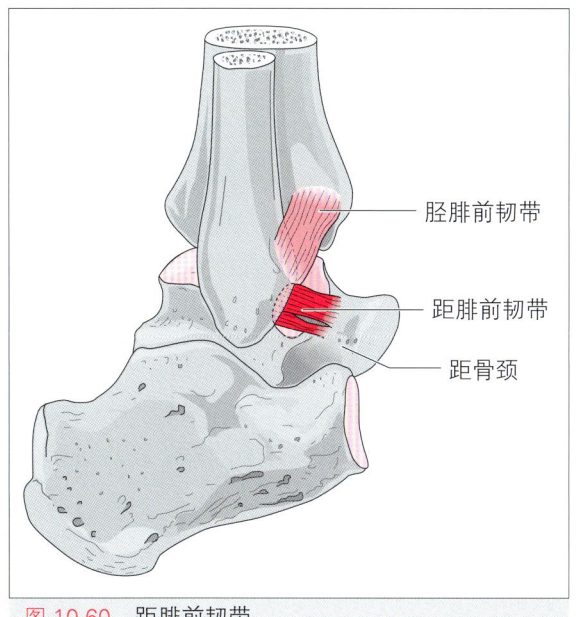

图 10.60 距腓前韧带

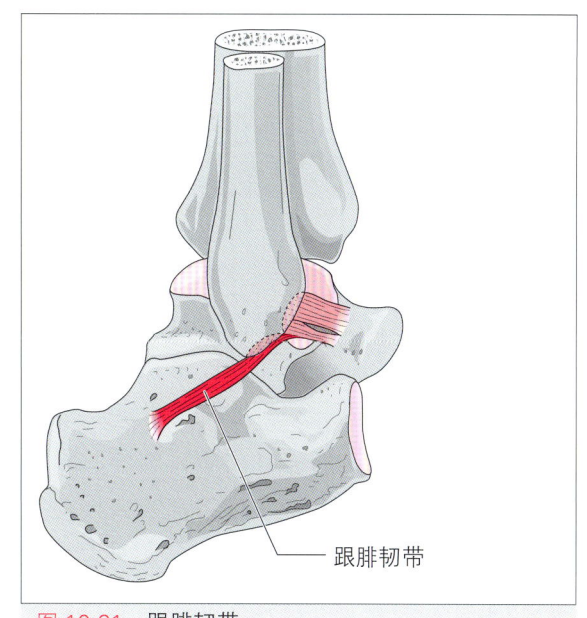

图 10.61 跟腓韧带

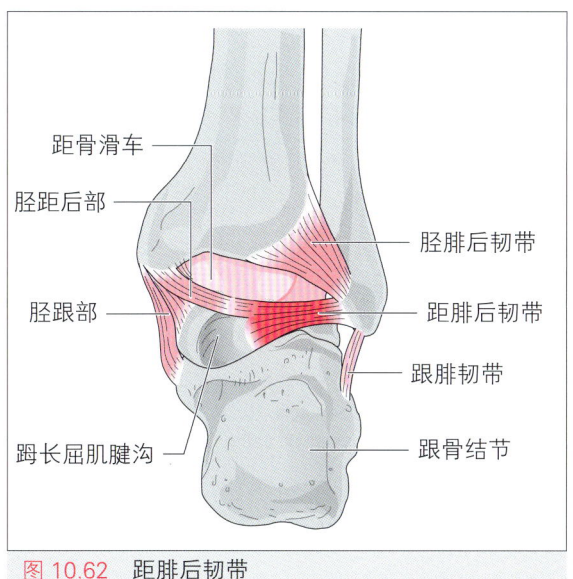

图 10.62 距腓后韧带

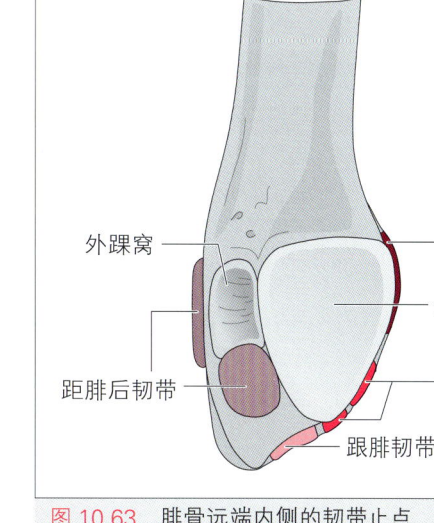

图 10.63 腓骨远端内侧的韧带止点

韧带的功能：

- 距腓前韧带在跖屈时紧张。特别是在用脚尖站立时，可以防止距骨向内侧倾斜和极度前移。将其远端固定，可防止腓骨后移和外旋。
- 距腓后韧带在背屈时紧张，并且减慢距骨的后移，即减缓小腿的前移。另外，限制腓骨的内旋。
- 跟腓韧带可在外侧稳定上踝关节和下踝关节。背屈时紧张，跖屈和内翻时放松。跟骨外翻时，跟腓韧带和胫跟韧带都紧张。发生这种情况是因为外翻倾斜导致跟骨上的跟腓韧带的止点内移，并且载距突处三角韧带胫跟部的止点下移（图10.64）。

> **病理改变**
>
> **旋后创伤（图10.65）**
>
> 踝关节扭伤几乎总是发生在旋后位，距腓前韧带首先被撕裂。暴力继续时，跟腓韧带也会受累，常伴有腓骨肌腱的腱鞘撕裂。距骨向内侧倾斜，跟骨向内侧移动，与腓骨尖端明显分离。此外，在载距突与距骨之间形成压缩，导致三角韧带的胫跟部松弛。
>
> 用充气夹板或特殊的鞋子进行保守治疗，可防止关节的旋后和关节变宽。手术时，韧带可通过缝合修复。如果这不可行，可以采用腓骨短肌腱固定术。在修复手术时，外科医生应尽量按自然走行重建韧带。

▷ 参见章节10.6：踝关节的稳定性。

> **实践要点**
>
> **韧带的检查**
>
> 在肌腱断裂的情况下，通过固定踝关节并向内侧倾斜距骨来测试距骨的关节间隙。在进行这项测试时，重要的是进行双侧对比，因为就韧带的松和紧而言，个体在距骨倾斜的距离上有显著差异。进一步的测试可检查距骨前移（或小腿后移）的范围。在距腓前韧带断裂时，小腿后移距离增加，尤其是双侧进行比较时（图10.66）。
>
> **旋后扭伤的治疗**
>
> 在治疗时，增强腓骨肌的力量是至关重要的，因为这些肌肉抑制旋后。这里的重点是协调性的治疗，包括移动支撑面，如平衡板。

▷ 参见章节10.6：踝关节的稳定性；章节10.15：足踝关节的神经结构。

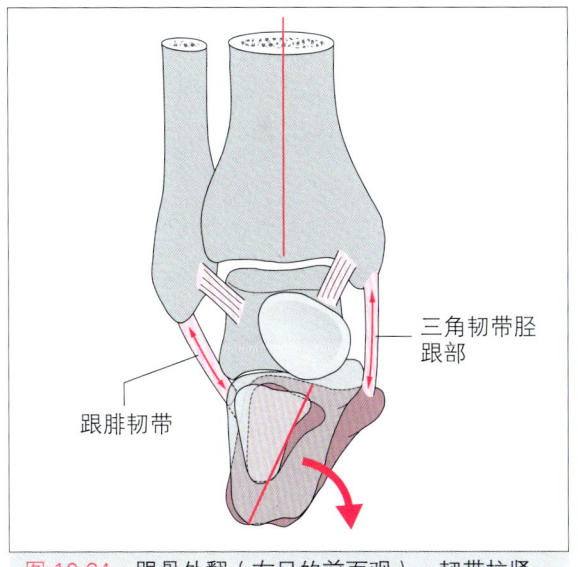

图 10.64 跟骨外翻（右足的前面观），韧带拉紧

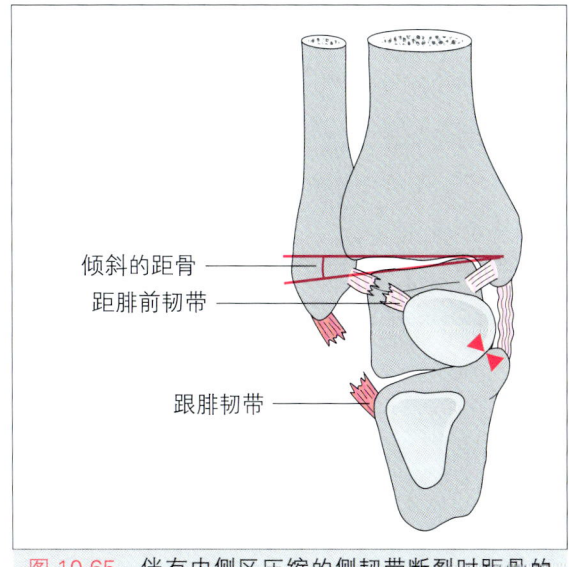

图 10.65 伴有内侧区压缩的侧韧带断裂时距骨的倾斜

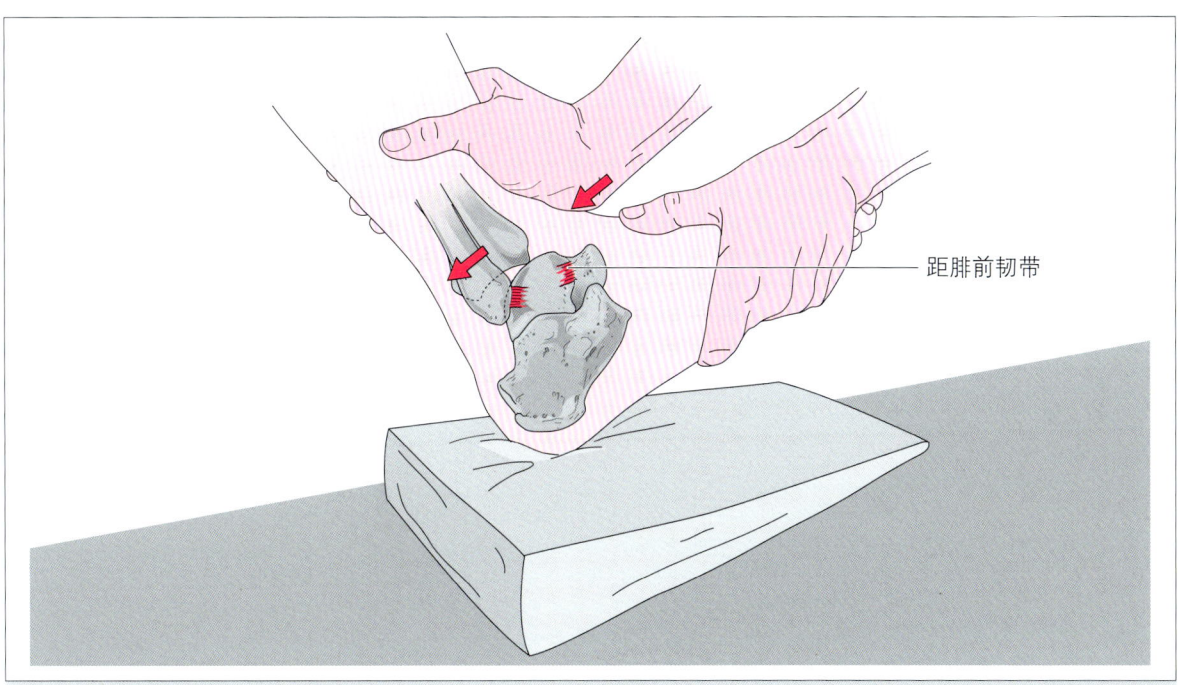

图 10.66 距腓前韧带的稳定性测试

10.3.5 运动轴和运动

轴

胫距关节处的运动可以用多个瞬时轴来描述。由于足的类型不同，运动轴多有差异。

距骨轴线（图 10.67）位于内踝尖下约 5 mm，外踝尖下 3 mm、前方 8 mm。

距骨轴线从前内侧向后外侧延伸，走行略有倾斜。在额状面上，与胫骨干轴形成 80°~82° 的角（图 10.68）。

在冠状位中，开口向内侧，与额状面形成 20° 的角。

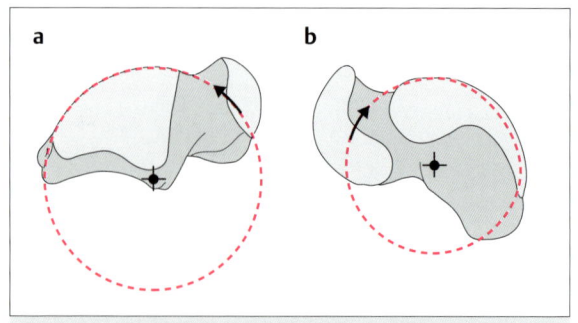

图 10.67　距小腿（上踝）关节在矢状面背屈的运动轴。（a）外侧面观；（b）内侧面观

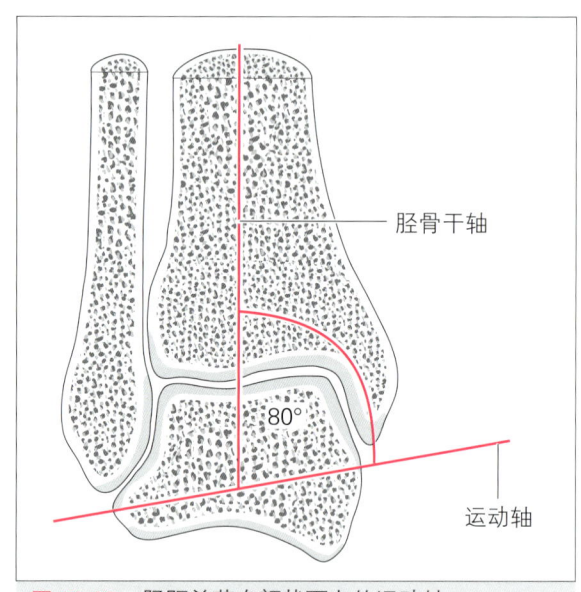

图 10.68　胫距关节在额状面上的运动轴

运 动

背屈 / 跖屈（图 10.69）

主动活动度：从中立位开始，分别为 20°/40°。

在背屈时，距骨呈弧形向后滑动；在跖屈时，向前滑动。

在背屈和跖屈时将足部作为整体考虑，运动似乎更为广泛。这里表示的值仅涉及距骨和小腿之间的运动，因此显著小于整个足踝部的联合运动。

被动活动度：从中立位开始，分别为 30°/50°（图 10.70）。

足部固定时，背屈和跖屈各增加至少 10°。

达到最大活动度时感受关节非常有弹性都很牢固，因为运动受到韧带的限制。

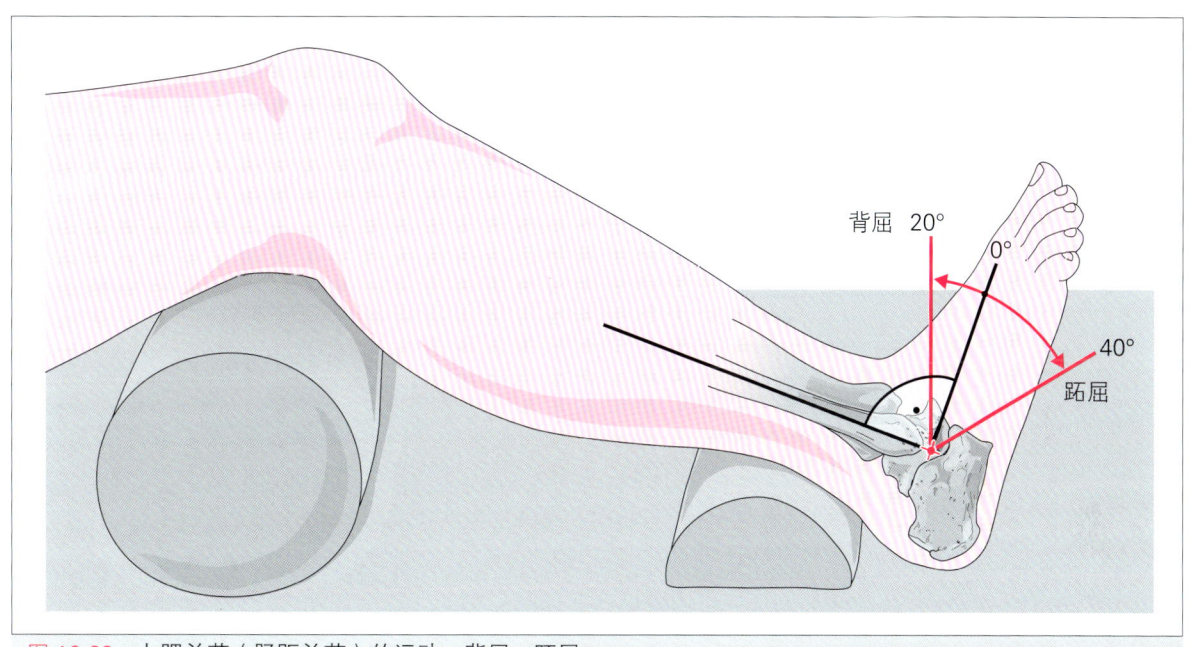

图 10.69　上踝关节（胫距关节）的运动：背屈，跖屈

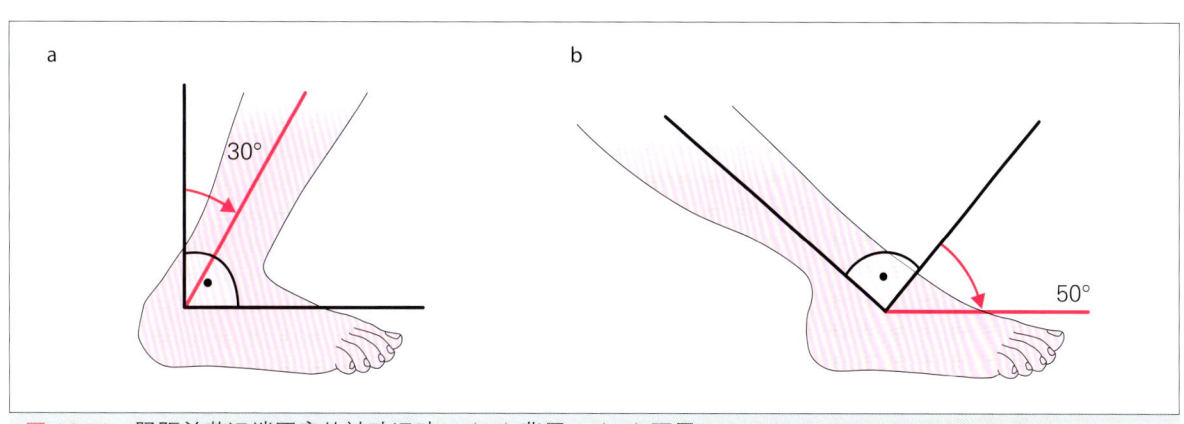

图 10.70　胫距关节远端固定的被动运动。（a）背屈；（b）跖屈

> **实践要点**
>
> **背屈的测量**
>
> 在测量背屈时，必须考虑腓肠肌收缩引起的活动受限。因此，应在膝屈曲的情况下测量踝关节，此时腓肠肌松弛。
>
> **联合运动**
>
> 侧向滚动时，距骨滑车边缘会形成一个圆，内侧缘前部比外侧缘的曲率半径更小。因此，距骨滑车运动轨迹形成一个尖端向内的锥体（图 10.71）。由于其解剖学构造，距骨滑车的外侧部分比内侧部分移动距离更大。
>
> 然而，这些运动还伴随轻微的旋转。在背屈时，距骨相对于小腿向外旋转约 5°。在跖屈时，向内旋转。

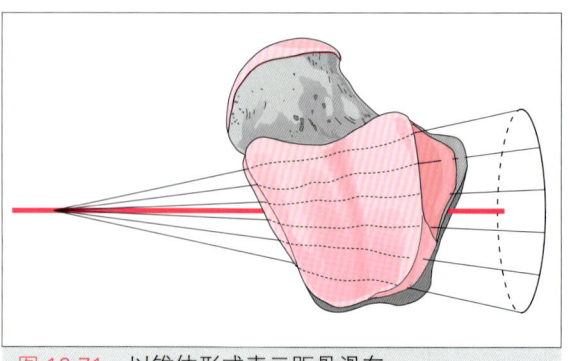

图 10.71　以锥体形式表示距骨滑车

稳定位置

背屈是最稳定的位置，此时滑车宽阔的前部位于在内外踝组成的踝穴中。这种情况下，踝关节有分离的趋势，距骨韧带和下胫腓联合韧带收缩，使踝关节达到稳定。

休息位

上踝关节（胫距关节）及其周围结构最放松的位置约为跖屈 10°。

10.4 胫腓关节

10.4.1 下胫腓联合的骨性结构和关节面

- 这形成了胫骨和腓骨远端的连接。
- 腓骨与胫骨连接于胫骨的腓骨切迹。腓骨切迹是一个无软骨覆盖的小凹陷。
- 两骨之间有滑膜相连。

- 腓骨没有与腓骨切迹相对应的接触面，一小部分腓骨干与腓骨切迹形成连接。

10.4.2 下胫腓联合的韧带（图 10.72）

下胫腓前韧带

此韧带为矩形，由前上方向后外方走行。该韧带走行至距骨前缘，可能形成一个小关节面。

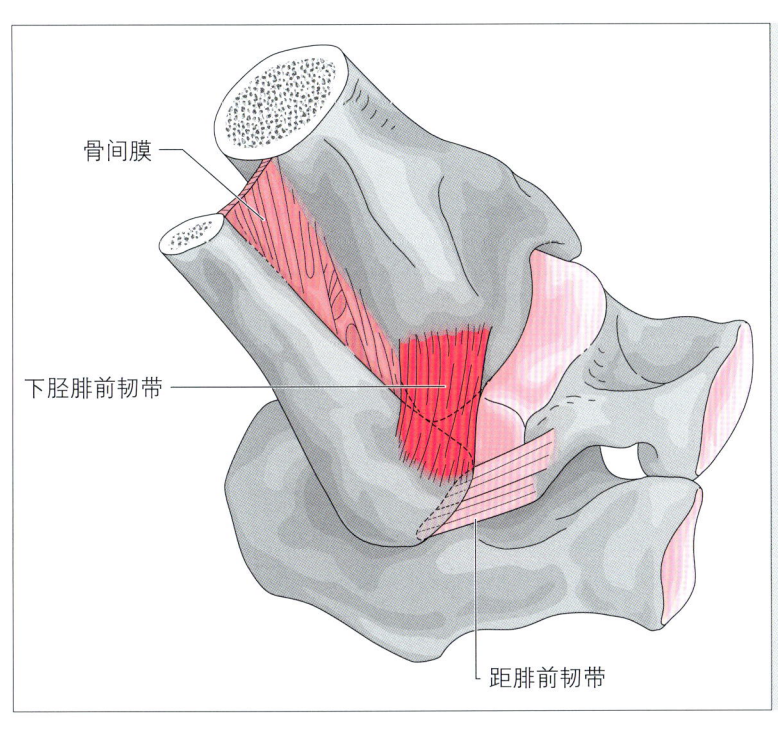

图 10.72 下胫腓前韧带（上外侧观）

下胫腓联合后韧带（图 10.73）

该韧带分为深层和浅层。部分深层韧带水平走行，其他的则从前上方到后下方走行；更确切地说，由腓骨切迹的后下缘到外踝窝的后下缘走行。最深的部分走行至距骨滑车的后外侧缘，形成一个三角形的面（Fawcett 面）。

浅层纤维由腓骨切迹的后上缘向外踝的后缘倾斜走行。这些纤维走行到上踝关节（胫距关节）关节囊和距腓后韧带后上部远端。

10.4.3 骨间膜（图 10.74）

骨间膜由坚韧的结缔组织组成，主要由胫骨外侧缘斜向腓骨的相应边缘走行。血管神经等穿过骨间膜。

骨间膜的上半部分有一个大的裂隙，胫前血管由此从后向前穿过骨间膜。骨间膜远端部分只有若干狭窄的开口，由后向前走行的腓血管的分支由此通过。

骨间膜具有重要的稳定功能，将胫骨和腓骨固定在一起，也是足部肌肉的起点。

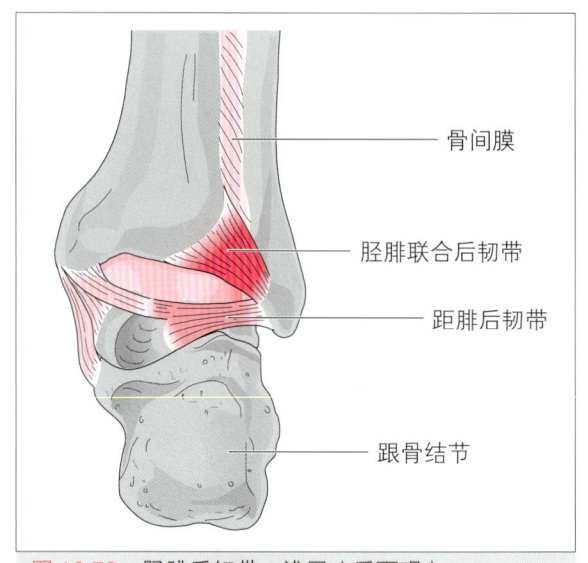

图 10.73 胫腓后韧带：浅层（后面观）

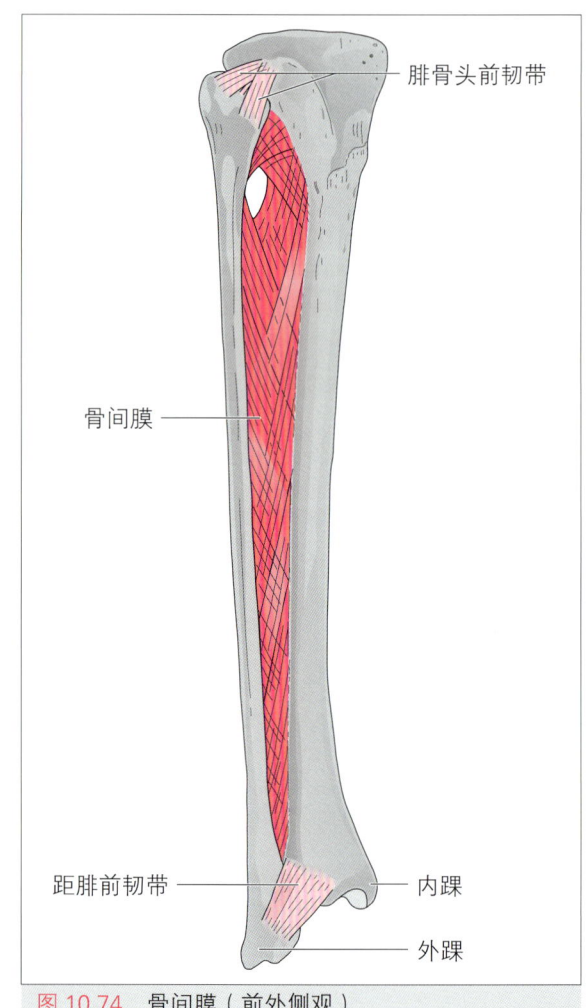

图 10.74 骨间膜（前外侧观）

10.4.4 上胫腓联合的骨性结构和关节面（图 10.75）

胫骨近端
- 胫骨的腓骨关节面稍微凸起。
- 关节面朝向后下方。
- 位于胫骨平台外下方。

腓骨近端
- 腓骨上的关节面稍微凹陷。
- 关节面朝向前上方，因此行滑动运动的关节面与矢状面成60°角，开口向后。

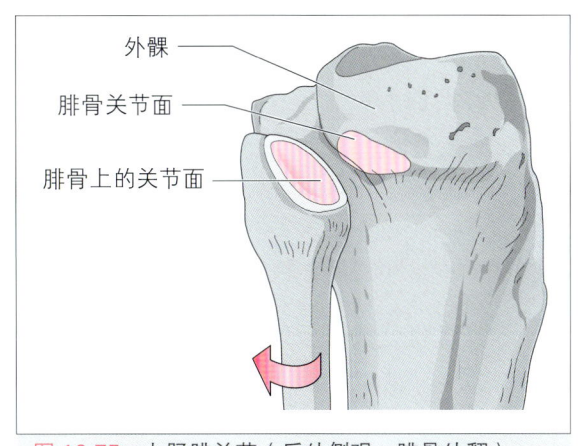

图 10.75 上胫腓关节（后外侧观，腓骨外翻）

10.4.5 上胫腓联合的关节囊

关节囊紧绷并且几乎没有活动度。关节腔与膝关节腔相通。

▷ 参见章节 9.3：膝关节。

10.4.6 上胫腓联合的韧带（图 10.76）

腓骨头前韧带

该韧带分为两部分。近端较短并与膝关节的关节囊融合。由腓骨尖端大致沿水平方向走行到胫骨，腘绳肌的部分纤维止于该处。

较长的纤维由胫骨向外侧斜行到腓骨前下端。

腓骨头后韧带

该韧带较薄，从腓骨头后部上行至胫骨外髁。

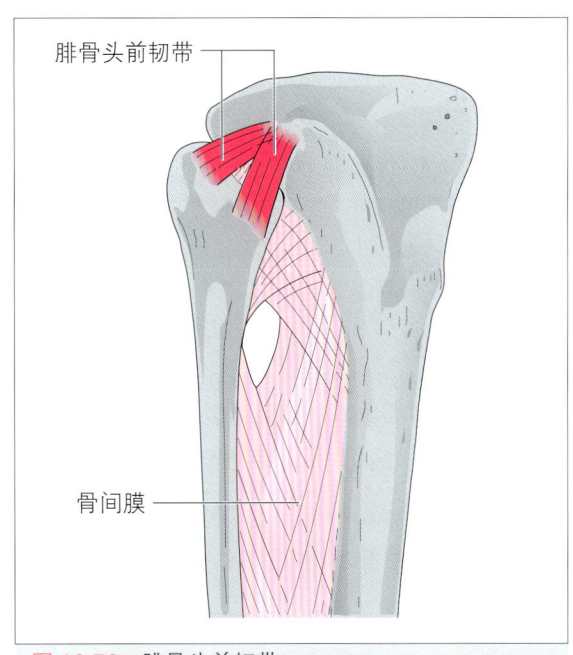

图 10.76 腓骨头前韧带

10.4.7 上胫腓联合的运动轴

该运动轴不能确定。下胫腓联合的近端仅发生轻微的滑动运动，如向前上、前外侧、后上、下等各个方向。

10.4.8 下胫腓联合的力学分析

下胫腓联合被认为是一个复合关节。足的活动带动下胫腓关节进行三维方向的运动。

足背屈时，下胫腓联合远端关节可以观察到以下活动（图 10.77）：

- 腓骨横向平移，因为距骨的形状将踝关节分开。
- 腓骨前移：同样，宽大的距骨前滑车导致腓骨向近端移位。近端移动会导致关节受压，胫骨像屋檐一样向前伸出于腓骨前方。因此，向近端移动总是与向后移动一起发生的。
- 腓骨内旋伴后移：由于下胫腓前韧带连接腓骨外侧，胫腓后韧带的深部连接腓骨内侧，韧带绷紧时腓骨会内旋。

腓骨平移的范围是最小的，只有 1~2 mm。相比之下，踝关节的宽度变化已被确定为 1.4 mm（Seiler，1999）。

跖屈会产生相反的运动。

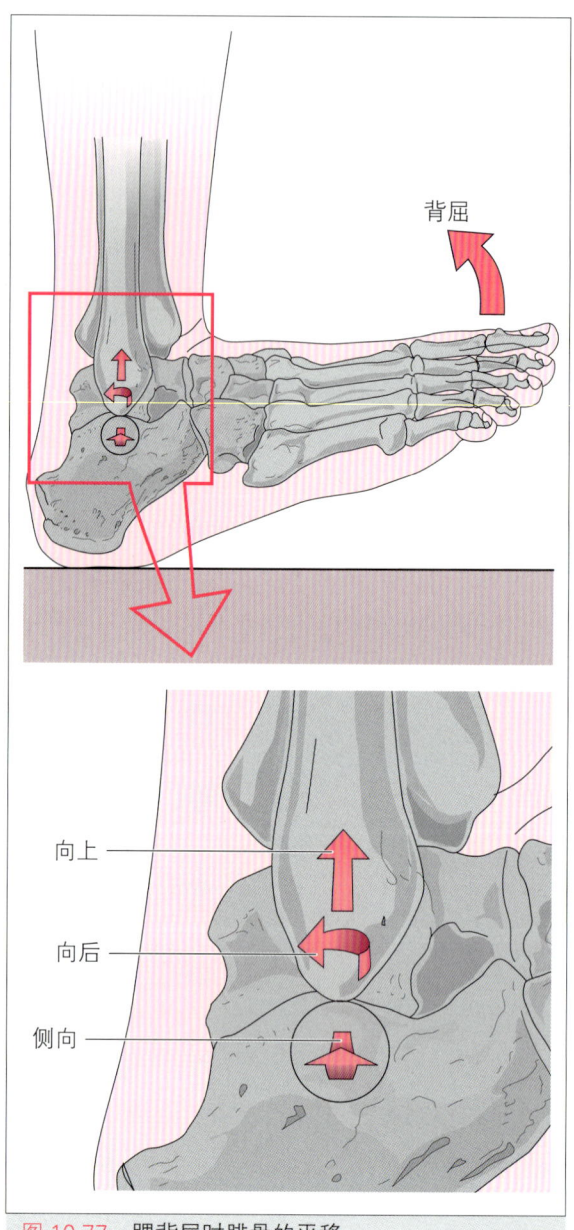

图 10.77　踝背屈时腓骨的平移

10.5 距跟关节

解剖学上，下踝关节由两个独立的关节组成，称为后关节和前关节。两个关节腔通过关节囊以及跗骨窦和跗骨管彼此完全分开。它们构成一个功能单元。

10.5.1 距下关节的骨性结构和关节面

距下关节形成下踝关节的后腔。

距骨（图 10.78）

- 跟骨的关节面位于距骨体下部。
- 关节面在前后方向明显凹陷，在内外方向是平坦的，从而使关节面呈马鞍状。
- 穿过关节面的纵轴指向前外侧，并与滑车前缘成30°~40°角。
- 距骨沟的后缘为关节面前缘。

跟骨（图 10.79）

- 距骨后关节面与跟骨关节面形成连接。
- 关节面在前后方向具有非常明显的凸面。
- 穿过关节表面的纵轴与距骨上的情况相同——从后内侧到前外侧。
- 后关节面与跟骨上表面形成65°~75°的倾角（见图10.81）。
- 跟骨沟紧邻关节面的前面，向前外侧斜行至跗骨窦。

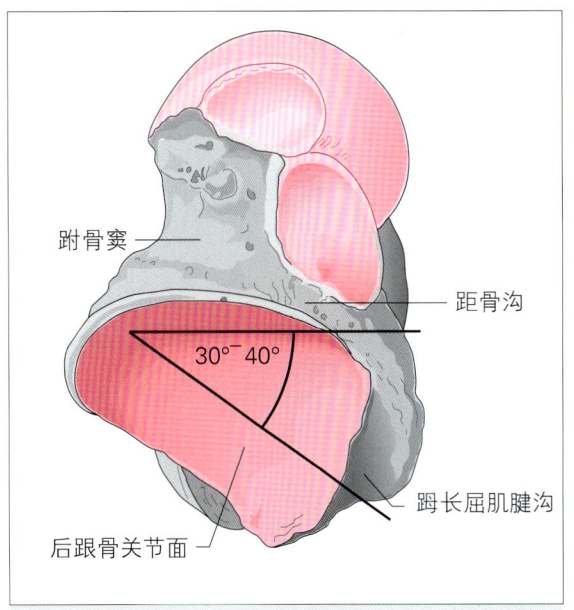

图 10.78 距下关节：距骨关节面（右侧距骨下面观）

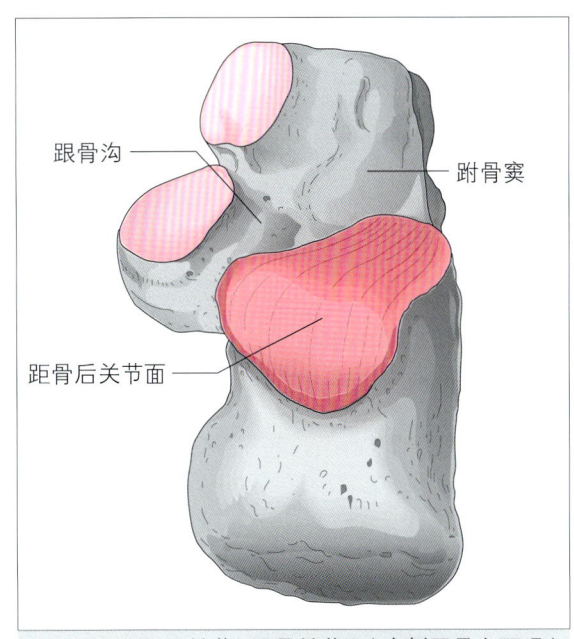

图 10.79 距下关节：跟骨关节面（右侧跟骨上面观）

10.5.2 距跟舟关节的骨性结构和关节面

该关节形成下踝关节的前室，由距骨、跟骨和舟骨以及跟舟韧带（弹簧韧带）组成。

距骨（图 10.80）

- 距骨颈后下方的距骨中央关节面略微凸起，与跟骨形成关节。
- 尽管不像舟骨关节面那样明显，距骨头前下方与跟骨形成关节的距骨前关节面在两个方向上轻微凸起。
- 与舟骨的关节面在距骨的前部。距舟关节下部有弹簧韧带相接，关节面在两个方向上都呈轻微凸起。

跟骨（图 10.81）

- 是最大的跗骨。
- 跟骨长轴向前并略微向上倾斜。
- 前关节面位于前上方，轻微凹陷。
- 载距突上的与距骨相关节的中央关节面，在跟骨内侧呈门廊样。
  - 该关节面凹陷。
  - 关节面的后外侧缘形成跟骨沟的前内侧缘。
- 两个关节面之间的过渡区域软骨覆盖较少，通常完全缺失。因此，在上面观视图中，软骨覆盖区显得很粗糙。

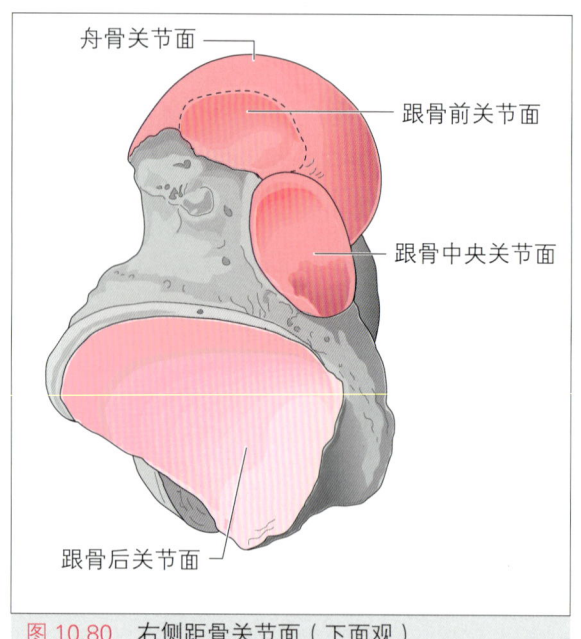

图 10.80　右侧距骨关节面（下面观）

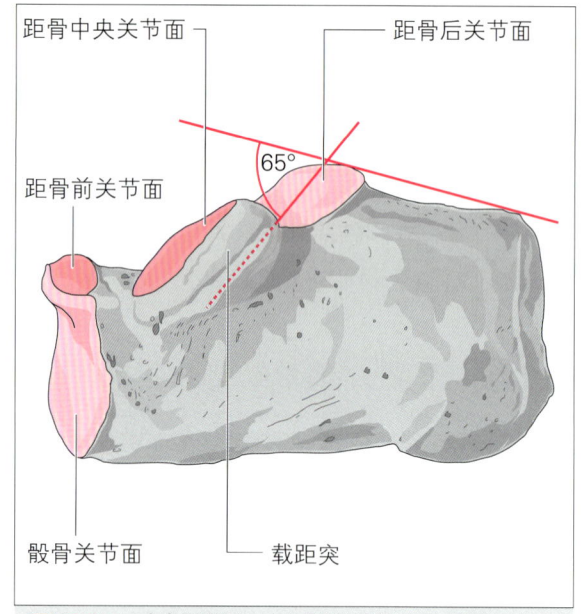

图 10.81　右侧跟骨的关节面和倾角（内侧面观）

舟骨（图 10.82）

- 舟状结节位于舟骨内侧缘并向下突出，是部分胫骨后肌的止点。
- 舟骨的后关节面（距舟关节面）是一个椭圆形双凹关节面，比距骨上相应的关节面窄。

跟舟跖侧韧带（弹簧韧带；图 10.82）

该韧带从载距突前缘走行至舟骨的足底表面，呈梯形，也被称为弹簧韧带。其表面有较厚的软骨，与距骨头下部形成关节。韧带前外侧有滑膜包裹的脂肪垫。

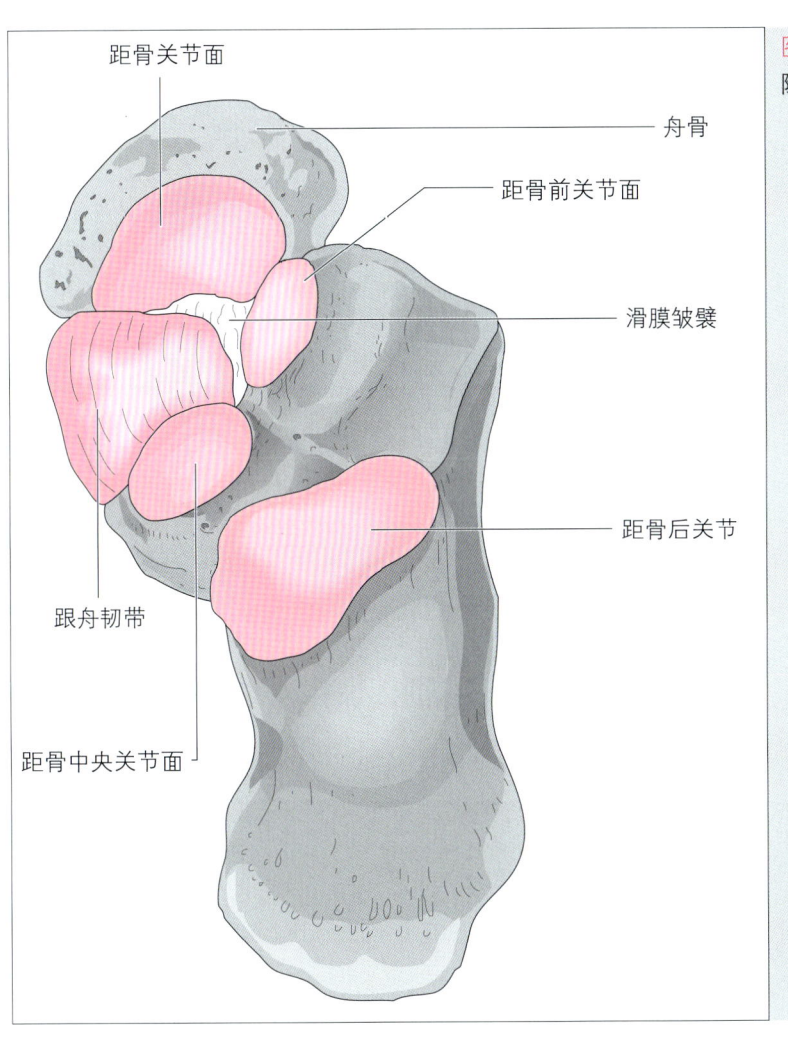

图 10.82　右侧下踝关节的关节面（去除了距骨的上面观）

10.5.3 关节囊

下踝关节的两个关节腔彼此独立。

附着点（图 10.83）

距骨和舟骨上的附着点位于骨—软骨交界处。

在跟骨上，附着点位于骨—软骨交界处稍远，但不超过 0.5 cm。

软骨覆盖部分弹簧韧带并将其包裹于关节囊前室。

后室外侧关节囊与上踝关节（踝关节）的关节囊连通，关节囊在连接处向后外翻。

病理改变
积液（图 10.84） 距下关节积液时，外踝后下方可出现肿胀。 当前关节腔受到影响时，舟骨近端会出现一条横向的肿胀带。

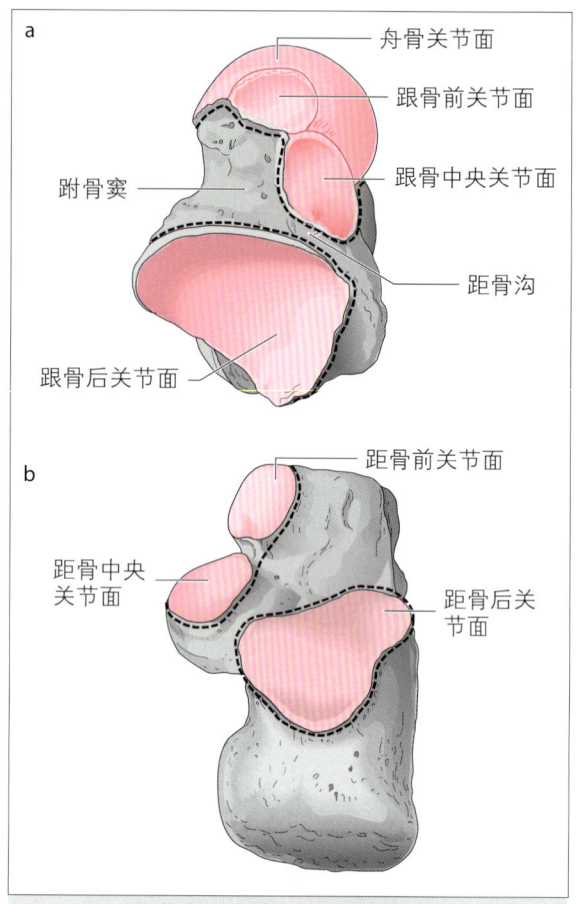

图 10.83 关节囊的附着。（a）右侧距骨（下面观）；（b）右侧跟骨（上面观）

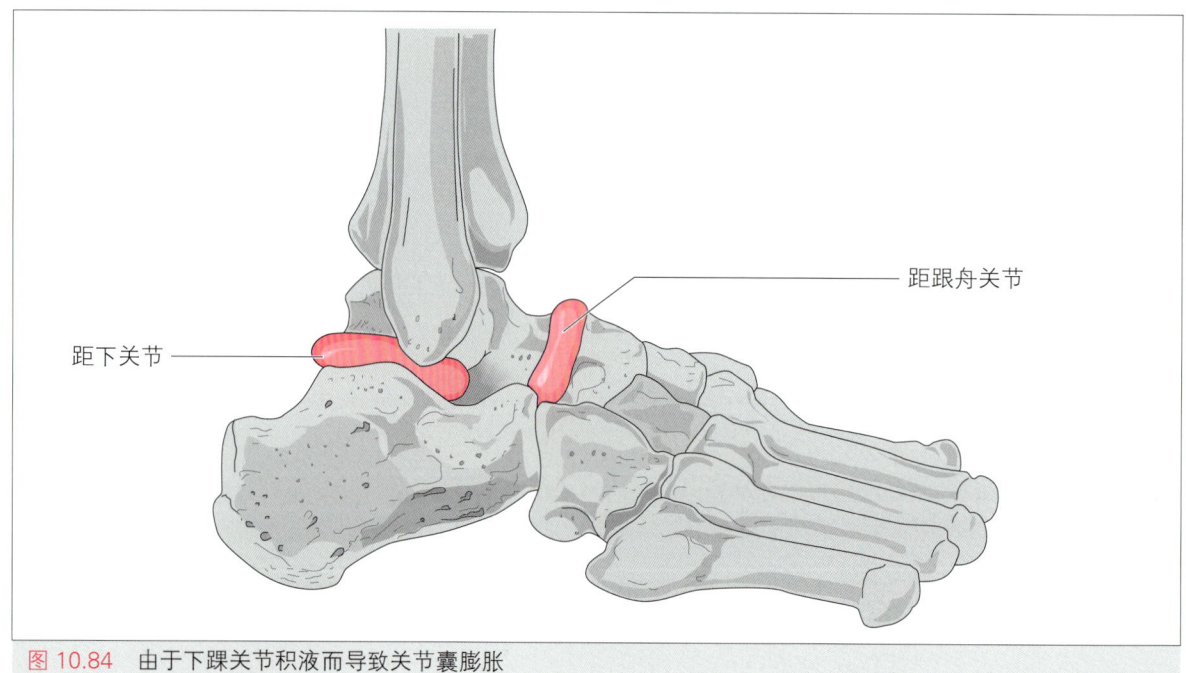

图 10.84 由于下踝关节积液而导致关节囊膨胀

10.5.4 韧带

距跟骨间韧带（图 10.85，图 10.86）

该韧带由两部分组成，是距下关节最强、最稳定的韧带。韧带的两部分被称为"足部十字韧带"，通过该韧带的两部分来稳定距下关节。

跗骨沟韧带

该韧带为扁平韧带。从后向前，附着于跟骨沟内侧。该韧带向前延伸，向前上方斜行至距骨沟内侧。

该韧带长 1.5 cm，宽 5~6 mm，厚 2 mm。

距骨颈韧带

该韧带非常坚韧，长约 2 cm，宽约 1 cm，厚约 3 mm。其在跟骨的止点位于跗骨窦前内侧、跟骨颈小结节处，刚好位于伸肌腱附着点的内侧。该韧带由距骨颈前外侧部分向上—前—内侧走行至距骨颈结节。

距骨颈韧带和跟腓韧带的走向大致相同。

背屈时，其走向更陡，几乎垂直；跖屈时，其走向更水平。

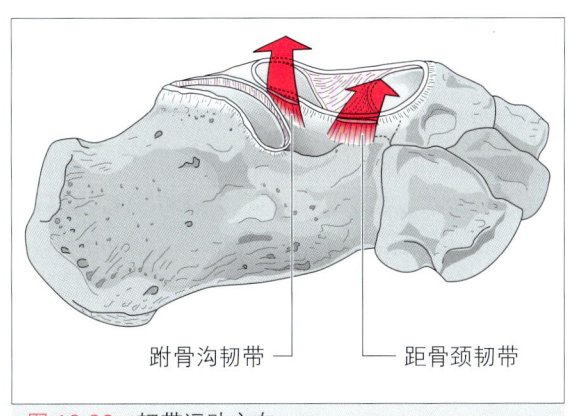

图 10.86　韧带运动方向

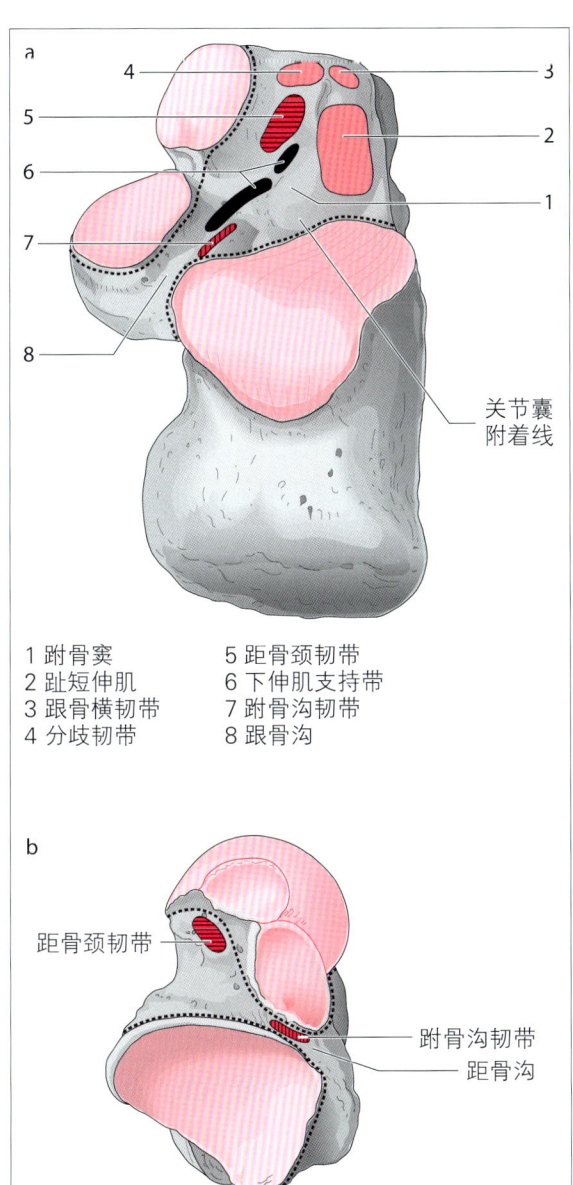

1 跗骨窦　　5 距骨颈韧带
2 趾短伸肌　6 下伸肌支持带
3 跟骨横韧带　7 跗骨沟韧带
4 分歧韧带　8 跟骨沟

图 10.85　距骨跟骨骨间韧带附着点。（a）右侧跟骨上；（b）右侧距骨上

距跟外侧韧带（图 10.87）

该韧带短而平，从距骨外侧向后下方斜行，止于跟骨外侧，紧邻关节囊附着点。大致与跟腓韧带平行。

距跟内侧韧带（图 10.88）

该韧带短而坚韧，从距骨后突前下方向的内侧结节走行至距骨上缘。

距跟后韧带（图 10.88）

该韧带短而平，从距后突内侧结节走行至跟骨结节上内侧表面。

深层纤维参与构成踇长屈肌腱鞘顶部的支持带。在距骨附着点，纤维与距腓骨后韧带相连。

功能：
- 距跟骨间韧带：两部分在内外翻时紧张。跗骨沟韧带限制外翻，距骨颈韧带限制内翻。
- 距跟外侧韧带和跟腓韧带限制跟骨的横移。
- 距跟内侧韧带限制跗骨内倾。
- 距跟后韧带使后关节复合体稳定，背屈时紧张。

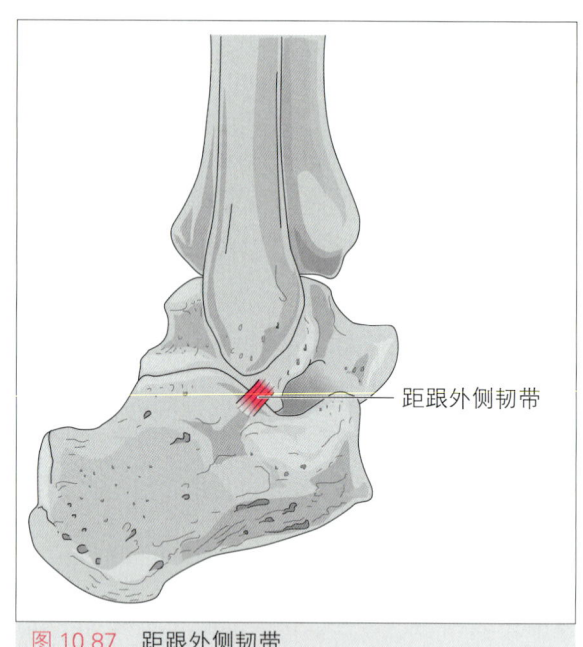

图 10.87 距跟外侧韧带

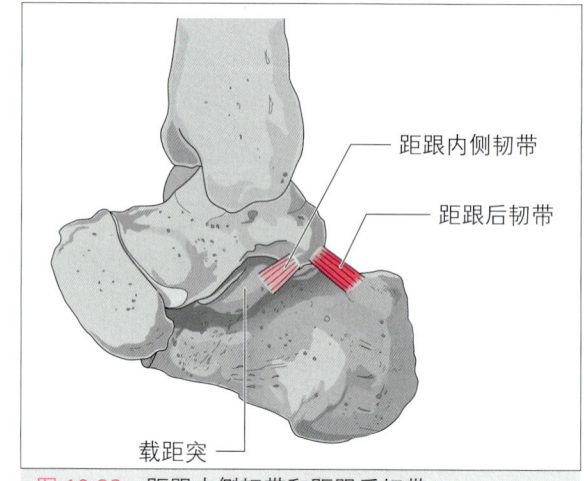

图 10.88 距跟内侧韧带和距跟后韧带

10.5.5 运动轴

轴

下踝关节运动轴的走向取决于关节面轮廓、关节面方向和稳定关节的韧带。由于这种复杂的连接结构，定位运动轴是比较困难。为了更精确地对轴进行分析，可以建立三个辅助轴：

纵轴（图10.89，图10.90）

该轴纵向穿过跟骨。旋后和旋前围绕该轴发生。

垂直轴（图10.89，图10.90）

该轴垂直于关节面。外展和内收围绕该轴发生。

冠状轴（图10.89，图10.90）

该轴从跟骨的内侧到外侧。伸直和屈曲围绕该轴发生。

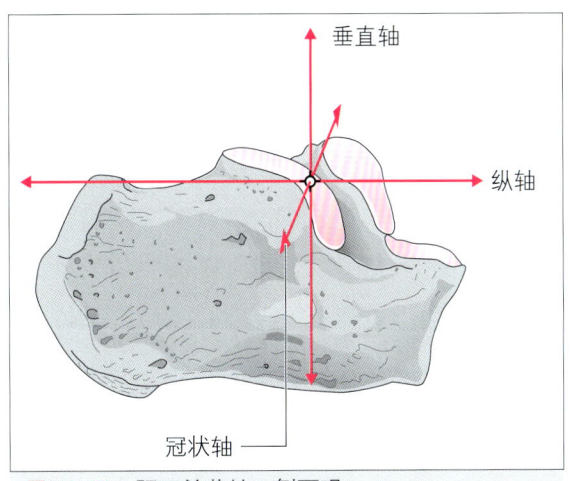

图10.89 距下关节轴：侧面观

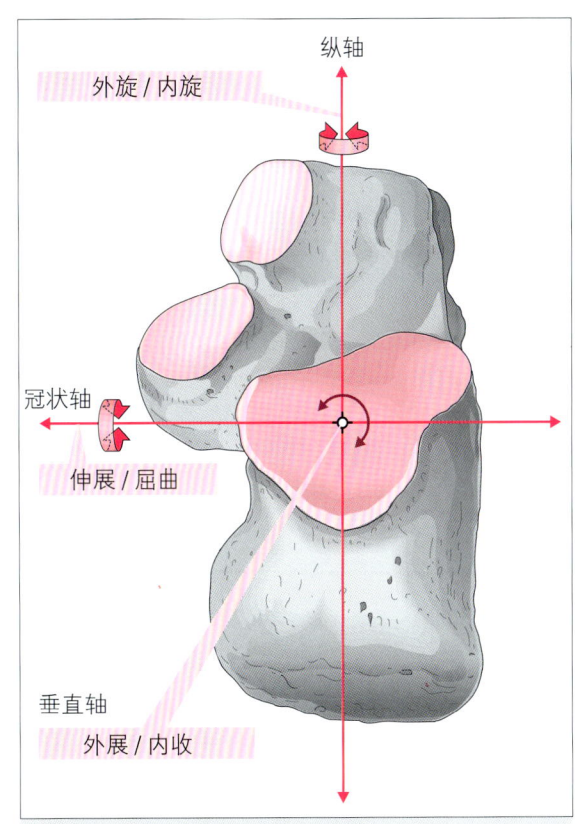

图10.90 距下关节轴：上面观

内翻/外翻轴（图 10.91，图 10.92）

基本轴由上述三个轴的共同构成。该轴穿过跟骨后外侧角和中间区的跗骨管，直达距骨颈。

其走行是从后下方到前内侧。该轴与水平面成 40°±10° 角，与矢状面成 23°±10° 角。

外翻和内翻围绕该轴发生。舟骨和跟骨相对距骨围绕此轴进行旋转。

运动

距下关节的前腔和后腔是一个功能单元。每个动作都是以下动作的组合：

- 屈曲/内收/外旋=内翻：跟骨与距骨的这种组合移动，与右手拧螺钉相似，相当于足跟外翻。
- 伸展/内旋/外展=外翻：这种组合等同于足跟的外翻。

这些组合运动对于足部在运动过程中适应不平坦的地面是必需的。足部所有的关节都参与足向各方向的旋转运动。

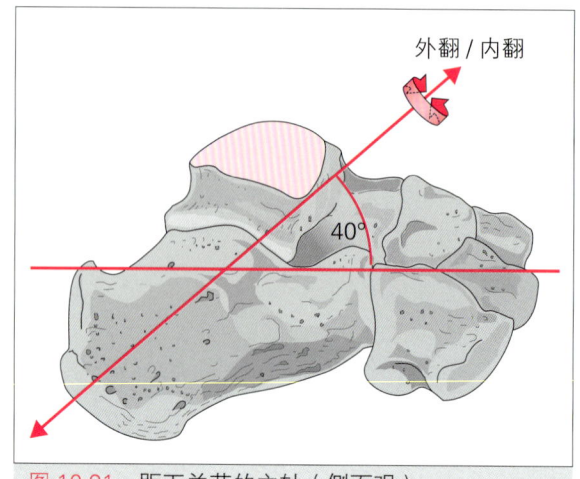

图 10.91　距下关节的主轴（侧面观）

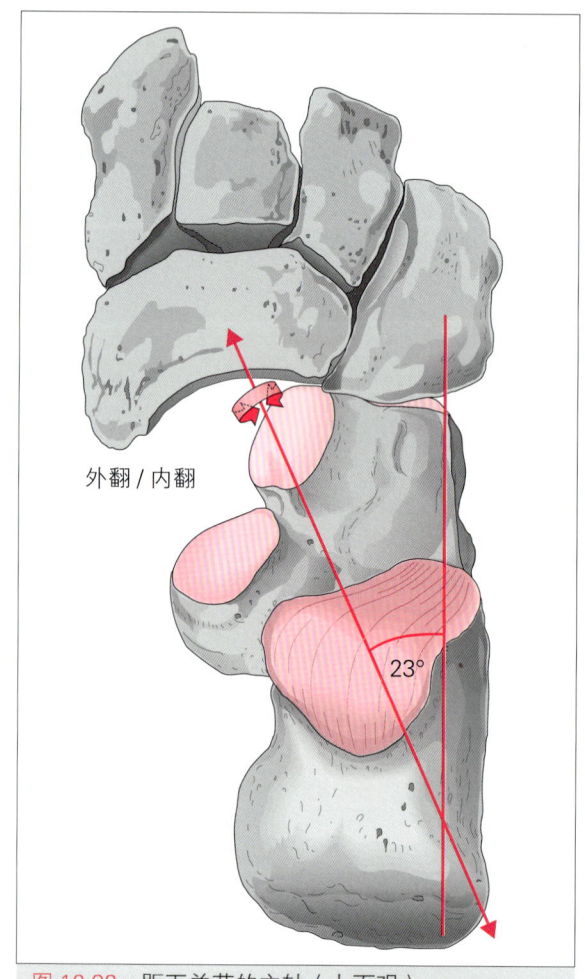

图 10.92　距下关节的主轴（上面观）

内翻（图 10.93，图 10.94）

活动范围：20°~30°。

在内翻过程中，会发生如下运动：

- 跟骨下滑，相当于屈曲。
- 跟骨转向内侧，相当于内收。
- 跟骨转向上内侧，相当于旋后。
- 舟骨以相似的方式移动，发生向内下方的弧形移动。

限制内翻的因素

内翻受限于位于轴外侧的结构，如跟腓韧带和距跟骨间韧带的外侧部分。

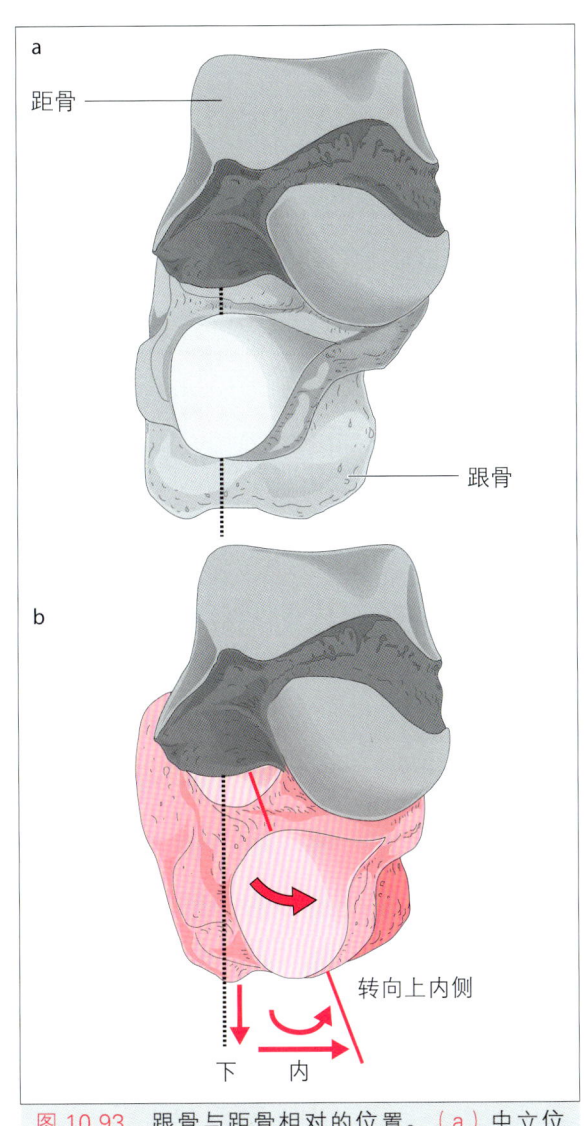

图 10.93 跟骨与距骨相对的位置。（a）中立位（0°）；（b）内翻

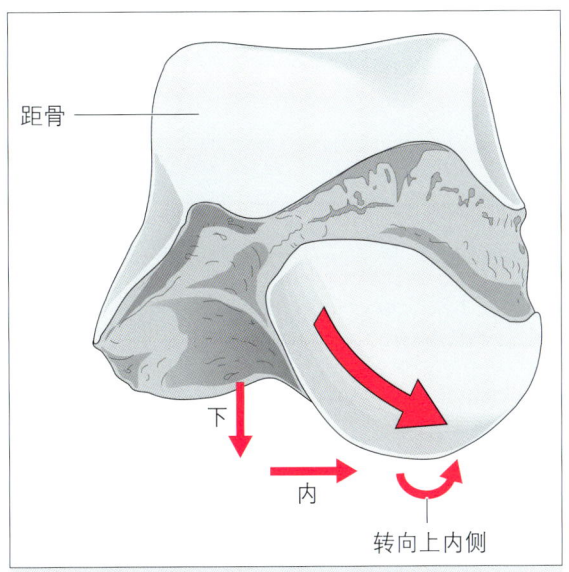

图 10.94 内翻时舟骨与距骨滑车的相对滑动

外翻（图 10.95，图 10.96）

　　运动范围：10°~20°。

　　在外翻过程中，会发生如下运动：
- 跟骨向后上方滑动，相当于伸展。
- 跟骨外翻（外展）。
- 跟骨向上外侧移动——相当于旋前。
- 舟骨以相似的方式移动，发生向上外侧的弧形运动。

限制外翻的因素

　　外翻受限于轴线内侧的结构，如跗骨窦内韧带、距舟韧带、距跟舟韧带和三角韧带中的距跟韧带。

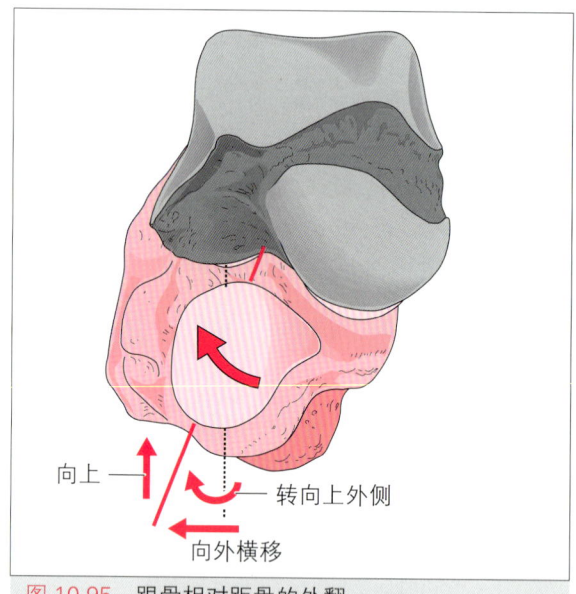

图 10.95　跟骨相对距骨的外翻

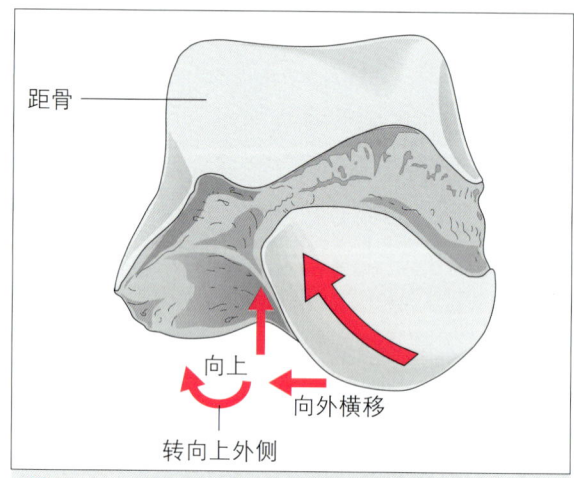

图 10.96　外翻时，舟骨相对距骨的反向滑动

10.6 踝关节的稳定性

踝关节的稳定性与静态因素和动态因素均有关。

10.6.1 静态稳定

侧向稳定（图 10.97）

踝关节的骨性结构和胫腓韧带维持关节的侧向稳定。

侧副韧带提供了有效的支撑，维持距骨的稳定和胫距关节的平衡。胫骨和跟骨、腓骨和跟骨间的韧带以及三角韧带胫舟部对上、下踝关节形成了有效支撑。跨越距骨和跟骨间的韧带仅稳定距下关节。强力的距跟骨间韧带发挥了最大作用。

前后稳定（图 10.98）

最容易发生前后移位的部位是胫距关节。由于没有骨性结构，只有韧带维持关节稳定。距腓前后韧带和部分胫距前后三角韧带被称为关节稳定结构。距骨与踝关节前方的连接限制了距骨前移（或小腿后移）。

距骨与踝关节的后连接限制了胫骨后移（或小腿前移）。

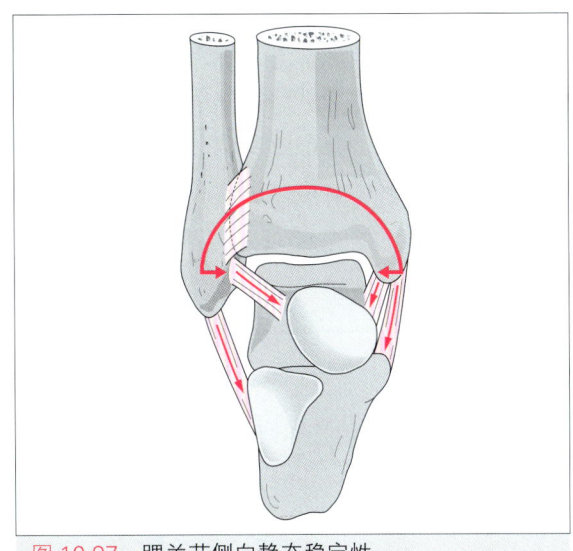

图 10.97　踝关节侧向静态稳定性

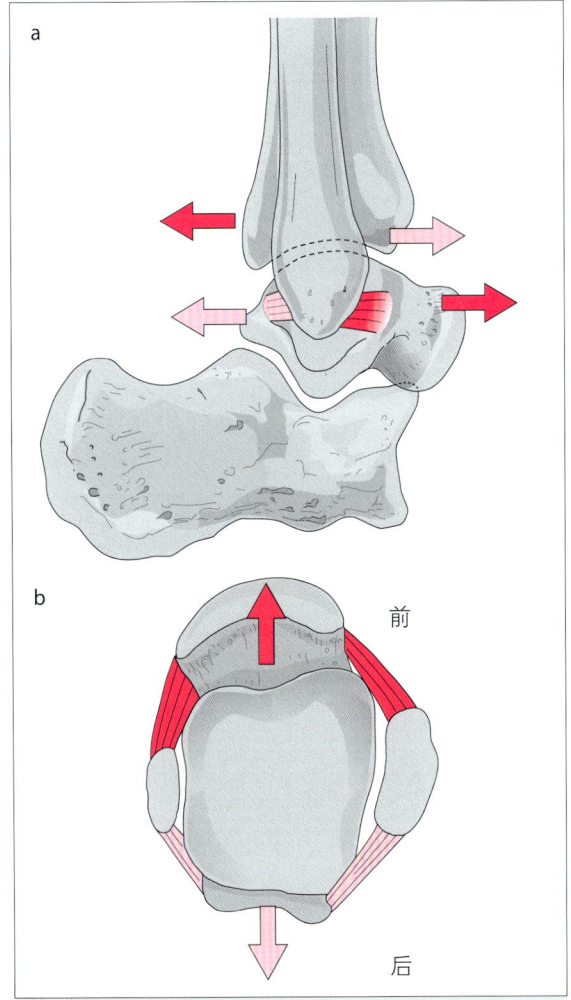

图 10.98　踝关节（胫距关节）前后稳定性。（a）侧面观；（b）后面观

10.6.2 动态稳定

负荷（步行时的负荷转移）和各种肌肉活动维持上踝关节（距小腿关节）的动态稳定。关节囊和韧带的反射机制完好，肌肉活动才会具有良好的协调性。

内后方稳定

胫骨后肌（图 10.99）

- 起于小腿骨间膜后部远端深层。
- 在内踝上方越过趾长屈肌（跖侧交叉）。
- 肌腱先在内踝后方走行，进而向内踝前下方走行。
- 延伸至三角韧带的胫距部和胫跟部，向远端穿过跟舟足底韧带。
- 经过载距突，屈肌支持带在载距突处广泛覆盖该肌腱。
- 止于足舟骨之前，该腱分为3束：
  - 前束为肌腱的直接延续且最坚韧，止于足底舟骨粗隆和中间楔骨。
  - 中束深入足底，止于中间和外侧楔骨，部分纤维止于骰骨，部分人可能还会止于第四和第五跖骨底。
  - 后束止于载距突前缘。

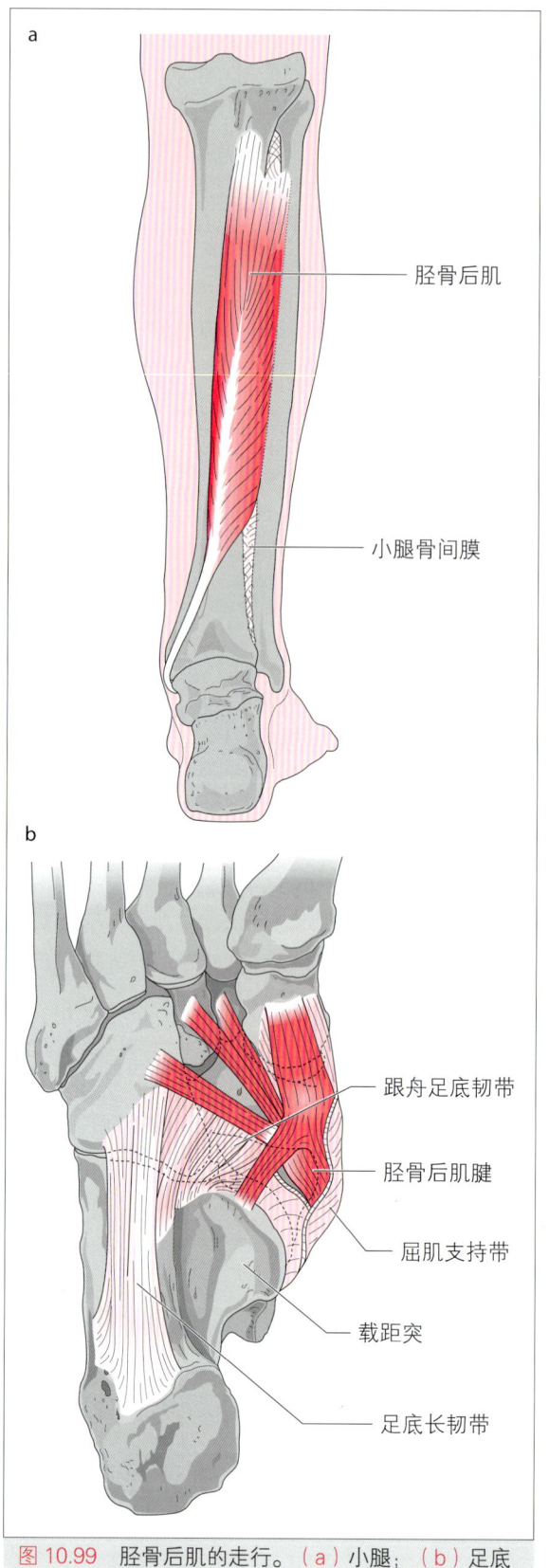

图 10.99 胫骨后肌的走行。（a）小腿；（b）足底

趾长屈肌（图 10.100）

- 其肌腱与胫骨后肌腱（跖侧交叉）在内踝上方有交叉。
- 进一步延伸越过距骨后方和距跟关节。
- 经过载距突处凹槽（𧿹长屈肌腱沟），向下外侧弯曲行至足底。
- 在足内侧缘与𧿹长屈肌腱交叉（跖侧交叉）。
- 继而分为4条独立的肌腱。
- 在肌腱分离部位，趾长屈肌与𧿹长屈肌相连，因此两块屈肌运动是耦合的。
- 在足底，趾长屈肌腱最外侧为跖方肌的止点。
- 在功能上，4条肌腱向远端可作为蚓状肌的起点。
- 在足底，趾长屈肌腱与趾短屈肌共同延伸，𧿹短屈肌较表浅。
- 在近节趾骨水平，趾长屈肌腱与趾短屈肌腱融合，止于远节趾骨底。

𧿹长屈肌（图 10.100）

- 肌腱向后经距下关节，于载距突下方走行。
- 肌腱跨过趾屈肌腱形成交叉。
- 肌腱继续沿足底内侧延伸。
- 肌腱末端止于𧿹趾远节趾骨底。

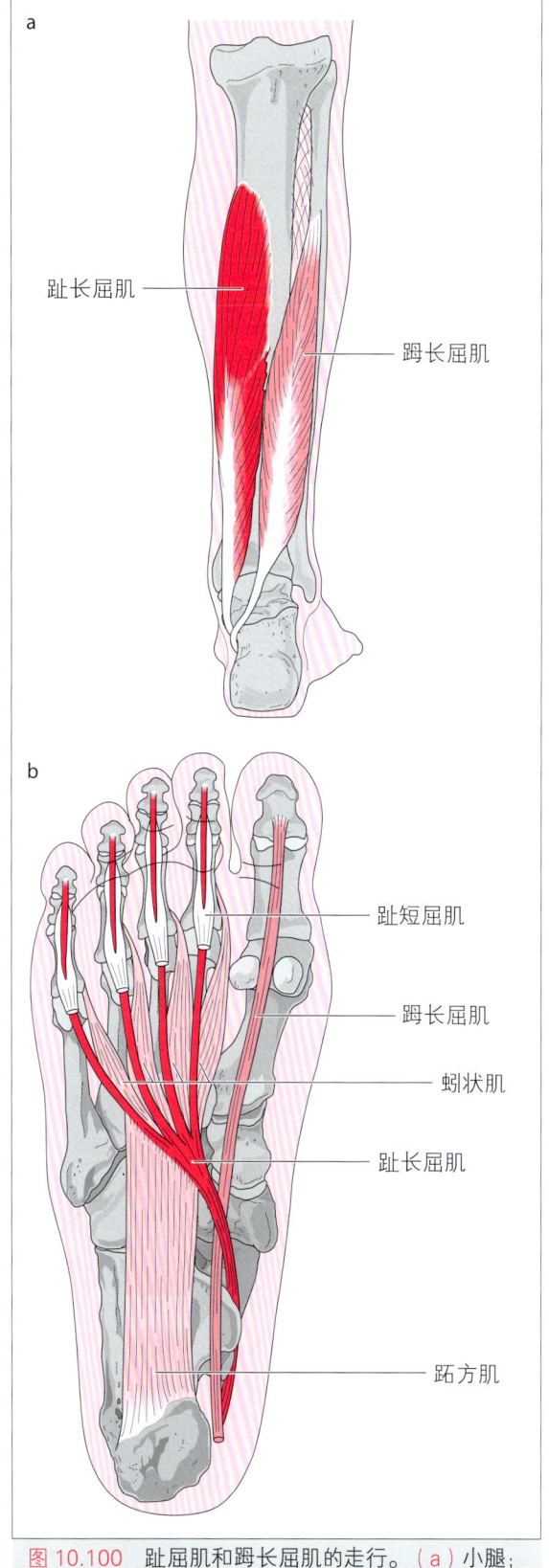

图 10.100 趾屈肌和𧿹长屈肌的走行。(a) 小腿；(b) 足底

内踝管（图 10.101）

深筋膜将踝管分为几个间隔，每个间隔内有一条肌腱走行，由前到后依次为胫骨后肌、趾长屈肌、踇长屈肌。

胫骨后肌腱距离内踝最近。踇屈肌腱在内踝后方的弧度最大。踇长屈肌腱沟位于距骨后方。在此处，肌腱明显由后向前走行。

腱鞘包裹上述 3 条肌腱。胫骨后肌腱鞘起始于内踝上方，止于舟骨结节后方。趾长屈肌腱鞘、踇长屈肌腱鞘始于内踝上方，止于跖腱膜的交叉处。

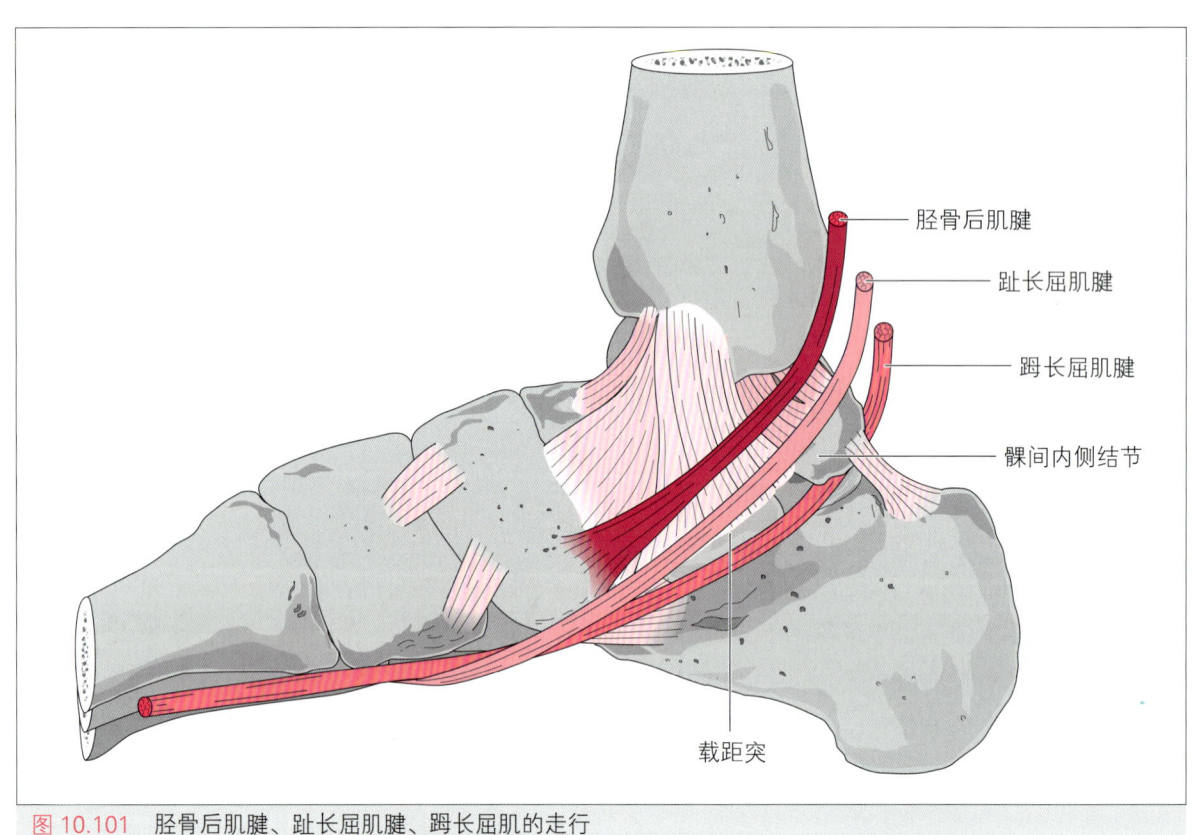

图 10.101 胫骨后肌腱、趾长屈肌腱、踇长屈肌的走行

屈肌支持带（图 10.102）

屈肌支持带下有屈肌腱，胫骨后肌和神经血管束。屈肌支持带是小腿深筋膜的一部分。屈肌支持带浅层坚韧，向胫骨内侧和跟骨粗隆间的跟腱呈扇形扩展。

屈肌支持带深层较短，从内踝扩展至距骨内侧面，并包绕胫骨后肌腱和趾长屈肌腱。更深层的纤维部分从距骨内侧面延伸至跟骨内侧，并包绕姆长屈肌腱。

上述两层支持带形成了踝管，以上肌腱、血管和神经经踝管向远端走行。

肌肉的功能：

- 足后内侧的稳定。
- 足弓的稳定。见章节10.13：生物力学。
- 跖屈
- 足内翻。
- 屈肌收缩，远端关节的脚趾屈曲。

后内侧结构稳定的神经支配：胫神经。

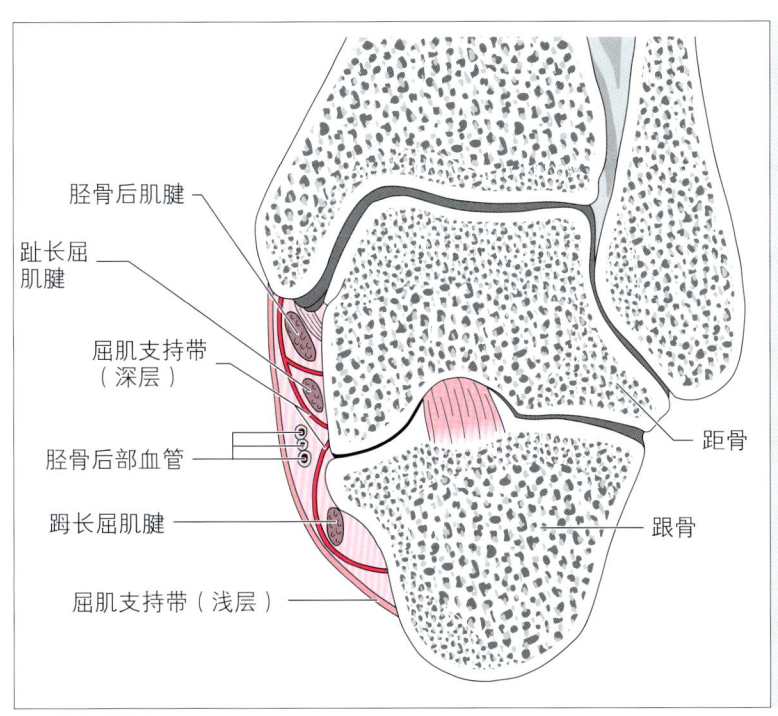

图 10.102　内侧踝管的支持带和神经走行

后外侧稳定

腓骨长肌（图 10.103）

- 位于小腿外侧。
- 行至小腿下三分之一时，移行为肌腱；在此处，腓骨短肌位于腓骨长肌深面。
- 第一个狭窄处位于外踝后方，腓骨肌上支持带在此处形成一个通道，腓骨长、短肌腱于通道内走行。外踝在此处形成一凹槽，构成踝管的壁。
- 通过腓骨肌上支持带后，腓骨长肌腱改变方向，以近乎直角转向前方。
- 继而，腓骨长肌腱进入由腓骨肌下支持带构成的第二个通道。
- 腓骨肌下支持带固定于腓骨滑车，此处为跟骨外侧的一个骨性凸起。滑车将腓骨长、短肌腱彼此分开，因而腓骨长肌腱走行于腓骨短肌腱下方。
- 在骰骨水平，肌腱再次改变方向，转向足底内侧，在腓骨长肌腱沟内继续向前内侧走行。在此处，腓骨长肌腱穿行于韧带结构深方，如跖长韧带，至足底。
- 腓骨长肌腱沟近端为骰骨结节，结节表面覆盖一层软骨，腓骨长肌腱于此走行。
- 有时腓骨长肌腱内会嵌入籽骨。存在籽骨时，籽骨被一束小韧带固定于骰骨和第五跖骨底。腓骨长肌腱和小趾屈肌腱在此处部分融合。
- 腓骨长肌腱止于内侧楔骨远端内侧和第一、第二跖骨底。此外，腓骨长肌腱最内侧部分与第一骨间背侧肌相连。

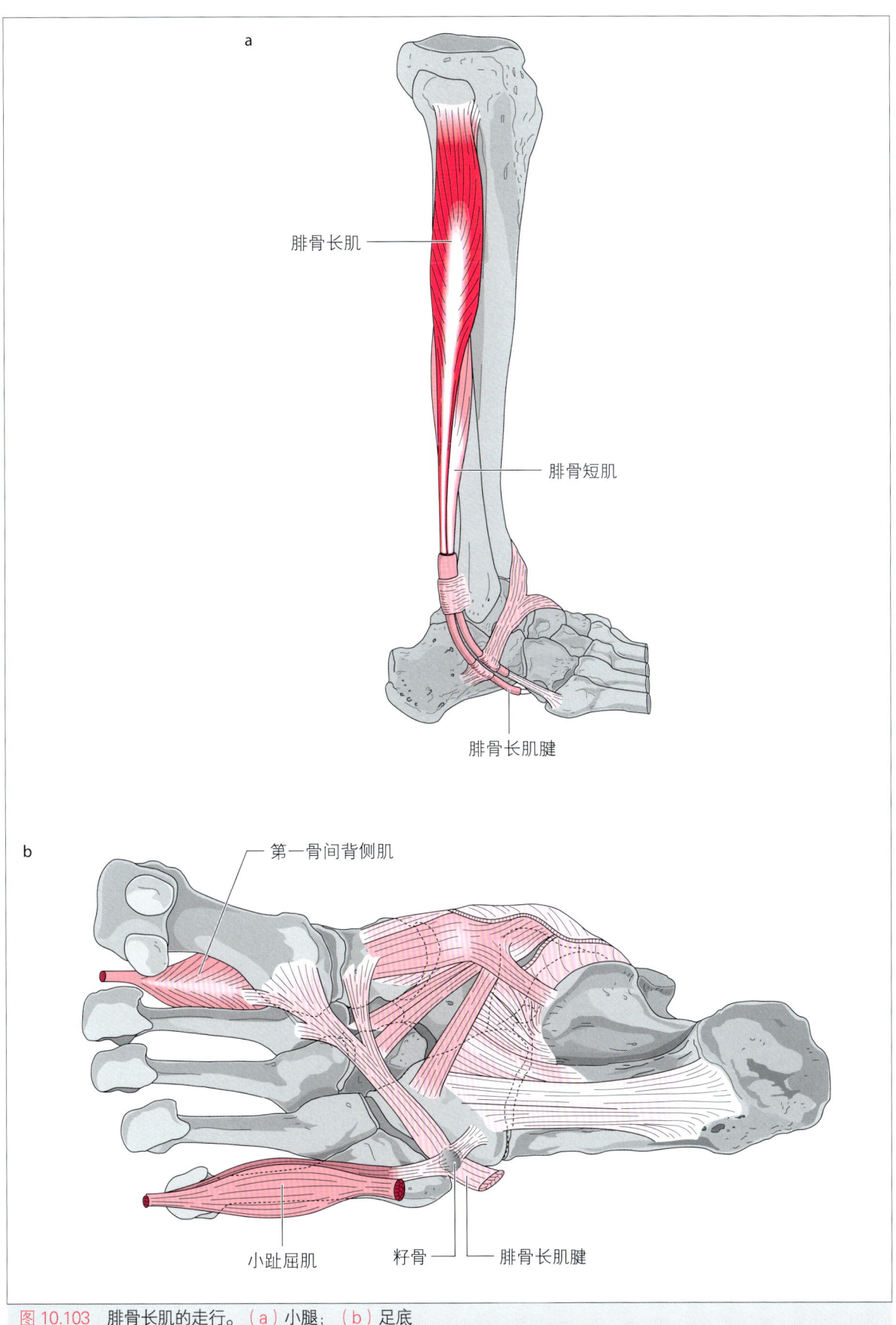

图 10.103 腓骨长肌的走行。(a)小腿;(b)足底

腓骨短肌（图 10.104）

- 腓骨短肌位于腓骨长肌深面，腓骨肌腱沟内。
- 肌腱始于腓骨肌上支持带上方。
- 与腓骨长肌腱一起绕外踝转向前方，并一起穿过跟腓韧带。
- 腓骨短肌腱走行于腓骨滑车上方，止于第五跖骨底。

肌肉的功能：

- 维持足后外侧稳定。
- 限制足内翻。
- 跖屈，外翻，旋转。
- 腓骨长肌的张力维持足的纵弓和横弓的稳定。见章节10.13：生物力学。

神经支配：腓浅神经。

> **病理改变**
>
> **内翻扭伤**
>
> 扭伤会损害本体感受器，使本体感觉缺失，导致关节不稳。腓骨肌腱可以在突然扭伤时提供踝关节的稳定性。扭伤会使肌腱和周围腱鞘发生微创伤，导致稳定性降低。例如，对于扭伤的保护性应激反应时间过长会导致反复创伤，使关节不稳定。
>
> **腓骨肌腱的脱位**
>
> 因为肌腱走行后部区域的踝管较浅，如果肌腱受到猛烈牵拉，会导致肌腱从伸肌支持带内向前脱位。此种情况通常发生在背屈和内翻时。

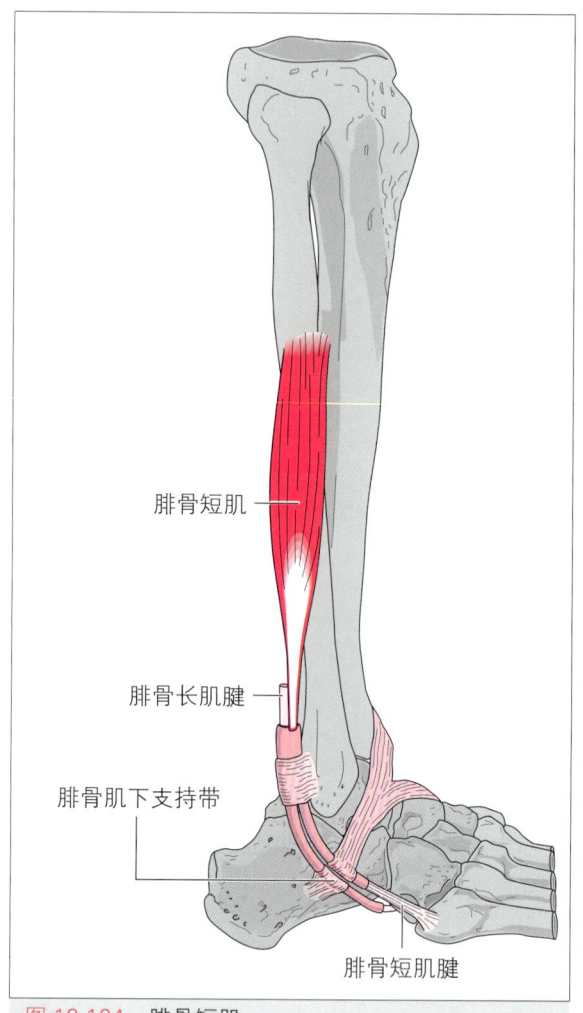

图 10.104 腓骨短肌

腱鞘（图 10.105）

在踝关节水平,腓骨长、短肌腱被腱鞘包裹。踝关节近端,腱鞘包裹腓骨长、短肌腱；在踝下方分离为两个独立的腱鞘,并继续延伸至骰骨。

腓骨肌上、下支持带（图 10.105）

腓骨肌上、下支持带构成肌腱通道。在外踝近端,两条肌腱伴行。腓骨肌上支持带以腱膜环结构牢固附着于腓骨上外侧。而且,腓骨肌上、下支持带有时与屈肌支持带内侧部有连接。

在外踝远端,腓骨肌下支持带分离出两个单独肌腱通道。后端起于跟骨,附着于腓骨滑车并覆盖腓骨长短肌腱,止于跗骨窦最外缘。在此处其与伸肌支持带形成连接,并一直延伸到足背。

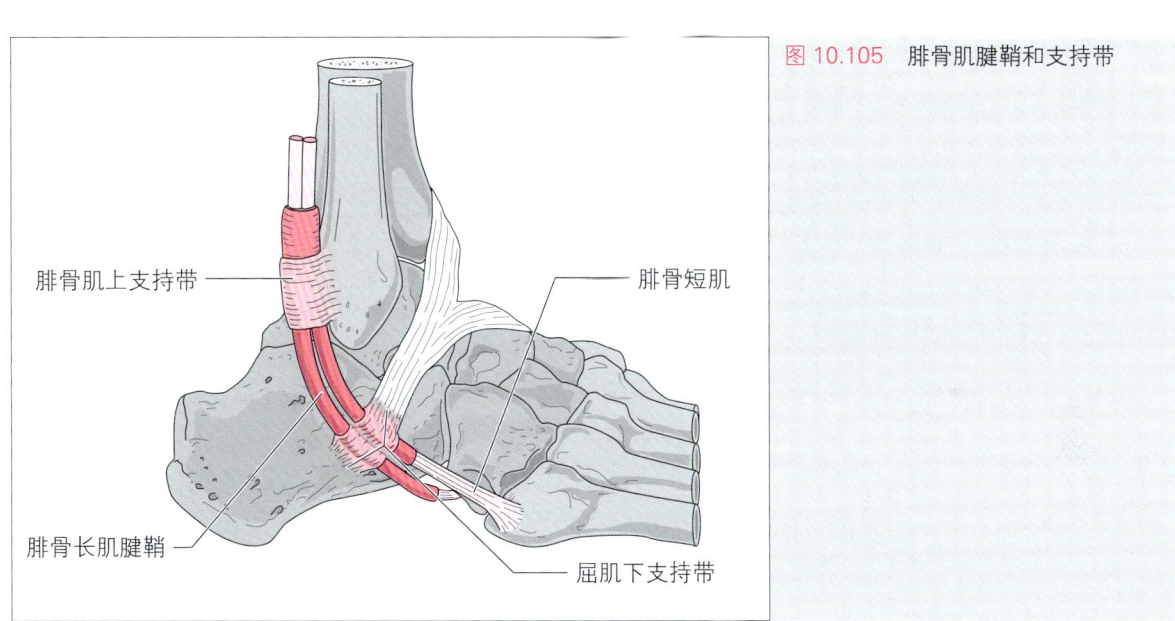

图 10.105　腓骨肌腱鞘和支持带

后方稳定

腓肠肌（图 10.106）

  ▷ 见章节 9.3：膝关节。

比目鱼肌（图 10.107）

- 位于腓肠肌深面。
- 肌肉起点广泛。
- 比目鱼肌有两个起点，腓骨头部和胫骨内侧缘，形成纤维弓，即比目鱼肌腱弓。胫后动脉和胫神经穿行腱弓并进入深部屈肌间室。
- 在跟腱移行处，与中间部分相比，比目鱼肌的内侧、外侧部分明显更处于远端。跟腱移行处位于跟腱的跟骨止点上方约一掌宽处。

跖肌（图 10.107）

- 跖肌腱位于腓肠肌深面，小腿下三分之一，跟腱内侧。与跟腱一起，止于跟骨粗隆内侧。

  ▷ 见章节 9.3：膝关节。

跟　腱

- 为小腿三头肌共同的终端肌腱。
- 跟腱在踝水平宽度明显变窄，止点处重新变宽。
- 在止点处，跟腱宽约 2 cm。
- 腓肠肌腱纤维主要位于跟腱内侧，比目鱼肌腱纤维位于外侧。
- 在止点上方 12~15 cm 处，肌腱纤维彼此缠绕，内侧纤维止于跟骨结节外侧，少部分外侧纤维止于跟骨结节内侧。此外，在走行中，肌腱纤维从后方转向前方，反之亦然。
- 跟腱滑囊位于跟腱内侧和跟骨结节上缘之间。足跟皮下滑囊位于跟腱止点和皮肤之间（图 10.108）。

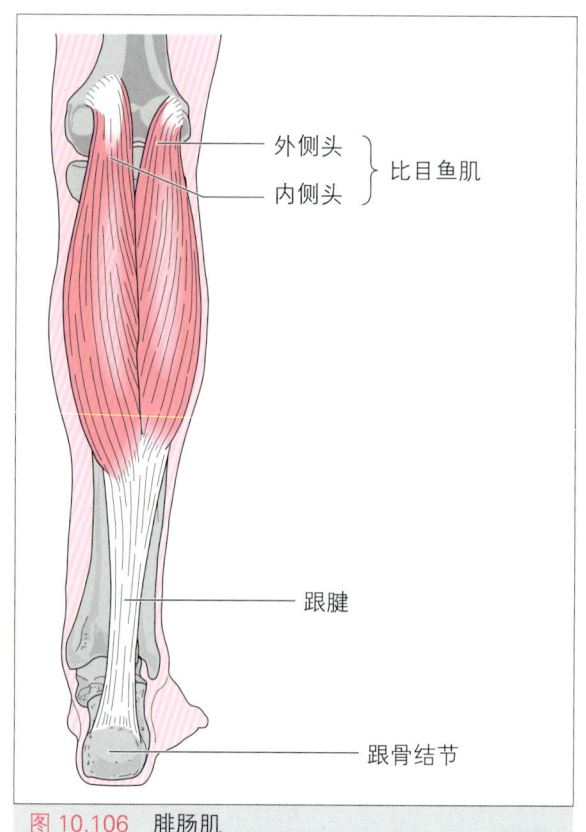

图 10.106　腓肠肌

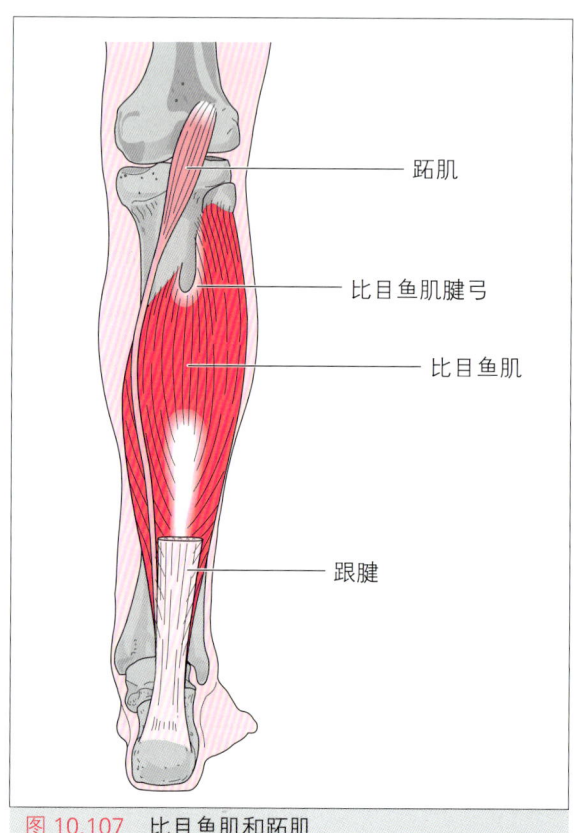

图 10.107　比目鱼肌和跖肌

小腿三头肌的功能：

- 有三个强大部分，可防止身体在踝关节上方前倾。
- 跖屈：例如，提踵时肌肉负担全部体重。
- 内翻，因为跟腱止点主要在下肢纵轴的内侧。见章节9.3：膝关节。

小腿三头肌神经支配：胫神经。

病理改变

跟腱断裂（图 10.109）

最常见的撕裂部位在肌腱止点上方 2~6 厘米处。就血液循环而言，此区域为上、下两条血管供血区域的边界，即临界区。此外，此区域在行走时承受最大的应力。反复的微创伤会导致组织破坏，突然背屈或足蹬地时会导致肌腱断裂。

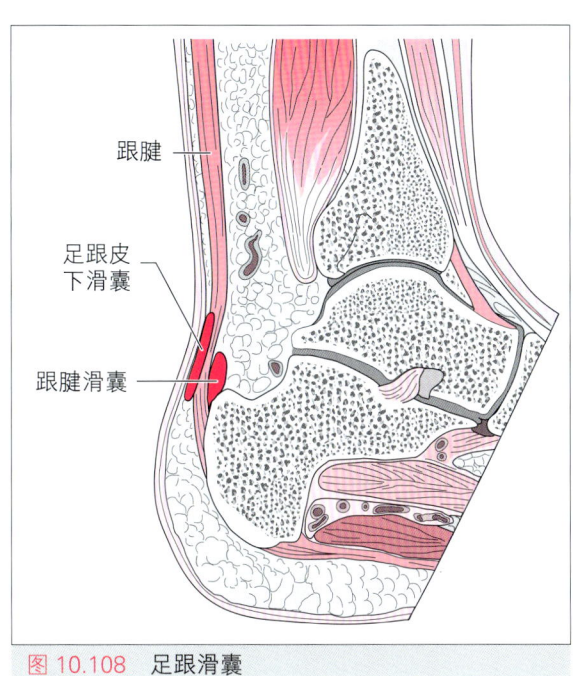

图 10.108　足跟滑囊

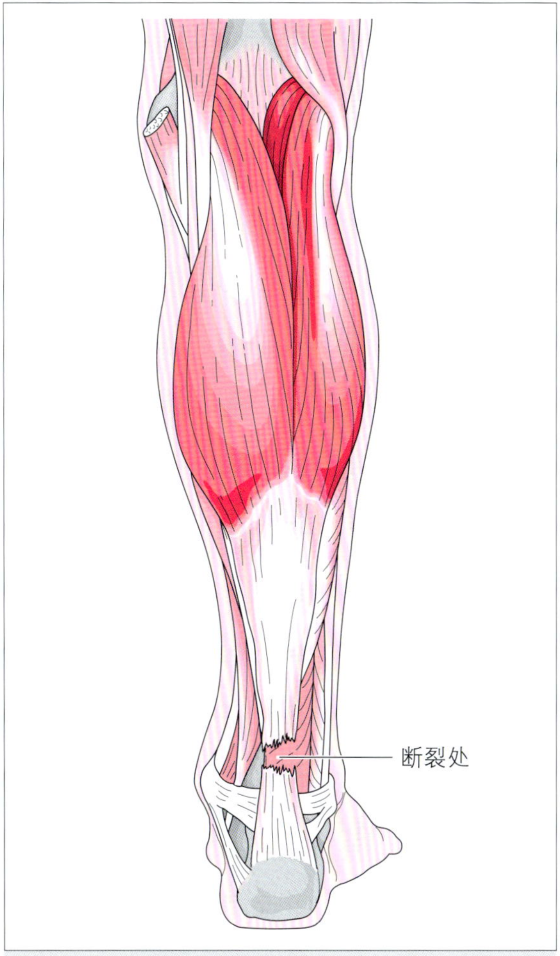

图 10.109　跟腱断裂

前方稳定

胫骨前肌（图10.110）

- 肌肉穿过伸肌上支持带下方内侧，向远端穿过伸肌下支持带。
- 向足内侧走行。
- 行至距第一跗跖关节近端1~2 cm处，分为两条腱束，一条延伸至跖骨底跖面内侧，另一条延伸至内侧楔形骨内侧。
- 在关节水平，肌腱部分几乎垂直向前弯曲走行，部分在此处与关节囊融合。

踇长伸肌（图10.111）

- 在踝关节水平，肌腱深入伸肌上支持带，外侧为胫骨前肌。
- 肌腱在伸肌下支持带下方经单独的间室走行。
- 沿足背表面向远端和内侧延伸，止于踇趾远节趾骨。
- 通常会有一条内侧分支止于近节趾骨底。

趾长伸肌（图10.112）

- 趾长伸肌位于伸肌上、下支持带下。
- 在伸肌下支持带下方，肌腱分为两条，每条肌腱在伸肌下支持带下方又分为两条，所以最终形成四条肌腱。
- 近端趾骨水平，趾短伸肌腱从外侧走行至此，与趾长伸肌四条肌腱的末端融合。
- 末端延续为趾背腱膜，覆盖近端趾骨。继而肌腱中部纤维延伸并止于中节趾骨，肌腱两侧纤维分支向远端延续并共同止于远节趾骨底。
- 通过趾背腱膜，趾长伸肌与骨间背侧肌相连。
- 通常有一条分支止于第五跖骨基底，即第三腓骨肌。

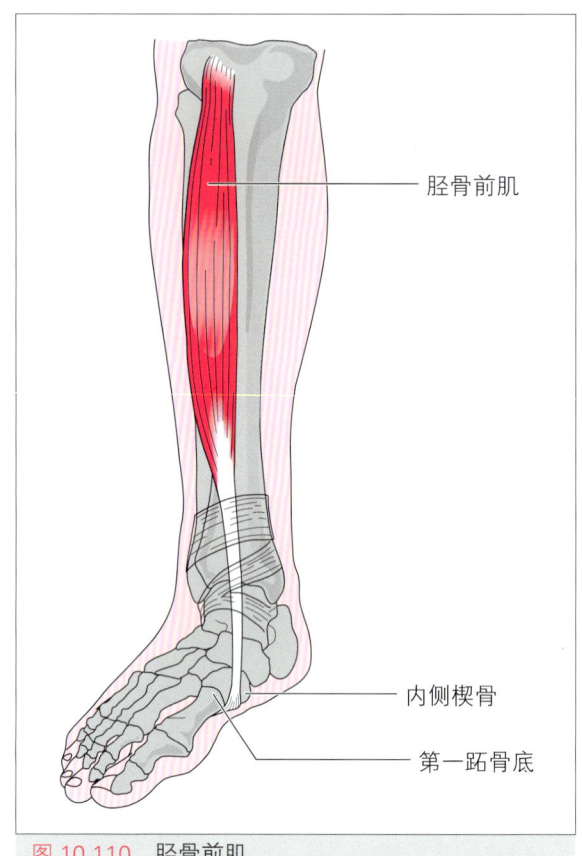

图10.110 胫骨前肌

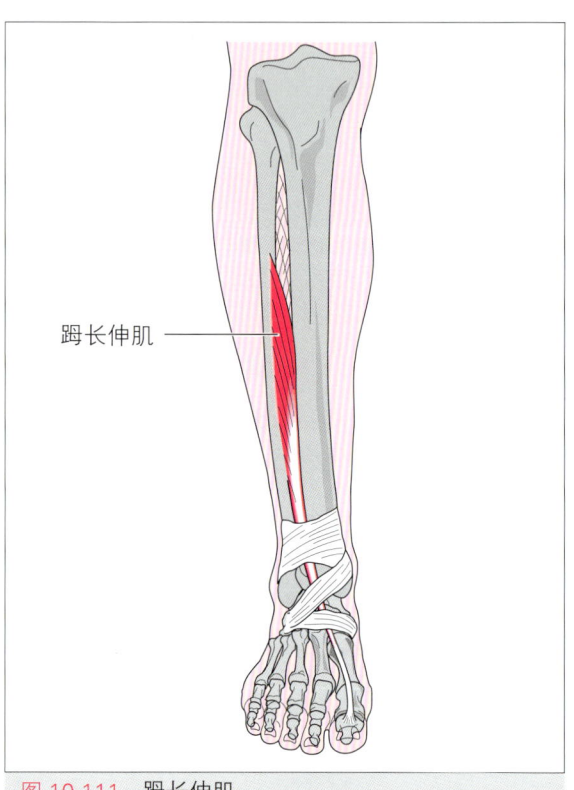

图10.111 踇长伸肌

伸肌群的功能：

- 上述肌肉维持韧带在胫距关节（距小腿关节）前方的稳定。
- 背屈：例如，在行走的摆动相，小腿近端固定，伸肌群收缩使踝背屈；相反，在触地相，足固定，肌肉收缩牵拉小腿，使踝背屈。
- 胫骨前肌腱：由于胫骨前肌腱止点位于下肢纵轴内侧，此运动过程中导致踝关节的旋前，跨长伸肌腱协同参与旋前。
- 另一方面，部分趾长伸肌参与旋前。
- 趾伸肌伸展所有趾间关节。伸肌群对足的纵弓也有稳定作用，通过伸展足趾对足底腱膜施加张力。见章节10.13：生物力学。

伸肌群神经支配：腓深神经。

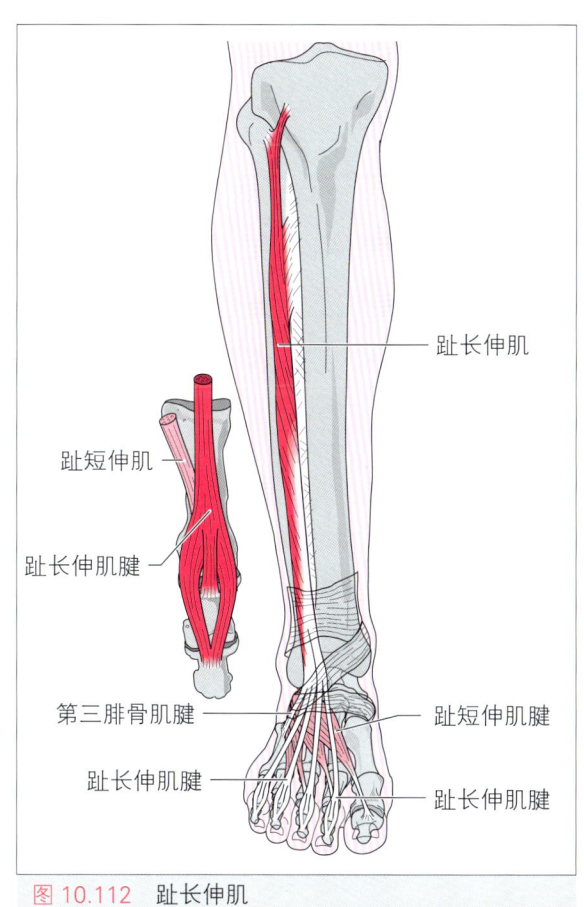

图 10.112　趾长伸肌

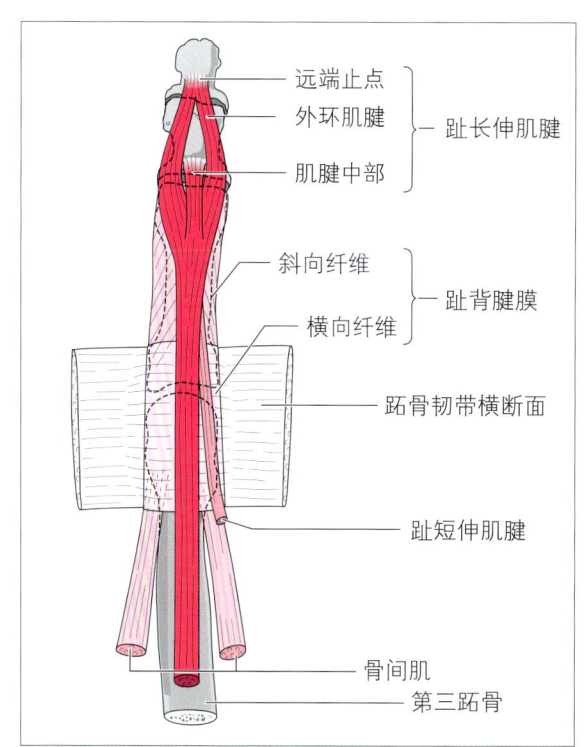

图 10.113　趾长伸肌腱末端

伸肌上、下支持带（图 10.114）

伸肌上支持带始于距离踝关节近端一掌宽处，带宽约 3 指，从胫骨内侧延伸至腓骨前侧，固定小腿的长伸肌和胫骨前肌。

伸肌下支持带由两部分组成并呈交叉排列：近端部分从内踝斜向下延伸至跗骨窦并分出一小分支至外踝，远端部分连接舟骨结节与跗骨窦，还有一小部分连接内侧楔骨和第二跖骨。

对肌腱起到固定带的作用。

腱 鞘

肌腱走行于支持带下的胫侧、中间和腓侧骨间室内，并被腱鞘包裹。腱鞘的长度不一。例如，胫骨前肌腱鞘近端始于上支持带，远端止于伸肌支持带上方；踇长伸肌腱鞘较长，并延伸至第一跖骨底。

> **病理改变**
>
> **胫骨前间室综合征（前室综合征）**
>
> 胫前间室内有胫前肌群的肌腱走行。胫前间室因弹性差，所以无法容纳肿胀的肌腱，压力增大时会导致一系列压迫症状。例如，劳损会引起炎症和水肿、微循环障碍，导致胫骨前间室内肌肉缺血性坏死。患者主诉胫骨前区的疼痛和足背屈无力。

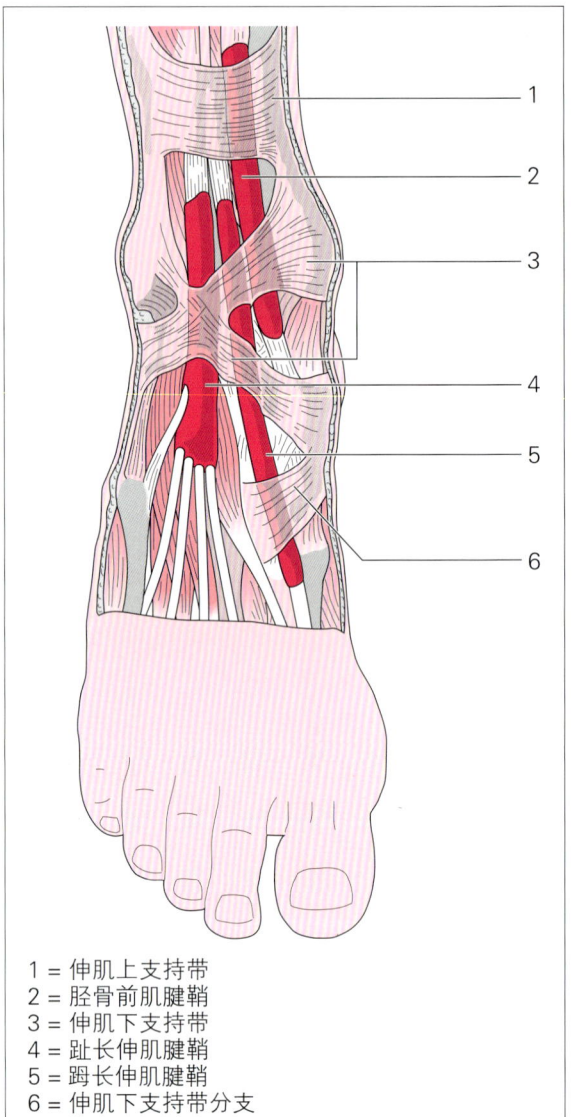

1 = 伸肌上支持带
2 = 胫骨前肌腱鞘
3 = 伸肌下支持带
4 = 趾长伸肌腱鞘
5 = 踇长伸肌腱鞘
6 = 伸肌下支持带分支

图 10.114　足背支持带和腱鞘

10.7 步行过程中的踝关节

10.7.1 步行过程中的肌电活动

关节囊和韧带中的机械受体协调小腿和足的肌肉活动，使足在不平的地面上保持稳定。

图 10.115 示无困难行走时所必需的肌肉活动（Sarrafian，1993）。

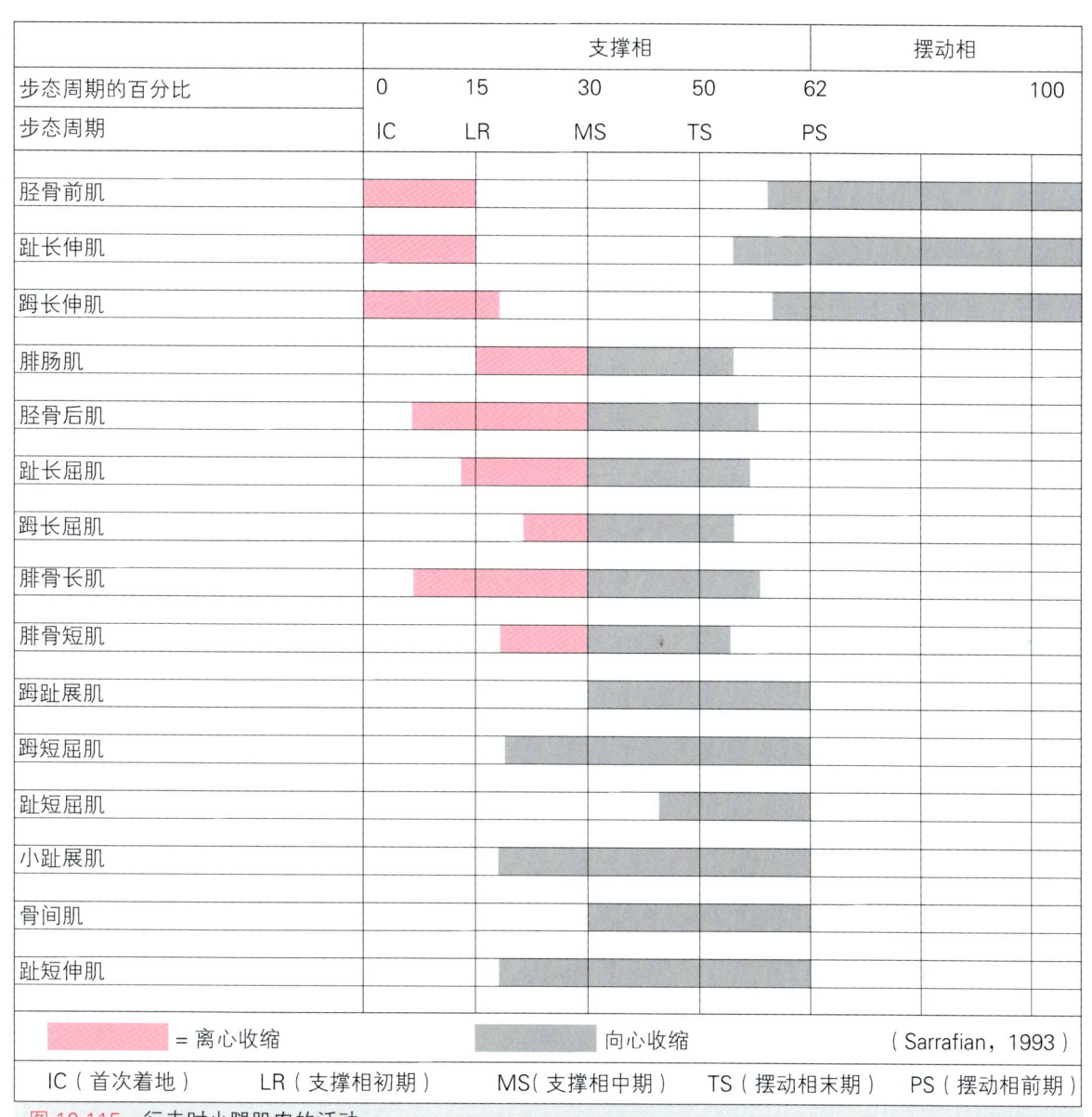

图 10.115　行走时小腿肌肉的活动

10.7.2 关节活动度

步行的运动范围并没有达到关节可能的最大运动范围，通常为约50%。

> **实践要点**
>
> **步态分析**（图 10.116）
>
> 评估关节位置时，应注意患者刚开始步行时不能立刻达到改善的运动范围，虽然在强化治疗下患者已有的运动障碍得到明显改善。
>
> 例如：迈步相时正常跖屈为10°。尽管患者能达到7°~10°，但仍然无法完成迈步，只能通过抬高膝关节来补偿。造成这种情况的原因无疑是多方面的，但可以肯定的是，患者在步行时需要一定的运动耐力，可能需要增加7°才能启动。

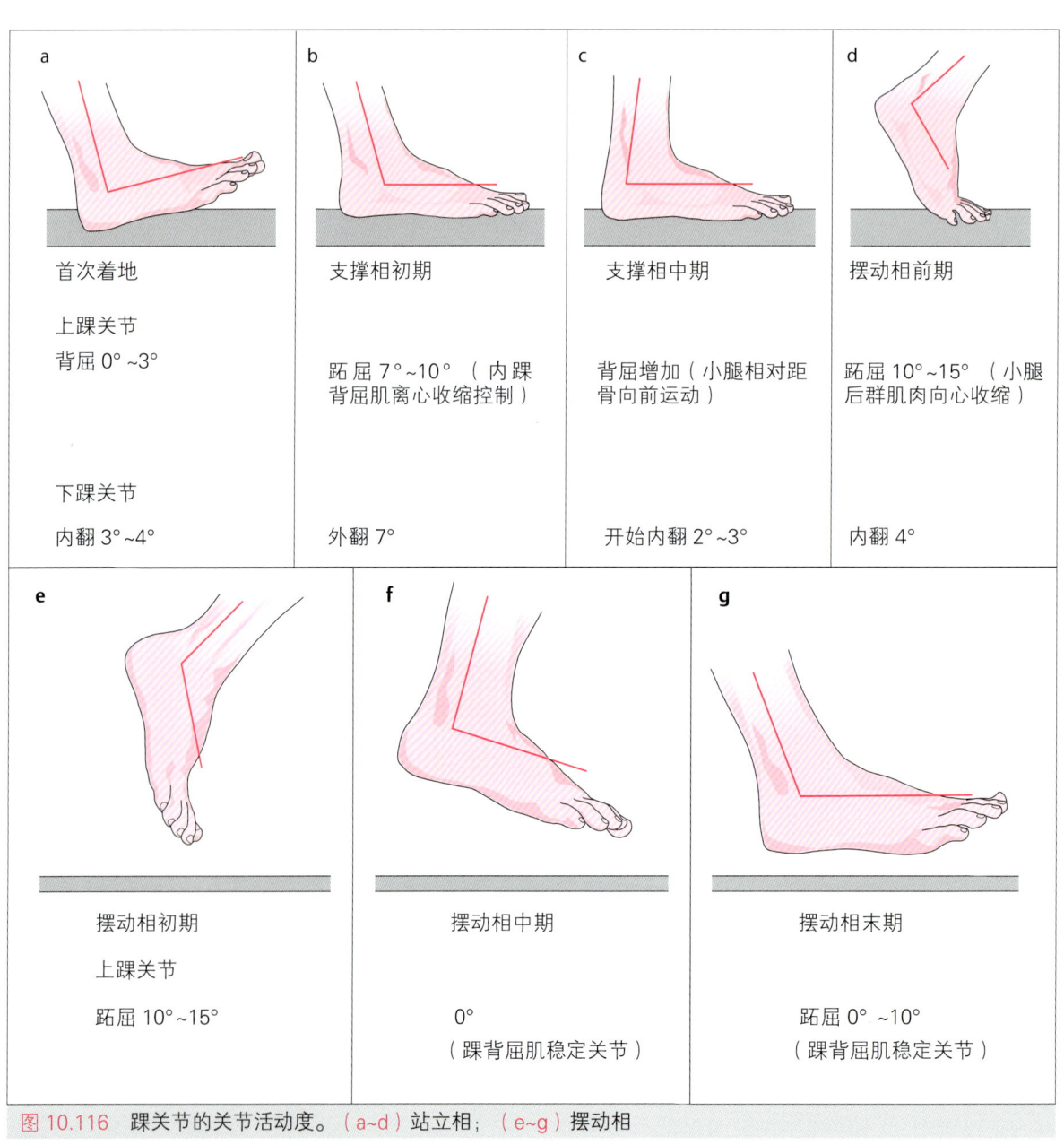

图 10.116 踝关节的关节活动度。（a~d）站立相；（e~g）摆动相

10.8 跟骰关节

10.8.1 骨性结构和关节面

跟骨（图 10.117）

- 在前面观上，跟骨形似漏斗，上部像向下倾斜的"屋顶"，一般向远端突出；"屋顶"稍向内侧则是距骨的前关节面。
- 与骰骨的关节面也位于前方。

- 在冠状面上看，关节面形似马鞍状凸起；从垂直方向看，则呈凹形。

骰骨（图 10.118）

- 骰骨位于跟骨远端外侧。
- 呈三角形，内侧较长而外侧较短。
- 骰骨近端关节面与跟骨相连。
- 跟骰关节面类似鞍形，匹配跟骨相应的关节面。

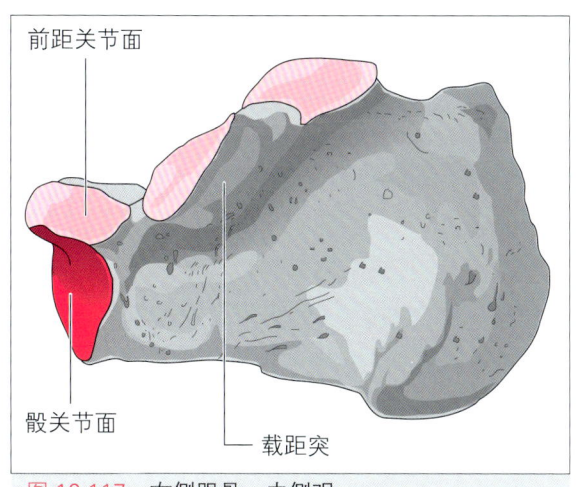

图 10.117　右侧跟骨：内侧观

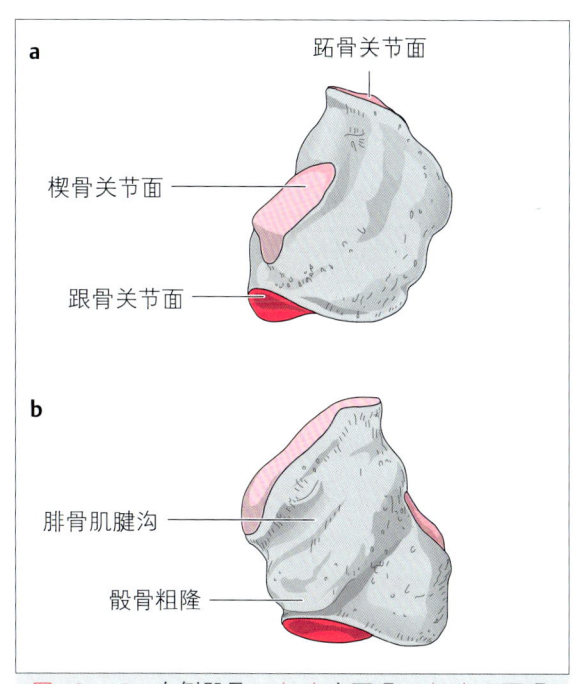

图 10.118　右侧骰骨。（a）上面观；（b）下面观

10.8.2 关节囊

关节囊终止于骨—软骨交界处，所有于其上方走行的韧带均与关节囊融合。

10.8.3 韧带

分歧韧带（图 10.119）

该韧带将足舟骨、骰骨和跟骨连接为一个功能单元，因此被视为肖帕尔（Chopart）关节（即跗横关节）的关键韧带。由两部分组成，呈"V"形。

外侧跟舟韧带

该韧带位于跗骨窦前内侧角，紧邻前距关节面外侧。止点宽 1 cm。向前上内侧延伸，止于足舟骨后部。

该韧带长 2~2.5 cm，越深层的纤维越短，表浅纤维更长。韧带宽 1 cm。

跟骰韧带

该韧带构成"V"形的外侧支，长 1 cm，宽 0.5 cm。该韧带沿水平方向向内侧延伸至骰骨外侧，并直接止于跟舟韧带止点外侧。

外侧跟骰韧带（图 10.120）

该韧带通常分为上、下两支，上支窄而下支宽且可到达足底部。该韧带可加强关节外侧的关节囊。

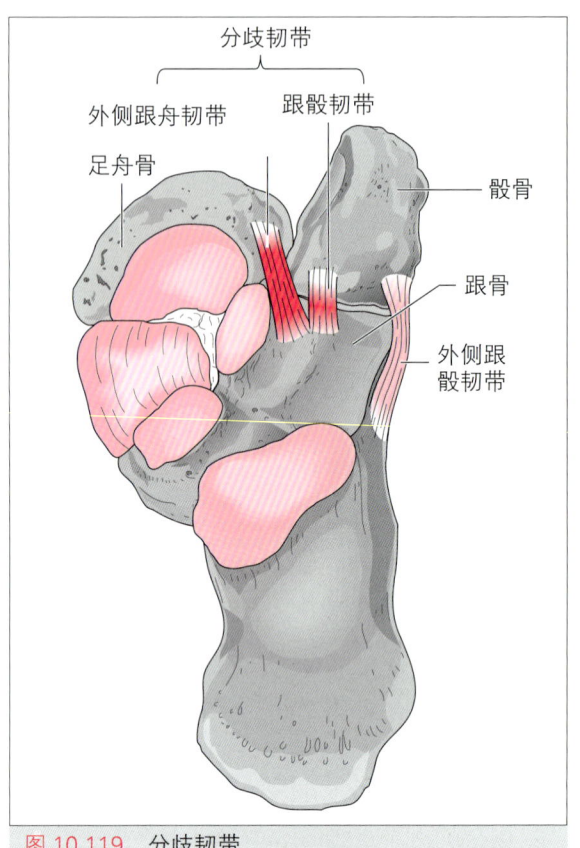

图 10.119 分歧韧带

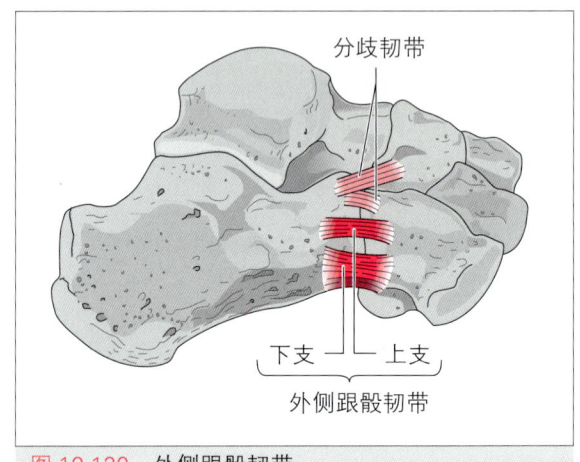

图 10.120 外侧跟骰韧带

跟骰足底韧带（图 10.121）

长而表浅的纤维起于跟骨粗隆内外侧突，止于骰骨跖侧，并延伸到跖骨底，即延伸至第二到第五跖跖关节囊—韧带结构。其纤维从后到前向远端穿过腓骨长肌腱，也称为跖长韧带。

短纤维位于跖长韧带下方，于跟骨和骰骨之间的关节间隙走行并连接关节囊。该部分从近端向远端呈扇样发散，并移行为足底跟舟韧带的外侧延续部分。

韧带的功能：

- 分歧韧带紧张可造成关节内旋。
- 在内收的情况下，跟舟韧带可防止关节外侧撕裂。
- 骰骨外旋和跟骨内旋，均可使跟骰足底韧带紧张。在稳定足弓方面，跟骰足底韧带同样起到很大作用。

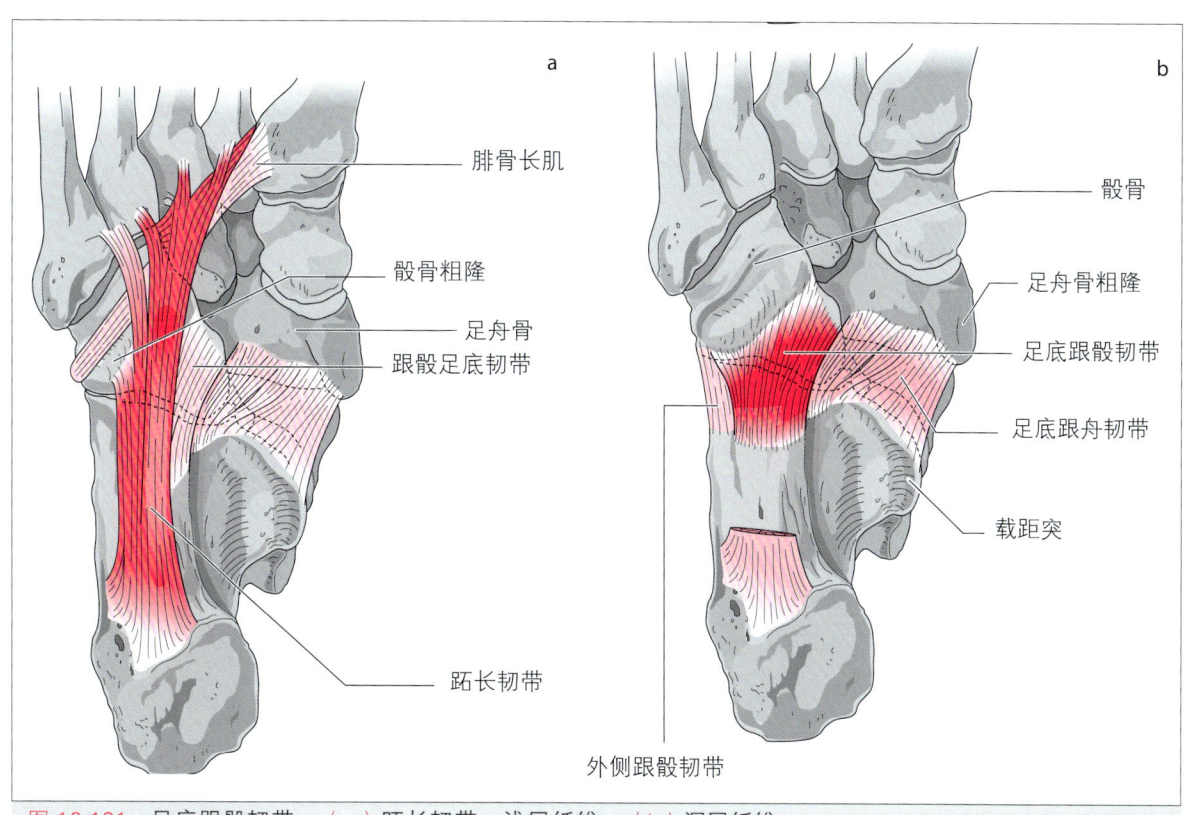

图 10.121　足底跟骰韧带。（a）跖长韧带，浅层纤维；（b）深层纤维

10.8.4 运动轴和运动

纵轴（图 10.122）

该轴线呈对角线穿过跟骨和骰骨的"鼻"端（骰骨足底内侧突出区域）。方向由后—下—外到前—上—内，与水平面成 15° 角，与矢状面成 9° 角。围绕该轴线可产生旋前、旋后，这是前足和后足力的交汇之处，故运动范围比较大（图 10.142）。

斜轴（图 10.122）

该轴线较陡，于足舟骨和骰骨鼻端斜向穿过，与水平面成 50° 角。围绕该轴可产生伸展/外展和屈曲/内收方向的组合运动。

运动

围绕两轴线可产生螺旋样的组合运动，但与距下关节相反。这种复合运动类似踝关节的运动组合——伸展/外展/旋前以及屈曲/内收/旋后一样。

跟骰关节与距舟关节构成一个从上方看如同"S"形的关节——肖帕尔关节（跗横关节），它们共同构成了一个运动单元。

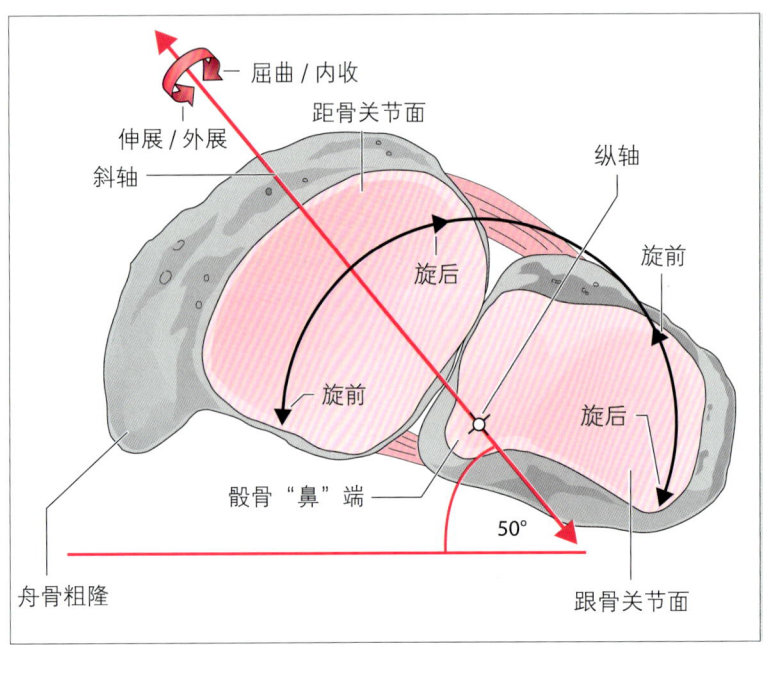

图 10.122　肖帕尔关节的运动轴与运动

10.9 跗骨关节

10.9.1 舟楔和舟骰关节的骨性结构和关节面

内侧楔骨（图 10.123a）
- 别名：第一楔骨。
- 三块楔骨中最大的。
- 呈轻微楔形，底部平坦、宽阔。
- 近端关节面是凹面，与足舟骨相适应。

中间楔骨（图 10.123b）
- 别名：第二楔骨。
- 三块楔骨中最小的。
- 呈现明显楔形，底部位于足背，尖端朝向足底。
- 与楔状外形一致，近端有一个三角形的关节面。

外侧楔骨（图 10.123c）
- 别名：第三楔骨。
- 同样呈楔形。
- 近端关节面同样有一个适应足舟骨的凹面。

足舟骨（图 10.124）
- 远端有三条垂直走行的骨嵴，划出三个关节面。
- 内侧面最大，大致呈凸出的矩形。
- 中间面最为平坦，呈三角形，尖朝向足底。
- 椭圆形关节面位于外缘，同样是凸起的。
- 骰骨小关节面位于最外侧。

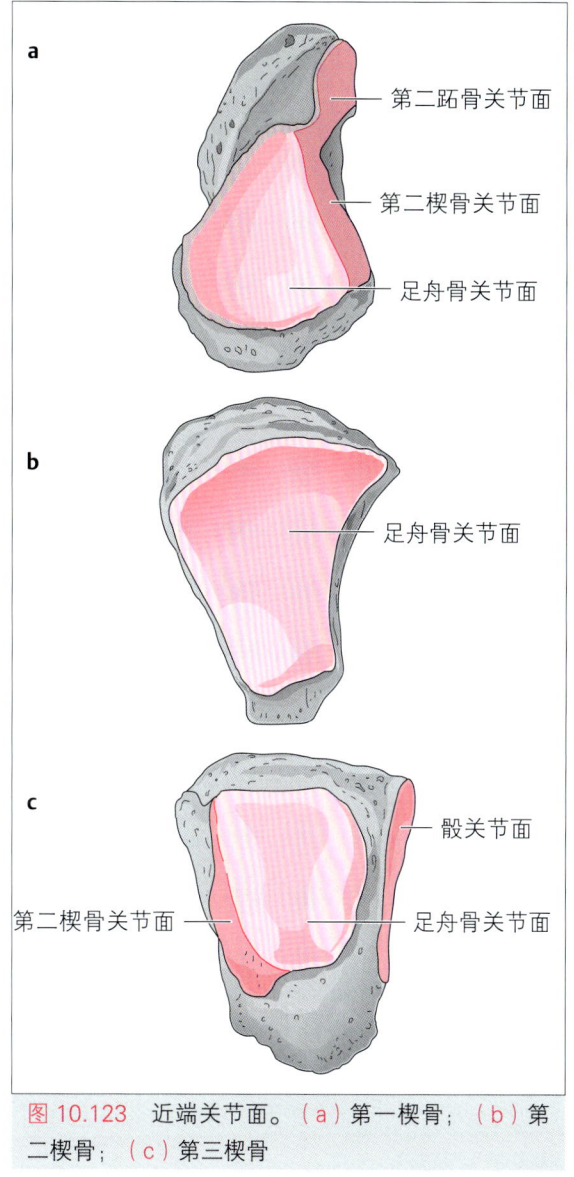

图 10.123 近端关节面。（a）第一楔骨；（b）第二楔骨；（c）第三楔骨

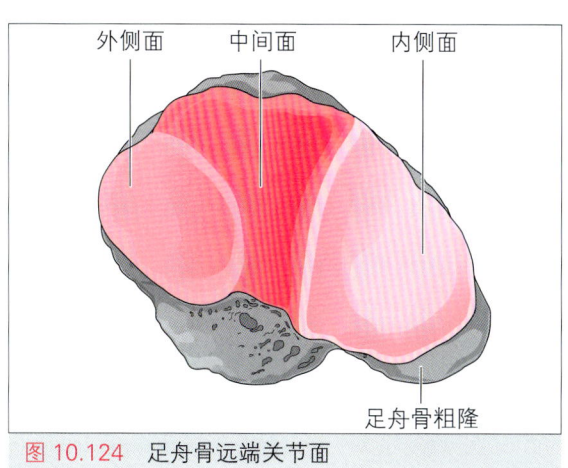

图 10.124 足舟骨远端关节面

骰骨（图 10.125）

- 近端内侧有一小的舟骨关节面。
- 舟骨关节面远端是第三楔骨关节面。

10.9.2 舟楔和舟骰关节的关节囊和韧带

关节囊止于相应关节面的骨—软骨交界处。关节囊与周围韧带紧密结合。通常情况下，舟楔关节的关节腔会与楔骨间关节的关节腔相通。

舟楔背侧韧带和舟楔足底韧带（图 10.126，图 10.127）

每块楔骨通过与关节囊相交织的背侧和跖侧韧带与足舟骨相连接。背侧韧带非常薄，而内侧韧带则是三者中最强的。

内跖韧带纤维非常短，同样是最强的。外侧韧带斜向走行，最长，部分纤维与胫骨后肌腱相融合。

舟骰背侧韧带和舟骰跖侧韧带（图 10.126，图 10.128）

背侧韧带连接非常狭窄，于分歧韧带前方向前走行。

跖侧韧带大致呈扇形散开，在足舟骨上有宽阔的底部，越接近骰骨变得越窄。

韧带的功能：起于众多关节的韧带形成一个稳定结构。同时，这些韧带特别是跖侧韧带，维持足弓稳定。

10.9.3 舟楔和舟骰关节的运动轴和运动

▷ 见章节 10.10：跗跖关节和跖骨间关节。

10.9.4 楔骰和楔骨间关节的骨性结构和关节面

外侧楔骨（图 10.129a，图 10.130）

- 该骨具有一个较大的外侧关节面，其中四分之三与楔骨连接，四分之一与第四跖骨底连接。
- 由于跗骨形成足弓，使楔骨位于骰骨顶部，

这也就是为何关节线由背外侧到跖内侧倾斜。

骰骨（图 10.129b）

第三楔骨关节面位于骰骨内侧。

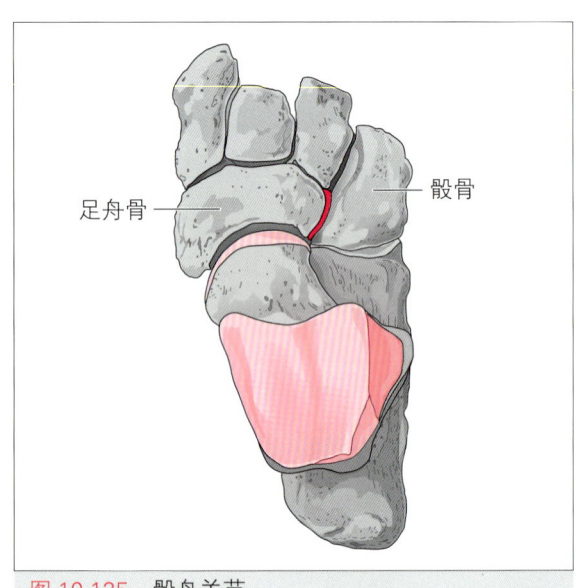

图 10.125　骰舟关节

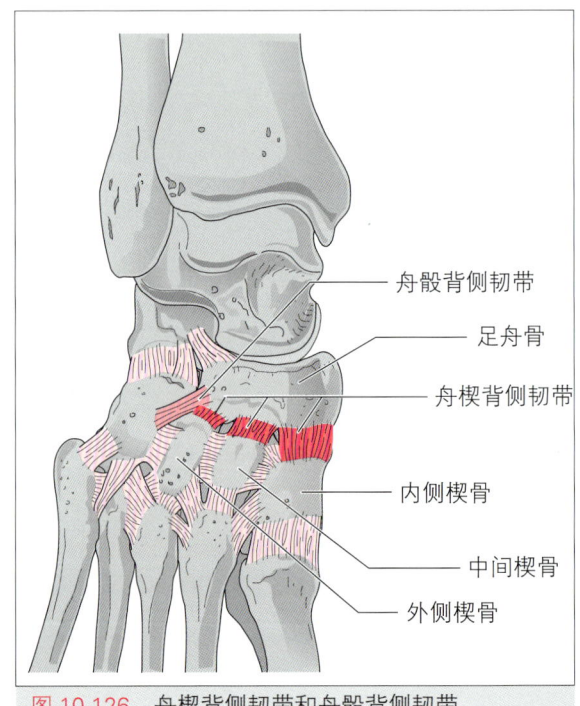

图 10.126　舟楔背侧韧带和舟骰背侧韧带

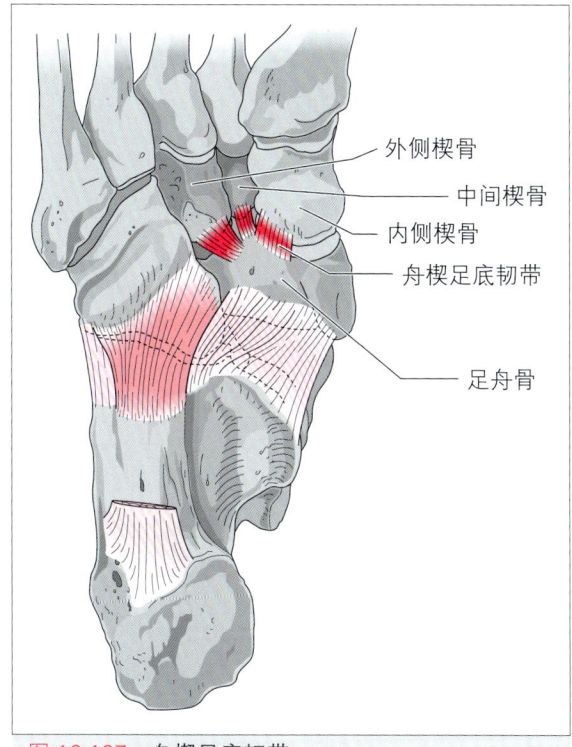

图 10.127　舟楔足底韧带

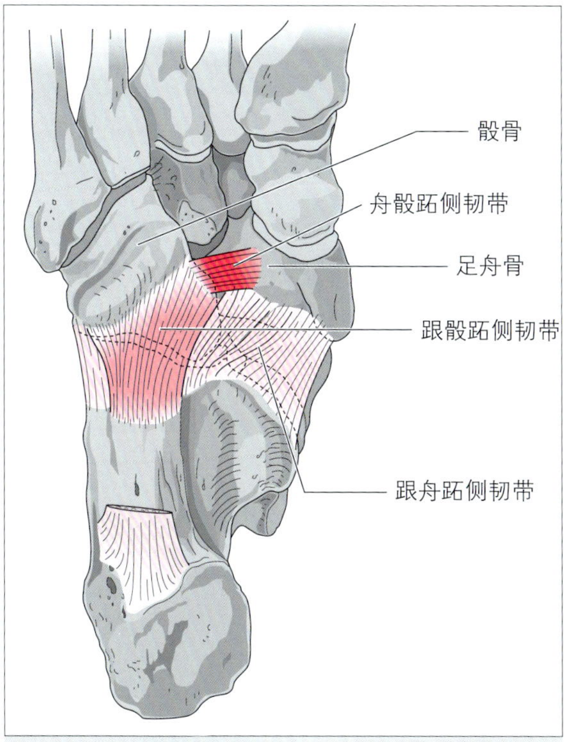

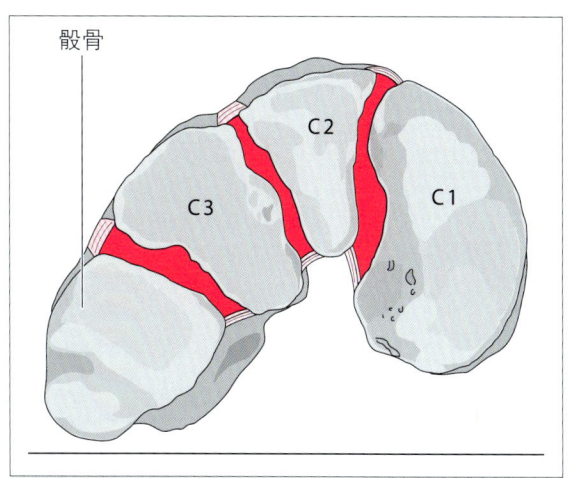

图 10.128　舟骰跖侧韧带

楔骨（图 10.130）

- 软骨覆盖的关节面彼此相对。
- 前两个楔骨之间的关节面走向为背侧到跖侧。第二和第三楔骨间由于横弓的缘故，方向更为倾斜。

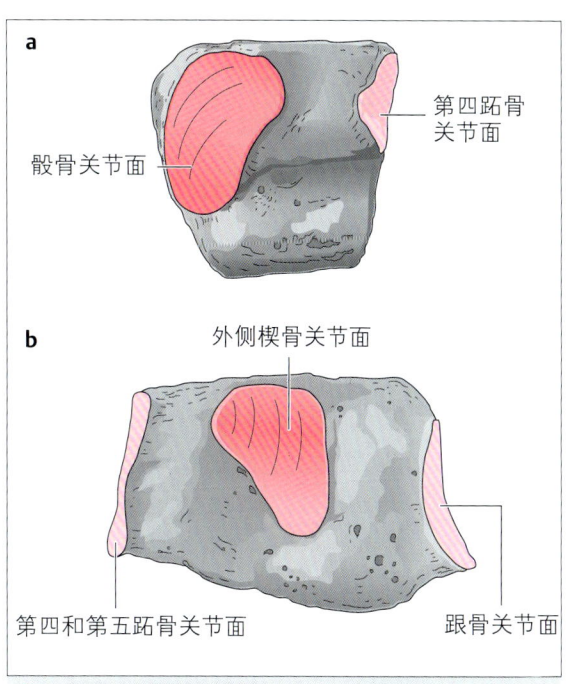

图 10.129　楔骰关节面。（a）外侧楔骨上关节面；（b）骰骨上关节面

图 10.130　楔骰关节和楔骨间关节

> **实践要点**
>
> **滑动**
>
> 骰骨在与足舟骨和第三楔骨进行相对运动时，方向必须与关节面走向相一致。例如，向跖侧移动，更准确地说，应是向跖内侧移动。

10.9.5 楔骰和楔骨间关节的关节面和韧带

楔骨间关节的关节囊十分紧密并与韧带相连接，几乎不允许任何运动。因此，楔骨间关节是"微动关节"。

楔骰背侧韧带和骰楔跖侧韧带（图 10.131，图 10.137）

背侧韧带呈扇形，将楔骨和骰骨连接在一起。

跖侧韧带较短，以强化关节囊。

楔骰骨间韧带

起于骰关节面远端，止于骰骨粗糙的内侧面。

楔骨间背侧韧带和楔骨间跖侧韧带（图 10.131，图 10.137）

两条韧带从足底和足背将楔骨连接在一起。

楔骨间韧带

这些韧带在楔骨间形成横向连接，附着点位于关节面的近端和远端。

10.9.6 楔骰和楔骨间关节的运动轴和运动

▷ 见章节 10.10：跗跖和跖骨间关节。

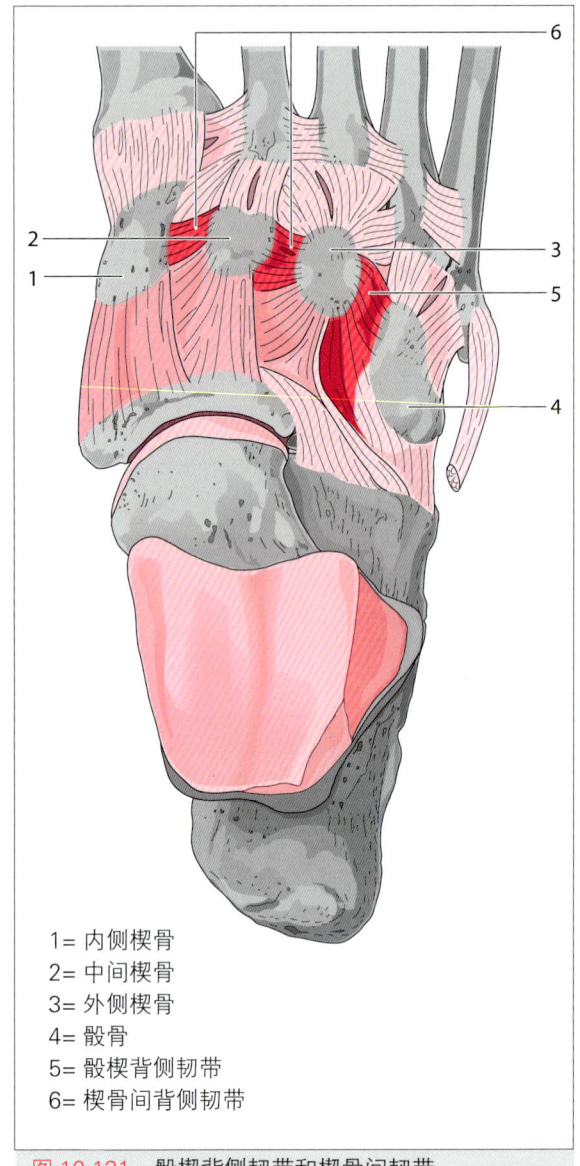

1= 内侧楔骨
2= 中间楔骨
3= 外侧楔骨
4= 骰骨
5= 骰楔背侧韧带
6= 楔骨间背侧韧带

图 10.131　骰楔背侧韧带和楔骨间韧带

10.10 跗跖和跖骨间关节

10.10.1 骨性结构和关节面

骰骨（图 10.132）

- 朝向远端，有两个关节面。
- 外侧面为三角形并且比内侧面要大，与第五跖骨基底部形成关节连接。
- 内侧面与第四跖骨形成关节连接。
- 骰骨的外形略微凸起。

楔骨（图 10.133）

- 内侧楔骨远端关节面与第一跖骨形成关节，侧面的小关节面与第二跖骨形成关节。
- 中间楔骨与第二跖骨基底部形成关节。
- 外侧楔骨远端关节面与第三跖骨基底部形成关节。外侧面与第四跖骨和骰骨连接。内侧面与中间楔骨和第二跖骨连接。

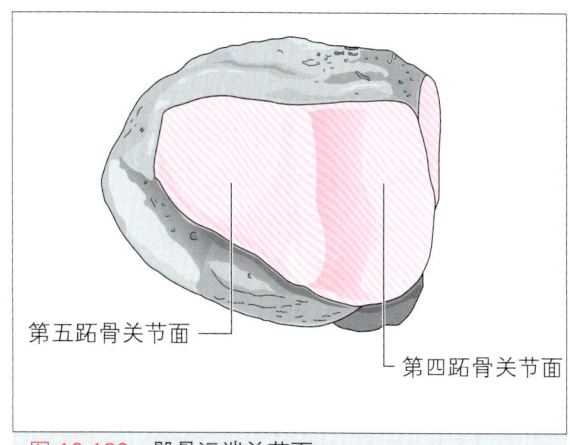

图 10.132　骰骨远端关节面

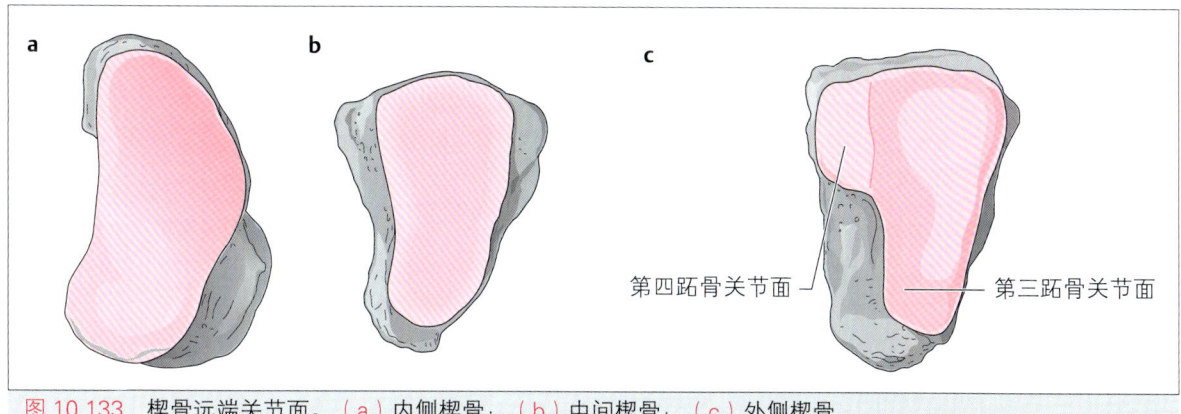

图 10.133　楔骨远端关节面。（a）内侧楔骨；（b）中间楔骨；（c）外侧楔骨

跖骨（图 10.134，图 10.135）

- 第一跖骨比第二跖骨短。
- 第二、第三和第四跖骨基底部呈楔形。
- 第一至第三跖骨与楔骨形成关节。
- 第四和第五跖骨与骰骨形成关节。
- 第二跖骨基底部紧紧地楔入内侧楔骨、中间楔骨和外侧楔骨之间。
- 由于这种互锁结构，第二跖骨在中足骨中是最稳定的。
- 从俯视的角度看，第五跖骨和骰骨关节间的连线为一条从近端外侧至远端内侧的斜线。
- 第一跖骨关节面延长线与第五跖骨关节面延长线相交，交点位于第二和第三跖骨之间。
- 除了第一和第二跖骨外，其余跖骨都有形成跖间关节的关节面。
- 第一跖骨基底部内下方边缘有一个结节，为胫骨前肌的附着点。

> **实践要点**
>
> 当向跖骨关节施加牵引力时，要考虑到跖骨间关节的倾斜构造。例如，牵拉第一跗跖关节时，应该向远端、内侧方向牵拉第一跖骨基底部。

10.10.2 关节囊和韧带

跗跖关节由三个独立的关节构成，每个关节都被关节囊包围。其中，第二、第三跗跖关节构成一个关节腔，第四、五跗跖关节构成另一个关节腔。第一、第三和第四跖骨间关节与相应的跗跖关节之间有连接。跖跗关节周围的关节囊紧张，基本无运动发生。

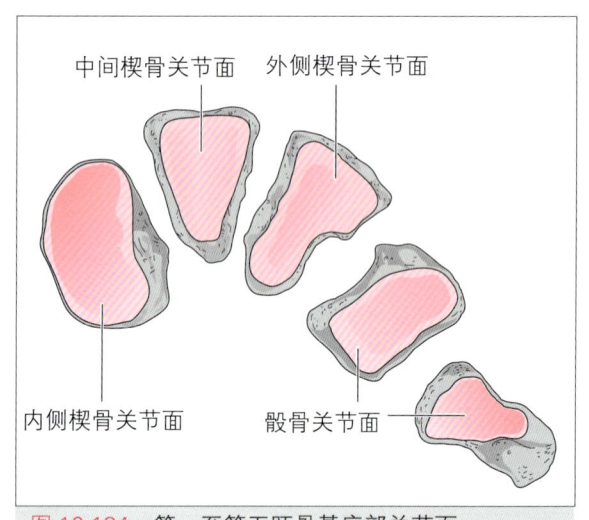

图 10.134　第一至第五跖骨基底部关节面

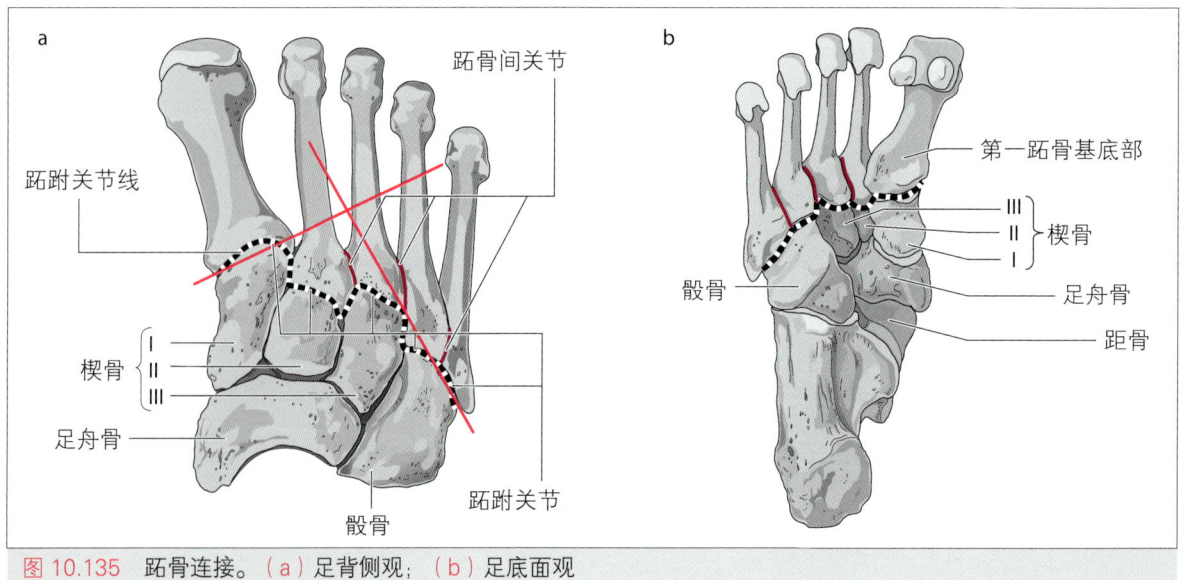

图 10.135　跖骨连接。（a）足背侧观；（b）足底面观

足背和足底跗跖韧带（图 10.136，图 10.137）

这些韧带在足底和足背加强关节囊。

背内侧韧带最强壮，第二跖骨的韧带最宽大，其背内侧韧带的纤维延续至内侧、中间和外侧楔骨。从第四跖骨开始，部分韧带走行至外侧楔骨和骰骨。

在足底，部分胫骨后肌腱末端与跖长韧带融合。

足背和足底跖骨韧带（图 10.136，图 10.137）

足背和足底的韧带稳定跖骨基底部间的关节连接。足底韧带比足背韧带更强壮。

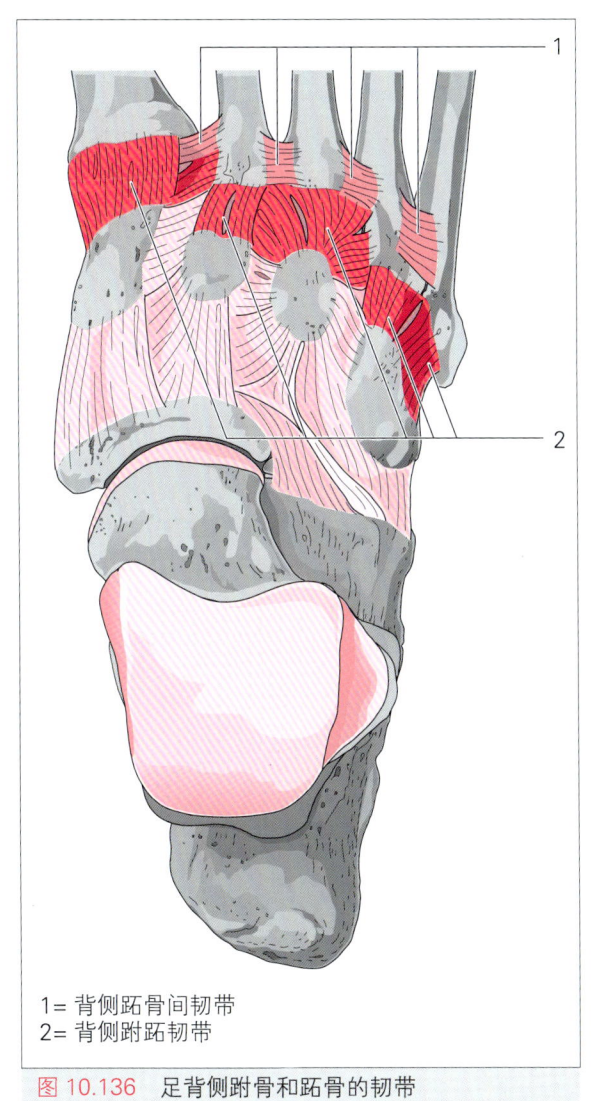

1= 背侧跖骨间韧带
2= 背侧跗跖韧带

图 10.136　足背侧跗骨和跖骨的韧带

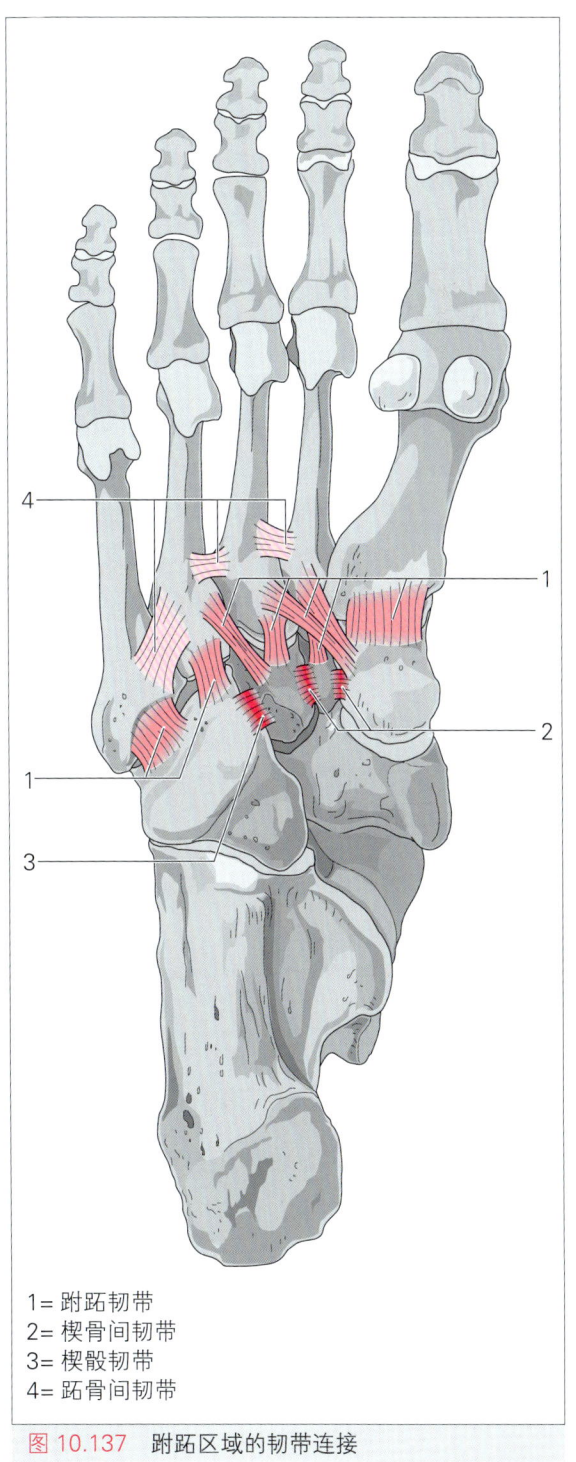

1= 跗跖韧带
2= 楔骨间韧带
3= 楔骰韧带
4= 跖骨间韧带

图 10.137　跗跖区域的韧带连接

跗楔韧带（图 10.138）

此韧带也被称之为 Lisfranc 韧带。第一条韧带在足底连接内侧楔骨和第二跖骨，附着于内侧楔骨外侧和第二跖骨内侧。

其他韧带连接中间楔骨，外侧楔骨和第二、第三跖骨。

跖骨间韧带

是连接跖骨间关节面之间三条非常短的韧带，对关节的稳定很重要。

10.10.3 跗骨和跗跖关节的运动轴和运动

此关节复合体的运动轴并不精确。

矢状轴（图 10.139）

该轴大致与足的中线对应，走行于第二和第三跖骨之间。向后延伸，贯穿足跟中央。围绕纵轴可以做内翻和外翻动作。

矢状轴

每个独立的关节都有一个轴，围绕这个轴可以做屈曲和伸展动作。

尽管运动有限，由于涉及的关节是微动关节——运动的总量有助于改变足的运动形态，如内翻、内收、屈曲和外翻、外展、伸展等，使足在行走时可以适应地面不平。

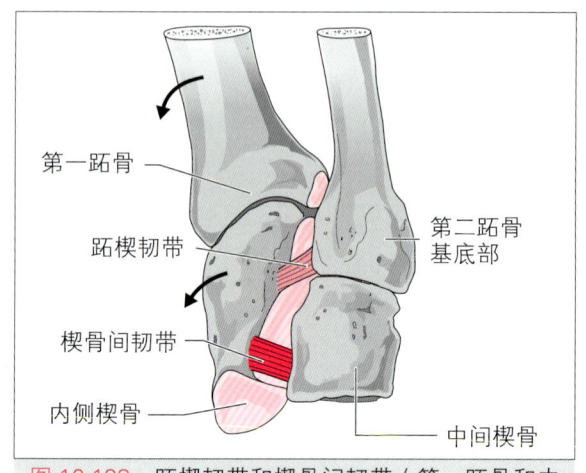

图 10.138 跗楔韧带和楔骨间韧带（第一跖骨和内侧楔骨向外倾斜；足底面观）

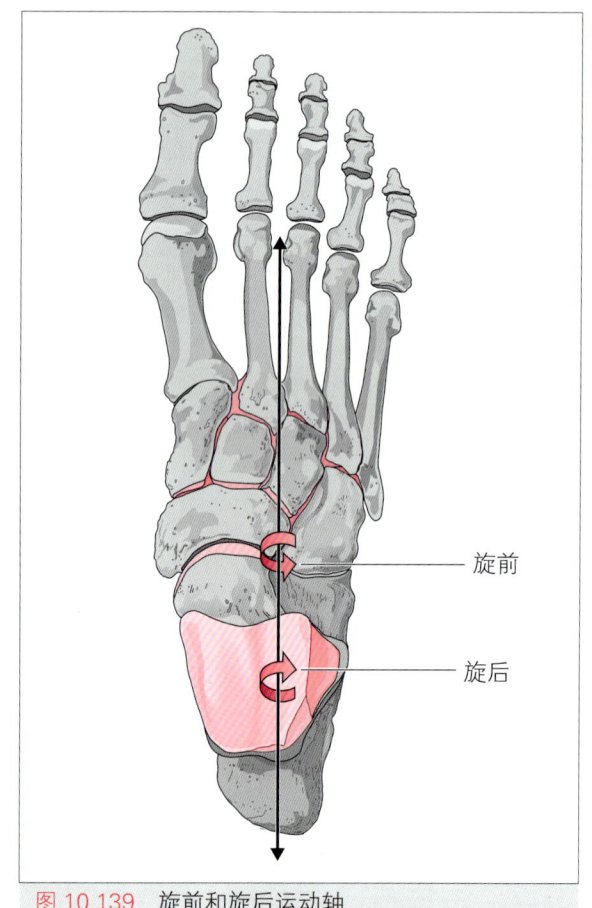

图 10.139 旋前和旋后运动轴

旋后 / 旋前（图 10.140）

关节活动度

主动活动度：从中立位开始，40°/25°。

被动活动度：+10°。

为了准确获得前足与后足相对运动度，检查时应固定跟骨。评估旋前时，应抬起足外侧缘（图 10.140）。

患者提踵时，可以很好地观察到足的旋转动作。前足固定时，整个足以前足为轴旋转，可以通过观察跟骨位置判断足部旋转的变化（图 10.141）。

屈曲 / 伸展

胫距关节（距小腿关节）的运动，背屈为 80°，跖屈为 30°~40°。

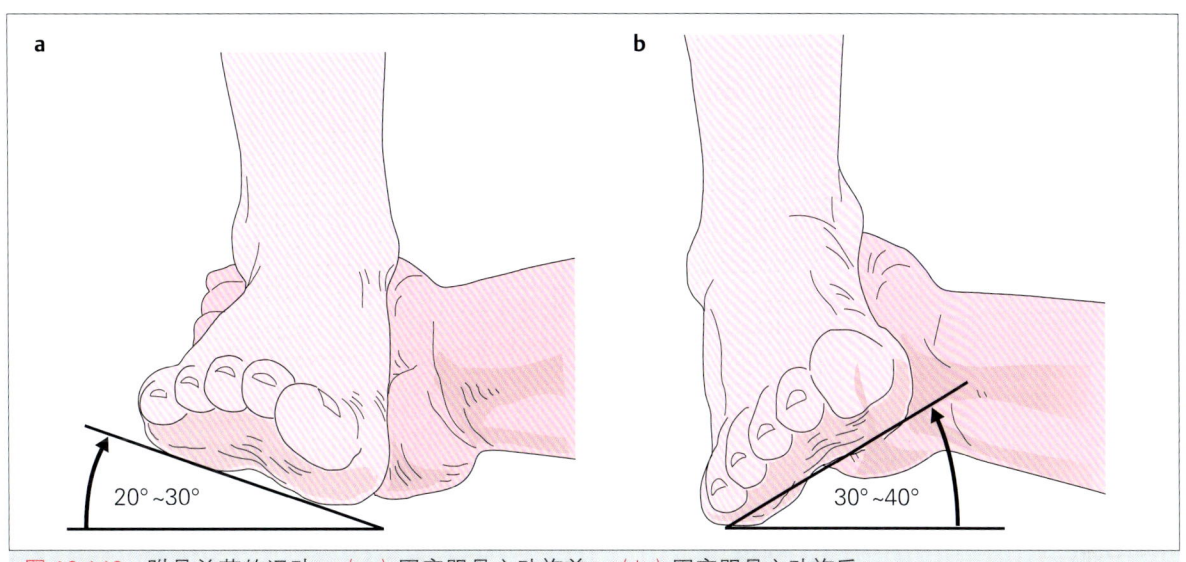

图 10.140 跗骨关节的运动。（a）固定跟骨主动旋前；（b）固定跟骨主动旋后

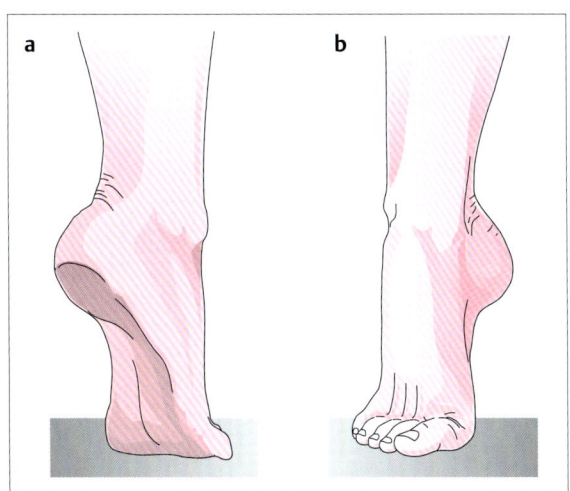

图 10.141 提踵时，后足围绕着前足转动

关节活动度（图10.142）

无法测量每个独立关节的活动度。图10.142的数据来自 Ouzounian 和 Shereff（1989）的分析，数据为统计学的平均数。

10.11 跖趾和趾间关节

10.11.1 跖趾和趾间关节的骨性结构和关节面

趾间关节（图10.143）

- 跖骨头具有圆柱形的凸起关节面，朝向足趾方向。
- 第一跖骨头足底侧有两条沟，容纳两块籽骨滑动。
- 在足内侧缘跖趾关节之间有一个小滑囊，覆盖第一跖骨头。

籽骨（图10.144）

- 两块籽骨附着于第一跖趾关节囊的副韧带。
- 内侧籽骨有姆外展肌和姆短屈肌附着。
- 内侧籽骨与第一跖骨的纵轴相偏移。
- 姆短屈肌外侧头和姆收肌的收缩可使外侧籽骨移动。
- 姆长屈肌腱走行于两籽骨之间。
- 两籽骨在屈曲和伸展运动时移动近50°的弧度，相当于1~1.5 cm的距离。屈曲时，籽骨在第一跖骨头和颈之间移动。伸展时，朝向远端移动。

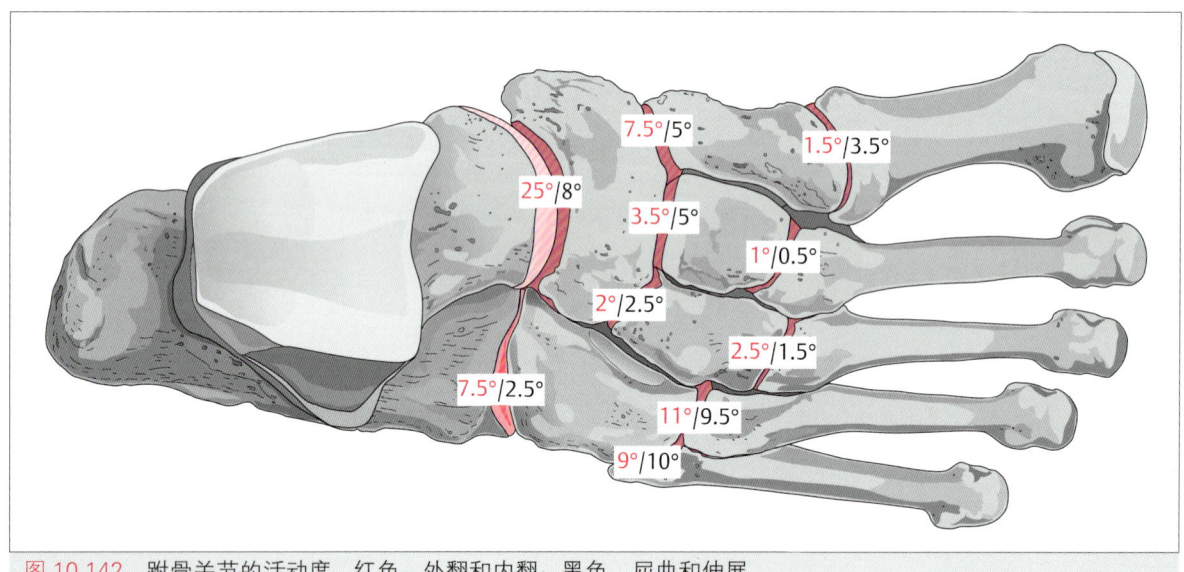

图10.142 跗骨关节的活动度。红色：外翻和内翻；黑色：屈曲和伸展

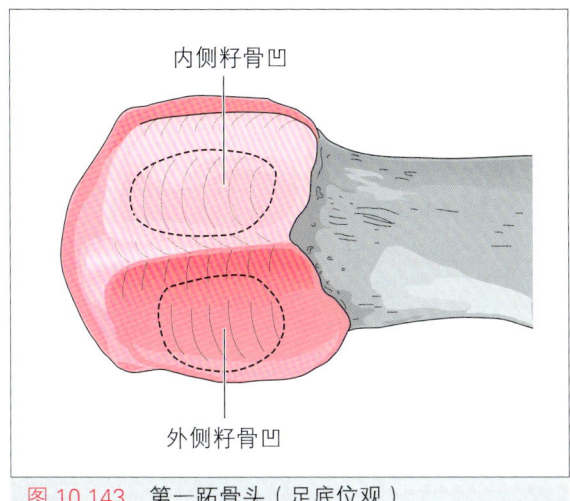

图 10.143 第一跖骨头（足底位观）

趾骨（图 10.145）

- 趾骨近端的基底部与跖骨头形成关节。
- 趾骨近端的关节面略呈凹形。
- 近节趾骨基底部有纤维软骨板加宽（图 10.149）。
- 趾骨头的关节面呈螺旋形凸起。
- 中节趾骨头跖侧中间部位有一浅凹，屈曲时与远节趾骨基底部接触。
- 在中节趾骨基底部有楔形凸起的关节面，与近节趾骨头浅凹相对应。
- 远节趾骨头呈蘑菇样。
- 𝜇趾只有一个趾间关节。

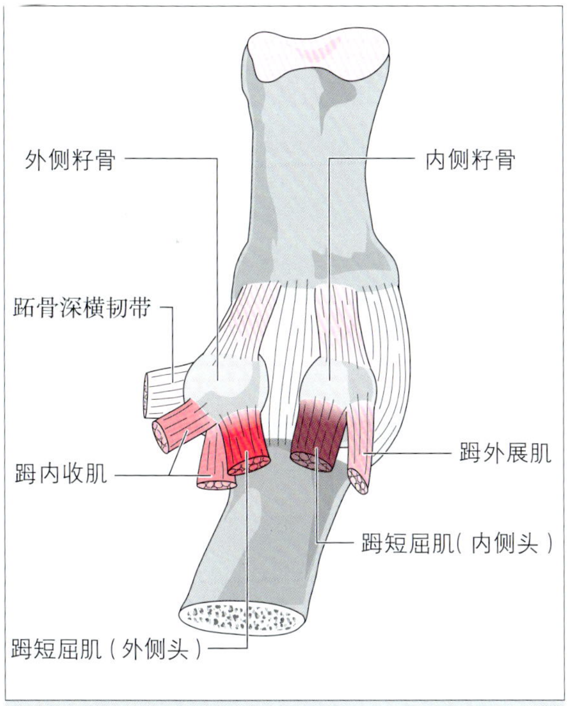

图 10.144 籽骨的连接

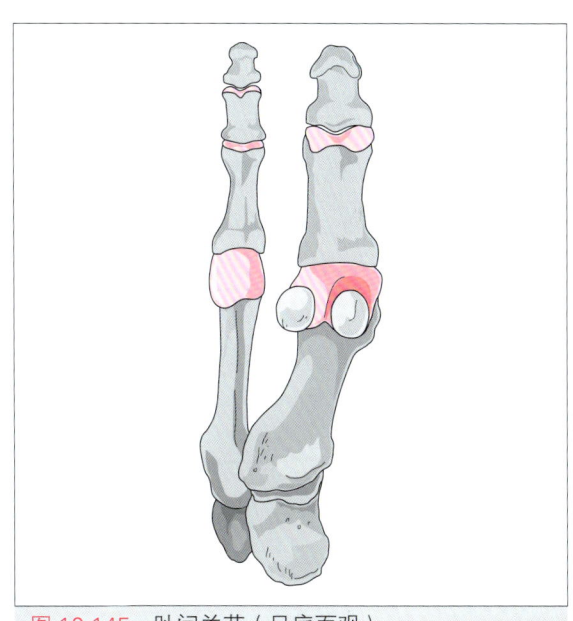

图 10.145 趾间关节（足底面观）

倾斜角（图 10.146）

第一跖骨的纵轴与地面成 18°~25° 角。至第五跖骨此倾角变小，只有 5°。

跖骨间夹角（图 10.147）

中立位时，第一跖骨与第一近节趾骨形成的关节非常重要，此处病变容易导致扁平足。第一和第二跖骨纵轴所形成的夹角应小于 8°。

踇外翻角（图 10.147）

第一跖骨纵轴和近端趾骨纵轴所形成的夹角，应该小于 10°~20°。

病理改变

踇外翻（图 10.148）

是第一跖趾关节水平方向半脱位。测量踇趾的外翻角度，如果大于 20° 即可诊断为踇外翻。

扁平足

跖骨间的夹角增大可以造成扁平足，有可能发生在踇外翻之前。

由于跖骨分离，第一跖骨头向内突出并受到鞋的挤压，第一跖骨头处的滑囊反复受到刺激导致肿胀、疼痛。见章节 10.13：生物力学。

行军或疲劳骨折

涉及跖骨体横向或斜向的细微裂缝。由于第二跖骨受到应力最大，因此最常出现此类骨折。长时间行走可以发生此类骨折。

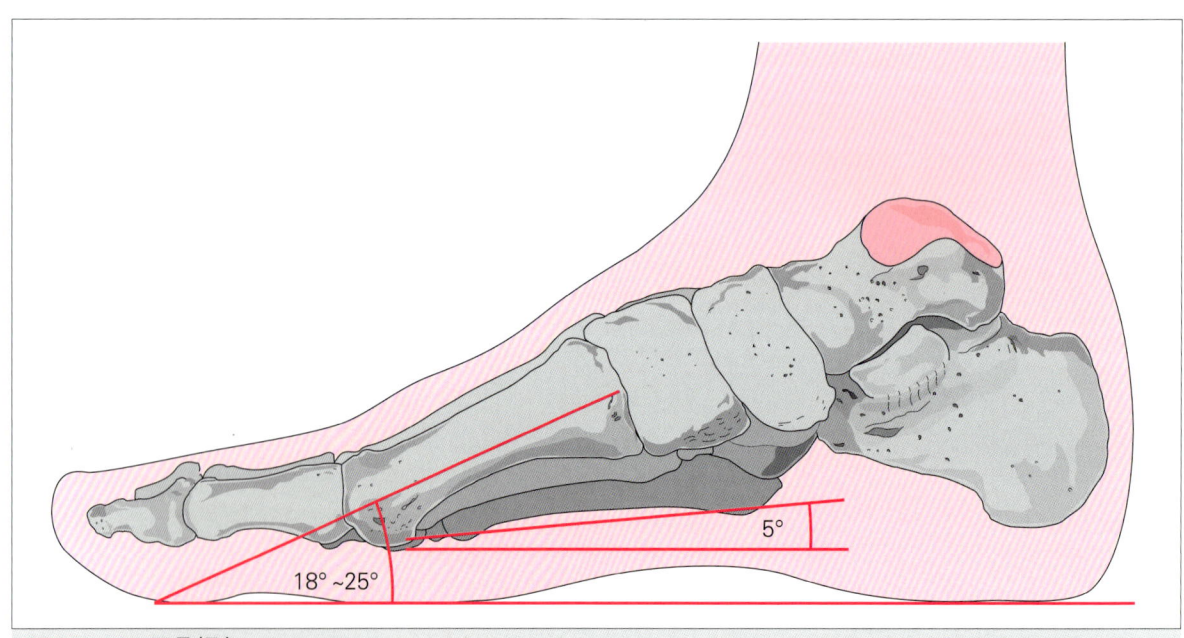

图 10.146　跖骨倾角

10.11.2 跖趾和趾间关节的关节囊和韧带

关节囊相对较松弛,允许较大范围的运动。在足底侧靠跖板得到加强,在足背侧靠趾背腱膜和副韧带得到加强。

外侧和内侧副韧带(图 10.149)

所有的跖趾关节和趾间关节的外侧和内侧副韧带均从近端足背向远端足底斜向走行。关节屈曲时韧带紧张,伸展时韧带松弛。

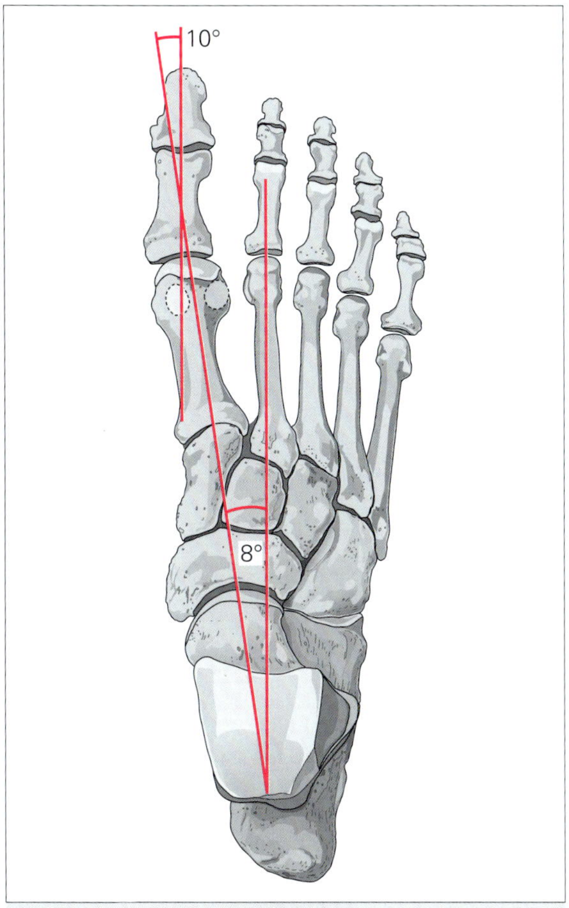

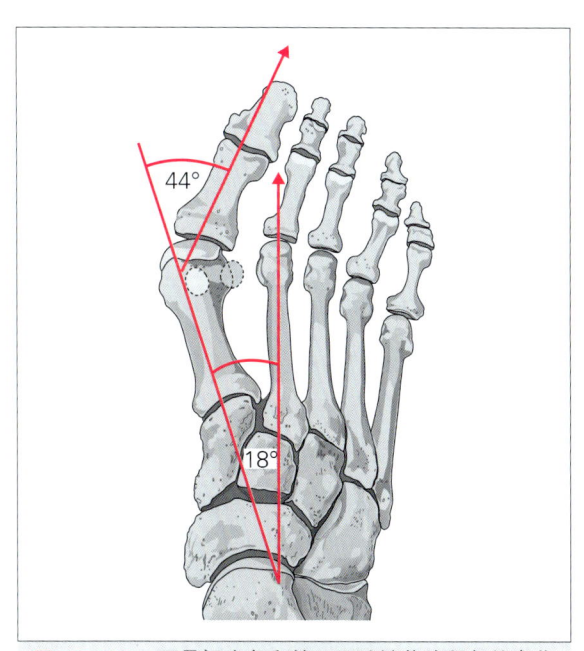

图 10.147 跖骨间夹角和第一跖趾关节外翻角

图 10.148 跖骨间夹角和第一跖趾关节外翻角的变化

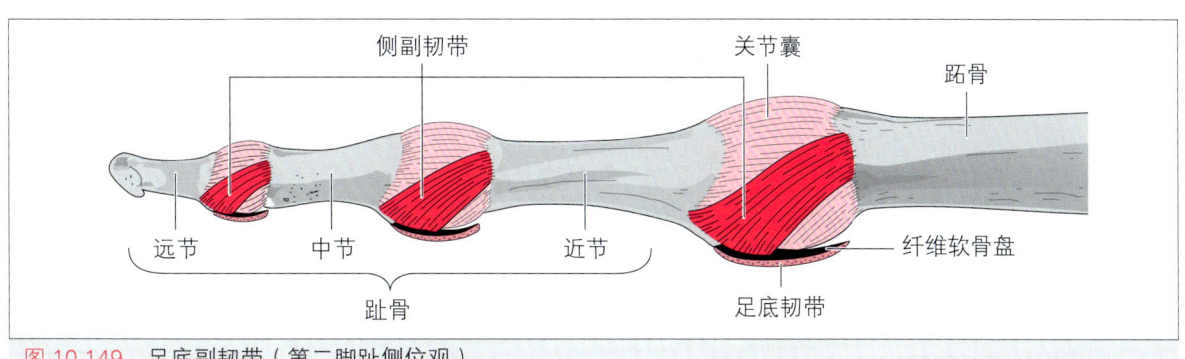

图 10.149 足底副韧带(第二脚趾侧位观)

足底韧带（图 10.149，图 10.150）

附着于跖板上，位于关节的跖侧。该韧带固定各趾骨基底部并与关节囊融合在一起，与屈肌腱相邻。

跖骨深横韧带（图 10.150）

该韧带坚韧，在跖骨头之间走行，每段都固定在足底韧带上。𢱢内收肌横头部分来自于该韧带。

10.11.3 运动轴和运动

每个关节的运动轴均位于关节近端，并且在冠状面发生屈伸运动，矢状面发生内收和外展。

跖趾关节，可发生屈曲、伸展和部分侧向滑动。

趾间关节为滑车关节，只能屈曲和伸展：

- 𢱢趾的跖趾关节（图10.151）
  - 屈曲/伸展：45°/70°，中立位；主动。
  - 外展/内收：10°/5°，中立位；主动。
- 趾间关节（𢱢趾）屈曲/伸展：60°/5°，主动。
- 其他足趾的跖趾关节（图10.152）：
  - 屈曲/伸展：40°/70°，主动。
  - 外展/内收：微乎其微。
- 近端趾间关节：屈曲/伸展：35°/0°，主动。
- 远端趾间关节：屈曲/伸展：60°/30°，主动。

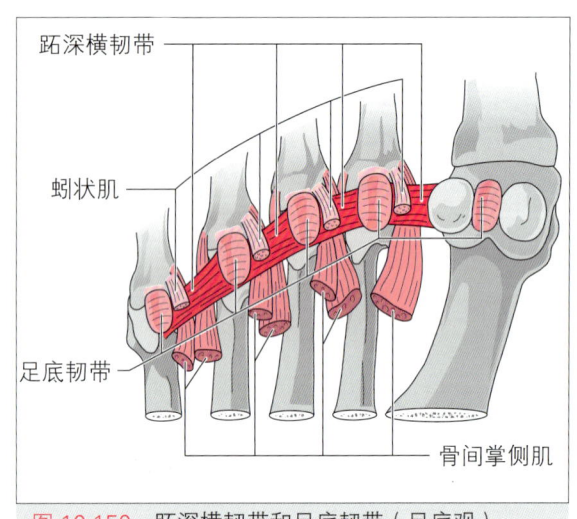

图 10.150 跖深横韧带和足底韧带（足底观）

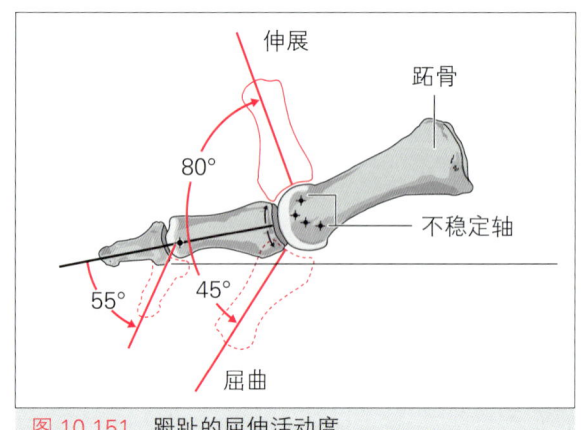

图 10.151 𢱢趾的屈伸活动度

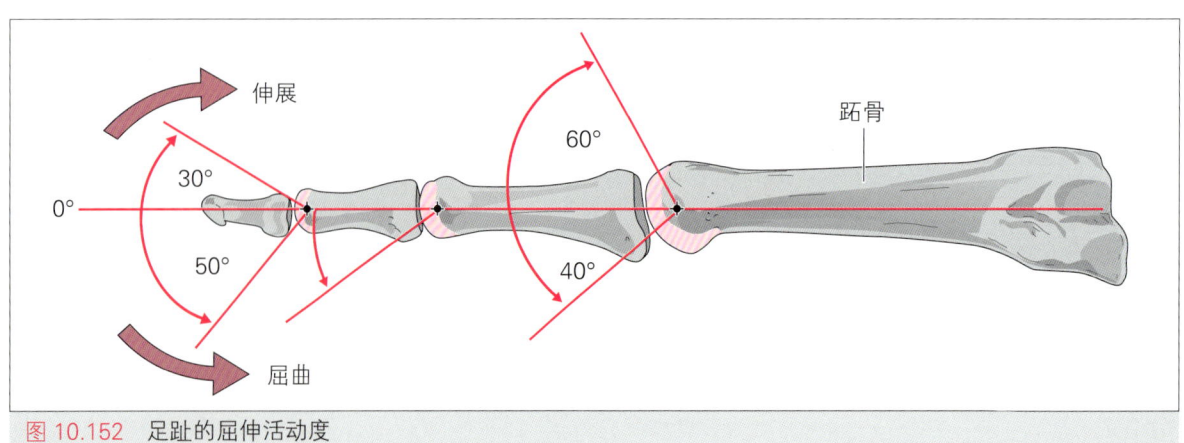

图 10.152 足趾的屈伸活动度

步行时脚趾的运动（图 10.153）

从足跟离地至脚趾离地这段时间内，脚趾从近端向远端达到最大伸展运动，跨趾最大关节活动度为 90°。

10.12 肌肉

10.12.1 背屈肌群（图 10.154）

- 胫骨前肌。
- 趾长伸肌。
- 跨长伸肌。
- （第三腓骨肌）。
  ▷ 详见章节 10.6：踝关节的稳定结构。

10.12.2 跖屈肌群（图 10.155）

- 小腿三头肌。
- 胫骨后肌。
- 趾长屈肌。
- 跨长屈肌。
- 腓骨长肌。
- 腓骨短肌。
  ▷ 详见章节 10.6：踝关节的稳定结构。

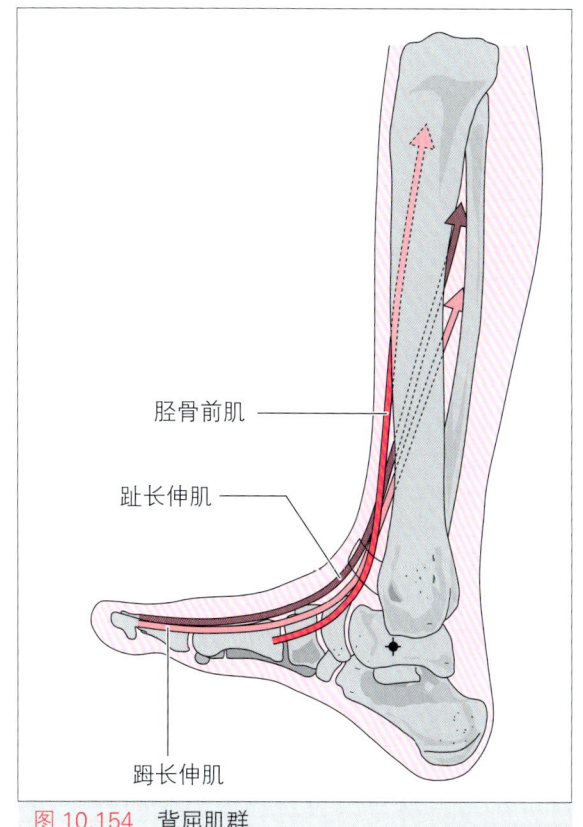

图 10.154 背屈肌群

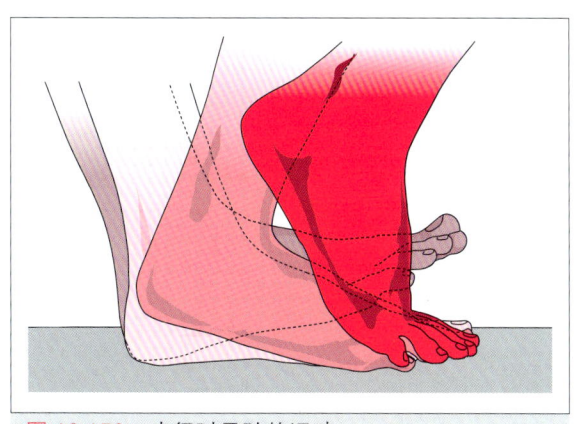

图 10.153 步行时足趾的运动

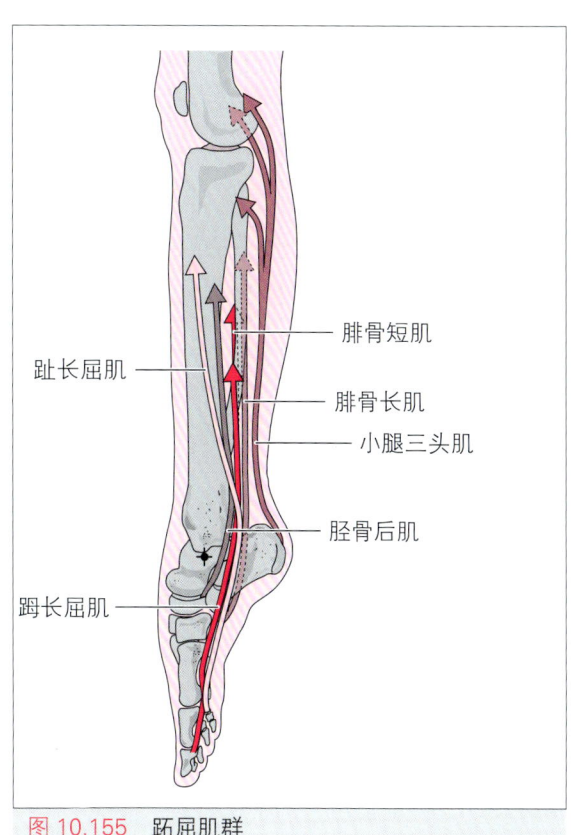

图 10.155 跖屈肌群

10.12.3　旋前/外展肌群（图10.156）

腓骨短肌

　　由于腓骨短肌在引起足前部外展的同时会抬高第五跖骨，故足外缘随之抬高。骰骨与第五跖骨相邻，也随之抬高；最后舟骨与跟骨也随之出现抬高，跟骨向后移动，跗骨窦变窄。

腓骨长肌

　　止于内侧楔骨和第一跖骨，该肌肉亦可使前足外展，并降低足前缘。

趾长伸肌

　　上述二肌运动时，大部分趾长伸肌参与协同。

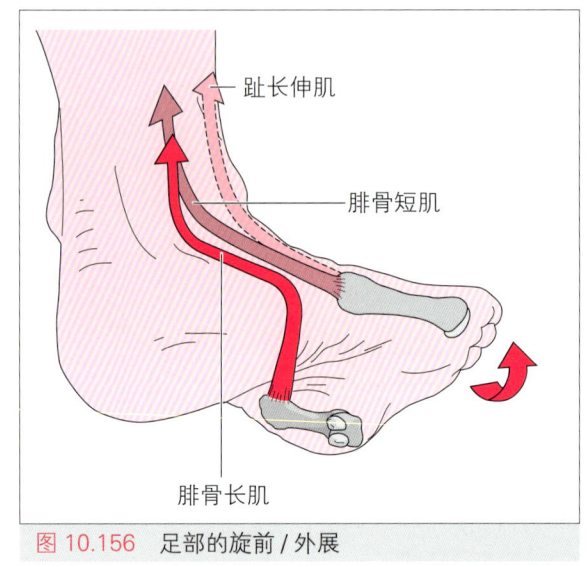
图10.156　足部的旋前/外展

10.12.4　旋后/内收肌群（图10.157）

胫骨前肌

　　止于内侧楔骨和第一跖骨，胫骨前肌收缩可使足内收的同时抬高足内缘。前足也会产生相应的运动。

胫骨后肌

　　由于胫骨后肌将足舟骨拉向内侧，故其主要对内收部分提供支持。足舟骨带动骰骨，随后是跟骨，向内侧移位，从而扩大跗骨窦。

小腿三头肌

　　该肌肉使后足旋后。由于足跟处于轻度外翻的位置，故该肌肉大多位于旋后—旋前轴线内侧。

趾长屈肌与踇长屈肌

　　这些肌肉收缩使前足内收与旋后。

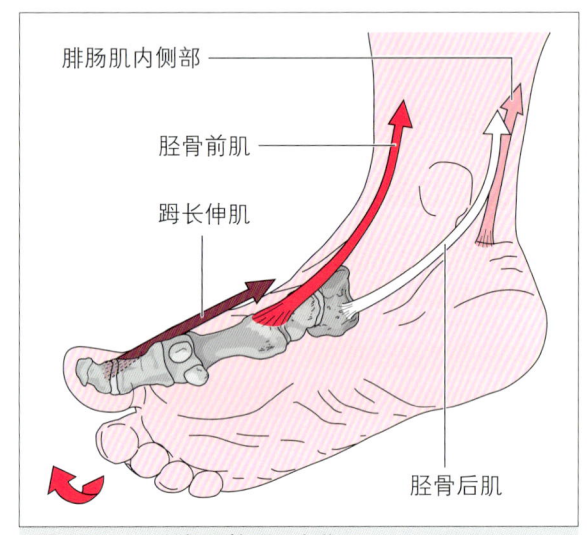
图10.157　足部的旋后/内收

10.12.5 足背肌群

趾短伸肌（图 10.158）

- 起于跗骨窦，并与该处韧带和伸肌下支持带关系密切。
- 肌肉向前走行，有一强大的肌腹，在足背部外侧区域形成一个软组织突起。
- 在跖骨中部区域，该肌分为三条末端肌腱。
- 三条末端肌腱在趾长伸肌腱外侧走行并与其融合。

𝆑短伸肌（图 10.158）

- 可以被视为趾短伸肌的一部分。
- 起于距跟骨间韧带。
- 与𝆑长伸肌腱并行并止于近节趾骨基底背侧膨大。
- 功能：使𝆑趾跖趾关节伸展。
- 神经支配：腓深神经。

10.12.6 足底肌群

趾短屈肌（图 10.159）

- 位于足底腱膜正下方。
- 走行于中部肌间隔内。
- 起于跟骨结节止于中节趾骨。
- 该肌有四根较厚的肌腹，在跖骨底处移行为肌腱。
- 每根肌腱在近节趾骨处均形成一个裂缝，相应的趾长屈肌腱通过裂缝向远节趾骨走行；同时，趾短屈肌腱则止于中节趾骨（图 10.100b）。
- 功能：在近节和中节趾骨水平屈曲脚趾，绷紧纵弓。
- 神经支配：足底内侧神经。

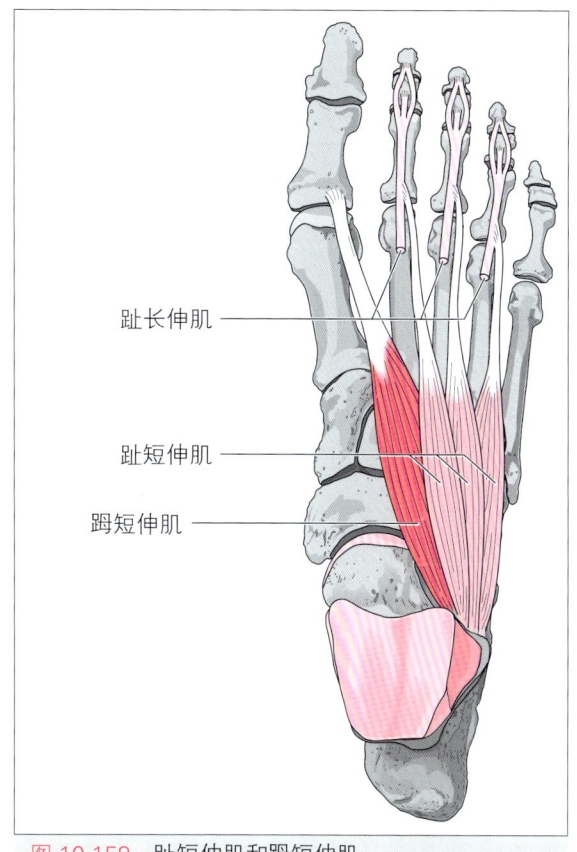

图 10.158　趾短伸肌和𝆑短伸肌

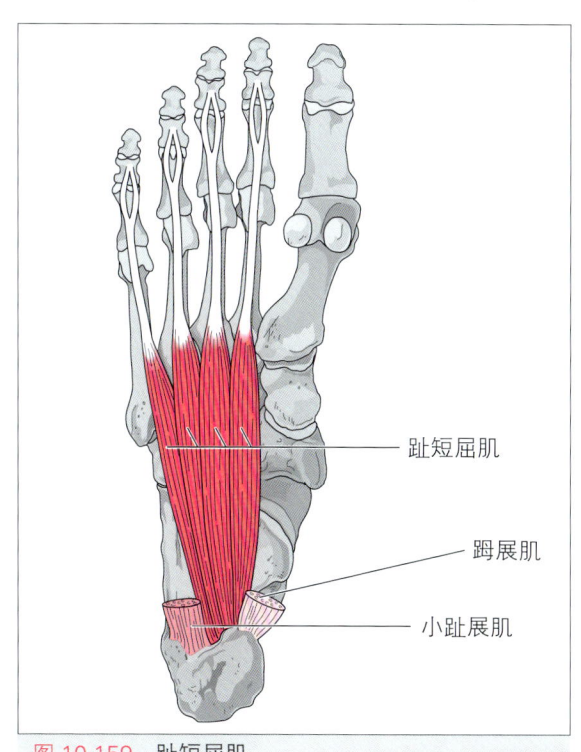

图 10.159　趾短屈肌

足底方肌（图 10.160）
- 位于趾短屈肌下方。
- 起于跟骨和部分足底长韧带。
- 没有骨性止点，附着于趾长屈肌腱外侧。
- 功能：协助趾长屈肌屈趾。此时，足底方肌通过将长肌腱斜行部分拉成纵向以提高屈肌效果。
- 神经支配：足底外侧神经。

蚓状肌（图 10.160）
- 四块蚓状肌分别由趾长屈肌四条肌腱内侧发出。
- 跖横韧带深层，韧带和肌肉之间存在滑囊。
- 蚓状肌与跖趾关节的关节囊连接，并进一步延伸至趾背腱膜。
- 功能：屈曲跖趾关节，并减弱其他趾间关节伸展。
- 神经支配：第一和第二蚓状肌：足底内侧神经；第三和第四蚓状肌：足底外侧神经。

骨间背侧肌和骨间足底肌（图 10.161）
- 都属于最深层肌肉，位于跖骨间隙。
- 起于跖骨相对面与足底韧带边缘，延伸至趾背腱膜和近节趾骨侧缘。
- 有三块骨间足底肌和四块骨间背侧肌。
- 功能：屈曲跖趾关节：骨间足底肌引导其余脚趾靠近第二趾（内收），骨间背侧肌则使脚趾张开。
- 神经支配：足底外侧神经。

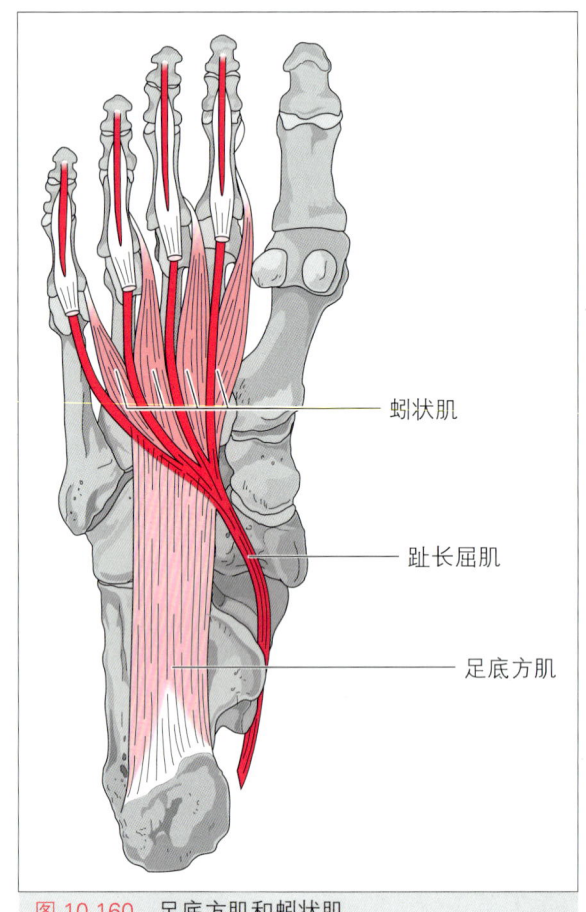

图 10.160　足底方肌和蚓状肌

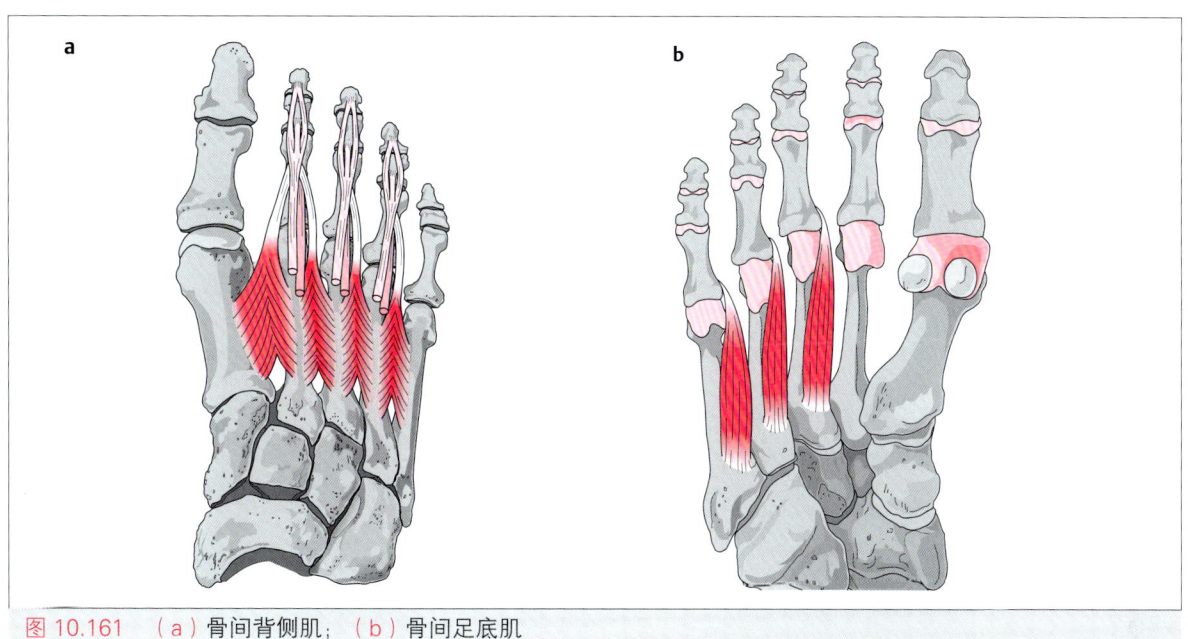

图 10.161 （a）骨间背侧肌；（b）骨间足底肌

10.12.7 跚趾肌群

跚展肌（图 10.162）

- 属于浅层肌肉。
- 走行于足内缘并于此处形成足底腱膜边缘。
- 肌腱附着于内侧籽骨。
- 连接跚趾跖趾关节的关节囊—韧带结构并止于近节趾骨。
- 功能：外展跚趾；屈曲跚趾跖趾关节；维持足纵弓。
- 神经支配：足底内侧神经。

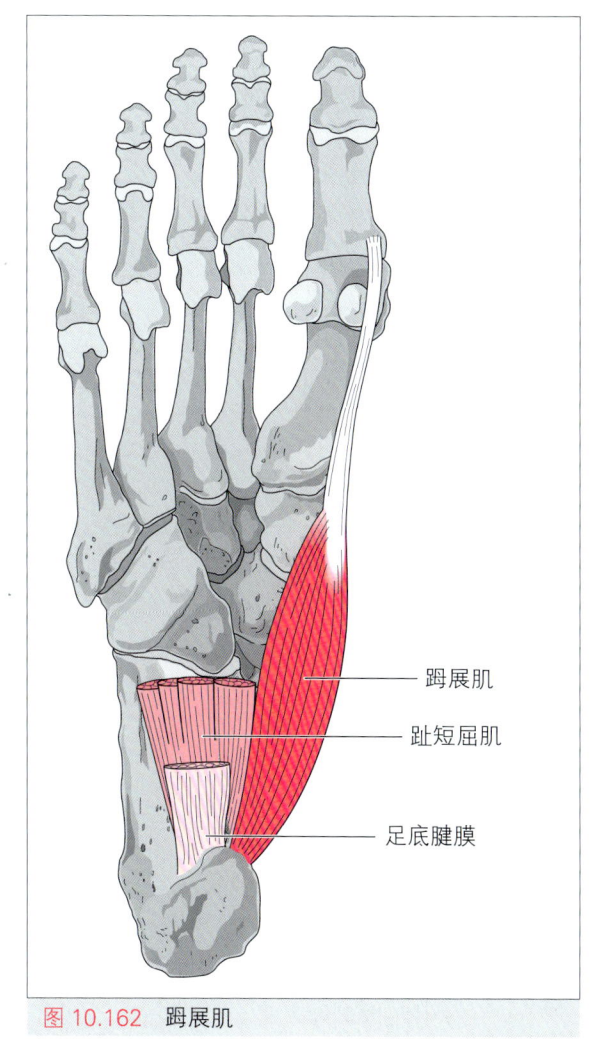

图 10.162 跚展肌

姆短屈肌（图 10.163）
- 该肌肉位于足底肌群第三层。
- 姆收肌和姆展肌覆盖该肌肉的一部分。
- 分为两个头：内侧头延伸至内侧籽骨，外侧头延伸至外侧籽骨。
- 止于近节趾骨和姆趾跖趾关节囊边缘。
- 姆长屈肌末端肌腱走行于该肌肉两个末端肌腱之间。
- 功能：屈曲姆跖趾关节并维持足纵弓。
- 神经支配：足底内侧神经支配内侧头，足底外侧神经支配外侧头。

姆收肌（图 10.163）
- 该肌肉位于趾长屈肌和趾短屈肌下方。
- 分为两个头：斜头起于骰骨，随后沿纵轴方向走行；横头则起于第三至第五跖骨头，止于姆跖趾关节囊外侧。
- 二者均连接外侧籽骨与姆跖趾关节囊—韧带结构。
- 功能：内收姆趾。另外，斜头有助于姆跖趾关节屈曲；横头则在维持足横弓上非常重要。
- 神经支配：足底外侧神经。

10.12.8 小趾肌群

小趾展肌（图 10.164）
- 该肌肉走行于足外侧缘浅层，与足底腱膜结合。
- 起于跟骨结节外侧突，止于第五近节趾骨底。
- 功能：外展小趾；屈曲小趾跖趾关节；维持足纵弓。
- 神经支配：足底外侧神经。

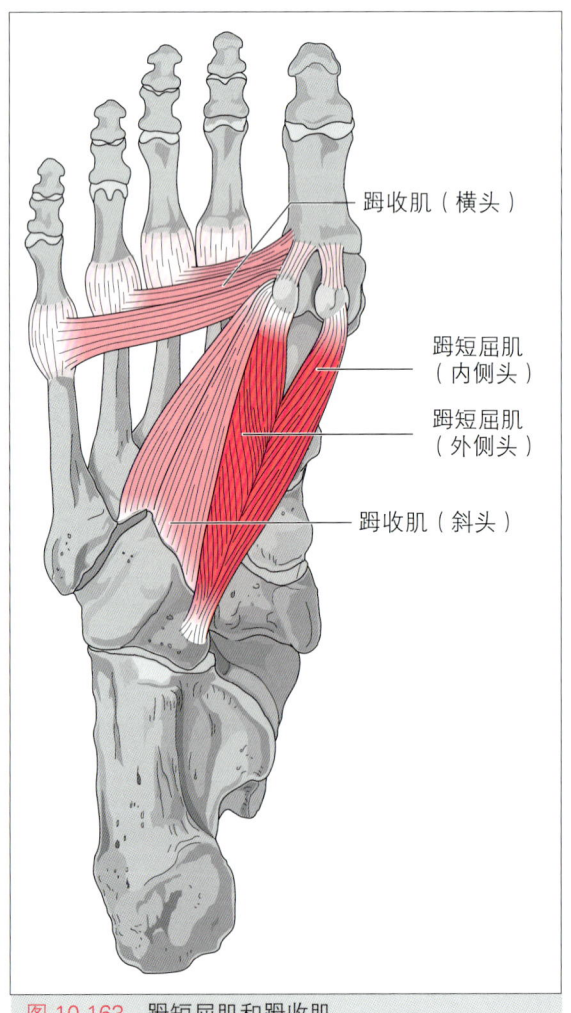

图 10.163　姆短屈肌和姆收肌

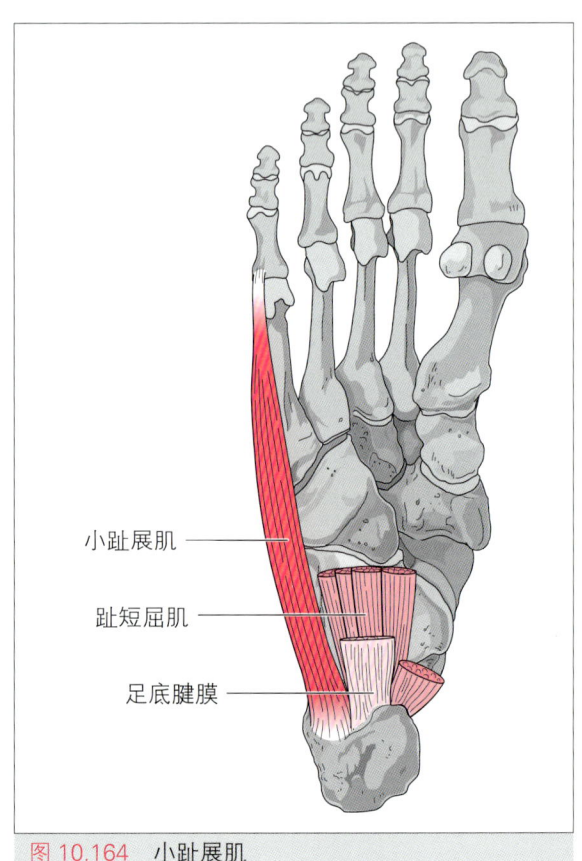

图 10.164　小趾展肌

小趾屈肌（图 10.165）

- 起于第五跖骨基底，止于第五近节趾骨底。
- 与足底长韧带连接。
- 功能：屈曲小趾跖趾关节。
- 神经支配：足底外侧神经。

小趾对掌肌（图 10.165）

- 起于第五跖骨底，止于近节趾骨。
- 位于小趾屈肌外侧。
- 功能：将第五趾骨拉向足底内侧。
- 神经支配：足底外侧神经。

10.13 生物力学

10.13.1 足弓

纵弓（图 10.166）

在足弓内侧区域，第一跖骨头与跟骨内侧突接触地面，而足舟骨位于最高点，距离地面 1.5~2 cm。

足弓外侧缘的后方接触点为跟骨外侧突，前方接触点是第四、第五跖骨头。骰骨距离地面最远可达 5 mm。该处空间由软组织填充。

足部承受的体重具有将足弓接触面彼此分离的倾向，因此小范围的足弓变平是生理性的。位于足弓下（即足底部）的结构会防止足弓进一步变平。

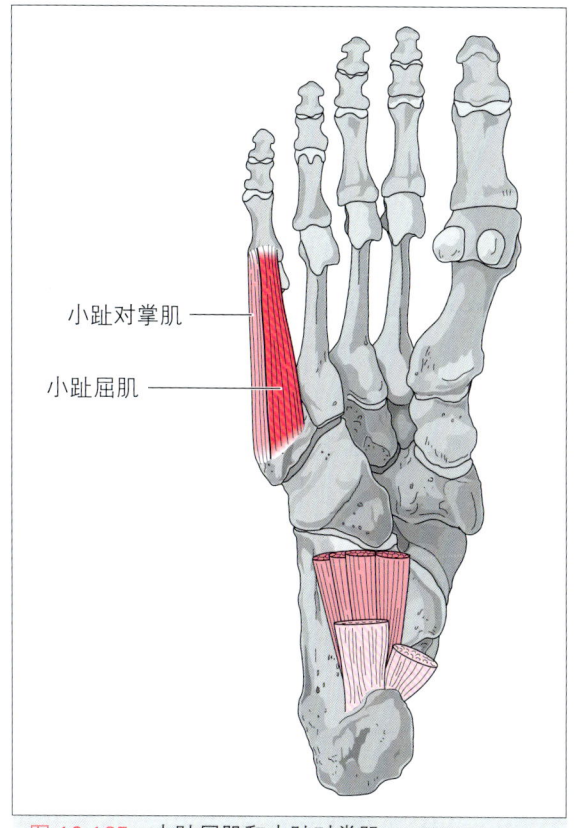

图 10.165　小趾屈肌和小趾对掌肌

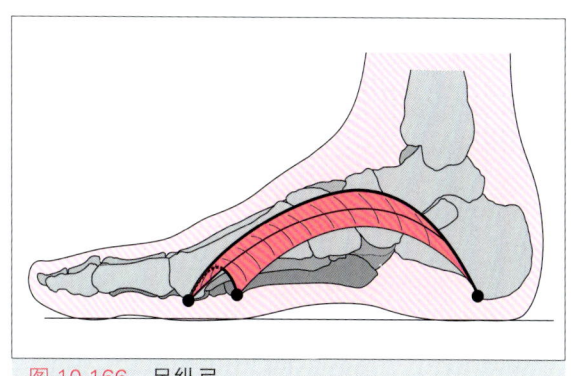

图 10.166　足纵弓

维持纵弓

足底韧带群（图 10.167）

因为只有韧带结构才能承受恒定的负荷，所以韧带群在稳定足弓方面发挥了更大作用。

所有连接跗骨的足底韧带都会使纵弓绷紧。由于其长纤维（足底长韧带）需要通过较长距离才能维持足弓，故此时跟舟足底韧带和跟骰足底韧带显得尤为重要。

跖腱膜（图 10.168）

是一层紧张的筋膜，分为中间部、内侧部和外侧部。

中间部最厚、最坚韧，近端起于跟骨结节内侧突，向远端延展并逐渐变宽。在跖骨水平，跖腱膜分成四条纵束并最终融入浅层跖骨横向韧带。跖骨中部水平，横向走行的横向分支与纵向分支相连接。部分深层纤维和浅层纤维形成趾长屈肌的起点。

肌间隔是由足底腱膜中间部边缘向深层延伸形成的。中部肌间隔包含趾短屈肌、足底方肌和𬸚收肌，以及趾长屈肌腱。

跖腱膜外侧部在近端区域较厚，随着向远端走行而变薄。起于跟骨结节外侧突，延伸至骰骨，远端达到第五跖骨基底。外侧肌间隔内有小趾屈肌、小趾对掌肌和小趾展肌。

跖腱膜内侧部近端较薄而远端变厚，形成覆盖于𬸚展肌的筋膜和内侧肌间隔。内侧肌间隔中有𬸚展肌和𬸚短屈肌。

三部分腱膜之间有沟槽，即足底外侧沟和足底内侧沟。外侧沟比较大，为中间筋膜发出的表浅纤维覆盖。神经血管束于此沟内向远端走行。

功能：

- 维持足弓。
- 保护足底区域的脂肪垫。
- 保护走行于筋膜间隔的肌肉。

足底的肌肉

较短的足底肌群——趾短屈肌、𬸚短屈肌、𬸚展肌和小趾展肌——协助绷紧纵弓。胫骨后肌、𬸚长屈肌、趾长屈肌、腓骨短肌和腓骨长肌同样可以协助维持足弓。

胫骨后肌（图 10.169）

止于足舟骨跖侧和其他跗骨跖侧，以及中间 3 个跖骨底。抬高足弓。

Tillmann（1977 年）指出，考虑到足底区域末端肌腱的走向，可将其末端走行时的受力分解为纵向分力和横向分力，其中纵向分力大于横向分力。

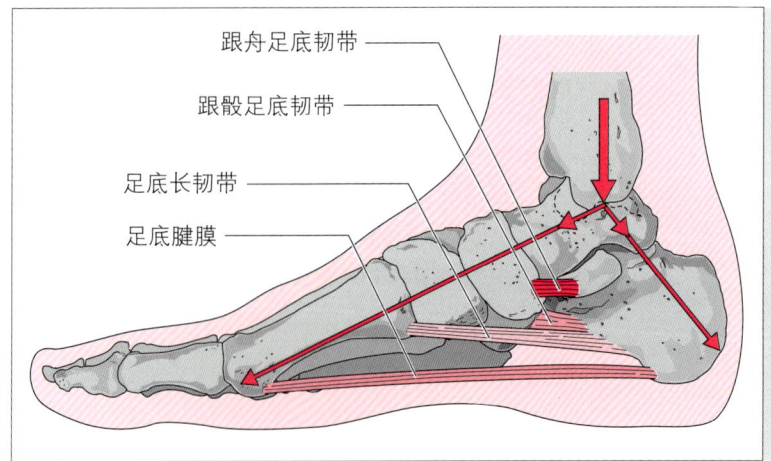

图 10.167　足底韧带

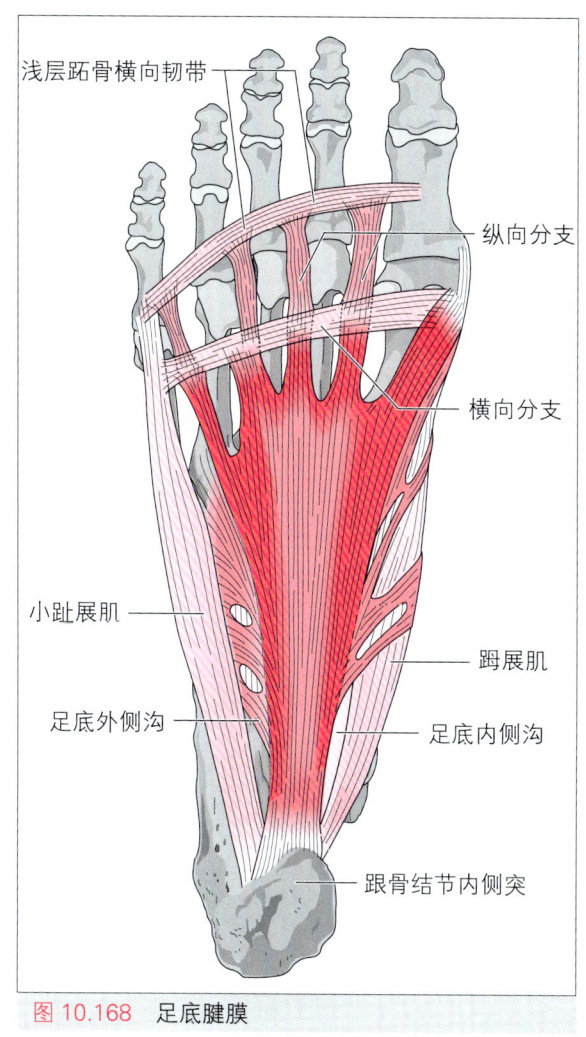

图 10.168 足底腱膜

趾伸肌群（图 10.170）

趾长短伸肌和𧿹长短伸肌间接影响纵弓稳定性。例如，𧿹趾伸肌群通过抬高𧿹趾产生位移，其张力落于足底腱膜的跖骨止点，因此足弓绷紧并抬高。由于这种效应，纵弓在步态站立终末期和摆动期是稳定的。

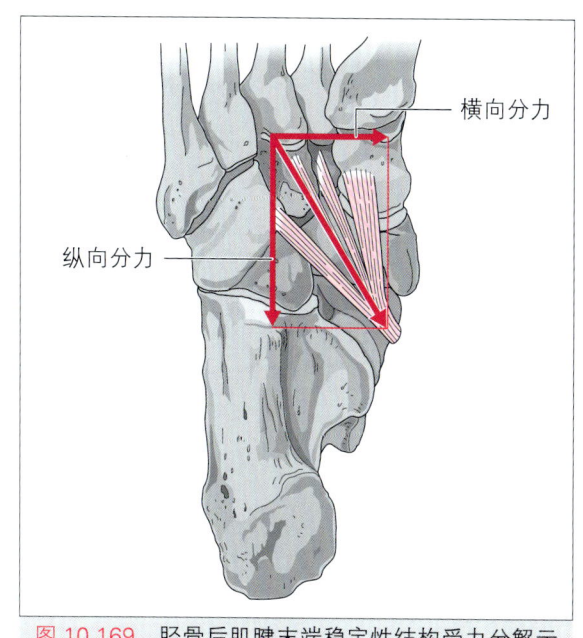

图 10.169 胫骨后肌腱末端稳定性结构受力分解示意图

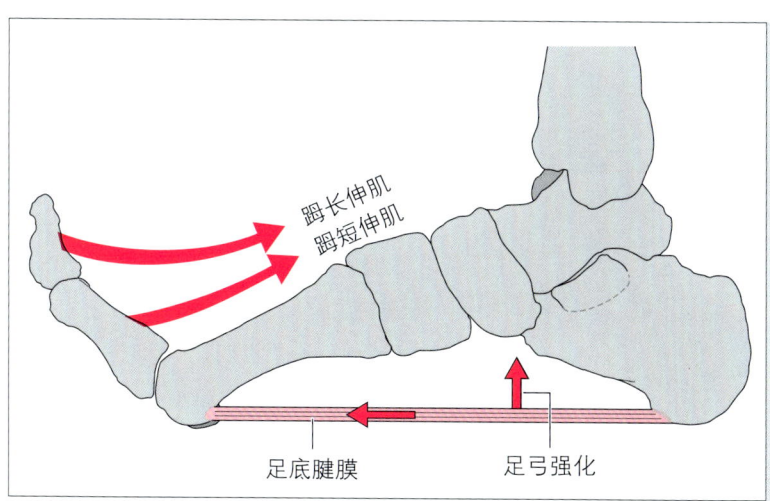

图 10.170 趾伸肌群对纵弓的作用

实践要点

纵弓塌陷（扁平足畸形）（图 10.171）

以下为扁平足的表现：

· 跖骨倾斜角度明显减小——相对于正常的 25° 而言，通常在足内侧区域倾角小于 18°（图 10.146）。

· 足舟骨向足底部明显移位——相对于正常两指宽的高度，此时足舟骨距地面仅一指宽。由于足舟骨下沉，跟骨与第一跖骨彼此远离。足底跟舟韧带、足底腱膜和足底长韧带由此紧张，因此出现压痛。

· 距骨向足底部和内侧方向移动，因此足后部处于倾斜姿势。下肢垂线不再落于跟骨中部，而是落于跟骨内侧地面，因此足后部处于外翻位（图 10.172）。

· 由于距骨向内侧移位，足前部呈外展位。通常来说，距骨颈轴线与第一跖骨沿纵向应成一条直线。然而在外展位下，二者之间会形成一个夹角（图 10.173）。

· 由于距骨偏移，踝关节近端出现内旋。

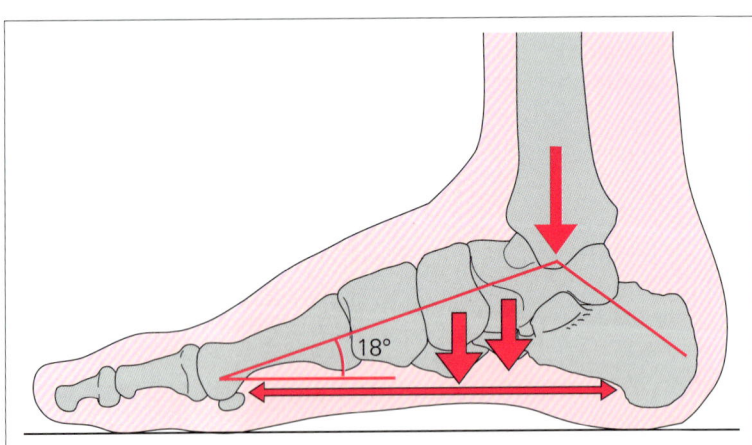

图 10.171 纵弓塌陷（扁平足畸形）

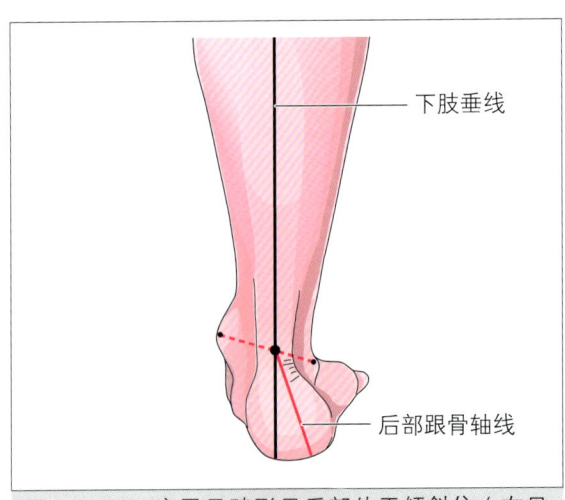

图 10.172 扁平足畸形足后部处于倾斜位（右足后面观）

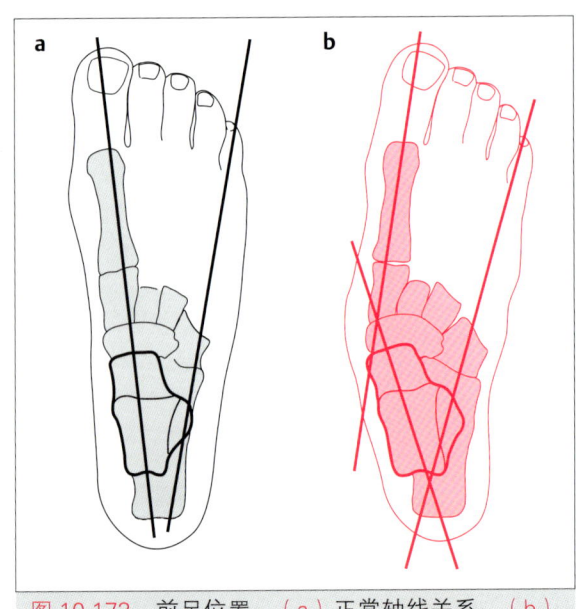

图 10.173 前足位置。（a）正常轴线关系；（b）扁平足时外展偏移

横 弓

足部多个骨和关节共同形成拱形结构,并通过足底部横向走行的韧带维持稳定。

中部足弓(图 10.174)

在通过楔骨的横截面上可以清楚地看到中足部足弓结构。楔骨呈楔形,因此构成了适当的拱形。关键部位是中间楔骨。该弓在足外侧通过骰骨和其下方的软组织与地面接触。

近端足舟骨代替楔骨构成了横弓的内侧部分。

足底韧带群(如骰楔韧带、舟骰韧带和楔骨间韧带)维持横弓。由于足底骨间韧带在近端将跗骨与关节面紧密连接在一起,有时甚至将跗骨连结于关节内,故其起到特别的稳定作用。

腓骨长肌是该区域内最为重要的稳定肌肉。通过其止于足底部的肌腱,它在纵向与横向上同时具有分力。由于力的分布方向,横向分力有时会比纵向分力更大(图 10.175)。

胫骨后肌从内侧靠近并支撑横弓,特别是在足舟骨水平。支撑足弓作用的横向张力较纵向张力小。

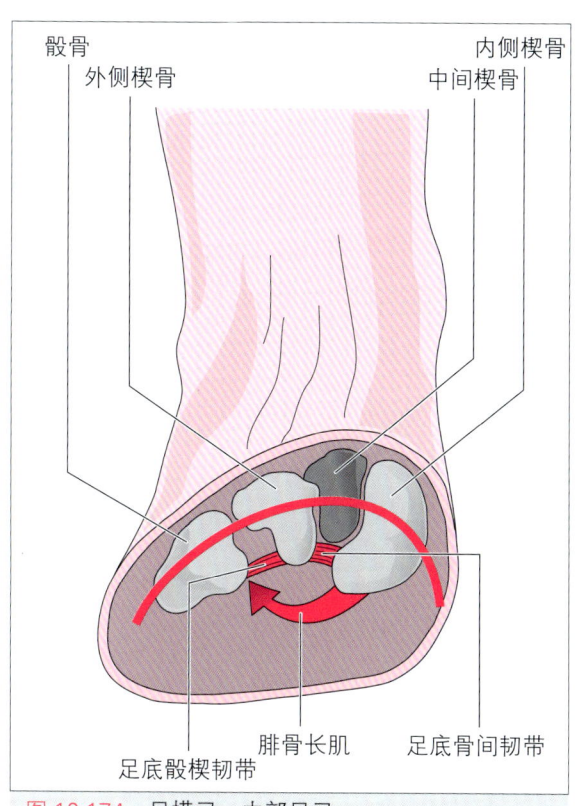

图 10.174 足横弓:中部足弓

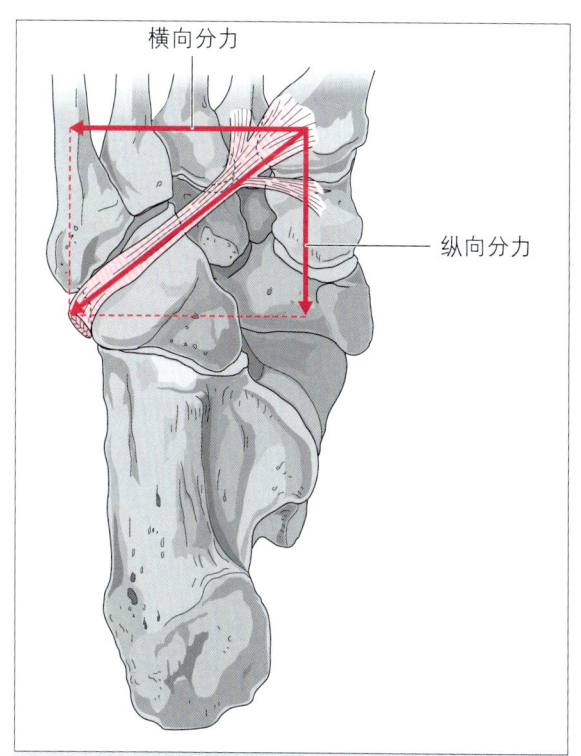

图 10.175 作为稳定结构,腓骨长肌末端肌腱力的分解

前足弓（图 10.176）

在前足区域，足弓相对比中足低。略靠近跖骨头近端，可看到第二跖骨头离地面最远。第一和第五跖骨间的填充为足弓提供了侧向支撑。

尽管前足弓处韧带相对中足较弱，韧带起到维持足弓的主要作用。在此处，跖腱膜的横束加强跖深横韧带的力量。

跨收肌横头为足横弓最重要的肌肉稳定因素。从第五跖骨向内侧延伸的纤维，对足弓的紧张起主要作用。

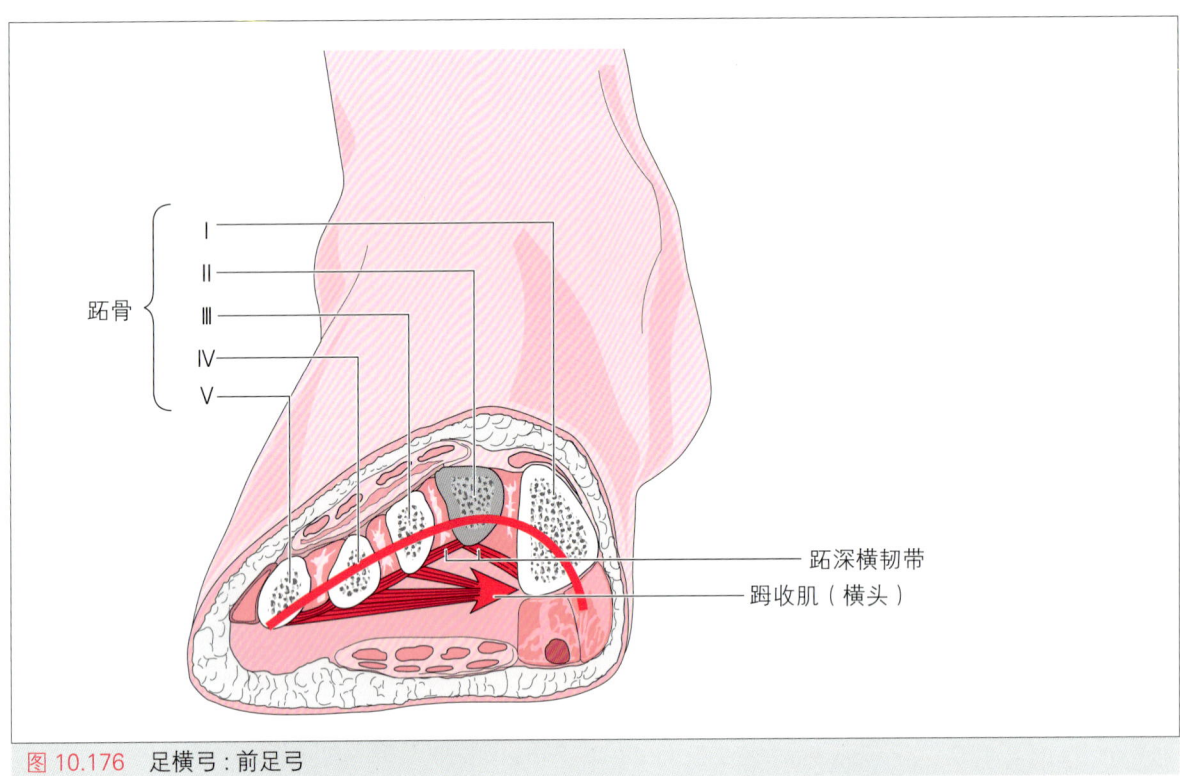

图 10.176　足横弓：前足弓

病理改变

扁平足（图 10.177）

扁平足是由于软组织力量偏弱，合并超重或穿不合适的鞋子而造成的静态畸形。

跖骨横弓中部塌陷，第一和第五跖骨明显分离。因此，前足变宽，鞋子通过足内侧和外侧对跖骨头施加压力，在第二和第三跖骨头跖面出现胼胝。

由于跖趾关节受压迫，关节出现肿胀和发炎（跖骨痛）。当足趾蹬地时，压力负荷会加重疼痛。

㧊外翻（图 10.178）

指㧊趾在跖趾关节处的外侧半脱位，通常与扁平足伴发。

第一跖骨偏离轴向发生内收，肌肉平衡发生改变，足趾肌腱止点处的牵拉方向发生改变。外展肌相对外展轴发生向外侧移动，因而外展肌转变为内收肌。屈肌腱、伸肌腱向外侧移位也很明显，从而增加了跖趾关节向外侧移位的力。

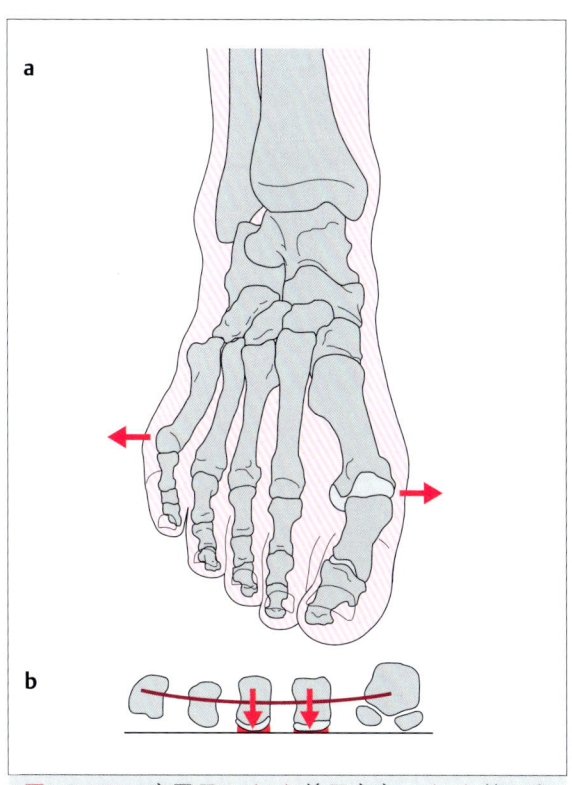

图 10.177　扁平足。(a) 前足变宽；(b) 第二和第三跖骨头的挤压应力

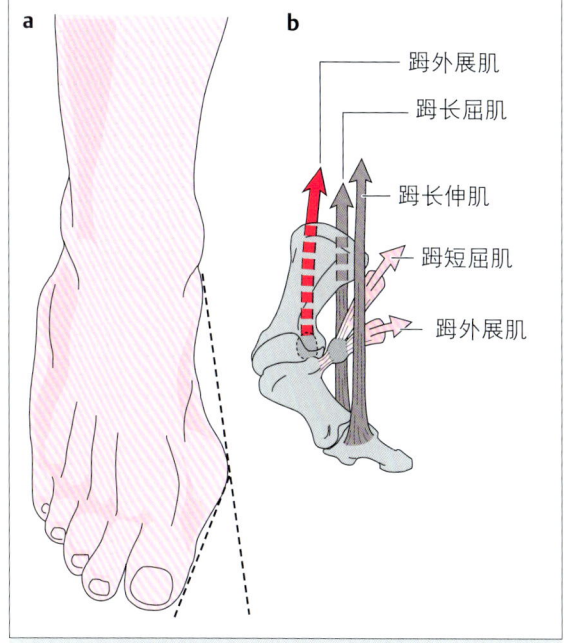

图 10.178　㧊外翻。(a) 右㧊趾向外侧偏离；(b) 左㧊趾肌肉牵拉方向改变

10.13.2 足的静力学

站立位的压力分布

体重分布于左、右踝关节（距骨关节），然后压力传至侧距骨，向后至跟骨结节，最后向前分布于前足。因此，足跟承担约60%的体重，中足承担约8%，前足承担约32%。

使用配备传感器的踏板测量平台，可以更精确地测量足底压力。在计算机辅助下，压力以各种颜色或线条表示，类似地图上的等高线。测量确认足跟和前足区域中的高压值（图10.179）。

承重表面（图10.180）

可以通过足印来取得关于足底面承重程度的证据，足印用负重的图形表示。一种方法是将一个含有印刷油墨的橡皮垫放到纸上，然后让患者赤足站在纸上。由于人身体重心的移动，在负重区域的纸是着色的，负重多的地方比负重少的地方着色深。

检查者现在可以评估足跟的宽度与前足宽度之间的关系。足峡部是全足最窄的负重区域。足印能帮助我们诊断足的病理形态。例如，肥胖足有一个宽的峡部，高足弓有一个非常窄的峡部或者没有峡部，而八字足有过宽的前足。

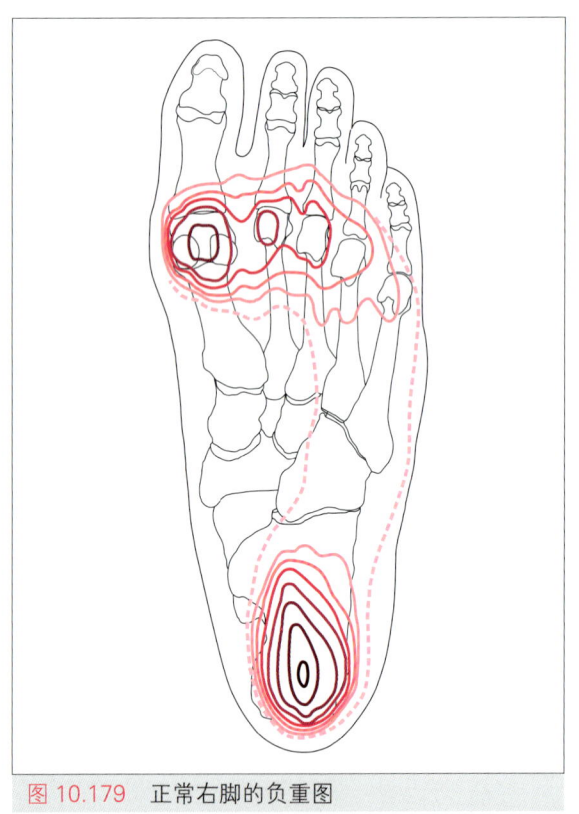

图10.179 正常右脚的负重图

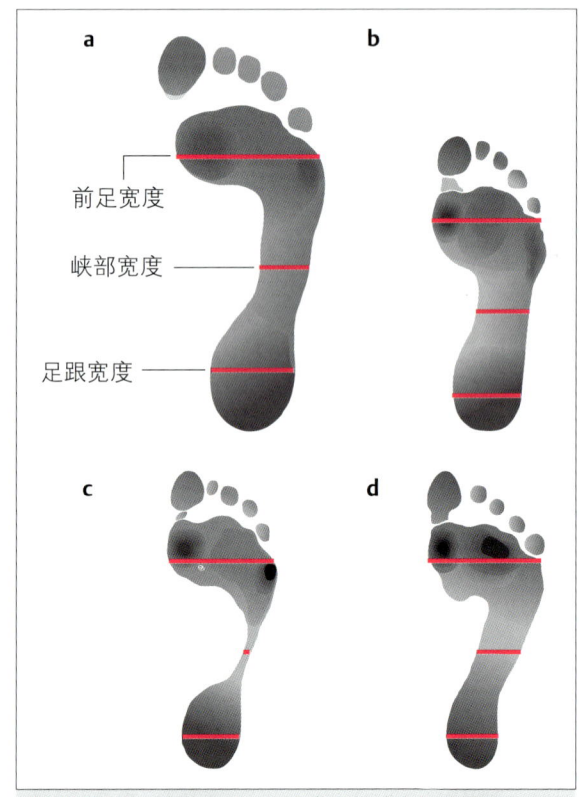

图10.180 足印。（a）正常足；（b）肥胖足；（c）高足弓足；（d）八字足

身体重心（图 10.181）

站立位下，身体重心的垂直投影位于两足之间足舟骨的前方。重心的位置是变化的，在此点周围 4 mm 左右移动。站立初期重心极不稳定，但是随后在此方向上逐渐趋于稳定。

重心的位置变化通过视觉、前庭和本体感受系统来感知，这些系统相互依赖并受中枢调节。例如，闭眼时重心不稳定的程度更大。稳定性从童年开始增高，在老年时又降低。麻痹性痴呆的患者的不稳定程度会更大。

平衡与肌肉活动

肌肉动作是建立平衡状态所必需的。当身体向内侧或外侧移动时，髋部区域先发生反应，并涉及内收肌和外展肌。然而，在足部区域，腓骨肌尤其是腓骨短肌起到一定的作用。

冈田（Okada，1983）通过肌电图测量发现，重心的投影与肌肉活动存在着相互依赖的关系。如果重心后移，胫骨前肌收缩；如果重心前移，腓肠肌、比目鱼肌和踇展肌的活动增加。

步行中力的分布

超声显示，足的纵弓在压力下变化不大[亨尼希（Hennig），1985]。由于负重，距骨向内旋转而导致足外翻；并且因为有纵弓的存在，更可能的是外翻的程度减小。

在行走过程中，可以通过图形表示来识别单个峰值载荷。在步态周期中，测量的最高值发生在初始着地的足跟区域和站立终末期的前足区域（图 10.182）。然而，在整个步态的终末期，压力集中于踇趾。在这里，测量到的压缩载荷达到体重的 48%。

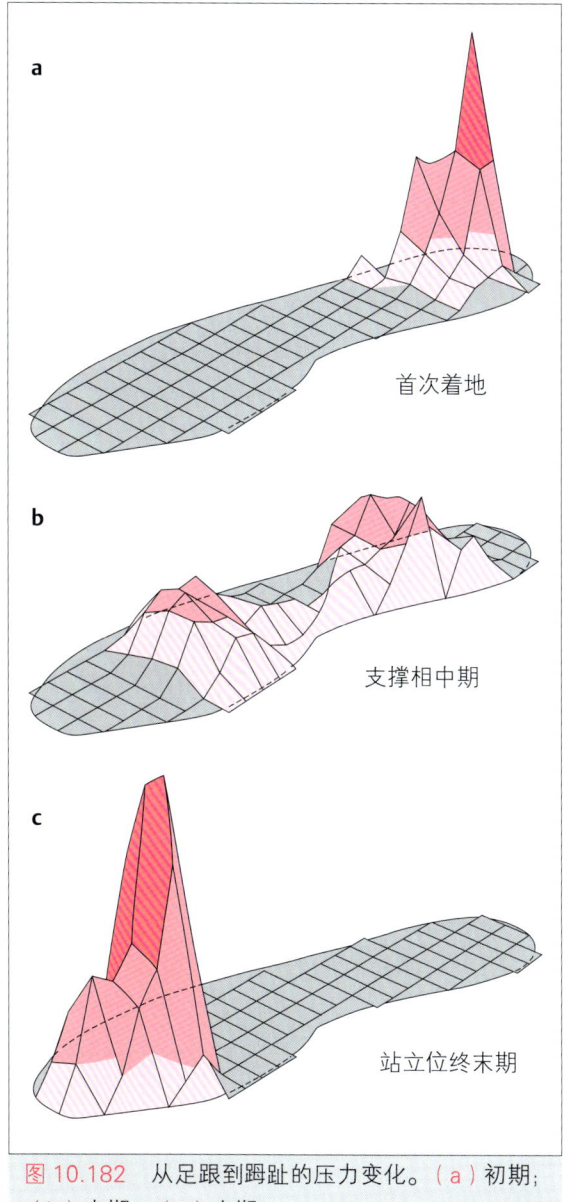

图 10.182　从足跟到踇趾的压力变化。（a）初期；（b）中期；（c）末期

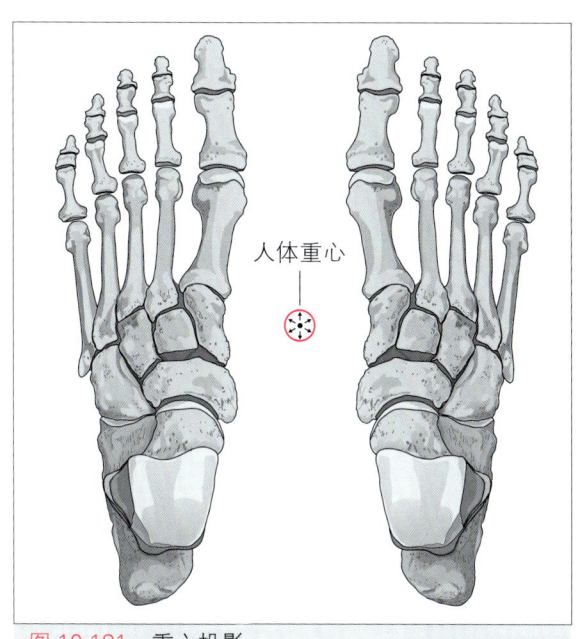

图 10.181　重心投影

单足的压力

单足的解剖（图 10.183）

皮下层厚 1.8~2 cm。外层是富含胶原纤维和粗大的血管网的纤维层。致密的结缔组织横穿皮下层并且形成包裹脂肪组织的间隔。这些隔膜呈"U"形或螺旋形。隔膜连接筋膜、足部骨性标志和皮肤。进一步向内，腔室变大，纤维更具弹性。

在压力下，足底承受的压力为其通常厚度的一半，即 0.9~1 cm。足底具有一种特殊的缓冲性能，即在压力下，组织变得越来越坚固。

功能：

- 由于足底的特殊构造，骨性受力点力分布在扩大接触区上。
- 由于足底结构的弹性形变和中间脂肪的移动，这些间隔可以缓解冲击。
- 由于存在坚硬的多孔结构，所以足跟有很高的稳定性。

婴儿足跟上的脂肪垫特别明显，在幼儿时期消失。

赤脚的非洲人，足部内侧 2.5~3 cm 的区域有特别厚的足垫。因此，他们似乎有扁平足，但 X 线影像会显示其足弓是完全正常的。

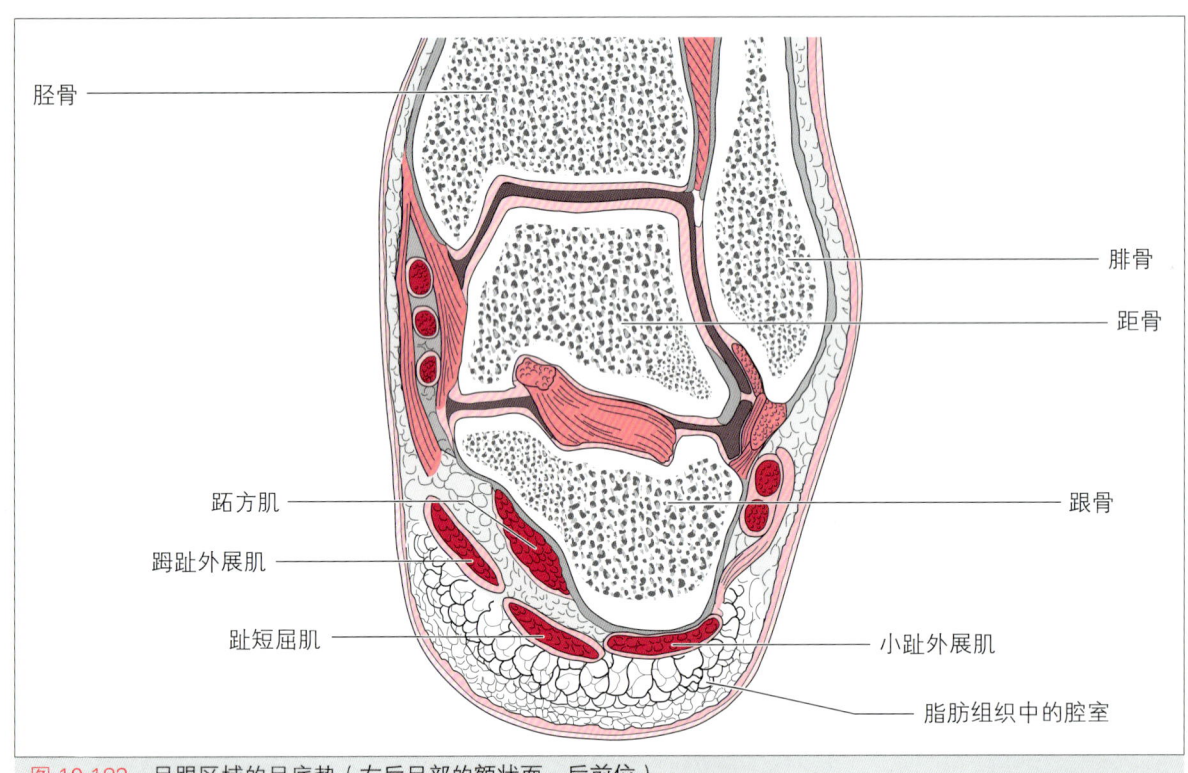

图 10.183　足跟区域的足底垫（右后足部的额状面，后前位）

10.14 血液供应

腘窝以下，腘动脉分为胫前动脉和胫后动脉。

胫后动脉（图 10.184）

- 此动脉行于小腿后侧。
- 穿过比目鱼肌腱弓延伸至深屈肌间隔。
- 随后在胫后动脉和趾长屈肌之间沿胫骨后侧面向下走行。
- 在内踝水平发出内踝支。
- 继续通过内踝下方走行到足底。
- 在此处，由走行于外侧沟的足底外侧动脉和走行在于内侧沟的足底内侧动脉构成足底深弓。
- 终末为跖底动脉。
- 供应腓肠肌和所有足底肌肉，也供应踝关节下部（距下和距跟舟关节）和足部其他关节。

腓动脉（图 10.184）

- 从腘窝下方一掌宽处的胫后动脉发出。
- 起于胫骨后肌和𧿹长屈肌之间的腓骨后侧。
- 终末为外踝支，外踝支供应外踝、外踝上部（距骨）和外踝下部。
- 还供应深屈肌和腓骨肌。

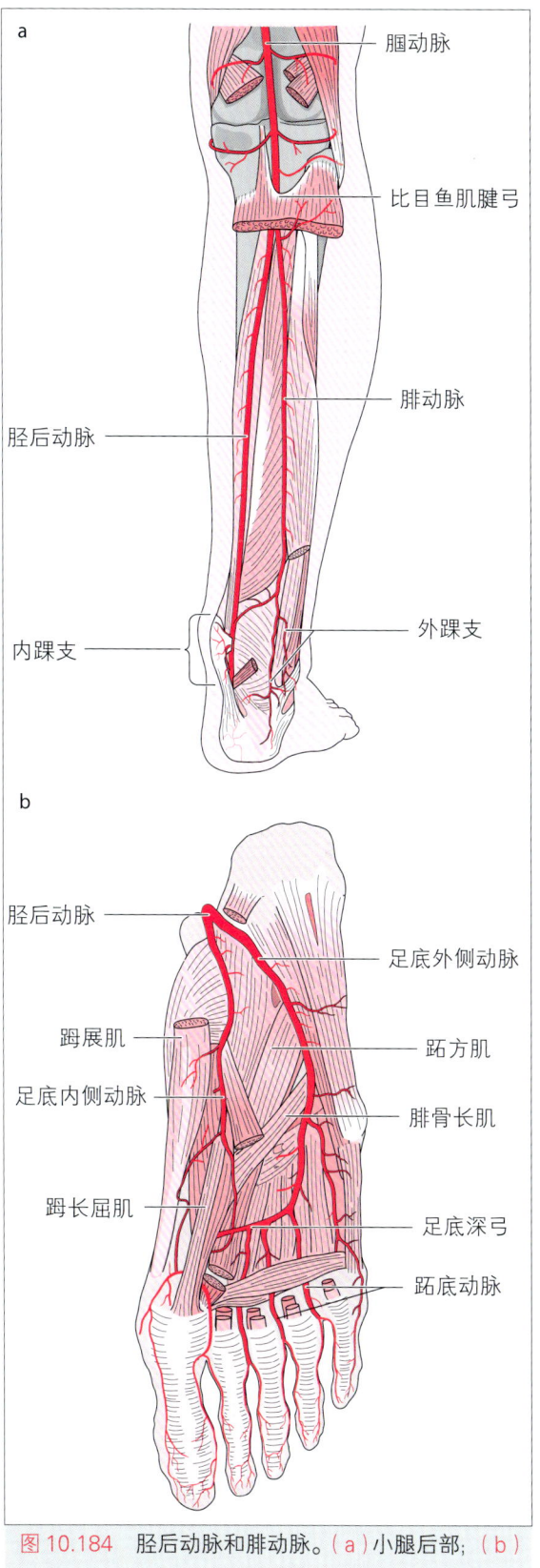

图 10.184 胫后动脉和腓动脉。（a）小腿后部；（b）足底

胫前动脉（图 10.185）

- 从骨间膜裂口的近端发出。
- 在伸肌间隔内向远端走行。
- 在上、下支持带之间发出踝前动脉支配内外踝。
- 在支持带后，胫前动脉分成跗外侧动脉和足背动脉。足背动脉走行在足背远端浅层，姆长伸肌和胫骨前肌之间。
- 在足背跖骨基底部水平，该动脉形成弓状动脉，与跗外侧动脉相连。
- 终末为足趾的趾背侧动脉。
- 供应小腿伸肌并且通过分支供应足部所有关节背侧。

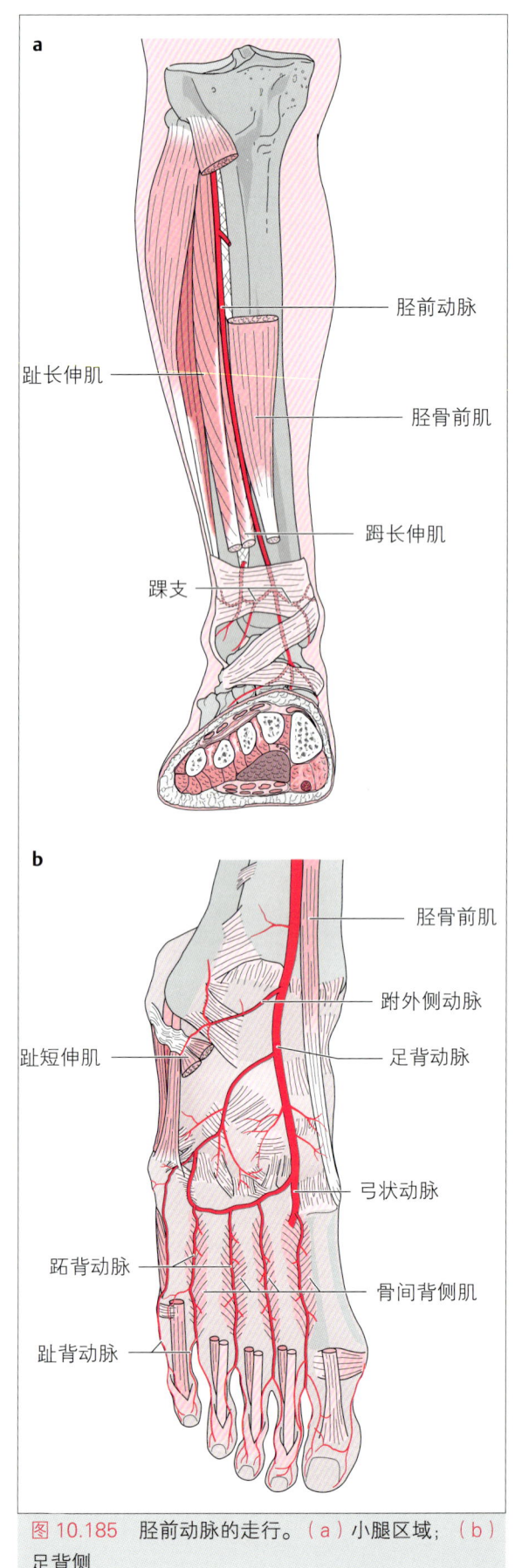

图 10.185 胫前动脉的走行。（a）小腿区域；（b）足背侧

10.15 足踝的神经

10.15.1 足踝的神经支配

胫距关节和距下关节（图 10.186）

- 隐神经的关节支，支配胫距关节内侧部分。
- 腓肠神经发出分支，支配踝关节后方以及距下关节和距跟舟关节后外侧。该神经也支配跗骨窦。
- 在踝关节水平，腓深神经分出关节支，支配踝关节后外侧和舟骨前部。
- 胫神经分出关节支，支配踝关节前部和内侧。

　　足底内侧神经和足底外侧神经支配关节的其余部分，包括足底的关节囊和韧带，并且腓浅神经和腓深神经支配足背侧部分。

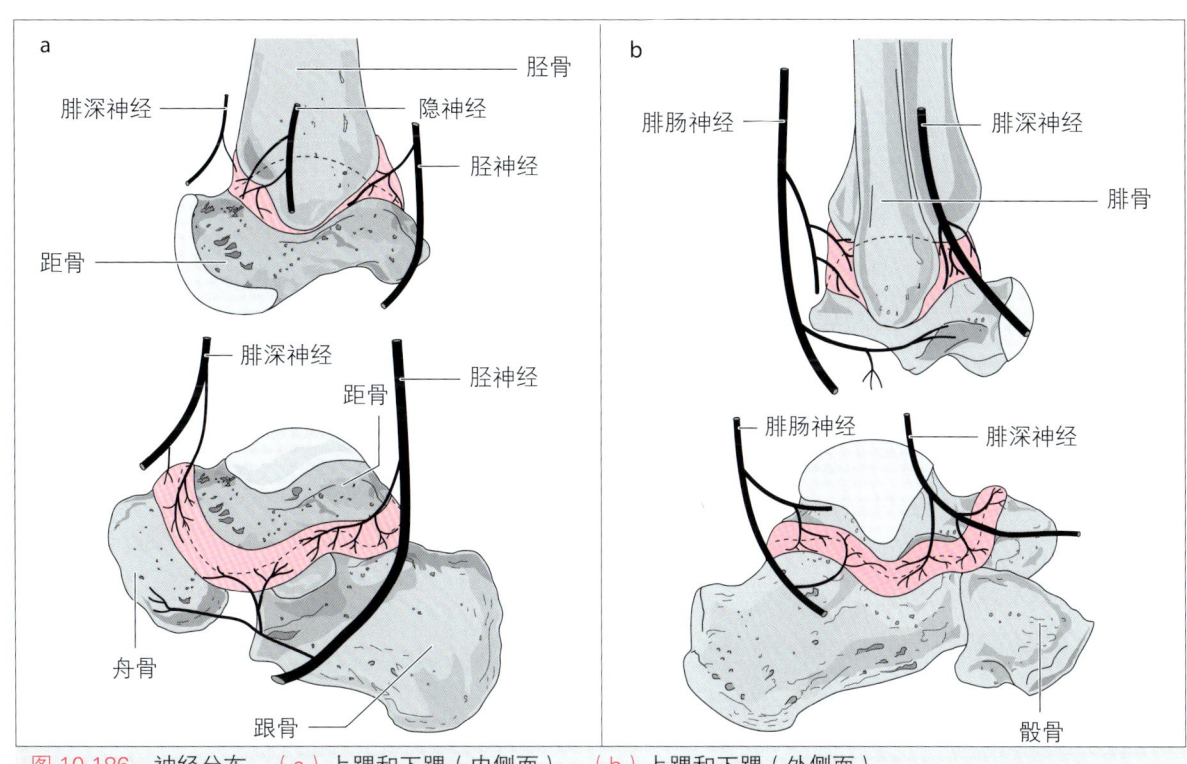

图 10.186　神经分布。（a）上踝和下踝（内侧面）；（b）上踝和下踝（外侧面）

10.15.2 足踝的神经走行

腓深神经（图10.187，图10.188）

- 此神经穿过肌间隔。
- 在胫骨前肌和踇长伸肌之间向远端走行。
- 伴行于胫动脉，在伸肌支持带下方向足背内侧走行。
- 终末支支配第一、第二足趾间区域的感觉。
- 支配小腿的伸肌群，踇趾短伸肌和趾短伸肌。

腓浅神经（图10.187，图10.188）

- 位于腓骨长肌下方。
- 在腓骨短肌前方向远端走行。
- 发出肌支支配小腿腓侧肌肉，发出皮支支配小腿。
- 在外踝上，此神经分成两束：
  - 足背内侧皮神经穿过伸肌支持带，支配踇趾内侧面；另一条分支支配第二和第三趾背之间的区域。

  足背中间皮神经穿过伸肌支持带，支配足外侧、第三趾外侧半部、第四趾全部以及第五趾的内侧半部。

腓肠神经

该神经伴行于小隐静脉外侧，至胫骨后沟处的跟腱处。从跟腱处发出皮支，支配足跟的外侧面、足的外侧缘，以及小趾的外表面。

▷ 详见章节9.4：神经结构。

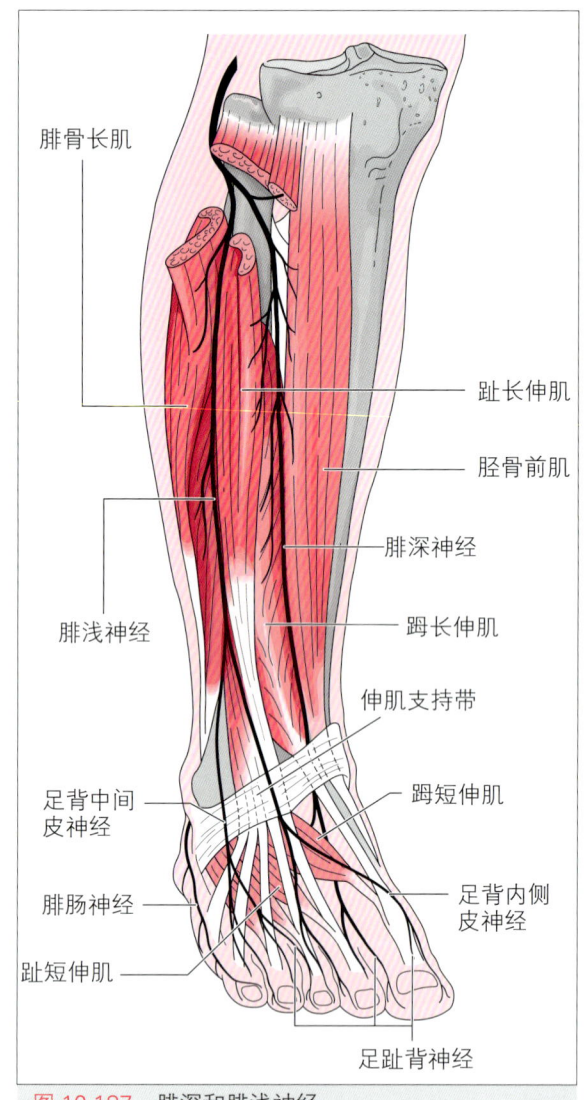

图10.187 腓深和腓浅神经

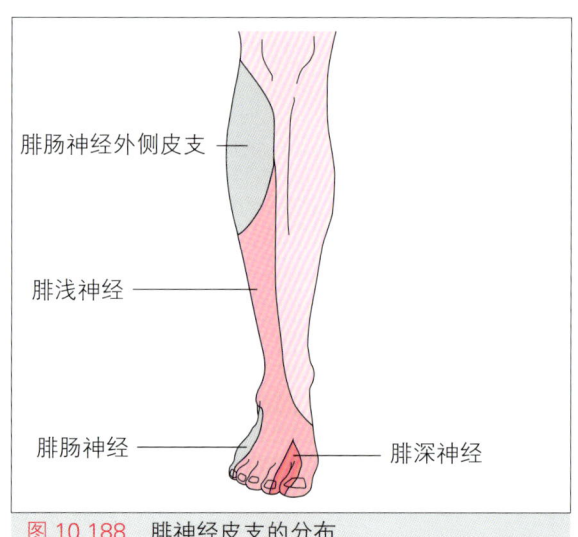

图10.188 腓神经皮支的分布

实践要点

内翻损伤

当足外侧边缘向内侧扭转时，就像旋后外伤一样，腓浅神经被快速过度牵拉而损伤，导致腓浅神经传导阻滞，在进行本体感觉训练时需要特别注意。反复扭转可能导致损伤，因为当腓浅神经受伤时，踝关节对不稳定的反应能力严重受损。在康复训练中需充分考虑这些情况。

病理改变

前踝管综合征

这种综合征发生在伸肌支持带下的狭窄处。腓深神经经此处沿足背向远端走行。

患者主诉第一、第二跖骨间隙疼痛和感觉迟钝。趾短伸肌可能出现麻痹。

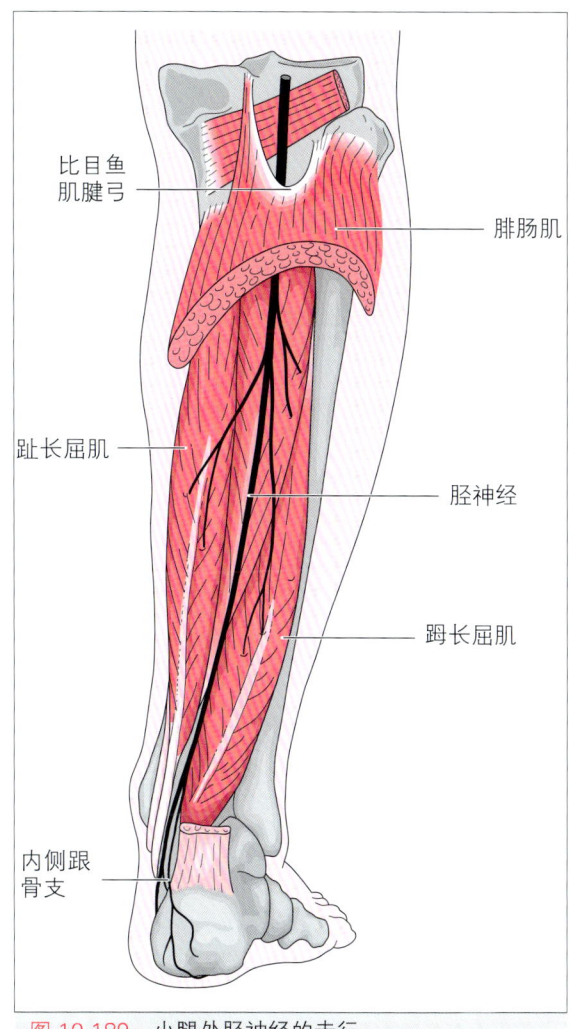

图 10.189 小腿处胫神经的走行

胫神经（L4-S3；图 10.189~191）

- 此神经于腓肠肌深面，走行于趾长屈肌与踇长屈肌之间，并支配以上肌肉，然后向远端走行。
- 向内踝走行。
- 在踝上方发出足跟内侧支，为足跟和足底后部提供感觉神经支配，并为趾短屈肌提供运动神经支配。
- 走行于屈肌支持带下方，在踝后成角向足底继续走行。
- 与趾长屈肌伴行，在踇展肌起点附近分成两支。

足底外侧神经（图10.190，图10.191）

- 穿行于趾短屈肌和跖方肌之间，沿足外侧边缘走行。
- 其深支支配第三、第四蚓状肌和跖方肌。
- 其浅支支配骨间肌、踇展肌和部分短小的小趾肌群。
- 该神经还支配足底外侧区域，足底表面第四趾的一半以及第五趾的全部感觉。

足底内侧神经（图10.190，图10.191）

- 于踇趾外展肌和趾长屈肌腱之间向远端走行。
- 分为四条分支，分别支配第一到第四趾。
- 支配第一、第二趾的蚓状肌和使踇趾内收的小肌肉群的运动，以及足底的中间、内侧部分和第一到第四趾的足底部分的感觉。

筋膜间隔

筋膜间隔中有血管神经束。小腿深屈肌间隔内主要有胫后动脉和胫神经组成的神经血管组织以及相应的肌肉。在小腿，该神经血管束位于踇长屈肌和趾长屈肌之间，在后踝区域的走行比较表浅。

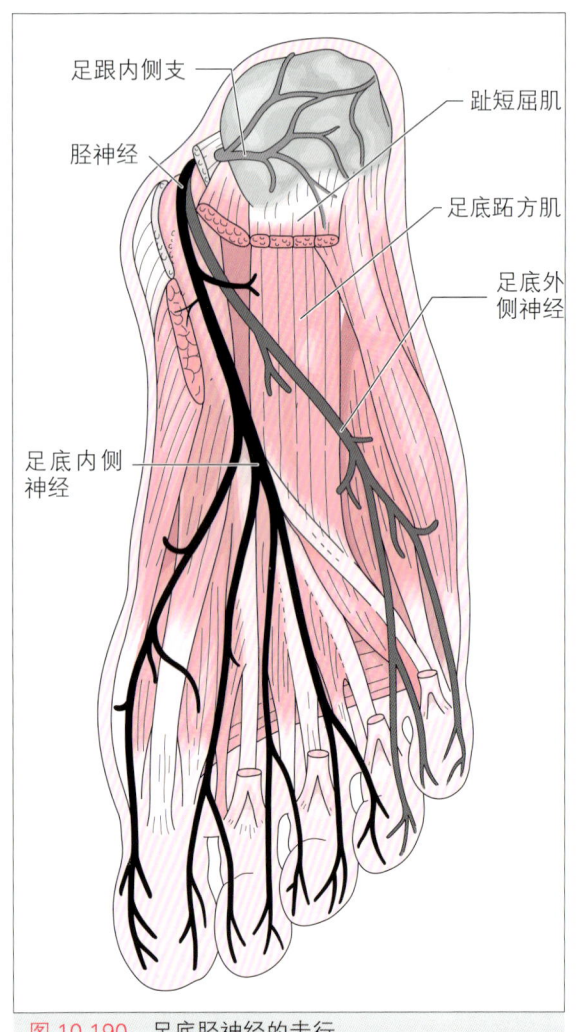

图10.190 足底胫神经的走行

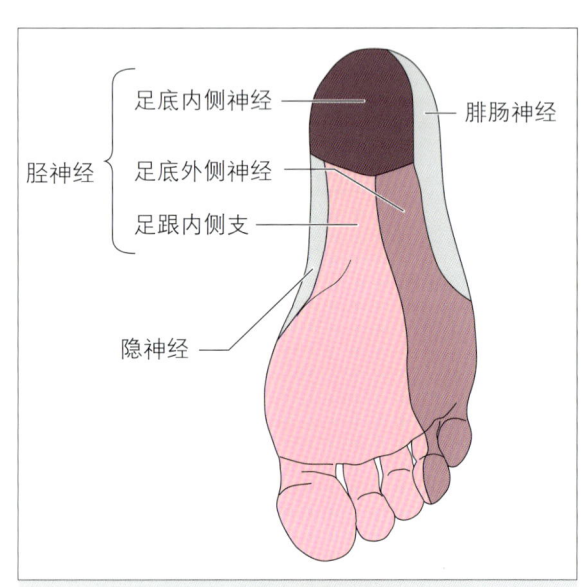

图10.191 足底皮肤感觉神经分布

病理改变

后跗管综合征

该综合征产生的原因是位于踝后方屈肌支持带下方的胫神经受压。受压的原因可能是关节区域的外伤，如扭伤。另外一种原因是支持带下方的软组织增生。患者主诉足底痛觉和感觉迟缓。在检查中，胫神经走行的区域的压力敏感性明显增强。在某些情况下，被动牵伸足趾或被动使足内翻时可产生此症状。足内在肌无力但趾屈肌肌力正常，可能导致爪形趾。电生理检查显示，感觉神经传导速度延迟，远端潜伏期延长。

治疗包括内侧踝后部支持带的减压。

莫顿神经瘤

此病是由胫神经的趾间感觉神经末端单独损伤导致的。扁平足是最常见的原因。患者主诉中足底部跖骨水平的灼烧感，并放射到第三、第四趾。起初，足负重时出现疼痛，到后来变成持续性疼痛。检查时，从前足两侧将所有跖骨向中间挤压，可复制疼痛。第二和第三趾神经支配区域的感觉受损。治疗方面，扁平足可以用矫形器治疗，需要短时间不负重。如果以上治疗方法不能缓解症状，必须行手术切除。详见章节 10.1.5：足底面；图 10.39。

参考文献

[1] American Academy of Craniomandibular Disorders. Craniomandibular Disorders: Guidelines for Evaluation, Diagnosis and Management. Chicago, IL: Quintesscence Publishing Co. Inc.; 1990

[2] Andersson G, McNeill T. Lumbar Spine Syndromes. Heidelberg, Germany: Springer; 1989

[3] Arlen A. Biometrische Röntgenfunktionsdiagnostik der HWS. Manuelle Medizin; vol 5. Heidelberg: Fischer; 1979:123

[4] Bankart ASB. The pathology and treatment of recurrent dislocation of the shoulder joint. Br J Surg 26:23-39

[5] Basmajian JV. Muscles Alive. Baltimore, MD: Williams & Wilkins; 1974

[6] Benzel EC. The Cervical Spine. Philadelphia, PA: Lippincott Williams & Wilkins; 2012

[7] Bergmann G, Deuretzbacher G, Heller M, et al. Hip contact forces and gait patterns from routine activities. J Biomech 2001;34:859-871

[8] Bergmann G, Graichen F, Rohlmann A. Hip joint loading during walking and running, measured in two patients. J Biomech 1993;26:969-990

[9] Bigliani LV, Ticker JB, Flatow EL, Soslowsky LJ, Mow VC. The relationship of acromial architecture to rotator cuff disease. Clin Sport Med 1991; 10:823-838

[10] Bogduk N. Clinical and Radiological Anatomy of the Lumbar Spine. Edinburgh, UK: Churchill Livingstone; 2012

[11] Bogduk N, Marstand A. The cervical zygapophysial joints as a source of neck pain. Spine 1988;13:610-617

[12] Brown BJ, Tatlow WF. Radiographic studies of the vertebral arteries in cadavers. J Radiol 1963;81:80-88

[13] Brügger A. Die Erkrankungen des Bewegungsapparates und seines Nervensystems. Munich, Germany: Urban & Fischer; 1977

[14] Butler DS. Mobilisation of the Nervous System. Oxford, UK: Elsevier; 1991

[15] Carl HD, Swoboda B. Effectiveness of arthroscopic synovectomy in rheumatoid arthritis. Z Rheumatol 2008;67:485-490

[16] Chaitow L. Palpation and Assessment Skills. Edinburgh, UK: Churchill Livingstone; 2009

[17] Chaitow L, DeLany J. The Upper Body. Edinburgh, UK: Elsevier Churchill Livingstone; 2008. Clinical Application of Neuromuscular Techniques; vol 1

[18] Chaitow L, DeLany J, Donnerholt J. The Lower Body. Edinburgh, UK: Churchill Livingstone; 2011. Clinical Application of Neuromuscular Techniques; vol 2

[19] Cole BJ, Sekiya JK. Surgical Techniques of the Shoulder, Elbow, and Knee in Sports Medicine. Philadelphia, PA: WB Saunders; 2013

[20] Cook CE, Hegedus EJ. Orthopedic Physical Examination Tests: An Evidence-Based Approach. Upper Saddle River, NJ: Prentice Hall; 2011

[21] Davies AM, Grainger AJ, James SJ, eds. Imaging of the Hand and Wrist. Berlin, Germany: Springer; 2013

[22] De Klejn A, Nienwenhuyse AC. Schwindelanfälle und Nystagmus bei einer bestimmten Stellung des Kopfes. Acta Otolaryngol (Stockh) 1917;11:155

[23] DeStefano L. Greenman's Principles of Manual Medicine. Philadelphia, PA: Lippincott-Raven Publishers; 2010

[24] Di Giacomo G, Pouliart N, Costantini A, de Vita A, eds. Atlas and Functional Shoulder Anatomy. Berlin, Germany: Springer; 2008

[25] Doyle JR. Anatomy of the finger flexor tendon sheath and pulley system. J Hand Surg 1988;13:473-484

[26] Drake R, Vogl W, Mitchell A. Anatomy for Students. Philadelphia, PA:Elsevier; 2005

[27] Dvorak J, Panjabi MM. Functional anatomy of the ligaments. Spine 1987;12:183-189

[28] Ellmann H. Diagnosis and treatment of incomplete rotator cuff tears. Clin Orthop Relat Res 1990;354:64-74

[29] Fabrizius J, Davidsen HG, Hanset AT. Cardiac function in funnel chest. Dan Med Bull 1957;4:251-257

[30] Fagerson TL. The Hip Handbook. Boston, MA: Butterworth-Heinemann Ltd; 1998

[31] Fielding JW. Normal and selected abnormal motion of the cervical spine from the second to the seventh cervical vertebra based on cineroentgenography. J Bone Joint Surg 1964;46a: 1779-1781

[32] Fortin JD, Kissling RO, O'Connor BL, Vilensky JA. Sacroiliac joint innervation and pain. Am J Orthop 1999;28:687-690

[33] Frisch H, Wagner M. Systematic Muscul-oskeletal Examination. Berlin, Germany: Springer; 2012

[34] Froimson HJ. Keyhole tenodesis of biceps origin at the shoulder. Clin Orthop 1975; 112:245-249

[35] Genda E, Horii E. Theoretical stress analysis in wrist joint-neutral position and functional position. J Hand Surg

2000;25:292-295

[36] Genda E, Horii E, et al. Load transmission through the wrist in the extended position. J Hand Surg 2008;33:182-188

[37] Giles LGF. Clinical Anatomy and Management of Thoracic Spine Pain. Vol 2. Oxford, UK: Elsevier; 2000

[38] Giles LGF, Singer K. Clinical Anatomy and Management of Cervical Spine Pain. Oxford, UK: Elsevier; 1998

[39] Gobbi A, Espregueira Mendes J, Nakamura N, eds. The Patellofemoral Joint. Berlin, Germany: Springer; 2014

[40] Gould JS. The Handbook of Foot and Ankle Surgery: An Intellectual Approach to Complex Problems. London, UK: JP Medical Ltd; 2013

[41] Graumann W, Sasse D. Bewegungsapparat. Stuttgart: Schattauer; 2004. Compact Lehrbuch Anatomie in 4 Bändern; vol 2

[42] Gray H. Anatomy for Students. Edinburgh, UK: Churchill Livingstone; 2004

[43] Gray H. Gray's Anatomy of the Human Body. Edinburgh, UK: Churchill Livingstone; 2008

[44] Greenman PE. Principles of Manual Medicine. 3rd ed. Philadelphia, PA: Lippincott Williams & Wilkins; 2004

[45] Greenspan A. Orthopedic Imaging: A Practical Approach. Philadelphia, PA: Lippincott Williams & Wilkins; 2004

[46] Gschwend N, Raemy H, Nittner H, Ivosević-Radovanović D. Long-term results of endoprosthetic joint replacement and synovectomy. Handchir Mikrochir Plast Chir 1986;18:135-149

[47] Gyot J. Atlas of Human Limb Joints. Berlin, Germany: Springer; 1981

[48] Hanke P. Das Hanke-Konzept, Physiotherapeutische Behandlung auf entwicklungsphysiologischer Grundlage. Schwartbuck, Germany: Verlag für Vitaltherapien; 2001

[49] Hall JE. Guyton and Hall: Textbook of Medical Physiology. London, UK: WB Saunders; 2010

[50] Harden RN, Swan M, King A, Costa B, Barthel J. Treatment of complex regional pain syndrome: functional restoration. Clin J Pain 2006;5:420-424

[51] Hawkins RJ, Bokor DJ. Clinical evaluation of shoulder problems. The Shoulder 1990;149-177

[52] Helsmoortel J, Hirth T, Wührl P. Visceral Osteopathy: The Peritoneal Organs. Seattle, WA: Eastland Press; 2010

[53] Hicks JH. The mechanics of the foot II. The plantar aponeurosis and the arch. J Anat (Lond) 1954;88:25-31

[54] Hill HA, Sachs MD. The grooved defect of the humeral head: a frequently unrecognized complication of dislocation of the shoulder joint. Radiol 1940;35:690-700

[55] Hill JA. Epidemiologic perspective on shoulder injuries. Clin Sports Med 1983;2:241-246

[56] Hollister A, Giurintono DJ. Thumb movements, motions and moments. J Hand Ther 1995;8:106-114

[57] Hoppenfeld S. Physical Examination of the Spine and Extremities. Upper Saddle River, NJ: Prentice Hall; 1976

[58] Iannotti J, Parker R. The Netter Collection of Medical Illustrations: Musculoskeletal System. Vol 6. London, UK: WB Saunders; 2013

[59] Idler RS. Anatomy and biomechanics of the digital flexor tendons. Hand Clin 1985;1:3-12

[60] Inman VT. The Joints of the Ankle. Baltimore, MD: Williams & Wilkins;1976

[61] Irnich D. Myofascial Trigger Points: Comprehensive Diagnosis and Treatment. Edinburgh, UK: Churchill Livingstone; 2013

[62] Isberg A. Temporomandibular Joint Dysfunction. London, UK: Taylor & Francis Ltd; 2001

[63] Jayson M. The Lumbar Spine and Back Pain. Edinburgh, UK: Churchill Livingstone; 1992

[64] Kahle W, Frotscher M. Nervous System and Sensory Organs. Stuttgart: Thieme; 2010. Color Atlas and Textbook of Human Anatomy; vol 3

[65] Kaltenborn F, Vollowitz E. Extremities. Orthopedic Physical Therapy & Rehabilitation; 2014. Manual Mobilisation of the Joints; vol 1

[66] Kaltenborn F, Vollowitz E. The Spine. Orthopedic Physical Therapy & Rehabilitation; 2012. Manual Mobilisation of the Joints; vol 2

[67] Kapandji IA. The Spinal Column, Pelvic Girdle and Head. Edinburgh, UK: Churchill Livingstone; 2008. Physiology of the Joints; vol 3

[68] Kapandji IA, Hoebke J. Funktionelle Anatomie der Gelenke. Stuttgart: Thieme; 2009

[69] Kaufmann RA, Pfaeffie HJ, Blankenhorn BD, Stabile K, Robertson D, Goitz R. Kinematics of the midcarpal and radiocarpal joint in flexion and extension: an in vitro study. J Hand Surg 2006;31:1142-1148

[70] Kelikian A, Sarrafian S. Sarrafian's Anatomy of the Foot and Ankle. Philadelphia, PA: Lippincott, Williams & Wilkins; 2011

[71] Klein-Vogelbach S. Therapeutic Exercises in Functional Kinetics: Analysis and Instruction of Individually Adaptable Exercises. Berlin, Germany: Springer; 1991

[72] Kostopoulos D, Rizopoulos K. The Manual of Trigger Point and Myofascial Therapy. Thorofare, NJ: Slack Inc; 2001

[73] Krämer J. Intervertebral Disk Disease: Causes, Diagnosis, Treatment and Prophylaxis. Stuttgart: Thieme; 2008

[74] Lang J. Clinical Anatomy of the Cervical Spine. Stuttgart: Thieme; 1993

[75] Lefèvre S, Knedla A, Tennie C, et al. Synovial fibroblasts spread rheumatoid arthritis to unaffected joints. Nat Med 2009; 15:1414-1420

[76] Leroux JL, Codine P, Thomas E, Pocholle M, Mailhe D, Blotman F. Isokinetic evaluation of rotational strength in normal shoulders and shoulders with impingement syndrome. Clin Orthop Relat Res 1994; (304):108-115

[77] Leroux JL, Thomas E, Bonnel F, Blotman F. Diagnostic value of clinical tests for shoulder impingement syndrome. Rev Rhum Engl Ed 1995;62:423-428

[78] Lysell E. Motion in the cervical spine. Acta Orthop Scand 1969;123:5-61

[79] Magee D. Orthopedic Physical Assessment. Philadelphia, PA: Elsevier Saunders; 2014

[80] Mameren H van. Motion Patterns in the Cervical Spine [thesis]. Maastricht, The Netherlands: University of Maastricht; 1988

[81] Matthews LS. Load bearing characteristics of the patella-femoral joint. Acta Orthop Scand 1977;48:511-516

[82] Maquet P. Biomechanics of the Knee. Berlin, Germany: Springer; 1976

[83] McKenzie R, May S. The Lumbar Spine: Mechanical Diagnosis and Therapy. Waikanae, New Zealand: Spinal Publications; 2003

[84] Milne N. Composite motion in cervical disc segments. Clin Biomech 1993;8:193-202

[85] Moeller T, Reif E. Pocket Atlas of Radiographic Anatomy. Stuttgart: Thieme; 2010

[86] Moeller T, Reif E. Head and Neck. Stuttgart, Germany: Thieme; 2013. Pocket Atlas of Sectional Anatomy; vol 1

[87] Moeller T, Reif E. Thorax, Heart, Abdomen and Pelvis. Stuttgart, Germany: Thieme; 2013. Pocket Atlas of Sectional Anatomy; vol 2

[88] Moeller T, Reif E. Spine, Extremities, Joints. Stuttgart, Germany: Thieme; 2007. Pocket Atlas of Sectional Anatomy; vol 3

[89] Moore K, Dalley A, Agur A. Clinically Oriented Anatomy. Baltimore, MD: Lippincott, Williams & Wilkins; 2014

[90] Morrey BF. The Elbow and its Disorders. Oxford, UK: Elsevier Ltd; 2008

[91] Moseley IF, Goldie I. The arterial pattern of the rotator cuff of the shoulder. J Bone Joint Surg 1963;45:780-789

[92] Müller W. The Knee: Form, Function and Ligament Reconstruction. Berlin, Germany: Springer; 2012

[93] Mumenthaler M, Mattle M. Fundamentals of Neurology. Stuttgart, Germany: Thieme; 2006

[94] Nachemson A. The load on lumbar discs in different positions of the body. Clin Orthop 1966;45:107

[95] Nachemson A. Lumbar intradiscal pressure. In: Jayson, M. The Lumbar Spine and Back Pain. London, UK: Pitman; 1985

[96] Nakamura R, Linscheid RL, Miura T, eds. Wrist Disorders. Berlin, Germany: Springer; 2013

[97] Nash LL Jr, Moe JH. In vivo measurements of intradiscal pressure. J Bones Joint Surg 1964;46:1077-1092

[98] Nash LL Jr, Moe JH. A study of vertebral rotation. J Bone Joint Surg 1969;51:223-229

[99] Neer CS II. Shoulder Reconstruction. Philadelphia, PA: WB Saunders; 1990:73-77

[100] Netter FH. Atlas of Human Anatomy. Philadelphia, PA: WB Saunders; 2014

[101] Nordin M, Frankel V. Basic Biomechanics of the Musculoskeletal System. Philadelphia, PA: Wolters Kluwer Health; 2014

[102] Oatis C. Kinesiology: The Mechanics and Pathomechanics of Human Movement. Philadelphia, PA: Lippincott Williams & Wilkins; 2008

[103] Özkaya N, Nordin, M., Goldsheyder, D., Leger, D. Fundamentals of Biomechanics. Berlin, Germany: Springer; 2012

[104] Palmer AK, Werner FW. The triangular fibrocartilage complex of the wrist; anatomy and function. J Hand Surg 1981;6:153-162

[105] Panjabi MM. Three-dimensional movements of the upper cervical spine. Spine 1988;13:726

[106] Pauwels F. Atlas zur Biomechanik der gesunden und kranken Hüfte. Berlin, Germany: Springer 1973

[107] Pécina M, Krmpotić-Nemanić J, Markwietz AD. Tunnel Syndromes: Peripheral Nerve Compression Syndromes. Boca Raton, FL: CRC Press Inc; 2001

[108] Perry J. Anatomy and biomechanics of the shoulder in throwing, swimming, gymnastics, and tennis. Clin Sports Med 1983;2:247-270

[109] Perry J. Anatomy and biomechanics of the foot and function in the sacroiliac joint in throwing, swimming, gymnastics, and tennis. Spine 1983;15:130-136

[110] Pitkin J. Biomechanics of Life. Berlin, Germany: Springer; 2011

[111] Platzer W. Locomotor System. Stuttgart: Thieme; 2008. Color Atlas and Textbook of Human Anatomy; vol 1

[112] Porter RW. Lumbar Spine Disorders. Singapore:

World Scientific Publishing Ltd; 1995

[113] Rockwood CA, Matsen FA, eds. The Shoulder. Vol 1 and 2. Philadelphia, PA: Saunders; 2009

[114] Rohlmann A, Graichen F, Weber U, Bergmann G. Monitoring in vivo implant loads with a telemeterized internal spinal fixation device. J Spine 2000;25:2981-2986

[115] Rohlmann A, Neller S, Bergmann G, Graichen F, Claes L, Wilke HJ. Effects of an internal fixator and a bone graft on intersegmental spinal motion and intradiscal pressure in the adjacent regions. J Eur Spine 2001; 10:301-308

[116] Rothmann RH, Parker WW. The vascular anatomy of the rotator cuff. Clin Orthop 1965;41:176-186

[117] Sahrmann S. Movement System Impairment Syndromes of the Extremities, Cervical and Thoracic Spines. CV St. Louis, MO: Mosby Co; 2010

[118] Schildt-Rudloff K. Thoraxschmerz. Berlin, Germany: Ullstein & Mosby; 1994

[119] Schmidt HM, Lanz U. Chirurgische Anatomie der Hand. Stuttgart, Germany: Thieme; 2003

[120] Schmidt HM, Lanz U. Surgical Anatomy of the Hand. Stuttgart, Germany: Thieme; 2011

[121] Schünke M, Schulte E, Ross LM. Thieme Atlas of Anatomy. Head and Neuroanatomy. Stuttgart, Germany: Thieme; 2010

[122] Schünke M, Schulte E, Schumacher U, Ross LM. Thieme Atlas of Anatomy. General Anatomy and Musculoskeletal System. Thieme Atlas of Anatomy. General Anatomy and Musculoskeletal System. Stuttgart, Germany: Thieme; 2010

[123] Schünke M, Schulte E, Ross LM. Thieme Atlas of Anatomy. Neck and Internal Organs. Stuttgart, Germany: Thieme; 2010

[124] Shacklock M. Clinical Neurodynamics: A New System of Neuromus-culoskeletal Treatment. Philadelphia, PA: Elsevier Saunders; 2005

[125] Shen FH, Smartzis D, Fessler RG. Textbook of Cervical Spine. Philadelphia, PA: Saunders; 2014

[126] Sherk H. The Cervical Spine. Philadelphia, PA: Lippincott-Raven Publishers; 1994

[127] Shibutani N. Three dimensional architecture of the acetabulum lab-rum - a scanning electron microscopic study. J Jpn Orthop Assoc 1988;62:321-329

[128] Short WH, Werner FW, Green JK, Masaoka S. Biomechanical evaluation of the ligamentous stabilizers of the scaphoid and lunate. J Hand Surg 2002;27:991-1002

[129] Skirven TM, Osterman AL, FedorczykJ, Amardio PC. Rehabilitation of the Hand and Upper Extremity. Elsevier Mosby, Philadelphia; 2011

[130] Snyder SJ, Karzel RP, Del Pizzo W, Ferkel RD, Friedman MJ. SLAP lesions of the shoulder. Arthroscopy 1990; 6:274-279

[131] Sohier R. La Kinésithérapie de la hanche. La Hestre, Belgium: Kiné-Sciences; 1974

[132] Sokolow C, Saffar P. Anatomy and histology of the scapholunate ligament. J Hand Clin 2001;17:77-81

[133] Stoller DW. Stoller's Orthopedics and Sports Medicine: The Shoulder. Philadelphia, PA: Lippincott William & Wilkins; 2014

[134] Strobel M, Stedtfeld H-W. Diagnostic Evaluation of the Knee. Berlin, Germany: Springer; 1990

[135] Taylor JR. The development and adult structure of lumbar intervertebral discs. J Man Med 1990;5:43-47

[136] Taylor TK, Little K. Intercellular matrix of the intervertebral disk in ageing and in prolapse. Nature 1965;208-384

[137] Thompson JC, et al. Netter's Concise Orthopaedic Anatomy. Philadelphia, PA: Saunders WB; 2009

[138] Travell J, Simons D. The Upper Extremities. Philadelphia, USA: Lippincott William & Wilkins; 1998. Myofascial Pain and Dysfunction: The Trigger Point Manual; vol 1

[139] Travell J, Simons D. The Lower Extremities. Philadelphia, USA: Lippincott William & Wilkins; 1998. Myofascial Pain and Dysfunction: The Trigger Point Manual; vol 2

[140] Trumble T, Budoff J, Cornwall R. Core Knowledge in Orthopaedics: Hand, Elbow, Shoulder. Philadelphia, PA: Mosby & Elsevier; 2006

[141] Upledger JE. Craniosacral Therapy. Seattle, WA: Eastland Press; 1983

[142] Van den Berg F. Das Bindegewebe des Bewegungsapparates verstehen und beeinflussen. Stuttgart, Germany: Thieme; 1999. Angewandte Physiologie; vol 1

[143] Vleeming A, et al. Relation between form and function in the sacroiliac joint. Spine 1990;15:130-136

[144] White A, Panjabi MM. The basic kinematics of the human spine. A review of post and current knowledge. Spine 1978;3:12-20

[145] White A, Panjabi MM. Clinical Biomechanics of the Spine. Philadelphia, PA: Lippincott-Raven Publishers; 1990

[146] Wiberg G. Roentgenographic and anatomic studies on the patellar joint. Acta Orthop Scand 1974;12:319-410

[147] Wilke HJ, et al. Biomechanical comparison of calf and human spines. J Orthop Res 1996;14:500-503

[148] Wilke HJ, et al. New in vivo measurements of pressures in the intervertebral disc in daily life. Spine 1999; 24(8):755-762